国家卫生健康委员会"十三五"规划教材

专科医师核心能力提升导引丛书

供专业学位研究生及专科医师用

器官移植学

Organ Transplantation

第 2 版

主　审　陈　实

主　编　刘永锋　郑树森

副主编　陈忠华　朱继业　郭文治

人民卫生出版社

·北 京·

图书在版编目（CIP）数据

器官移植学 / 刘永锋, 郑树森主编 . —2 版 . —北京：人民卫生出版社, 2022.1

ISBN 978-7-117-31995-9

Ⅰ. ①器… Ⅱ. ①刘… ②郑… Ⅲ. ①器官移植 Ⅳ. ①R617

中国版本图书馆 CIP 数据核字（2021）第 177811 号

人卫智网	www.ipmph.com	医学教育、学术、考试、健康，购书智慧智能综合服务平台
人卫官网	www.pmph.com	人卫官方资讯发布平台

器官移植学

Qiguan Yizhixue

第 2 版

主　　编：刘永锋　郑树森

出版发行：人民卫生出版社（中继线 010-59780011）

地　　址：北京市朝阳区潘家园南里 19 号

邮　　编：100021

E - mail：pmph @ pmph.com

购书热线：010-59787592　010-59787584　010-65264830

印　　刷：三河市潮河印业有限公司

经　　销：新华书店

开　　本：889×1194　1/16　印张：34

字　　数：960 千字

版　　次：2014 年 7 月第 1 版　　2022 年 1 月第 2 版

印　　次：2022 年 1 月第 1 次印刷

标准书号：ISBN 978-7-117-31995-9

定　　价：178.00 元

打击盗版举报电话：010-59787491　E-mail：WQ @ pmph.com

质量问题联系电话：010-59787234　E-mail：zhiliang @ pmph.com

编者名单 （按姓氏笔画排序）

丁义涛　南京大学医学院附属鼓楼医院
于立新　南方医科大学南方医院
石炳毅　中国人民解放军总医院第八医学中心
叶啟发　武汉大学中南医院
田　野　首都医科大学附属北京友谊医院
成东华　中国医科大学附属第一医院
朱有华　海军军医大学第一附属医院
朱同玉　复旦大学附属中山医院
朱志军　首都医科大学附属北京友谊医院
朱继业　北京大学人民医院
刘　浩　中国医科大学附属第一医院
刘永锋　中国医科大学附属第一医院
齐海智　中南大学湘雅二医院
严律南　四川大学华西医院
李　立　昆明医科大学第一附属医院
李幼生　上海交通大学医学院附属第九人民医院
何晓顺　中山大学附属第一医院
沈中阳　天津市第一中心医院
张水军　郑州大学第一附属医院
陈江华　浙江大学医学院附属第一医院
陈规划　中山大学附属第三医院

陈忠华　华中科技大学同济医学院附属同济医院
陈知水　华中科技大学同济医学院附属同济医院
陈静瑜　南京医科大学附属无锡人民医院
林　涛　四川大学华西医院
明长生　华中科技大学同济医学院附属同济医院
郑树森　浙江大学医学院附属第一医院
胡盛寿　中国医学科学院阜外医院
徐　骁　浙江大学医学院附属第一医院
郭　晖　华中科技大学同济医学院附属同济医院
郭文治　郑州大学第一附属医院
彭志海　上海交通大学附属第一人民医院
董家鸿　北京清华长庚医院
程　颖　中国医科大学附属第一医院
傅耀文　吉林大学白求恩第一医院
温　浩　新疆医科大学第一附属医院
窦科峰　空军军医大学西京医院
谭建明　海南医学院第二附属医院
薛武军　西安交通大学第一附属医院

主审简介

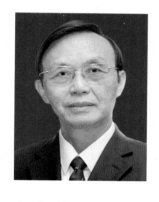

陈　实　华中科技大学同济医学院附属同济医院教授、主任医师、博士生导师。1969年毕业于武汉医学院，1985年在同济医科大学获医学博士学位，曾先后赴美国和澳大利亚等国进修器官移植。曾任教育部、卫生部器官移植重点实验室主任和学术委员会主任，兼任中华医学会器官移植学分会第四届和第五届委员会主任委员，《中华器官移植杂志》第七届和第八届总编辑，现任《中华器官移植杂志》名誉总编辑以及多个杂志编委。

主要从事腹部器官移植临床试验和动物实验研究，1982年和1989年在国内分别率先施行临床胰腺移植和胰肾联合移植。多年来承担多项器官移植科研项目，包括国家高技术研究发展计划（863计划）和国家自然科学基金重大项目等。

主编《移植学》《移植免疫学》《器官移植手术图谱》《移植学前沿》《移植病理学》《临床技术操作规范·器官移植分册》《临床诊疗指南·器官移植学分册（2010版）》等专著；副主编《实用心肺移植学》《中国肝移植手册》《中国肾移植手册》（第2版）和《实用临床治疗药典》专著4部；担任《器官移植学》《中国器官移植临床诊疗指南（2017版）》等专著主审；参编《黄家驷外科学》《中国肝脏移植》《器官移植学》《外科学》《腹部外科学理论与实践》（第2版）《黄志强腹部外科手术学》《汪忠镐血管外科学》等专著和教材20余部。在国内外学术刊物公开发表学术论文200余篇。

主 编 简 介

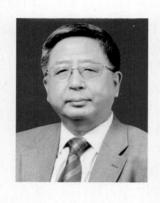

刘永锋　教授、博士生导师,现任中国医科大学器官移植研究所所长,中国医科大学外科学教授,美国外科医师协会会员(FACS),国际肝胆胰协会会员,中华医学会器官移植学分会前任主任委员、胰腺小肠移植学组组长,《中国实用外科杂志》主编。

多年来一直从事普通外科和器官移植方面的基础与临床研究工作。在器官保存、器官捐献、肝移植、胰腺/胰岛移植等方面进行了系列研究,并在国际上首次提出了2型糖尿病达到胰岛素依赖期也是胰腺移植适应证。主持卫生部行业专项基金等国家重大科技项目3项、国家自然科学基金项目4项以及多项省部基金课题。主编《器官移植学》,主译《肝脏移植》《胰腺移植》著作2部,参编《外科学》《普通外科学》等教材、著作10余部。曾获"卫生部有突出贡献中青年专家"称号,先后获得霍英东教育基金青年教师奖和赛克勒中国医师年度奖,获得教育部科学技术进步奖一等奖2项,卫生部科学技术进步奖二等奖、三等奖各1项,辽宁省科学技术进步奖一等奖2项。

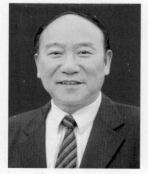

郑树森　教授、博士生导师,中国工程院院士、法国国家医学科学院外籍院士、浙江大学外科学教授。现任中国医学科学院器官移植诊治重点实验室主任,浙江大学学术委员会副主任,浙江大学器官移植研究所所长,浙江大学医学院附属第一医院学术委员会主任、肝胆胰外科暨肝移植中心主任,中华医学会副会长,中国医师协会副会长,中国医师协会器官移植医师分会会长,浙江省医师协会会长,美国外科医师协会会员(FACS),国际活体肝移植执行委员会委员,《国际肝胆胰疾病杂志》主编,《中华移植杂志(电子版)》总编辑等。

多年从事临床教学及研究工作,创建了以胜任力为导向的外科学教学及人才培养体系。在器官移植和肝胆胰外科领域成绩卓著,在国际上首次提出肝癌肝移植受者选择的"杭州标准"及移植后乙肝复发防治新方案。成功施行肝移植3 400余例,受者生存率达国际先进水平。担任器官移植领域2项国家重点基础研究发展计划(973计划)项目首席科学家,主持国家重大课题。发表论文600余篇。荣获国家科学技术进步奖特等奖1项、一等奖(含创新团队奖)2项、二等奖2项,荣获2013年度何梁何利基金科学与技术进步奖1项。项目入选2016年度"中国高等学校十大科技进展",当选中央电视台2016年度科技创新人物。

副主编简介

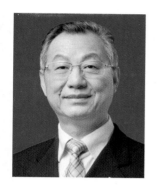

陈忠华　华中科技大学同济医学院长江学者特聘教授、主任医师、医学博士；英国剑桥大学博士。

现任《中华器官移植杂志》总编辑，中国人体器官与组织捐献专业委员会主任委员，中国人体器官捐献与分配工作委员会副主任委员，中国医师协会器官移植医师分会常务委员，中国人体器官捐献与移植委员会委员，中国器官移植发展特别工作组委员会委员。

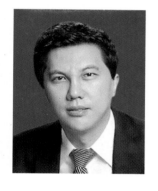

朱继业　教授、主任医师、博士生导师，现任北京大学器官移植研究所所长，北京大学肝癌诊疗研究中心主任，北京大学人民医院肝胆外科主任，肝硬化肝癌外科基础研究北京市重点实验室主任。中国器官移植发展基金会理事兼副秘书长，中国医师协会器官移植医师分会组织和细胞移植专业委员会主任委员，海峡两岸医药卫生交流协会肝胆胰外科专业委员会主任委员，美国外科医师协会会员（FACS）等。

工作30多年来一直从事医疗、科研和教学工作，研究领域为肝癌、门静脉高压症、肝移植等。获得卫生公益性行业科研专项、国家重点基础研究发展计划（973计划）项目（子课题）以及多项国家自然科学基金。在国内外发表论文300余篇，论著10余部。曾获得"北京青年五四奖章"和第12届吴阶平 – 保罗·杨森医学药学奖。

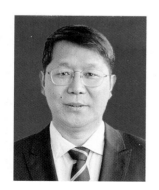

郭文治　教授、主任医师、博士生导师。现任郑州大学第一附属医院科研处副处长、器官移植中心副主任、肝胆胰外三科主任，河南省器官移植质控中心主任。中华医学会器官移植学分会委员，中国医师协会器官移植医师分会委员，河南省抗癌协会肝癌专业委员会主任委员，河南省医学会器官移植分会副主任委员，河南省消化医学学会副会长等。

工作多年来从事博士生带教工作，研究领域主要包括肝胆胰外科及消化器官移植，发表SCI论文16篇，出版著作3部，主持国家自然科学基金1项，中原科技创新领军人才1项，主持省厅级课题2项，参与国家级科研项目5项。荣获河南省"中原大工匠"、全国五一劳动奖章以及河南省科学技术进步奖二等奖等。

全国高等学校医学研究生"国家级"规划教材
第三轮修订说明

进入新世纪,为了推动研究生教育的改革与发展,加强研究型创新人才培养,人民卫生出版社启动了医学研究生规划教材的组织编写工作,在多次大规模调研、论证的基础上,先后于2002年和2008年分两批完成了第一轮50余种医学研究生规划教材的编写与出版工作。

2014年,全国高等学校第二轮医学研究生规划教材评审委员会及编写委员会在全面、系统分析第一轮研究生教材的基础上,对这套教材进行了系统规划,进一步确立了以"解决研究生科研和临床中实际遇到的问题"为立足点,以"回顾、现状、展望"为线索,以"培养和启发读者创新思维"为中心的教材编写原则,并成功推出了第二轮(共70种)研究生规划教材。

本套教材第三轮修订是在党的十九大精神引领下,对《国家中长期教育改革和发展规划纲要(2010—2020年)》《国务院办公厅关于深化医教协同进一步推进医学教育改革与发展的意见》,以及《教育部办公厅关于进一步规范和加强研究生培养管理的通知》等文件精神的进一步贯彻与落实,也是在总结前两轮教材经验与教训的基础上,再次大规模调研、论证后的继承与发展。修订过程仍坚持以"培养和启发读者创新思维"为中心的编写原则,通过"整合"和"新增"对教材体系做了进一步完善,对编写思路的贯彻与落实采取了进一步的强化措施。

全国高等学校第三轮医学研究生"国家级"规划教材包括五个系列。①科研公共学科:主要围绕研究生科研中所需要的基本理论知识,以及从最初的科研设计到最终的论文发表的各个环节可能遇到的问题展开;②常用统计软件与技术:介绍了SAS统计软件、SPSS统计软件、分子生物学实验技术、免疫学实验技术等常用的统计软件以及实验技术;③基础前沿与进展:主要包括了基础学科中进展相对活跃的学科;④临床基础与辅助学科:包括了专业学位研究生所需要进一步加强的相关学科内容;⑤临床学科:通过对疾病诊疗历史变迁的点评、当前诊疗中困惑、局限与不足的剖析,以及研究热点与发展趋势探讨,启发和培养临床诊疗中的创新思维。

该套教材中的科研公共学科、常用统计软件与技术学科适用于医学院校各专业的研究生及相应的科研工作者;基础前沿与进展学科主要适用于基础医学和临床医学的研究生及相应的科研工作者;临床基础与辅助学科和临床学科主要适用于专业学位研究生及相应学科的专科医师。

全国高等学校第三轮医学研究生"国家级"规划教材目录

1   医学哲学（第2版）   主　编　柯　杨　张大庆
                                          副主编　赵明杰　段志光　边　林　唐文佩

2   医学科研方法学（第3版）   主　审　梁万年
                                          主　编　刘　民　胡志斌
                                          副主编　刘晓清　杨土保

3   医学统计学（第5版）   主　审　孙振球　徐勇勇
                                           主　编　颜　艳　王　彤
                                          副主编　刘红波　马　骏

4   医学实验动物学（第3版）   主　编　秦　川　谭　毅
                                          副主编　孔　琪　郑志红　蔡卫斌　李洪涛
                                                            王靖宇

5   实验室生物安全（第3版）   主　编　叶冬青
                                          副主编　孔　英　温旺荣

6   医学科研课题设计、申报与实施（第3版）   主　审　龚非力　李卓娅
                                          主　编　李宗芳　郑　芳
                                          副主编　吕志跃　李煌元　张爱华

7   医学实验技术原理与选择（第3版）   主　审　魏于全
                                          主　编　向　荣
                                          副主编　袁正宏　罗云萍

8   统计方法在医学科研中的应用（第2版）   主　编　李晓松
                                          副主编　李　康　潘发明

9   医学科研论文撰写与发表（第3版）   主　审　张学军
                                          主　编　吴忠均
                                          副主编　马　伟　张晓明　杨家印

10   IBM SPSS 统计软件应用   主　编　陈平雁　安胜利
                                          副主编　欧春泉　陈莉雅　王建明

11	SAS 统计软件应用（第 4 版）	主　编　贺　佳
		副主编　尹　平　石武祥
12	医学分子生物学实验技术（第 4 版）	主　审　药立波
		主　编　韩　骅　高国全
		副主编　李冬民　喻　红
13	医学免疫学实验技术（第 3 版）	主　编　柳忠辉　吴雄文
		副主编　王全兴　吴玉章　储以微　崔雪玲
14	组织病理技术（第 2 版）	主　编　步　宏
		副主编　吴焕文
15	组织和细胞培养技术（第 4 版）	主　审　章静波
		主　编　刘玉琴
16	组织化学与细胞化学技术（第 3 版）	主　编　李　和　周德山
		副主编　周国民　肖　岚　刘佳梅　孔　力
17	医学分子生物学（第 3 版）	主　审　周春燕　冯作化
		主　编　张晓伟　史岸冰
		副主编　何凤田　刘　戟
18	医学免疫学（第 2 版）	主　编　曹雪涛
		副主编　于益芝　熊思东
19	遗传和基因组医学	主　编　张　学
		副主编　管敏鑫
20	基础与临床药理学（第 3 版）	主　编　杨宝峰
		副主编　李　俊　董　志　杨宝学　郭秀丽
21	医学微生物学（第 2 版）	主　编　徐志凯　郭晓奎
		副主编　江丽芳　范雄林
22	病理学（第 2 版）	主　编　来茂德　梁智勇
		副主编　李一雷　田新霞　周　桥
23	医学细胞生物学（第 4 版）	主　审　杨　恬
		主　编　安　威　周天华
		副主编　李　丰　杨　霞　王杨淦
24	分子毒理学（第 2 版）	主　编　蒋义国　尹立红
		副主编　骆文静　张正东　夏大静　姚　平
25	医学微生态学（第 2 版）	主　编　李兰娟
26	临床流行病学（第 5 版）	主　编　黄悦勤
		副主编　刘爱忠　孙业桓
27	循证医学（第 2 版）	主　审　李幼平
		主　编　孙　鑫　杨克虎

28	断层影像解剖学	主 编	刘树伟 张绍祥
		副主编	赵 斌 徐 飞
29	临床应用解剖学（第2版）	主 编	王海杰
		副主编	臧卫东 陈 尧
30	临床心理学（第2版）	主 审	张亚林
		主 编	李占江
		副主编	王建平 仇剑崟 王 伟 章军建
31	心身医学	主 审	Kurt Fritzsche 吴文源
		主 编	赵旭东
		副主编	孙新宇 林贤浩 魏 镜
32	医患沟通（第2版）	主 审	周 晋
		主 编	尹 梅 王锦帆
33	实验诊断学（第2版）	主 审	王兰兰
		主 编	尚 红
		副主编	王传新 徐英春 王 琳 郭晓临
34	核医学（第3版）	主 审	张永学
		主 编	李 方 兰晓莉
		副主编	李亚明 石洪成 张 宏
35	放射诊断学（第2版）	主 审	郭启勇
		主 编	金征宇 王振常
		副主编	王晓明 刘士远 卢光明 宋 彬
			李宏军 梁长虹
36	疾病学基础	主 编	陈国强 宋尔卫
		副主编	董 晨 王 韵 易 静 赵世民
			周天华
37	临床营养学	主 编	于健春
		副主编	李增宁 吴国豪 王新颖 陈 伟
38	临床药物治疗学	主 编	孙国平
		副主编	吴德沛 蔡广研 赵荣生 高 建
			孙秀兰
39	医学3D打印原理与技术	主 编	戴尅戎 卢秉恒
		副主编	王成焘 徐 弢 郝永强 范先群
			沈国芳 王金武
40	互联网＋医疗健康	主 审	张来武
		主 编	范先群
		副主编	李校堃 郑加麟 胡建中 颜 华
41	呼吸病学（第3版）	主 审	钟南山
		主 编	王 辰 陈荣昌
		副主编	代华平 陈宝元 宋元林

42	消化内科学（第3版）	主　审	樊代明	李兆申		
		主　编	钱家鸣	张澍田		
		副主编	田德安	房静远	李延青	杨　丽
43	心血管内科学（第3版）	主　审	胡大一			
		主　编	韩雅玲	马长生		
		副主编	王建安	方　全	华　伟	张抒扬
44	血液内科学（第3版）	主　编	黄晓军	黄　河	胡　豫	
		副主编	邵宗鸿	吴德沛	周道斌	
45	肾内科学（第3版）	主　审	谌贻璞			
		主　编	余学清	赵明辉		
		副主编	陈江华	李雪梅	蔡广研	刘章锁
46	内分泌内科学（第3版）	主　编	宁　光	邢小平		
		副主编	王卫庆	童南伟	陈　刚	
47	风湿免疫内科学（第3版）	主　审	陈顺乐			
		主　编	曾小峰	邹和建		
		副主编	古洁若	黄慈波		
48	急诊医学（第3版）	主　审	黄子通			
		主　编	于学忠	吕传柱		
		副主编	陈玉国	刘　志	曹　钰	
49	神经内科学（第3版）	主　编	刘　鸣	崔丽英	谢　鹏	
		副主编	王拥军	张杰文	王玉平	陈晓春
			吴　波			
50	精神病学（第3版）	主　编	陆　林	马　辛		
		副主编	施慎逊	许　毅	李　涛	
51	感染病学（第3版）	主　编	李兰娟	李　刚		
		副主编	王贵强	宁　琴	李用国	
52	肿瘤学（第5版）	主　编	徐瑞华	陈国强		
		副主编	林东昕	吕有勇	龚建平	
53	老年医学（第3版）	主　审	张　建	范利华	琦	
		主　编	刘晓红	陈　彪		
		副主编	齐海梅	胡亦新	岳冀蓉	
54	临床变态反应学	主　编	尹　佳			
		副主编	洪建国	何韶衡	李　楠	
55	危重症医学（第3版）	主　审	王　辰	席修明		
		主　编	杜　斌	隆　云		
		副主编	陈德昌	于凯江	詹庆元	许　媛

56	普通外科学（第 3 版）	主 编	赵玉沛
		副主编	吴文铭　陈规划　刘颖斌　胡三元
57	骨科学（第 3 版）	主 审	陈安民
		主 编	田 伟
		副主编	翁习生　邵增务　郭 卫　贺西京
58	泌尿外科学（第 3 版）	主 审	郭应禄
		主 编	金 杰　魏 强
		副主编	王行环　刘继红　王 忠
59	胸心外科学（第 2 版）	主 编	胡盛寿
		副主编	王 俊　庄 建　刘伦旭　董念国
60	神经外科学（第 4 版）	主 编	赵继宗
		副主编	王 硕　张建宁　毛 颖
61	血管淋巴管外科学（第 3 版）	主 编	汪忠镐
		副主编	王深明　陈 忠　谷涌泉　辛世杰
62	整形外科学	主 编	李青峰
63	小儿外科学（第 3 版）	主 审	王 果
		主 编	冯杰雄　郑 珊
		副主编	张潍平　夏慧敏
64	器官移植学（第 2 版）	主 审	陈 实
		主 编	刘永锋　郑树森
		副主编	陈忠华　朱继业　郭文治
65	临床肿瘤学（第 2 版）	主 编	赫 捷
		副主编	毛友生　沈 铿　马 骏　于金明
			吴一龙
66	麻醉学（第 2 版）	主 编	刘 进　熊利泽
		副主编	黄宇光　邓小明　李文志
67	妇产科学（第 3 版）	主 审	曹泽毅
		主 编	乔 杰　马 丁
		副主编	朱 兰　王建六　杨慧霞　漆洪波
			曹云霞
68	生殖医学	主 编	黄荷凤　陈子江
		副主编	刘嘉茵　王雁玲　孙 斐　李 蓉
69	儿科学（第 2 版）	主 编	桂永浩　申昆玲
		副主编	杜立中　罗小平
70	耳鼻咽喉头颈外科学（第 3 版）	主 审	韩德民
		主 编	孔维佳　吴 皓
		副主编	韩东一　倪 鑫　龚树生　李华伟

71	眼科学（第3版）	主　审	崔　浩	黎晓新		
		主　编	王宁利	杨培增		
		副主编	徐国兴	孙兴怀	王雨生	蒋　沁
			刘　平	马建民		
72	灾难医学（第2版）	主　审	王一镗			
		主　编	刘中民			
		副主编	田军章	周荣斌	王立祥	
73	康复医学（第2版）	主　编	岳寿伟	黄晓琳		
		副主编	毕　胜	杜　青		
74	皮肤性病学（第2版）	主　编	张建中	晋红中		
		副主编	高兴华	陆前进	陶　娟	
75	创伤、烧伤与再生医学（第2版）	主　审	王正国	盛志勇		
		主　编	付小兵			
		副主编	黄跃生	蒋建新	程　飚	陈振兵
76	运动创伤学	主　编	敖英芳			
		副主编	姜春岩	蒋　青	雷光华	唐康来
77	全科医学	主　审	祝墡珠			
		主　编	王永晨	方力争		
		副主编	方宁远	王留义		
78	罕见病学	主　编	张抒扬	赵玉沛		
		副主编	黄尚志	崔丽英	陈丽萌	
79	临床医学示范案例分析	主　编	胡翊群	李海潮		
		副主编	沈国芳	罗小平	余保平	吴国豪

全国高等学校第三轮医学研究生"国家级"规划教材评审委员会名单

顾　问

　　韩启德　桑国卫　陈　竺　曾益新　赵玉沛

主任委员（以姓氏笔画为序）

　　王　辰　刘德培　曹雪涛

副主任委员（以姓氏笔画为序）

于金明	马　丁	王正国	卢秉恒	付小兵	宁　光	乔　杰
李兰娟	李兆申	杨宝峰	汪忠镐	张　运	张伯礼	张英泽
陆　林	陈国强	郑树森	郎景和	赵继宗	胡盛寿	段树民
郭应禄	黄荷凤	盛志勇	韩雅玲	韩德民	赫　捷	樊代明
戴尅戎	魏于全					

常务委员（以姓氏笔画为序）

文历阳	田勇泉	冯友梅	冯晓源	吕兆丰	闫剑群	李　和
李　虹	李玉林	李立明	来茂德	步　宏	余学清	汪建平
张　学	张学军	陈子江	陈安民	尚　红	周学东	赵　群
胡志斌	柯　杨	桂永浩	梁万年	瞿　佳		

委　员（以姓氏笔画为序）

于学忠	于健春	马　辛	马长生	王　彤	王　果	王一镗
王兰兰	王宁利	王永晨	王振常	王海杰	王锦帆	方力争
尹　佳	尹　梅	尹立红	孔维佳	叶冬青	申昆玲	田　伟
史岸冰	冯作化	冯杰雄	兰晓莉	邢小平	吕传柱	华　琦
向　荣	刘　民	刘　进	刘　鸣	刘中民	刘玉琴	刘永锋
刘树伟	刘晓红	安　威	安胜利	孙　鑫	孙国平	孙振球
杜　斌	李　方	李　刚	李占江	李幼平	李青峰	李卓娅
李宗芳	李晓松	李海潮	杨　恬	杨克虎	杨培增	吴　皓

吴文源　吴忠均　吴雄文　邹和建　宋尔卫　张大庆　张永学
张亚林　张抒扬　张建中　张绍祥　张晓伟　张澍田　陈　实
陈　彪　陈平雁　陈荣昌　陈顺乐　范　利　范先群　岳寿伟
金　杰　金征宇　周　晋　周天华　周春燕　周德山　郑　芳
郑　珊　赵旭东　赵明辉　胡　豫　胡大一　胡翊群　药立波
柳忠辉　祝墡珠　贺　佳　秦　川　敖英芳　晋红中　钱家鸣
徐志凯　徐勇勇　徐瑞华　高国全　郭启勇　郭晓奎　席修明
黄　河　黄子通　黄晓军　黄晓琳　黄悦勤　曹泽毅　龚非力
崔　浩　崔丽英　章静波　梁智勇　谌贻璞　隆　云　蒋义国
韩　骅　曾小峰　谢　鹏　谭　毅　熊利泽　黎晓新　颜　艳
魏　强

前　　言

器官移植是20世纪出现的治疗器官功能衰竭的最有效方法,每年数以万计的器官功能衰竭患者通过器官移植获得新生。近几十年,随着器官和细胞分离保存技术、血管吻合技术、免疫抑制剂及移植免疫学基础研究的发展,器官移植技术取得了长足进步。

中国的器官移植领域经过几代医家的不断学习和探索,手术技术及围手术期管理已经成熟。目前,我国的器官移植事业正处在由数量规模型向高质量型、由移植大国向移植强国冲刺的历史关键时期。

为了适应当前器官移植转型发展的需要,应建立科学的质量评价体系、规范化的诊疗体系,不断提升器官移植领域医疗质量水平,促进器官移植学科的整体发展,切实为广大人民群众提供高水平健康服务。这也是推进健康中国建设,提高人民健康水平,贯彻实施《"健康中国2030"规划纲要》的具体措施。

为了满足上述目标,需要有一本系统阐述器官移植的基本教材,用于器官移植专业研究生、医生及其相关人员的系统学习和提高。在全国高等医药教材建设研究会和人民卫生出版社的指导下,由刘永锋教授和郑树森院士主编的研究生规划教材《器官移植学》(第1版)已出版使用,并获得了器官移植界的广泛好评。第2版内容在第1版基础上,结合器官移植研究进展和国内器官移植发展特点,增加供器官评估与修复、ECMO在器官移植中的应用、小儿肾移植和抗体介导的排斥反应研究热点与前沿等内容,使该书内容更加翔实,在这里衷心感谢两位教授和他们的团队为我国医学作出的巨大贡献。

本书由国内30余名器官移植领域的专家共同参与编写,在充分注重知识体系完整性的基础上,考虑研究生的实际需求,临床和基础并重,将实用性和前沿性有机地结合在一起。本书以文字表述为主,同时辅以视频的多媒体手段,系统地阐述了器官移植的历史、现状和展望。本书文字流畅,表达准确,简明扼要,既有广度也有深度,配以现代的图文手段使表现方式生动、形象,大大增加了可读性。相信本书不仅为器官移植专业研究生提供了良好的教材,同时也是一部值得器官移植医生及其相关人员详读的重要参考书,各院校师生在使用这本教材过程中,如果发现问题,恳请及时予以指正!

刘永锋　郑树森

2021年10月

目　　录

第一章　概述

　　1. 了解器官移植发展史

　　2. 掌握移植概念与分类

　　器官移植是 20 世纪最令人瞩目的医学成就之一,被誉为 21 世纪的医学之巅。经过几代移植人长期的不懈努力,器官移植已经成为治疗终末期疾病的重要有效手段。历经一个多世纪的发展,器官移植领域取得了辉煌的成就。再生医学、干细胞、转化医学、生物材料等领域的发展将为器官移植的未来开辟更广阔的前景。

第一节　器官移植发展史

　　器官移植的发展史大致可以分为实验探索阶段、临床起步阶段和稳步发展阶段。在器官移植漫长的发展历程中,血管吻合技术奠定了移植外科基础,新型免疫抑制剂的问世使移植物的长期存活成为可能。器官保存、移植免疫、病理学和影像学等相关领域的进步也极大地促进了近代器官移植的发展。

扩展阅读

器官移植的幻想阶段

　　关于器官移植最早的文字记载是春秋战国《列子·汤问》中关于扁鹊为鲁公扈、赵齐婴两人互换心脏的故事。记载提到"扁鹊饮二人毒酒,迷死三日,剖胸探心,易而置之;投以神药,既悟如初。"国际器官移植学界一致公认扁鹊为器官移植的鼻祖。

　　在欧洲 15 到 16 世纪文艺复兴时期不止一幅圣坛装饰油画,描绘 St. Comos 和 St. Damian 为了给一名白人治疗下肢溃疡,利用一名刚刚死亡的非洲黑人的下肢进行了下肢移植和牙齿移植。无论这些记载是传说还是幻想,是否具有理论基础,至少说明,早在 2000 多年前就有了器官移植的设想。

一、实验探索阶段

　　移植的实验探索始于 19 世纪末,初期开展的动物实验是一些不需要血管重建的组织移植。1902 年,奥地利的 Emerich Ullmann 首次报道利用 Erwin Payr 创建的金属圆管套接血管法,实施了犬自体和异体肾移植实验并获得成功,证明了器官移植技术的可行性。1902 年,法国医生 Alexi Carrel(图 1-1)创建了现代血管缝合技术,极大促进了移植外科的进展,该技术一直沿用至今。Carrel 因其血管吻合和器官移植的杰出贡献获得 1912 年诺贝尔生理学或医学奖,时年 39 岁,是最年轻的诺贝尔奖获得者。

　　1901—1903 年,奥地利的 Karl Landsteiner 发现人类有 A、B、AB 和 O 血型,ABO 血型相容也成为迄今器官移植供、受者选择的最基本条件。

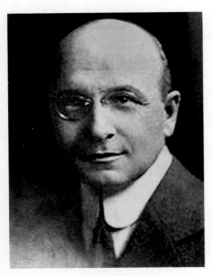

图 1-1 Alexi Carrel

在移植外科技术发展的同时,人们开始对免疫反应现象有所认识。1903 年,生物学家 Jensen 观察到了移植过程中的免疫反应现象;1905 年,Carrel 提出了自体移植、同种移植、异种移植等概念;1912 年,德国外科医生 Schöne 提出了"移植免疫"一词。1923 年,美国的 Carl Willamson 详细描述了自体肾移植和同种肾移植在疗效方面的显著差异,首次公布了一张移植肾被损害的肾组织病理图片,首先使用了"反应"这个名词。第二次世界大战期间,英国的 Peter Medawar(图 1-2)通过观察烧伤植皮的病理变化,认为移植物被破坏与免疫机制的激活有关,并通过一系列的经典实验证实机体的免疫系统可特异性针对移植物抗原产生炎性反应,从而破坏移植物,发现了免

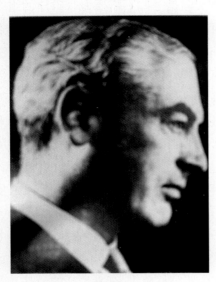

图 1-2 Peter Medawar

疫反应的基本机制,提出了移植免疫学的概念,并由此建立了移植免疫学的基础和各分支学科。Medawar 因免疫学方面的突出成就获得 1960 年诺贝尔生理学或医学奖。随后,澳大利亚的 Frank Burnet 提出著名的自限性识别理论。也正是由于 Medawar 等人揭示了移植反应现象的免疫学本质,才奠定了移植获得成功的理论基础,也激发了外科医生重新尝试移植的信心。

二、临床起步阶段

现代器官移植是经历 3 个重要的技术突破才确立起来的,包括:①血管吻合技术;②免疫抑制剂应用;③器官保存技术。

1954 年,美国波士顿 Peter Bent Brigham 医院的 Joseph Murray 为一对同卵孪生兄弟之间进行肾移植并获得成功,受者术后 2 个月出院。Murray 的成功证实了移植技术可行,也极大地增强了人们对器官移植研究的兴趣和信心,开创了临床器官移植的新时代。

此后,人们开展大量研究,探讨如何抑制受者免疫系统,包括使用致死量或亚致死量的 X 线全身照射、全淋巴放射线照射、胸导管引流剔除淋巴细胞等。虽然也有成功案例,但因感染导致死亡的发生率高,故未广泛应用于临床。

1953 年,美国的 Gertrude Elion 和 George Hitchings 研制出抑制细胞增殖的药物 6- 巯基嘌呤(6-mercaptopurine,6-MP)。1960 年,英国的 Roy Calne 等人将其应用于犬肾移植,证实该药物可延长移植肾存活时间。Elion 和 Hitchings 随后研发了 6-MP 的类似化合物,硫唑嘌呤(azathioprine,AZA)。1961 年,AZA 首次被应用于非亲属成人肾移植,尽管前 2 例患者死于药物毒副作用,还是证明其确可抑制免疫反应。1962 年,使用 AZA 的第 3 例非亲属成人肾移植术后移植肾有功能存活 17 个月。AZA 的成功研发及应用,使移植物长期存活成为可能,也开启了免疫抑制药物的研究序幕。随后的 20 多年,该药作为器官移植术后的主要免疫抑制剂在全世界范围内使用,迄今仍在与其他免疫抑制剂联合应用。

1963 年,Willard Goodwin 在肾移植患者中应用大剂量可的松,证明其可延长移植肾的存活时间,并提出皮质类固醇与 AZA 合用效果更佳,

大剂量泼尼松（prednisone，Pred）可以逆转急性反应，仍是目前治疗急性反应的首选措施。1967年，Thomas Starzl 在临床中应用抗淋巴细胞血清（anti-lymphocyte serum，ALS），后又成功研制抗淋巴细胞球蛋白（antilymphocyte globulin，ALG）、抗胸腺细胞球蛋白（antithymocyte globulin，ATG）。形成了以硫唑嘌呤和激素加用抗淋巴细胞多克隆抗体制剂的联合用药的免疫抑制剂方案。

肾移植的成功鼓舞了其他领域探索移植的信心。1963 年 3 月，美国的 Starzl 为一名 3 岁的胆道闭锁男孩施行了首例原位肝移植手术，尽管患者在手术完成前死亡，但开创了肝移植的先河。在接下来的 10 年中，世界范围内共实施了约 200 例肝移植，在此期间移植的技术问题开始得到解决，包括胆道重建技术、凝血支持及器官切取技术等逐渐得以完善。

其他移植技术也相继开展起来。1963 年，美国的 James Hardy 开展了首例肺移植；1966 年，美国的 William Kelly 和 Richard Lillehei 完成首例胰肾联合移植；1967 年，南非的 Christiaan Barnard 完成首例原位心脏移植；1968 年，美国的 DA Cooley 完成了首例心肺联合移植；1964 年，美国的 R Detterling 完成首例小肠移植。尽管在初次尝试阶段，很多技术并不完善，有些患者短期内死亡，但毕竟开始了临床移植的探索。

与移植相关的其他领域也相应发展起来。免疫学方面，除研制免疫抑制剂外，人们对造成免疫反应的遗传学差异也进行了深入研究。George Snell，Jean Dausset 和 Baruj Benacerraf 分别发现了小鼠和人的主要组织相容性复合体（major histocompatibility complex，MHC）。1964 年，Paul Terasaki 创立微量淋巴细胞毒方法，奠定了交叉配型方法的基础。1966 年开始组织配型被用于供、受者选择。

器官保存是器官移植的三大支柱学科之一，随着器官移植的发展，为了充分使用异地切取的器官，以及完成移植前受者的选择和准备，对器官保存技术的要求不断增加，既要延长保存时间，又要保证器官活力，确保术后移植物功能顺利恢复。移植初始阶段，主要采用低温的生理盐水、乳酸林格液等液体进行灌注保存。1967 年，Folkert Belzer 尝试用持续灌注法保存肾脏，但因设备复杂未广泛应用。随后相继研制了 Collins 液、改良 Collins 液、Euro-Collins 液及 Sacks II 液等。初始阶段的保存液仅能保存器官 4~6 小时。

1968 年，美国 Harvard 大学医学院提出脑死亡（brain death）概念。到 20 世纪 80 年代初脑死亡诊断原则基本完善，得到大多数国家医学界的认可。在此之后，法国、英国、德国、瑞典、日本等 80 个国家和地区接受了脑死亡概念，其中 70 个（88%）国家和地区也相继提出了各自的脑死亡诊断标准和指南，其中有 55 个（69%）国家和地区法规允许脑死亡器官捐献用于器官移植，成为供移植器官的主要来源，推动了器官移植的全面发展。

移植的起步阶段无疑是艰辛的，但器官移植创造了医学上的奇迹，给终末期疾病患者带来了希望。

三、稳步发展阶段

在移植的起步阶段，采用的免疫抑制剂方案为 AZA 联合 Pred，该方案为非特异抑制免疫系统，术后感染等并发症发生率较高，人/移植物生存率不理想。新型免疫抑制剂环孢素（环孢素 A，cyclosporine A，CsA）的研发应用，使移植生存率得到大幅提高，推动移植进入迅速发展阶段。

CsA 是从真菌属 *Tolypocladium inflatum* 提取的中性亲脂性的环状十一肽。1976 年，Jean Borel 证明了其具有强大的免疫抑制作用。1978—1979 年，Canle 在肾移植、胰腺移植和肝移植术后使用 CsA，取得满意的效果。进入 20 世纪 80 年代初，CsA 在临床广泛应用，成为与 Pred 和 AZA 三联用药的常规免疫抑制剂。CsA 的广泛应用大大提高了临床各种类型器官移植的效果，使器官移植临床工作逐渐进入成熟阶段。

FK506 是从链霉菌中提取的，1987 年在体外实验中证明其具有免疫抑制作用。随后，Starzl 在各种器官移植动物模型中予以证实，并逐渐应用于临床肝移植、心脏移植、肾移植等，取得良好效果。1994 年，FK506 上市，命名为他克莫司（tacrolimus，Tac），进一步推动了各种器官移植的发展。抗 CD3 单克隆抗体也开始用于临床器官移植。

20 世纪 90 年代，多种抗增殖药不断被研制出来。吗替麦考酚酯（mycophenolate mofetil，MMF）、西罗莫司（sirolimus）等新型免疫抑制剂的开发和应用，使临床器官移植有了更多的选择，可以更有效地实施个体化的治疗方案。进入 21 世纪，各种新型单克隆抗体不断涌现,如抗 CD25 单克隆抗体、人源化抗 CD52 单克隆抗体和共刺激分子阻断剂等,使预防和治疗反应有了更多的选择。多种免疫抑制剂联合使用,减少了各种药物的剂量,减少了免疫抑制剂的毒副作用,改善了移植的效果。

除免疫制剂外,器官保存液的不断改进也是推动器官移植发展的一个基本保障。1988 年,美国的 Belzer 等在 Wisconsin 大学研制出新型的器官保存液——UW 液(University of Wiss-consin solution),应用 UW 液首次实现了保存肝脏达 30 小时以上、保存肾脏 72 小时、保存胰腺 72 小时。器官保存液的改良不仅为临床移植赢得更多准备及运输时间,而且降低了移植物原发无功能和功能恢复延迟的发生率,降低了器官遗弃率。近年来,低温机械灌注技术发展也较快,该技术不仅改善了器官保存质量,延长保存时间,同时在器官活力评估中发挥重要作用。

器官移植历经百余年的发展,迄今移植技术成熟,生存率提高。器官移植已经进入稳定发展期。

扩展阅读

自 1901 年设置诺贝尔奖以来,器官移植是医学领域中所有学科获得诺贝尔奖最多的学科,由此可见器官移植在科学领域尤其在医学领域所处的地位和对人类健康作出的巨大贡献(表 1-1)。正因为以他们为代表的无数前辈的不懈努力,器官移植才能成为现实。

表 1-1 器官移植与诺贝尔奖

获奖年度	获奖者	国籍	贡献及成就
1912	Alexis Carrel	法国	血管和移植外科
1930	Karl Landsteiner	奥地利	ABO 血型
1960	Peter Medawar Frank. Burnet	英国 澳大利亚	自我与非自我免疫学差异,获得性免疫耐受
1980	George Snell Jean Dausset Baruj Benacerraf	美国 法国 美国	主要组织性抗原/组织配型/免疫应答基因
1988	Gertrude Elion George Hitchings	美国 美国	抗细胞增殖药物/硫唑嘌呤等药物
1990	Joseph Murray Edward Thomas	美国 美国	器官移植 骨髓/细胞移植

四、我国器官移植发展史

我国器官移植探索工作始于 20 世纪 50 年代,1956—1958 年,各地相继开展了肾移植、肝移植等动物实验。20 世纪 60 年代开始尝试临床器官移植,经过半个多世纪的努力和曲折发展,我国器官移植事业取得了长足发展。

1960 年,吴阶平等率先实施了 2 例尸体肾移植,当时因缺乏免疫抑制药物,移植肾仅存活了 3~4 周。1970 年,尸体肾移植重新起步,上海第一医学院附属中山医院(现复旦大学附属中山医院)熊汝成率先实施尸体肾移植。1972 年,广州中山大学附属第一医院与北京友谊医院(现首都医科大学附属北京友谊医院)合作完成我国首例活体亲属肾移植,患者存活 1 年后因重症肝炎死亡。到 20 世纪 70 年代中后期,国内各地陆续成功地开展了同种肾移植,肾移植取得成功后也推动了其他器官移植的开展。

1977 年,上海瑞金医院(现上海交通大学医学院附属瑞金医院)的林言箴等和武汉同济医院(现华中科技大学同济医学院附属同济医院)的裘法祖、夏穗生等揭开了我国临床肝移植的序幕。初期阶段,肝移植效果不佳,大多数受者在 3 个月内死亡。1978 年,上海瑞金医院的张世泽完成了亚洲首例心脏移植,患者存活 109 天。1979 年,北京胸部肿瘤研究所(现首都医科大学附属北京胸科医院)辛育龄尝试为 2 例肺结核患者行单肺移植,因急性排斥反应及感染无法控制,受者分别于术后第 7 天及第 12 天行移植肺切除。1982 年,武汉同济医院的夏穗生和陈实开展了首例胰腺移植。1994 年,南京军区南京总医院(现中国人民解放军东部战区总医院)的黎介寿完成首例成人单独小肠移植,患者存活 301 天。移植开展初期,由于手术技术尚不完全成熟、免疫抑制方案不完善,术后人/移植物生存率不理想,发展相对较慢。

20 世纪 90 年代,随着免疫抑制剂、手术技术等方面的进展,我国移植开始复苏,手术技术逐渐成熟,术后效果得到大幅改善,移植技术开始成熟起来,步入了临床发展新阶段。

进入 21 世纪,各种器官移植得到全面迅速发展,移植例数增长较快。2007 年,国务院颁布了《人体器官移植条例》,原卫生部审定了器官移植的准入单位,我国器官移植从此进入有序的健康发展的新阶段。2010 年,原卫生部和红十字总会共同推进中国公民逝世后器官捐献,是中国器官移植的又一里程碑,经过 9 年多的积极探索和不懈努力,中国人体器官捐献工作取得了举世瞩目的成绩,百万人口年捐献率从试点之初 2010 年的 0.03 升至 2018 年的 4.55,实现了器官来源的根本转型,进一步促进了中国器官移植事业健康有序发展。

（刘永锋）

第二节　移植的概念与分类

一、移植的概念

移植（transplantation）是指将一个个体的细胞、组织或器官用手术或介入等方法,导入到自体或另一个体的同一或其他部位,以替代或增强原有细胞、组织或器官功能的医学技术。移植的细胞、组织或器官称为移植物（graft）,提供移植物的个体被称为供者（donor）,而接受移植物的个体被称为受者（recipient）。移植物不包括人工合成的材料,如人工瓣膜、人工关节等。

二、移植的分类

（一）根据移植物性质分类

可分为细胞移植、组织移植和器官移植。

1. 细胞移植（cell transplantation）　细胞移植是指将适量游离的具有某种功能的活细胞输注到受者的血管、体腔或组织器官内的技术。其主要适应证是补充受者体内该种数量减少或功能降低的细胞。细胞移植中骨髓与造血干细胞移植备受瞩目,可用于治疗重症地中海贫血、重症再生障碍性贫血以及包括各种白血病在内的血液系统恶性肿瘤疾病。此外,还有胰岛细胞移植治疗糖尿病,脾细胞移植治疗重症血友病等。

2. 组织移植（tissue transplantation）　组织移植是指某一种组织如角膜、皮肤、筋膜、肌腱、软骨、骨、血管等,或整体联合几种组织,如皮肌瓣等的移植术。一般采用自体或异体组织行游离移植或血管吻合移植以修复某种组织的缺损。活体移植以自体移植为主,通过显微外科技术吻合血管

和 / 或神经,施行自体皮瓣、肌肉、神经、骨及大网膜等移植,其中以自体皮肤移植修补创面皮肤缺损最为常用。

3. 器官移植（organ transplantation）　器官移植主要是指实体器官整体或部分,并需要进行器官所属血管及其他功能性管道结构重建的移植。如肾脏、肝脏、心脏、胰腺、肺脏、小肠、脾脏移植,以及心肺、肝肾、胰肾、腹腔器官簇移植等。器官移植是临床开展最广泛的移植。本书主要讲述器官移植相关内容。

（二）根据供者和受者遗传基因的差异程度分类

1. 自体移植（autotransplantation）　是指细胞、组织或器官在自体内植入,即供、受者为同一个体。若移植物重新移植到原来的解剖部位,叫作再植术,而不能称为移植术。

2. 同质移植（isologoustransplantation）　又称同基因移植（syngeneic transplantation）或同系移植（isotransplantation）。供者与受者虽非同一个体,但两者遗传基因型完全相同,受者接受来自同系（同基因）供者移植物后不发生免疫反应,如动物实验中纯种同系动物之间的移植,临床应用中的同卵孪生之间的移植。

3. 同种移植（allotransplantation）　供、受者为同一种属但遗传基因不相同的个体间移植,也称为同种异体移植。同种移植为临床最常见的移植类型,术后如不采用免疫抑制措施,将不可避免地发生免疫反应。

4. 异种移植（xenotransplantation）　不同种属之间的移植,术后将发生强烈的免疫反应。异种移植又据供、受者之间的遗传背景差异分为两类。遗传背景差异小,进化关系相近的供、受者之间的移植称为协调性异种移植物,如啮齿类的仓鼠与大鼠、非人灵长类的狒狒与人之间。其免疫反应发生较慢,程度较轻,类似第一次同种移植排斥反应。非协调性异种移植是在遗传背景相差较大、进化关系相差较远的供、受者之间的异种移植,如豚鼠与大鼠,猪与灵长类之间的移植。移植后常表现出典型的超急性排斥反应。

（三）根据移植物植入部位分类

1. 原位移植（orthotopic transplantation）　移植物植入到该器官正常解剖部位,移植前需将受

者原来病变的器官切除。如绝大多数的肝移植和心脏移植。

2. 异位移植（heterotopic transplantation）移植物植入部位与该器官原有解剖位置不同。一般情况下，异位移植不必切除受者原来的器官。如大多数的肾移植和胰腺移植。

（四）根据移植物供者来源分类

1. 尸体供者器官移植（cadaver transplantation）尸体供者分为脑死亡供者（donor of brain death）和心脏死亡供者（donor of cardiac death）两类。

2. 活体供者器官移植（living transplantation）分为亲属活体供者移植（living related transplantation）和非亲属活体供者移植（living unrelated transplantation）两类。

扩展阅读

根据移植技术分类还可分为

1. 吻合血管移植（vascularized transplantation）或称血管重建移植 移植时将移植物血管与受者血管吻合，建立有效血液循环，移植物即刻恢复血供。临床上实体器官移植，如心脏移植、肝移植、肾移植和胰腺移植等都属此类。

2. 带蒂移植（pedicled transplantation）移植物通过带有主要血管以及淋巴或神经的蒂与供者相连，其余部分均已分离，以便转移到其他需要的部位，移植过程中始终保持有效血供，移植物在移植部位建立了

新的血液循环后，再切断该蒂。这类移植都是自体移植，如各种皮瓣移植。

3. 游离移植（dissociated transplantation）移植时不进行血管吻合，移植后移植物血供的建立依靠受者周缘的组织形成新生血管并逐渐长入移植物。游离皮片的皮肤移植即属此类。

4. 输注移植术（infused transplantation）将移植物制备成有活力的细胞或组织悬液，通过各种途径输入或注射到受者体内，例如输血、骨髓移植、胰岛细胞移植等。

结　语

进入 21 世纪，各种器官移植得到全面迅速发展，器官移植数量大幅增加，移植效果明显改善。但仍有许多问题亟待解决，包括如何扩大供器官的来源，解决日益严重的供需矛盾；建立供器官评估体系及体外保存修复策略、延长保存时限、修复受损器官、有效利用边缘供器官，改善移植效果；建立受者免疫状态监测体系以及移植物慢性失功的防治策略，进一步提高人/移植物长期存活率；开发高效、低毒副作用的免疫抑制剂以及诱导临床免疫耐受新途径等。

（刘永锋）

参 考 文 献

[1] Carrel A, Guthrie CC. Functions of a transplanted kidney. Science, 1905, 22（563）: 473.

[2] Medawar PB. The behavior and fate of skin autografts and skin homografts in rabbits. J Anat, 1944, 78（Pt5）: 176-199.

[3] Murray JE, Merrill JP, Harrison JH. Renal homotransplantations in identical twins. Surg Forum, 1995, 6: 432-436.

[4] Starzl TE, Groth CG, Brettschneider L, et al. Orthotopic homotransplantations of the human liver. Ann Surg, 1968, 168（3）: 392-415.

[5] 朱洪荫, 郭应禄. 肾移植. 北京: 北京出版社, 1980.

[6] 林言箴, 唐步云, 洪鹤群, 等. 同种原位肝移植术. 中华器官移植杂志, 1980, 1（1）: 21-25.

[7] 夏穗生, 裘法祖. 原位肝移植手术组成之一全肝切除术. 中华器官移植杂志, 1980, 1（1）: 29-31.

第二章　移植免疫学

学习目标

1. 初步掌握排斥反应的分类及其发生的免疫学机制
2. 了解免疫应答的类型、激活和效应过程
3. 了解免疫耐受产生的机制和可行的诱导方法
4. 了解 HLA 检测技术的原理、方法和配型原则

1912 年,德国外科医生 Schöne 第一次提出了移植免疫(transplantation immunity)一词,但其机制还不清楚。直至 1945 年,英国学者 Medawar 通过一系列对烧伤患者植皮的临床观察以及动物皮肤移植实验研究,明确提出了导致移植失败的原因是免疫应答所导致的排斥反应,为此后移植免疫的发展和临床应用奠定了理论基础。

第一节　移植免疫学基础

免疫学是研究生物体对抗原物质免疫应答性及应答方法的生物医学科学,主要研究机体免疫系统结构和功能。目前免疫学已成为生命科学中最活跃的前沿领域和现代医学的支撑学科,受到广泛关注。

一、免疫学概述

(一)免疫相关的概念

免疫(immunity)是机体通过区别"自己"和"非己",对非己物质进行识别、应答和予以清除的生物学效应的总和。抗原(antigen, Ag)是指所有能激活和诱导免疫应答的物质,通常指能被 T、B 细胞表面特异性抗原受体识别及结合,刺激 T、B 细胞活化、增殖、分化、产生免疫应答效应产物,并与效应产物结合,进而发挥适应性免疫应答效

应的物质。机体免疫细胞通常识别的抗原是蛋白质,也包括多糖、脂类和核酸等。在器官移植时,移植物在受者体内可作为抗原刺激受者产生免疫应答。抗体(antibody, Ab)指机体的免疫系统在抗原刺激下,由 B 细胞或记忆 B 细胞增殖分化成浆细胞所产生的、可与相应抗原发生特异性结合的免疫球蛋白。免疫应答(immune response)指免疫系统识别和清除"非己"物质的整个过程。当抗原性异物进入机体后,机体能识别"自己"或"非己",并发生特异性的免疫应答,排除非己物质,称为正免疫应答,或被诱导处于不活化状态,此称免疫耐受或负免疫应答。

(二)免疫系统的组成

机体免疫系统由免疫器官、免疫细胞和免疫分子组成。免疫器官分为中枢免疫器官(胸腺、骨髓、禽类特有的法氏囊)和外周免疫器官(脾脏、淋巴结、黏膜相关淋巴组织、皮肤相关淋巴组织);免疫细胞由淋巴细胞、单核吞噬细胞、抗原提呈细胞(树突状细胞、内皮细胞等)和其他免疫细胞(粒细胞、肥大细胞、血小板、红细胞)组成;免疫分子主要包括白细胞分化抗原(CD)分子、黏附分子、主要组织相容性复合体(MHC)分子、分泌型分子(免疫球蛋白、补体、细胞因子)等。

(三)免疫系统的功能

免疫系统功能包括:①免疫防御(immune

defense），防止外界病原体的入侵、清除已入侵病原体（如细菌、病毒、真菌、支原体、衣原体、寄生虫等）及其他有害物质。应答过强或持续时间过长，可引起超敏反应；防御功能过低或缺如，可引起免疫缺陷病。②免疫稳定（immunologic homeostasis），通过自身免疫耐受和免疫调节两种主要的机制来达到免疫系统内环境的稳定。功能紊乱会导致自身免疫病和过敏性疾病的发生。③免疫监视（immunologic surveillance），随时发现和清除体内出现的"非己"成分，如由基因突变而产生的肿瘤细胞以及衰老、凋亡细胞。监视功能低下可能导致肿瘤的发生或持续性感染。

器官移植术后，受者免疫系统可识别移植物抗原并产生应答，移植物中免疫细胞也可以识别受者组织抗原并产生应答，称为移植排斥反应（transplant rejection），也称移植免疫反应。

（四）免疫应答的类型及特点

免疫应答通常可分为固有免疫应答（innate immune response）和适应性免疫应答（adaptive immune response）两种类型。

1. 固有免疫应答 又称先天性免疫应答（natural immune response）或非特异性免疫应答（nonspecific immune response），是指机体固有免疫细胞和分子在识别病原体及其产物或体内衰老、损伤、畸变细胞等抗原性异物后，迅速活化有效吞噬杀伤、清除病原体或体内"非己"抗原性异物，产生非特异性免疫防御、监视、自稳等保护作用的过程。固有免疫细胞主要包括巨噬细胞、中性粒细胞、树突状细胞、NK细胞、NK T细胞、γ/δT细胞、B1细胞等。固有免疫细胞不表达特异性抗原识别受体，可通过模式识别受体或有限多样性抗原识别受体识别免疫原，产生非特异性抗感染、抗肿瘤等免疫保护作用，同时参与适应性免疫应答的启动和效应过程。

固有免疫识别和应答的特点是：①先天就有、由遗传因素决定，因此具有相对的稳定性。②作用广泛，无选择性，对许多病原微生物及抗原异物均有一定的免疫力。③固有免疫细胞可通过趋化募集，迅速发挥免疫效应，而不是通过克隆扩增、分化为效应细胞后产生免疫效应。故在抗感染免疫中出现早，作用快，而且反应强度相对稳定，不因接触某一抗原的次数多少而有所改变。④固有

免疫细胞参与适应性免疫应答的全过程，并能通过产生不同的细胞因子影响适应性免疫应答的类型。⑤固有免疫细胞寿命较短，在其介导的免疫应答过程中通常不能产生免疫记忆细胞，因此固有免疫应答维持时间一般较短。组成固有免疫系统的成分很多，主要包括机体的屏障结构（皮肤黏膜屏障、血脑屏障、血胎屏障等）、单核吞噬细胞系统、补体系统及体液中的其他抗菌物质（抗菌肽、溶菌酶等）等。

2. 适应性免疫应答 又称获得性免疫应答（acquired immune response）或特异性免疫应答（specific immune response），是指体内T、B细胞接受"非己"物质的刺激后，自身活化、增殖、分化为效应细胞，产生一系列生物学效应（包括清除抗原等）的全过程。

参与适应性免疫应答的成分主要为T、B细胞及其产物。根据其参与成分及功能，适应性免疫应答也可分为细胞免疫应答（cellular immune response）和体液免疫应答（humoral immune response）两种类型。细胞免疫应答则主要是由T细胞介导，体液免疫应答主要是由B细胞介导。在器官移植反应中，这两种免疫应答方式都发挥重要作用。

适应性免疫的特点是：①特异性，由淋巴细胞的特性决定。特定的抗原刺激可引起特异性淋巴细胞的活化、增殖。一个淋巴细胞克隆代表一种免疫应答特异性。②记忆性，淋巴细胞在初次免疫应答过程中都会产生记忆细胞，当再次遇到相同抗原时，可出现快速、强烈的再次免疫应答。③耐受性，机体免疫系统的一个显著特点是可识别、应答并清除外源性（非己）抗原，但对自身抗原则无应答，称之为自身耐受。机体保持自身耐受状态的机制主要有清除自身反应性淋巴细胞，或自身反应性淋巴细胞功能失活等。

固有免疫和适应性免疫是相辅相成、密不可分的。固有免疫往往是适应性免疫的先决条件和启动因素，适应性免疫的效应分子也可大大促进固有免疫应答的发生。

二、移植抗原识别与提呈

（一）移植抗原

移植物内存在多种抗原成分，其中能引起

同种移植后特异性免疫应答的抗原称为移植抗原（transplantation antigen），又称组织相容性抗原（histocompatibility antigen，HAg）。目前已知哺乳动物体内有多达40余个基因座位编码组织相容性抗原，其中根据抗原性的强弱及引起移植排斥反应的强度，组织相容性抗原主要分为主要组织相容性抗原（major histocompatibility antigen，MHA）和次要组织相容性抗原（minor histocompatibility antigen，mHA）两大类，此外移植物内还存在红细胞血型抗原和组织特异性抗原等，也与移植后免疫反应存在一定关系。

1. **主要组织相容性抗原** 主要组织相容性抗原（major histocompatibility antigen，MHA）分布于所有哺乳动物体内有核细胞（除红细胞外）的表面，它们是由细胞核内染色体 DNA 链上遗传基因所控制并且表达在细胞膜表面的一组糖蛋白分子，是能引起强烈而迅速反应的移植抗原。人的 MHA 主要是以白细胞为代表的人类白细胞抗原（human leukocyte antigen，HLA）。人类编码 HLA 的基因主要位于第 6 号染色体短臂 6p21.3 区段的主要组织相容性复合物（major histocompatibility complex，MHC）（图 2-1）。该区 DNA 片段长度为 3 000~4 000kb，占人体全部基因组的 1/3 000。根据基因编码产物的结构、表达方式、组织分布及其功能，可将 MHC 基因区分为 MHC I、MHC II、MHC III 类基因，分别负责编码 HLA I 类抗原（HLA-A、HLA-B、HLA-C）、HLA II 类抗原（HLA-DP、HLA-DQ、HLA-DR）和 III 类抗原（图 2-1）。

HLA I 类抗原存在于所有有核细胞表面，主要功能是活化细胞毒性 T 细胞（cytotoxic T cell，Tc），并成为其靶抗原，在由细胞介导的淋巴细胞溶解反应中起着重要作用。同时，HLA I 类抗原也可刺激受者产生抗体，成为抗体介导的排斥反应的主要靶抗原，并与某些疾病相关。

HLA II 类抗原主要表达在 B 细胞、单核巨噬细胞、树突状细胞、活化的 T 细胞、血管内皮细胞，以及某些组织的上皮细胞表面。其主要功能是活化辅助性 T 细胞（helper T cell，Th），并且是混合淋巴细胞培养（mixed lymphocyte culture，MLC）反应的主要刺激抗原，也可与特异抗体结合，引起攻击破坏移植物的抗体反应，并与某些疾病相关。

HLA 的这一分布特点确立了其在移植免疫中的重要性。供、受者之间 HLA 抗原的差异是发生排斥反应的主要原因。

2. **次要组织相容性抗原** 自从认识到同种器官移植发生排斥反应取决于个体间的 MHA 是否相符以来，大量实验研究以及临床移植发现即使 MHA 完全匹配，仍然会有一定比例发生排斥反应，提示个体间还另外存在一类抗原参与了排斥反应的发生，但由于这类抗原引发的排斥反应发生通常较为缓慢、程度较轻，因此相对于

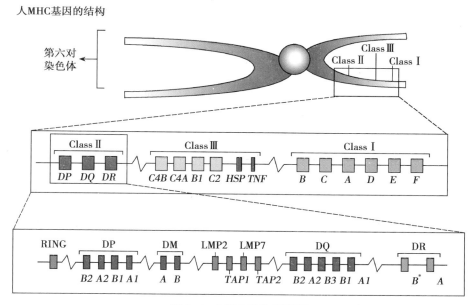

图 2-1　MHC 结构示意图

MHA 而言,将这类抗原称为次要组织相容性抗原(minor histocompatibility antigen, mHA)。mHA 也表达于机体组织细胞表面,相应的抗原肽具有同种异型决定簇,也可以被 MHC 分子提呈。主要包括性别相关的 mHA 和常染色体编码的 mHA。

mHA 诱导排斥反应的特点主要包括:①mHA 以 MHC 限制性的方式被 Tc 和 Th 细胞所识别;②不同类型的 mHA 可以被不同的 HLA 分子提呈,HLA-A2 抗原为其中最重要的提呈分子;③mHA 可在体内致敏 T 细胞,因此可在体外检测到 T 细胞的再次应答;④不同 mHA 分子结构不同,其与特定 MHC 的结合能力各异,因此在具体的供、受者之间进行移植时,参与排斥反应的优势 mHA 种类可能不同;⑤mHA 一般引发迟发性的排斥反应。

供、受者间主要组织或次要组织相容性抗原的不同,均能引发针对移植物的免疫反应。在 HLA 全相容的供、受者之间移植后发生的排斥反应尤其是移植物抗宿主反应(GVHR)主要由 mHA 所致。

3. ABO 和 Rh 血型抗原 如供、受者 ABO 血型不相容,受者血清中的血型抗体可与供者移植物血管内皮细胞表面的 ABO 抗原结合,通过激活补体而引起血管内皮细胞损伤及血管内凝血,导致超急性排斥反应。Rh 抗原的抗原性不如 AB 抗原的抗原性强。Rh 阴性的人体内不存在 Rh 抗原,也不存在 Rh 血型抗体(这一点和 ABO 血型不一样,是 Rh 血型的特点之一)。但若 Rh 血型阴性者曾经接受过 Rh 阳性输血也可能产生抗 Rh 阳性血型抗体,他们如果再接受 Rh 阳性供者的肾脏,就可能发生超急性排斥反应,导致移植失败。

4. 组织特异性抗原 是指表达于某一特定器官、组织和细胞上的抗原,是独立于 HLA、ABO 抗原系统以外的一类抗原系统。其广泛分布于全身所有的组织中,也具有多态性。组织特异性抗原在器官移植中的重要意义是基于如下研究发现:①同种间不同组织器官移植后发生排斥反应的程度各异,由强到弱依次为皮肤、肾、心脏、胰腺、肝脏。这一现象的可能解释为不同组织抗原引发的免疫应答的强度不同。②免疫学以及组织形态学均有充分的证据说明移植器官的微血管床是排斥反应攻击的主要靶部位。③即便是 HLA 相符的同胞之间的移植仍有可能发生排斥反应,提示可能有一种与 HLA 抗原无关的组织特异性抗原系统存在。

(二)移植抗原识别与提呈

仅仅有移植抗原的引入就能引发排斥反应吗?回答显然是否定的。原因在于抗原若想被机体免疫系统识别和反应,必须通过某种机制将一个非特异性的病理生理过程转化为一个免疫学事件,目前认为抗原提呈细胞(antigen-presenting cell, APC)在获得性免疫应答过程中起到枢纽作用,通过它将抗原加工处理成 TCR 所能识别的肽段,方能够激活 T 细胞,使免疫应答得以继续。APC 在提呈抗原时的状态,决定着免疫应答的性质与方向。APC 主要包括树突状细胞(dentritic cell, DC)、巨噬细胞以及 B 细胞。其中 DC 是最重要的 APC。

对于移植物抗原,APC 首先通过胞饮、溶酶体内降解、消化为较小的抗原片段即免疫原性肽,并与内质网合成的 MHC Ⅱ类分子组成稳定复合物输送到细胞表面。经 APC 加工后的 MHC- 肽复合物和 T 细胞受体(T cell receptor, TCR)结合,从而激活 T 细胞内的信号转导通路,引发 T 细胞活化与免疫应答。受者 T 细胞不仅接受自身 APC 的刺激,同时也接受供者 APC 的刺激。

目前临床的器官移植主要是同种异体移植,根据移植抗原的提呈是通过供者或者受者的 APC 提呈给受者 T 细胞,对移植物 MHC 抗原的识别分为直接识别(direct recognition)与间接识别(indirect recognition)两种机制(图 2-2)。

1. 直接识别 是指受者的 T 细胞通过 TCR 直接识别供者细胞表面的 MHC 分子,后者无须 APC 的加工处理。在此过程中,同种抗原复合物由供者或受者的抗原 + 供者的 MHC 分子形成。移植物一般表达 MHC Ⅰ类抗原,但由于移植物内可能存在残留的供者白细胞,特别是专职 APC 如树突状细胞,其表面则可高表达 MHC Ⅱ类抗原。而这些供者 MHC Ⅱ类分子可不经受者 APC 提呈,直接被受者 CD4⁺T 细胞所识别,从而诱发急性排斥反应。直接识别的特点是移植排斥反应非常强烈,哪怕供、受者 MHC 分子仅有一个氨基酸差别,也可能导致移植排斥反应的发生。此外,由于直接提呈不经过 APC 胞内加工过程,使得 T 细

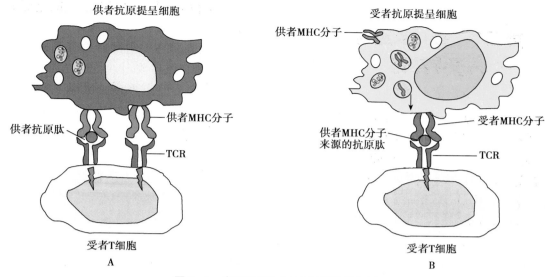

图 2-2 直接识别（A）和间接识别（B）

胞能够迅速激活，在短时间内即可引发反应。所以，直接识别途径在移植物急性排斥反应的早期发挥作用。

2. 间接识别 是指受者的 T 细胞通过 TCR 识别自身 MHC+ 供者肽段，这一过程需要受者的抗原提呈细胞加工处理供者抗原，同时严格遵循 MHC 自身限制性的约束。大约有 10% 的同种反应性 T 细胞通过该途径被激活。间接识别与慢性排斥反应密切相关，这是由于移植物抗原不断脱落，被受者 APC 加工提呈，从而不断激活 T 细胞所致。按照经典的抗原加工提呈理论，内源性抗原在胞质内由蛋白酶体（proteasome）酶解成短肽（8~12 肽），再由抗原加工相关转运蛋白（transporter associated with antigen processing, TAP）转运到内质网腔内与新合成的 MHC I 类分子结合，通过高尔基体转运至细胞表面形成 MHC I 类分子 - 多肽复合物，供 CD8+T 细胞识别。外源性抗原被 APC 通过内吞作用（endocytosis）形成内体（endosome），后者在细胞胞质深部移动过程中，pH 逐渐降低，从而将抗原在酸性环境中酶解为一些大小为 13~18 肽甚至更长的肽段，在内质网中经与高尔基转运而来的 MHC II 类分子结合，最终形成 MHC II 类分子 - 多肽复合物表达于 APC 表面，供 CD4+T 细胞识别。但 APC 也可通过交叉激活的方式，通过 MHC I 类分子途径提呈外源性抗原，激活同种反应性 CD8+T 细胞。

扩展阅读

"排斥反应的免疫学本质"的发现

20 世纪 40 年代，英国学者 Medawar 在第二次世界大战期间，通过对烧伤患者植皮的观察发现，同一患者不同部位移植的自体皮肤可以良好的存活，但取自患者亲属的异体皮肤移植后则被排斥，而在第二次取自同一供者的皮肤移植后发生了更快、更强的排斥反应。这一发现促使 Medawar 进一步进行了一系列的动物实验。在实验中，他发现接受一次皮肤移植而预致敏后，再次移植同一供者的皮肤将会导致更强烈的排斥反应。这种机体对异体皮肤移植排斥表现出来的明显的"记忆"和"加速"现象具有典型的免疫应答特征。这使得 Medawar 在 1945 年提出了移植排斥反应归因于机体免疫反应的观点，即无论再精湛的外科技术，仍无法逾越免疫反应的鸿沟。随后，Morten Simonson 开展狗的异体肾移植，得出了与 Medawar 完全相同的结论。这样，组织与器官移植排斥反应的免疫学本质逐渐获得了医学界的认同。此后，用免疫抑制和组织配型的方法，有效地降低了异体移植排斥反应的发生，各种器官移植在临床陆续开展起来，使无数由于器官功能衰竭而濒临死亡的患者得以获得新生。

（陈知水）

第二节　排斥反应的免疫学基础

临床器官移植是对脏器功能衰竭的一种补偿,但这种补偿是人为的,有悖于物种在长期的生物进化过程中所形成的自然状态,除非供、受者的遗传背景完全相同,否则移植抗原必然激发受者机体的免疫应答机制,产生特异性的细胞免疫和体液免疫应答,最大限度地清除移植物以维持机体的免疫稳定。由此可见,人类不同个体之间的移植存在着一种必然的免疫屏障,这一屏障即是供、受者之间的遗传学差异。也正是由于这种差异,形成了移植的特定类型。

一、排斥反应的免疫学机制

同种器官移植后,由于免疫攻击的方向不同,可发生两种不同类型的排斥反应,一种是宿主抗移植物反应(host versus-graft reaction,HVGR),即通常所说的排斥反应(rejection),一般常见于实质器官移植,宿主免疫系统对移植物发动攻击,从而导致移植物损害;另一种为移植物抗宿主反应(graft versus-host reaction,GVHR)或称移植物抗宿主病(graft versus-host disease,GVHD),即移植物免疫攻击的对象为宿主,常见于接受骨髓移植的患者,另外也可见于含大量淋巴组织的实体器官移植受者,如脾移植、小肠移植及肝移植等,其免疫学机制是由移植物中的供者活性淋巴细胞识别宿主抗原而发生的一种反应,往往会导致受者多器官功能受损甚至衰竭。

(一)宿主抗移植物排斥反应的免疫学机制

宿主抗移植物反应(HVGR)即排斥反应(rejection),乃宿主体内特异性激活的效应细胞和抗体对移植物进行攻击,导致移植物被排斥。受者免疫系统通过直接和间接识别方式识别移植物中的异体抗原后,可使效应细胞增殖、活化,产生对移植物的杀伤效应,最终导致排斥反应的发生(图2-3)。

受者体内的 $CD4^+T$ 细胞进入移植物后,通过直接或间接途径识别移植物抗原递呈细胞表面的 MHC Ⅱ 类分子-抗原肽复合物,同时,T 细胞表面的 CD28 分子和抗原提呈细胞表面的 B7 分子结合,构成 T 细胞激活的双信号,IL-1、IL-2 等细胞因子是刺激 T 细胞活化第三信号。从而启动 T 细胞增殖;受者体内的 B 细胞通过其 B 细胞受体(B cell receptor,BCR)识别抗原,同时 B 细胞表面的非黏附分子 CD40 识别 $CD4^+T$ 细胞表面的 CD40 配体,为 B 细胞提供协同刺激信号,$CD4^+T$ 细胞分泌的 IL-2 和 IFN-γ 等细胞因子和 Th2 细胞分泌的 IL-4、IL-5、IL-6 等细胞因子共同刺激初始 B 细胞增殖。

移植排斥反应的杀伤过程涉及一系列的效应机制,主要包括细胞免疫、体液免疫等,其中,最主要的是 CTL 细胞介导的细胞毒反应和 $CD4^+T$ 细胞介导的迟发型超敏反应,其他还包括抗体依赖细胞介导的细胞毒作用(ADCC)等(图2-4)。

1. 针对移植物的细胞免疫应答机制　T 细胞介导的排斥反应效应机制主要有两种:其一为细胞毒性 T 细胞介导的细胞溶解反应;其二为迟发型超敏反应。

(1)细胞毒性 T 细胞介导的排斥效应:细胞毒性 T 细胞(cytotoxic T lymphocyte,CTL)即

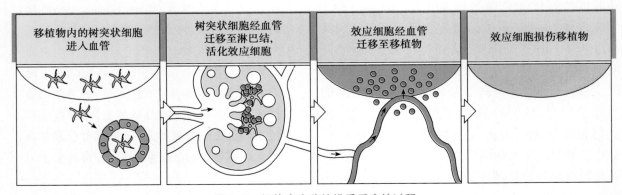

图2-3　机体产生移植排斥反应的过程

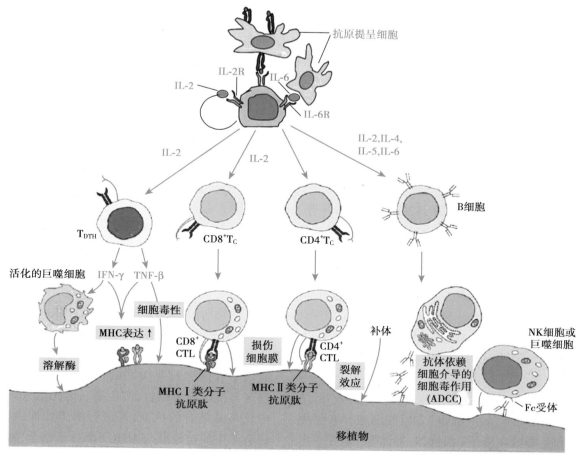

图 2-4 移植排斥反应的效应机制

CD8$^+$ 的毒性 T 细胞（Tc），在排斥反应的效应阶段占中心地位。在体内 CTL 以非活化的前体细胞形式存在，当其表面的 TCR 与由 APC 提呈的 I 类 MHC- 多肽抗原复合体特异结合后，经共刺激分子和细胞因子的活化，增殖成为具有直接杀伤功能的 CTL。CTL 对靶细胞的杀伤主要通过穿孔素（perforin）/ 颗粒酶（granzyme）以及 Fas/FasL 这两条相对独立的途径完成。

1）CD8$^+$T 细胞与穿孔素 / 颗粒酶途径：抗原 - 抗体结合 48 小时以后，CD8$^+$T 细胞活化并开始合成穿孔素和颗粒酶，其活化很大程度上依赖 Th1 类细胞因子，尤其是 IL-2 的存在。CD8$^+$T 细胞与表达同种 MHC 分子的移植物靶细胞形成紧密结合，随后穿孔素在靶细胞表面打孔，以利于颗粒酶 A 和颗粒酶 B 进入胞质，进而通过 caspase（胱天蛋白酶）途径激活核酸酶，分解 DNA 造成细胞凋亡。穿孔素或颗粒酶的缺陷均影响 CD8$^+$T 细胞的 CTL 功能，穿孔素缺陷小鼠接受单个位点

MHC I 分子不匹配的皮肤或心脏移植，排斥反应时间明显延迟。

2）CD8$^+$ 及 CD4$^+$T 细胞与 Fas/FasL 途径：CD8$^+$T 细胞及部分 CD4$^+$T 细胞介导的 CTL 亦依赖于 Fas/FasL 途径（Fas/Fas ligand pathway），Fas 分子属于肿瘤坏死因子超家族（TNF superfamily），表达于大多数细胞表面，而 Fas 配体（Fas ligand, FasL）则诱生性表达于激活后的 T 细胞表面，其表达亦依赖于 Th1 类细胞因子的存在，Fas/FasL 结合后，形成死亡诱导信号复合体（death-inducing signal complex, DISC），激活 caspase 途径，诱导细胞凋亡。人体移植肝或移植肾发生排斥时移植物局部 Fas 表达增高，但亦有实验证实，Fas/FasL 通路缺陷并不会明显延长小鼠移植心脏的存活时间，其原因在于 CD8$^+$T 细胞可通过穿孔素 / 颗粒酶途径损伤移植物。

（2）迟发型超敏反应效应：迟发型超敏反应（delayed type hypersensitivity, DTH）属Ⅳ型超敏反

应,是由 T 细胞介导的巨噬细胞活化所引起的局部超敏反应性炎症。因其反应发生较迟缓,通常在再次接触抗原后 24~48 小时发生,故称其为迟发型超敏反应。引起 DTH 的抗原可以是病原微生物、寄生虫、组织蛋白、病毒和某些化学物质等,尤其某些细胞内寄生的病原微生物和病毒是最常见的抗原。DTH 通常可分为致敏和效应两个阶段。首次进入机体的外来抗原,经 APC 处理提呈后被 T 细胞所识别,并刺激 T 细胞活化增殖成为致敏淋巴细胞。当相同抗原再次进入机体时,即可直接刺激致敏淋巴细胞活化,释放 IFN-γ、TNF、LT(淋巴毒素)、IL-2 等一系列细胞因子和化学因子,在黏附因子的协同下,活化巨噬细胞和血管内皮细胞,并吸引单核细胞及其他白细胞聚集于该区,造成局部炎症、靶细胞溶解和组织变性坏死,最终清除外来抗原。DTH 通常由 Th1 细胞介导,但 CD8⁺T 细胞所产生的细胞因子也可引起 DTH。最终 DTH 的效应细胞是活化的巨噬细胞。

(3)其他免疫效应细胞:除了 T 细胞外,还有其他很多免疫效应细胞(如巨噬细胞、NK 细胞等)和免疫效应分子(如抗体、补体等)也在一定程度上参与急性排斥反应导致的组织损伤。Th2 细胞在活化后产生的 IL-4、IL-6 可促使 B 细胞增殖分化,产生特异性 IgG 和/或 IgM,B 细胞产生的抗体可以引起补体活化,导致体液性的损伤,并且可与 NK 细胞、单核巨噬细胞联合介导 ADCC 作用破坏移植器官。

2. 针对移植物的体液免疫应答机制 B 细胞介导的排斥反应效应机制即抗体介导性排斥反应。如受者在移植手术之前曾经历过输血、妊娠、前次移植等,体内就可能存在预存抗 HLA 抗体,此外,当供、受者血型错配时,受者体内也会存在抗供者血型的预存抗体。移植物血管重建后,这些抗体会迅速沉积于移植物血管内皮细胞表面,产生超急性排斥反应。除预存抗体外,在移植免疫应答过程中还能产生所谓的诱生抗体(induced antibody),实验证实,这类抗体足以引发急性排斥反应,但是由于抗体产生所需时间较长,这类体液性排斥反应往往被强大的细胞性排斥反应所掩盖,只有当后者减轻时,抗体介导的排斥反应损伤方能凸显出来。但其产生的同种反应性 B 细胞

必须有 CD4⁺T 细胞的辅助方能产生抗体,研究发现,这些辅助 B 细胞产生抗体的 CD4⁺T 细胞必须通过间接识别途径激活。而在临床中,常用的经典 T 细胞免疫抑制剂同样能间接地抑制抗体的产生,这是该类排斥反应往往被掩盖的另一重要原因。

(1)B 细胞的免疫识别:机体的特异性体液免疫应答主要由 B 细胞介导。与 T 细胞相似,B 细胞活化也需要双信号。首先 B 细胞受体(B cell receptor,BCR)特异性识别抗原,启动第一活化信号;此信号经由 Igα/Igβ(CD79a/CD79b)转导入胞内后,在协同刺激分子产生的第二信号的作用下诱导细胞激活、增殖、并分化成浆细胞或记忆细胞。

胸腺依赖性抗原的识别(第一信号):不同发育和分化阶段 B 细胞的 BCR 中的膜免疫球蛋白(mIg)有不同的类别,不成熟 B 细胞为 mIgM,成熟 B 细胞主要为 mIgM 和 mIgD。BCR 在 B 细胞激活中有两个相互关联的作用:第一,其 mIg 可变区与抗原特异结合,产生第一活化信号;第二,内化与其结合的抗原,并进行加工处理,抗原降解后产生的抗原肽与 MHC Ⅱ类分子结合,被提呈给 T 细胞。T-B 细胞的相互作用(第二信号):初始 T 细胞(naïve T cell)被 APC 细胞"捕捉"后被特异性激活,活化的 T 细胞表面表达 CD40 配体(CD40L)并分泌细胞因子。随后,抗原特异性 B 细胞在抗原特异性的 Th 细胞辅助下激活。Th 细胞对 B 细胞的辅助方式有两种:第一,Th 细胞膜表面的 CD40L 与 B 细胞膜表面的 CD40 结合,由后者传递 B 细胞活化的第二信号,Th 细胞通过细胞-细胞直接接触活化识别同一抗原的 B 细胞;第二,Th 细胞分泌细胞因子给其他抗原致敏的旁邻 B 细胞以辅助,称旁邻辅助。这些辅助的细胞因子主要是 Th2 型细胞因子,如 IL-4、IL-5 等。此外,IL-10 能够在体外促进 B 细胞的存活并上调其 MHC Ⅱ类分子的表达。

同时,B 细胞也可作为 APC 细胞通过 BCR 介导的胞吞途径向 T 细胞提交第一信号,并通过表达 B7 分子提交第二信号,活化 T 细胞。B 细胞的抗原提呈效率比树突状细胞或巨噬细胞高 10~100 倍。

(2)B 细胞的激活、增殖和终末分化:静息 B

细胞在抗原诱导下分化至分泌 Ig 的浆细胞，是一个复杂的过程，人为地将此过程分为活化、增殖及终末分化 3 个阶段。在 3 个阶段中均需要 T 细胞的辅助。在淋巴器官的生发中心内，绝大多数 B 细胞发生凋亡，部分 B 细胞在抗原刺激和 T 细胞的辅助下继续分化发育，并发生抗原受体编辑、体细胞高频突变、抗原受体亲和力的成熟、Ig 类别转换等变化，最终发育成分泌抗体的浆细胞，部分 B 细胞分化为长寿命、低增殖能力的记忆 B 细胞（memory B cell，Bm），表达膜免疫球蛋白（mIg），但不能大量产生抗体。

（3）抗体介导性排斥反应的效应机制：当受者体内存在抗 HLA 或是 ABO 血型的预存抗体时，移植物恢复血供后，这些抗体可能会迅速沉积于移植物血管内皮细胞表面，产生超急性排斥反应或急性体液性排斥反应。抗体介导的损伤机制主要包括：①补体依赖的细胞毒性（complement dependent cytotoxicity，CDC），目前发现，人的 IgM、IgG 和 IgG3 以及啮齿类动物的 IgG2 型抗体能与移植物内皮细胞表面的抗原形成抗原 – 抗体复合物，激活补体级联反应，形成攻膜复合物，损伤靶细胞。②抗体依赖细胞介导的细胞毒作用（antibody-dependent cell-mediated cytotoxicity，ADCC），即 NK 细胞表面的 Fcγ 受体通过 IgG1 或 IgG3 与靶细胞相交联，通过穿孔素 / 颗粒酶途径杀伤细胞。此外，补体片段 C3b 与 NK 细胞表面的 CR3 结合，通过调理作用进一步激活 NK 细胞。

3. 巨噬细胞与迟发型超敏反应（DTH） 细胞毒性 T 细胞（CTL）不是导致排斥反应的唯一机制，机体还能通过抗原特异性的 Th1 分泌 IFN-γ 以及 TNF-α 激活迟发型超敏反应（DTH），造成急性或慢性排斥反应。DTH 是一个以淋巴细胞和单核巨噬细胞浸润为特征的免疫反应。巨噬细胞激活后，产生一氧化氮（NO）、氧自由基以及 TNF-α，高浓度的 NO 能直接杀伤细胞，同时还能扩张血管，造成组织水肿；氧自由基损伤细胞膜；TNF-α 通过与细胞表面受体结合，诱导细胞凋亡。DTH 通过这些机制造成组织损伤。排斥反应时移植物局部可见大量巨噬细胞浸润。DTH 可不依赖于 T、B 细胞而诱发排斥反应，单纯的 DTH 即可造成雌性小鼠排斥同系雄性

小鼠的皮肤移植物。激活的巨噬细胞所分泌的 IL-1、TNF-β 尚能促进平滑肌细胞增殖，细胞外基质蛋白合成，促进血管硬化与纤维化，导致移植物慢性排斥反应。

4. 自然杀伤细胞（nature killer cell，NK cell）参与的排斥反应应答机制 NK 细胞在免疫监视中起重要作用，与 T、B 细胞不同，NK 细胞的激活无需致敏。NK 细胞膜表面同时具有杀伤细胞激活性受体（killer cell activation receptor，KAR）和杀伤细胞抑制性受体（killer cell inhibitory receptor，KIR），两者能相互协调发挥功能。正常情况下，KIR 占主导地位，以避免 NK 细胞激活，损伤自身正常细胞；当靶细胞上缺乏或低表达自身 MHC I 类分子时，KIR 无法被识别，负性调节信号传递受阻，NK 细胞方能被激活，产生杀伤效应，此即所谓的自我缺失假说。

NK 细胞在异种移植中的重要作用已无可争议，NK 细胞也已被证实能够排斥同种骨髓移植物，另外大鼠同种肾移植早期移植肾内即可有 NK 细胞浸润，且发生时间早于 T 细胞的浸润，体外实验显示这些 NK 细胞溶解供者细胞的能力明显增强。但是，NK 细胞似乎不能直接造成同种移植物的排斥反应，这是基于淋巴细胞缺陷的裸小鼠、RAG-1/2$^{-/-}$ 小鼠以及 SCID 小鼠的实验结果，尽管 NK 细胞的活性正常，同种皮肤或心脏移植物均不遭排斥。因此，NK 细胞在同种移植排斥反应中的作用尚有待进一步研究。

5. 嗜酸性粒细胞参与的排斥反应应答机制 临床研究观察到，心脏、肝脏以及肾脏移植物发生急性排斥反应时，移植物局部的浸润细胞中含有大量的嗜酸性粒细胞。目前认为，嗜酸性粒细胞能诱发排斥反应，是一条独立于 CTL、DTH 以及抗体等途径以外的排斥反应效应途径，其特点是嗜酸性粒细胞的激活与 Th2 型细胞因子分泌，尤其与 IL-5 和 IL-4 密切相关。IL-5 能促进骨髓中嗜酸性粒细胞的分化与增殖，而 IL-4 能促进内皮细胞表面血管细胞黏附分子 –1（VCAM-1）的表达，从而促进嗜酸性粒细胞的趋化与黏附。小鼠的同种心脏移植病理学特征为移植心肌组织局部 CD8$^+$CTL 和 Th1 型细胞因子表达增高，联合拮抗 CD8 与 Th1 细胞因子后，移植物依然发生排

斥反应,但是特点为移植物局部大量的嗜酸性粒细胞浸润伴有 IL-4、IL-5、IL-10 的 mRNA 表达水平增高;进一步研究证实,在充分阻断其他排斥效应途径之后,通过抗体中和 IL-5 能够抑制移植物局部嗜酸性粒细胞浸润,防止排斥反应的发生。

6. 参与移植排斥反应的非特异性效应机制 同种器官移植术中,诸多因素可启动移植物非特异性损伤,例如:①外科手术所致的机械性损伤;②缺血再灌注过程产生大量氧自由基而损伤组织细胞;③移植术后并发细菌感染可导致急性期反应蛋白和氧自由基等的产生,通过激活补体而形成膜攻击复合体及多种活性片段,从而直接损伤移植物组织细胞或介导局部炎症反应。上述作用的综合效应是诱导细胞应激,继发炎性"瀑布式"反应,导致移植物组织细胞发生炎症、损伤和死亡。

(二)移植物抗宿主排斥反应的免疫学机制

移植物抗宿主反应(graft versus-host reaction,GVHR)是由移植物中淋巴细胞(主要是 T 细胞)识别宿主抗原而致敏、增殖分化,直接或间接攻击受者靶组织而发生的一种排斥反应。这种反应给受者造成严重后果,最后可导致移植失败。由 GVHR 所引起的宿主全身性疾病称为移植物抗宿主病(graft versus-host disease,GVHD)。可分为急性和慢性两种,前者发生于移植后 3 个月以内。随着造血干细胞移植在治疗骨髓衰竭疾病、血液病以及其他肿瘤中的广泛应用,GVHD 的研究越来越受到重视。GVHD 主要见于骨髓移植,也见于小肠移植、脾移植、肝移植以及输血等。GVHD 是异基因骨髓移植的主要并发症之一,其发生率高(40%~60%),累及多种器官且病情较重,是影响骨髓移植疗效的主要并发症。

GVHR 是因植入的移植物中 T 细胞对抗表达在宿主细胞表面的同种抗原发生反应而产生的病理过程。一旦发生,一般均难以逆转,不仅导致移植失败,还可能会威胁受者生命。GVHR 的发生依赖于下列条件:①受者与供者间 HLA 位点不符;②移植物中有足够数量的活性免疫细胞,尤其是成熟的 T 细胞;③移植受者处于免疫无能或免疫功能极度低下的状态(被抑制或免疫缺陷)。理论上,骨髓移植供、受者遗传背景的

差异可导致 HVGR 和 GVHR,但由于骨髓移植患者多伴有严重免疫缺陷,故实际上很少发生明显的 HVGR。

刺激 GVHR 的主要靶抗原来自宿主淋巴造血系统分化的细胞。在这个系统的多种细胞中,最强的刺激物可能是树突状细胞。对同种抗原反应后,移植物中 T 细胞增殖成熟,既有细胞毒性 T 细胞,又有辅助性 T 细胞,既能直接损害宿主靶组织,也能刺激其他细胞增生,特别是 NK 细胞和巨噬细胞来破坏宿主靶细胞。这些 T 细胞同时也产生细胞因子,如肿瘤坏死因子(TNF)等,可能有一定加重病变作用。GVHR 产生的机制较复杂,但 T 细胞在 GVHR 发生中起主要作用。其中 CD4$^+$ 和 CD8$^+$T 细胞在 GVHR 发生中均起重要作用。

近年来发现,细胞因子网络失衡可能是造成 GVHR 组织损伤的重要原因。骨髓移植后,受者体内异常增多的细胞因子主要有两个来源:①对骨髓移植物进行预处理所致毒性作用、感染、受者原发疾病等原因引起的细胞因子分泌失调;②供者骨髓中识别受者同种抗原的 T 细胞被激活,分泌细胞因子并表达细胞因子受体,导致供者 T 细胞被进一步激活,形成正反馈调节环路,并产生更多的细胞因子。过量产生的细胞因子,其本身即具有强细胞毒性,有的还可激活 NK 细胞和 CTL 等效应细胞,使之发挥对靶细胞的细胞毒作用。活化的 T 细胞所产生的多种细胞因子均参与 GVHR 损伤机制,其中 IL-2、IL-6、TNF-α、IFN-γ 等的作用尤为重要。

二、排斥反应分类及特点

本着从机制入手阐述移植物功能变化以及指导临床治疗,目前倾向于依据排斥反应机制予以分类,即总体将排斥反应分为 T 细胞介导性排斥反应和抗体介导性排斥反应,进而随着移植物活检病理诊断的广泛应用,再依据排斥反应的组织学表现进一步划分为急性、慢性 T 细胞介导性排斥反应以及急性、慢性抗体介导性排斥反应。当然,这种分类不是绝对的,实际情况中细胞性及体液性排斥反应常常同时存在,只是程度上有主次之分。

此外,传统上根据临床症状、排斥反应发生的

时间和强度,以及发生的机制和病理表现,将排斥反应分为4种类型,即超急性排斥反应、加速性排斥反应、急性排斥反应、慢性排斥反应。由于习惯性等因素目前仍在应用,但应明确不同排斥反应类型中的确切免疫学机制,以便指导临床予以针对性治疗。以下予以分别介绍。

（一）按排斥机制划分的排斥反应分类

1. T细胞介导性排斥反应 T细胞介导性排斥反应（T cell-mediated rejection，TCMR）简称细胞性排斥反应（cellular rejection），分为急性T细胞介导性排斥反应（acute T cell-mediated rejection）和慢性T细胞介导性排斥反应（chronic T cell-mediated rejection），可见于传统的排斥反应类型中的急性排斥反应及慢性排斥反应。

（1）急性T细胞介导性排斥反应是急性排斥反应中主要的效应机制,即抗原提呈细胞通过对移植抗原的提呈作用启动排斥反应,迟发型超敏反应性CD4$^+$T细胞（TDTH）通过引发迟发型超敏反应性炎症促进排斥反应,而细胞毒性CD8$^+$T细胞（CTL）通过直接杀伤靶细胞形成排斥反应损伤,这一过程中,还有巨噬细胞、NK细胞等多种细胞的参与。其主要的病理学特征为移植物组织间质内不等数量的包括T和B细胞、巨噬细胞、NK细胞等在内的单个核细胞浸润,进而可见浸润的炎症细胞损伤移植物实质结构成分。

（2）慢性T细胞介导性排斥反应参与慢性排斥反应的可能机制包括：①CD4$^+$T细胞的间断活化可能发挥主要作用。慢性排斥反应过程中,受者CD4$^+$T细胞通过间接识别血管内皮细胞表面的MHC抗原而被活化,继而介导慢性迟发型超敏反应炎症。②Th2细胞辅助B细胞产生抗体,通过激活补体ADCC作用,损伤移植器官的血管内皮细胞。③反复发作的急性排斥反应引起移植物血管内皮细胞持续损伤,血管平滑肌细胞增生、动脉硬化、血管壁炎症细胞（T细胞、巨噬细胞）浸润等病理改变。

2. 抗体介导性排斥反应 抗体介导性排斥反应（antibody-mediated rejection，AMR）简称体液性排斥反应（humoral rejection），主要由抗体、补体等多种体液免疫成分的作用所致的排斥反应损伤,分为急性抗体介导性排斥反应（acute antibody-mediated rejection，AAMR）和慢性抗体介导性排斥反应（chronic antibody-mediated rejection，CAMR）。目前,越来越多的实验研究和临床观察结果充分表明,体液免疫不仅在传统分类中的超急性排斥反应,而且在急、慢性排斥反应中均发挥了重要的致病作用。

（1）急性抗体介导性排斥反应（AAMR）：有两种机制,其中一种为过敏排斥反应,即受者体内因输血、妊娠以及前次移植等原因而形成预存的抗供者HLA抗体,与血管内皮细胞的细胞膜抗原结合形成抗原抗体复合物,激活补体的经典或替代途径导致血管内皮细胞炎症破坏及凝血系统的活化,血栓形成导致移植物广泛的血液循环障碍,移植物淤血、肿胀、梗死或出血,迅速丧失功能。另一种机制为移植后移植抗原激活受者B细胞迅速产生抗供者HLA抗体,这些抗体通过激活补体以及ADCC作用损伤移植物而形成排斥反应。

严重的抗体介导性排斥反应见于临床超急性排斥反应,可导致移植物内广泛血栓形成及移植物缺血性或出血性坏死。在急性体液性排斥反应中,主要特征为移植物内动脉血管分支内皮炎,内膜明显增厚,动脉管腔狭窄,导致血液循环障碍甚至缺血。而且目前已逐渐证明体液性排斥反应在慢性排斥反应的移植物动脉血管病中具有重要作用。对于体液性排斥反应的诊断,以往主要进行免疫球蛋白IgG、IgM等和补体C3、C1q等成分的免疫荧光染色,但这些指标缺乏特异性。近年来主要应用补体片段C4d的免疫荧光或免疫酶组织化学染色以明确诊断体液性排斥反应。其适用于移植肾、肝、心脏、胰腺、肺等几乎所有移植物的体液性排斥反应的组织学诊断与研究,并成为诊断移植物抗体介导性排斥反应的标志物。

（2）慢性抗体介导性排斥反应（CAMR）：最新的研究结果表明,受者体内抗供者特异性抗体的产生和持续存在,与最终慢性排斥反应的发生有密切关系,这一发展过程可分为4个阶段：第1阶段,单纯出现循环中同种反应性抗体；第2阶段,在移植物内检测到C4d沉积,但未引起明显病理变化,研究中也发现循环中没有特异性抗体的出现而直接发现移植物C4d沉积的情况,但移植物免疫荧光检测也能发现 IgG、IgM 的阳性沉积，可能是由于移植物对抗体的吸附，使得抗体未在外周血中被检出，由于这两个阶段移植物在抗体和补体存在下未发生明显病理损害，因此认为发生"适应"；第 3 阶段，除 C4d 沉积外，移植物活检证实开始有病理损伤，但移植肾功能仍然正常；第 4 阶段，除以上外，移植肾功能减退（这个阶段也就是临床慢性排斥阶段）。这种四阶段模式的建立对研究抗体介导的慢性排斥发生机制及指导临床诊断和治疗具有重要的理论意义。

（二）传统的排斥反应分类

1. 超急性排斥反应　超急性排斥反应（hyperacute rejection，HAR）本质上是抗体介导的不可逆的体液免疫反应，与受者体内预存的抗移植物抗体有关。是排斥反应中最剧烈的一个类型，常发生于移植物血液循环恢复后几分钟或几小时内，较常见的是发生在手术台上，当移植器官再灌注时立即观察到移植物颜色由正常迅速转变为斑点状或暗红色，并且出现肿胀。随后血流量减少，移植物质地变软，失去饱胀感，同时功能丧失。在肾移植表现为无尿；在心脏移植表现为心搏微弱，然后功能完全消失。由于肝脏在移植免疫学中的特殊性，肝移植后尚未见到此类排斥反应。超急性排斥反应的机制是典型的体液免疫反应，但亦有细胞免疫的参与。主要原因包括：①供、受者间 ABO 血型不相容；②受者体内预存有抗供者的抗体，这些抗体往往是以前接受过输血、血液透析、多次移植、多次妊娠等因素而形成，也可能是由于与移植抗原呈交叉反应的微生物感染而引起；③非免疫学因素，如供肾缺血时间过长、灌注保存不佳等；④有的学者认为血液中存在的 IgG 型红细胞冷凝集素抗体也可以引发超急性排斥反应。

2. 加速性排斥反应　加速性排斥反应（accelerated rejection）亦名血管性排斥反应或延迟性超急性排斥反应。为术后 3~5 天发生的剧烈不可逆性的排斥反应，病程进展快，并伴移植器官功能迅速丧失，病理学形态改变以小血管炎症和血管壁纤维素样坏死为主，实质有出血或梗死。加速性排斥反应临床上并不少见，常由于认识不够而归于急性排斥反应。其机制研究较少，目前

认为是一种较为典型的体液免疫反应。主要是受者在移植前多次输血或血制品，或者受者已经接受过一次或多次器官移植。大多数学者认为是由于受者体内已预存的抗供者 HLA 或内皮细胞的低浓度、难以检测的抗体所致，由该抗体介导补体的细胞毒作用、ADCC 作用而造成损伤。其本质上与超急性排斥反应类似，而仅免疫攻击的强度比较弱，起病时间较迟，病程进展较缓，是介于超急性排斥反应与急性排斥反应之间的一种排斥反应。临床表现为术后移植肾功能立即恢复，但在术后 2~5 天突然出现移植物功能迅速丧失，抗排斥治疗往往难以逆转。

3. 急性排斥反应　急性排斥反应（acute rejection，AR）是同种器官移植中最常见的一种排斥反应，以前认为主要发生于移植术后 3 个月内，但由于目前临床强效免疫抑制剂的应用，使得急性排斥反应的发生已不具有明确的时间概念，可以见于移植后的任何时间段。急性排斥反应发生率较高，其临床表现取决于供、受者之间的组织相容性程度、移植后免疫抑制药物的应用方案，以及诱发因素（如感染等）。一般而言，急性排斥发生越早，其临床表现也越严重；移植后期发生的急性排斥反应大多进展缓慢，临床症状较轻。细胞免疫应答和体液免疫应答都参与急性排斥反应，早期以细胞免疫为主，体液免疫也起一定的作用，在晚期发生的急性排斥反应中，体液免疫较为重要。

4. 慢性排斥反应　由于对移植免疫学认识的不足，对慢性排斥反应（chronic rejection，CR）的认识经历过一个漫长而模糊的过程。最初将慢性移植物失功简单地归结为慢性排斥反应所致，随后经深入研究发现许多非免疫因素如免疫抑制剂药物毒性损伤、病毒感染、原病复发等也是导致移植物慢性失功的重要因素，因此提出了一些囊括免疫因素和非免疫因素的界定移植物慢性失功的概念如慢性移植肾肾病。随着近来体液免疫因素的明确以及病理学诊断经验的积累，可以非常清楚地区分出导致慢性移植物失功中的免疫学因素和非免疫学因素，因此使得慢性排斥反应回归到免疫损伤范畴中来，即只有因免疫因素所致的移植物慢性损伤即移植物动脉血管病和移植物纤维化是真正意义上的慢性排斥

反应。

慢性排斥反应是目前器官移植中所面临的最大障碍之一,也是限制移植器官获得长期存活的主要原因。由于其参与因素众多、机制复杂且部分机制仍未完全明了,因此目前缺乏有效的治疗措施,发生慢性排斥后唯一的方法是进行再次移植。

扩展阅读

干细胞移植

干细胞移植是把健康的干细胞移植到患者体内,以修复或替换受损细胞或组织,从而达到治愈的目的。近年来,随着人类科学的发展,干细胞移植已经应用到神经系统疾病、免疫系统疾病及其他的一些内外科疾病等。目前,应用最广泛的是造血干细胞移植。最新研究发现间充质干细胞移植促进青光眼的组织再生,全球首例自体干细胞人造气管移植手术实施成功也揭示了干细胞器官移植的潜能。随着干细胞的研究,更可能从患者自身细胞开始获得全能干细胞,进而分化为所需细胞甚至器官,完全和自身匹配没有免疫排斥的细胞或器官移植已不再是梦,当人体器官衰老的时候,将衰老器官用自身细胞培育出的相应器官替代移植,人类将有可能延年益寿。

（陈知水）

第三节 器官移植免疫耐受

1953 年,*Nature* 杂志刊登了 Peter Medawar 等人的文章,首次阐述了针对移植抗原的获得性免疫耐受现象。随后,Joseph Murray 和 John Merrill 实施了世界上首例肾脏移植手术,这两个里程碑式的事件开创了移植免疫耐的全新研究领域。此后,随着器官移植的广泛开展,移植免疫耐受的研究亦不断深入。移植免疫耐受是指在无免疫抑制维持治疗的情况下,免疫功能正常的个体对移植物不发生病理学可见的免疫反应的状态,即将供者器官、组织移植给受者后,在不使用免疫抑制药物维持治疗的情况下,受者免疫系统对异体移植物不产生免疫排斥反应,但对其他抗原的应答仍保持正常。

一、移植免疫耐受的类型和特点

移植免疫耐受是获得性免疫耐受（acquired immunological tolerance）,由外来抗原诱导产生,它与自身耐受相似,可以分为中枢耐受和外周耐受。

1. 中枢耐受 在中枢免疫器官（胸腺和骨髓）内,T、B 细胞在发育尚未成熟前,能识别自身抗原的细胞克隆被清除或处于无反应状态而形成的自身耐受。如 T 细胞在胸腺内发育过程中,经过阳性选择和阴性选择,其中识别自身抗原的未成熟 T 细胞发生凋亡。B 细胞在骨髓内发育到表达 mIgM 的未成熟 B 细胞,经过阴性选择,自身反应性细胞克隆被消除或处于无反应性状态。

在器官移植中,通过诱导中枢克隆清除实现移植免疫耐受同样存在,例如在器官移植前予以骨髓移植,可以诱导供体细胞嵌合体的产生,从而促进移植器官免疫耐受的产生。

2. 外周耐受 在外周免疫器官,成熟的 T、B 细胞遇到自身或外源性抗原形成的耐受现象。其发生主要涉及以下几个方面:

克隆无反应（clonal anergy,又称克隆麻痹）,是指在某些情况下,T、B 细胞虽然仍有与抗原反应的 TCR 或 mIgM 表达,但对该抗原呈功能上无应答或低应答状态。如成熟 T 细胞活化需要两种（或两种以上）信号,如果信号之一缺乏,T 细胞不能被活化,则处于无反应状态;成熟 B 细胞缺少刺激信号（如缺乏 Th 细胞辅助作用）,不能活化,也将处于无反应状态。

细胞凋亡介导的外周清除机制,包括活化诱导的细胞死亡（activationinduced cell death, AICD）和细胞因子缺失导致的细胞死亡。通过 T 细胞 – B 细胞或 T 细胞 –T 细胞之间的 FasL（CD178）和 Fas（CD95）的结合,启动 AICD,使自身反应性 T 细胞或 B 细胞被清除。而当免疫细胞赖以生存的细胞因子缺乏时,也会导致免疫细胞死亡。

免疫调节性细胞（如调节性 T 细胞、树突状细胞等）通过直接作用或分泌抑制性细胞因子等机制诱导移植耐受的产生。

二、移植免疫耐受产生的机制

1. 中枢耐受 克隆清除和嵌合体的产生。移植免疫耐受的产生机制与机体维持自身耐受相同，诱导自身免疫耐受的机制同样有助于诱导移植免疫耐受。在器官移植中，通过诱导中枢克隆清除实现移植免疫耐受的机制同样存在，例如在器官移植前予以骨髓移植，可以诱导供体细胞嵌合体的产生，从而促进针对供体T细胞的克隆清除。

接受异体或异种移植物一段时间后，受体内出现供体细胞，移植物内出现受体细胞，这种供、受体细胞相互移行，相互存在的现象称为嵌合现象（chimerism）。中枢性免疫细胞克隆清除是造血干细胞嵌合体诱导特异性免疫耐受的主要机制之一，嵌合细胞包括树突状细胞（dendritic cell，DC）、T细胞、B细胞和巨噬细胞等。胸腺是T细胞发育、成熟的重要中枢免疫器官，T细胞在胸腺内经历阴性选择，TCR识别并结合自身抗原肽–MHC分子复合物，诱导自身反应性T细胞凋亡，从而形成自身耐受。当将供者抗原接种到受体胸腺内，同时清除外周循环的T细胞，使受者T细胞在分化成熟过程中接触到供者异基因抗原。当新的T细胞进入外周循环后，将供者移植物抗原识别为自身抗原而不发生排斥反应，移植物得以长期存活。中枢性耐受可通过供者抗原胸腺内直接注射诱导，但如果没有持续的供体抗原通过这个途径供应，中枢性耐受只能暂时维持。器官移植前骨髓移植，可使供体造血干细胞持续地将供者抗原供应给胸腺，新产生的受者胸腺细胞经阴性选择，其中识别自身和供体抗原的胸腺细胞停止发育并死亡，即自身反应性和供体反应性T细胞均被克隆清除，从而长期维持耐受。同种异体造血干细胞在受体内的存在，为胸腺提供了前体细胞的长期来源，通过中枢耐受机制清除了针对自身抗原和移植抗原的T细胞克隆，诱导免疫耐受。

2. 外周耐受 经过中枢选择，针对自身和特异性抗原肽–MHC复合物的高亲和力的胸腺细胞被清除，成熟的T细胞进入外周淋巴组织，而其中与自身或特异抗原肽–MHC复合物具有低度/中度亲和力的成熟淋巴细胞需要通过外周耐受机制进行调控，包括外周清除机制、诱导淋巴细胞无能和/或免疫抑制性细胞调控等。

（1）外周清除：淋巴细胞凋亡是极其重要的外周清除机制，是健康人体维持免疫自稳所必需的，它有助于清除针对特异抗原具有亲和力的细胞。这个功能通过两种机制实现，即活化诱导的细胞死亡（AICD）和细胞因子缺失导致的细胞死亡。AICD是一种外周耐受机制，主要是为了避免T细胞在接受抗原刺激后的无限增殖，其机制涉及属于肿瘤坏死家族的所谓的"死亡受体"，这些受体中最重要的分子是Fas。AICD通常是Fas-FasL配合激发，需要IL-2的参与，通过caspase8引发caspase级联反应导致细胞凋亡。而当细胞赖以生存的细胞因子缺失时，细胞线粒体以释放细胞色素c的方式应答，通过caspase9的裂解并活化，细胞色素c与凋亡活化因子一起激活caspase级联反应导致细胞死亡。

动物实验证实T细胞凋亡是诱导移植免疫耐受的关键之一，而一些临床上常用的免疫抑制剂由于抑制T细胞凋亡而不利于动物模型移植耐受的产生。但由于凋亡不能完全清除抗原特异性T细胞，针对抗原特异性的记忆细胞等，可以联合应用单克隆抗体等达到更好的作用效果。

（2）克隆无能：克隆无能指T细胞的功能性无反应或失活。T细胞的激活必须接收专职抗原提呈细胞（APC）提供的双重信号，即TCR对MHC多肽复合物的识别所提供的第一信号，以及由APC和T细胞表面黏附分子结合提供的第二信号，即共刺激信号。

T细胞活化过程中缺乏共刺激信号可致T细胞无能，无能的T细胞对再次抗原刺激出现低反应性，故通过阻断第二信号可诱导免疫耐受。目前发现很多共刺激途径，其中最重要的是CD28/B7、CD154/CD40及OX40/OX40L途径等。此外，促进活化T细胞增殖的细胞因子对T细胞发挥免疫反应也起着重要的作用，常见的细胞因子有：IL-2、IL-4、IL-12、IL-15、IL-21等，其中IL-2在移植免疫排斥反应中起着至关重要的作用。

T细胞受到共刺激信号作用后可引起IL-2分泌和IL-2受体表达，并在IL-2作用下继续增殖和分化为效应T细胞，而共刺激信号缺乏或不足，受体T细胞就不能继续分化而处于无反应状态及克隆失能状态，多数失能的T细胞易发生凋亡而被清除。

（3）免疫调节或抑制性细胞：抗原特异性T、B细胞的免疫反应性可被外周循环中的其他细胞调节或抑制，诱导对抗原特异性的无应答反应，从而产生免疫耐受，此类细胞主要包括抑制性DC、调节性T细胞（CD4⁺CD25⁺FoxP3⁺Treg细胞、CD4⁻CD8⁻双阴性T细胞和NK T细胞等），以及间充质干细胞（mesenchymal stromal cells，MSCs）。

CD4⁺CD25⁺FoxP3⁺Treg细胞可以通过直接或分泌抑制性细胞因子的间接方式调节APC和T效应细胞的功能。CD4⁺CD25⁺FoxP3⁺Treg细胞激活后下调效应T细胞或APC的功能，细胞因子的表达、共刺激信号和反应性细胞增殖均可被局部抑制。CD4⁺CD25⁺FoxP3⁺Treg的细胞免疫抑制作用是诱导免疫耐受的机制之一。

DC对中枢及周围免疫耐受均有重要作用。DC的免疫耐受功能包括诱导T细胞无反应、活化调节性T细胞和促进活化T细胞凋亡等。DC诱导免疫耐受的机制可能与其表面缺乏共刺激分子，表达FasL及抑制基因转录调节蛋白等有关。目前研究已证实无论是以DC为基础的细胞治疗，还是以DC为调控对象的治疗均有助于诱导移植耐受。

CD4⁻CD8⁻双阴性T细胞（DNT细胞）特指TCRαβ阳性，但不表达CD4、CD8和NK细胞表面特征标志物的一类细胞。DNT细胞在外周淋巴组织或外周血中仅占T细胞总数的1%~3%。DNT细胞高表达穿孔素、颗粒酶B和FasL，具有抑制CD4⁺和CD8⁺T细胞、B细胞、DC以及NK细胞的作用，能够抑制同种异体免疫反应、预防移植物排斥并有助于诱导移植免疫耐受的产生。

骨髓来源的MSCs具有修复损伤后组织的能力，而且在器官移植研究中显示，体外扩增的MSCs具有显著的免疫调节功能，可以下调效应性T细胞和抗原提呈细胞的免疫反应，促进Treg的功能，从而有助于促进供体特异性耐受的产生，可以成为一种潜在的细胞治疗技术用于器官移植。

（4）B细胞耐受机制：B细胞的耐受诱导机制亦包括克隆清除和无能等。尽管目前对B细胞在移植免疫耐受中的机制研究仍然不是十分确切，但人们逐渐发现致敏B细胞清除、未成熟/过渡性B细胞的富集等对于预防慢性排斥反应、维持移植耐受有重要意义。此外，由于B细胞多在T细胞的辅助下活化，产生针对供体的特异性抗体。因此，针对B细胞的耐受诱导机制可以通过成功的诱导T细胞耐受获得。

近来研究发现B细胞中也存在着具有调节特性的B细胞亚群（Breg）。Breg主要通过分泌IL-10来抑制T细胞分化为Th1和Th17，同时也抑制T细胞产生细胞因子。此外，Breg也可以通过促进Treg的扩增，达到抑制效应T细胞的作用，提高移植物存活率、诱导移植耐受。

三、移植免疫耐受的诱导方法

1. 诱导嵌合现象，促进移植免疫耐受　为了诱导嵌合体的稳定存在，必须预先降低中枢或外周淋巴细胞对异体抗原的免疫反应。在缺乏免疫力的受体中，如新生儿或接受免疫抑制治疗（如全身照射、免疫抑制剂或淋巴细胞清除抗体）的成年受体，通过移植异体细胞可以诱导耐受。为维持耐受，必须维持一定浓度的嵌合。当移植物中包含了能够自我更新的细胞（如骨髓细胞、干细胞），最容易达到耐受。而如果移植细胞含有成熟T细胞，他们将与宿主的主要组织相容性抗原发生反应而引起严重的移植物抗宿主病（GVHD）的发生。

嵌合体可分为完全嵌合体和混合嵌合体，完全嵌合体建立需用去髓性处理（如大剂量全身照射等完全去除受体造血细胞）的方法获得，这种方法诱导的移植供体细胞嵌合现象稳定，但由于受体免疫受损严重、并发症多且危险性大而很少应用。混合嵌合体可通过非去髓性处理方法获得，毒副作用较小，更好地保护患者的免疫力。给受者输注供体骨髓细胞时，以下几种途径有助于嵌合现象的发生：①淋巴细胞清除抗体或低剂量全身或淋巴组织放射性照射；②联合应用共刺激分子拮抗剂,如 CD154 单抗和 / 或 CTLA4-Ig (细胞毒性 T 细胞相关抗原 4 抗体融合蛋白)等; ③非特异的免疫抑制治疗。

目前建立嵌合状态的主要方法有供者特异性骨髓细胞(DBMC)输注或供者特异性输血 (DST)。

2. 免疫清除诱导治疗 活化 T 细胞可以诱发严重的排斥反应,抑制或清除活化 T 细胞可以延长移植物的存活时间。目前,T 细胞治疗仍是移植诱导治疗最常用的手段。抗胸腺细胞球蛋白(antithymocyte globulin, ATG)作为最古老的 T 细胞清除药物,对预防高危患者排斥反应的发生及移植物缺血再灌注损伤均证明有明显效果。此外,ATG 也被发现具有促进调节 T 细胞的作用。CD52 广泛表达于 T、B 及 NK 细胞,人源化 CD52 单抗——阿仑珠单抗(alemtuzumab, campath-1H)用于移植免疫诱导治疗。campath-1H 使用后受者急性排斥反应发生概率降低,特别是在移植物功能延迟恢复的患者,但并不明显增加感染和恶性肿瘤等并发症的发生。免疫清除诱导治疗可与共刺激因子阻断剂、调节细胞回输或供体干细胞输注等联合,达到诱导免疫耐受的目的。

3. 阻断共刺激分子致 T 细胞无能,诱导移植免疫耐受 通过阻断共刺激分子,可以诱发 T 细胞无能,从而诱导耐受的发生。CTLA4-Ig 融合蛋白是第一个显示能够延长同种异体和异种移植物存活的共刺激通路封闭分子,CTLA4-Ig 与 B7 分子有高度亲和力,CTLA4-Ig 与 CD28 竞争性地结合 B7 分子,阻断了 B7/CD28 共刺激通路,因而抑制了 T 细胞活化、增殖以及 IL-2 的分泌,使机体对特定抗原无反应,诱导了抗原特异性的免疫耐受。在实验中发现 CTLA4-Ig 联合供体骨髓移植,可以达到促进供体移植物长期存活的作用。此外,应用抗 CD40L(CD154)单抗可以阻断 CD40/CD40L 共刺激通路,有效抑制对移植物的急性排斥反应,并延长移植物的存活期。

4. 诱生或过继输注免疫抑制型细胞诱导移植免疫耐受 体外诱生免疫抑制性细胞,过继输注给移植受体,可促进免疫耐受的产生。目前研究比较多的是调节性 T 细胞和抑制性 DC。此外,类似的免疫抑制性细胞还有间充质干细胞 (mesenchymal stem cells, MSCs)、DNT 和巨噬细胞等。

效应 T 细胞可被外周循环中的其他细胞抑制,诱导对抗原特异性的无应答反应,从而产生免疫耐受。调节性 T 细胞是人体内重要的具有负性调节功能的细胞,这类细胞通过直接接触、分泌抑制性细胞因子等途径抑制效应性 T 细胞活化、增殖和发挥效应。应用 $CD4^+CD25^+FoxP3^+Treg$ 细胞诱导移植耐受的途径为:在体外诱导 Treg 增殖、活化后输入移植受者体内,或采取一定治疗措施在移植受体体内诱导 Treg 扩增或效应 T 细胞向 Treg 的转化。

此外,通过细胞因子、免疫抑制剂、基因工程等干预手段,可以诱导、培养出具有耐受诱导能力的抑制性 DC,从而诱导特异性移植免疫耐受。如在体外通过药物(如西罗莫司等)等诱导产生不成熟 DC,此不成熟 DC 有诱导耐受能力,将此抑制性 DC 于移植前静脉注入受体,可减少移植排斥反应的发生。

5. 针对 B 细胞的特异治疗,诱导移植免疫耐受 B 细胞在移植器官的排斥反应中也发挥着重要的作用,主要通过产生供者特异性抗体(donor-specific antibody, DSA),以及向 T 细胞提供共刺激信号和移植抗原。DSA 的存在与急、慢性排斥反应、移植物远期失功的发生紧密相关。针对 B 细胞的清除治疗对诱导移植耐受同样具有重要意义,例如清除 B 细胞的 CD20 抗体的应用等。近来,针对 B 细胞活化因子(B cell-activating factor, BAF)或增殖诱导配体(a proliferation inducing ligand, APRIL)的治疗研究已经初步证实可以达到:①清除供体反应性 B 细胞;②诱导未成熟 / 过渡性 B 细胞的富集;③维持调节性细胞因子(如 IL-10)的微环境等,从而有助于耐受的产生。而通过其他途径增强 Breg 的功能,也将有助于移植耐受的诱导产生。

目前在临床和实验研究中主要涉及的移植免疫诱导治疗策略见表 2-1。

从 1960 年 Medawar 和 Burnet 因"获得性免疫耐受的理论"的发现而获得诺贝尔奖以来,伴随着器官移植的广泛开展,移植免疫耐受的研究亦不断深入。尽管移植学者在小鼠移植模型中已经比较容易诱导出移植耐受，但在人体中，成功诱导出免疫耐受仍面临很大困难。获得稳定而长期的嵌合现象，清除预致敏免疫细胞，利用共刺激分子或细胞活化因子的阻断药物诱导 T、B 细胞无能，

以及过继输注抗原特异性的免疫抑制性细胞，可以从不同角度促进移植耐受的产生。总之，对上述移植耐受机制的深入了解，将对成功诱导人体器官移植免疫耐受具有重要意义。

表 2-1 免疫耐受诱导治疗策略

类型	治疗方法	作用机制
T 细胞清除	抗胸腺细胞球蛋白（ATG）	多克隆抗体清除胸腺细胞；有诱导 T 调节细胞可能
	阿仑珠单抗（alemtuzumab）	单克隆抗体，清除 CD52 阳性 T、B、NK 及一些单核细胞
共刺激信号阻断剂	阿巴西普（abatacept）	CTLA4-Ig，阻断 CD28：CD80/86 共刺激通路
	贝拉西普（belatacept）	CTLA4-Ig，阻断 CD28：CD80/86 共刺激通路
	依法珠单抗（efalizumab）	阻断 LFA：ICAM-1 共刺激通路
其他 T 细胞治疗策略	巴利昔单抗（basiliximab）	阻断 CD25（IL-2 受体 α 链）
	阿地白介素（aldesleukin）+西罗莫司（rapamycin）	IL-2 联合 rapamycin，促进调节 T 细胞增殖和存活，并稳定表达 FoxP3
B 细胞治疗策略	利妥昔单抗（rituximab）	清除 CD20 阳性细胞
	贝利木单抗（belimumab）	阻断 BAF，造成滤泡细胞及同种异体反应性 B 细胞的清除、抗体反应的降低、促进形成未成熟 / 过渡性 B 细胞表型和调节细胞因子的微环境
	阿塞西普（atacicept）	阻断 BAF 和 APRIL
	BR3-Fc	阻断 BAF
	硼替佐米（bortezomib）	蛋白酶体抑制剂，诱导成熟浆细胞凋亡
	依库珠单抗（eculizumab）	拮抗补体蛋白 C5，阻止循环抗体诱发的补体介导的组织损伤
细胞治疗	嵌合体	供体骨髓移植到去髓 / 免疫干预的受体，使供受体细胞共存
	调节 T 细胞	体外扩增的调节性 T 细胞输注，抑制炎性因子产生，下调共刺激和黏附分子，促进免疫细胞无能或死亡，促进 T 效应细胞向调节细胞表型的转化，分泌抑制性细胞因子如 IL-10、TGF-β 及 IL-35
	调节性 T 细胞联合 IL-2	同上，另 IL-2 促进 Treg 生存，发育和扩增
	树突状细胞	免疫调节功能主要包括获取和呈递抗原，有效扩增 Treg，持续低水平表达 MHC 和共刺激分子，分泌 IL-10 和 TGF-β，阻止由危险信号和 CD40 配体引起的活化，抵御 NK 或 T 细胞的攻击，促进 T 效应细胞的凋亡
	巨噬细胞	通过富集 $CD4^+CD25^+FoxP3^+$ 细胞、促进活化 T 细胞的清除而抑制免疫
	间充质干细胞	抑制 T 细胞活化与增殖，分泌 IL-10、NO 和吲哚胺 2, 3- 双加氧酶（IDO），抑制 IFN-γ 和 IL-17

获得性免疫耐受的发现

1948 年,免疫学家彼得·梅达沃(Peter Medawar)在斯德哥尔摩参加国际遗传学大会期间所做的一个承诺,开辟了移植免疫学的新篇章。在那次会议期间,唐纳德博士(Hugh Donald)请教梅达沃,能否提供一个能精确鉴定同卵孪生和异卵孪生牛的方法。梅达沃根据遗传背景不同的个体之间皮肤移植必然会被排斥的经验,认为只要将孪生小牛相互进行皮肤移植,就可以很容易解决这个问题,即如果孪生牛之间皮肤移植不排斥,则为同卵孪生,反之则为异卵孪生,并主动提出可以为唐纳德博士做一次皮肤移植的技术示范。几个月后,他接受邀请,来到唐纳德博士在伯明翰郊外的牧场,对双胞胎小牛进行了相互皮肤移植,但实际结果完全出乎他们的预料:所有的双胞胎小牛之间相互进行的皮肤移植都没有被排斥。有些明显是异卵孪生的"龙凤胎"小牛,相互进行的移植的皮肤也都没有任何排斥的迹象。为了探求孪生牛的这种特殊皮肤免疫耐受状态,梅达沃查阅文献,并设计了相关实验,最终证实了获得性免疫耐受的存在。这一理论为异体器官移植打开了一扇大门,因为他首次证明免疫系统是可以被改变的,免疫耐受性是可以在后天"获得"的。1960 年,梅达沃因为对免疫学做出的杰出贡献而获得了诺贝尔奖。

(朱继业)

第四节 移植免疫
相关检测技术

一、HLA 抗原的检测方法

(一)血清学分型技术

1. HLA I 类抗原的检测 HLA-A、HLA-B、HLA-C 抗原型别鉴定均使用微量补体依赖的细胞毒性(complement dependent cytotoxicity,CDC)试验。基本原理是标准分型血清中含有 HLA I 类抗原特异性的细胞毒抗体,可与待测细胞表面相应 HLA 抗原结合、激活随后加入补体,受损或死亡细胞被染色为细胞毒阳性。细胞毒阳性的 HLA 抗原型别与标准分型血清所针对的抗原相当。

2. HLA-DQ、HLA-DR 抗原的检测 检测方法同 HLA I 类抗原,但所用的抗血清必须经过吸收(通常使用多个个体的血小板来吸收),以除去其中的抗 I 类抗原的抗体,待测细胞需使用经过纯化的 B 细胞。

血清学分型技术是 HLA 研究的基础和主要手段,尤其是 HLA I 类抗原分型的主要方法。由于 HLA 分子结构每年都有新的等位基因被发现和确定,血清学方法无法获得能够分辨出所有特异性的标准抗血清。此外,HLA 等位基因序列的高度同源性,使血清学出现较多、较强的交叉反应,给亚型确定带来困难。

(二)细胞学分型技术

HLA-DP 和 HLA-Dw 抗原特异性可应用纯合子分型细胞(homozygous typing cell,HTC)和致敏淋巴细胞定型试验(primed lymphocyte typing test)检测。两种方法的原理均是通过单向混合淋巴细胞培养判断淋巴细胞在识别非己 HLA 抗原后发生的增殖反应。由于分型细胞来源困难以及实验方法烦琐,细胞学分型技术正逐渐被淘汰。

(三)DNA 分型技术

DNA 分型技术是在分子杂交基础上发展起来的,通过分析受检者细胞基因组 DNA 片段的多态性特点来判断抗原特异性型别。

1. 限制性片段长度多态性(restriction fragment length polymorphism,RFLP)分析技术 基本原理是个体间抗原特异性来自氨基酸顺序的差别,后者由编码基因的碱基顺序不同所决定。此种碱基顺序的差别造成限制性内切酶识别位置及酶切位点数目的不同,从而产生数量和长度不一的 DNA 酶切片段。经电泳、转膜后,用标记的特异 cDNA 探针与之杂交,经放射自显影显示出不同长度的杂交条带。根据杂交条带的格局来判定 HLA 型别。将聚合酶链反应(polymerase chain

reaction, PCR)与 RFLP 结合起来,可明显提高其灵敏度。由于本法仅能反映某些限制性内切酶位点的改变,故有一定的局限性。同时选择合适的内切酶消化和区分所有等位基因比较困难;电泳条件难掌握;等长的消化片段或微小片段只能区分有限的多态性,无法分辨杂合子;限制酶价格较昂贵;检测时间长等;因此不适用于移植快速配型。

2. **聚合酶链反应序列特异的寡核苷酸探针杂交(PCR-SSO)技术** 其原理是采用 PCR 技术,以位点间或组间特异引物扩增目的基因 DNA,其产物转移到固相支持体上,利用序列特异的寡核苷酸探针(SSO),通过 Southern 杂交的方法进行扩增片段的分析鉴定。该法能测出等位基因间 1~2 个核苷酸的差异,具有灵敏度高、特异性强和样本用量少等优点。但分型时间较长,不适用于移植快速配型。

3. **序列特异性引物聚合酶链反应(PCR-SSP)技术** 该法的特点是根据 HLA 核苷酸碱基序列的多态性和已知的 DNA 序列,设计一系列等位基因型别序列特异性引物,引物的 3′ 端碱基根据多态性序列与其严格互补。因此,每一型别都具有特定的引物相对应。通过特定的 PCR 反应体系,扩增各等位基因的型别特异性 DNA 片段,产生相对应的特异性扩增产物条带。扩增产物借助常规的琼脂糖凝胶电泳,根据是否存在特异性产物的电泳条带,直接进行 HLA 基因分型。由于扩增和检测两个步骤一次完成,因此,从基因 DNA 模板制备到获得检测结果,整个过程仅需几小时。

4. **流式细胞术 – 序列特异的寡核苷酸探针(FLOW-SSO)DNA 分型技术** 利用传统的 SSO 原理,标本首先进行非特异性扩增,扩增产物经解链后,与包被了特异性 HLA-DNA 探针的微珠结合,经过缓冲液冲洗,加荧光素染色后,在流式细胞仪中检测,即可获得 HLA 配型结果。此方法适用于骨髓库、脐血库的 HLA 配型及工作量较大的 HLA 配型实验室。

5. **PCR 指纹(PCR fingerprint)图分型法** 其原理是:当扩增 DRB 基因第二外显子时,由于引物按照保守的核苷酸顺序设计,DR 亚区中 DRB1、DRB2、DRB3、DRB4 和 DRB5 基因都有扩增产物。在"退火"期,每个基因的单链 DNA 产物各自形成互补的同质双链,但有一部分单链 DNA 产物与异源基因之间形成不完全互补的单链环状结构。在 DR/Dw 纯合子及杂合子个体中,每种 DR 单倍型及每种单倍型组合所产生的单链环状结构的大小、数目和位置各异。由于同质双链以及不同的异质双链之间的分子构象不同,使其在非变性聚丙烯酰胺凝胶电泳时的迁移率各不相同,从而获得单倍体特异的电泳带格局即 PCR 指纹。

6. **聚合酶链反应单链构象多态性分析** 聚合酶链反应单链构象多态性(polymerase chain reaction-single-strand conformation polymorphism, PCR-SSCP)分析是在不含变性剂的中性聚丙烯酰胺凝胶电泳时,单链 DNA 形成一定的空间结构,具有一定的构象。相同长度的单链 DNA 因其碱基顺序不同,所形成的构象不同,电泳时泳动速度和迁移率也不相同。通过 PCR 扩增包括发生单个碱基置换部位及两侧 DNA 片段,变性后进行 SSCP 分析,靶 DNA 中发生的碱基序列的改变会出现泳动移位。因此,供、受者的 SSCP 带型一致者,其 HLA 基因相匹配,而电泳带型出现差异者,则不匹配。

二、HLA 抗体检测技术

HLA 抗体的种类可能为 IgG、IgM 或 IgA。而真正影响移植后存活的主要是抗 HLA I 类、II 类抗原的 IgG 抗体。与此相对应,筛选抗体的技术也从经典的补体依赖的细胞毒方法发展到酶联免疫吸附技术、从筛选循环抗体发展到检测特异性抗 HLA-IgG 抗体。

(一)微量淋巴细胞毒试验

该试验是由美国 Terasaki 于 1964 年创建。主要原理是淋巴细胞具有 HLA 抗原,HLA 抗体能结合到带有相应抗原的淋巴细胞膜上,继而结合补体使细胞死亡。通过染色观察细胞是否死亡来确定相应的抗原或抗体。尽管该方法敏感性不高,但可迅速检测 HLA 抗体,方法简便,临床应用较广。

(二)酶联免疫吸附测定

1995 年,美国某公司联合 6 个著名实验室研制并推出酶联免疫吸附测定(enzyme-linked

immunosorbent assay，ELISA）筛选抗 HLA I 类抗体的方法，即 PRA-STAT 技术。1998 年美国莱姆德公司先后推出微量 ELISA 筛选 HLA I 类、II 类抗体的方法，分别称为莱姆德混合抗原板（Lambda mixed antigen tray，LATM）和莱姆德抗原板（Lambda antigen tray，LAT）。一般可以先用 LATM 进行定性筛选，阳性再用 LAT 定量分析并确定抗体特异性。目前成为临床应用的主要方法之一。

（三）流式细胞仪法及单抗原磁珠法

基本原理都是将 HLA 单价抗原包被在标记有不同荧光素的微磁珠表面，用被检测血清与磁珠反应，血清中 HLA 特异性抗体便与包被在磁珠上的抗原结合，然后再与标记其他荧光素的二抗孵育。根据荧光强弱通过流式细胞仪检测出与这些磁珠对应的 HLA 抗体。这两种方法在酶联免疫法的基础上敏感性明显提高，可准确确定 HLA 抗体的特异性。

三、供、受者交叉配型试验技术

又称微量淋巴细胞毒试验技术，1964 年由美国 Terasaki 等引入 HLA 分型研究后，几经改良，于 1970 年被美国国立卫生研究院（NIH）指定为国际通用的标准技术。这一技术是研究 HLA 系统的基本试验方法。

（一）交叉配型的概念和原理

即淋巴细胞毒交叉配型试验，又称补体依赖的细胞毒试验（CDCT）。其原理是被检血清中的抗体与供者淋巴细胞膜表面相应抗原结合后激活补体，在补体参与下，淋巴细胞被杀死，细胞膜通透性增加，染料渗入细胞染色。根据淋巴细胞死亡量百分比判定结果，≤10% 为阴性。移植前交叉配型阳性被视为器官移植的绝对禁忌证。

（二）交叉配型试验的缺点

交叉配型试验有一定的局限性，例如受尸体器官移植时器官冷缺血时间的限制。此外，该试验主要用于检测 T 细胞毒交叉配型试验，而 B 细胞的试验效果较差，并且容易受淋巴细胞的活性、自身抗体等因素的干扰而影响结果的准确性。因此，淋巴细胞毒交叉配型试验阴性者（<10%）也不能完全杜绝超急性排斥反应的发生。

（三）交叉配型在移植中的应用

交叉配型是采用受者的血清与移植器官供者活淋巴细胞进行的个体化检测。尽管方法简捷，但目前国内检测方法未标准化，差异较大。而群体反应性抗体（PRA）检测是预期的常规抗原以检测常见抗体，许多稀有抗原或人种特异性抗原并不包含其中。例如，中国人群常见的 B46 抗原，在白种人中非常稀有，在现有的 PRA 检测板中没有这种抗原。此时 PRA 检测板结果显示阴性，但实际上不能排除移植受者体内可能有针对此抗原的抗体。因此，交叉配型试验是移植的免疫学筛选的必备步骤，PRA 结果阴性者并不能省略交叉配型试验。

四、供、受者免疫学配型原则

采用血清学或 DNA 分型方法，对移植供、受者进行 HLA 分型确定。一般程序是先对等待移植的受者群进行 HLA 分型，将其资料制成数据库；当有合适的供者时，再对供者进行 HLA 分型。然后将供者 HLA 分型结果与受者群的 HLA 分型结果进行比对，按照 HLA 六抗原配型原则或氨基酸残基配型原则，采用人工方法或配型软件，筛选出相匹配的供、受者（一般要求达到半相合的匹配水平）。

（一）HLA 六抗原配型标准及其局限性

1987 年，美国器官共享联合网络（United Network for Organ Sharing，UNOS）制定强制性 HLA 六抗原相配肾脏分配分享政策，1995 年 UNOS 进一步对原标准进行修改，将六抗原相配标准延伸为 HLA-A、HLA-B、HLA-DR 六抗原无错配，尽管六抗原无错配的肾脏移植获得了较为理想的 1 年、5 年、10 年以及 20 年肾存活率，但由于 HLA 系统的高度多态性，六抗原无错配可能受到很大的限制。

（二）HLA- 氨基酸残基配型标准

1994 年，Takemoto 对 UNOS 近 4 万例尸体肾移植的随访分析显示：按照 HLA 抗原血清学交叉反应组分类，尽管存在 HLA 错配，但这种错配属于血清学同一交叉反应组内，被认为是可允许的错配。其移植效果与存活率明显好于不同交叉反应组之间的 HLA 错配。

鉴于此，1996 年 3 月，Terasaki 教授领导的世界著名的加州大学洛杉矶分校（UCLA）组织配型中心提出了新的配型策略——HLA I类氨基酸残基配型，又称交叉反应组配型。

根据第十一届国际组织相容性会议（1996年）Terasaki 的总结和 1997 年 Takemoto、Terasaki 的进一步完善，结合中国汉族人群 5.6 万份样本在美国 UCLA 组织配型中心的 HLA 分型结果计算机分析，制定了目前比较认同的 HLA I 类、II 类氨基酸残基配型标准。目前肾移植配型标准既可采用经典的 HLA 六抗原配型标准，也可采用新的 HLA 氨基酸残基配型标准。

扩展阅读

DSA 检测

供者特异性抗体（DSA）是指受者接受器官或组织移植后体内产生的针对供者组织抗原的特异性抗体，主要包括 HLA 抗体和非 HLA 抗体（如抗内皮细胞抗体、抗波形蛋白抗体、抗 MICA 抗体和抗 MICB 抗体等）。DSA 检测与 HLA 抗体的检测方法基本相同，不同的是 DSA 检测同时比对是否为针对供者抗原的特异性抗体。DSA 比群体反应性抗体试验更能准确地反映受者体内的致敏情况。

结 语

人类的同种异体抗原有主要组织相容性抗原、次要组织相容性抗原、ABO 抗原、组织特异性抗原等。移植抗原进入受者体内后，通过直接识别和间接识别进行移植抗原的识别和提呈，通过细胞免疫应答和体液免疫应答等免疫机制，引发 T 细胞的增殖和活化，同时引发 B 细胞活化，并分化为浆细胞，产生抗体，同时通过多种方式损伤供者移植物。此外，一些非特异性因素如 NK 细胞也参与移植排斥反应的过程。为减少排斥反应的发生，除了使用强有力的免疫抑制剂以外，诱导免疫耐受成为移植领域的研究热点。获得长期稳定的嵌合现象，清除预致敏免疫细胞，利用共刺激分子或细胞活化因子的阻断剂诱导 T、B 细胞无能，以及过继输注抗原特异性的免疫抑制细胞等，可以从不同角度促进移植耐受的产生。此外良好的 HLA 配型可进一步减少排斥反应的发生，HLA 检测方法的建立与应用将加深人类对 HLA 结构与功能的认识，从而对研究器官移植排斥反应起到重要作用。

（谭建明）

参 考 文 献

［1］Moll S, Pascual M. Humoral rejection of organ allografts. Am J Transplant, 2005, 5（11）: 2611–2618.

［2］Colvin RB, Smith RN. Antibody–mediated organ–allograft rejection. Nat Rev Immunol, 2005, 5（10）: 807–817.

［3］Kenneth Murphy. Janeway's immunobiology. 8th ed. New York: Garland Science, Taylor & Francis Group, LLC, 2012.

［4］Thomas J. Kindt. Kuby immunology. 6th ed. New York: W. H. Freeman & Company, 2006.

［5］Alpdogan O, van den Brink MR. Immune tolerance and transplantation. Semin Oncol, 2012, 39（6）: 629–642.

［6］Azzi J, Sayegh MH. Clinical transplantation tolerance: a myth no more, but. Am J Kidney Dis, 2009, 54（6）: 1005–1011.

［7］谭建明, 周永昌, 唐孝达. 组织配型技术与临床应用. 北京: 人民卫生出版社, 2002.

［8］Page EK, Dar WA, Knechtle SJ. Tolerogenic therapies in transplantation. Front Immunol, 2012, 3: 198.

［9］Gorantla VS, Schneeberger S, Brandacher G, et al. T regulatory cells and transplantation tolerance. Transplant Rev（Orlando）, 2010, 24（3）: 147–159.

［10］Casiraghi F, Perico N, Cortinovis M, et al. Mesenchymal stromal cells in renal transplantation: opportunities and challenges. Nat Rev Nephrol, 2016, 12（4）: 241–253.

［11］Hillhouse EE, Lesage S. A comprehensive review of the phenotype and function of antigen–specific immunoregulatory double negative T cells. J Autoimmun, 2013, 40: 58–65.

［12］Adams AB, Newell KA. B cells in clinical transplantation tolerance. Semin Immunol. 2012, 24（2）: 92-95.

［13］Chiffoleau E, Walsh PT, Turka L. Apoptosis and transplantation Tolerance. Immunol Rev, 2003, 193: 124-145.

［14］Wortel CM, Heidt S. Regulatory B cells: Phenotype, function and role in transplantation. Transpl Immunol, 2017, 41: 1-9.

［15］谢蜀生. 移植免疫学的开创者、哲人科学家: 彼得·梅达沃. 医学与哲学: 人文社会医学版, 2013, 34（1）: 90-93.

第三章　免疫抑制剂

学习目标

1. 初步掌握常用免疫抑制剂的作用机制
2. 了解各类免疫抑制剂在抗排斥反应过程中的作用环节
3. 了解免疫诱导、维持用药和冲击治疗的常用方法以及联合用药方案
4. 了解各种免疫抑制剂的毒副作用与用药注意事项

免疫抑制剂的发展和应用是 20 世纪器官移植领域的一个重要突破，免疫学和药理学的快速进展，使免疫抑制逐渐实用化和个体化。移植医生在不断提高外科手术技术的同时，更加重视合理有效地个体化使用免疫抑制方案，降低移植术后排斥反应发生率，最大限度避免药物毒副作用，从而提高器官移植物的长期存活率，改善移植受者生活质量。

第一节　免疫抑制剂的发展

免疫抑制剂是指一类具有免疫抑制作用的药物，通过影响体液免疫和细胞免疫功能，从而调节机体的免疫应答反应，临床上用于预防和治疗器官移植排斥反应以及治疗某些自身免疫性疾病和移植物抗宿主病。

器官移植领域免疫抑制剂的发展经历了 3 个重要阶段：①硫唑嘌呤阶段。1963 年 Murray 等首次联合应用硫唑嘌呤（azathioprine，AZA）和泼尼松（prednisone，Pred）抗排斥反应获得成功。此后 20 多年里 AZA 和 Pred 一直是免疫抑制治疗的两大支柱，器官移植免疫抑制方案即从"硫唑嘌呤阶段"开始。但该方案令人不快的缺陷是其非特异性地全面抑制骨髓造血系统，降低受者免疫能力，导致术后感染等并发症，移植物 1 年存活率只有 50% 左右。②环孢素时代。1972 年瑞士 Borel 从真菌发酵产物中分离出具有强烈免疫抑制特性的化合物，即环孢素（cyclosporine A，CsA），它具有特异性抑制 T 细胞的作用，被广泛应用于器官移植领域，移植物存活率得到了明显提高。国外学者在同一时期相继研制出多种作用机制各异的免疫抑制剂，以吗替麦考酚酯（mycophenolate mofetil，MMF）和咪唑立宾（mizoribine，MZR）为代表。虽然 CsA 的广泛应用使移植物近期和远期存活率明显提高，但其毒副作用也比较突出，表现为毛发增多、齿龈增生、肝肾毒性等，特别是急性排斥反应发生率仍达到 20%~30%，因此新型免疫抑制剂的研发并未停止。③环孢素后阶段。1984 年，日本 Fujisawa 制药公司从筑波山土壤链霉素的肉汤发酵物中分离并提取出了一种大环内酯类抗生素，代号为 FK506（后正式命名为他克莫司，Tac）。经过大量体外实验，证实其抗 T 细胞活性的作用较 CsA 强 30~100 倍，术后早期急性排斥反应的发生率进一步下降至 10% 左右，在器官移植领域的临床应用更加普遍。

在具有代表性的免疫抑制剂发展的 3 个时期，各国学者仍在不断探索和寻找更多的高效低毒免疫抑制剂，为器官移植术后的免疫抑制治疗提供了新的选择。

1999 年底，西罗莫司（sirolimus，SIR），又名雷帕霉素（rapamycin），一种哺乳动物雷帕霉素靶蛋白（mTOR）抑制剂，以其轻微的肾脏毒性同时又具有部分抗肿瘤效果，而被正式列入免疫抑制剂的名单中。

20 世纪 60 年代开始，采用人淋巴细胞（包括胸腺细胞、淋巴母细胞、外周血 T 细胞等）免疫动物，经提取、分离和纯化而研制成的生物制品被广泛应用于器官移植中。代表性药物有：①抗淋巴细胞多克隆抗体，抗淋巴细胞球蛋白（ALG）和抗胸腺细胞球蛋白（ATG）；②抗 T 细胞单克隆抗体（OKT3）；③抗白细胞介素 -2 受体单克隆抗体，巴利昔单抗（basiliximab）等。

总之，免疫抑制剂多种多样，各有利弊，如何联合应用，要依据供体器官质量、受者年龄、免疫状态、伴随疾病、供、受者匹配情况等综合考虑，尽可能实现免疫抑制的个体化用药方案。

（石炳毅）

第二节　免疫抑制剂的分类及应用

临床应用的免疫抑制剂大体分以下 6 类：皮质类固醇药物、钙调磷酸酶抑制剂、抗细胞增殖类药物、哺乳动物雷帕霉素靶蛋白抑制剂、生物性免疫抑制剂和其他免疫抑制剂。

一、皮质类固醇药物

器官移植临床应用的皮质类固醇药物主要指糖皮质激素。1949 年，Edward 与 Philip 发现了皮质类固醇药物并阐明其结构和生物学效应。其通过抑制巨噬细胞的吞噬功能、溶解淋巴细胞、减少自身抗体生成而抑制人体的免疫反应，被广泛应用于组织和器官移植的排斥反应预防及治疗中。尽管 CsA 和 Tac 已成为免疫抑制治疗的主要药物，皮质类固醇作为基本药物在防治排斥反应中仍是不可替代的有效制剂。

（一）药理学特点和免疫学作用机制

皮质类固醇主要在肝脏代谢，由肾脏排泄，经胆汁及粪便的排泄量极微。

皮质类固醇的免疫抑制作用包括特异性地针对巨噬细胞和 T 细胞作用、广泛非特异性的免疫抑制作用及抗炎作用。

1. **阻断细胞因子的基因表达**　皮质类固醇主要通过阻滞 T 细胞和抗原提呈细胞（APC）来源的细胞因子及其受体的基因表达，发挥免疫抑制作用。主要抑制 APC 的功能；通过抑制核因子 NF-κB 在核内的转位，从而阻断 T 细胞 IL-2、巨噬细胞 IL-1 和 IL-6 的分泌，发挥免疫抑制作用。

2. **非特异性免疫抑制作用**　通过阻断 Ca^{2+} 载体对单核细胞和其他淋巴细胞发挥作用，抑制单核细胞向炎症区域移动，抑制趋化因子、促渗透因子的产生及血管扩张因子的合成和释放，从而发挥强大的抗炎作用以及对整体免疫系统的抑制作用。

（二）临床应用

临床最常用的皮质类固醇药物为甲泼尼龙、氢化可的松、泼尼松龙 3 种，用于免疫诱导、维持治疗和抗排斥反应冲击治疗。激素种类不同，治疗效果亦不尽相同。对上述药物进行体外实验，观察对淋巴细胞抑制的敏感性，发现甲泼尼龙对淋巴细胞抑制作用最为明显，泼尼松龙最差。故甲泼尼龙为急性排斥反应的首选冲击治疗药物。目前在器官移植中，类固醇药物多与 CsA 或 Tac 联合应用，故其剂量较早期明显减少。特别是生物制剂的临床应用，大大减少了类固醇药物的使用和累积剂量。

（三）不良反应

类固醇药物治疗所带来的不良反应越来越受到重视，长期使用类固醇类药物的不良反应包括：感染、代谢紊乱（如体重增加、库欣面容、糖耐量异常、高脂血症）、消化系统溃疡、肌病、水钠潴留导致的高血压、骨密度减低甚至发生无菌性股骨头坏死，以及儿童生长发育迟缓等。

二、钙调磷酸酶抑制剂

钙调磷酸酶（calcineurin，CN）是一个二聚体丝氨酸/苏氨酸磷酸化酶，在 T 细胞活化过程中将细胞膜信号转导至细胞核，刺激 IL-2 合成信号转导通路必需的限速调节分子的活化。钙调磷酸酶抑制剂（calcineurin inhibitor，CNI）通过抑制 CN 依赖过程，从而阻断 T 细胞的活化、增殖和分化，发挥免疫抑制作用。

（一）环孢素

环孢素（cyclosporine A，CsA）于 1970 年被发现。1976 年，Borel 首次报道 CsA 在狗和兔的肾移植及多种器官移植中具有较强的免疫抑制效果。1978 年，CsA 首次应用于临床肾移植，1980 年，Starzl 在临床上采用 CsA+AZA+Pred 三联免疫抑制方案。该方案使临床肾、心、肝、胰腺移植的 1 年存活率和 5 年存活率均获得明显提高。1983 年，美国 FDA 批准 CsA 应用于临床，从此器官移植正式进入了"环孢素时代"。

1. 作用机制　CsA 对在急性排斥反应中起重要作用的 T 细胞具有高度选择性抑制作用，目前认为其主要抑制 CN 所引起的细胞因子转录。

CsA 进入细胞后，在 Ca^{2+} 的协同作用下，与亲环蛋白（cyclophilin，CyP）结合形成复合物。CsA-CyP 复合物与 CNA 和 CNB 结合成异源性三聚体，然后与 Ca^{2+} 和钙调蛋白（CaM）形成具有抑制 CN 作用的五聚体，后者通过抑制活化 T 细胞核因子（NF-AT）去磷酸化，抑制其向细胞核转位，从而抑制由 NF-AT 引发的细胞因子生成和释放，阻断 T 细胞活化。

CsA 可阻断 G0 或 G1 期静息的淋巴细胞，并通过激活 T 细胞来抑制抗原触发的淋巴因子释放。CsA 的主要靶细胞为 T 辅助细胞（Th）和细胞毒性 T 细胞（CTL）。CsA 还可阻止 B 细胞增殖，诱发或促进 B 细胞凋亡。

2. 临床应用　口服微乳化 CsA 明显改善药代动力学，临床除非不能口服或者口服吸收极差者，极少经静脉途径给药。

CsA 由肝脏代谢，大部分代谢产物经胆汁排泄至粪便中排出体外，有 6% 经肾脏排出，约 0.1% 以原形排出。CsA 的药物吸收、代谢变异度大。在移植后早期应足量应用，使其迅速达到目标浓度。为确保既能达到有效的免疫抑制效果，又避免药物过量带来的毒性反应，应定期监测 CsA 血药浓度，包括谷值（C_{min}，C_0）和峰值（C_{max}，C_2）。

儿童 CYP3A4 代谢率高于成人，故儿童需加大用量及缩短给药间隔以达到与成人相似的血药浓度。已知 CsA 可出现在母乳中，而 CsA 在孕妇中使用的经验尚少，所以建议接受该药治疗的妇女不应哺乳。因 CsA 具有肾毒性，尽量不与肾毒性药物如氨基糖苷类、甲氧苄啶等合用，如必须合用，则应严密监测肾功能。

竞争性抑制或者诱导 CsA 代谢和排泄的肝酶（特别是细胞色素 P450）的药物，可影响 CsA 的血药浓度。已知提高 CsA 血药浓度的药物有氟康唑等抗真菌药物，多西环素、红霉素等大环内酯类抗生素，尼卡地平和维拉帕米等钙通道阻滞剂等。降低 CsA 血药浓度的药物有巴比妥酸盐、苯妥英、利福平、甲氧苄啶等。若 CsA 必须和上述药物合用，则应严密监测血药浓度并适当调整用量。

3. 毒副作用　CsA 的副作用主要表现为"三高"——高血压、高血脂、高尿酸血症和"三毒"——肾脏毒性、肝脏毒性和神经毒性。

肾脏毒性是 CsA 最显著的副作用，与 CsA 阻断 CN 效应相关。CsA 与 CN 作用后产生收缩入球小动脉效应，减少肾内血流量，降低肾小球滤过率（glomerular filtration rate，GFR）。肝脏毒性主要表现为高胆红素血症和谷氨酸转氨酶升高。神经毒性主要表现为肢体震颤、失眠、烦躁等，一般在药物减量后症状可缓解。

高血压比较常见，据报道发生率达 70% 以上，与 CsA 激活肾素 - 血管紧张素 - 醛固酮系统引起的血管收缩有关。高血脂包括高胆固醇血症和高甘油三酯血症。高尿酸血症则与 CsA 影响肾小球滤过及近曲小管重吸收，导致尿酸排泄减少、重吸收增加有关。

另外，移植后新发糖尿病、多毛、牙龈增生、痤疮、高钾血症、低镁血症、感染和肿瘤等也时有发生。

（二）他克莫司

他克莫司（tacrolimus，Tac）是 Kino 等于 1984 年发现，1987 年，首次被证实对大鼠同种异基因心脏移植具有免疫抑制作用，1989 年，Starzl 首次将 Tac 应用于器官移植临床并取得了显著效果，1994 年，美国 FDA 批准 Tac 用于临床肝移植，1997 年被批准用于肾脏移植。

1. 作用机制　Tac 产生免疫抑制作用的细胞内机制与 CsA 相似。Tac 与胞质中的 FK506 结合蛋白（FKBP12）特异性结合，形成具有生物活性的 Tac-FKBP12 复合物，该复合物作用靶点为钙离子及钙调神经蛋白。Tac 通过将 CN- 钙调素复合物与免疫啡啉相连接,阻断 CN 所传导的钙离子依赖信号,阻断 CN 对 IL-2 启动的诱导作用。

活化 T 细胞核因子(NF-AT)是 T 细胞特异性转录因子,当 TCR 被激活后,NF-AT 的活性程度可调节 IL-2 的转录水平。Tac-FKBP12 复合物通过抑制 NF-AT 亚基的功能性聚合而抑制其转录活性。与 NF-AT 相似的细胞因子基因活化的转录因子,如 IL1-4、IL-9、IL-10、IL-13、INFα、IL-2R 及 IL-7R 等,均是 CN 的直接或间接底物,故而均可被 Tac 抑制。

2. 临床应用 Tac 包括静脉和口服 2 种剂型,建议空腹或餐后 2 小时应用。Tac 口服后主要在小肠吸收,生物利用度平均为 25% 左右(10%~60%)。主要由在肝脏和小肠壁的 CYP3A4 酶代谢。主要经胆汁由粪便排出体外,约有 2% 经尿液排出。Tac 吸收存在明显的个体间和个体内差异,安全范围较窄,故应严密监测药物浓度。

儿童的起始剂量应为成人的 1.5~2 倍,以达到预期的血药浓度。动物实验显示 Tac 对胚胎具有毒性,并且可出现在乳汁中,因此育龄妇女使用 Tac 应充分权衡,建议接受该药物治疗的妇女不应哺乳。

凡能抑制或者诱导 CYP3A4 酶活性的药物,均可升高或降低 Tac 的血药浓度。已知能提高 Tac 血药浓度的药物有氟康唑等抗真菌药物,大环内酯类抗生素,五酯胶囊等中药制剂,还有特拉唑嗪、奥美拉唑、甲泼尼龙等。降低 Tac 血药浓度的药物有利福平和苯妥英等。

3. 毒副作用 Tac 与 CsA 同属 CNI,两者毒性反应类似。Tac 最常见的药物副作用如下:

(1)神经毒性:主要表现为失眠、震颤、头痛和肢体感觉异常,可能与 Tac 抑制 CN 活性有关。

(2)肾脏毒性:Tac 可引起肾小球和皮质小动脉痉挛,使肾小球和皮质血流减少。

(3)消化道毒性:多表现为腹泻、恶心和呕吐,通常症状较轻。

(4)移植后新发糖尿病:胰岛细胞上可能存在 FK 结合蛋白,大剂量的 Tac 可引起胰岛素分泌减少。

其他副作用包括心肌病、贫血、脱发、高钾血症、低钾血症、低镁血症、感染及肿瘤发生率升高等。

三、抗细胞增殖类药物

(一)吗替麦考酚酯

吗替麦考酚酯(mycophenolate mofetil,MMF)是麦考酚酸(mycophenolic acid,MPA)的 2-乙基酯类合成前体。MPA 于 1896 年由 Gosio 从青霉菌培养液中发现。1969 年,Mitsui 和 Suzuki 证实其具有潜在的免疫抑制活性。1990 年,Sollinger 和 Klupp 分别将其应用于临床肾移植和肝移植并取得明显疗效。MMF 分别于 1995 年、1998 年和 2000 年被美国 FDA 批准用于肾脏、肝脏以及心脏移植排斥反应的预防治疗,临床作为免疫维持用药。

1. 药理学特点 MMF 口服后迅速被胃肠吸收,并经肠壁、肝脏和其他组织中的酯酶水解转换为活性原药 MPA,因此在血浆中不能检测到 MMF 的存在。在肾移植患者中,口服 MPA 的平均生物利用度接近静脉注射的 94%,进食后 MPA 峰值浓度将降低 40%。口服后血浆 MPA 浓度达峰时间约为 1 小时,几乎完全与血浆白蛋白结合。由于 MPA 可进行肠肝循环,经胆汁排入肠道的麦考酚酸葡萄糖苷酸(mycophenolic acid glucuronide,MPAG)可经肠黏膜上的酶类及肠道菌群转化为 MPA 而被重吸收,因而在服药后 6~12 小时,其药代动力学曲线又出现一个继发性吸收峰,使 MPA 的表观半衰期接近 18 小时。

MPA 在肝脏中通过尿苷二磷酸葡萄糖醛酸转移酶(UGTs)代谢成为无药理活性产物——MPAG,后者约 87% 经尿液排出,约 6% 经粪便排泄。MPA 血浆浓度不受血液透析和腹膜透析的影响。当肾功能明显减退时,MPAG 可在血浆中积聚,游离的 MPA 随之增加。虽然 MPA 经肝脏代谢,但肝功能不全患者并无必要调整用药剂量。MMF 不影响 CsA 或 Tac 的药代动力学特性,但 CsA 可减低 MPA 的谷值浓度。

2. 作用机制 MPA 是次黄嘌呤单核苷酸脱氢酶(IMPDH)的非竞争性、可逆性抑制剂。IMPDH 是尿嘌呤核苷酸合成的限速酶,由于淋巴细胞缺乏补救合成途径,此外相对于其他烟酰胺腺嘌呤二核苷酸物质,MPA 对 IMPDH 具有更高的特异性,因此 MPA 可作为淋巴细胞的高特异性和高选择性的抗增殖抑制剂。MPA 对

IMPDH-Ⅱ的亲和力明显高于对 IMPDH-Ⅰ 的亲和力,而 IMPDH-Ⅱ在增殖淋巴细胞中呈现高表达,IMPDH-Ⅰ多见于非复制期的细胞。当淋巴细胞中的 IMPDH-Ⅱ受到抑制,可导致鸟嘌呤核苷酸缺乏,DNA 和 RNA 合成受阻,使细胞停留于 S 期而不能大量增殖。

MMF 对抗体合成亦具有抑制作用。鸟嘌呤核苷酸是淋巴细胞和单核细胞糖蛋白糖基化所必需的,因此抑制 IMPDH 可使黏附分子糖基化作用受到抑制,从而使这类细胞黏附与侵袭移植物血管内皮细胞的能力下降。此外,黏附分子表达的变化可阻断淋巴细胞向发生排斥反应或炎症的部位迁徙,从而阻断克隆增殖后的排斥反应。在高浓度(1 000~10 000nmol/L)时,MPA 可抑制成纤维细胞、血管内皮细胞以及平滑肌细胞的增殖,上述细胞的增殖与慢性移植物肾病的病理改变有关。

3. **临床应用** 预防排斥反应时,应在术后即刻或 72 小时内服用。亦可用于持续性或难治性急性排斥反应的挽救性治疗,其逆转疗效优于大剂量皮质类固醇,而与 Tac 疗效相当。但应注意随着剂量的加大,药物副作用的发生率也相应增加。

食物可以影响其吸收,所以应在空腹时服用,最好在进食前 1 小时左右或饭后 2~3 小时服用。该药无肝肾毒性,肝肾功能不良者,无需调整剂量。

4. **毒副反应** 毒副作用的发生率及严重程度与剂量明显相关,主要表现有:

(1)胃肠道反应:如腹泻、腹胀、腹痛、恶心、呕吐、食欲减退等,严重者可发生消化道溃疡、出血或穿孔,还可发生口腔溃疡及结肠炎等,大部分发生在移植后 2 个月内,多在减量后好转,之后仍可逐渐加至原剂量服用。

(2)骨髓抑制:可导致白细胞减少、血小板减少及贫血,严重者可发生重度中性粒细胞减少,多见于术后 1~6 周。根据情况必要时减量或停用及口服升白细胞药物,待白细胞恢复后可考虑恢复原来剂量。如出现贫血进行性加重则应及时停药。

(3)感染:MMF 可增加机会感染,包括细菌、真菌和病毒感染。对于病毒感染应加用抗病毒药物或丙种球蛋白治疗,细菌和真菌感染加用敏感抗生素和抗真菌药物,感染严重者应及时减量或停用 MMF。

(4)MMF 可增加孕妇妊娠早期流产或胎儿先天缺陷(耳部、面部、肢体以及心脏等器官畸形)的风险,因此育龄妇女服用 MMF 前 6 周、服药期间以及停药后 6 周内均应采取有效的避孕措施。动物实验显示,MPA 可通过乳汁分泌,是否在人类乳汁中分泌尚不清楚。

(5)其他少见的毒副作用:脱发、药物热、胰腺炎、高胆红素血症以及肿瘤发生率提高等。由于上述毒副作用与药物浓度密切相关,建议定期进行 MPA 血药浓度测定。

(二)麦考酚钠肠溶片

麦考酚钠肠溶片(mycophenolate sodium enteric-coated tablets,EC-MPS)是肠衣片型的 MPA 钠盐,其活性成分也是 MPA,分子结构与 MMF 的差异在于其以钠盐替代了酯基团。MMF 需要在胃内酸性条件下分解为 MPA 和羟乙基吗啉,后者对胃肠道具有刺激作用,而 EC-MPS 在酸性环境下会保持相对稳定,其在胃内保持片剂状态,进入非酸性环境的小肠,片剂破裂释放出 MPA 被吸收,体内代谢过程与 MMF 相同。作用机制亦与 MMF 相同。麦考酚钠肠溶片剂,每片 180mg,相当于 MMF 250mg,初始剂量 360~720mg,每天 2 次。毒副作用与 MMF 相同,主要表现有胃肠道反应、骨髓抑制和机会感染等。

MPA 衍生物与其他免疫抑制剂联用效果良好,且无肾毒性,临床上已基本替代硫唑嘌呤。

(三)咪唑立宾

咪唑立宾(mizoribine,MZR)是一种咪唑类核苷,由 Mizuno 于 1971 年在日本东京分离获得。1984 年,MZR 获日本厚生省批准用于肾移植术后排斥反应的预防治疗。在日本 MZR 已取代 AZA,并与其他免疫抑制剂构成不同的组合方案在临床移植中作为免疫维持用药使用。

1. **药理学特点** MZR 主要通过肾脏排泄,术后肾功能正常的受者无需调整剂量,而肾功能不良的受者需要适当减量。由于 MZR 可通过血液透析而被清除,如患者需要透析则要根据情况调整药物剂量。应用 MZR 无需测定血药浓度,可根据个体的耐受性调整。对于原发性痛风性肾病的肾移植受者,应在严密监测血清尿酸水平的前提下审慎使用。

2. 临床应用 推荐使用的特殊情况:

(1)由于 MZR 具有抑制巨细胞病毒(CMV)、呼吸道合胞病毒 A 等病毒复制的作用,同时能强化阿昔洛韦对疱疹类病毒的抑制作用,作用强度呈剂量依赖性。因此对于 CMV、多瘤病毒感染的患者推荐使用 MZR 作为基础免疫抑制方案或将相应的抗代谢药如 MMF 转换为 MZR。

(2)肾移植受者存在造血功能不良时,尤其在应用抗体类药物诱导治疗,联合应用抗病毒药物和合并病毒感染等原因发生轻度骨髓抑制的情况,免疫抑制方案中抗代谢药物推荐使用低剂量MZR,以减轻骨髓毒性,防止造血功能不足可能引发的免疫抑制过度所导致的严重感染。同时有助于抵御病毒感染。肾移植后,由于应用 MMF 类药物引起腹泻、腹胀、腹痛、消化道出血等症状,经对症治疗仍不能缓解时,可考虑转换为 MZR。

(3)肾移植后功能延迟恢复的无尿期间,不推荐使用 MZR,待肾功能逐渐恢复后开始应用,应按照内生肌酐清除率计算剂量。

(4)肾移植术后应用 MMF 或硫唑嘌呤发生骨髓抑制、外周血白细胞、血小板减少时,可以转换低剂量 MZR 并继续监测外周血象。

(5)移植后服用 MMF 发生丙肝病毒复制活跃和明确的 CMV、BK 病毒(BKV)病毒感染,可以转换为 MZR,以利于抗病毒治疗和促进疗效。

3. 毒副作用 MZR 常见的不良反应为高尿酸血症,长期高尿酸血症将导致肾功能不全。必要时停用 MZR,转换其他抗代谢药物。白细胞下降等骨髓抑制作用发生率小于 10%,且较硫唑嘌呤轻,必要时需减量或停用 MZR,并加服升白细胞药物。少见血小板减少、红细胞减少等,偶见食欲不振、恶心呕吐、腹痛、腹胀等消化系统症状。

(四)硫唑嘌呤

硫唑嘌呤(azathioprine,AZA)于 20 世纪 40 年代由诺贝尔奖得主 Eliton 和 Hitchings 合成,临床用于治疗白血病。1960 年,Calne 实验证实 AZA 可抑制狗移植肾的排斥反应。1963 年,Starzl 等将 AZA 与皮质类固醇组合应用,在之后的 20 多年间,AZA+Pred 一直是免疫抑制治疗的两大支柱,属于免疫维持用药。

1. 药理学特点 AZA 为巯嘌呤(6-MP)的硝基咪唑衍生物,增加了生物利用度。AZA 进入体内后,在肝药酶作用下首先转化为 6-MP,再通过数种途径转化为活性代谢产物 6-巯代次黄嘌呤核苷酸(6-TGN)。AZA 口服后半衰期较短,仅约 10 分钟,6-MP 约为 2 小时。AZA 的分解途径为经次黄嘌呤氧化酶作用以及巯基甲基化后而被氧化代谢。失活的代谢物经肾脏排泄,肾功能与 AZA 排泄无相关性,故肾功能不全不影响其使用,亦不需要调整剂量。

2. 作用机制 AZA 在肝药酶作用下,首先转化为 6-MP,进一步转化为 6-TGN 整合进入细胞内的 DNA 分子中,竞争性反馈抑制嘌呤合成酶,尤其是阻止次黄嘌呤核苷酸转变为 AMP 或 GMP,还可产生烷基化作用阻断 SH 组群,从而抑制核酸的生物合成,阻止淋巴细胞增殖。此外,AZA 还可引起 DNA 损害,使染色体断裂、核酸扭曲、干扰 DNA 修复,从而抑制淋巴细胞的增殖。

3. 临床应用 AZA 对初次免疫反应具有很强的抑制作用,但对再次反应几乎无任何作用,故其仅适用于器官移植术后排斥反应的预防,对于已经发生的排斥反应则无治疗价值。AZA 多于术前 2~3 天开始给药,也可手术当天开始用药。口服起始量一般为 2~3mg/(kg·d),用药后约 5 天达到稳态浓度。维持剂量一般为 1~2mg/(kg·d),取决于临床治疗需要和患者个体反应,包括血液学指标所示的耐受程度。伴有肝和/或肾功能不全者,剂量应酌减。老年人用药的副作用发生率较其他患者高,应采用推荐剂量范围的低限值。

4. 毒副作用 AZA 的毒副作用通常具有剂量相关性。最常见的副作用是因骨髓抑制所导致的白细胞减少、血小板减少和巨幼红细胞贫血。与其他抗增殖药物一样,AZA 可引起恶心、呕吐等消化道症状以及脱发。AZA 还可引起药物性肝炎、胰腺炎、肺炎,前者可与病毒性肝炎并存。与其他非特异性免疫抑制剂一样,AZA 可增加感染和肿瘤发生的危险性。此外,AZA 可通过抑制精母细胞分化引起少精子症或无精子症。

(五)来氟米特

来氟米特(leflunomide,LEF)是一种人工合成的异噁唑衍生物类抗炎及免疫抑制剂,具有抗细胞增殖活性,广泛用于多种自身免疫性疾病和免疫介导性疾病。

1. 作用机制 LEF 在体内代谢后转化为活性物质 A771726 而具有免疫抑制作用,能高效、特异性、非竞争性抑制线粒体内二氢乳酸脱氢酶(DHODH)和蛋白酪氨酸激酶活性,抑制嘧啶的生物合成,使 T、B 细胞增殖停止在 G1 期。通过抑制组胺、花生四烯酸等多种炎性因子及氧自由基的产生和释放,发挥抑制细胞和体液免疫应答的双重作用。

2. 临床应用

(1)适应证:近年来,有学者尝试将其用于肾移植临床,预防排斥反应。国内外研究证实以 LEF 替代 MMF 或 AZA 可延长移植物生存,但碍于其副作用,长期应用耐受性较差,临床通常不作为首选药物。最新研究发现 LEF 对移植后 BK 病毒感染具有一定疗效,确认 BK 病毒感染或 BK 病毒肾病时可考虑更换 LEF 维持治疗。国内临床试验证实,LEF 与 CsA 联合应用可以预防和逆转移植物排斥反应,诱导免疫耐受形成,并对移植后抗体介导的排斥反应和移植物慢性血管病变具有一定的治疗效果。

(2)用法用量:LEF 为片剂,每片 10mg。半衰期较长,24 小时给药 1 次。起始剂量 50mg/d,连续 3~5 天,之后 20mg/d 维持。合并 BK 病毒感染或 BK 病毒肾病时国外推荐的负荷用量为 100mg/d,持续 5 天,后改为 40mg/d 维持,国内推荐剂量应相对减少。

(3)禁忌证:孕妇和哺乳妇女禁用。

3. 药物不良反应 胃肠道不良反应(最常见的有厌食、腹痛、腹泻、呕吐、胃炎及胃肠炎)、瘙痒、剂量依赖性皮炎、可逆性肝酶(ALT、AST)升高、可逆性脱发、皮疹、白细胞下降等。

四、哺乳动物雷帕霉素靶蛋白抑制剂

(一)西罗莫司

西罗莫司(sirolimus,SIR)又称雷帕霉素,是 20 世纪 70 年代由加拿大 Ayerst 研究所从放线菌培养液中分离出来的大环内酯类抗生素。进一步研究发现,SIR 具有明确的免疫抑制活性,1989 年,Morris 把 SIR 作为器官移植抗排斥反应的免疫抑制剂进行试用,1999 年,被美国 FDA 批准作为免疫维持用药用于肾移植临床。2015 年,FDA

增加了罕见病淋巴管肌瘤病的适应证。20 世纪 90 年代中期,临床发现其对肿瘤细胞的增殖具有一定的抑制作用,并将其用于抗肿瘤治疗。

1. 作用机制

(1)mTOR 抑制剂是一种多功能激酶,在淋巴细胞的共刺激活化和细胞周期中均存在,主要作用机制:与 FKBP12 相结合形成复合物(SIR-FKBP12-mTOR)能抑制钙依赖性和非钙依赖性的 IL-2R 后转导信号,以及由非淋巴性细胞因子如成纤维细胞生长因子(FGF)、干细胞因子(SCF)、血小板源性生长因子(PDGF)等因子所传递的增殖信号,从而阻断 T 细胞及其他细胞周期中由 G1 期至 S 期的进程,在转录水平上抑制蛋白质的合成。

(2)SIR 抑制丝裂原诱导的 T 细胞增殖,但不影响细胞因子和细胞因子受体的表达。

(3)SIR 抑制外源性细胞因子(IL-2、IL-4、IL-15)激发的 T 细胞的活化和增殖。

(4)SIR 抑制抗体的产生。

2. 临床应用 国内外 SIR 在器官移植术后的应用包括以下两种方式:一是在移植后立即使用,即为初始治疗。二是在稳定期的受者中替换其他免疫抑制剂,包括在移植术后发生肿瘤的受者,又称为转换治疗。

(1)初始治疗包括以下 3 种方案:①SIR+CNI+糖皮质激素(GC),加用或者不加用诱导治疗;②CNI(慢撤离或低剂量长期合用)+SIR+GC 治疗;③不含 CNI 的两联(SIR+GC)或者三联方案(SIR+MPA+GC),多数加用诱导治疗。本方案多用于老年受者或者边缘性供者的器官移植,以减少 CNI 的肾毒性。不含 CNI 方案不推荐作为初始治疗方案。

(2)转换治疗包括以下 3 种方案:①减量使用 CNI,在原有 CNI+MPA+GC 三联方案中减少 CNI 的用量,加用 SIR,构成低剂量的四联方案。此方案需要适当减少抗增殖药物的剂量,以免增加感染的风险;②替代 MPA,将原有 CNI+MPA+GC 三联方案中的 MPA 撤除,换为 SIR;③替代 CNI:在原有 CNI+SIR+GC 三联方案中撤除 CNI 后,SIR 单独与 GC 两联应用或者加用 MPA 构成三联方案。

3. 毒副作用 SIR 药物毒性较低,大部分不

良反应呈剂量或血药浓度相关性,主要包括:

（1）高脂血症:欧洲多中心临床研究发现,SIR组与对照组高胆固醇血症的发生率分别为44%和14%,高甘油三酯血症的发生率分别为51%和12%,且与药物剂量和血药浓度呈正相关。

（2）骨髓抑制:部分服用者出现血小板、白细胞及红细胞数量减少等骨髓抑制表现,具有剂量相关性,其机制可能与抑制某些生长因子受体的信号传递有关。

（3）口腔溃疡:是其常见副作用之一,与药物服用时在口腔内存留相关。

（4）伤口延迟愈合:由于SIR具有抗内皮细胞和平滑肌细胞增殖的作用,在一定程度上延迟手术切口愈合,故建议移植术后1个月时开始应用。

（5）蛋白尿:SIR可能会引起蛋白尿,建议定期检测尿蛋白量。在肾移植维持治疗的患者中从CNI转换为SIR应谨慎筛选转换人群。合并糖尿病的受者较易在转换后出现蛋白尿。

此外,SIR还可引起间质性肺炎、痤疮等不良反应。与CsA和Tac相比,SIR没有明显的肾毒性和神经毒性。

（二）依维莫司

依维莫司（everolimus）是另一种mTOR抑制剂,为西罗莫司的40-O-（2-羟乙基）衍生物。mTOR是一种参与细胞增殖、分化的重要蛋白质。依维莫司能够与胞质内FKBP12结合,作用于mTOR并抑制其活性,使细胞周期静止在G1期,抑制生长因子（IL-2和IL-5）介导的T、B细胞增殖和分化,进而预防排斥反应。依维莫司可使血管内皮生长因子（VEGF）的表达减少。依维莫司是肿瘤细胞、内皮细胞、血管平滑肌细胞生长和增殖的强效抑制剂,并可在体内外抑制实体瘤的糖酵解,该药既可以抑制免疫排斥反应,又可以抑制多种恶性肿瘤的发生和发展。

依维莫司作为肝、肾移植免疫抑制剂,已经在全球多国上市。在中国上市的适应证为接受舒尼替尼或索拉非尼治疗失败的晚期肾细胞癌成人患者等。

五、生物性免疫抑制剂

（一）多克隆抗体

1. 制备与功能 多克隆抗体是将不同来源的人类淋巴细胞,如胸腺淋巴细胞、经胸导管引流的淋巴细胞、淋巴结中的淋巴细胞、脾脏中的淋巴细胞,以及外周血淋巴细胞等作为免疫原,致敏鼠、兔、猪或马等动物,激活其B细胞分泌特异性抗体（免疫球蛋白）后,采集并纯化这些抗体而制成。常见的多克隆抗体包括:抗淋巴细胞球蛋白（antilymphocyte globulin, ALG）和抗胸腺细胞球蛋白（antithymocyte globulin, ATG）。多克隆抗体可与多种T细胞表面共有抗原分子（包括CD2、CD3、CD4、CD8、CD11a、CD18、HLA-DR等）结合,之后通过以下3条途径诱发强烈而持久的T细胞清除:①ADCC作用;②脾、肝、肺中的网状内皮细胞依赖性的吞噬作用（调理作用）;③与胸腺内和移植物内的T细胞产生黏附,进而发挥清除作用。最新研究表明,多克隆抗体可改善移植物缺血再灌注损伤,降低移植物功能延迟恢复（delayed graft function, DGF）的发生率,并对心血管系统存在潜在的保护作用。

2. 临床应用 多克隆抗体的适应证包括:①围手术期免疫诱导治疗;②急性排斥反应治疗;③耐激素急性排斥反应治疗;④骨髓移植后慢性GVHD的预防和治疗。禁忌证包括:①既往使用同类制剂时发生严重的全身性过敏反应;②移植后存在严重感染。在使用前必须做皮肤过敏试验,皮试阴性方可使用。使用时通常将其稀释于250~500ml生理盐水后缓慢静脉滴注,全量应在3~6小时内输完。为避免发生严重过敏反应,在使用前需给予皮质激素及抗组胺药物进行预防性治疗。

3. 不良反应 多克隆抗体为异种血清产品,在应用过程中仍存在一些不良反应,主要包括:①细胞因子释放综合征（cytokine release syndrome, CRS）,表现为寒战、发热与肌肉关节疼痛等,可在应用前给予甲泼尼龙、非甾体抗炎药进行预防;②血清病,主要表现为关节痛、瘙痒、血管神经性水肿等,一般3~5天可自愈;③过敏性休克,较为罕见,表现为低血压、呼吸困难和胸部不适等,一旦发生除立即停药外,立即经静脉缓慢注射1:10稀释的肾上腺素0.25~0.5ml和氢化可的松500mg,紧急时还可静推地塞米松10~20mg;④感染,需预防性应用抗生素并调整其他免疫抑制剂用量。

（二）抗 CD25 单克隆抗体——巴利昔单克隆抗体

CD25 是活化 T 细胞表面抗原，即 IL-2Rα 链。活化 T 细胞表达 CD25，并通过自分泌途径产生 IL-2，进一步促进 T 细胞增殖。抗 CD25 单克隆抗体（anti-CD25 monoclonal antibody，anti-CD25 McAb）又被称为抗 IL-2 受体单克隆抗体（anti-IL-2 receptor monoclonal antibody，IL-2RA），国内应用主要为巴利昔单抗（basiliximab），用于排斥反应的预防。

1. 作用机制　IL-2RA 是一种人鼠嵌合的、针对 IL-2R 的 α 链（CD25）的 IgG1 单克隆抗体。其以高亲和力、特异性竞争性封闭限制 IL-2R，阻断 T 细胞活化的第二信号，使 T 细胞分化停滞在 G0/G1 期而不能进入 S 期，随之发生凋亡，从而抑制急性排斥反应。

2. 临床应用　标准总剂量为 40mg，分 2 次给予，每次 20mg，首次应用于移植术前 2 小时内给药，第二次于术后第 4 天给予。经配制后的巴利昔单抗可一次性静脉推注，亦可在 20~30 分钟内静脉滴注。

3. 不良反应　IL-2RA 毒副作用较少见，发热、乏力、头痛、胸痛、咳嗽、呼吸急促、心率加快、血压升高、血糖升高、恶心、呕吐、便秘、腹泻、皮肤切口愈合缓慢等。用药前和用药期间需监测血糖、血常规、肝肾功能和生命体征。未见 CRS，故无需激素预防。妊娠期哺乳期妇女慎用。

（三）抗 CD20 单克隆抗体——利妥昔单克隆抗体

CD20 是前 B 细胞和成熟 B 细胞表面的跨膜抗原，利妥昔单抗（rituximab）是一种人鼠嵌合性单克隆抗体，能特异性地与 CD20 结合，通过 CDC 作用和 ADCC 作用介导 B 细胞溶解。rituximab 能迅速、持久地清除循环和组织中的 B 细胞，持续清除时间长达 6 个月。目前 rituximab 常用于 ABO 血型不合肾移植的脱敏治疗、抗体介导的排斥反应，以及重度 T 细胞介导的排斥反应。最新研究证实，rituximab 与人免疫球蛋白联合使用是一种非常经济而有效地脱敏治疗方案。主要不良反应为 CRS，包括一过性低血压、寒战、发热等，可在用药前给予对乙酰氨基酚等进行预防。

（四）抗 CD3 单克隆抗体——鼠抗 CD3 单克隆抗体

CD3 是成熟 T 细胞的共同分化抗原，全部外周血 T 细胞和胸腺、淋巴结内接近成熟的 T 细胞均表达 CD3，活化 T 细胞也多表达 CD3。抗 CD3 单克隆抗体（anti-CD3 monoclonal antibody，anti-CD3 McAb）可作用于全部的成熟 T 细胞，通过杀伤 T 细胞或阻断细胞免疫反应而达到抗急性排斥反应的目的。鼠抗 CD3 单克隆抗体（OKT3）主要用于治疗移植后 2 周内出现的急性排斥反应。在治疗过程中其最常见、最危险的不良反应是 CRS，多发生在最初 1~3 次用药后的 1 小时内，主要表现为寒战、高热（≥40℃），严重的反应可出现致死性肺水肿、休克、呼吸困难等，又称首剂反应。针对上述不良反应可在首次治疗前静脉注射甲泼尼龙，肌注苯海拉明，并口服对乙酰氨基酚予以预防。

六、其他免疫抑制剂

贝拉西普（belatacept）是一种选择性 T 细胞共刺激因子阻断剂，主要用于预防器官移植急性排斥反应。在免疫应答过程中，T 细胞需要 APC 提供的共刺激信号方可活化，后者是一个多层次序贯表达的网络信号系统，以 T 细胞表面分子 CD28 与其相应配体分子 CD80 或 CD86 结合所提供的共刺激信号最为重要。belatacept 通过与 APCs 上的 CD80 或 CD86 分子结合，阻断 CD28 介导的 T 细胞共刺激信号，从而抑制 T 细胞活化。此外，belatacept 还可以抑制 IL-2、IL-4、IFN-β 和 TNF-α 等细胞因子生成，从而保护器官移植物免遭排斥反应，并在一定程度上保留机体对其他病原体的免疫应答。

临床实验表明，使用 belatacept 可显著预防急性排斥反应。而最新研究提示，该药还有助于减轻与 CNI 类药物和类固醇激素相关的移植物慢性非特异性损伤。belatacept 的主要不良反应包括：移植后淋巴增殖性疾病（post transplant lymphoproliferative disorder，PTLD）、与 JC 病毒相关的进行性多灶性白质脑病（progressive multifocal leukoencephalopathy，PML）和多瘤病毒肾病。EB 病毒（EBV）抗体检测阴性的器官移植受者在使用 belatacept 时若感染 EBV 则罹患 PTLD 的风险更高。所以建议在使用 belatacept 前进行 EBV 抗体检测,对结果阴性的患者不推荐使用。

(石炳毅)

第三节 免疫抑制剂应用原则与用药方案

一、免疫抑制剂应用原则

器官移植受者免疫抑制剂应用的基本原则包括:

1. 在有效预防排斥反应的前提下,尽量减少毒性作用。

2. 采用联合用药方案,利用药物协同作用,增加药物的免疫抑制效果,同时减少各种药物的剂量,降低其毒性作用。

3. 遵循个体化的用药原则,依据多种因素调整用药种类和配伍,包括供、受者的配型、受者的免疫功能、年龄、种族和致敏状态等制定个体化的用药方案。

4. 通过监测药物浓度调整用药剂量。

5. 关注药物间相互作用以平衡其免疫强度,从而减少因免疫功能降低所致的继发感染和肿瘤的发生率。

二、免疫抑制剂用药方案

免疫抑制方案在各种器官移植中的应用虽有不同,但基本原则却是大同小异,包括免疫诱导方案、维持方案和急性排斥反应冲击治疗方案,现以肾移植为例介绍如下:

(一)肾脏移植的免疫诱导方案

1. 免疫诱导治疗的目的 免疫诱导治疗有以下 3 个目的:①减少移植物排斥反应的发生率及严重程度,以直接改善移植的效果;②为免疫维持治疗方案中的 CNI 类药物或糖皮质激素安全减量甚至停用提供条件,以降低其长期服用所带来的毒副作用;③可能诱导受者产生针对移植物特异性的免疫耐受状态,以大幅减少维持治疗的总体用药剂量。

2. 诱导治疗方案的选择 需要根据供、受者的诸多危险因素进行综合考虑。通常对于发生 DGF 及排斥反应高风险受者多选择 T 细胞清除性抗体进行诱导治疗。高风险受者主要包括:①免疫因素,预存供者特异性抗体(DSA)、群体反应性抗体(PRA)水平显著升高,以及再次移植等情况;②供者因素,扩大标准或边缘性供肾、心脏死亡供者(DCD)、供肾脏冷保存时间超过 24 小时;③受者因素,心血管疾病史、体重指数(BMI)大于 35、丙型肝炎病毒(HCV)阳性、年龄大于 60 岁、不同种族。

3. 免疫诱导常用药物包括 兔抗人胸腺细胞免疫球蛋白(rATG)、抗人 T 细胞兔免疫球蛋白(ATG-F)、抗人 T 细胞猪免疫球蛋白、巴利昔单抗(IL-2RA)等。

(二)肾脏移植的免疫维持方案

随着免疫学的发展,新型免疫药物的应用,可供选择的维持免疫治疗方案也日益增多。虽然目前临床肾移植已有国际公认的、被推荐的首选免疫抑制维持方案,但由于不同免疫抑制剂在作用机制、免疫抑制强度以及毒副作用等方面存在差异,维持治疗方案的选择还是应该遵循科学、个体、合理化的用药原则。目前临床上常用的口服免疫抑制剂主要分为 3 大类:CNI、抗细胞增殖类抑制剂以及皮质类固醇。一般情况下,分别选择上述 3 大类中的 1 种药物进行组合,形成预防排斥反应的维持治疗"三联免疫抑制方案"。临床肾移植常用的维持期方案为 4 种,包括足量 CNI 三联免疫抑制方案、无 CNI 免疫抑制维持方案、减量 CNI 免疫抑制维持方案和 CNI 类药物相互间转换方案。

(三)肾移植急性排斥反应冲击治疗方案

肾移植术后早期发生急性排斥反应,糖皮质激素冲击疗法作为一线治疗方案。大部分细胞介导的急性排斥反应对激素冲击疗法有效。静脉滴注 3~5 天后,改为口服激素维持。

重度细胞介导的急性排斥反应(Banff 分级 ≥ ⅡA 级)常需要 ATG 治疗,ATG 治疗同时给予抗生素预防感染。

急性抗体介导的排斥反应对单纯激素冲击或单纯 ATG 治疗疗效不佳。此时应尽早采用以下方案:

1. 清除受者体内存在的抗体,包括血浆置换和免疫吸附等。

2. 阻断或延迟抗体介导的初级和次级组织损伤作用,包括静脉注射免疫球蛋白(IVIg)等。

3. 抑制或清除体内抗体的继续产生,如应用抗 B 细胞药物(利妥昔单抗)和抗浆细胞活性制剂(硼替佐米)等。

临床器官移植免疫抑制剂的应用可分为预防性和治疗性用药。预防性用药是指排斥反应未发生之前常规性的预防性应用。起始阶段使用 ATG 或其他单克隆抗体以及大剂量的免疫抑制剂,这一阶段称为诱导阶段。随后免疫抑制剂逐渐减量,逐渐达到维持剂量以预防急性排斥反应的发生,这一阶段为维持阶段,多数情况下需终身维持免疫抑制治疗。维持期免疫抑制治疗通常采用以 CNI 为基础的联合用药方案。发生急性排斥反应时,需采用激素冲击疗法或抗淋巴细胞球蛋白治疗,加大免疫抑制剂用量或调整免疫抑制方案。

结　语

综上所述,免疫抑制剂普遍具有治疗指数窄、个体间药动学和药物疗效差异较大的特点,有效、合理的联合应用仍是目前器官移植免疫抑制治疗的重要原则。随着免疫学的不断发展,我们期待更多高效、低毒的新型免疫抑制剂的研发,为推动器官移植事业的蓬勃发展保驾护航。

(石炳毅)

参 考 文 献

[1] Sen A, Callisen H, Libricz S, et al. Complications of solid organ transplantation: cardiovascular, neurologic, renal, and gastrointestinal. Crit Care Clin, 2019, 35(1): 169-186.

[2] Jouve T, Noble J, Rostaing L, et al. Tailoring tacrolimus therapy in kidney transplantation. Expert Rev Clin Pharmacol, 2018, 11(6): 581-588.

[3] Chen B, Shao K, An HM, et al. Population pharmacokinetics and bayesian estimation of mycophenolic acid exposure in Chinese renal allograft recipients after administration of EC-MPS. J Clin Pharmacol, 2019, 59(4): 578-589.

[4] Lee SH, Park JB, Oh CK, et al. Cyclosporine sparing effect of enteric-coated mycophenolate sodium in de novo kidney transplantation. Yonsei Med J, 2017, 58(1): 217-225.

[5] 石炳毅,邱建新,眭维国,等. 肾移植受者使用霉酚酸出现胃肠道症状时转换咪唑立宾治疗的多中心疗效观察研究. 中华器官移植杂志, 2017, 38(12): 708-713.

[6] Yuan X, Chen C, Zheng Y, et al. Conversion from mycophenolates to mizoribine is associated with lower BK virus load in kidney transplant recipients: a prospective study. Transplant Proc, 2018, 50(10): 3356-3360.

[7] Hirsch HH, Randhawa PS, AST Infectious Diseases Community of Practice. BK polyomavirus in solid organ transplantation-Guidelines from the American society of transplantation infectious diseases community of practice. Clin Transplant, 2019, 33(9): e13528.

[8] Kumar J, Bridson JM, Sharma A, et al. Systematic review on role of mammalian target of rapamycin inhibitors as an alternative to calcineurin inhibitors in renal transplant: challenges and window to excel. Exp Clin Transplant, 2017, 15(3): 241-252.

[9] Nguyen LS, Vautier M, Allenbach Y, et al. Sirolimus and mTOR inhibitors: a review of side effects and specific management in solid organ transplantation. Drug Saf, 2019, 42(7): 813-825.

[10] Webster AC, Wu S, Tallapragada K, et al. Polyclonal and monoclonal antibodies for treating acute rejection episodes in kidney transplant recipients. Cochrane Database Syst Rev, 2017, 7(7): CD004756.

[11] Perez CP, Patel N, Mardis CR, et al. Belatacept in solid organ transplant: review of current literature across transplant types. Transplantation. 2018, 102(9): 1440-1452.

[12] Holt CD. Overview of immunosuppressive therapy in solid organ transplantation. Anesthesiol Clin, 2017, 35(3): 365-380.

第四章　供者评估与管理

学习目标

1. 了解移植器官来源的基本分类及供者选择与供者管理
2. 初步掌握脑死亡器官捐献的病理生理特点及技术要求
3. 初步掌握心脏死亡器官捐献的分类、病理生理特点及技术要求
4. 了解活体器官捐献的相关规范及对捐献者的健康状况要求

第一节　供者选择一般标准

供器官来源包括尸体供器官和活体供器官两大类。尸体器官捐献又因捐献者临床死亡的情况不同分为：脑死亡器官捐献（donation after brain death，DBD）和心脏死亡器官捐献（donation after cardiac death，DCD）。

一、尸体器官供者的一般选择标准

尸体器官供者的一般选择标准也在不断变化，以往认为的捐献绝对禁忌证变为相对禁忌证，如活动性 HBV、HCV 感染等。目前尚无统一的明确标准，可参考以下条件：①供者身份明确；②年龄一般不超过 65 岁；③无 HIV 感染；④无药物滥用、无静脉注射毒品、无同性恋/双性恋等高危活动史；⑤无恶性肿瘤病史，但部分中枢神经系统肿瘤（主要指低中度危险原发脑瘤，表 4-1）和一些早期恶性肿瘤在经过成功的治疗后可以考虑；⑥无活动性、未经治疗的全身性细菌、病毒或者真菌感染；⑦捐献器官功能基本正常。

二、活体供者选择标准

为了最大限度地保护活体捐献者的自身利益，根据世界卫生组织（WHO）和移植协会共同制定的阿姆斯特丹和温哥华活体器官捐献指南，对活体器官捐献者有相当严格的要求。各器官活体供者选择标准详见相关章节。

表 4-1　脑肿瘤危险性分类

低度危险性	中度危险性	高度危险性
良性脑膜瘤	星形细胞瘤二级	退行性星形细胞瘤三级
垂体瘤	脑神经胶质瘤	多形性成胶质细胞瘤
听神经瘤		成神经管细胞瘤
颅咽管瘤		退行性少突神经胶质瘤
星形细胞瘤一级		松果体胚细胞瘤
表皮样囊肿		脊索瘤
低度少突神经胶质瘤		恶性室管膜细胞瘤
松果体瘤		颅内肉瘤
室管膜细胞瘤		原发淋巴瘤
分化良好畸胎瘤		
乳头状瘤		
成血管细胞瘤		

（刘永锋）

第二节 脑死亡供者

一、脑死亡概念

脑死亡是以中枢性自主呼吸完全停止为首要特征的脑干或全脑功能永久性丧失,并且以正在使用呼吸机或体外膜氧合(ECMO)等手段维持心跳和循环的一种特殊临床死亡状态。该定义强调呼吸机或 ECMO 的介入和存在,以及此刻心跳和循环相对于整体生命的无效性。

1959 年,法国医生 P Mollaret 和 M Goulon 首次提出"不可逆昏迷"概念,而后由于呼吸机的广泛应用,不可逆昏迷逐步被用来作为临床治疗的终点,并由此逐步形成"脑死亡 = 死亡"概念。目前很多国家、地区均已完善以法律、法规、指南等不同形式界定"脑死亡 = 死亡",从而保证现代急救医学环境下的医疗实践科学有序进行,同时也允许在器官捐献中采用脑死亡标准。长久以来,脑死亡标准下的器官捐献也是各国器官捐献的主要来源。

二、脑死亡行政管理"政策 – 法规 – 法律"三级缺位问题

我国目前已由卫生行政主管部门组织医学专家制定了《脑死亡判定标准与技术规范(成人质控版)》《脑死亡判定标准与技术规范(儿童质控版)》,并且公开发表于核心医学期刊。然而,作为与此配套的行政管理文件,三级政策、法规、法律文件仍然缺位。脑死亡判定医学标准的临床正式应用,仍然缺乏相应的政策、法规、法律支撑。这种状况必须引起器官捐献与移植一线工作人员的高度重视。因此,为了保证我国器官捐献事业的健康发展,将脑死亡"政策 – 法规 – 法律"三级建设提上议事日程,已迫在眉睫。

三、脑死亡状态下的病理生理特点

脑死亡状态对机体的血流动力学产生巨大的影响,引起外周器官严重的缺血再灌注损伤;持续低血压造成组织器官缺血缺氧,能量代谢障碍;激活的免疫系统应答反应则造成非特异性的炎性损伤。

1. **缺血再灌注损伤** 脑死亡早期机体内儿茶酚胺一过性增高,引起血管阻力增高,脏器内血流量减少,使得组织器官缺血缺氧。当儿茶酚胺消耗殆尽后,血管阻力下降,同时局部舒张血管的代谢产物如组胺、腺苷等增多,可引起外周血管的扩张,从而使得组织器官内的血供增加。这种缺血再灌注损伤一方面使氧自由基的生成增加,损害细胞膜、线粒体膜等膜性结构;另一方面胞质内钙离子浓度升高,引起线粒体功能障碍,可进一步促进氧自由基的生成与释放。

2. **主要病理生理过程** 脑死亡后机体的血流动力学和内分泌代谢以及交感神经系统均发生重大变化,同时诱发细胞因子的大量释放,激活非特异性免疫反应。血流动力学的剧烈变化是由于大量的儿茶酚胺释放入血造成的,称之为"儿茶酚胺风暴(catecholamine storm)"或"自主风暴(autonomic storm)"。下丘脑 – 垂体 – 靶腺轴功能部分或完全丧失,反馈机制消失,促甲状腺激素、促肾上腺皮质激素、抗利尿激素分泌减少,使得血液中的激素如甲状腺激素、抗利尿激素、皮质醇等水平均迅速下降。

(1)血流灌注减少:脑死亡早期由于交感神经系统兴奋,大量的儿茶酚胺释放入血,表现为心输出量、平均动脉压、心率及携氧量均增加,但由于全身血管阻力增加而导致重要脏器血流灌注量减少。

(2)心肌损害和心律失常:脑死亡可以引起不同程度的心肌损害。这归咎于"儿茶酚胺风暴"中儿茶酚胺的大量释放。应用维拉帕米可以阻断钙离子的慢通道,不仅可以改善血流动力学,而且可以减少心肌损害。

心肌损害的严重程度也和颅内压升高的速度和程度相关。脑死亡早期,交感肾上腺髓质系统过度激活,尽管血流动力学参数并未成比例变化,但心肌细胞内钙离子水平急剧升高,随后出现心肌坏死以致诱发心律失常。约 10% 的脑死亡者可发生心脏停搏。

(3)内分泌系统紊乱:尽管部分下丘脑组织可能有微弱的血流灌注,但不足以维持其功能。脑死亡后,下丘脑 – 垂体 – 靶腺轴功能部分或完全丧失,抗利尿激素缺乏导致尿崩症。如果未得到有效治疗,将导致严重的低血容量,低血压,器

官血流灌注不足,严重电解质紊乱(高钠、高镁、低钾、低钙),心律失常,甚至心脏停搏。下丘脑-垂体-靶腺轴的反馈功能也不复存在,可导致甲状腺功能减退,血中游离三碘甲状腺原氨酸减少,使得细胞的线粒体功能受抑制,有氧代谢减弱,无氧代谢增强,从而导致能量生成障碍,ATP 大量减少,乳酸增加及血流动力学紊乱。

(4)免疫系统的激活:脑死亡后数小时即可在外周器官观察到大量炎性因子释放。组织器官内黏附分子、致炎淋巴因子(TNF-α,IFN-γ)、淋巴细胞和巨噬细胞相关产物的 mRNA 表达均显著升高。外周器官的 MHC I、MHC II 分子和共刺激分子 B7 的表达也明显上调,提示外周器官的免疫反应大大增加,从而不可避免地增加急性排斥反应的发生风险。

(5)肺水肿:神经源性肺水肿较常见于脑死亡器官供者。

(6)低温:约 86% 的脑死亡者出现完全体温失控,主要表现为低温。造成低温的原因有下丘脑体温调控功能丧失,大量的液体和血液输注,躯体暴露。

(7)凝血功能障碍:脑死亡后,从坏死的脑组织内释放大量的组织纤维蛋白溶解因子及纤溶酶原激活因子入血,可发展为弥散性血管内凝血(disseminated intravascular coagulation,DIC)。

四、脑死亡器官供者评估、维护与管理

根据脑死亡后有心跳尸体病理生理变化给予相应处理,最大限度地维持血流动力学、内分泌功能等内环境稳定,有利于:①提高潜在供者的数量;②提高每例供者可供移植的器官数;③改善有限供者器官的质量;④降低移植后并发症和移植器官功能衰竭的发生率。

(一)脑死亡供者的评估

一旦脑死亡判定成立,并且患者的直系亲属同意捐献器官,应立即由相应科室主管医生、器官捐献协调员或器官移植医生联合对患者进行综合评估,以确定其是否适合器官捐献。需要集中了解损伤或者发病的原因,心肺复苏的持续时间,血管活性药物的使用,是否存在感染和心律失常,既往史和手术史等,以排除器官捐献的禁忌证。近年来,我国已出现多起由器官携带型狂犬病毒引

起的接受者死亡。了解宠物接触、抓伤、咬伤史,以排除狂犬病毒携带的可能。

器官功能的实验室检查包括全血细胞计数、血电解质、血糖、动脉血气分析、尿液分析、凝血、血尿素氮、血肌酐、肝功能、微生物病原学检查(HBsAg、HBc-Ab、anti-HCV、anti-EBV、anti-CMV、anti-HIV-1、anti-HIV-2、人类嗜 T 细胞病毒抗体-1、梅毒)、ABO 血型、Rh 血型、HLA 配型、痰涂片、血、尿和痰细菌培养和药敏试验。

对于捐献不同器官的供者,还需要对具体的器官功能进行相应特殊检查。心脏供者检查包括:心功能评估、心电图、胸部 X 线检查、超声心动图,超过 45 岁的患者行心导管检查、心肌酶谱分析。肺脏供者检查包括经皮动脉血氧饱和度(SpO$_2$)(吸入氧气浓度为 100% 时)、动态动脉血气分析、胸部 X 线检查、支气管镜检查。胰腺供者检查包括动态血糖监测、血清淀粉酶、血清脂肪酶、尿淀粉酶和血清糖化血红蛋白。肝脏供者检查包括肝脏超声。肾脏供者检查包括肾脏超声。

(二)脑死亡供者的临床器官维护

脑死亡判定成立前、后的医疗活动其概念和指导原则完全不同,脑死亡之前称为"治疗",脑死亡之后称为"外周器官维持"。换句话说,脑死亡之前称为"挽救生命";脑死亡之后称为"抢救器官"。因为概念不同,医疗活动的原则也随之改变:判定前是以维持血压保证脑组织血流灌注、防止脑水肿为主;而判定成立后则以维持供者外周器官的血流灌注和功能为主。

1. 监测 脑死亡后,神经及内分泌系统调控作用丧失,机体内环境及心血管系统状况等不断恶化,故需要加强监测,如心电图、有创动脉血压、中心静脉压、尿量、体温、动脉血气、凝血功能等,必要时行肺动脉导管插管,监测肺动脉楔压(PCWP)、静脉血氧饱和度(SvO$_2$)等参数,以指导临床处理。

2. 维持 一般来说,应根据监测的结果和临床表现予以维持,尽可能纠正供者内环境紊乱。Gelb 和 Robertson 提出了"四个 100 原则",即收缩压≥100mmHg,尿量≥100ml/h,动脉血氧分压(PaO$_2$)≥100mmHg,血红蛋白浓度≥100g/L。

(1)脑死亡最常见的原因是颅脑损伤和颅内出血,而这两者在治疗时,通常需要进行降颅

压治疗,所以经常大量使用甘露醇和呋塞米(速尿),导致机体有效循环血容量相对不足。甘露醇的大量使用,同时由于脑死亡后有效循环血容量不足,可以使甘露醇在肾小管形成结晶,造成肾功能衰竭。通过准确的液体疗法维持适当的前负荷,静脉输液量以每小时超过尿量 50ml 为宜,心率小于 100 次 /min,中心静脉压(CVP)稍高于 12cmH$_2$O,平均动脉压大于 70mmHg,使用最低量的血管活性药物如多巴胺(dopamine)或去氧肾上腺素(phenylephrine)维持收缩期血压在 100mmHg 或以上。高血压通常是一过性的,一般不需特殊处理。如果存在持续的高血压,可以使用硝普钠,根据血压调整其用量。

(2)灌注压降低与器官移植后肾小管坏死、功能衰竭关系密切。但只有在液体或输血疗法不能维持足够灌注压时才考虑使用儿茶酚胺类药物。若经过容量复苏后仍出现低心排综合征可使用多巴酚丁胺,滴注速度可达 15μg/(kg·min);外周血管阻力低时可使用肾上腺素,但去甲肾上腺素应作为最后待选药物。由于脑死亡供者心脏的自律性对抗毒蕈碱药物无反应,所以心动过缓时给予阿托品治疗无效。

(3)氧分压应维持在 70~100mmHg,呼吸末正压(PEEP)不宜过大,氧饱和度作为检测组织氧合最有价值的指标,应常规监测。如果出现严重的喘鸣音,推荐使用支气管扩张剂。

(4)尿崩症导致大量液体和电解质丢失,应根据尿量给予低张晶体液,及时监测电解质变化,调整补液中电解质的量,如高钠血症出现后,采用等量的生理盐水和 5% 葡萄糖液补充尿液丧失量及每天生理需要量。如果尿量大于 200ml/h,应给予升压素,以尿量调整升压素的用量。

(5)此外,部分脑死亡者由于大量的组织纤溶物质释放入血,存在凝血机制障碍,如血小板减少、弥散性血管内凝血等,应根据监测结果输注新鲜冰冻血浆,必要时可以进行成分输注,及时补充血小板及各种凝血因子,纠正凝血功能障碍,维持红细胞比容在 0.30 或以上。

(6)保持室温在 23~24℃,可以使用加热设施,但应注意防止烫伤,因为脑死亡者已经无反应性。所有输入体内的液体或血液制品,输入前均应加温至 37℃。同时应用保温装置,维持体温在 36.1~37.7℃。

(7)由于下丘脑 - 垂体轴功能丧失,可造成持续的胰岛素减少所致糖代谢紊乱,同时葡萄糖液体的输注、儿茶酚胺释放以及血管活性药物的使用,往往导致高糖血症,可以根据血糖水平调整胰岛素用量,以维持血糖在许可范围内。在使用胰岛素时应监测磷酸盐和钾离子水平,防止低钾导致的心律失常。

3. **防控感染**　对供者的各项处置措施,均应严格遵循无菌原则。应每天行血、尿、痰细菌培养,胸部 X 线检查及血生化检查。只有当供者的感染被彻底控制,才考虑使用该供者器官。此外,应避免使用对器官有较强毒性的抗生素等药物。

(三)DBD 器官获取术中处理及"麻醉"原则

术中失血,尤其是多器官联合分组获取时,要注意血容量的变化,必要时可以成分输血。器官切取期间除加强监测、及时纠正内环境紊乱、保证重要脏器足够的血流灌注等措施外,还必须给予供者足量的镇痛药,消除器官切取期间有害的应激反应,以避免对可移植器官功能的进一步损害。常用药物为芬太尼。这里必须强调,脑死亡器官获取术中应用麻醉剂的目的并非镇痛,因为患者已经死亡,没有疼痛感觉;其应用目的为阻断外周性神经反射造成的进一步器官损伤,从而使移植器官功能较好地恢复。

(陈忠华)

第三节　心脏死亡供者

心脏死亡供者(DCD)由来已久,早在移植发展初期阶段,脑死亡立法前,各国的尸体器官移植均来源于 DCD。随着脑死亡概念的提出,考虑到心脏死亡供者由于经历热缺血,可能对器官造成损害,DCD 的应用逐渐减少。但近年来器官短缺使得人们再次评价 DCD,目前 DCD 移植数量逐年增加,已成为最具有前景的器官来源之一。

一、心脏死亡供者分类

DCD 指公民在心脏死亡后进行的器官捐献,以往也称无心跳器官捐献(non-heart beating donation,NHBD)。

目前,国际上通常采用 1995 年荷兰 Maastricht 国际会议定义的 DCD 分类标准,2000 年之后,西班牙提出重症治疗室或监护室中心脏意外停跳者也是很有开发潜力的供者来源,2003 年将其增补为 Maastricht 标准 V 类,现被英国等国家采用。

Maastricht 分类:

I 类:指抵达医院时已经死亡者,患者的死亡发生在院外。该类如有可能成为供者,其猝死时需要有目击者予以证实,记录准确的死亡时间及入院前抢救措施。这类供者存在许多不确定因素,如器官热缺血时间、死亡原因等。

II 类:这种类型是指在发现心脏停搏后采取了复苏措施但未能成功,常见于急诊室中,整个过程均已有详细记录。

III 类:等待心脏停搏的濒死者,患者存在不可救治性损伤,通常为大面积的脑损伤,但不完全满足脑死亡的判断标准,各种治疗已经无效,有计划地撤除生命支持,等待心脏停搏。通常为神经外科重症监护病房、一般重症监护病房、冠心病重症监护病房、急诊病房和一般病房的患者。

IV 类:确认脑死亡的患者发生非预见性心脏停搏。这种类型与脑死亡供者的区别在于,前者是宣告脑死亡后或在宣告死亡过程中患者心跳停止,并确定给予复苏无效后,进行器官切取;后者是在宣告患者脑死亡后,患者心脏仍有心跳和呼吸支持的情况下,行器官切取。

V 类:重症治疗室或监护室中心脏意外停跳者。

以上类型中,只有 III 类的心脏停搏是可以预知的,因而称为可控性心脏死亡供者,其余 4 类属于不可控性心脏死亡供者。

二、心脏死亡供者评估

与 DBD 不同,DCD 患有严重的神经系统损伤和/或其他重要器官功能衰竭,达到或未完全达到脑死亡标准,其他器官的功能受损程度因缺氧耐受能力不同而各有不同。器官捐献是在医生确定患者将不可避免死亡,且亲属决定撤除生命支持的前提下进行的。因此对心脏死亡供者评估除参照脑死亡供者评估(详见本章第二节)外,还应包括两方面内容,即潜在供者在撤除生命支持治疗后 60 分钟内心脏停搏的可能性以及其器官用于器官移植的可能性。

(一)撤除生命支持治疗后心脏死亡的预测

目前国际上推荐采用的评估系统主要有威斯康星大学制定的评分系统(UW 评分系统)和 UNOS 评估系统。应用最广泛的是 UW 评分系统,该评估系统需要在撤掉呼吸机后,通过气管插管或气管造口处,监测自主呼吸 10 分钟,测量呼吸参数和生命体征(如呼吸频率、潮气量、最大吸气负压、脉搏、血压和血氧饱和度),并计算测出的各种变量,同时将年龄、身高、体重指数(body mass index,BMI)、升压药和插管类型等因素考虑在内。UW 评分高者,拔管后 60 分钟内死亡的可能性较大。

但这些评估系统并未考虑患者的神经损伤状态,且需要终止呼吸支持 10 分钟,因此更适用于非神经系统损伤供者,对于严重的神经系统损伤但尚未达到脑死亡的供者的预测价值较低。近年来,美国 Alejandro Rabinstein 等对于严重的神经系统损伤且尚未达到脑死亡的供者提出神经重症患者心脏死亡评分(score for cardiac death in patients in neuro-critical state,the DCD-N score),包括:角膜反射消失为 1 分,咳嗽反射消失为 2 分,运动反射消失为 1 分,氧合指数(OI)>3 为 1 分。研究结果指出:DCD-N 评分≥3 分,74% 的患者会在 60 分钟内死亡,但尚需大量研究进行验证。鉴于各评估系统均有其局限性,目前建议综合 DCD-N 评分、UW 评分系统、UNOS 评估系统,参考血流动力学和其他呼吸参数,以得到更准确的评估结果。

(二)供器官评估

影响心脏死亡供者移植效果的最根本问题在于热缺血时间延长。对于热缺血的时限问题,标准尚不统一。1995 年,荷兰 Maastricht 会议通过:热缺血时间应指心脏停搏至低温灌注开始前的一段时间。美国认为热缺血时间最好≤30 分钟。澳大利亚/新西兰规定肝脏热缺血时间应≤30 分钟,对于肾脏和胰腺,热缺血时间应≤60 分钟,肺脏的时限为 90 分钟。目前较为公认的说法是,当收缩压低于 50mmHg(1mmHg=0.133kPa)时,器官将会出现热缺血损伤。这个指标被广泛采用,一旦收缩压持续(至少 2min)低于 50mmHg(或血红蛋白氧饱和度低于 70%),就认为"功能性热缺血期"已经开始。此外,不建议使用外周血氧饱和度来判断功能性热缺血期。因为患者在濒死过程中,会发生外周组织的循环障碍,导致血氧饱和度的准确性降低。肝脏热缺血时间应≤30分钟,肾脏热缺血时间应≤60分钟,肺脏的热缺血时间是指达到再通气而非达到低温灌注的时间,其时间应控制在60分钟以内,胰腺的热缺血时间应控制在30分钟之内。对于DCD供者,冷缺血时间应保持在最低水平。

在决定是否选取此类器官时,还应考虑是否存在其他风险因素,常规行病理检查。2009年,Rao等提出供肾风险指数(kidney donor risk index,KDRI),根据供者年龄、种族、身高、体重、死因、DCD、合并高血压、糖尿病、丙型肝炎、肌酐水平、B位点错配数、DR位点错配数、冷缺血时间、是否是双肾移植,以上14个因素计算KDRI。在KDRI的基础上将所有供肾按0~100%评分,衍生出供肾概况指数(kidney donor profile index,KDPI),估计供肾存活时间。2012年3月,美国器官获取和移植网络(OPTN)正式公布将KDPI加入尸体肾源分配方案。在肝移植中,Feng等提出供肝风险指数(liver donor risk index,LDRI),随着LDRI升高,移植物存活率逐渐下降。但最近的研究指出LDRI仅涵盖了年龄、死亡原因、种族、是否心脏死亡后捐赠、是否部分或劈离式肝移植、器官来源地域、身高、冷缺血时间8个因素,未能全面考虑供、受者匹配、体重、肝脏功能等因素,有一定局限性,在评估中可能会造成一定偏倚,尚不能正式用于器官分配。

三、心脏死亡供者的处理原则和程序

DCD的基本原则是"切取器官只能在患者死后,不能因为切取器官导致患者死亡",也就是说,在做出撤除生命支持治疗的决定后,方可与患者家属商谈器官捐献事宜。如同意捐献,且患者在撤除生命支持后的规定时间内未能恢复自主呼吸,才能由器官移植医疗组进行器官切取程序。

目前国际上最常用的心脏死亡供者是Maastricht-Ⅲ类,即可控性心脏死亡供者。世界各国对可控性心脏死亡供者的处理程序略有不同,本书介绍的处理程序主要来源于我国于2012年8月修订的《中国心脏死亡器官捐献工作指南(第2版)》。

(一)决定撤除生命支持治疗

主管医生发现潜在器官捐献者后,应进行会诊讨论,明确患者预后不良,目前采用的医疗手段无法避免死亡。在主管医生告知患者家属病情后,患者家属对病情有充分的理解,决定撤除生命支持治疗。

(二)获得知情同意

在家属决定撤除生命支持治疗后,可与家属商谈器官捐献事宜,详细解释DCD的意义和具体实施过程。家属同意后签署正式的知情同意书。如果家属在决定撤除生命支持治疗之前自行提出器官捐献,或患者清醒时曾提出捐献意愿,需要在医疗记录上详细记录,并签署正式的知情同意书。家属包括配偶、父母及成年子女。

(三)供者管理

签署知情同意书之后,进行供者/供器官的综合评估及医疗干预。

供者评估包括血型化验(ABO血型及Rh血型)、HLA配型、病毒学筛查、器官功能评估等。

对潜在供者的医疗干预更多的是为了保证器官移植的效果、保护供器官而实施。此时,由患者治疗模式转入潜在供者维护模式。必须遵守知情同意和无害原则。知情同意是指医疗干预只有在患者(曾经的清醒状态时)或直系亲属知情同意的情况下才能进行;无害原则包括不应该限制或者减少能减轻患者痛苦的措施,也不应该应用加快患者死亡的措施。

对于可控性DCD来说,为保证供器官的质量,应维持潜在供者生命体征稳定,维持目标:①收缩压≥100mmHg;②中心静脉压≥10cmH$_2$O;③PaO$_2$≥100mmHg;④每小时尿量≥100ml;⑤体温≥36℃。具体实施措施包括充足补液,必要时给予白蛋白,维持电解质平衡,控制尿崩症,维持血糖稳定,采取保温措施,在必要时(血压下降且补液效果不明显时)应用血管活性药物多巴胺及去甲肾上腺素。

此外,可于终止治疗开始前对供者进行必要的医疗干预,这包括:①血管插管准备:暴露血管、血管插管、原位灌注;②应用药物如抗凝药物(肝素)、血管扩张剂(酚妥拉明)、溶血栓药(尿激酶);③应用体外膜氧合(extracorporeal membrane oxygenation, ECMO）。尽量应用有明确证据证明有效的医疗干预措施。如无足够证据证明其有效性，在没有不合法操作并且得到家属知情同意的条件下，可以在主治医生的慎重选择下施行。应用的所有干预措施必须详细记录。

此外，对不可控性 DCD 还应给予心脏按压和机械通气。目前，关于这些干预措施的具体内容和时间不同国家和不同地区尚不统一。

（四）终止治疗

切取器官或移植的团队不能参与终止治疗过程。所有的工作应在不损害患者利益的前提下实施，不能应用加速患者死亡的药物。应准确记录撤除生命支持治疗的时间。在撤除生命支持后应该连续记录捐献者的生命体征，包括心率、呼吸频率、血压、血氧饱和度和尿量等。准确记录热缺血时间。热缺血时间是指终止治疗至低温灌注开始前的一段时间。建议各器官耐受热缺血时间：肾脏 60 分钟，肝脏 30 分钟，胰腺 60 分钟，肺脏 60 分钟。捐献者在撤除生命支持治疗后，60 分钟内心跳未停止者，应终止器官捐献。

（五）宣布死亡

按循环停止的标准判断和宣布死亡，即呼吸和循环停止，反应消失。由于 DCD 对于时间的限制，需要运用监测或检验来快速而准确地判断循环停止。在可能的情况下，可以应用有创动脉血压监测和多普勒超声进行确认。判定死亡时由于在循环停止后的几分钟里心电活动仍可能存在，不应以心电监测为准。为确定循环停止的不可逆性或永久性，应观察一段时间再宣布死亡。观察期（no-touch time）至少为 2 分钟，不能多于 5 分钟。

（六）器官获取

一旦宣布死亡，尽快开始切取手术，尽量减少热缺血时间。供器官切取后一般采取单纯低温保存，对热缺血时间较长的供器官及边缘器官可采取低温机械灌注。

四、心脏死亡供者应用现状

欧洲各国在 20 世纪 80 年代早期开始尝试心脏死亡供者（DCD），近年来数量逐渐增加，2000 年以来共实施 5 000 余例；美国于 20 世纪 90 年代后期开始开展 DCD，2013 年 OPTN/UNOS 的年度报告指出，2012 年 DCD 供者占尸体供者移植的 14%（1 102 例），是 2000 年的 9 倍（117 例，1.95%）。另外，根据 Maastricht 分类标准，DCD 的选择标准在不同的国家和移植中心有所不同。欧洲国家大多同时接受可控性及不可控性 DCD，但法国、西班牙仅接受可控性 DCD 供者；美国主要采用 M-Ⅲ 类 DCD；澳大利亚和新西兰规定 M-Ⅲ 和 M-Ⅳ 类 DCD 器官可用于移植；而日本则主要开展 M-Ⅳ 类器官移植。

（一）DCD 肾移植

肾移植在临床应用最早，研究也较多。脑死亡后，撤除生命支持后在 60 分钟内切取的供肾可用。热缺血时间在 10 分钟之内，术后肾功能可迅速恢复；热缺血时间接近 30 分钟者，部分术后可发生急性肾小管坏死（acute tubular necrosis, ATN），肾功能需数周才恢复正常。快速切取肾脏后冷灌注，低温保存供使用，尤其是对于热缺血时间较长的供肾，应尽量缩短冷缺血时间，争取冷缺血时间 <16 小时。

从 1999 年起，美国的 DCD 供肾移植数量在稳步增加，平均每年增加约 30%。美国国家数据库分析表明，风险校正后 DCD 和 DBD 肾移植后 3 个月、1 年和 3 年的移植物存活率均相近。与美国的移植中心相比，欧洲移植中心采用 DCD 供肾移植的比例更高，其移植物存活率与 DBD 供肾移植相近。英国移植协会比较了 1994 年至 2000 年间 DCD 和 DBD 肾移植效果，移植后早期 DCD 组移植物丢失率高于 DBD 组，但 1 年后两组间基本相同。尽管单中心和多中心研究均报道了乐观的研究结果，但是 DCD 器官切取时不可避免的较长热缺血时间对移植肾功能的长期影响已受到关注。DCD 供肾移植校正后的 DGF 相对危险度是标准 DBD 供肾移植的 2.5 倍。

（二）DCD 肝移植

近年来美国使用 DCD 供肝的比率在不断增加，目前大约占所有肝移植的 5%。他们倾向于采用年轻 DCD 的供肝，而不采用老年 DBD 的供肝；而 DCD 供肝倾向于移植给成年人和低 MELD 评分（终末期肝病模型评分）的患者。DCD 供肝移植的并发症发生率和死亡率均较高已得到明确证实，其中术后原发性移植物无功能（primary graft non-function, PNF）、肝动脉血栓形成、早期胆汁淤积、缺血性胆管狭窄和排斥反应发生率较高，其他并发症发生率无显著性差异。与 DBD 供肝相比，DCD 供肝热缺血时间不超过 30 分钟组和超过 30 分钟组，移植物失功的相对危险度分别为 1.81 和 2.34。此外，冷缺血时间超过 10 小时可明显增加移植物失功的风险（相对危险度 =1.18）。

（三）DCD 胰腺移植

相对肾移植和肝移植，DCD 供胰腺移植的经验非常有限。142 个移植中心中仅 13 个中心报道了 DCD 供胰腺移植。对美国 1993—2003 年开展的 DCD 供胰腺移植资料的分析表明，移植物 5 年存活率为 74%，与 DBD 供胰腺移植无显著差别。这些研究尽管有限，却也对在适当条件下可以应用 DCD 供胰腺进行移植的想法提供了支持。Salvalaggio 等的研究证实，对供者的筛选可使 DCD 移植胰腺获得很好的 5 年存活率。这些 DCD 的平均年龄为 30 岁，体重指数为 23.5kg/m²，并且 DCD 使用升压药物的比率（34%）比 DBD（78%）相对较少。在积累到一定经验之前，应有限度地进行 DCD 供胰腺移植，并尽量选择年轻、偏瘦、血流动力学稳定的 DCD。为了达到较满意的受者 / 移植物长期存活率，还需要进一步积累经验。

（四）DCD 肺移植

DCD 供肺适合移植，且比其他器官更耐受缺血，DCD 肺移植只要处置得当，其效果与传统的脑死亡供者肺移植相当，未见呼吸道感染或排斥反应的发生率增加。动物实验和临床结果表明，热缺血时间在 60 分钟以内，平均收缩压在 50mmHg 以上和肺冷灌注的情况下，DCD 供肺可以用于移植。肺对缺血的耐受性明显比肝脏（30 分钟）、肾脏（60 分钟）和胰腺（30 分钟）要好，这可能与肺的代谢率较低和心脏停搏后局部能量消耗少有关。

（齐海智）

第四节 活 体 供 者

活体供者分为活体亲属供者和活体非亲属供者。活体亲属供者又根据是否有血缘关系分为有血缘关系的供者和无血缘关系供者，无血缘关系活体亲属供者包括配偶、继父母和非同父母的兄弟姊妹等家庭成员。活体非亲属供者包括至亲好友以及有自愿捐赠器官供他人移植，但不愿透露身份的匿名供者等。活体亲属供者是目前我国活体供者的唯一合法来源。

一、活体供者应用历史

活体供者最初用于克服器官移植过程中的免疫排斥反应，1954 年，Murray 采用同卵双生兄弟供肾，取得了肾移植突破性的进展。与尸体供者相比较，活体供者具有以下优点：扩大了供器官来源，缩短了受者等待时间；活体供者大多为亲属供者容易获得理想的组织配型，术后排斥反应的发生减少；供器官的冷热缺血时间明显缩短；术前可对供器官进行详细检查，选择合适的手术时机。但因为活体器官移植触及医学底线"无害原则"，随着克服免疫排斥反应措施的不断改进，在各国承认脑死亡和制定了脑死亡器官捐献条例和法规的基础上，活体供者逐渐减少。近年来，随着器官短缺问题日益突出，活体供者再次受到人们的重视，但随着活体供者的不断增多，供者术后并发症和死亡的事件时有发生，更多的伦理和社会问题也不断显现出来，因此应用活体供器官时，需要对活体供者进行更为慎重的评估，采用更加严格的标准和准则。

二、活体供者选择与评估

（一）捐献意愿评估

1. 确认符合法律、法规、医学伦理学和医学原则，确认活体器官捐献者本人真实的意愿。

根据我国国务院自 2007 年 5 月 1 日实施的《人体器官移植条例》及卫生部 2009 年颁布的《关于规范活体器官移植的若干规定》，我国亲属活体供者与受者仅限于以下关系：①配偶，仅限于结婚 3 年以上或者婚后已育有子女；②直系血亲或者三代以内旁系血亲；③有证据证明因帮扶等形成亲情关系，仅限于养父母和养子女之间的关系、继父母与继子女之间的关系。同时，器官捐献者必须年满 18 周岁，具有完全民事行为能力。捐献者作出的决定应该出于完全自愿，不存在任何外界的压力和胁迫。无器官买卖。

2. 医疗机构应当充分告知供者、受者及其家属切取器官手术风险、术后注意事项、可能发生的并发症及预防措施等。

告知程序是供者评估过程中一个非常重要的部分,告知的原则包括:①平衡原则,对供、受者双方来讲,所得到的利益一定要大于风险;②对于供者来说该过程必须是自愿的,且有权随时终止。确保对因为医学和自身因素而停止捐献程序的原因进行保密。

告知的内容包括:①评估过程中如果发现疾病将会对供者的医学判断、保险和社会状况产生影响;②器官切取手术可能造成的手术风险,除了可能发生的死亡、外科并发症、健康状况及器官功能的改变,还包括对受雇就业能力、保险及无意识中对家庭和社会生活的影响;③受者可以选择等待尸体器官或者替代治疗(如肾脏的替代治疗);④受者移植手术可能的预后情况(良好的和不顺利的)和受者的特殊情况。

3. 供者、受者签署知情同意书　捐献者和接受者及相关人员必须能够理解被告知的所有内容,并且签署《手术知情同意书》,捐献者需填写《自愿捐献书》。捐献者有权在捐献前的任何时间中止捐献。

(二)医学评估及程序

活体供者的医学评估主要包括:ABO 血型、年龄、体重、HLA 配型及淋巴细胞毒实验、HIV 或肝炎病毒感染、高血压、恶性肿瘤、严重呼吸系统或心血管系统疾病、遗传性疾病、供器官功能,以及捐献者是否吸毒或酗酒等。

推荐按程序依次进行检查,一旦发现不符合捐献条件,即终止其他检查,避免创伤性检查,合理降低医疗费用。包括:①ABO 血型;②全面的内科疾病筛查(采集详细病史,体格检查,实验室检查,包括血液、尿液检查,X 胸片和心电图);③HLA 配型以及淋巴细胞毒实验。

三、活体捐赠器官的风险

活体器官移植是从健康人身上获取器官移植给其他人,其目的并不是为了本人而是为了他人的健康,从某种意义上说违背了医学伦理学基本的无害原则(活体供者的伦理学问题详见第十一章第三节)。事实上活体供者是不可能没有损害

的,不仅可能会出现并发症,甚至有可能发生健康供者死亡事件。

(一)活体供者死亡事件

全世界在 1987 年前至少 20 例供肾者死亡,至 1992 年又有 7 例供肾者死亡。美国 1990—2003 年,活体肾移植 16 524 例,11 例活体供肾者死亡,其中 10 例系腹腔镜取肾后死亡,最年轻供者仅 25 岁。美国活体供肾手术期死亡率约为 0.03%。全世界迄今至少 33 例活体供肝供者死亡(其中 3 例接受肝移植后仍死亡。已知美国和欧洲各 8 例,巴西 4 例,阿根廷 1 例,日本 3 例,印度、埃及和韩国各 2 例,我国香港、新加坡和土耳其各 1 例)。仅 36%(12/33)在学术刊物或会议报道,大多数(64%)并未报道。同样,在国内开展活体肾移植和肝移植的短短几年内已有发生供者死亡的事件,但也未见报道。近年来美国成人活体肝移植例数明显下降,现在维持在每年 250~300 例。法国已经禁止施行活体肝移植。

活体供者死亡的悲惨事件不仅仅对于供者的家属、朋友和受者造成极大的打击,而且对手术者自身以及移植中心的声誉和移植工作的进一步开展所造成的负面影响,也是无法挽回的。供者的死亡也会影响到准备捐赠的其他候选供者和受者,社会和舆论也会对活体移植产生质疑,损害公众对医疗机构的信任。

(二)活体供者术后并发症

随着活体器官移植的数量增加,活体供者术后的并发症也被广泛关注。据报道活体供肝供者术后并发症发生率在 10% 左右。供者完全康复平均需 3 个月,大多数患者在术后 6 个月方能恢复术前的工作和劳动,对健康的远期影响还需进一步观察和研究。活体供肾术后远期并发症发生率约为 20%,主要有:高血压病、蛋白尿、切口疝、肠梗阻、肾炎、肾结石、慢性胰腺炎等。据报道高血压病的发生率为 15%~38%,血清肌酐有不同程度升高,术后 GFR 降低。供者发生终末期肾病,美国报道发生率大约为 1%,瑞典报道为 0.5%。活体胰腺移植供者术后除一般手术并发症外,常见并发症还有脾切除(15%)、胰腺炎或胰漏(5%)、糖尿病(3%)、肠梗阻。活体供小肠移植术后并发症包括短肠综合征、肠梗阻(3%~8%)、维生素失调症、体重下降和腹泻等。

四、活体供者长期随访

对供者进行长期随访和治疗是保证供者身心健康的重要环节。及时发现和治疗可能出现的并发症和心理问题,有助于保持存留器官功能和提高供者生活质量。

扩展阅读

我国器官捐献现状

我国现阶段尚无脑死亡立法,人们对死亡的认识都停留在"心跳停止、自主呼吸丧失即为死亡",对脑死亡的认识与接受程度较低。2003年卫生部制订了《脑死亡判定标准(成人)》(征求意见稿)、《脑死亡判定技术规范》(征求意见稿),2013年国家卫生和计划生育委员会对上述文件进行了修改与完善。脑死亡标准的建立,有助于人们树立科学的死亡观。

2010年3月,卫生部同中国红十字会共同启动了我国人体器官捐献试点工作。2011年2月,卫生部人体器官移植技术临床应用委员会(OTC)通过并公布了《中国心脏死亡器官捐献分类标准》(简称"中国标准",卫办医管发〔2011〕62号)即,中国一类:国际标准化脑死亡器官捐献(DBD);中国二类:国际标准化心死亡器官捐献(DCD);中国三类:中国过渡时期脑-心双死亡标准器官捐献(donation after brain death awaiting cardiac death, DBCD),供者符合脑死亡诊断标准,但鉴于脑死亡法律支持框架缺位,现按DCD程序严格实施。我国目前尚无脑死亡立法,对于不能接受在心脏未停跳情况下进行器官捐献的家属,"中国三类"更易于实施。

(刘永锋)

参 考 文 献

[1] 陈忠华,张苏明,雷霆,等.我国首例儿童脑死亡判定暨无偿器官捐献与移植.中华医学杂志,2004,84(8):619-621.

[2] 陈忠华,裘法祖.脑死亡者捐献器官——现代科学和人文精神的完美结合.中华医学杂志,2004,84(8):618-618.

[3] 陈忠华,袁劲,周鸿敏,等.论人类死亡概念和判定标准的演变和进化.中华医学杂志,2004,84(14):1221-1224.

[4] 陈忠华,袁劲.论自愿无偿器官捐献与脑死亡立法.中华医学杂志,2004,84(2):89-92.

[5] 黄洁夫.推动我国器官移植事业健康发展的关键性举措:心死亡器官捐献试点工作原则性思考.中华器官移植杂志,2011,32(1):1-4.

[6] 中华医学会器官移植学分会.中国心脏死亡器官捐献工作指南(第2版).中华器官移植杂志,2011,32(12):756-758.

[7] Rabinstein AA, Yee AH, Mandrekar J, et al. Prediction of potential for organ donation after cardiac death in patients in neurocritical state: a prospective observational study. Lancet Neurol, 2012, 11(5):414-419.

[8] Kootstra G. Statement on non-heart-beating donor programs. Transplant Proc, 1995, 27(5):2965.

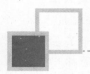

第五章　供器官评估与修复

本章阐述器官捐献供器官的评估要点、修复策略及进展。亲体移植的供器官评估在相应章节详述。

第一节　供肾评估与修复

供肾质量是影响移植肾存活的重要因素，准确评估供肾质量是移植医师面临的挑战之一。目前有一系列预测和评估供肾质量的工具及方法，可以帮助移植医师评估器官捐献供肾是否适宜进行肾移植。例如移植前供肾穿刺活检、供肾危险评分、机械灌注参数、供肾分子标志物和分子诊断工具、供肾活力评估等方法。规范供体选择和供肾评估、优化供肾保存策略，不仅将有助于临床医师在合理选择供体上有章可循，而且也将有利于供肾的长期存活，降低急性肾移植排斥和 DGF 的发生率，具有重要的理论和临床实践意义。

一、生化肾功能评估

血生化肾功能检测实用、易行。对潜在捐献者，应该密切进行血生化检测，关注血清肌酐（或者 GFR）、尿素氮和电解质。一般而言，获取时血肌酐 <200μmol/L 提示肾脏功能较好。但在临床实践中，也有获取时血肌酐处于低值水平的肾脏在移植后功能恢复不佳甚至出现 PNF 的情况。在评估肾脏功能时，血肌酐是重要的指标，但也需

要结合实际情况具体分析，要充分权衡捐献者发病前的血清肌酐水平（反映肾脏的基础状态）和获取前的肌酐水平（叠加了发病后的损伤因素）。在器官维护阶段，可能会出现血肌酐值急骤上升，甚至需要辅助血液透析等治疗的情况。此时需要仔细鉴别血肌酐升高的原因。如果结合患者的原发疾病和具体医疗过程，认为血肌酐升高由肾脏不可逆性损伤导致，就需要慎重考虑是否使用肾脏。如果是由急性肾小管坏死等可逆性损伤导致，则仍然可以考虑使用。

二、供肾外观评估

获取供肾后，一般可以从供肾外观大致评估供肾质量。包括：①质量较好的供肾灌注后表面光滑、颜色白；②无整体或局部红色斑块样微血栓形成；③外形形态饱满，边缘较锐利，无明显肿胀，肾脏包膜完整；④局部无粘连及梗死等病变；⑤质量好的供肾，可有弹性，无僵硬感；⑥血管条件较好，无内膜损伤、脱落及钙化斑块。如供肾灌注后颜色偏暗，可进行机械灌注以及结合其他指标进行综合评估。血管条件即使较差，通过移植前的修整及术后抗凝等综合治疗，仍能获得良好的肾功能。

三、供肾缺血时间

1. **热缺血时间**　由于热缺血时间和移植肾

预后存在密切关联,无论是 PNF、DGF,还是移植肾失功都与供肾热缺血时间延长相关,因此过长的热缺血时间是供肾的禁忌。目前国内外对器官捐献供体的热缺血时间有以下几种标准:①心脏死亡缺血时间,从心跳停止到开始冷灌注的时间,心脏死亡热缺血时间一般应 <15 分钟。②濒死期热缺血时间,从撤除呼吸机及心脏支持至开始冷灌注的时间一般应 <1 小时。③功能性热缺血时间,从动脉收缩压 <50mmHg 或者血氧饱和度 <80% 到开始冷灌注的时间,一般应 <30 分钟。其中,功能性热缺血时间的引入可能会使供器官的选择更加合理。

2. **冷缺血时间**　供肾冷缺血时间与 DGF 密切相关,同时也是导致急性排斥反应的独立危险因素。因此,应尽可能采取一切措施缩短冷缺血时间。欧洲肾脏最佳实践指南推荐,由于 DCD 供肾热缺血时间更长并且发生 DGF 可能性更高,冷缺血时间应当更短,建议对受控下心脏死亡供肾(M-Ⅲ型)冷缺血时间控制在 12 小时内;对于长时间的冷缺血时间,如大于 36 小时(资料很少),但由于其很高的 DGF 及急性排斥风险,一般不主张使用,除非在特殊情况及充分考虑风险和收益的情况下选择使用。指南提出:①建议冷缺血时间越短越好;②对于 DCD 供肾,建议冷缺血时间 <12 小时;③对于是否使用冷缺血时间 >36 小时的供肾,建议根据具体个例情况判断;④建议来源于脑死亡供肾冷缺血时间 <24 小时。

四、术前供肾病理活组织检查(零点穿刺)

器官捐献供肾移植前供肾穿刺活检对评估供肾质量、发现供肾潜在病变和急性损伤及移植后病理的零点对照等非常有价值。供肾损伤一般分为基础病变,缺血、缺氧损伤以及炎症损伤等。肾功能生化指标能反映基础病变,死亡前的缺血、缺氧损伤和炎症损伤,但完全不能代表死亡后冷热缺血损伤,而术前病理活检则可反映上述损伤。术前病理活检组织检查可直观地了解肾小球硬化、肾血管狭窄、肾小管萎缩和间质性纤维化等形态学改变,从而预测术后肾功能和存活率。

术前活检需要注意以下情况:

1. 刀切取材损伤大,并且所获组织可能不均匀,不能完整反映整个肾脏情况,导致结果误判。如浅表的楔形切法会高估硬化肾小球百分率。

2. 穿刺组织包括皮质及髓质,组织分布较均匀,目前偏向于穿刺取材。

3. 穿刺部位位于肾上极或下极,不宜穿刺肾中央,避免形成动静脉瘘。

4. 零点穿刺建议做快速冷冻检查,优点是快速得到结果,缩短供肾缺血时间。

5. 冷冻切片时,需注意防止切片组织皱缩重叠,影响结果。

6. 也可进行常规苏木精-伊红染色(HE 染色)、Masson 染色、刚果红染色、电镜检查等。

7. 电镜检查的价值目前尚不清楚。

8. 避免因组织切片方法不一致导致的误差。

9. 可参考 Remuzzi 供肾活检组织病理学评分标准评估供肾穿刺病理的质量,从而决定供肾是否采用及决定是单肾还是双肾移植(表 5-1)。

最后得分为各指标得分的和:①0~3 分,轻度,可行单肾移植;②4~6 分,中度,需行双肾移植;③7~12 分,重度,不应移植。

总之,供肾的组织病理学评估是临床综合评估中非常重要的一部分,是对临床评估的有效补充和完善,但由于供肾病变的多样性和病理活检诊断的局限性,组织病理学评估不能作为供肾取舍的唯一依据,必须与临床各项评估方法密切结合以做到综合评估。

表 5-1　Remuzzi 供肾活检组织病理学评分标准(半定量法)

分值	0	1	2	3
肾小球硬化	无	<20%	20%~50%	>50%
肾小管萎缩	无	<20%	20%~50%	>50%
间质纤维化	无	<20%	20%~50%	>50%
动脉狭窄	无动脉壁增厚	动脉壁增厚,厚度小于管腔直径	动脉壁增厚,厚度等于或稍大于管腔直径	动脉壁增厚,厚度大于管腔直径,或者堵塞

五、应用 LifePort 肾转运器参数判断供肾质量

目前,很多移植中心开始采用 LifePort 机器灌注的方法对移植肾进行保存,其灌注参数与术后肾功能和存活率有关。低温机械灌注具有评估肾脏质量、清除残存血栓、降低灌注阻力、改善肾脏微循环、保护肾脏、减少 DGF 发生的作用,适用于器官捐献供肾的体外灌注和保存。

1. **肾脏移植的标准** 阻力指数(RI)<0.40mmHg/(ml·min),流量 >70ml/min。RI 为 0.40~0.50mmHg/(ml·min),则须根据临床资料进行综合判断是否可以应用。RI>0.50mmHg/(ml·min)的供肾一般予以弃用。

2. **灌注时间** 当 RI<0.30mmHg/(ml·min),流量 >100ml/min,灌注时间 2~3 个小时;RI>0.35mmHg/(ml·min),流量 <100ml/min,灌注时间适当延长,但最长不超过 8 小时。

3. **灌注压力** 应用 LifePort 单纯保存时应采用低灌注压力(25~30mmHg)。

4. **LifePort 肾转运器应用注意事项**

(1)机器灌注对判断供肾质量有一定的应用价值,但不是唯一指标。

(2)应用 LifePort 前,获取肾脏应充分灌注,并清除肾周脂肪等多余组织,减少供者血细胞和脂肪等组织细胞在 LifePort 中的循环运转。

(3)仔细结扎动脉细小分支,防止漏液,导致读数假象等。

(4)注意 Lifeport 运行过程中动脉的折叠、扭转。

(5)LifePort 工作时动态观察调整,根据 RI 和流量调整灌注压,开始灌注压力为 35mmH$_2$O,最高不超过 40mmH$_2$O,流量维持 80~130ml/min,最高不超过 150ml/min。

(6)如果半小时内阻力指数下降至 0.35mmHg/(ml·min)以下,则提示供肾质量良好。

(7)对 DCD 供肾有一定的保护作用,但对 DBD 供肾作用如何有待研究。

(8)如果将阻力指数与供者年龄、移植前肾小球滤过率预测值、热缺血时间等结合进行综合评价,预测价值则更高。

六、灌注液的生化指标

目前,大量研究希望能在肾脏灌注液或者保存液中找到一种或多种能反映供肾质量的生物标志物,从而准确、快速地判断供肾质量,决定移植方案等。但是,目前并没有一个完全可靠的、临床常规应用的此类生物标志物。以下所描述的一些临床研究发现,其实用价值仍有待更多临床观察的进一步验证。

1. 检测灌注液中的 α- 谷胱甘肽转移酶、乳酸脱氢酶水平和氧化还原活性铁浓度均有助于预测术后肾功能。DCD 供肾灌注液中 α- 谷胱甘肽转移酶的水平与热缺血时间、PNF 和近曲小管坏死的发生率呈正相关,可用于判断术后移植肾是否有功能。

2. 乳酸脱氢酶因缺乏细胞特异性,不能区分移植肾能否发挥功能,但可从能发挥功能的肾中挑选出术后能快速发挥功能者。

3. 有报道指出,灌注液中的氧化还原活性铁浓度在灌注 1 小时后明显增加,且随着热缺血时间的延长而增多。有研究还发现,在上述 3 种物质中只有氧化还原活性铁浓度在 PNF 和 DGF 有明显差别。氧化还原活性铁浓度结合其他供者、肾相关参数对术后 PNF 的预测具有较高的敏感度和特异度。

七、供肾的修复

1. **供肾多支血管的处理** 肾多支动脉或取肾时损伤动脉应作成形手术。①双支肾动脉其口径相似时,可行侧侧吻合术;②较小一支动脉可与肾主动脉主干做端侧吻合,尽可能避免结扎动脉;③供肾 4/5 血运良好,下极分支动脉或下极副肾动脉对输尿管血运无影响,直径在 1mm 以下时,可考虑结扎,否则尽量重建或与腹壁下动脉吻合。

供肾多支静脉较少见。解剖学上在肾实质内,肾静脉之间有丰富的交通循环,故此主干静脉较粗,其余静脉支较细小的可考虑结扎,由于肾内静脉存在侧支循环,因此可结扎较细的肾静脉。

2. **供肾异常情况处理和修复** 器官获取前需完善双肾及输尿管超声检查,明确有无肿瘤、囊肿、结石等异常,从而协助判断供肾是否可用,及需做如何处理。很多供肾术前无相关超声检查等

影像学资料,修肾过程中如果发现供肾有以上情况,需综合判断供肾是否可用。

对于较大单纯囊肿,肾实质大部位受压,估计能满足受体肾脏功能需要,可行供肾囊肿去顶术后移植。

肾盂结石、输尿管单个结石致输尿管扩张等病理情况,只要处理恰当,如体外取石成功,可不影响作为供肾。

3. **改善供肾灌注功能措施**　LifePort 低温机器灌注可清除残存血栓、降低灌注阻力、改善肾脏微循环等。对需要长时间运输、DCD、高龄、高血压和糖尿病史、有心肺复苏和低血压过程、肾功能损害、缺血时间长等边缘供肾,以及获取过程中灌注不良等具有 DGF 高危因素的供肾尤其适用。

当获取过程中灌注不良,怀疑供肾存在微血栓可能,以及 LifePort 灌注供肾阻力指数偏高时,可以加入改善血管顺应性、溶栓的药物。建议 LifePort 灌注 2 小时后,阻力指数 >0.40mmHg/(ml·min),在灌注通路中加入维拉帕米 10mg、罂粟碱 10mg、酚妥拉明 5mg 或尿激酶 25 万~50 万单位,可降低阻力指数,增加灌注流量,改善供肾功能。

（薛武军）

第二节　供肝的评估与修复

一、移植供肝的活力评估

供肝质量好坏直接影响移植手术成功率。心脏死亡或脑死亡供体均不可避免经历更长的热缺血损伤,合并有更复杂的病变,对低温损伤更为敏感,这是制约肝移植疗效的重要因素。随着我国公民器官捐献体系的深入开展,心脏死亡器官捐献(donation after cardiac death,DCD)是我国主要的移植器官来源之一。DCD 供者通常存在神经、体液调节失常,表现为患者血流动力学不稳定、全身器官组织灌注不足以及水、电解质和酸碱失衡,从而使全身器官的结构和功能受到不同程度的影响。受热缺血与再灌注等损伤因素影响,DCD 供肝在移植术后容易出现早期移植肝功能不全,甚至发生原发性移植肝无功能的并发症,严重影响肝移植预后。如何快速、有效、客观而又无创地评

估供肝质量及进行移植术后的预后分析是当前的重要研究课题。

目前,肝功能的评估仍主要依靠传统的血清学指标。其中,肝酶主要反映肝功能受损程度,谷丙转氨酶(ALT)和谷草转氨酶(AST)仍然是迄今应用最为广泛的功能学指标,ALT 对于肝功能的急性损伤更为敏感,而 AST 更能体现肝功能的损伤程度。碱性磷酸酶(ALP)和 γ- 谷氨酰转肽酶(GGT)则通常作为胆汁淤积的敏感标志应用于临床。总体上肝酶指标敏感度较好,但特异度差,且容易受感染、免疫排斥、药物等外界因素干扰,从而影响对肝功能的判断。胆红素是肝脏代谢功能的一个重要指标,总胆红素(TBIL)的升高往往预示肝细胞功能障碍。前白蛋白(PA)和白蛋白(ALB)反映肝脏的蛋白合成能力,但往往受到外源性补充白蛋白及营养状态的影响。大部分的凝血因子在肝脏中合成,因此凝血酶原时间(PT)、凝血酶原活动度(PTA)、活化部分凝血活酶时间(APTT)及国际标准化比值(INR)等凝血指标也能反映肝脏合成、储备功能。但各项血清学检查只能反映肝功能的一个侧面,具有较大的局限性,且血清学检查容易受外界影响,不少学者开始寻求更直接、客观的评估手段。

功能影像学因其快速、稳定、无创、可操作性强等特点日渐成为肝功能评估的研究热点。目前供体评估的影像学手段主要有 CT、MRI 及超声。CT 与 MRI 可以对移植肝供体体积及血管情况进行测评,还可以诊断肝脏占位、脂肪肝等。CT 检查可以建立估计供肝体积的计算机模型,测定供肝体积可以保证受体获得足够体积移植肝,有效避免小肝综合征的发生。计算肝脏与脾脏的 CT 值之比,可以对肝脂肪变程度进行定量评估,但对于较轻的脂肪变性,其价值相对有限。CT、MRI 术前提供供体肝内管道详细、准确的信息,具有较高的价值,是重要的无创性检查方法。

（一）超声检测评价供肝质量的研究

超声可以进行床旁检查,有其便利性。二维超声对 30% 以上程度脂肪肝诊断的敏感度可达到 81.8%。超声多普勒检查可以术前发现供体血管解剖及变异情况,具有重要价值。超声造影可以实现对组织器官的微灌注检查。可以提供血管解剖形态学信息,对于肝脏血管解剖变异的诊断

具有较高的诊断价值。超声对于脂肪肝的诊断主要依靠医师的视觉评估,没有定量的指标,因此误差较大。

超声造影剂作为血液示踪剂能反映肝脏的血液循环状态,超声造影参数能定量评估肝脏微小的血流动力学变化,帮助提示肝内细微结构的改变,确定有无肝实质损害。天津市第一中心医院武红涛等研究发现脑死亡后,随时间的延长,肝脏进入低灌注状态,应用超声造影可以动态观察肝脏灌注,利用血流检测能测量血流动力学参数,两者结合可以有效评价脑死亡肝脏损伤程度。

弹性成像技术是一种检测组织弹性硬度的无创性方法,可定性、定量评估脂肪肝、肝纤维化等,具有明显优势。供体脂肪变性、纤维化以及供体保存性损伤、肝淤血等影响了供肝质量,可引起肝脏硬度改变。研究表明,弹性成像可对其进行无创评估,但是研究尚在起步阶段,不同病变程度的弹性硬度临界值尚无统一标准,国内已有研究尝试应用弹性成像对供体质量进行评估,试图得出临界值。Mancia C 等报道了 Fibro Scan 这种瞬时弹性成像技术,定量诊断肝脏脂肪变性程度,对肝脏纤维化进行精确分级,并可部分替代肝穿刺活检。中山大学附属第一医院何晓顺团队通过剪切波弹性成像(shear wave elastography, SWE)技术检测组织内的传播速度得出杨氏模量评价组织硬度,结果显示离体肝 SWE 均值明显高于移植术后 SWE 均值,术后 1 周移植肝 SWE 均值与 TBIL、APTT、PT 及 INR 呈正相关,而与前白蛋白呈负相关,SWE 对术后胆汁分泌、肝脏合成及凝血功能的恢复具有指导意义。随着弹性成像的不断发展,其将为肝移植术前供体质量的评估提供有用的参考价值,仍有待于更多的探索研究。

(二)CT 灌注成像在供肝中的评估应用

早在 1998 年,Bader TR 报道的研究中,已将 CT 灌注成像应用于肝移植术后的患者,对比了肝移植术后患者与正常人群的 CT 灌注参数,发现肝移植术后患者肝动脉血流灌注流速(arterial flow, AF)值明显升高,与肝功能指标 ALT 和肝动脉灌注指数(perfusion index, PI)相关。当转氨酶升高时,这两项参数值也呈现升高趋势,预示着肝动脉的灌注高流速可能是反映肝功能受损程度较大的重要指标,可对移植术后远期的肝功能预后做出评判。CT 灌注成像已被证明是评价肝脏灌注的可靠方法,而有效灌注血流是影响肝功能的重要因素,CT 灌注成像的参数可能是评估肝功能的重要指标,损伤程度越高(Child 评分越高)的肝脏,其肝动脉血流灌注流速(AF)越高。

为探讨 CT 灌注成像能否成为评估供肝质量及移植术后肝功能恢复的客观有效的临床方法,中山大学附属第一医院移植中心对 CT 灌注成像参数与 DCD 供肝移植术后的常规血清学肝功能指标作相关性分析,将 CT 灌注成像参数与移植术后不同时间点的血清学肝功能指标作两两间的 Pearson 相关分析,结果发现肝脏 CT 灌注成像参数中动脉流速(arterial flow, AF)、肝动脉峰值达到时间(arterial peak time, APT)、门静脉峰值达到时间(portal peak time, PPT)与受体术后 1 个月的转氨酶(ALT 或 AST)具有相关性,其中 AF 与 ALT 呈正相关,APT、PPT 与 AST 呈负相关;门静脉灌注流速(portal flow, PF)、肝动脉灌注指数(perfusion index, PI)与受体术后 2 个月的碱性磷酸酶(ALP)具有相关性,前者呈正相关,后者呈负相关,PF 还与受体术后 2 个月的 AST 呈正相关。此外,AF 与 TBIL 的术后峰值时间呈负相关。但尚未发现 CT 灌注成像参数与各肝功能指标的术后正常时间存在相关性。

由于 CT 检查的无创、快速等特点,这一技术同样可应用在供体身上,多层 CT 可作为活体肝移植术前供肝体积的可靠检查方法。在供肝切取术前对循环稳定的供体进行 CT 扫描成像,获得原始的灌注参数,结合术后的检测数据,可以更为全面地对供肝的质量进行评估,未来需要更多的证据来验证 CT 评价肝活力的可行性。

(三)磁共振成像评估供肝质量

磁共振成像(MRI)是一种无创的检查方式。钆乙氧基苯甲基二乙烯五胺乙酸(Gd-EOB-DTPA)是一种新型肝细胞特异性 MRI 对比剂。经中心静脉注射后,Gd-EOB-DTPA 在经单次循环后便有大量药物被肝细胞摄取,动脉期肝实质便快速出现强化,在注射后 20 分钟(肝胆管期)左右,健康人群胆管内便可出现大量造影剂。为评价该方法能否成为供肝质量评估手段,中山大学附属第一医院何晓顺团队利用 Gd-EOB-DTPA 增强 1.5T 磁共振成像(MRI)评估了 16 例器官捐献供体的肝脏功能,结果显示在肝胆管期扫描的影像学表现上,肝功能正常(NLF)组(MELD评分≤10分)肝胆管内排泄出的对比剂量较大,胆管充盈显著,显影明显;而肝功能不全(ILF)组(MELD评分>10分)胆管内对比剂较少,胆管充盈不明显。说明磁共振成像可作为供肝质量的初步评估方法,但受限于例数太少仍需要进一步的实验验证。

(四)代谢组学评估供肝质量

代谢组学是通过考察生物体系在不同状态下,代谢产物的图谱及其动态变化,以此来研究生物体系代谢网络的一门科学,其主要研究对象是生物体的体液(包括血液、组织液、尿液、细胞培养液等)中相对分子质量小于1 000Da的内源性小分子化合物。研究表明,代谢物中肌酸、甘氨酸、甲基组氨酸等能够反映组织的修复或坏死程度;乳酸盐、葡萄糖、酮戊二酸、柠檬酸盐等的变化往往可以反映细胞的生命力、充氧程度和局部pH值等,继而反映组织和器官的功能状态;血栓素、组胺等可以反映免疫功能的变化;此外,还有一些未知的代谢产物与移植后器官的功能状态有关。

美国麻省总医院肝移植中心应用代谢组学分析了离体机械灌注对DCD供肝的影响,发现亚低温(21℃)灌注可改善缺血导致的乳酸及三羧酸循环中间产物堆积,提高能量代谢中一些辅助分子和氧化还原分子的水平;代谢组学的分析数据可以很好地区分不同热缺血时间和脂肪变性的供肝。Hrydziuszko等比较了27例DBD供肝和10例DCD供肝组织样本的代谢产物,发现DCD与DBD供肝的代谢产物在冷藏期和再灌注期都存在显著的代谢差异,并发现色氨酸、犬尿酸原和S-腺苷甲硫氨酸可作为DCD供肝肝移植术后发生PNF的预测分子。

代谢组学方面虽然取得了一定进展,粗略探索了一些可能的有差异的代谢产物,但是很多问题尚未回答,包括DCD供肝的代谢组谱尚未建立,DCD供肝因素如年龄、脂肪变性、热缺血时间、冷缺血时间、血清钠离子水平等对代谢组的影响,DCD供肝的哪些代谢组产物改变可能与移植术后各种并发症密切相关?代谢组能否成为判断预后的指标?能否根据代谢组变化提出预防术后并发症的干预方法?机械灌注结合代谢组分析有无临床应用前景等一系列问题有待解决。

(五)吲哚菁绿清除试验

吲哚菁绿(ICG)清除试验是一种动态、定量评估肝脏储备功能的检查方法,具有微创、简便、快速、敏感度及特异度均较高等优点。ICG是一种水溶性、带负电荷的三碳花菁类红外感光深蓝绿色染料,经静脉注入机体后与血浆蛋白结合,再选择性地被肝细胞摄取后排入胆汁,经肠道通过粪便以原形排出,不参与生物转化、肝肠循环,也不被肝外组织摄取或排出。因此,ICG是反映肝脏储备功能较为理想的物质。影响ICG清除试验的因素有肝血流量、功能性肝细胞数、胆道通畅情况及血浆蛋白含量等。ICG安全无毒,目前ICG相关不良反应罕见,但由于其含有碘成分,碘过敏或甲状腺功能亢进者慎用。ICG 15分钟滞留率(ICG-retention 15, ICGR 15)是ICG清除试验中最常用于反映肝储备功能的参数。在肝脏外科领域,ICG清除试验有助于指导术式的选择及安全肝切除范围。《原发性肝癌诊疗规范(2011年版)》提到:ICGR 15在正常范围内是肝切除术的适应证之一,如ICGR 15<14%,可进行肝大块切除。《日本东京大学肝脏切除安全限量的评估标准》认为ICGR 15>40%是肝脏切除手术的禁忌证,此时肝脏代偿功能较差。中山大学附属第一医院何晓顺团队将ICG用于供肝功能评估,发现ICGR 15≤11%可以获得较好的术后生存率,避免移植肝功能延迟及移植肝无功能的发生。

(六)体外机械灌注为供肝质量评估提供了绝佳窗口

机械灌注为离体供肝发挥肝脏正常生理功能创造了条件,为供肝体外质量评估提供了便利。在机械灌注过程中,供肝胆汁分泌量和成分、脂肪变性程度、ATP及LiMAx试验均有望作为体外供肝质量评估指标。供肝保存过程中用于评价供肝活力的标志物:

1. 转氨酶 谷丙转氨酶(ALT)、谷草转氨酶(AST)主要存在于肝细胞胞质内,其细胞内浓度高于血清中1 000~3 000倍,肝细胞损伤后即可从肝细胞中释放,是肝功能损害最敏感的检测指标之一。

2. 胆汁 机械灌注过程中供肝胆汁排出量

及成分与供肝细胞、胆管细胞分泌功能密切相关，可作为评价供肝活力的指标之一。加拿大多伦多综合医院移植中心 Selzne N 团队基于常温机械灌注（NMP）及大动物肝移植技术，通过检测 DBD 和 DCD 供肝 NMP 5 小时过程中胆汁分泌量、胆汁质量指标（pH 值、碳酸氢根、葡萄糖、AST、γ-谷氨酰转肽酶、乳酸脱氢酶）的差异，发现供肝损伤越严重，胆汁分泌量和胆汁总二氧化碳越低、葡萄糖水平越高，且这些差异均在 NMP 2 小时时最显著，提示供肝 NMP 2 小时时胆汁分泌量及胆汁质量成分可以作为评估供肝质量的参数。

3. 腺苷酸　腺苷酸含量直接反映细胞的能量储备状态。Minor T 等研究发现：NMP 后供肝 ATP 的含量较静态冷保存（SCS）组供肝显著上升，提示 NMP 可促进供肝细胞内的能量利用及恢复。

4. 透明质酸　肝窦内皮细胞是肝网状内皮系统的主要成员，对冷刺激最为敏感，也是供肝保存过程中最易损伤的细胞。透明质酸（HA）是一种高分子黏多糖，是结缔组织基质的重要成分。肝窦内皮细胞是摄取分解 HA 的重要场所，在肝脏受损时，灌注液内 HA 升高。研究发现：供肝灌注液中 HA 含量超过 400μg/L，受体移植术后血清 ALT 水平、PNF 发生率显著升高，移植物存活率显著降低。

5. 炎症介质　炎症介质在供肝再灌注损伤过程中发挥着重要作用。Henry SD 等回顾性分析了低温机械灌注（HMP）对供肝的影响并发现：HMP 结束后供肝内 TNF-α 及其下游的多种炎症介质及黏附分子含量较 SCS 组显著降低。TNF-α 可作为预测供肝活力及受体移植术后疗效的指标之一。

另外，英国伯明翰大学 Merental H 团队将机械灌注应用于评估弃用供肝质量，分为 NMP（6 小时）和 HMP（2 小时）+NMP（4 小时）两组，以乳酸清除率作为供肝复苏成功的指标，结果显示脂肪肝是造成供肝弃用的主要因素，HMP（2 小时）+NMP（4 小时）方案在复苏弃用供肝方面优于 NMP（6 小时），严重脂肪变性是复苏不成功的主要原因。印度 PSG 医院 Poongothai S 团队自行研发了一套经济实惠的 NMP 系统，应用于大动物模型（猪）供肝质量评估，发现该系统可体

外维持供肝形态至少 8 小时，但保存时间越长供肝 ATP 下降越明显。荷兰鹿特丹伊拉斯姆斯大学 de Jonge J 团队将碳-13 呼气试验应用于检测 NMP 保存的弃用供肝功能（LiMAx 试验），结果显示 LiMAx 值与供肝损伤呈负相关，与乳酸含量呈正相关。

随着动态器官保存逐渐应用于临床，这些标志物能够对即将弃用或是看似质量较差的供肝进行客观评价，从而在一定程度上提高供肝的利用率。许多试验已证实通过对灌注过程中各种标志物的综合分析，可制定一个评价移植物危险指数的方案，这对判断移植物功能有很大帮助。然而，机械灌注（MP）尚处于临床应用初级阶段，对于预测移植物功能活性及移植预后的标志物还需进一步研究。只有前瞻性的 MP 随机临床试验才能使这些潜在标志物及其可靠性和敏感度更具说服力。

二、移植供肝的保护和修复

近年来，随着肝移植等待患者数量的增加，肝移植供体数量仍然相对缺乏，每年肝移植等待患者因无肝源而死亡的例数仍占很大比例。解决器官短缺问题的主要途径之一就是扩大供肝池，更多地利用"边缘"供肝。"边缘"供肝包括老年供肝、脂肪肝、心脏死亡器官捐献供肝等。但这类供肝更易于受到缺血再灌注损伤（ischemia reperfusion injury，IRI），以致移植后更易发生移植物失功，从而影响受体预后。移植供肝的保护对于本身稀缺的供肝资源来说意义重大。器官功能活力好坏直接影响供体器官的质量及受体移植预后，在移植围手术期处理中有着极其重要的地位。从供体器官获取到移植给受体，这段时间供肝一直处于保存和修复阶段，保存和修复的效果也直接影响供肝质量，从而关系到受体肝移植预后。因此，这个阶段极其重要。供肝的保存和修复也一直是世界范围内移植专家的研究热点。

（一）静态冷保存法保存供肝

静态冷保存（static cold storage，SCS）具有使用简单、便捷、价格低廉等特点，目前，临床上仍然普遍应用传统的静态冷保存方法来保存供肝。但其也有一定的劣势，并逐渐被学者们所重视。如静态冷保存的方法保存肝脏后，由于其微环境与

正常机体动态微环境不同,会使得肝脏血管张力改变,血管再通后可引起血流分布不均及灌注不充分等不良影响。此外,静态冷保存的低温和缺氧能引起肝窦内皮细胞的损伤,使细胞发生水肿和酸中毒,这种损伤可能导致移植肝功能恢复延迟甚至失功。

(二)机械灌注保存和修复供肝

近些年,机械灌注(machine perfusion,MP)在保存和修复供肝中的研究越来越受关注。机械灌注根据不同温度条件分为常温机械灌注(NMP,37℃),亚低温机械灌注(SNMP,21℃)和低温机械灌注(HMP,4℃)。根据是否需要氧气又可分为无氧和有氧机械灌注。与传统的静态冷保存相比,机械灌注具有一些无可比拟的优势。如机械灌注的动态循环可维持肝脏的血管通畅;能够保证肝细胞的正常生理代谢,减少低温、缺氧对肝细胞的损伤;持续灌注能够有效减少代谢废物在肝脏的堆积,减轻肝细胞遭受毒性损害等。机械灌注时供肝发挥正常的生理功能,给离体供肝干预治疗提供了良好机会,对原本因脂肪变性及其他原因弃用的供肝进行脱脂、基因改造等处理,有望"变废为宝",进一步拓展供肝来源。

1. **常温机械灌注**　常温机械灌注保存的方法能有效减轻肝脏的缺血再灌注损伤,提高肝细胞的增殖和再生能力。Perera T 等首次报道利用常温机械灌注修复心脏死亡器官捐献供肝,并成功进行肝移植手术,受体术后 1 个月内谷草转氨酶、谷丙转氨酶、胆红素和碱性磷酸酶均恢复正常。对受体进行随访 15 个月未发现肝、肾功能异常,也未发现肝内胆管缺血的证据。常温机械灌注修复供肝过程中的胆汁生成量,胆汁和磷脂浓度与早期移植物存活率成正相关,因此,在肝脏保存过程中观察这些指标对肝移植术后预后判断有一定临床意义。目前,运用常温机械灌注保存修复供肝已经处于 I 期临床试验阶段。初步的临床研究结果表明,常温机械灌注保存修复供肝在临床是安全、可行的,与传统的静态冷保存法保存供肝相比,30 天移植物生存率是类似的,并且常温机械灌注组的患者术后 7 天内平均谷草转氨酶最高值明显低于静态冷保存组。北美的一项单中心研究表明,常温机械灌注组与静态冷保存组患者术后的血清肝酶,胆红素和乳酸水平类似,但常温

机械灌注组术后 6 个月移植物生存率为 80%,而静态冷保存组为 100%。常温机械灌注在临床应用尚有待进一步探讨,期待大型多中心随机对照临床研究去证实。

2. **亚低温机械灌注**　与静态冷保存法相比,亚低温机械灌注保存和修复供肝能够明显减轻肝细胞的凋亡和坏死,改善内皮细胞的完整性。在小鼠的原位肝移植模型中,无氧亚低温机械灌注保存肝脏的方法能够明显减轻缺血再灌注损伤。Bruinsma BG 等运用有氧亚低温机械灌注系统对丢弃的人肝持续灌注 3 小时后发现,肝组织的三磷酸腺苷含量及胆汁分泌量明显增加,并且发现肝细胞的损伤程度很小。这说明亚低温机械灌注能减轻肝缺血再灌注损伤,改善肝功能,将来可能用于临床上修复边缘供肝。

3. **低温机械灌注**　低温机械灌注可抑制细胞基础代谢,降低细胞需氧量,理论上可大大延长器官体外保存时间。实验研究表明,与静态冷保存法相比,低温机械灌注保存和修复供肝能够明显减轻肝脏损伤并提高移植物生存率,能明显降低肝移植术后胆道并发症的发生率,并且早期移植物失功的发生率也较低。意大利 De Carlis R 团队比较了低温机械灌注(HMP)保存 DCD 供肝与静态冷保存 DBD 供肝对移植预后的影响,结果显示两组受者 1 年总体生存率分别为 93% 和 87%,胆道并发症发生率并无显著差异,表明 HMP 保存 DCD 供肝效果显著,可改善移植预后。然而由于低温机械灌注是在低温(4℃)下灌注,也给供肝带来一定的损伤,如激活肝脏库普弗细胞(Kupffer 细胞)、损伤内皮细胞等。目前,低温机械灌注应用于脑死亡供体和心脏死亡供体的多中心临床试验已启动,为将来低温机械灌注应用于肝移植提供有力的证据。

(三)基因或药物干预保护供肝

肝脏缺血再灌注损伤过程中有多种分子、多条信号通路参与,针对其中的关键分子运用基因或者药物干预的方法,可能会改善肝损伤严重程度。目前,有少数药物在人群中的研究报道,但基因治疗方法在肝保护中的研究尚处于小动物模型阶段,有待于大动物实验和临床研究进一步证实。

近些年,药物干预在减轻供肝缺血再灌注损伤的研究一直备受关注。研究显示甘氨酸具有

保护细胞损伤作用，通过抑制非溶酶体钙依赖性蛋白酶保护肝细胞免受缺氧损伤；甘氨酸可以通过抑制磷脂酶 A2 稳定细胞膜，从而减少影响肝脏微循环的花生四烯酸和类花生酸产生。在 Kupffer 细胞的细胞膜上存在甘氨酸门控氯化物通道。甘氨酸与受体特异性结合，氯离子进入细胞，导致细胞膜过度极化，使通过电压依赖性 Ca^{2+} 通道的 Ca^{2+} 流入更加困难，可预防肝移植后 Kupffer 细胞介导的再灌注损伤。甲泼尼龙在供体中的应用显著降低炎症因子 IL-6、TNF-α、趋化因子 IP-10、FasL、ICAM-1 的表达，而巨噬细胞标志物 MHC Ⅱ类抗原（DRB1）和 CD80、CD68 的表达亦降低，对肝移植后肝细胞及胆道损伤指标均下降，降低了术后排斥反应发生率及胆道缺血病变发生率。另外，在灌注液中添加前列环素和 UW 保存溶液加压（100mmHg）可减少移植术后胆道缺血并发症的发生率。N- 乙酰半胱氨酸（NAC）是氨基酸 L- 半胱氨酸和还原型谷胱甘肽（GSH）的乙酰化前体。N- 乙酰半胱氨酸在肝脏获取开始前 1 小时全身注射（30mg/kg）和获取时门静脉注射（300mg）的应用可显著改善移植术后的存活，但却增加了术后排斥的发生率。

体外机械灌注与基因治疗相结合为供肝的修复提供了珍贵平台。美国马萨诸塞大学 Moore C 团队为了减轻肝移植过程中的缺血再灌注损伤，利用 NMP 平台及 RNA 干扰技术成功将供肝 *p53* 基因表达下调，且证实 NMP（6 小时）过程中小干扰 RNA 可以有效穿透细胞膜进入肝细胞干扰 *p53* 基因表达，继而降低缺血再灌注损伤所致的肝细胞空泡化、炎症细胞浸润、炎症因子及脂质过氧化水平。脂肪变性是导致供肝弃用的首要因素，且大泡性脂肪变性供肝不易被 NMP 复苏。英国伯明翰大学 Affod S 团队自行配制"脱脂鸡尾酒"对弃用供肝进行 NMP 脱脂试验，结果证实该方案可增强 NMP 过程中供肝脂肪代谢、降低灌注液中胆固醇及三酰甘油含量；NMP 保存 4 小时后，供肝组织 HE 染色显示大泡性脂肪变性程度下降 18%，有望挽救部分大泡性脂肪变性供肝。

近年来，肝移植领域的新技术不断地被开发和利用于临床实际：①利用体外膜氧合对脑死亡辅助循环或心死亡再循环，可以减少热缺血对供肝的损伤，为肝脏活力功能评价提供了条件和时间。②各种保存技术也为肝移植的发展提供了条件。相比目前常用的低温静态保存方案，机械灌注能在一定程度上逆转热缺血损伤，拓宽了扩大标准供肝在肝移植中的应用，缓解供肝短缺，同时为评估供肝质量提供了重要时机。③各种药物或基因修复供肝，改善供肝质量的临床应用将有利于提高供体作用率，初步缓解供肝短缺矛盾。总之，肝移植供肝质量的评估应由移植团队综合考量，另外结合我国各大移植中心经验，个体化应用扩大标准供肝质量评估体系应逐步建立，以期获得更好的肝移植预后，让广大患者受益。

（何晓顺）

第三节 供心的评估与修复

心脏移植供体的选择和维护对受者术后恢复及远期预后有重要影响。合适供体的选择标准随着时代而不断变化。脑死亡供体目前是最主要的心脏供体来源。最早的脑死亡供体选择标准是斯坦福大学提出的。随后，美国心脏病学会（ACC）、美国联合器官共享网络（UNOS）、国际心肺移植协会（ISHLT）等组织均提出一系列共识，逐步形成了目前的心脏供体选择与维护标准。国内卫生部门发布了《脑死亡判定标准与技术规范》，制定了人体器官分配与共享基本原则，设计了中国器官获取与移植监测网络，并成立了中国人体器官捐献管理中心。

随着我国公民逝世后器官捐献意识不断增强，每年器官捐献例数呈增长趋势。但目前限制心脏移植发展的重要原因就是供者心脏的利用率不高，要远低于肝、肾等器官。其原因主要包括：供心评估复杂、匹配严格、要求较高；我国各地区医疗水平差异较大，部分单位缺少供心修复条件；国内缺少符合中国国情的供心评估及修复标准；大多数急诊科、神经内科、神经外科、重症监护医师不具备供心维护的意识和经验。供心的评估与修复既需要心脏移植专业医师的参与，也需要上述相关人员的协助。因此，提高供心评估与修复水平尤为重要。

一、供心评估

（一）供心入选标准及评估要点

目前，经典的心脏供体选择标准包括：①年龄 <45 岁，部分边缘供体可 <50 岁。②心脏超声没有心脏运动异常，左室射血分数 >50%，瓣膜结构功能良好。③正性肌力药物多巴胺 <20μg/（kg·min），肾上腺素、去甲肾上腺素 <0.2μg/（kg·min）。④供体、受体体重比例为 0.75~1.5。⑤冷缺血时间 <8 小时，一般情况下，心肌缺血时间应少于 6 小时。在年轻供者、心脏功能正常、未使用大剂量正性肌力药物支持等条件下，可考虑使用缺血时间 >6 小时的供体心脏。⑥没有感染，血清学检查没有乙型肝炎、丙型肝炎、艾滋病等。⑦心电图正常或者轻微 ST-T 改变，没有心脏传导异常。

然而，供体缺乏是全球共同面对的问题。受经济发展水平、法规、文化传统等因素影响，供体缺乏的问题在亚太地区更为显著。一方面，由于缺少合适供体心脏，部分潜在受体无法得到心脏移植，或需要心室辅助装置（VAD）作为过渡。另一方面，限于供体年龄、脑死亡后心脏维护、转运条件等因素，只有少数供心最终得到利用。另外，DCD 是重要的肾、肝供体来源，但由于心脏缺血损伤，DCD 供心的利用也受到限制。因此，实际临床工作所采用的标准与经典脑死亡供体标准可能有出入。需要结合供者与受者具体情况综合判断：

1. 供者年龄 高龄供者供心可增加心脏移植术后早期受者死亡和移植物功能衰竭的发生。同时，高龄与其他导致死亡的危险因素相互作用，加重不利影响，包括供者左心功能不全、缺血时间延长及供、受者心脏体积不匹配。高龄供者心脏储备功能普遍下降，其供心移植给"边缘受者"时表现更为明显。除此之外，高龄供者心脏可能对心脏移植术后早期供心功能衰竭及早期急性排斥反应的耐受能力更差。早期对于心脏移植供者年龄要求 <35 岁，但随着 40 年来心脏移植技术的发展，供者年龄标准也在逐步放宽，常规移植供者年龄可 >40 岁，特殊情况下 >50 岁。目前，安全的"供者年龄上限"尚未得到确认。相关研究通常通过人为划定的年龄段（如 40 或 50 岁）进行分析。一些研究证明接受大于 40 或 50 岁供者供心

的受者，其术后 1 个月生存率小于接受 40 岁以内供心的受者。然而，也有研究表明，接受大于 50 岁和较为年轻供心的两组受者，其心脏移植术后 30 天死亡率或出院死亡率相似（5% 和 3.5%）。因此，一般认为：

（1）年龄 <45 岁的供者，其供心在缺血时间延长、受者存在并发症以及受者术前血流动力学变化的情况下，也能耐受心脏移植手术。

（2）供者年龄在 45~55 岁，供心冷缺血时间 ≤4 小时，受者无并发症且不存在可能由于供者心功能稍弱而引起的严重并发症时可以考虑使用。

（3）供者年龄 >55 岁，不建议选用或仅用于挽救生命或"边缘受者"等特殊情况。

2. 合并感染的患者，同时符合以下条件时可选用其供心 一般不主张应用死于脓毒血症或中枢神经系统感染的供者心脏，原因包括：具有潜在引起受者手术伤口或全身感染的可能；具有引起受者内毒素休克的潜在可能；供者可能存在因脓毒血症所致的心功能不全。供者感染累及受者可以引起严重的并发症，文献报道有肾移植受者动脉吻合口破裂（金黄色葡萄球菌及拟杆菌、大肠埃希菌感染）和胰腺移植后肠道、腹腔真菌感染（白假丝酵母菌）。尽管如此，仍有使用死于严重脓毒血症和严重感染（脑膜炎、肺炎或感染性休克）的供者心脏并未传染给受者的报道。甚至使用被细菌或真菌感染的供者心脏的病例，其手术结果令人满意。因此，合并感染的患者，同时符合以下条件时可选用其供心：

（1）供者为社区获得性感染，并且迅速死亡（96 小时以内）。

（2）获取供心前重复进行血培养结果均为阴性。

（3）供者接受针对病原微生物特异性的抗感染治疗。

（4）供者心功能正常。

（5）供心在直视下检查未发现心内膜炎。

如果这类供心用于移植，受者必须在术后首日开始进行血培养监测，并且在术后一定时间内进行针对病原微生物特异性的抗感染治疗。

3. 存在心脏疾病的供者 供者存在明确或未明确的冠心病（CAD），可能导致急性移植物功

能衰竭以及增加随后进展为心脏移植物血管病变（cardiac allograft vasculopathy，CAV）的风险。目前尚缺乏文献证据支持可以接受何种严重程度的 CAD 作为供心，而不增加术后移植物功能衰竭的风险。有报道显示，应用冠状动脉血管病变多于 1 支的供心，受者术后发生早期移植物功能衰竭的风险较大；接受无 CAD、单支血管病变 CAD、2~3 支血管病变 CAD 供者供心的受者，术后早期移植物功能衰竭发生率分别为 6.3%、7.5%、42.3%。不使用左室肥厚（LVH）供者心脏是考虑到其可能增加早期移植物功能衰竭的风险、远期舒张性心力衰竭的风险及影响远期存活率。此外，LVH 可能与其他因素共同起作用引起早期移植物功能衰竭，这些因素包括供者高血压病史、供心缺血时间、LVH 严重程度、供心大小，以及 LVH 的确诊证据是否来自心电图。一项研究结果显示，供者任何程度的 LVH 均可导致早期移植物功能衰竭。而另一项研究则发现供者轻、中度 LVH 并不增加受者术后 30 天死亡率；只有在供心左心室壁厚度 >14mm 时，受者移植术后早期死亡率才增加。因此，以下情况的供心可用于心脏移植：

（1）心功能正常的二叶主动脉瓣供心可以用于心脏移植。易于矫治的先天性心脏病如卵圆孔未闭等，经修补后可用于心脏移植。

（2）在发现供者心脏任何一条冠状动脉主干发生堵塞时将不被考虑使用；除非同时对受者进行冠状动脉旁路移植，方可用于常规心脏移植手术。

（3）轻度左心室壁增厚（<14mm），且心电图无明显左心室肥厚表现，可作为供心。

4. 供心功能　已知导致早期移植物功能衰竭的供者相关危险因素有：使用大剂量正性肌力药物，心脏收缩功能下降（特别是节段性室壁运动异常），高龄供者，供、受者心脏体积不匹配。有研究显示，供者术前需用剂量 >20μg/（kg·min）多巴胺或多酚丁胺支持，合并或不合并应用其他正性肌力药物是术后发生 PNF 和受者早期死亡的独立危险因素。如果供者有以下情况，不推荐用于心脏移植：

（1）难以控制的室性心律失常。

（2）需要大剂量静脉血管活性药支持：前、后负荷调整到位后，仍需多巴胺 20μg/（kg·min）

或者其他相似剂量的肾上腺素类药物。

（3）超声心动图显示室壁运动异常。

（4）在正性肌力药物应用下，血流动力学稳定后左心室射血分数仍 <40%。

5. 供、受者心脏匹配　供心体积过大常见于下列情况：儿童心脏移植时，未能对体积过小的受者心脏进行准确判断；受者心脏疾病并未引起心脏扩大，但植入了较大体积的供心；受者既往多次手术使纵隔纤维化，即便可以切开左侧心包膜让供心突入左侧胸腔，仍有可能导致移植心脏受到挤压，甚至在关闭胸腔时影响血流动力学的稳定性。严重的供心体积过小同样带来很多问题：体积过小的心脏很难支持体型较大受者的血液循环。因此需要在为特定受者选择大小适合的供心时做出恰当的判断。由于超声心动图所显示的成人心脏体积大小与体质量之间的关联较差，增加了供、受者心脏体积匹配的难度。此外，供、受者心脏体积不匹配与其他危险因素（如供者年龄较大、供者心收缩功能异常、供心缺血时间较长等）共同作用，会导致术后早期移植物功能衰竭的发生。因此：

供者体重不低于受者体重的 70%。男性供者平均体重 ≥70kg，无论受者体质量大小如何都是安全的。但当供者为女性、受者为男性时，供者体重不得低于受者体重的 80%。

6. 预期缺血时间　供心缺血时间延长将不利于心脏移植术后即刻心功能的恢复。此外，缺血时间延长与其他一些危险因素（高龄供者、供者需正性肌力药物维持循环以及供者心功能异常）等共同作用，将进一步增加术后 PNF 发生的风险。由于其他危险因素的共同参与，缺血时间上限尚无明确界定。例如，年轻、心功能较好、不需应用正性肌力药物的供心，通常能耐受 >6 小时的缺血时间，且术后移植心脏功能良好；然而，高龄且需正性肌力药物支持的供者心肌冷缺血时间应严格 <4 小时。在年轻供者、心功能正常、未使用正性肌力药物支持条件下，缺血时间 >4 小时的供心可被接受。研究发现冷缺血时间 >6 小时是术后重度原发性移植物衰败的危险因素。2017 年 ISHLT 关于早期移植物衰败的共识仍然认为，冷缺血时间 >6 小时是术后重度早期移植物衰败的危险因素。

7. 冠脉造影 一般而言,男性供者 >45 岁或女性供者 >50 岁,需要进行冠脉造影。具体如下:

（1）35~45 岁的男性供者或 35~50 岁的女性供者,如果存在 ≥3 项冠心病的危险因素,例如高血压、糖尿病、吸烟、血脂异常、冠心病家族史者,推荐进行冠脉造影。

（2）46~55 岁的男性供者或 51~55 岁的女性供者,推荐进行冠脉造影。如果无条件进行冠脉造影,结合病史、危险因素、超声心动图等其他评估,这类患者也可以用于高危受者。

（3）>55 岁的供者,应进行冠脉造影,除非供心用于紧急心脏移植手术。

8. 其他辅助检查 还应完善超声心动图、心肌酶学检查、脑钠肽（BNP）等。目前尚无明确证据表明供者心肌酶水平与受者早期移植物衰败存在明确的联系。

（二）排除标准

1. 严重胸部外伤,可能或者已经伤及心脏。

2. 心脏原因性脑死亡。

3. 顽固性室性心律失常。

4. 心肺复苏并不是排除标准,但应注意评估心脏是否受损;有长时间心脏停跳或心室颤动,低血压或低血氧等心肌缺血的病史或者多次反复的心肺复苏（获取心脏前 1 天心肺复苏时间 >20 分钟）者应予排除。

5. 严重左室肥厚 室壁 >13mm 同时伴有左心室肥厚的心电图表现。

6. 优化前后负荷后仍需要超大剂量正性肌力药物维持血压 多巴胺 >20μg/（kg·min）或肾上腺素 >0.20μg/（kg·min）。

7. 严重的先天性心脏畸形。

8. 经积极治疗仍有心功能不全。

二、供心维护

在判定脑死亡后到供心获取期间的供心维护是提高供心利用率和供心质量的重要环节。至少 25% 的可用供心因脑死亡期间维护不当而被放弃使用。在脑死亡患者家属同意捐献后,应将供者转入重症监护室,以便于供心和其他捐献器官的维护。在重症监护室医师缺少供心维护经验时,应由专业的心脏移植医师参与维护,必要时由获取单位派出人员维护。

（一）供心修复应注意的问题

脑死亡时供者会发生一系列的血流动力学和内环境紊乱,造成供心损伤。脑死亡后的"儿茶酚胺风暴"（高血压、心动过速、强烈的血管收缩）,将增加心肌耗氧量,加重潜在的心肌缺血,启动心肌过度收缩后的损伤和坏死构成,介导心肌纤维化。

在交感神经激活后,随之而来的是交感神经张力丧失,表现为外周循环阻力的迅速下降,继而将导致第二阶段的心肌损伤,表现为心肌负荷加重及冠状动脉灌注异常。此时,如应用过大剂量的儿茶酚胺类药物,则会进一步增加心肌损伤。

1. 大剂量儿茶酚胺类药物 如上所述,脑死亡由于交感神经张力丧失,导致外周血管阻力降低,导致血流动力学不稳,损害供心。非专业心脏移植医师缺少供心修复经验,使用过大剂量的儿茶酚胺类药物升压,又会进一步造成心肌损害。正性肌力药物在增加心肌收缩力的同时,大量增加心肌氧耗,加剧无氧代谢,加重心肌损害。研究表明,心脏移植早期移植物功能衰竭与脑死亡供者使用的正性肌力药物剂量呈正相关。不同单位对于正性肌力药物种类、剂量的限制并不相同。一般认为,多巴胺 / 多巴酚丁胺 <20μg/（kg·min）或相应剂量肾上腺素类制剂的供心可用。

对于初次评估正性肌力药物超出标准的供者,不应轻易放弃。应积极调整药量、容量,并监测超声心动图及静脉压等数据。通过有效的供者修复有可能在较短时间内将正性肌力药物减量甚至停用。

2. 尿崩症 脑死亡引发神经源性尿崩症会导致血容量减少、血压下降,此时盲目使用升压药物对供心维护不利。应积极液体复苏治疗,必要时使用垂体后叶激素以尽快控制尿崩症。尿崩症往往合并电解质紊乱。在补液的同时应注意监测中心静脉压,将其维持在 6~10mmHg。中心静脉压高于 10mmHg 将导致心功能损害。

3. 内环境紊乱 脑死亡后会出现严重的内环境紊乱,包括低钾血症、高钠血症、高血糖、代谢性酸中毒等,应定期复查动脉血气、血电解质,进行监测和调整。长期卧床患者营养状态差,应注意加强静脉营养,根据每天需要热卡进行补充;纠正贫血,必要时输血或补充白蛋白,以维持内环境稳定,减轻心肌水肿,改善心脏氧供。

4. 激素复苏治疗 20世纪90年代中期,英国Papworth医院开展了一系列有创血流动力学监测和供者的所谓"激素鸡尾酒"疗法,包括:甲状腺素、抗利尿激素、糖皮质激素、胰岛素等,能一定程度上改善供心功能。此项研究的成功经验逐渐推广。有研究表明甲状腺素可减轻脑死亡导致的心肌损伤。一般对于常规补液、调整血管活性药后心功能仍不佳的患者,可尝试使用激素复苏治疗。

5. 控制感染 几乎半数昏迷的患者插管1周内会发展为肺炎,这可能是由多方面的因素所致。对于可疑感染的患者,应行血培养检查,并行血常规、感染指标、床旁胸片等检查。应积极控制感染。一般认为,重复进行血培养结果均为阴性,且在直视下检查未发现心内膜炎者,可作为供心使用。

(二)供心的管理与修复流程

血流动力学管理的目标是调节血管活性药物及心脏前、后负荷,在不过度使用正性肌力药物和心率过快前提下保证正常的心输出量。代谢内环境管理旨在保护维持酸碱平衡,预防激素紊乱对循环系统的损伤。目前,供者的管理与维护标准如下:

1. 超声检查前的常规管理

(1)调整容量状态:目标中心静脉压6~10mmHg。

(2)纠正内环境紊乱

1)纠正酸中毒:目标pH值7.40~7.45。

2)纠正低氧血症:目标氧分压(PO_2)>80mmHg,血氧饱和度(SO_2)>95%。

3)纠正高碳酸血症:目标二氧化碳分压(PCO_2)为30~35mmHg。

(3)纠正贫血:目标红细胞比容≥30%,血红蛋白≥10g/dl。

(4)调节血管活性药物,使平均动脉压≥60mmHg,尽快撤除肾上腺素和去甲肾上腺素,必要时使用多巴胺或多巴酚丁胺。

(5)目标多巴胺或多巴酚丁胺<10μg/(kg·min)。

2. 供体心脏超声检查

(1)排除心脏结构异常,如明显左心室肥厚、瓣膜功能障碍及先天性心脏病等。

(2)若左室射血分数(LVEF)≥45%,可继续进行常规管理,并在手术室心脏获取时进行再次评估,也可考虑应用积极性供体心脏管理措施,以提高供心质量。

(3)若LVEF<45%,推荐采用积极性供体心脏管理措施。

3. 激素复苏

(1)三碘甲腺原氨酸(T_3):首剂4μg,之后3μg/h持续泵入。

(2)精氨酸血管升压素:首剂1U,持续泵入0.5~4U/h,调整剂量使得体循环血管阻力在(800~1 200)dyne/($S·cm^5$)。

(3)甲泼尼龙:单次15mg/kg。

(4)胰岛素:1U/h起调整剂量,维持血糖120~180mg/dl。

4. 积极性血流动力学管理

(1)与激素复苏同时开始进行。

(2)放置肺动脉漂浮导管。

(3)治疗时间≥2小时。

(4)每15分钟根据血流动力学变化调节液体和正性肌力药物,以减少α受体激动剂的使用,并使循环达到以下标准:

1)平均动脉压>60mmHg。

2)中心静脉压4~12mmHg。

3)肺毛细血管楔压8~12mmHg。

4)体循环血管阻力(800~1 200)dyne/($S·cm^5$)。

5)心输出量指数>2.4L/(min·m²)。

6)多巴胺或多巴酚丁胺<10μg/(kg·min)。

如果经过积极性血流动力学管理可以达到上述标准,可继续进行常规供者管理,可重复进行心脏超声等检查来评价心脏功能。

由于供心与受体的供求关系,以及传统低温停跳保存的不足,机械灌注保存与转运供心得到了广泛的研究。供心机械灌注包括低温机械灌注与常温机械灌注。

常温机械灌注(NMP)的特点是保持心脏的常温与跳动状态,通过灌注含血液体满足心脏代谢需要。目前,Transmedics公司的OCS系统已经投入临床应用。NMP的主要优点之一就是可以实时监测心功能及代谢,并在转运过程中进行供心修复与再评估。OCS系统通过乳酸浓度监测评估心肌活性,该系统还可以监测主动脉压力及冠脉血流,采用超声心动图监测心脏收缩功能,并允许从主动脉插管安放导管,对离体心脏进行冠脉造影。该系统还具有心外膜起搏及除颤功能。

(胡盛寿)

第四节 供肺的评估与修复

自2016年设立器官转运的绿色通道后,我国供肺转运过程有了保障,随着肺移植技术的进步,供肺冷缺血时间也显著延长。目前供者质控的难点在于如何降低由于供肺维护不当造成的严重浪费以及如何有效解决供者来源性感染。同时,各捐献医院对器官的维护经验与技术水平参差不齐。本节主要针对肺移植供肺选择、获取和保护进行阐述。

一、供者选择

(一)供者选择标准

脑死亡或脑-心双死亡供者供肺并不一定都适合移植。脑外伤供者可合并肺实质或支气管损伤,颅内压升高也可引起神经源性肺水肿;昏迷状态下,可能因误吸胃内容物引起化学性肺损伤。此外,供者在重症监护室救治过程中易发生医院获得性肺炎(hospital acquired pneumonia,HAP)及呼吸机相关肺炎(ventilation associated pneumonia,VAP),而且随着有创机械通气时间的延长,HAP及VAP的发生率也随之升高。这些均可导致供肺捐献失败。早期国外许多移植中心依据理想供肺标准评估供肺,但随着肺移植学科的发展,近年来边缘性供肺也被广泛应用于临床肺移植。

1. **年龄** 回顾性队列研究显示,18~64岁供者供肺移植术后1年内受者死亡率并未显著增加,因此目前倾向于供者年龄为18~64岁。但对于不在此年龄段的供者,仍应进行相应评估。建议可接受的供者年龄<70周岁。

2. **吸烟史** 与无吸烟史供者相比,有吸烟史供者供肺移植术后受者存活率略有降低。但吸烟指数<200支年的供者供肺,对受者存活率并无显著影响。如果供者既往吸烟指数<400支年,或捐献前戒烟≥10年,则既往吸烟史不是供肺的排除标准。

3. **纤维支气管镜检查及呼吸道微生物学检测** 确定为潜在供者后应常规行纤维支气管镜检查,及时有效吸净气道分泌物,防止发生肺部感染或肺不张,并行痰培养。若痰培养阳性,则根据药敏试验结果给予敏感抗菌药物控制感染。若痰培养发现多重耐药、广泛耐药或全耐药细菌,应弃用该供肺。国外供肺研究提示:使用抗铜绿假单胞菌和金黄色葡萄球菌药物预防供肺感染,供者来源感染的传播风险可忽略不计。因此,纤维支气管镜下可吸净的痰液和微生物培养阳性,不是弃用供肺的标准。若纤维支气管镜检查发现严重的气管-支气管炎,特别是脓液被吸出后仍从段支气管的开口涌出,提示供肺感染严重,无法使用。

4. **胸部影像学检查** 一般要求胸部X线片肺野相对清晰,排除严重感染、误吸及严重胸部外伤。胸部CT排除明显占位或严重感染。

5. **动脉血气分析** 动脉血气能基本反映供肺氧合情况,导致氧合下降的原因包括外伤、感染及肺水肿等。因此,一般要求在吸入气氧浓度(fractional concentration of inspired oxygen,FiO_2)1.0、呼气末正压(positive end expiratory pressure,PEEP)$5cmH_2O$($1cmH_2O=0.098kPa$,下同)的呼吸机支持条件下,通气约30分钟,外周动脉血氧分压(PaO_2)>300mmHg($1mmHg=0.133kPa$,下同),即氧合指数(PaO_2/FiO_2)>300mmHg是供肺可用的基本要求。尤其注意,供肺获取前应每2小时进行1次动脉血气分析,如不达标,在宣布供肺不合格之前,应确保通气充足、气管内插管位置正确及潮气量足够,经纤维支气管镜检查排除大气道内分泌物阻塞,同时采取充分通气、维持最佳体液平衡等措施后,氧合指数仍<250mmHg,才能做出供肺不适合移植的结论。

6. **供肺容积评估** 肺是人体内唯一随着所在空间变化而塑形的器官。相对来说,肺纤维化受者的膈肌位置上提,胸廓内容积显著减少;而肺气肿受者膈肌下移,肋间隙增宽,胸廓容积显著增加。因此,供肺的选择需要综合考虑原发病。尽管术后早期(2周内)受者的膈肌、胸壁会在一定范围内逐渐与移植肺达到一定程度的适应,但仍不建议超大容积供肺匹配小胸腔受者。

7. **冷缺血时间** 随着肺移植技术的发展,目前供肺冷缺血时间一般在12小时内,少数可延长至12小时。

(二)理想供者和可接受供者标准

结合我国供肺临床特点,制定了肺移植理想供者和可接受供者标准。

理想供者标准:①ABO血型相容;②年龄<60周岁;③持续机械通气<1周;④PaO_2>300mmHg(FiO_2=1.0,PEEP=5cmH$_2$O);⑤胸部X线片示双侧肺野相对清晰;⑥纤维支气管镜检查各气道腔内相对干净;⑦痰培养无特殊致病菌;⑧无胸部外伤。

可接受供肺标准:①ABO血型相容;②年龄<70周岁;③吸烟史不作硬性要求;④呼吸机应用时间不作硬性要求;⑤PaO_2≥250mmHg(FiO_2=1.0,PEEP=5cmH$_2$O);⑥胸部X线片示肺野内有少量至中等量渗出影;⑦可根据供肺体积与受者胸腔容积匹配度的具体情况行供肺减容或肺叶移植;⑧如氧合指数>300mmHg,胸部外伤不作为排除标准;⑨如存在轻微误吸或脓毒症,经治疗维护后改善,不作为排除标准;⑩如气道内存在脓性分泌物,经治疗维护后改善不作为排除标准;⑪供肺痰标本细菌培养不作硬性要求,但如果培养则需排除多重耐药、广泛耐药或全耐药细菌;⑫多次维护评估不合格的供肺获取后,经离体肺灌注修复后达标;⑬冷缺血时间原则上不超过12小时。

二、供肺获取和保护

(一)供肺维护策略

供肺评估—维护—再评估是多学科协作的整体过程,旨在发现适合移植的潜在供肺,提高供肺利用率;同时发现不适合作为潜在供肺的证据,避免盲目扩大边缘供肺,影响肺移植近期及远期效果,减少医疗资源浪费。供肺进入评估流程时,均存在气管插管和机械通气。ICU医护人员和供肺获取医师应尽早维护供肺,提高捐献成功率。

1. **抗感染治疗** 我国肺移植供肺的主要来源是脑死亡器官捐献。脑死亡供者神经源性肺水肿(neurogenic pulmonary edema,NPE)发生率高,出现NPE后极易发生肺部感染,同时肺水肿会引起肺泡弥散功能下降,导致低氧血症。此外,由于长期卧床及气管插管,坠积性肺炎亦常发生,故早期积极预防性抗感染治疗是必要的。病原体培养阴性的供肺较少,但通过选用敏感抗菌药物、加强受体肺移植术后处理,仍能够获得较满意的移植效果。留取合格下呼吸道标本后,可预防性使用广谱抗菌药物及抗真菌药物,其后再根据痰涂片及培养结果调整抗感染方案。

2. **气道管理** 适量翻身、拍背,每天行纤维支气管镜检查、清理气道,确保肺扩张良好,尤其是防止下叶肺不张,行胸部X线片和血气检查等。有效清除气道分泌物比积极抗感染治疗更为重要,应每2小时经吸痰管吸痰1次,必要时经纤维支气管镜吸痰。如气道分泌物吸净后短期内镜下再次看到脓性分泌物涌出,则应放弃该供肺。如气道中发现水样分泌物,则应积极与ICU医师沟通,采取利尿、限液及应用胶体液等措施,以尽量减轻肺水肿等因素导致的肺功能恶化。

3. **液体管理** 对于ICU医师而言,脑死亡器官捐献供者的液体管理极具挑战性。不同器官获取小组对供者的管理要求差异较大,例如供肾获取组要求给予供者充足液体,维持肾脏的血流灌注;而供肺获取组则要求尽量限制液体入量,减少晶体液量,提高胶体液比例,循环稳定的情况下尽量负平衡,控制中心静脉压(central venous pressure,CVP)<10mmHg,必要时行连续肾脏替代治疗,使供者血流动力学稳定,避免或减轻容量负荷过重和肺水肿。既往研究表明,CVP为4~6mmHg是肺保护的最佳选择,CVP为8~10mmHg则有助于肺泡-动脉血氧梯度增加。因此,当仅获取腹部器官时,建议维持CVP为10~12mmHg;仅获取供肺时,维持CVP<8mmHg;如果同时获取腹部器官和供肺,则维持CVP为8~10mmHg。目前虽暂无临床试验结果验证,但从生理学角度来看,肺移植供肺复苏时建议输注胶体,以最大限度地减轻肺水肿。

4. **保护性通气** 注重呼吸机的有效管理,采用保护性肺通气策略。维持一定的潮气量、PEEP及间断肺复张(至少1次/d),可以有效防止肺不张及肺泡萎陷,这对自主呼吸停止的捐献者尤为重要;此外,需定时监测氧合指数及肺顺应性以评估供肺状态。吸入气氧浓度应控制在40%~50%,

潮气量 6~8ml/kg，避免潮气量过大损伤肺泡。保持 PEEP 为 6~8cmH$_2$O，可防止肺泡萎陷。膨胀不全的供肺在每次吸痰后均应短时间内增加潮气量及 PEEP，使萎陷的肺泡复张，改善氧合。

5. 获取前激素的应用　脑死亡导致下丘脑 - 垂体轴功能障碍，抗利尿激素分泌不足，肾上腺功能不全和甲状腺功能减退，这些情况会加剧休克。脑死亡早期由于抗利尿激素分泌不足易引发尿崩症，导致严重的低血容量和高钠血症。相对于补充血容量，建议使用血管升压素（100~200ml/h），更易保持适当尿量。糖皮质激素可以减轻与脑死亡相关的炎症反应，减轻肺水肿从而优化供肺功能，故建议对潜在肺移植供者在诊断脑死亡后常规应用甲泼尼龙（15mg/kg）。暂不建议常规予甲状腺激素。

（二）供肺获取

红十字会全程监督和参与，供者家属签字同意捐献肺脏，供肺初步评估合格后，器官获取组织（Organ Procurement Organization，OPO）启动人体器官分配网络分配供肺，移植医院供肺获取小组在 OPO 协调员的帮助下，进行供肺评估与维护。供肺维护后如符合获取标准，经供肺所在地区 OPO 协调、明确多脏器获取时间后，各团队统一进行获取。

1. 灌注

（1）灌注液选择：器官保存液建议使用低钾右旋糖酐液（low potassium dextran solution，LPD solution）或施尔生液（Celsior 液）。与细胞内液相比，使用 LPD 液保存的供器官移植围手术期原发性移植物功能障碍发生率以及 30 天死亡率降低。

（2）肺原位顺行灌注：供者取仰卧位，常规消毒铺巾，选择正中切口，逐层切开皮肤、皮下组织，分离剑突下，锯开胸骨进胸，剪开心包并确认供者已充分肝素化。打开心包，充分暴露心脏，依次分离主动脉 - 肺动脉间隔、上下腔静脉，升主动脉荷包缝合处理后留置心脏灌注管，收紧荷包并妥善固定，连接灌注管道。距左、右肺动脉开口上方约 2cm 的肺动脉干上作荷包缝合，荷包中间留置肺灌注管 1~2cm 并固定，注意避免灌注管深入一侧肺动脉而导致对侧灌注不充分。荷包完成后，缝合打开两侧纵隔胸膜，阻断上腔静脉，剪开左心耳以及下腔静脉，主动脉灌注管远心端和肺动脉灌注管近心端阻断后心肺同时灌注。灌注开始时心包腔以及两侧胸腔放入冰屑帮助心肺迅速降温。灌注过程中要时刻注意灌注管的位置，防止滑脱或进入一侧肺动脉过深。

（3）注意事项：①肺动脉灌注压为 10~15mmHg，灌注压过高或过低均不利于完全、均匀灌注；②灌注总量为 50~60ml/kg，但可根据肺表面灌注情况及左心耳流出的灌注液清澈程度，决定是否增加 / 减少顺行灌注量；③呼吸机设置，在肺顺行灌注时保证呼吸机持续通气，FiO$_2$ 0.5、潮气量 10ml/kg、PEEP 5cmH$_2$O、气道平均压力 < 20cmH$_2$O，以及呼吸频率 14~18 次 /min。有条件的情况下可请麻醉医师在肺灌注前行气管镜 / 吸痰管吸痰。

2. 心肺获取、分离和保存

（1）心肺整块获取：心肺灌注完成后，离断两侧纵隔胸膜以及下肺韧带，于胸廓入口处离断气管周围纵隔组织，游离气管，保持肺中度膨胀，退出气管插管的同时使用 2 把阻断钳钳夹气管，于 2 把阻断钳中间离断气管，气管残端消毒处理。向上牵拉气管远端，分离两侧纵隔胸膜，于气管食管间隙内自上而下游离，左侧需离断降主动脉，整体取出心肺后于操作台上做心肺分离。平左、右肺动脉分叉处离断肺动脉干和升主动脉，仔细解剖并游离上腔静脉至右心房，注意勿损伤后方的右肺动脉。将心脏轻轻托起牵向右侧，于左侧上、下肺静脉汇合处上方 0.5~1.0cm 处剪开左房壁；再将心脏牵向左侧暴露右侧上、下肺静脉左房汇合处，同样位置剪开左房 1.0cm 左右作为定位标记，右侧左房壁通常短小，必要时可游离房间沟，适当延长左房长度，避免伤及右房，最后自左向右剪开左房，完成心肺分离。供肺逆行灌注，每个肺静脉分别灌注 250ml 左右，逆灌注结束后，供肺取出放于 4 层塑料器官保存袋中，第 1 层内放入适量灌注液以保存供肺，肺表面覆以大棉垫，第 3 层内放入碎冰屑，完成后放入冰桶内转运备用。

（2）心肺分别获取：心肺灌注完成后，先行心脏摘取，获取方法同心肺整块获取中的心肺分离方法，心脏摘取后在体内行肺逆行灌注，灌注结束后再获取供肺，获取保存方法同上。

供者缺乏已成为我国移植事业发展的瓶颈，随着肺移植技术的成熟，越来越多的边缘供者被用作肺移植。如何提高供肺质量、减轻肺组织在保存过程中的组织结构和功能的损伤成为肺移植所面临的一个主要问题。现在国际上正在研发一类新技术——离体肺灌注（ex vivo lung perfusion，EVLP）系统，它类似于体外循环装置，不过增加了一条去氧合通路，模拟体内环境使供肺维持代谢。实验研究表明，采用 EVLP 不仅可使供肺保存时间延长，而且能减少因冷缺血带来的肺损伤。对于心脏死亡供者等边缘供肺，可以有充足时间对供肺进行评估，决定是否进行肺移植。

（陈静瑜）

第五节　供胰的评估与修复

一、供胰评估

目前，还没有统一的心脏死亡器官捐献供胰评估标准。正常胰腺长 15~20cm，呈淡黄色，头部扁平，体尾部略呈三菱形，质地较肾脏略软。获取胰腺后需仔细观察胰腺大小、形态、颜色和质地，灌注是否充分，有无淤血或外伤。供胰能否用于移植，需考虑以下因素：

（一）年龄

胰腺移植对供者的年龄要求相对严格。年龄太小的供者胰腺体积较小，血管较细，术后易发生血管并发症。目前认为，供者的体重应超过30kg。至于年龄的上限还存在争议，高龄并不是绝对的禁忌证，但对于年龄超过 45 岁的供者应结合其他条件，对胰腺进行整体评估。

（二）死亡原因

曾有报道指出供者死因为心血管疾病是术后血栓形成的独立危险因素。但由于多数死因为心血管疾病的供者年龄偏大，难以区分年龄因素和死亡原因对手术效果的影响。但可以肯定的是高龄的供者，若死亡原因为心血管疾病，对供胰的选择应慎重。

（三）缺血时间

供胰热缺血时间应 <10min，冷缺血时间 <12小时。尽管有人曾报道 UW 液可以保存胰腺 30小时，在此时限内，冷缺血时间延长并不增加术后并发症的发生率。但更多的报道证实随着冷缺血时间延长，术后血栓形成、腹腔内感染、再次开腹的发生率高。

（四）心脏停搏和应用血管收缩药物

目前认为曾经发生过心脏停搏并不是供者的禁忌证。而应用血管收缩药物还没有明确的规定，应用大剂量强效药物如去甲肾上腺素和肾上腺素可能导致术后移植物长期功能不良。

（五）急性和慢性胰腺损伤

单纯的高血糖或淀粉酶升高并不是供胰的禁忌证，可能是脑死亡供者的应激反应。胰腺有直接的损伤不适合作为供胰。但胰腺水肿是否是供胰的禁忌证还存在争议，明显水肿的胰腺应谨慎使用。胰腺局部或弥漫性肿大、胰周脂肪变性或包裹性积液提示急性胰腺炎。胰腺周围粘连，胰腺被膜增厚或见斑片状钙化灶，胰腺质地坚硬或呈结节状，触及结石或囊肿，均提示慢性胰腺炎。如有以上征象，胰腺不宜用于移植。

（六）肥胖

肥胖是供者的相对禁忌证，供胰脂肪变性与术后胰腺炎、血栓形成和感染相关。如果供者明显超重，则不适合作为胰腺移植的供者。

（七）病理

如果肉眼难以判断胰腺是否正常，可在胰腺体尾部取小块胰腺组织，行冰冻快速切片检查有无病理改变，协助判定是否适合用于移植。

二、供胰修复

（一）胰腺保存

目前临床胰腺保存仍以单纯冷保存为主。明尼苏达大学提出双层保存法保存胰腺，即上层为 UW 液，下层为可以携氧的溶液——全氟碳化合物（PFC）。PFC 液的比重较高（1.95），所以一般沉于底部；UW 液在其上方，其间有明显的界限，胰腺悬于两种溶液中间。PFC 在整个保存期间应持续不断地供氧，气体压力为 10~12mmHg，流速为 50~100ml/min。动物实验证实双层保存法可延长保存时间。1997—1998 年，明尼苏达大学所做的一项临床试验研究中，对 10 例双层方法保存的胰腺与同期 44 例 UW 液保存的胰腺进行了比较。双层方法组平均缺血时间为 16.5 小时，UW 液组为 18.1 小时。在许多方面这两组并无差别,包括胰岛素不依赖率、达到胰岛素不依赖的时间、再灌注后胰腺水肿的程度、总的胰腺移植物的质量(外科医生在手术室中的评价)、术后并发症的发生率、急性排斥反应的发生率、移植物存活率和患者存活率。双层保存法并未显示太多优势,且临床应用较为烦琐,未能广泛开展。

机械灌注应用于临床后,也有学者利用肾脏机械灌注设备用于胰腺保存,以期修复胰腺损伤,促进热缺血时间较长的供胰恢复功能。研究表明低流量低压力灌注胰腺 3 小时,可改善胰腺微循环,提高胰岛的提取率。但过度灌注(时间超过 4小时)将导致胰腺水肿。这也与胰腺低灌注的特点相符。

(二)胰腺修整

胰腺组织非常娇嫩,在切取及修剪过程中应注意避免广泛粗暴地触摸、直接握捏及碾挫供者胰腺,以减少胰腺组织水肿,并可有效地预防由此所致的移植胰腺的急性胰腺炎。

(刘永锋)

第六节　供小肠评估与修复

一、供小肠的评估

选择合适的移植物对于小肠移植成功是至关重要的。理想情况下,捐赠者应该年龄小于 55 岁,并且在没有或低剂量血管活性药物[低于 $5\mu g/(kg \cdot min)$ 的多巴胺]的情况下。同时,小肠黏膜对缺血性损伤非常敏感。如果肠道移植物取自 DCD,感染相关死亡率较高,吸收功能较低。细胞的活力可以通过组织学检查来确定,因此,如果确定细胞是可存活的,则可以使用取自 DCD 的移植物。

另外,活体供者小肠移植(small bowel transplantation,SBT)是一种相对较新的移植类型,特别适用于发生急性失代偿性肝衰竭的小肠衰竭儿童患者。为了在等待名单时降低发病率和死亡率,可以使用活体捐献者。根据患者的肝功能,肠移植物包含 150cm 回肠,并可包含左侧肝移植物。相关研究显示,捐献后未发现捐赠者的生活方式、工作习惯或心理状况发生变化。

二、供肠修复

(一)心脏死亡供者小肠修整

国内器官移植供者目前还主要是心脏死亡供者(DCD),由于历史的原因,早期主要是供肾获取,后期加入供肝获取,而同时腹腔内全脏器获取还较少,全腹腔脏器获取主刀医生应熟悉胃肠解剖,特别是要关注小肠移植物的安全,经验表明,早期由小肠移植医生获取全脏器不失为安全有效的方法,然后再将获取的全脏器分离。

DCD 小肠多采用腹腔脏器整块获取,然后根据器官移植的需要分别将肝、肾脏与小肠(包括胰腺)分离,如果需要胰腺移植还需要将胰腺与小肠分离。如果时间允许最好能够将获取的器官运送至手术室,在手术室内将所需器官分离、分别修整。这样能够保证在更好的无菌条件下分离获取的器官与分离器官的安全性。将整块切取的肝脏、双肾、小肠、胰腺与脾脏一并置入 0~4℃的 UW 液中,根据移植方案进行分离修整。自切取移植物的腹主动脉背侧正中剪开,显露出腹腔干、肠系膜上动脉(SMA)及左右肾动脉的开口,此时应注意检查有无变异肝肾动脉,首先在肾动脉与肠系膜上动脉开口之间劈开动脉袖片,暴露左右肾静脉,于左肾静脉上缘横断下腔静脉,将双肾移植物与肝脏、胰腺、小肠、脾脏移植物各自分离,供肾脏交肾移植医师修整待移植。随后在 SMA 与腹腔干开口之间劈开动脉袖片,在门静脉离断处切断肝十二指肠韧带,供肝脏交肝移植医师修整待移植,如果发现发自肠系膜上动脉的右侧副肝动脉,则右侧副肝动脉起始部近端的肠系膜上动脉也要留给肝移植物。到此时尚剩余十二指肠、胰腺、脾脏与小肠在一起。

与肝脏、肾脏等实质性器官移植相比,小肠移植物修整更为烦琐,特别是 SMA、肠系膜上静脉(SMV)小的分(属)支修整时均应一一结扎或缝扎,否则在血管开放时多处出血,很容易因大量出血导致移植小肠灌注不良。首先自肠系膜上动脉置管,持续灌注 0~4℃的 UW 液,约 500ml,灌注压力为 9.8kPa(100cmH_2O)。

保留 SMA 开口周围的部分腹主动脉壁,清除 SMA 周围的结缔组织,解剖出 SMA 长度 1.5~2.0cm,劈离胰头,妥善结扎 SMV 的小属支,解剖出近端门静脉约 2cm 用于吻合。

（二）脑死亡供者腹腔多脏器联合获取与修整

脑死亡供者（DBD）多数为腹腔多脏器联合获取，DBD 供体获取分心肺组与腹部组，可以同时获取，但心肺获取相对快，在血管分离结束后需要等待腹部组分离结束后再分别同时灌注器官保存液。

自 DBD 获取的小肠不需要后台修整，重点是架桥血管的修整。无论是来自 DCD 还是 DBD 的供肠，均需要修整架桥血管。小肠移植（ITx）架桥血管有髂血管与颈总（内）血管，首选髂血管（包括髂总、髂内、髂外血管），如果同时行胰腺移植此血管应分配给胰腺，而小肠移植应修整颈总动脉与颈内静脉作为架桥血管。无论选择何种血管作为架桥血管，在修整中均需要注意 2 点：①自血管的近远端分别注入保存液，并检查血管是否还有渗漏，如有渗漏可以 9/0 血管缝合线修补；②修整前需要鉴别与标记静脉近远端，保证血管吻合后静脉血流方向与原血流方向一致，避免静脉瓣导致静脉回流障碍，而使手术失败。

（三）注意事项

1. 修整供肠过程中，始终维持低温，避免再次热缺血。修整去除胰腺过程中，应仔细结扎肠系膜血管周围的小血管，以防移植肠血管开放后广泛漏血。

2. 通常回肠末端灌注不良，可切除部分灌注不佳的末端回肠（一般不超过 50cm）。

3. 避免过度灌注所致的血管内皮损伤及小肠水肿。

4. **供体评估**　与受体一样，术前对供体也要进行评估。

小肠移植中供体条件和供肠的评估至关重要。来自 DCD 的供肠需要进行较为复杂的修复，而来自 DBD 的供肠可不进行修复。另外，无论是来自 DCD 还是 DBD 的供肠，均需要修整架桥血管。

结　语

供器官质量是影响移植效果的重要因素，准确评估供器官质量、制定有效修复策略是移植医师面临的重要课题。综合考虑供者因素、结合保存／机械灌注参数、供器官病理、分子标志物和分子诊断工具等方法，有助于准确评估供器官质量。机械灌注近年进展较快，是供器官修复的主要手段，不仅可以有效挽救部分边缘供器官，同时也为再次评估提供了客观指标。且机械灌注为药物治疗、基因治疗提供良好的介入途径。开发快速、有效、客观而又无创的评估供器官质量的方法，制定有效的供器官修复策略，可最大限度上保存、修复供器官，提高器官利用率，也将有利于移植物术后功能恢复与长期存活。

（李幼生）

参 考 文 献

［1］ Ison MG, Nalesnik MA. An update on donor-derived disease transmission in organ transplantation. Am J Transplant, 2011, 11（6）: 1123-1130.

［2］ Lee JH, Hong SY, Oh CK, et al. Kidney transplantation from a donor following cardiac death supported with extracorporeal membrane oxygenation. J Korean Med Sci, 2012, 27（2）: 115-119.

［3］ Croome KP, Wall W, Quan D, et al. Evaluation of the updated definition of early allograft dysfunction in donation after brain death and donation after cardiac death liver allografts. Hepatobiliary Pancreat Dis Int, 2012, 11（4）: 372-376.

［4］ Uemura T, Ramprasad V, Hollenbeak CS, et al. Liver transplantation for hepatitis C from donation after cardiac death donors: an analysis of OPTN/UNOS data. Am J Transplant, 2012, 12（4）: 984-991.

［5］ Foley DP, Fernandez LA, Leverson G, et al. Biliary complications after liver transplantation from donation after cardiac death donors: an analysis of risk factors and long-term outcomes from a single center. Ann Surg, 2011, 253（4）: 817-825.

［6］ Leithead JA, Tariciotti L, Gunson B, et al. Donation

after cardiac death liver transplant recipients have an increased frequency of acute kidney injury. Am J Transplant, 2012, 12（4）: 965-975.

［7］Perera MT, Bramhall SR. Current status and recent advances of liver transplantation from donation after cardiac death. World J Gastrointest Surg, 2011, 3（11）: 167-176.

［8］Bellingham JM, Santhanakrishnan C, Neidlinger N, et al. Donation after cardiac death: a 29-year experience. Surgery, 2011, 150（4）: 692-702.

［9］Remuzzi G, Grinyò J, Ruggenenti P, et al. Early experience with dual kidney transplantation in adults using expanded donor criteria. Double Kidney Transplant Group（DKG）. J Am Soc Nephrol, 1999, 10（12）: 2591-2598.

［10］Deng R, Gu G, Wang D, et al. Machine perfusion versus cold storage of kidneys derived from donation after cardiac death: a meta-analysis. PLoS One, 2013, 8（3）: e56368.

［11］Kayler LK, Magliocca J, Kim RD, et al. Single kidney transplantation from young pediatric donors in the United States. Am J Transplant, 2009, 9（12）: 2745-2751.

［12］European Renal Best Practice Transplantation Guideline Development Group. ERBP guideline on the management and evaluation of the kidney donor and recipient. Nephrol Dial Transplant, 2013, 28（Suppl 2）: ii1-ii71.

［13］Jochmans I, Moers C, Smits JM, et al. The prognostic value of renal resistance during hypothemic machine perfusion of deceased donor kidneys. Am J Transplant, 2011, 11（10）: 2214-2220.

［14］Hoogland ER, de Vries EE, Christiaans MH, et al. The value of machine perfusion biomarker concentration in DCD kidney transplantations. Transplantation, 2013, 95（4）: 603-610.

［15］Matsuoka L, Shah T, Aswad S, et al. Pulsatile perfusion reduces the incidence of delayed graft function in expanded criteria donor kidney transplantation. Am J Transplant, 2006, 6（6）: 1473-1478.

［16］Mancia C, Loustaud-Ratti V, Carrier P, et al. Controlled attenuation parameter and liver stiffness measurements for steatosis assessment in the liver transplant of brain dead donors. Transplantation, 2015, 99（8）: 1619-1624.

［17］区伟俊, 田文硕, 卢颖, 等. 实时剪切波弹性成像评估器官捐献肝脏质量的应用研究. 中华器官移植杂志, 2017, 38（6）: 331-336.

［18］Bader TR, Herneth AM, Blaicher W, et al. Hepatic perfusion after liver transplantation: noninvasive measurement with dynamic single-section CT. Radiology, 1998, 209（1）: 129-134.

［19］杨磊, 鞠卫强, 孙灿辉, 等. CT灌注成像评估心脏死亡捐献供肝质量的临床研究. 中华普通外科学文献（电子版）, 2016, 10（3）: 183-187.

［20］王皓晨, 韩明, 王小平, 等. Gd-EOB-DTPA增强1.5T磁共振成像评估脑死亡供者供肝质量的研究. 中华器官移植杂志, 2016, 37（5）: 280-285.

［21］Bruinsma BG, Sridharan GV, Weeder PD, et al. Metabolic profiling during ex vivo machine perfusion of the human liver. Sci Rep, 2016, 6: 22415.

［22］Hrydziuszko O, Perera MT, Laing R, et al. Mass spectrometry based metabolomics comparison of liver grafts from donors after circulatory death（DCD）and donors after brain death（DBD）used in human orthotopic liver transplantation. PloS one, 2016, 11（11）: e0165884.

［23］Tang Y, Han M, Chen M, et al. Donor Indocyanine Green Clearance Test Predicts Graft Quality and Early Graft Prognosis After Liver Transplantation. Dig Dis Sci, 2017, 62（11）: 3212-3220.

［24］Minor T, Efferz P, Fox M, et al. Controlled oxygenated rewarming of cold stored liver grafts by thermally graduated machine perfusion prior to reperfusion. Am J Transplant, 2013, 13（6）: 1450-1460.

［25］Henry SD, Nachber E, Tulipan J, et al. Hypothermic machine preservation reduces molecular markers of ischemia/reperfusion injury in human liver transplantation. Am J Transplant, 2012, 12（9）: 2477-2486.

［26］朱泽斌, 赵强, 何晓顺. 移植供肝保护新进展. 中华重症医学电子杂志（网络版）, 2017, 3（2）: 94-99.

［27］Perera T, Mergental H, Stephenson B, et al. First Human Liver Transplantation Using a Marginal Allograft Resuscitated by Normothermic Machine Perfusion. Liver Transpl, 2016, 22（1）: 120-124.

［28］Bral M, Gala-Lopez B, Bigam D, et al. Preliminary Single-Center Canadian Experience of Human Normothermic Ex Vivo Liver Perfusion: Results of a Clinical Trial. Am J Transplant, 2017, 17（4）: 1071-1080.

［29］Bruinsma BG, Yeh H, Ozer S, et al. Subnormothermic machine perfusion for ex vivo preservation and recovery of the human liver for transplantation. Am J Transplant, 2014, 14（6）: 1400-1409.

［30］Luntz SP, Unnebrink K, Seibert-Grafe M, et al. HEGPOL: randomized, placebo controlled, multicenter, double-blind clinical trial to investigate hepatoprotective effects of glycine in the postoperative phase of liver transplantation [ISRCTN69350312]. BMC surgery, 2005, 5: 18.

[31] Sivathasan C, Lim CP, Kerk KL, et al. Mechanical circulatory support and heart transplantation in the Asia Pacific region. J Heart Lung Transplant, 2017, 36 (1): 13-18.

[32] Manara AR, Murphy PG, O'Callaghan G. Donation after circulatory death. Br J Anaesth, 2012, 108 (Suppl 1): i108-i121.

[33] Cypel M, Levvey B, Van Raemdonck D, et al. International Society for Heart and Lung Transplantation Donation After Circulatory Death Registry Report. J Heart Lung Transplant, 2015, 34 (10): 1278-1282.

[34] Sabatino M, Vitale G, Manfredini V, et al. Clinical relevance of the International Society for Heart and Lung Transplantation consensus classification of primary graft dysfunction after heart transplantation: Epidemiology, risk factors, and outcomes. J Heart Lung Transplant, 2017, 36 (11): 1217-1225.

[35] Lietz K, John R, Mancini DM, et al. Outcomes in cardiac transplant recipients using allografts from older donors versus mortality on the transplant waiting list: Implications for donor selection criteria. J Am Coll Cardiol, 2004, 43 (9): 1553-1561.

[36] Blanche C, Kamlot A, Blanche DA, et al. Heart transplantation with donors fifty years of age and older. J Thorac Cardiovasc Surg, 2002, 123 (4): 810-815.

[37] Kubak BM, Gregson AL, Pegues DA, et al. Use of hearts transplanted from donors with severe sepsis and infectious deaths. J Heart Lung Transplant, 2009, 28 (3): 260-265.

[38] Cohen J, Michowiz R, Ashkenazi T, et al. Successful organ transplantation from donors with Acinetobacter baumannii septic shock. Transplantation, 2006, 81 (6): 853-855.

[39] Sözen H, Fidan K, Mahli A, et al. Successful solid organ transplantation from septicemic cadaveric donors: case report. Transplant Proc, 2008, 40 (1): 299-301.

[40] Mattner F, Kola A, Fischer S, et al. Impact of bacterial and fungal donor organ contamination in lung, heart-lung, heart and liver transplantation. Infection, 2008, 36 (3): 207-212.

[41] Grauhan O, Siniawski H, Dandel M, et al. Coronary atherosclerosis of the donor heart: impact on early graft failure. Eur J Cardiothorac Surg, 2007, 32 (4): 634-638.

[42] Kuppahally SS, Valantine HA, Weisshaar D, et al. Outcome in cardiac recipients of donor hearts with increased left ventricular wall thickness. Am J Transplant, 2007, 7 (10): 2388-2395.

[43] Young JB, Naftel DC, Bourge RC, et al. Matching the heart donor and heart transplant recipient. Clues for successful expansion of the donor pool: a multivariable, multiinstitutional report. The Cardiac Transplant Research Database Group. J Heart Lung Transplant, 1994, 13 (3): 353-365.

[44] Sethi GK, Lanauze P, Rosado LJ, et al. Clinical significance of weight difference between donor and recipient in heart transplantation. J Thorac Cardiovasc Surg, 1993, 106 (3): 444-448.

[45] Kobashigawa J, Khush K, Colvin M, et al. Report from the American society of transplantation conference on donor heart selection in adult cardiac transplantation in the U. S. Am J Transplant, 2017, 17 (10): 2559-2566.

[46] Schnuelle P, Berger S, de Boer J, et al. Effects of catecholamine application to brain-dead donors on graft survival in solid organ transplantation. Transplantation, 2001, 72 (3): 455-463.

[47] D'Ancona G, Santise G, Falletta C, et al. Primary graft failure after heart transplantation: the importance of donor pharmacological management. Transplant Proc, 2010, 42 (3): 710-712.

[48] de Perrot M, Weder W, Patterson GA, et al. Strategies to increase limited donor resources. Eur Respir J, 2004, 23 (3): 477-482.

[49] MacLean A, Dunning J. The retrieval of thoracic organs: donor assessment and management. Br Med Bull, 1997, 53 (4): 829-843.

[50] Novitzky D. Novel actions of thyroid hormone: the role of triiodothyronine in cardiac transplantation. Thyroid, 1996, 6 (5): 531-536.

[51] Jeevanandam V, Furukawa S, Prendergast TW, et al. Standard criteria for an acceptable donor heart are restricting heart transplantation. Ann Thorac Surg, 1996, 62 (5): 1268-1275.

[52] NathanSD. The future of lung transplantation. Chest, 2015, 147 (2): 309-316.

[53] 陈静瑜. 肺移植供体肺的维护及获取. 武汉大学学报(医学版), 2016, 37 (4): 540-542.

[54] Valapour M, Skeans MA, Heubner BM, et al. OPTN/SRTR 2013 annual data report: lung. Am J Transplant, 2015, 15 (Suppl2): 1-28.

[55] 中华医学会器官移植学分会, 中国医师协会器官移植医师分会. 中国活体供肾移植临床指南(2016 版). 器官移植, 2016, 7 (6): 417-426.

[56] Baldwin MR, Peterson ER, Easthausen I, et al. Donor age and early graft failure after lung transplantation: a

cohort study. Am J Transplant, 2013, 13 (10): 2685–2695.

[57] Bonser RS, Taylor R, Collett D, et al. Effect of donor smoking on survival after lung transplantation: a cohort study of a prospective registry. Lancet, 2012, 380 (9843): 747–755.

[58] Chaney J, Suzuki Y, Cantu E, et al. Lung donor selection criteria. J Thorac Dis, 2014, 6 (8): 1032–1038.

[59] Mulvihill MS, Gulack BC, Ganapathi AM, et al. The association of donor age and survival is independent of ischemic time folliing deceased donor lung transplantation. Clin Transplant, 2017, 31 (7): 10.

[60] Chambers DC, Yusen RD, Cherikh WS, et al. The registry of the international society for heart and lung transplantation: thirty–fourth adult lung and heart–lung transplantation report–2017; Focus theme: allograft ischemic time. J Heart Lung Transplant, 2017, 36 (10): 1047–1059.

[61] Hayes D Jr, Hartwig MG, Tobias JD, et al. Lung transplant center volume ameliorates adverse influence of prolonged ischemic time on mortality. Am J Transplant, 2017, 17 (1): 218–226.

[62] Sanchez PG, Rouse M, Pratt DL, et al. Lung donation after controlled circulatory determination of death: a review of current practices and outcomes. Transplant Proc, 2015, 47 (6): 1958–1965.

[63] Munshi L, Keshavjee S, Cypel M. Donor management and lung preservation for lung transplantation. Lancet Respir Med, 2013, 1 (4): 318–328.

[64] Macdonald PS, Aneman A, Bhonagiri D, et al. A systematic review and meta–analysis of clinical trials of thyroid hormone administration to brain dead potential organ donors. Crit Care Med, 2012, 40 (5): 1635–1644.

第六章 器官的获取与保存

学习目标

1. 初步掌握腹部多器官获取的基本原则
2. 了解移植器官的切取与保存

供器官的良好获取与保存是移植成功的保证，获取高质量的供器官可以显著地降低移植器官原发性无功能和功能恢复延迟的发生率，使移植器官的功能迅速恢复正常，并可明显减少移植术后近、远期并发症的发生，进而取得良好的疗效。

第一节 器 官 获 取

一、心脏死亡供者的器官获取技术

（一）腹部多器官联合获取

一般采用多器官联合切取技术。获取的器官包括肝脏、肾脏、胰腺和小肠等。各器官的获取可由不同手术组同时进行来完成。各中心可有不同的切取方法，但原则基本相同。在切取前经静脉全身肝素化（70IU/kg）。

1. 肝脏、肾脏获取

（1）体位和切口：平卧位后上腹部垫高，取腹部正中切口，上起剑突，下至耻骨联合。

（2）开腹后首先迅速探查各器官，确定供器官适用后，立即在肝脏和双肾表面覆盖无菌冰屑。如果事先已行股动脉及股静脉插管，可经股动脉插管重力灌注4℃的器官灌注液，同时开放股静脉。如果事先没有留置股动脉插管，则立即行腹主动脉插管。显露远端腹主动脉，在髂动脉分叉处上方2~3cm处剪开前壁，向近心端插入灌注管（改造后的Fr20气囊导尿管，气囊远端结扎，气囊

近端剪2~3个侧孔），插入深度至胸主动脉水平，气囊内注入15~20ml生理盐水，结扎腹主动脉远端并固定好，用4℃的器官灌注液重力灌注，灌注高度为100cm左右。

（3）在小肠系膜根部显露肠系膜上静脉并剪开一小口，插入灌注管，插管同时另一只手轻握在小网膜孔处掌握插管深度，置管的最佳位置是在门静脉主干内。然后结扎肠系膜上静脉远端（一并结扎肠系膜上动脉以节省灌洗液）并固定好门静脉插管。在插管的同时开始用4℃的器官灌注液行重力灌注，灌注高度为100cm左右。

（4）在髂动脉分叉水平的下方切开下腔静脉，插入大口径的引流管引流灌注液至体外。

（5）在十二指肠球部上缘剪开胆总管，同时剪开胆囊底，用4℃的灌洗液80~100ml经胆总管冲洗肝内胆管，冲洗液从剪开的胆囊底流出。

（6）提起乙状结肠，在乙状结肠系膜中部剪开系膜，先向下剪至直肠上段系膜，然后游离切断全部结肠系膜及小肠系膜至十二指肠悬韧带（Treitz韧带）处。在近膈肌处显露出食管，钳夹后切断。紧靠胃壁剪开小网膜向下游离至十二指肠，注意是否存在变异的肝动脉并避免损伤。靠近十二指肠剪断胰头，游离十二指肠直到Treitz韧带处（保留的胰腺只是方便解剖而不能用于移植，如需获取胰腺用于移植，详见胰腺获取部分）。至此，胃肠道除直肠外均已游离，将其移出腹腔外。

（7）此时，腹腔内器官仅剩下双肾、胰腺、脾和肝脏。因移植时需要髂血管备用，此时一并切取。在近腹股沟处剪断双侧髂外动脉并向上游离，在输尿管与髂血管交叉水平的下方剪断双侧输尿管，于腹后壁肌筋膜前方将后腹壁所有组织整块向上和向脊柱方向呈扇形游离，再沿脊柱前面向上锐性游离至膈肌处。于膈肌上方剪断胸主动脉及下腔静脉近右心房水平，沿脊柱前方从上向下游离。至此将肝脏连同部分膈肌、胰腺、脾、双肾及双侧输尿管整块切取下来，同时一并切取的供者双侧髂动脉修整好备用。肝和双肾切取后需进一步灌洗。将其移至无菌容器中，剪开腹主动脉后壁，显露出双侧肾动脉开口，用保存液经肾动脉进一步灌洗双肾，门静脉始终保持灌洗。待双肾和肝脏灌洗满意后，将其放入装有 4℃ 保存液的无菌容器中保存并运输回手术室后进一步修剪。

2. **胰腺获取**　胰腺一般与肝及双肾同时获取，获取的是全胰腺带十二指肠。切口、腹主动脉及门静脉插管同肝脏切取。只是切除胃肠道的方式有所不同。首先，提起胃，在幽门胃侧结扎胃，经胃壁向十二指肠腔内注射含有抗生素的生理盐水 100~200ml 冲洗十二指肠。剪断结肠及小肠系膜同上，但剪断小肠系膜至距 Treitz 韧带 15cm 的小肠系膜处为止，小肠不切断。不切断食管，在胃窦部切断胃，近端胃向头侧牵开，十二指肠不游离，整块切取肝脏、胰腺、十二指肠、脾及双肾。进一步灌洗同上。灌洗满意后，排出十二指肠内液体，仍经幽门处胃壁向十二指肠腔内注射 60ml 保存液用于保存十二指肠。在距 Treitz 韧带 10cm 处切断空肠并结扎。整块切取的各器官装入有 4℃ 保存液的无菌容器中保存并运输回手术室后进一步修剪。

若存在血管变异，因是腹腔多器官联合整块切取，一般不会伤及变异的血管。在器官修剪时，通过血管成形或间置血管移植物（Y 形移植物）进行血管重建。

因胰腺移植是可选择的治疗方法，肝移植是挽救生命的，故肝脏切取要优先于胰腺；存在血管变异时，血管重建优先考虑满足肝脏，胰腺血管重建可应用 Y 形血管移植物，或行节段性胰腺切取，或彻底放弃胰腺切取。

3. **小肠获取**　多采用腹腔器官联合切取技术整块切取肝脏、胰腺、十二指肠、小肠、脾及双肾。然后根据器官移植的需要分别将肝、肾脏与小肠（包括胰腺）分离，如果需要胰腺移植还需要将胰腺与小肠分离。

（1）进腹后于腹腔内倒入大量冰屑，腹主动脉插管及灌注同肝脏切取。

如果仅获取小肠或小肠与肾脏，待小肠变苍白后将小肠与肾脏一并切取。如果同时获取肝脏则在胰颈部切开部分胰腺显露门静脉主干并切断，近端插管灌注门静脉系统，远侧断端作为肠系膜上静脉的流出道。如果需要同时获取胰腺则采用胰腺上缘的门静脉插管灌注。

腹腔器官色泽转为苍白后分别自腹主动脉与门静脉继续灌注灌洗液 1 000ml、500~1 000ml。切断并结扎幽门，距回盲部近端 15cm 处切断并结扎回肠末端，切断胃结肠韧带与回肠系膜。如果同时移植结肠则需要在结肠中动脉左侧切断结扎横结肠系膜。需要移植的腹腔各器官灌注良好后，于膈上切断胸主动脉及下腔静脉，将腹主动脉、下腔静脉、肝脏、胰腺、脾、十二指肠、空回肠、双肾及输尿管整块切取。将其移至无菌容器中，剪开腹主动脉后壁，显露出双肾动脉、腹腔干及肠系膜上动脉开口，用保存液进一步灌洗。待各器官灌洗满意后，将其放入有 4℃ 保存液的无菌容器中保存并运输。回手术室后进一步修整。小肠切取时不行肠腔灌洗，待修剪时再进行灌洗。灌洗液采用 4℃ 的甲硝唑和内含阿米卡星 0.4g/L 的乳酸林格液。

（2）颈部血管获取：小肠移植需采用颈血管作为架桥。通常获取左颈总动脉与颈内静脉，取胸锁乳突肌前缘“工”字形口切开皮肤，上起颌下，下达锁骨上，获取颈总动脉与颈内静脉（带部分锁骨下动静脉），一并保存。

（3）器官分离：将腹主动脉背侧正中剪开，显露出腹腔干、肠系膜上动脉及左右肾动脉的开口，此时应注意检查有无变异肝肾动脉，首先在肾动脉与肠系膜上动脉开口之间劈开动脉袖片，暴露左右肾静脉，于左肾静脉上缘横断下腔静脉，将双肾与肝、胰腺、小肠、脾分离。随后在肠系膜上动脉与腹腔干开口之间劈开动脉袖片，在门静脉离断处切断肝十二指肠韧带，如果发现发自于肠系膜上动脉的肝右动脉,则肝右动脉起始部近端的肠系膜上动脉也要留给肝移植物。至此尚剩余十二指肠、胰腺、脾与小肠在一起。根据移植术式进一步分离供器官。

(二)胸腔器官获取

1. 心脏获取　供者取仰卧位,垫高胸腹部。取胸骨正中切口,上自胸骨上切迹,如同时获取肝和肾,可将切口延向腹部,行腹正中切口至耻骨联合。

剪开心包,在右心耳注射肝素。肝素化后,因心跳已停止,挤压心脏若干次。打开心包后,观察供心左心房、主动脉、肺动脉区有无损伤和病变。行升主动脉穿刺后,使用心脏停搏液灌注(灌洗液为 4℃ Stanford 溶液:5% 葡萄糖溶液内含 KCl 25mEq/L、NaHCO$_3$ 25mEq/L 和甘露醇 12.5g/L)。阻断上腔静脉及升主动脉。

游离出上、下腔静脉、肺动脉和主动脉。随即在根部剪开下腔静脉及右上肺静脉。心脏周围置无菌冰屑。将上腔静脉在右心房以上 4cm 处切断,下腔静脉于其根部切断,并由此向上剪开右心房。在肺静脉开口处切下左心房后壁,使其成为方形开口。自无名动脉起始部横断主动脉,肺动脉在其分叉处切断,取出供心脏。

2. 肺脏获取　体位与切口同心脏获取。气管插管后开胸,剪开心包至膈,游离上、下腔静脉,肺静脉内注射肝素,阻断腔静脉回流。在肺动脉圆锥根部注入 500mg 硫前列酮。肺动脉插管灌注。阻断升主动脉,剪开下腔静脉、左心耳,迅速于双侧肺动脉以 4℃肺保存液灌注,保证双肺每个部分都获得有效的灌注,灌至双肺完全发白。并使灌注液由左心耳预先切开的小口内流出。无菌冰屑覆盖肺表面降温,膨肺后夹闭气管并切断,或用直线切割缝合器切断气管,剪断主动脉及上腔静脉,整体切取心肺。

单侧肺与双侧肺的切取方法:

(1)单肺切取:于肺静脉开口左心房处,保留 0.5cm 宽度的左心房壁将其剪下,肺动脉则从分叉处切断。主支气管在上叶支气管开口上端 2 个软骨环处切断,切取一侧肺脏。

(2)双肺切取:在右肺静脉与冠状静脉窦之间的中心部位剪开并切断左心房,保留含有 4 个肺静脉口的左心房袖。肺动脉在肺动脉瓣与肺动脉分叉处的中点切断,气管于隆嵴上 2 个气管环处切断,切取双肺。

将供肺放入有 4℃保存液的无菌容器中保存并运输。

3. 心肺联合获取　体位与切口同上。游离升主动脉及上腔静脉后,于升主动脉、肺动脉分别插入灌注管,阻断升主动脉远端及上腔静脉,切开左心耳、下腔静脉,于升主动脉灌注 4℃心脏停搏液,在肺动脉内注射 500mg 硫前列酮,低压灌注 4℃保存液直至双肺由红变白,在此过程中使双肺仍保持通气。

心肺灌洗完毕后,切断上腔静脉和下腔静脉,在远端切断升主动脉。退出气管插管,在中度膨肺状态下,用气管切割缝合器在气管隆嵴上第 4、5 软骨环处切断和封闭气管口,尽量避免污染。保留气管隆嵴周围软组织,分离气管,游离左心房后侧,将心肺整体切取,将供心肺放入有 4℃保存液的无菌容器中保存并运输。

二、脑死亡供者的多器官获取

脑死亡供者常同时提供多个器官,如心、肺、肝、肾、胰腺、小肠等,所以在器官切取时各手术组应紧密有序合作,确保各获取器官都得到良好的保护。多器官切取一般由胸腔器官切取组和腹部器官切取组共同协作完成。

供者一般在气管插管、呼吸机辅助通气的状态下实施手术,如供者已行气管切开,要避免术中污染。如供者仍存在脊髓反射,应给予肌松药物。

1. 体位、切口及探查　平卧位,胸腹部常规消毒和铺巾。胸腹联合切口,上自胸骨上切迹,下至耻骨联合。胸组纵行切开心包及两侧胸膜后,仔细观察心脏、肺脏有无异常。腹组首先彻底探查腹腔,以排除腹腔肿瘤、结核等疾病。然后再仔细探查肝脏,肾脏以及其他需要切取的器官,确认器官的大小、颜色、质地是否正常,肝脏没有严重脂肪肝、肝硬化或肿瘤等。

2. 游离　确定各器官无异常后,胸组游离上、下腔静脉和主动脉。升主动脉远端游离至无名动脉起始处,肺动脉游离至左右肺动脉分叉,上腔静脉游离至近无名静脉汇入口处,下腔静脉游离至膈肌,上、下腔静脉均要预置阻断带。

腹组游离肝脏左三角韧带,将食管推向左侧,切开膈肌脚,显露腹主动脉并预置阻断带。依次游离肾脏、肝脏、脾脏、胰腺、十二指肠。游离显露胆总管、肝动脉、门静脉，游离输尿管至膀胱汇合处。游离结扎肠系膜下动脉，在腹主动脉起始段预置阻断带。游离结扎肠系膜下静脉，经肠系膜下静脉插管，深度至刚入门静脉主干，以备灌注。全身肝素化后，结扎远端腹主动脉，在其近端行腹主动脉插管。

3. 原位灌注　上述游离过程完成后，即行多器官联合原位灌注。阻断上、下腔静脉，阻断升主动脉，待心脏跳动数个心动周期心脏排空后，升主动脉近心端插管作冷停跳液灌注，经肺动脉主干插管以器官保存液灌洗肺部。切开下腔静脉和左侧肺静脉减压，于心脏表面用大量无菌冰屑覆盖降温。同时腹腔内各器官覆无菌冰屑降温。当胸组夹闭升主动脉或阻断腔静脉的有效循环时，在腹主动脉膈肌水平进行阻断，腹腔器官灌洗开始，经腹主动脉与门静脉插管同时开始灌入冷器官保存液，经下腔静脉插管将血液及灌注液、心脏停搏液等引出。灌注至待切取器官无血色，流出液清亮或淡血水样液体为止。

4. 切取　灌洗接近结束时准备器官整块切取，先将肺充气，于肺动脉上缘切断气管并将近心端缝合，然后切断主动脉及上、下腔静脉，游离肺和气管与周围组织及纵隔之间的粘连，整块切下供者心肺。

腹腔器官的切取由上而下进行，先剪断供肠两端及附在胰头的十二指肠，将食管向左侧掀开，提起胸主动脉及肝上、下腔静脉，在其后紧贴脊柱向下剪开腹主动脉与脊柱间的粘连直至腹腔动脉发出处，所有器官即被整块切取。肝脏、肾脏和小肠等也可分别切取。

将器官分别置入无菌塑料袋内，然后再外套2层无菌塑料袋，将盛有供者器官的塑料袋置入盛满冰块的恒温箱内转运至受者手术室。

获取供器官后，同时切取供者的一段或几段血管，以备移植物血管重建吻合困难时架桥或作为间置材料。通常采用供者髂血管（包括髂总、髂内和髂外动、静脉）或颈部血管（包括颈总、颈内、颈外动、静脉，以及锁骨下动、静脉）。

三、活体供者器官的切取原则

目前临床已成功开展包括活体肾移植、肝移植、节段胰腺移植、小肠部分移植等活体器官移植，技术已趋成熟，上述活体供器官切取具体操作步骤详见各论。

活体器官的切取远比尸体供器官切取复杂，技术要求高。活体器官切取原则最关键是确保供者安全健康，存留器官能够满足供者生理代谢需求；其次切取的供器官不仅保留相对独立的解剖结构，也能保证移植受者生理代谢需要；另外切取时应遵循损伤最小原则。

术前应正确评估供器官的解剖结构及功能状态，指导手术方案。例如供肾的选择，双肾功能有差异时应该选择切取功能相对较差的一侧肾脏，以保证供者的安全。切取供肝时在保证供者安全的前提下，又要考虑切取的部分肝脏能够满足受者的需要，所以术前对切取的肝脏范围体积必须精确评估。在特殊情况下，如受者体重较大、供者体重较小时，还需要切取两位供者的肝脏移植给一位受者，施行双供肝移植。活体肺移植则常规需要两位供者分别切取左右各一叶肺，移植给一位受者。

与尸体器官切取不同的还有切取的器官不能在体内灌注，而是要在切取后立即在体外灌注。为了缩短热缺血时间，在切取前灌注装置必须准备完毕，器官切取后应立即行进一步低温灌注和修剪。

（刘永锋）

第二节　器官保存

器官保存（organ preservation）是器官移植中至关重要的一个环节，因为供、受者的血型鉴定与组织配型、受者的选择、供移植器官的运输和移植手术的实施等都需要一定时间完成。器官保存的目的就在于使离体缺血的器官保持最大的活力，并于血液供应恢复后迅速恢复功能。因此安全有效的器官保存是移植成功的先决条件。

一、器官保存现状

（一）器官保存方法的发展

早在 1937 年，RG Bickford 和 FR Winton 采用低温延长组织存活时间取得了成功，次年器官移植的先驱 Alexis Carrel 和 Charles Lindberg 便提出器官体外保存的概念。此后的研究表明，离体的器官可以通过低温无血溶液进行灌洗保存,此发现促使科学家开始研究器官的低温灌洗保存。自20世纪80年代开始,随着需移植治疗的疾病及移植器官种类的增加,多器官联合灌洗切取技术、单纯低温保存技术被应用于临床,成为国内外器官移植中心广泛采用的标准方法。

在单纯低温保存技术发展的同时,低温机械灌注保存也在不断发展。早在20世纪60年代,学者们就开始尝试通过机械灌注泵建立人工灌注循环,对离体器官进行灌注保存。1967年,Folkert O. Belzer 等报道了通过持续机械灌注技术,成功保存犬肾72小时,但因设备较复杂,未能广泛应用于临床。近年来,特别是在器官日益短缺、边缘供者与心脏死亡供者被纳入供者来源中后,通过低温机械灌注保护、挽救和评估供移植器官受到前所未有的重视。目前大多数欧美国家及我国的一些移植中心已经采用机械灌注(MP)来进行心脏死亡供者肾脏的保存。现行的器官保存方法包括单纯低温保存法和低温机械灌注保存法。

(二)器官保存液的发展

为了延长器官的低温保存时间,减轻低温造成的损伤,一类含有多种组分的电解质溶液——器官保存液被应用于低温器官保存。美国加州大学的 GM Collins 等于 1969 年发明了 Collins 液,其在 4 ℃下可有效保存肾脏达到 30 小时。1976 年"欧洲移植协会"将其配方加以改进,定名为 Euro-Collins 液(欧洲柯林液,EC 液),并推荐该液作为临床肾移植的标准保存液。1988 年,Belzer 等研究出一种多器官保存液——UW 液,1990 年,欧洲多个移植中心进行了验证试验,确立了 UW 液在促进移植物功能恢复方面的功效。1994 年,UW 液成为腹腔器官的标准保存液。

在借鉴国外保存研究成功经验的基础上,我国移植工作者也相继研发了不同的国产器官保存液,如华中科技大学同济医学院附属同济医院研制的 WMO 液、中国医科大学附属第一医院研制的 CMU 液、原第二军医大学附属长征医院和上海市中心血站共同研制的 HC-A 液等,临床应用效果良好。

经过半个多世纪的努力,器官保存取得了巨大的进步,基本可以满足临床需求。以 UW 液为例,通过单纯低温保存法可以安全保存肾脏 30~36 小时,肝脏 12~16 小时,心脏、肺脏 6~8 小时。

目前器官保存的技术和保存液的研究都取得了长足的发展,器官保存的时间已经基本能保证临床应用的需要。然而随着死亡捐献供者(deceased donor,DD)和扩大标准的供者(expanded criteria donor,ECD)器官的应用增加,对器官保存提出了更高的要求,如何减少 DD 和 ECD 器官的损伤仍然是器官保存领域研究者们面临的挑战。

二、器官保存的原则

(一)控制代谢

在正常情况下,组织细胞常温下存活依赖于代谢底物的不断供应和代谢废物的及时清除。当代谢率很低或者停止时,组织细胞的活性也因此而延长。温度是控制代谢的重要因素。常温动物大多数酶的活性随温度每降低 10 ℃就减少 1/2~3/4。此效应类似于 van't Hoff's 定律(范托夫定律),可用 $Q_{10}=(K_2/K_1)^{10(t_2-t_1)}$ 来表示,公式中 Q_{10} 是温度每改变 10 ℃的 van't Hoff 系数,K_1 和 K_2 分别为温度 t_1 和 t_2 时的反应速度。从此公式中可看出,对于 Q_{10} 为 2 的酶促反应来说,当温度从 37 ℃降至 0 ℃时,器官的新陈代谢速度降低至 1/13~1/12。因此,目前大多数器官保存方法均依赖于低温。

低温的保护作用在于降低对代谢底物的需求,使得细胞对能量物质供应的依赖性减小,保存器官活力,得益能延长保存时限。研究表明,降温能够防止缺血的损害作用。例如哺乳动物肾脏可以耐受 45 分钟以内的热缺血;而在 15~25 ℃时则可耐受缺血 2 小时;5~15 ℃时可耐受 6~7 小时;在 0~4 ℃的情况下,缺血 12 小时仍保持活力。

低温保存器官的另一个主要益处是保存了线粒体的功能,从而保证了移植后器官的能量代谢。线粒体是有氧组织生成能量物质 ATP 的重要结构。热缺血导致线粒体活性快速下降,是使器官丧失活力的一个主要因素。

尽管低温可增强器官组织对缺血的耐受性,但低温本身也可以引起组织细胞损害,其只能减慢细胞死亡的速度,而不能防止细胞死亡。随着器官灌注技术的发展,常温或亚低温机械灌注保存研究也逐渐得以开展,其优点是可以保持器官的正常生理状态,并通过机械灌注系统随时补充能量代谢底物,清除代谢废物,目前,该技术仍处于实验研究阶段。

(二)减少损伤

器官在保存过程中要经历热缺血损伤、冷缺血损伤及缺血再灌注损伤,如何减少这些损伤与器官保存的成功密切相关。只有针对不同器官选择合适的保存方法和保存液,才能有效减少器官保存过程中的各种损伤,延长器官的保存时间及提高保存质量。

作为移植学的三大支柱之一,器官保存经过半个多世纪的发展,已成为一项成熟的技术。而各种保存液及保存方法也在不断改进中。随着对器官保存中细胞及器官损伤基本机制的深入了解,各种器官的安全保存时限将进一步延长。

------ 扩展阅读 ------

深低温保存

虽然低温可以显著降低器官的新陈代谢,但在 0℃ 时仍有低水平的代谢存在,因此器官的保存时间有限。而通过深低温保存(−196℃,液氮温度)则可使器官的新陈代谢几乎完全停止,极大地延长器官的保存时间。目前深低温保存已被广泛应用于细胞和小型组织(如角膜、皮肤、胰岛等)的保存。通过液氮的快速冷冻,可使细胞内的水分玻璃化,而不产生冰晶,从而避免冰晶对细胞的损伤。深低温保存虽然是一种理想的保存方法,但对于体积较大的人体器官来说,实际应用中仍存在很多的技术困难,目前尚无法应用于临床。

(朱有华)

第三节　器官保存中的损伤

器官在保存过程中主要经历热缺血损伤、冷缺血损伤及缺血再灌注损伤。这些损伤是引起术后移植物功能延迟恢复和/或无功能的重要原因,显著影响移植物存活。目前,随着对器官保存过程中组织和细胞损伤分子机制认识的不断深入,已能够采取一些措施来减少器官损伤。这些措施既可减少术后移植物功能延迟恢复和无功能的发生率,又使边缘供器官的应用成为了可能。

一、热缺血损伤

器官离体后氧和各种代谢底物中止供应,细胞内贮存的能量迅速耗尽,氧化磷酸化作用减弱及 ATP 的含量迅速降低,糖原分解和无氧糖酵解过程则代偿性增强,从而使 ATP 的合成在短时间内继续进行。但很快因 ATP 合成不足而导致细胞内 ATP 含量及 pH 下降、乳酸积累,引起细胞膜上的钠钾 ATP 酶失灵。正常情况下,钠泵依赖于 ATP 主动耗能而排钠保钾,以保持细胞内负的膜电位,维持细胞内成分与容积的稳定。钠泵失灵后导致 Na^+、Ca^{2+} 及水分进入细胞及各个细胞器,此时超微结构的第一个表现就是内质网的空泡样变,与之相伴的是蛋白质合成障碍。线粒体随后也发生浊肿,细胞质内的膜性结构稳定性下降,溶酶体酶释放,并降解细胞成分,使细胞结构出现进行性损害,从而导致器官功能障碍。这种缺血损害在一定时间范围内是可逆的,但超过一定限度,即超过了细胞损伤可复性的临界点,将导致不可逆性损害。表现为缺血器官的血管内皮水肿、坏死、脱落,导致再灌注的困难,最终恢复血流后出现"无复流现象"(no-reflow phenomenon)。在 35~37℃ 下器官组织能耐受热缺血的时间极短,故降低温度是成功保存器官的关键。

器官耐受缺血的程度取决于:①组织器官的种类(间叶性细胞 > 实质性细胞);②功能状态(静息细胞 > 活动细胞);③供者的年龄(青年 > 高年龄);④周围温度(低温 > 常温)。因而各器官缺血后的复苏时间亦不相同。

二、冷缺血损伤

低温是器官保存的基本原则之一。但即使在低温下,代谢也不是完全中止的,所以低温保存器官是有一定时限的,而且低温本身还会引起组织细胞的损伤。

(一)低温对能量代谢的影响

低温对线粒体的主要作用是抑制其内膜上的腺嘌呤核苷酸(adenine nucleotide, AN)转移酶的活性而限制 ATP 的合成速率,导致 ADP 在细胞内蓄积并被腺苷酸激酶(adenylate kinase)分解为

AMP，进一步分解成氧嘌呤（oxypurine），引起器官在保存及再灌注期间能量的缺乏。在有氧代谢恢复以后，AN再合成的速度与缺血时间成反比。在短期缺血后，AN的再合成是通过缺血组织中残存的嘌呤及核苷酸降解产物的补救合成途径来完成的。该途径简单经济、能量消耗少。但由于细胞膜对核苷酸的降解产物是通透的，随着缺血时间的延长，这些降解产物就会随着开放的血流进入循环内，被其他组织器官代谢成不可逆的终产物尿酸，这时AN的再合成只能通过从头合成途径来完成，因此AN恢复的速度减慢。有学者认为，在保存期间使用AN的嘌呤前体或别嘌醇可提高器官活力，并促进ATP的再生成。另一个恢复AN的途径就是直接给予ATP，而不是其嘌呤前体。正常情况下，细胞外的ATP不能进入细胞内而发挥效应。然而器官缺血或保存诱发的损害则打开了细胞对ATP的通道。已有研究证明，在保存液中使用$MgCl_2$-ATP可提高大鼠及犬的肾脏保存效果，说明$MgCl_2$有助于ATP进入细胞内发挥作用。

（二）低温导致细胞肿胀机制

细胞容量的调节依靠细胞膜的通透性及钠泵的活性，低温对这两个系统均有作用。正常情况下，细胞处于高钠低钾的细胞外液中，而细胞内则为低钠高钾，这一离子梯度主要靠钠泵主动转运来维持，这是一个耗能的过程。低温抑制细胞膜钠泵活性并降低细胞膜电位。结果Na^+及Cl^-沿着浓度梯度进入细胞内，而细胞内K^+、Mg^{2+}外逸，细胞由于水分的蓄积而肿胀。

有学者认为，细胞水肿本身并不造成严重危害，但水肿可使细胞膜过度伸展而导致细胞内代谢的必需成分外漏，从而导致严重危害。尽管低温与缺血对钠泵的作用类似，但是其机制是不同的。低温可控制代谢，因而保存了细胞的能量，而缺血导致能量的耗竭。因此，逆转低温对钠泵的抑制作用要比逆转缺血快得多。

（三）低温与细胞内酸中毒

即使在低温情况下，缺血亦可刺激糖酵解及糖原分解加强，细胞内乳酸和氢离子浓度增加，导致组织酸中毒。酸中毒可导致溶酶体稳定性下降，溶酶体水解酶活化，并改变线粒体的性质，从而最终导致细胞死亡。

三、缺血再灌注损伤

缺血再灌注损伤（ischemia reperfusion injury，IRI）是指移植器官在经历缺血和保存后重新恢复血液灌注过程中引起的损伤。缺血再灌注损伤是移植术后移植物原发性功能障碍的主要因素，也是发生急性排斥反应的重要危险因素之一，甚至也可能是影响移植物长期存活的重要原因。如何降低缺血再灌注损伤对移植器官的影响依然是器官移植临床及基础研究的重要课题，亦是提高移植效果的关键（缺血再灌注损伤的研究进展详见第十三章）。

器官在保存期间所经历的损伤过程是影响移植后器官功能恢复的关键因素，热缺血损伤、冷缺血损伤和缺血再灌注损伤是最主要的3个损伤过程。对这些损伤的机制研究是关键，只有对器官保存中的损伤机制有了深入的了解，才有可能有针对性地采取相应的措施，减轻损伤，提高器官保存的效果。

— 扩展阅读 —

缺血预处理

使器官经历一个短暂的缺血和再灌注过程，激活其自身的应激保护反应，从而减轻随后的长时间缺血对器官的损伤作用，这被称为缺血预处理（ischemic pre-conditioning）。通过多年的研究，目前对于缺血预处理的作用机制已有了一定了解，其主要与诱导一氧化氮合成酶、血红素加氧酶、抗凋亡信号通路和腺苷相关的细胞保护通路有关。有研究显示，通过对人体远端器官（如肢体）的缺血预处理，可对内脏器官（如心脏、肝脏、肾脏）产生保护作用。目前对于缺血预处理尚处于实验研究阶段，如需应用于临床，尚需进一步深入研究。

（朱有华）

第四节　器官保存的方法

单纯低温保存（simple cold storage）具有使用简单、便捷、价格低廉等特点，目前，临床上仍然普遍应用单纯低温保存来保存器官。但随着越来越多 DCD 供器官获取前干预介入以及质量优化的扩大标准的供者（expanded criteria donor，ECD）边缘性供体器官应用于临床并取得较好疗效，对于供器官保存的要求也越来越高。机械灌注（machine perfusion，MP）也逐渐被学者们所重视，与单纯低温保存相比，MP 具有一些无可比拟的优势。其优点为在灌注期间可监测多项指标，对保存器官的活力进行评估和了解，能耐受较长时间的热缺血和冷缺血时间。

一、单纯低温保存

将中断血液供应的器官用一种预冷的特制保存液，以一定高度的重力快速滴注灌入动脉系统内，使器官迅速和均匀地降温至 10℃ 以下，灌洗液的温度始终保持在 0~4℃。充分灌洗（静脉灌洗流出液清亮）后将供者器官放入盛有 0~4℃ 保存液的双层灭菌塑料袋中，再放入盛有冰块的保温箱中，直至器官移植。目前各移植中心采用的保存液大多为细胞内液型保存液，一般能够安全保存肾脏 30~36 小时，保存肝脏 12~16 小时，保存心脏、肺脏 6~8 小时。

对于单纯低温保存来说，快速降温是保存成功的关键。将表面冷却和插管原位灌洗两种方法结合起来器官的中心温度则降低更快。从理论上讲，表面温度降至 0℃，可将器官对缺血损伤的耐受力提高 20~50 倍。但人类器官体积相对较大，表面冷却不能迅速地降低脏器的中心温度而使之经受了几分钟热缺血的时间，因此只能将器官对缺血损伤的耐受力提高 12 倍左右。表面冷却的降温速度与器官的大小显著相关，对于人类器官，尤其是肝脏和肾脏等实质器官来说，仅仅依靠表面冷却达不到有效保存的目的。若对表面冷却的器官加以低温灌洗，器官的中心温度从 37℃ 降至 0~4℃ 所需的时间可以从 20 分钟缩短至 2 分钟。主动脉插管原位灌洗能在 3~5 分钟内将腹腔脏器的中心温度降至 10℃ 以下。

二、机械灌注

机械灌注（machine perfusion，MP）是指在器官离体后通过带有转动泵、控温装置、控压装置、氧合装置及计算机控制装置的设备，用离体灌注液进行体外循环灌注的一项器官保存技术。MP 根据不同温度条件分为常温机械灌注（normothermic machine perfusion，NMP，37℃）、亚低温机械灌注（subnormothermic machine perfusion，SNMP，21℃）和低温机械灌注（hypothermic machine perfusion，HMP，4℃）。根据是否需要氧气又可分为携氧机械灌注和非携氧机械灌注。

（一）低温机械灌注

1. 低温机械灌注法在肾脏保存中的应用　由于供器官日益短缺，边缘供体、DCD 被纳入供体池中后，通过低温机械灌注来保护、挽救和评估供体器官受到前所未有的重视。目前肾脏 HMP 常用的仪器有脉冲式的灌注泵系统（RM3）、LifePort 肾脏转运系统以及 Kidney assist 设备。其中，LifePort 肾脏转运系统由于其携带方便、性能优良等优势在世界范围内得到广泛使用。目前美国及大多数欧洲移植中心已经用低温机械灌注法来进行心脏死亡供者肾脏的保存。

Moer 等开展了一项随机对照试验，对于同一供者的一对肾脏，一侧采用传统的单纯低温保存，另一侧采用 LifePort 机械灌注法保存；结果显示机械灌注能降低 DGF 风险 34%，DGF 持续时间缩短 3 天，提高 1 年内移植物生存率。Jochmans 等人首次进行了肾脏 HMP 过程中阻力指数与移植效果关系的实验，在 DCD 供肾移植中，肾脏血管阻力指数是 DGF 发生率以及移植物 1 年存活率的独立危险因素。薛武军等探讨了中国公民逝世后器官捐献，供肾使用 LifePort 低温机械灌注保存过程中的灌注参数与其移植物功能延迟恢复（DGF）的发生及移植肾功能恢复正常时间的关系，并建立了基于 LifePort 的评分模型和供肾质量的评价标准，阐明了终末灌注阻力是移植后发生 DGF 及移植肾功能恢复正常时间延长的重要危险因素。一般认为阻力指数 < $0.3mmHg/(ml \cdot min)$，灌注流量 >100ml/min，肾脏质量良好；阻力指数 <$0.4mmHg/(ml \cdot min)$，灌注流量 >80ml/min，可用于移植；阻力指数 0.4~$0.6mmHg/(ml \cdot min)$，灌注流量 50~80ml/min，需结合临床资料综合判断，确定供肾质量，决定是否移植；阻力指数 >$0.6mmHg/(ml \cdot min)$，灌注流量 <50ml/min，建议舍弃供肾，但需结合捐献者临床及器官获取和灌注情况，不主张单纯使用灌注参数

来判断供肾能否移植。

虽然与单纯低温保存相比，无氧合低温机械灌注器官的功能有所改善。但是其氧化反应水平升高，即脂质过氧化作用加大，原因可能在于低温缺氧，因此，在低温机械灌注时添加氧气特别重要。Thuillier 等将猪肾热缺血 60 分钟后行低温氧合机械灌注或无氧低温机械灌注 22 小时，通过自体肾移植后观察，结果显示，在移植后 2 周，与无氧低温机械灌注组比较，低温氧合机械灌注组肾脏的血清肌酐、尿中性粒细胞明胶酶相关脂质运载蛋白和血清谷草转氨酶明显降低，这些指标预示着其更好的远期效果；在移植 3 个月后，低温氧合机械灌注组肾间质纤维化和低水平的波形蛋白染色减少，进一步的研究发现慢性炎症发生率下降。这表明，肾脏低温氧合机械灌注比无氧低温机械灌注的效果更好。当然，低温氧合机械灌注在器官保存方面也不是完美无缺的。一方面，当器官处于低温环境下，本身就存在冷保存损伤；另一方面，氧浓度过高会导致氧自由基的产生，进一步引起氧化性损伤。虽然目前并没有高浓度在肾脏保存方面不利影响的相关报告，但是在肝脏方面已有报道，关于低温氧合机械灌注时氧浓度问题，研究者持不同观点，需进一步研究。

2. 低温机械灌注法在肝脏保存中的应用
低温机械灌注是在低温条件中，通过机器提供动力形成闭合回路进而持续向供肝中泵入灌注液，提供代谢底物的同时清除代谢废物，从而减轻获取及保存供肝过程中的损伤，改善供肝质量，延长离体肝脏的保存时间。灌注通路的方式包括肝动脉单独灌注、门静脉单独灌注以及双重灌注，其中肝动脉单独灌注可以保证微循环畅通，但其压力过高会损伤动脉内膜，进而影响血管的吻合。门静脉单独灌注可给肝细胞提供营养，确保有比肝动脉单独灌注更加理想的流量，但这并不是给氧的生理途径，其可能影响胆道的供应。双重灌注可减轻术后胆道并发症，但肝脏血管存在着流量竞争，双重灌注时可能会增加肝血窦的压力。目前大多数低温机械灌注以双重灌注为主。

Guarrera 等对 20 例供肝行低温机械灌注保存，结果发现低温机械灌注保存组的术后原发性肝无功能和胆道并发症发生率明显低于静态冷保存组，住院时间明显短于静态冷保存组，体现了低温机械灌注保存的安全性及可靠性。Henry 等通过分析对比低温机械灌注保存组和静态冷保存组受体的肝组织及血清，结果发现低温机械灌注保存组的炎症反应及肝损伤均明显弱于静态冷保存组。Guarrera 等对 31 例扩大标准供肝行低温机械灌注保存，结果显示与静态冷保存组比较，低温机械灌注保存组早期移植物功能障碍发生率、胆管并发症发生率明显降低，术后 1 年存活率明显升高，平均住院时间明显缩短，说明低温机械灌注对于边缘供肝可提供安全、有效的保存。低温机械灌注的优点包括扩大保存范围、延长保存时间、降低术后并发症发生率及可简单评价肝脏质量等。然而，低温机械灌注仍面临着设备笨重、主要参数的设置及是否需要氧合等问题，需更广泛的实验进行标准的确立。

（二）常温机械灌注保存
虽然低温机械灌注保存可有效保存边缘供者移植物，但低温不可避免地会引起移植物的损伤，因此国外学者在低温机械灌注的基础上开发了常温（37 ℃）机械灌注（normothermic machine perfusion，NMP）保存技术。由于对温度和供氧的要求较高，NMP 系统在低温机械灌注的基础上加强了温度控制和氧合系统。常温机械灌注最大的特点是灌注温度与机体体温一致，通过灌注液持续补充代谢底物及供应氧气来模仿生理状态下肝脏灌注，从而尽可能减少组织损伤。常温机械灌注涉及的主要参数包括温度、压力、流速等。常温机械灌注系统的温度根据器官所处机体生理温度而定。常温机械灌注压力通常与机体的生理值相符，压力过高可造成内皮细胞受损，压力过低则会导致灌注不足。目前多数学者认为常温机械灌注的灌注液需是以全血为基础的、稀释并肝素化的、pH 平衡的血液，灌注液中加入红细胞后可具备运输氧气的功能，且能最大化模仿生理状态下灌注液性质，能够延缓机械灌注过程中间质水肿的发生。目前常温机械灌注在临床上主要应用于供肝的保存。

op den Dries 等对 4 例废弃的人供肝进行了 6 小时的常温机械灌注，30 分钟后肝动脉和门静脉的灌注基本恢复正常，代谢乳酸值下降至正常水平，提示肝脏活性的恢复，灌注前后的肝脏组织无退化表现。Perera 等完成了首例边缘供肝体外常温机械灌注后移植的临床实验，在获取过程第109分钟时，供体出现心脏停搏，导致肝脏灌注不佳，对供肝行常温机械灌注2小时后乳酸下降、胆汁产出，常温机械灌注6.5小时后进行移植，术后恢复较顺利，随访期间无胆道并发症发生。Ravikumar等报道了20例供肝接受常温机械灌注后的肝移植实验，供肝在移植术前接受常温机械灌注9小时，灌注期间肝功能、血气结果基本正常。何晓顺等利用常温机械灌注实施无缺血肝脏移植和肾脏移植，取得了良好的效果，这是对常温机械灌注的有效更新和延伸。为这种器官保存技术的有效利用提供了更多临床证据。

常温机械灌注最大限度地模拟了器官的生理状态，其能有效扩大供器官池、挽救边缘供器官，是较有前景的器官保存技术，但其仍存在一些不足：①灌注液血源的紧缺；②保存中感染的控制；③设备复杂笨重，不易携带；④主要技术参数未得到全球统一标准化；⑤尚无大量临床证据支持等问题。相信随着科技浪潮的推进，常温机械灌注在器官保存方面将会发挥更大的作用。

（薛武军）

第五节　器官保存液的开发与研制

器官保存液是影响器官保存效果的关键因素之一，自最初的Collins液应用于临床以来，其一直处于不断的改进和发展中。目前常用的器官保存液有UW液、康斯特液（HTK液）、Celsior液等。其中UW液是目前器官保存公认的保存液。但是随着边缘供器官在临床的逐步广泛应用，临床对器官保存液的要求也越来越高。在对现有保存液改进的同时，新型器官保存液的研制也在不断进行中。目前已有一批新型的器官保存液逐步应用于临床。

一、器官保存液的组成原则

针对器官在保存过程中经历的各种损伤，器官保存期间应尽量保持细胞内环境稳定，器官保存液的研制应满足下列要求：①减轻由于低温保存导致的细胞水肿；②防止细胞的酸化作用；③防止细胞间隙肿胀；④防止再灌注过程中氧自由基的损伤；⑤提供再生高能磷酸化合物底物。

1. **减轻由于低温保存导致的细胞水肿** 目前一般通过在保存液中添加非渗透性物质来减轻细胞水肿，应用的非渗透性物质主要包括糖类和非渗透性阴离子。一般来说，所添加物质的分子量越大，效果越好。目前添加的糖类物质包括：葡萄糖（EC液）、蔗糖（PBS液）、甘露醇（HC-AⅡ液、HTK液、Celsior液、Belzer-MPS液）、棉子糖（UW液、IGL-1液）和海藻糖（ET-Kyoto液）。但葡萄糖和蔗糖由于在保存中仍会缓慢进入细胞内，因此已较少应用。添加的非渗透性阴离子目前主要有：枸橼酸盐（HC-AⅡ液）、组氨酸盐（HTK液）、乳糖醛酸盐（UW液、IGL-1液、Celsior液）和葡萄糖酸盐（Belzer-MPS液、ET-Kyoto液）。

2. **防止细胞的酸化作用** 通过在保存液中添加氢离子缓冲剂可有效防止细胞的酸化。目前添加的缓冲剂主要有：碳酸氢盐（EC液）、枸橼酸盐（HC-AⅡ液）、组氨酸（HTK液）和磷酸盐（EC液、UW液、IGL-1液、Celsior液、Belzer-MPS液、ET-Kyoto液），其中组氨酸是目前缓冲能力最强的缓冲剂。

3. **防止细胞间隙肿胀** 胶体成分被认为能有效地防止细胞间隙肿胀。目前保存液中添加的胶体主要有：羟乙基淀粉（UW液、Belzer-MPS液、ET-Kyoto液）、右旋糖酐（LPD液）和聚乙二醇（IGL-1液）。羟乙基淀粉（hydroxyethyl starch，HES）作为UW液中的重要胶体分子，在预防移植物间质水肿方面发挥了重要作用。但最近研究显示HES可增加UW液的黏滞度并易引起红细胞聚集，从而导致移植物微循环障碍，影响保存效果。聚乙二醇（polyethylene glycol，PEG）是一种新型大分子胶体物质，已在多种新型器官保存液中得到应用，被认为是一种潜在的HES替代品。

4. **防止再灌注过程中氧自由基的损伤** 氧自由基清除剂是器官保存液的重要组分，在减轻缺血再灌注损伤中发挥了重要作用。目前添加的氧自由基清除剂有：还原型谷胱甘肽（UW液、Celsior液、IGL-1液、Belzer-MPS液）、别嘌醇（UW液、IGL-1液、Belzer-MPS液）和色氨酸（HTK液）。

5. **提供再生高能磷酸化合物底物** 目前添加的高能磷酸化合物底物有：腺苷（UW液、IGL-1液、HC-AⅡ液、Belzer-MPS液）和α-酮戊二酸（HTK液）。腺苷阻延了高能量的核苷酸裂解变成更多的可溶核苷,防止在缺血期可溶核苷的丢失,为再灌注期间 ATP 的合成提供前体。

二、器官保存液类型及常用保存液

根据保存液中的钾、钠离子浓度,一般将器官保存液分为 3 类:①仿细胞内液型保存液,如 EC 液、UW 液、HC-A Ⅱ液;②仿细胞外液型保存液,如 Celsior 液、IGL-1 液、LPD 液、St. Thomas 液、Belzer-MPS 液、ET-Kyoto 液;③非体液型保存液,如 HTK 液。目前常用器官保存液的配方组成见表 6-1,

表 6-1 常用器官保存液的配方组成　　　　　　　　　　单位:mmoL/L

	HC-A Ⅱ	UW	HTK	Celsior	IGL-1	LPD	Belzer-MPS
电解质							
K^+	78	125	10	15	30	6	25
Na^+	120	30	15	100	125	138	100
Mg^{2+}	5	5	4	13	5	0.8	5
Ca^{2+}	—	—	0.015	0.25	0.03	—	0.25
缓冲剂							
枸橼酸盐	49	—	—	—	—	—	—
组氨酸	—	—	198	30	—	—	—
磷酸盐	23	25	—	—	25	0.8	25
碳酸氢盐	—	—	—	—	—	—	—
HEPES	—	—	—	—	—	—	10
非渗透性物质							
葡萄糖	—	—	—	—	—	5	10
棉子糖	—	30	—	—	30	—	—
甘露醇	165	—	30	60	—	—	30
海藻糖	—	—	—	—	—	—	—
乳糖醛酸盐	—	100	—	80	100	—	—
葡萄糖酸盐	—	—	—	—	—	—	85
氧自由基清除剂							
还原型谷胱甘肽	—	3	—	3	3	—	3
别嘌醇	—	1	—	—	1	—	1
色氨酸	2	—	2	—	—	—	—
精氨酸	2	—	—	—	—	—	—
川芎嗪	0.03	—	—	—	—	—	—
胶体物质 /（g/L）							
羟乙基淀粉	—	50	—	—	—	—	50
聚乙二醇	—	—	—	—	1	—	—
右旋糖酐 40	—	—	—	—	—	50	—
能量底物							
腺苷	3.7	5	—	—	5	—	5
α- 酮戊二酸	—	—	1	—	—	—	—
谷氨酸	—	—	—	20	—	—	—
pH	7.5	7.4	7.2	7.3	7.4	7.4	7.4
渗透压 /（mOsm/L）	370	320	310	320	320	292	300

其中应用于肾脏保存的主要有 UW 液、HTK 液、Celsior 液和 HC-AⅡ液，应用于肝脏保存的主要为 UW 液、HTK 液、Celsior 液和 IGL-1 液，应用于肺脏的主要为 LPD 液和 ET-Kyoto 液，而应用于心脏的主要是 UW 液、HTK 液、Celsior 液和 St. Thomas 液。

1. UW 液　1988 年，美国威斯康星大学的 Folkert O. Belzer 等研制出了 UW 保存液，并应用 UW 液首次实现了保存肝脏达 30 小时以上，保存肾脏 72 小时。UW 液的成功之处在于：①KH_2PO_4 作为氢离子缓冲剂，减轻细胞内酸中毒；②腺苷作为合成 ATP 的底物；③$MgSO_4$、地塞米松有膜稳定作用；④别嘌醇可抑制黄嘌呤氧化酶（XO）、氧自由基的生成；⑤还原型谷胱甘肽作为氧自由基清除剂；⑥乳糖醛酸盐、棉子糖作为非渗透性物质，防止细胞水肿；⑦大分子量的羟乙基淀粉（HES）防止细胞间质肿胀。目前 UW 保存液已广泛应用于多种器官的保存，为腹腔器官的标准保存液。

2. HTK 液　HTK 液（Custodiol 液）是一种低钠离子浓度、稍高钾离子浓度及组氨酸为缓冲剂的等渗性液体。20 世纪 70 年代初由德国研制而成，最早作为心脏停搏液用于心脏移植，目前临床上可保存心脏 4~8 小时。在 HTK 液的配方组分中，组氨酸被认为是目前缓冲能力最强的缓冲剂，甘露醇则在有效防止细胞肿胀的同时还兼具抗氧化的作用，α-酮戊二酸作为高能磷酸化合物的底物，可促进缺血再灌注期间 ATP 的合成，色氨酸则可发挥稳定细胞膜的作用。此外，与 UW 液相比，HTK 液不含胶体成分，黏滞度较低，易于扩散至组织间隙，灌注效果较好。目前 HTK 液在临床上广泛用于肾脏和肝脏等脏器的保存，保存效果与 UW 液类似。

2008 年，德国学者在 HTK 液配方的基础上进行了改进，研制成功了 HTK-N 液（Custodiol-N 液），其基本成分与 HTK 液相同，但进行了 3 项改进：①添加了天冬氨酸、丙氨酸、甘氨酸和精氨酸；②减少了组氨酸的浓度，并部分替换为 N-乙酰-L-组氨酸，从而在减轻组氨酸细胞毒性的同时，保证其缓冲能力；③添加了铁离子螯合剂去铁胺和 LK-614。实验研究表明，HTK-N 液对肾脏、肝脏、肺脏和心脏的保护作用要优于 HTK 液。

3. 高渗枸橼酸腺嘌呤核苷液（HC-AⅡ液）　HC-AⅡ是 HC-A 液的更新换代产品。在 HC-A 保存液配方的基础上进行了组方调整，其主要改进有：①采用了枸橼酸盐、磷酸盐双缓冲对，缓冲能力明显增强；②高渗特性，保存液渗透压维持在 350~380mOsm/L，有助于减轻细胞水肿；③降低了硫酸镁浓度，减少了其低温时的析出；④提高了腺苷浓度，改善了细胞能量代谢；⑤添加了精氨酸和色氨酸，起到了稳定细胞膜，减少线粒体损伤的作用；⑥添加中药川芎的有效成分川芎嗪，可发挥多种保护作用。临床应用表明，HC-AⅡ液对肾脏的保存效果与 HTK 液类似，优于 HC-A 液。

4. Celsior 液　Celsior 液是 1994 年由欧洲移植中心研制的保存液，最初应用于心脏保存，但后期研究表明其也可有效保存腹腔器官。其组成特点为：①仿细胞外液型保存液，高钠低钾，故 Celsior 液可进入受体循环系统，且可反复或持续性原位灌洗；②组氨酸缓冲系统，缓冲能力强大；③乳糖醛酸盐、甘露醇作为有效的非渗透性物质，防止细胞水肿；④还原型谷胱甘肽作为氧自由基的清除剂，可防止氧自由基的损伤；⑤谷氨酸作为高能磷酸化合物的底物；⑥较高的镁离子浓度以及轻度的酸中毒，可防止钙超载；⑦黏度低，易于扩散至组织间隙，也易于在短时间内使器官降温。

5. IGL-1 液　IGL-1 液是一种由法国里昂乔治洛佩兹研究所开发的多器官保存液，该保存液在 UW 液的基础上进行了改进，采用了高钠低钾的离子比例，从而减轻高钾离子对血管内皮细胞和心肌的损害。同时以 PEG 替代了 HES，从而降低了保存液的黏稠度，加快了灌洗速度，提高了灌洗效果。IGL-1 液其余组成成分与 UW 液基本相同。研究表明，该保存液在肝脏、肾脏保存中优于 UW 液，被认为是 UW 液的升级换代产品。

6. LPD 液　LPD 液（Perfadex 液）是含有胶体右旋糖酐的细胞外液型低钾保存液，是肺脏的标准保存液，国内外许多肺移植中心已经常规使用 LPD 液。临床应用表明，LPD 液在肺移植中优于 EC 液，它能减轻缺血再灌注损伤，改善移植后肺功能，降低移植后 30 天死亡率。

7. ET-Kyoto 液　ET-Kyoto 是一种由日本京都大学研发的细胞外液型多器官保存液，最初作为肺脏保存液用于临床。该保存液以磷酸盐作为缓冲剂,采用海藻糖和葡萄糖酸盐作为非渗透性物质,同时采用 HES 作为胶体物质,可有效减轻细胞水肿。目前该保存液已用于临床肺脏保存,而在肾脏、肝脏、胰腺和小肠保存中的应用尚处于研究阶段。

8. St. Thomas 液 St. Thomas 液是由英国 St. Thomas 医院的 G Braimbridge 于 1975 年研制的一种细胞外液型冷晶体心脏停搏液,其改良型配方被称为 St. Thomas NO.2 液(Plegisol 液)。St. Thomas 液是目前国内外应用最广泛的心脏停搏液。

9. Belzer-MPS 液 Belzer-MPS 液是 1982年由 Belzer 等为机械灌注而研发一种细胞外液型灌注液,是目前机械灌注保存的标准灌注液,广泛应用于临床肾脏低温机械灌注保存,又被称为 KPS-1 液。

三、器官保存液的研制进展

随着科学技术的不断进步,器官保存技术也得到相应的发展。但目前器官保存技术的发展呈现两个极端:保存技术发展较快,而保存液的发展较缓慢,多年来尚未出现具有突破意义的新保存液,但是对于以往保存液的改进与添加物的研究已有了许多新进展。

1. 聚乙二醇在器官保存中的应用 针对羟乙基淀粉增加保存液黏滞度和易引起红细胞聚集的缺点,一种新型大分子物质——聚乙二醇被应用于器官保存,目前已在一些新型保存液如 IGL-1 液、SCOT 液、Polysol 液中得到应用。聚乙二醇由环氧乙烷聚合而成,为平均分子量 200~40 000Da 的乙二醇高聚物,目前应用于器官保存液中是分子量 20kDa 或 35kDa 的高分子量 PEG。PEG 作为一种非渗透性大分子物质,在器官保存液中可发挥保护细胞膜、维持细胞骨架完整性、防止细胞水肿、抗脂质过氧化、减少红细胞聚集和免疫调节的作用,可发挥 UW 液中 HES 的作用,并可避免 HES 的缺点,改善器官的保存效果。

2. 气体分子在器官保存中的应用 气体分子在器官保存中的应用是目前研究的热点之一。研究表明,除了传统的 O_2 外,CO、NO、H_2S 和 H_2等一批重要的气体信号分子,通过添加气体释放化合物或气体饱和保存液等方式,可在减轻移植物缺血再灌注损伤等方面发挥重要的作用。其中气体释放化合物是当前国外研究的热点,如属于过渡金属羰基化合物的 CO 释放分子(CO-releasing molecules,CO-RMs),能在生理条件下以可控制的方式释放 CO。动物实验研究表明,保存液中添加 CO-RMs 可显著减轻肾脏、肝脏和心脏的缺血再灌注损伤,具有重要的临床应用价值。而在保存液中添加 NaHS 等无机硫化物可通过释放 H_2S 提高移植物存活率和改善功能。此外使用 H_2 饱和器官保存液也是一种简单、有效和安全的提高器官保存效果的方法。

器官保存液在器官保存中处于核心地位,其通过各种不同的组分,有效减轻器官保存中的各种损伤,延长器官的保存时间。经过多年的研究和发展,目前已有多种成熟的器官保存液应用于临床,各有不同的特点,只有根据所保存的器官,有针对性地选择合适的器官保存液,才能取得理想的保存效果。同时针对现有保存液的改进和新型保存液的开发也在进行中。

扩展阅读

全氟碳化合物溶液

全氟碳化合物(perfluorocarbon,PFC)溶液,即载氧保存液。1966 年,美国医学博士克拉克(Clark)在实验室里研究全氟碳化合物溶液,一次,1 只老鼠意外地掉进了此溶液中。过了很久,克拉克才察觉到这个不速之客,并将其捞出。结果,本应淹死的老鼠却抖抖身子,一溜烟地逃之夭夭了。于是克拉克有意将一只白鼠浸入全氟碳化合物溶液中,经几小时后,捞上来的白鼠安然无恙。克拉克进一步研究证明,全氟碳化合物溶液具有很强的携氧能力,发现其载氧能力为水的 10 倍,是血液的 2 倍多。然而由于全氟碳化合物不溶于水,需要经过表面活性剂乳化后方可加入灌洗液,第一代全氟碳化合物产品的代表为日本研发的 Fluosol-DA(全氟萘烷和全氟三丙胺的混合乳剂),而第二代为美国研发的 Oxygent(全氟碳化合物乳剂)。由于全氟碳化合物溶液具有良好的载氧能力,它无疑比其他灌洗液更有优越性,目前已应用于临床胰腺的保存。

—— 结　语 ——

　　器官的切取与保存是移植成功的先决条件,经过半个多世纪的不断发展和改进,已经成为一项较成熟的技术,被视为移植学的三大支柱之一。虽然近年来器官损伤机制研究不断深入,新的理论和技术不断涌现,但由于供器官的短缺,边缘供者器官越来越多被应用于临床,从而对器官切取与保存技术提出了更高的要求,如何提高边缘供器官的质量是广大移植工作者所面临的新挑战。

（朱有华）

参 考 文 献

［1］De Deken J, Kocabayoglu P, Moers C. Hypothermic machine perfusion in kidney transplantation. Curr Opin Organ Transplant, 2016, 21（3）: 294–300.

［2］Ding CG, Li Y, Tian XH, et al. Predictive score model for delayed graft function based on hypothermic machine perfusion variables in kidney transplantation. Chin Med J（Engl）, 2018, 131（22）: 2651–2657.

［3］Schlegel A, Muller X, Dutkowski P. Hypothermic liver perfusion. Curr Opin Organ Transplant, 2017, 22（6）: 563–570.

［4］Hoyer DP, Mathé Z, Gallinat A, et al. Controlled oxygenated rewarming of cold stored livers prior to transplantation: first clinical application of a new concept. Transplantation, 2016, 100（1）: 147–152.

［5］Patrono D, Lavezzo B, Molinaro L, et al. Hypothermic oxygenated machine perfusion for liver transplantation: an initial experience. Exp Clin Transplant, 2018, 16（2）: 172–176.

［6］Schlegel A, Kron P, Dutkowski P. Hypothermic machine perfusion in liver transplantation. Curr Opin Organ Transplant, 2016, 21（3）: 308–314.

［7］Weissenbacher A, Hunter J. Normothermic machine perfusion of the kidney. Curr Opin Organ Transplant, 2017, 22（6）: 571–576.

［8］中华医学会器官移植学分会,中国医师协会器官移植医师分会.中国公民逝世后器官捐献供肾体外低温机械灌注保存专家共识（2016版）.中华移植杂志（电子版）, 2016, 10（4）: 154–158.

［9］中国医师协会器官移植分会,中华医学会外科学分会移植学组,中国肝移植注册中心科学委员会.中国移植器官保护专家共识（2016版）.中华外科杂志, 2016, 54（8）: 568–576.

［10］Morris PJ, Knechtle SJ. Kidney Transplantation, 7th ed. Amsterdam: ELSEVIER, 2014.

［11］朱有华,曾力.肾移植.北京:人民卫生出版社, 2017.

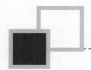

第七章　移植病理学

学习目标

1. 掌握移植病理学的基本定义和了解移植病理学在器官移植中的独特作用
2. 简要了解移植病理学的发展历史
3. 了解移植病理学的基本研究方法和各移植器官的基本病理学特征
4. 建立移植后并发症诊断中将移植病理学诊断与临床各项检查相结合的综合诊断思路

人类为了实现以器官置换（移植）来治疗疾病的初衷，在移植领域已进行了一个多世纪的不懈探索，这不仅使移植的梦想成为现实，而且也拓展了许多相关学科，移植病理学即是其中的一个典型代表。移植病理学（transplantation pathology）是将病理学的基本理论知识和方法应用于器官移植的交叉学科。其主要研究移植物中的病理学变化及其发病机制，并与临床各项检查密切结合以对移植后多种并发症予以明确诊断并指导临床予以针对性的治疗，以保障移植器官和受者的长期存活。截至目前，移植病理学诊断仍然是明确诊断多种并发症的最佳途径，而且在移植基础研究中也是不可缺少的。

纵观移植病理学的发展历程，其知识来源于人类无数次失败的移植尝试、来源于对失败后的移植器官内部谜团的强烈好奇，更来源于为解开这一谜团所作的严谨、深入和持续不懈的研究。零星的、偶然的想象背后往往蕴含着事物的本质。移植病理学赋予我们"第三只眼睛"，使我们能窥见现象背后的本质，为我们揭示谜底打开了一扇窗。衷心希望作为医学生或临床医生的您也拥有这只眼睛，去发现和明确移植器官临床表象背后的病变真相。

第一节　移植病理学概述

一、移植病理学的发展历史和现状

（一）国际移植病理学的发展

1902 年，Carrel 创建了血管吻合技术，许多移植动物实验得以顺利实施但移植的器官却难以存活，这究竟是为什么呢？研究者们百思不得其解。而通过对失去功能的移植器官的解剖病理学观察发现，这些移植器官内都有炎症变化。1926 年，Williamson 经过对犬的移植肾脏的病理学观察，发现移植肾内有大量淋巴细胞浸润以及显著的肾小球炎，率先提出这些病变是导致肾移植失败的真正原因，并用"排斥（rejection）"对这一现象予以命名。但排斥的机制在当时仍是一个谜。直到1944 年，Medawar 利用皮肤移植治疗第二次世界大战中严重烧伤的患者时，发现再次移植的、来自同一个供者的皮肤，比第一次更快地出现坏死脱落，且病理学观察发现这些失活的移植皮肤中均有显著的淋巴细胞浸润，由此提出了"排斥"是机体免疫反应所致，奠定了排斥反应的细胞免疫学说且这一理论主导了移植免疫学近半个世纪。20世纪 90 年代，随着免疫学研究的深入、抗体检测技术的进步，尤其是 1991 年，Feucht 等开创性地建立了体液性排斥反应的病理学检测指标即补体片段 C4d 的免疫组织化学染色方法,完善了排斥反应的效应机制,即不仅有细胞性排斥反应,而且体液性排斥反应同样重要,进而对排斥反应的诊断和治疗起到了巨大的推动作用。

随着诊断的需要和活检器械的改良,国际各大移植中心均开展了移植器官的活检,由于肾移植研究开展较早和研究较多,移植肾的病理学特征最先得以揭示。Kissmeyer-Neilsen 等和 Jordan 等结合失功移植肾脏的病理学表现,分别在 1966 年和 1980 年提出了"超急性排斥反应"和"加速性排斥反应"的概念;Colvin 等 1988 年提出应结合临床和病理学表现将排斥反应分为超急性、加速性、急性和慢性排斥反应 4 种类型,确定了排斥反应的经典分类。移植肝病理学方面,Demetris、Snover、Hübscher 和 Ludwig 等对移植肝的病变进行了早期研究并报道了活检病理学是最佳诊断手段。移植心脏病理学方面,Caves 等(1973 年)最早报道将心内膜心肌活检技术应用于移植心脏的病理学诊断;Billingham 等(1989 年)提出了移植心脏排斥反应的病理学诊断标准;Häyry 等(1991 年)提出移植心慢性排斥反应的多因素致病假说;Hammond 等(1991 年)明确了移植心慢性排斥反应的体液免疫致病机制。移植肺病理学方面,Stewart 等(1988 年)应用经支气管肺活检明确了移植肺急性排斥反应的病理学特点;Burke 等(1984 年)最早报道了移植肺慢性排斥反应即阻塞性细支气管炎的病理学特点。移植胰腺病理学方面,Sibley 和 Sutherland 等(1987 年)报道了最大例数(100 例)的移植胰腺的病理学观察。小肠移植排斥反应的病理学研究最早由 Holmes 等(1971 年)予以报道;Goulet 等(1990 年)在儿童小肠移植中报道了移植小肠的慢性排斥反应;Todo 等报道了最大例数的移植小肠黏膜活检的病理学研究;Garcia 等(1990 年)对小肠移植后移植物抗宿主病的病理学进行了充分研究。同时,随着临床免疫抑制剂的广泛应用,Thiru 和 Calne 等(1981 年)、Mihatsch 等(1983 年)和 Randawa 等(1993 年)许多病理学家对环孢素和 FK506 所致移植肾和移植肝的药物毒性损伤的病理学变化进行了系统研究,明确了免疫抑制剂在发挥免疫抑制效应的同时,其毒性损伤是导致移植器官慢性失功的重要因素之一。

经过上述长期、系统地病理学研究,不仅揭示了移植排斥反应的免疫学本质,而且逐渐明确了所有移植器官的基本病理学特征,并逐步建立了国际统一的移植病理学活检诊断标准。进而将这些成果应用到移植后并发症的诊断和治疗中,极大地提升了器官移植的质量。同时,在体液性排斥反应、慢性排斥反应发病机制以及非侵入性诊断等基础研究中也发挥着重要作用。

(二)我国移植病理学的发展

我国移植病理学的研究始于 20 世纪 70 年代末,虽然由于当时开展相关研究的单位和专业人才少,使得研究水平与国际相比还有较大差距,但伴随着我国器官移植初期阶段的探索,老一辈移植学家和病理学家为我国移植病理学也进行了开创性的研究,为后续的发展奠定了良好的基础。

1978 年,彭杰青等在我国权威的《外科病理学》专著中,就移植肾排斥反应的病理学诊断进行了系统的阐述,成为早期主要的移植病理学文献。同年北医三院成型外科(北京大学第三医院整形外科)王雪圃等报道了实验动物犬移植肾的病理学变化;1979 年,彭杰青报道了人体肾移植的排斥反应病理学变化、诊断和鉴别诊断的研究论文;1981 年,何藕聪等对供肾低温保存的组织学变化进行了研究报道;1982 年,李维华等报道了对人体移植肾的光镜和免疫荧光病理学观察;1984 年,肖连升报道了移植肾超急性排斥反应的病理学变化;1988 年和 1989 年,黄受方等率先报道了人体移植肾的病理学及其超微结构研究和肾移植后应用免疫抑制剂所致感染的研究。肝移植病理学研究始于 1978 年武忠弼等和汪如龙等观察报道了器官保存液对肝脏保存时的病理学变化;随后 1982 年徐秉栋和 1983 年宝建中等分别报道了移植肝的病理学变化。这些早期的开创性研究为我国整体的移植病理学发展奠定了良好的基础。

20 世纪 90 年代,随着我国临床器官移植的逐渐深入开展,移植病理学的重要作用逐渐得到重视。部分病理学家大胆缜密地开展了移植病理学诊断并取得良好的效果,其中,郑军华等和赵海潞等报道了较大例数的移植肾病理学研究;白逸秋、张慧信、石群立等以及李元新和李幼生等分别报道了移植心、肺和小肠的病理学观察。同时,慢性排斥反应的移植物动脉血管病、移植后卡波西肉瘤（Kaposi 肉瘤）和移植物抗宿主病等也开始有研究报道。20 世纪 80 至 90 年代，南京军区南京总医院（现中国人民解放军东部战区总医院）全军肾脏病研究所在国内率先开展移植肾和供肾活检病理学诊断，并于 90 年代举办了多次"肾脏病及移植肾活检病理诊断学习班"，不仅为促进我国移植肾活检病理学诊断、普及移植肾活检病理学诊断知识发挥了重要的作用，而且为我国移植肾病理学专业培养了许多青年人才，其学习班教材《肾穿刺活检病理》成为我国最早的、系统介绍移植肾活检病理诊断的专著。

进入 21 世纪，随着我国临床器官移植的例数迅速增加，较大例数的病理学研究报告不断涌现，郑军华、陈惠萍、孙圣坤、王慧萍、屠国伟、郭晖、韩永和刘丁等团队陆续报道了大例数的移植肾病理学研究结果；肝移植方面有王政禄、丛文铭、董辉、夏春燕、张淑英、郭晖、牛标等团队报道了大例数的移植肝活检病理学研究；移植心脏病理学研究方面李莉和郭晖等进行了初期的病理学研究报道，近年来，李莉等报道了国内最大例数 856 次移植心脏心内膜活检的病理学研究。移植小肠病理学研究方面，吴波等报道了国内最多例次（4 例194 次）的移植小肠黏膜活检的病理学研究，此外，李元新、丁杰、安晓静和郭晖等团队也报道了少数移植小肠黏膜活检的病理学研究。而移植肺和移植胰腺尚缺乏移植病理学的系统研究。

在此基础上，近年来陆续有陈实、郭晖主编的《移植病理学》、丛文铭主编的《肝脏移植临床病理学》和张小东主编的《移植肾病理诊断》等移植病理学专著出版，同时在我国权威的《肾活检病理学》《肾穿刺活检病理诊断彩色图谱》和《移植学》等专著均设有移植病理学章节，使得移植病理学的专业理论知识逐渐普及。

以上这些研究成果，体现出移植病理学在临床器官移植中的独特作用日益受到重视，移植病理学也日益成为移植中常规的诊断手段。尤其是近 5 年来，随着我国器官捐献模式完全转变为公民逝世后器官捐献，移植例数稳步增长，移植术前的供者器官质量和术后管理受到高度重视，对移植病理学的需求日益增强。在这一背景下，中华医学会器官移植学分会和中国医师协会器官移植医师分会自 2014 年开始分别在中华医学会器官移植学年会和中国器官移植大会中增设移植病理学分会场进行专题投稿和交流；各移植中心逐渐重视移植病理学专业人才的培养和学术交流，包括吉林大学白求恩第一医院、中山大学附属第一医院、中国人民解放军东部战区总医院、郑州大学第一附属医院、中南大学湘雅二医院和湘雅医院、山东省千佛山医院等移植中心紧密结合自身经验和疑难病例定期举办以临床 – 病理讨论为主要形式的移植病理学论坛，对移植病理学理论的普及和疑难病例的明确诊断起到了积极的推动作用。

经过 40 余年的共同努力，我国移植病理学在专业人才、诊断能力、论著和基础研究各方面从无到有并取得了突出的成绩。在取得这些可喜进展的同时，中华医学会器官移植学分会移植病理学组在 2017 年进行的我国移植病理学工作调查的初步统计数据显示，目前仅有 35% 的移植中心尤其是全国主要区域内的、大例数的肾移植中心均常规开展了移植肾活检病理学诊断，仅有约 20% 的移植中心开展了移植前的供肾活检病理学评估，还有更多的移植中心因受到专业人才、技术、经验和管理机制等因素的制约，未能常规开展移植病理学诊断。同时，随着研究的深入，移植病理学中仍有许多新的问题如排斥反应的早期预警、移植后感染的诊断和免疫耐受的诊断等问题仍未解决，希望今后有更多对移植病理学感兴趣的医学生和青年医生加入进来，展开更深入的研究。

二、移植病理学的作用

器官移植是一个连续、系统的医疗过程而非单纯的外科手术。这一过程中，移植病理学在术前明确患者原发性疾病、评估供者器官质量、明确诊断移植后多种并发症及评估治疗效果和移植基础研究方面都发挥着不可替代的作用。移植医生应充分认识到移植病理学的独特作用并予以合理应用，以保障移植器官和受者的长期存活。

（一）明确诊断患者的原发性疾病

患者自身的原发性疾病是复杂多样的，且移植术后因体内致病因素持续存在、移植后应用免疫抑制药物和感染等多种因素，可导致原发性疾病复发即复发性疾病（recurrent disease）或出现新发性疾病（de novo disease）。在相应的临床检查后,移植前对患者病变器官进行活检或对移植手术中切除的病变器官予以病理学检查,可明确诊断原发性疾病并帮助与新发性疾病相鉴别。

（二）评估供者器官质量

评估供者器官质量是指观察供者器官在移植前是否存在病变即所谓"预存性病变（pre-existing pathological changes）",观察供者器官的灌注及保存效果。该评估在器官移植中日益受到重视,这主要由于供者器官严重短缺而开展了亲属活体器官移植;另外,选用高龄、高血压供者的器官即所谓"扩大标准的供者（expanded criteria donor,ECD）器官"也越来越多,这些器官的质量可借助活检在术前予以评估,以预防术后发生原发性移植物无功能（primary graft non-function,PNF）或移植物功能延迟恢复（delayed graft function,DGF）。此外,该评估还可获得供者器官的组织学背景资料,为移植后并发症的鉴别诊断提供参考。

（三）明确诊断移植后并发症

应用活检病理学观察,对移植后多种并发症进行诊断与鉴别诊断是移植病理学的核心工作内容。移植后并发症包括缺血再灌注损伤、不同类型的排斥反应、免疫抑制剂毒性损伤、感染、复发或新发性疾病甚至移植后肿瘤等。这些并发症常共存或交替发生,且缺乏特异性的临床表现,诊断上常一筹莫展。活检病理学诊断可直接观察移植器官的病变而有利于明确诊断。现在,得益于活检穿刺器械的改良以及经验的积累,活检的安全性已显著提高,且包括常规染色和免疫组织化学染色、电镜和分子病理学等病理学技术日趋完善,可对移植后的并发症进行明确诊断。

（四）评估并发症的治疗效果

对于排斥反应或免疫抑制剂毒性损伤等并发症,在活检病理学明确诊断和针对性治疗后,可再次活检以观察疗效并指导调整或改换更有效的治疗方案。

（五）相应的基础研究

在新型免疫抑制药物临床试用、抗排斥反应治疗方案的疗效比较和排斥反应诊断标志物的筛选研究,以及相应研究成果的发表中均需要以移植病理学检查作为结果分析的可靠依据。此外,活检也可为基础研究提供有价值的标本材料。

扩展阅读

一、尸体供肾的病理学评估

肾移植是治疗终末期肾脏疾病的最有效方法,但供肾的严重短缺是难以突破的瓶颈,如我国每年新增肾功能衰竭患者约12万人,但其中仅约5%的患者可以获得供肾而接受肾脏移植,同时有约5%的患者在等待供肾期间死亡。目前,供器官来源包括活体供者（living donor）器官和尸体供者（cadaver donor）器官两大类。尸体器官捐献是由捐献者在经严谨规范的医学死亡评定后无偿捐献,其中又有脑死亡器官捐献（donation after brain death,DBD）和心脏死亡器官捐献（donation after cardiac death,DCD）两种类型。在DBD仍无法满足器官移植需要的情况下,DCD是扩大器官来源的一个有效途径。2015年1月始,中国器官移植已经完全转换为与国际一致的公民逝世后器官捐献移植。但由于DCD供者多数属于ECD,可能具有不同程度的慢性病变,且为心肺功能停止后获取器官,器官经历较长的热缺血时间,由此导致组织缺氧、酸中毒、细胞内环境紊乱和大量炎症因子释放等系列损伤,因此其供肾质量以及是否适合移植需要予以准确评估。

DCD供肾质量评估是一项综合评估,包括供肾获取前供者临床指标评估、供肾获取后的肉眼观察、供肾维护阶段机器灌注指标评估等方面,而供肾活检的组织病理学评估是综合评估中的一项重要内容,尤其是对于ECD的评估是不可缺少的。

供肾的组织病理学评估是通过供肾活检以观察供肾的组织病理学形态,帮助临床综合评定供肾质量。其确定的原则为:供肾的组织病理学评估是临床综合评估中的一部分,是对临床评估的有效补充,同时由于供肾病变的多样性和病理活检的局限性,组织病理学评估不能作为供肾取舍的唯一依据,必须与临床评估密切结合。

尸体供肾活检的时机包括供肾获取时活检（procurement/harvest biopsy）、移植前活检（pre-implantation biopsy）和移植术中零时活检（zero-hour biopsy）三种类型。供肾活检方法主要有楔形活检（wedge biopsy）和穿刺活检（core needle biopsy）。供肾活检标本的病理学处理方法有冷冻切片和快速石蜡切片两种。其病理学评估标准是基于半定量的复合性组织病理学评分系统（comprehensive histopathological scoring system），这些评分系统均主要依据Banff诊断标准中的慢性病变计分。这些半定量评分系统中最常应用的包括Banff慢性病变的总体计分标准、慢性移植肾损伤指数（chronic allograft damage index，CADI）、Pirani评分标准和马里兰病理指数评分（Maryland aggregate pathology index，MAPI）。结合我国肾移植临床实际，推荐适合于中国的尸体供肾病理学评估中的技术组合模式为：活检时机为获取时活检或移植前活检；主要采用穿刺活检（core needle biopsy），必要时考虑采用楔形活检（wedge biopsy）；推荐快速石蜡切片也可以采用冰冻切片；活检时也保留电镜标本以供移植术后供肾携带性肾病的明确诊断。

二、C4免疫组化染色方法的建立

20世纪60年代末，已明确移植肾超急性排斥反应是由预存抗体即体液免疫因素所致的移植肾迅速失功。大量病理学观察见急性排斥反应的移植肾为淋巴细胞浸润，但免疫荧光组化染色无免疫球蛋白沉积，以及实验研究证实淋巴细胞输注可以过继排斥反应，这都使得细胞免疫机制理论在急性排斥反应研究中占据主导地位。20世纪90年代，随着免疫组化技术的成熟和单克隆抗体试剂的广泛应用，得以对炎症中活化补体的细小片段进行精细的研究。1991年德国慕尼黑大学Feucht等报道对移植肾急性排斥反应活检标本，利用抗补体片段C1q、C3c、C3d和C4d等单克隆抗体进行酶标记免疫组化染色，结果发现肾小管周毛细血管壁呈强烈的C4d阳性。继而1993年进一步报道了对术后4周内功能不良的移植肾活检予以C4d免疫组化染色，结果为C4d阴性者移植肾1年存活率达到90%，而C4d呈强阳性者仅为57%。由此初步提出移植肾内C4d阳性是早期诊断其急性体液性排斥反应，并预示其预后的重要组织学指标。随后C4d免疫组化染色以及抗体检测技术逐渐应用于其他移植器官的体液性排斥反应研究，使得体液免疫损伤机制得到确立，各移植器官体液性排斥反应的病理诊断标准陆续建立，各项临床治疗方案也得以深入研究和应用。

（郭 晖）

第二节 移植病理学的基本方法

移植病理学的基本方法包括获取移植器官标本和病理学诊断两个方面。前者主要为对移植器官进行活组织检查（活检），以及部分情况下对失功而切除的移植器官的解剖检查；后者为对上述标本经组织学、免疫组织化学、超微结构、细胞学和相关分子生物学检查后的病理学观察。

一、移植器官活检

移植器官的活组织检查简称移植器官活检（allograft biopsy），是指在器官移植术前、术中尤其是术后，借助局部切取、穿刺等手术方法取得移植器官的活体标本供病理诊断。其最大优点是快速和准确，便于及时指导临床进行针对性治疗，由此常常被喻为移植器官并发症诊断的"金标准"。同时也应谨记，因活检取材的局限性及各种并发症的病变缺乏特异性，且多种并发症常常合并存在或交替发生，其病理学诊断必须与临床密切结合以提高诊断的准确性。

移植器官的活检方法有经皮穿刺活检（percutaneous puncture biopsy）、剖腹开放活检（open biopsy）以及内镜检查（endoscopy）或腹腔镜检查（laparoscopy）活检。其中以经皮穿刺活检应用最多，其又依据穿刺针直径的不同分为粗针（针径为 0.9~1.2mm）活检，即可在穿刺针芯内取得活检组织条的活检；以及用细针（针径为 0.6~0.9mm）穿刺抽吸组织液行细胞学检查的细针抽吸活检（fine-needle aspiration biopsy，FNAB）。此外，还有移植胰腺的胰液细胞学检查（PJC）或移植肺支气管肺泡灌洗（bronchoalveolar lavage，BAL）液的细胞学检查。

不同移植器官采用不同的活检方法。对移植肝和肾脏，经皮肤粗针穿刺活检是最佳的活检手段，其可取得组织量充足的活检组织条，可满足对多种并发症的诊断需要。移植心脏常用心内膜心肌活检（endomyocardial biopsy，EMB）；移植肺主要借助纤维支气管镜经支气管肺活检（transbronchial lung biopsy，TBLB）以及支气管肺泡灌洗（BAL）液的细胞学检查；移植胰腺根据不同的移植胰腺外分泌处理术式有不同的活检选择，包括经皮穿刺活检、剖腹开放活检、腹腔镜活检或膀胱镜经十二指肠活检等，此外，还可利用部分胰腺移植后初期，胰管经腹壁短期引流至体外，收集胰液行 PJC；而对于胰液膀胱引流者，还可以收集尿液进行尿液细胞学检查；对于移植小肠，因大部分小肠移植后均采用分期恢复肠道连续性的术式，早期将移植肠两端分别置腹壁造口，便于直接观察肠管颜色和肠液分泌，也可随时取造口处肠壁黏膜活检，也可借助内镜观察和内镜黏膜活检（endoscopic mucosal biopsy）。

二、移植器官解剖检查

移植器官解剖检查（allograft anatomical examination）是对失功而切除的移植脏器的解剖检查，以明确其失功的原因。其包括大体标本的肉眼检查和对病变部位取材。基本方法为观察和记录移植器官大小、重量、形状以及外观颜色并摄影；检查动、静脉吻合口有无血栓栓塞或狭窄；器官切开剖面的观察；病变部位标本取材。另对于有教学或研究价值的标本须制成标本或长期保存。

三、移植病理学观察方法

（一）组织学和细胞学观察

对上述取得的标本以福尔马林液（甲醛）等固定液固定、乙醇脱水和石蜡包埋并切片，经不同染色后行光镜观察，经分析和综合病变特点建立诊断。常用的染色方法为苏木精－伊红（HE）染色。此外，还需要多种特殊染色，如对移植肾需过碘酸希夫（PAS）染色、Masson 三色染色和过碘酸六胺银染色（PASM），以便于观察肾小管和肾小球病变；移植肝也需行 Masson 三色染色以观察纤维化改变等。而对于前述的胰液细胞学检查、肺支气管肺泡灌洗液的细胞学检查，可进行瑞氏染色或 Giemsa 染色（吉姆萨染色），以观察炎症细胞和坏死脱落的实质细胞。

（二）免疫组织化学染色

免疫组织化学（IHC）染色是利用抗原－抗体特异性结合后加入荧光或酶与其底物反应形成示踪物，以定位显示组织和细胞内待检成分的方法。其在移植病理学诊断中尤其是体液性排斥反应、病毒感染等的诊断中具有重要作用。同时也非常有助于排斥反应免疫机制的研究，如观察移植器官内浸润的淋巴细胞类型和比例、各种免疫球蛋白的沉积情况等。

（三）超微结构观察

即电镜观察。电镜较之光镜放大倍数高数千倍，可详细观察细胞内的亚细胞结构即细胞器如线粒体、内质网和细胞骨架等，以及某些大分子物质和病毒颗粒等。尤其适于移植肾穿刺活检标本中各种肾小球病变的鉴别诊断，是移植肾病理诊断的基本内容之一。

（四）分子生物学检查

近来重组 DNA、核酸分子杂交（包括原位杂交）、聚合酶链反应（PCR）、DNA 测序等分子生物学技术越来越多地应用于移植病理学诊断和研究中。它们在移植后病毒感染诊断、炎症因子检测中特别具有优势。另外，基因组学和蛋白组学技术也应用于排斥反应的早起预警研究中，将来可能取代活检，成为更安全、快速的诊断途径。此外，许多病理学新技术如显微图像分析（image analysis，IA）、显微切割（microdissection）、激光扫描共聚焦显微镜（laser scanning confocal microscope，LSCM）和远程病理（telepathology）技术等都已应用于移植病理学的诊断和研究中。

（郭 晖）

第三节 常见移植器官的病理学表现

各移植器官的基本病理学表现包括：缺血再灌注损伤、不同类型排斥反应、免疫抑制剂毒性损伤、复发性疾病或新发性疾病、移植后感染和肿瘤。

一、移植肾的主要病理学表现

（一）预存性病变

预存性病变（pre-existing pathological changes）又称携带性病变，即供器官移植前在供者体内存在的病变因移植而由供者器官携带进入受者。如高血压所致的肾细小动脉硬化和肾小球硬化、间质性肾炎甚至是供肾的肿瘤等病变，其诊断必须进行供肾术前活检或移植术中活检。

（二）缺血再灌注损伤

缺血再灌注损伤（ischemia reperfusion injury，IRI）是指器官切取时血供中断、切取后冷保存与运送和血管吻合后血流再次灌注进入器官这三个连续的过程所致的移植器官缺血和缺氧损伤，并有多种细胞和炎症因子共同参与。其损伤机制包括细胞内能量代谢障碍、氧自由基、细胞内钙超载、中性粒细胞释放活性物质、血液无复流现象，以及细胞凋亡等（图7-1）。移植中应通过良好的手术操作、器官保存和缩短缺血时间予以预防和尽量减少IRI。IRI常造成实质细胞变性甚至坏死，是导致移植术后移植物功能延迟恢复（DGF）甚至原发性移植物无功能（PNF）的主要原因。

肾移植中，轻度IRI仅造成肾小管上皮细胞刷状缘消失和细胞水变性，重者导致急性肾小管坏死（acute tubular necrosis，ATN），即肾小管上皮细胞核消失和细胞崩解脱落，严重者造成大量坏死崩解的肾小管上皮细胞脱落入管腔内（图7-2）。

临床上，严重IRI者需要透析治疗。IRI应注意与动脉栓塞所致的移植肾梗死、严重排斥反应性动脉血管炎所致的移植肾局部缺血坏死相鉴别。

（三）排斥反应

排斥反应（rejection）是移植后主要的并发症，是导致移植器官失功的重要因素之一。其发病机制为供、受者遗传背景的差异，移植抗原（包括主要组织相容性抗原和次要组织相容性抗原、ABO血型抗原和组织特异性抗原等）刺激受者免疫系统产生的细胞免疫和体液免疫损伤效应。

排斥反应的分类

（1）排斥反应的经典分类：既往依据发生时间、临床表现和病理学特点将排斥反应分为超急性排斥反应、加速性排斥反应、急性排斥反应和慢性排斥反应4种类型。

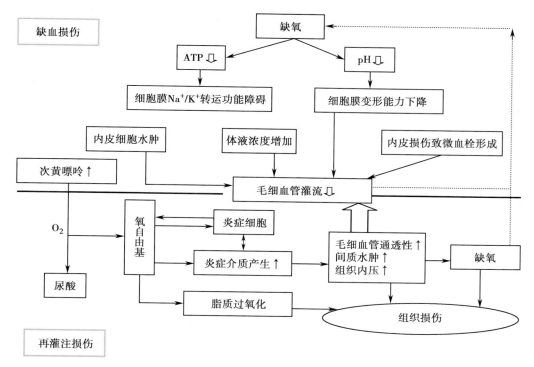

图 7-1　移植物缺血再灌注损伤示意图

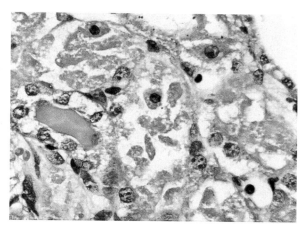

图 7-2　严重的缺血再灌注损伤
所致的移植肾急性肾小管坏死

图示大量坏死的肾小管上皮细胞崩解脱落入肾小管管腔内，上皮基膜裸露，HE 染色，×400

1）超急性排斥反应：超急性排斥反应（hyperacute rejection，HAR）是指迅猛发生的、强烈的排斥反应，常见于术中血管吻合开放数分钟后至 24 小时内。其发生机制为受者在移植前接受了多次输血、血液透析或妊娠等因素形成了预存抗体（preexisting antibody），其与移植抗原结合后迅速激活补体级联反应，导致血液循环障碍及实质组织破坏。表现为在血管吻合开放后移植肾由红润迅速变为紫黑色（图 7-3A）。镜下见动

脉管壁纤维素样坏死，毛细血管内广泛的微血栓形成，导致实质组织出血、水肿及大片缺血性和出血性坏死（图 7-3B）。移植器官功能迅速衰竭而必须予以切除。随着目前对 HAR 机制的认识和术前组织配型技术的提高，这一排斥反应已极少发生。

2）加速性排斥反应：加速性排斥反应（accelerated rejection）的发病机制与 HAR 类似，为受者体内预存有抗供者 HLA 抗原或血管内皮细胞抗原的低浓度抗体所致，只是免疫攻击强度较弱、发生略晚而已。表现为术后 3~5 天发生的快速排斥反应，移植物功能常迅速丧失。病理学改变与 HAR 类似。

3）急性排斥反应：急性排斥反应（acute rejection，AR）是移植中主要的排斥反应类型，多发生于移植后数月，但随着强效免疫抑制剂的应用，其发生时间已不确定，其诊断必须依据活检病理学观察。AR 包括两种免疫效应机制，其一为细胞免疫即迟发型超敏反应，即主要由细胞毒性 T 细胞及淋巴因子造成移植物损伤，特称为 T 细胞介导性排斥反应；其二为体液免疫所致，即受者体内逐渐产生的供者特异性抗体（donor-specific antibody，DSA）所致，称为抗体介导性排斥反应。在实际的病例中，常有两种免疫机制共同参与。

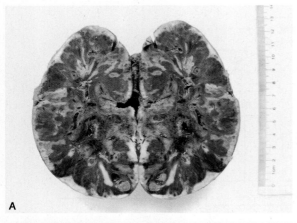

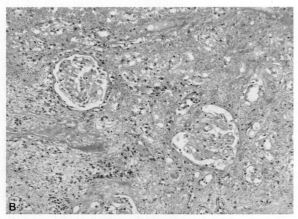

图 7-3　移植肾严重急性抗体介导性
排斥反应（超急性排斥反应）

A. 图示移植肾明显肿大、剖面可见肾实质内暗红色出血坏死区和灰白色缺血坏死区相间；B. 图示肾组织内大量出血以及肾实质出血性坏死，HE 染色，×100

4）慢性排斥反应：慢性排斥反应（chronic rejection, CR）是指主要由反复的、持续的免疫损伤所致的移植器官慢性失功，同时也常常有多种非免疫因素的共同参与和促进。免疫因素包括 HLA 错配、受者体内产生 DSA、反复多次急性排斥反应和受者对免疫抑制剂的依从性差或免疫抑制剂不足（低免疫抑制状态）等；参与的非免疫因素有移植器官严重的缺血再灌注损伤、免疫抑制剂毒性损伤、移植后高血压、高血脂，以及巨细胞病毒感染等。CR 通常发生于移植术后 6 个月至 1 年以上，但经活检发现术后 3 个月即可出现 CR 的早期纤维化病变，因此应注意利用活检早期发现和及时治疗以预防或延缓移植器官进入终末的纤维化阶段。

病理学上，CR 的基本特征为慢性移植物动脉血管病（chronic allograft arteriopathy, CAA），即

移植器官的动脉血管分支因持续免疫损伤导致的内膜呈向心性增生增厚，典型时形成"洋葱皮样"外观，最终导致动脉血管管腔狭窄甚至完全闭塞（图 7-4），实质组织因持续的缺血而萎缩及纤维化，移植器官功能逐渐丧失。

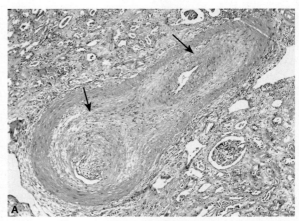

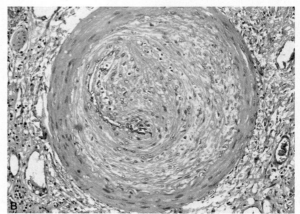

图 7-4　移植肾慢性排斥反应

A. 移植肾动脉分支内膜显著增生增厚（↑）致管腔明显狭窄，HE 染色，×200；B. 移植肾动脉分支内膜显著增厚致管腔完全闭锁，HE 染色，×200

（2）排斥反应的新分类：近年来，随着排斥反应免疫效应机制的明确，可以准确地依据其发病机制及病理学特征分为 T 细胞介导性排斥反应和抗体介导性排斥反应两种类型，以便精确地指导治疗。

1）T 细胞介导性排斥反应：T 细胞介导性排斥反应（T cell-mediated rejection, TCMR）简称细胞性排斥反应（cellular rejection），即抗原提呈细胞提呈移植抗原启动迟发型超敏反应性炎症，主要通过细胞毒性 CD8$^+$T 细胞（CTL）杀伤靶细胞形成排斥反应损伤，其中也有巨噬细胞、NK 细胞等多种炎症细胞的参与。其病理学特征为移植

物内不同程度的以淋巴细胞为主的炎症细胞浸润，进而炎症细胞损伤移植物实质结构。TCMR 进一步依据其病理学表现分为急性 T 细胞介导性排斥反应和慢性活动性 T 细胞介导性排斥反应两种类型，前者以急性炎症的变质、渗出和坏死表现为主；后者则以慢性炎症的增生性变化即纤维化为主。

①急性 T 细胞介导性排斥反应：急性 T 细胞介导性排斥反应（acute T cell-mediated rejection）又称急性细胞性排斥反应（acute cellular rejection，ACR）。其表现包括移植肾组织间质内淋巴细胞浸润，进而淋巴细胞浸润肾小管上皮呈肾小管炎（图 7-5），以及淋巴细胞浸润动脉血管内皮呈动脉内皮炎（图 7-6）或动脉内膜炎（图 7-7）。

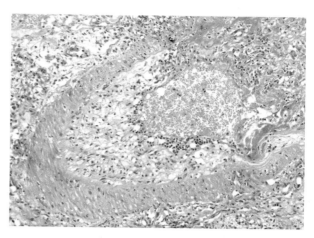

图 7-7　移植物血管性排斥反应所致动脉内膜炎
图示动脉内皮淋巴细胞浸润和内膜明显水肿增厚，管腔狭窄，HE 染色，×200

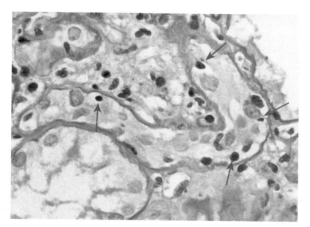

图 7-5　移植肾急性 T 细胞介导性排斥反应
图示肾小管上皮层内多个淋巴细胞浸润（↑）呈肾小管炎表现，PAS 染色，×400

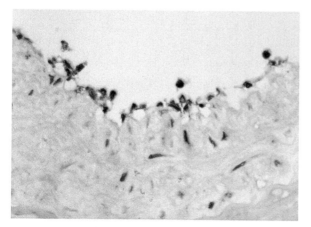

图 7-6　移植物血管性排斥反应所致动脉内皮炎
图示动脉内皮上 CD8⁺ 淋巴细胞浸润，CD8 免疫组化染色，×400

肾小管上皮层内浸润的淋巴细胞数量越多即 ACR 程度越重。严重者因血管病变致血液循环障碍、移植肾出血性或缺血性坏死。其病理诊断应注意排除抗体介导性排斥反应因素。

临床表现为血清肌酐显著升高、尿量减少、移植肾肿胀质硬、彩超示肾内血流阻力指数升高等。围手术期时应注意与严重缺血再灌注损伤和血栓栓塞鉴别。

②慢性活动性 T 细胞介导性排斥反应：慢性活动性 T 细胞介导性排斥反应（chronic active T cell-mediated rejection）既往也称为慢性细胞性排斥反应（chronic cellular rejection，CCR）。即在 ACR 病变基础上出现了 CR 的动脉血管病表现。移植肾表现为慢性移植物动脉血管病（CAA），同时见肾组织间质内淋巴细胞浸润、肾小管炎和/或动脉内皮炎，表明慢性病变的同时，急性炎症仍在活动进展（图 7-8）。病理诊断中也应排除抗体介导性排斥反应因素。

临床上多表现为血清肌酐缓慢持续性升高、逐渐出现蛋白尿、彩超示移植肾内血流灌注减少等。临床诊断中应注意与慢性活动性抗体介导性排斥反应、免疫抑制剂慢性毒性损伤和复发性疾病或新发性疾病等鉴别。

2）抗体介导性排斥反应：抗体介导性排斥反应（antibody-mediated rejection，AMR）简称体液性排斥反应（humoral rejection），是主要由抗体、补体等多种体液免疫成分参与所致的排斥反应损伤。AMR 有两种免疫机制，其一为过敏排斥反

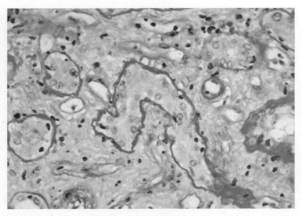

图7-8　移植肾慢性活动性T细胞介导性排斥反应

图示在萎缩的肾小管上皮内仍可见淋巴细胞浸润呈萎缩肾小管炎表现，HE染色，×400

应，即受者体内有预存抗体，其与移植抗原结合后激活补体及损伤血管内皮细胞，形成血管炎、血栓形成及组织缺血坏死；另一种机制为移植后移植抗原刺激受者B细胞产生了抗供者特异性抗体（donor-specific antibody，DSA），这些抗体通过激活补体和补体介导的细胞毒作用造成对移植物的排斥反应损伤。AMR不仅在超急性排斥反应，而且在急性和慢性排斥反应中均发挥了重要作用。

AMR的诊断为综合性诊断，即包括移植器官功能减退、受者外周血中检测到DSA和活检组织中AMR相应的病理变化及其C4d免疫组化染色呈阳性三个方面。

AMR也依据其炎症病变表现分为急性抗体介导性排斥反应和慢性活动性抗体介导性排斥反应两种类型。

①急性抗体介导性排斥反应：急性抗体介导性排斥反应（acute antibody-mediated rejection）又称急性体液性排斥反应（acute humoral rejection，AHR），即由抗体、补体等体液免疫因素所致的急性免疫炎症损伤，同时也往往伴有细胞免疫的参与。其诊断应遵循AMR的综合诊断原则。

严重的AMR见于临床超急性排斥反应及加速性排斥反应，使得移植器官迅速失功。通常AHR表现为移植肾内动脉内皮炎，内皮细胞明显肿胀甚至形成大量的泡沫细胞致内膜明显增厚和管腔狭窄，导致血液循环障碍甚至缺血；间质水肿及淋巴细胞浸润。以往通常进行免疫球蛋白IgG、IgM及补体C3、C5b-9的免疫荧光染色以诊断，但这些指标均缺乏特异性。目前应用补体片

段C4d的免疫荧光或免疫酶组化染色以明确诊断，表现为广泛的肾小管周毛细血管（peritubular capillary，PTC）内皮C4d阳性（图7-9）。

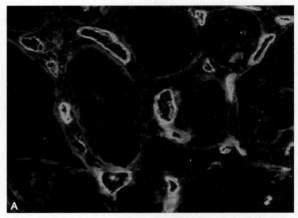

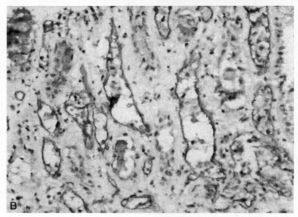

图7-9　移植肾急性抗体介导性排斥反应的C4d免疫组织化学染色

A. 移植肾活检组织免疫荧光染色中PTC部位C4d呈阳性，C4d免疫荧光染色，×400；B. 移植肾活检组织免疫酶组化染色中C4d阳性，免疫酶组织化学染色，×400

②慢性活动性抗体介导性排斥反应：慢性活动性抗体介导性排斥反应（chronic active antibody-mediated rejection）又称慢性体液性排斥反应（chronic humoral rejection，CHR）。多由未经及时诊断和治疗的AHR病变进展而来，其特征性病变为移植肾出现慢性移植物动脉血管病（CAA）和C4d免疫组化染色呈阳性。近来发现移植性肾小球病（transplant glomerulopathy，TG）和移植肾肾小管周毛细血管基底膜多层（PTCBMML）也是CHR的相关病变。TG表现为肾小球系膜细胞及系膜基质明显增生和毛细血管基底膜呈双轨状，并可有肾小球内C4d沉积，进一步发展可呈肾小球硬化，但电镜下基底膜内无明显电子致密物沉积以区别于复

发性肾病或新发性肾病;PTCBMML 表现为电镜下 PTC 基膜增生为多层。这两种病变体现了抗体介导性排斥反应损伤的靶部位是移植器官广泛的毛细血管床及广泛的微血管损伤。

(四)移植肾免疫抑制剂毒性损伤

移植肾免疫抑制剂毒性损伤主要为环孢素(CsA)和 FK506 的毒性损伤。CsA 肾毒性损伤(cyclosporine A nephrotoxicity,CsA-NT)有急性及慢性毒性损伤两种类型。急性毒性损伤的表现包括肾小管上皮细胞细小、等大的空泡变性(图 7-10)和细微动脉尤其是入球微动脉管壁平滑肌细胞的空泡变性,严重时可致入球微动脉完全阻塞;慢性毒性损伤的表现包括细微动脉的管壁平滑肌细胞因坏死及脂质沉积后呈结节样透明样变(图 7-11),以及肾组织间质局灶性或条带状纤维化(图 7-12)。FK506 肾毒性损伤的病理学表现特征与 CsA 类似。

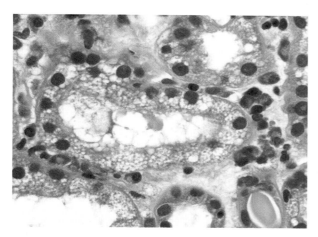

图 7-10　移植肾急性环孢素肾毒性损伤
图示肾小管上皮细胞内细小等大空泡变,HE 染色,×1 000

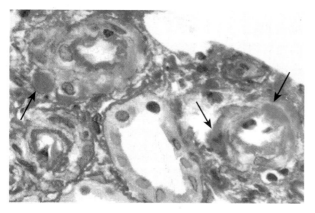

图 7-11　移植肾慢性环孢素肾毒性损伤
图示细小动脉管壁结节样透明样变(箭头),HE 染色,×400

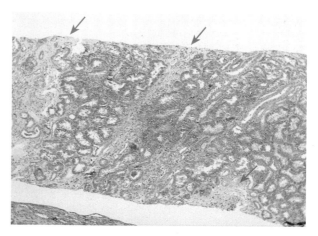

图 7-12　移植肾慢性环孢素肾毒性损伤
图示肾组织间质条带状纤维化(箭头),HE 染色,×40

(五)移植肾复发性肾病及新发性肾病

复发性肾病为移植肾发生的、与原发肾病相同的肾病;而新发性肾病是指在移植肾发生的、与原发肾病类型不同的肾病。对于复发性以及新发性肾病的诊断,其前提必须是对原发肾病已进行活检明确诊断。

二、移植肝的主要病理学表现

肝移植后可出现多种并发症,其明确诊断应在充分结合临床各项检查的基础上进行移植肝穿刺活检病理学诊断。

(一)原发性移植肝无功能

原发性移植肝无功能(primary liver graft nonfunction)为肝移植围手术期主要的并发症之一,严重者导致移植肝功能衰竭需要再次肝移植。其危险因素包括受者基础状况差、供肝严重脂肪变和严重缺血再灌注损伤等。肝实质细胞、肝窦内皮细胞和胆管上皮细胞是其主要的靶部位。轻者表现为肝细胞小泡性脂肪变和水变性,重者可形成中央静脉周围局灶性或桥接性肝细胞凝固性坏死(图 7-13)和中性粒细胞浸润。研究者均试图寻找到可预示 PNF 发生的组织学特征,结果显示供肝存在严重脂肪变者(>60% 肝细胞大泡性脂肪变)(图 7-14),则可明显增加肝移植术后原发性移植肝无功能的发生率。因此在活体肝移植以及应用边缘性尸体供肝时应借助活检病理学诊断排除严重脂肪变的供肝。

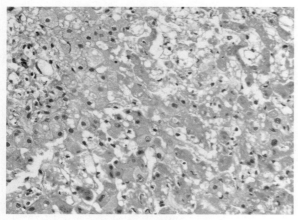

图7-13　原发性移植肝无功能

图示移植肝活检组织内肝细胞局灶性缺血性坏死,HE染色,×400

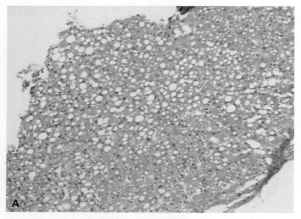

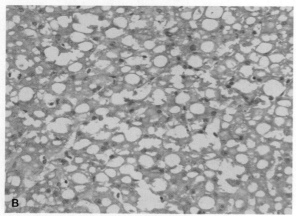

图7-14　供肝移植术楔形前活检

A. 供肝活检组织内>80%的肝细胞为大泡性脂肪变性,HE染色,×40;B. 大泡性脂肪变肝细胞,HE染色,×200

（二）移植肝排斥反应

移植肝排斥反应既往也分为超急性、急性和慢性排斥反应。1994年国际胃肠病学会提出了移植肝排斥反应分为抗体介导性排斥反应、急性细胞性排斥反应和慢性排斥反应。

1. 移植肝抗体介导性排斥反应　对于移植肝抗体介导性排斥反应（AMR）或体液性排斥反应的认识,由于对肝脏特殊的免疫学功能的认识仍非常有限和目前的研究技术仍有限等因素,导致目前认为肝移植AMR仍属少见,但对术后近期出现的原发性移植肝无功能,AMR是一个必须怀疑的因素。移植肝AMR的病理学研究同样也不充分,对于ABO血型不合的肝移植者,表现为肝窦内红细胞及中性粒细胞淤积,中央静脉和小叶间静脉微血栓栓塞,肝小叶内灶状肝细胞坏死。严重者肉眼可见移植肝肿大,呈深红色至紫黑色,肝重量明显增加。镜下常见大面积的肝细胞出血性坏死区域;血管变化包括动脉及静脉内膜炎致管腔狭窄及管壁纤维素样坏死。

由于肝脏独特的结构及其免疫学特性,AMR的组织学特异性指标C4d移植肝内表达的部位和强度报道不一,部分为肝窦内皮阳性表达,部分则表达于汇管区纤维组织内,部分研究者认为肝活检标本冷冻切片及C4d免疫荧光染色优于甲醛固定及石蜡切片的辣根过氧化物酶染色（图7-15）,可见C4d免疫组化染色在诊断移植肝AMR中的意义尚存争议。其明确诊断应结合肝功能检查、组织病理学变化、C4d染色特点和复查术后受者体内DSA并综合诊断。

2. 移植肝急性细胞性排斥反应　移植肝急性细胞性排斥反应（ACR）病理学上具有三联组织学特征,包括:①汇管区内炎症细胞浸润（图7-16A）;②胆管的炎性损伤或排斥性胆管炎,即小叶间胆管上皮层内淋巴细胞浸润（图7-16B）;胆管上皮细胞空泡变及胞核消失,严重者胆管上皮坏死脱落;③肝动脉及门静脉分支的血管内皮炎,表现为血管分支管周、内皮下或内皮层内淋巴细胞浸润（图7-17）,严重者内膜水肿致血管管腔狭窄,这一特征为诊断ACR最具特异性的表现。由于活检的局限性,单次活检中常难以同时观察到上述3种病变,ACR病理学诊断中最重要的为血管内皮炎,在缺乏血管内皮炎表现时,则须依据多数汇管区炎症和50%以上小叶间胆管的炎性损伤确立诊断。ACR时肝细胞坏死并不常见,但严重者可见汇管区周边肝细胞坏死或因ACR血管病变致肝细胞出血性或缺血性坏死。

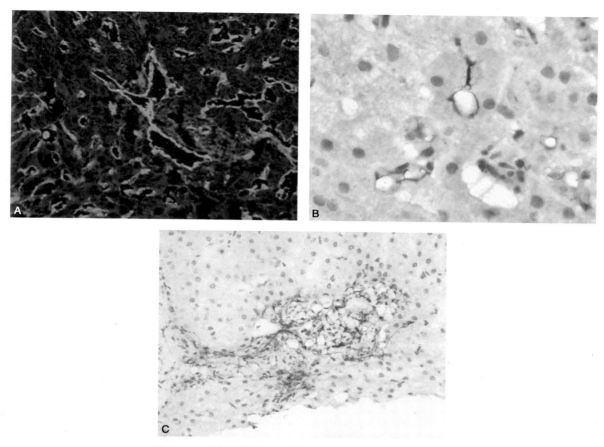

图 7-15 移植肝抗体介导性排斥反应 C4d 免疫组化染色

A. C4d 免疫荧光组化染色,见肝窦内皮弥漫性阳性,×200; B. C4d 免疫酶组化染色,见少许肝窦内皮呈阳性,×200; C. C4d 免疫酶组化染色,见汇管区内纤维组织呈阳性,×100

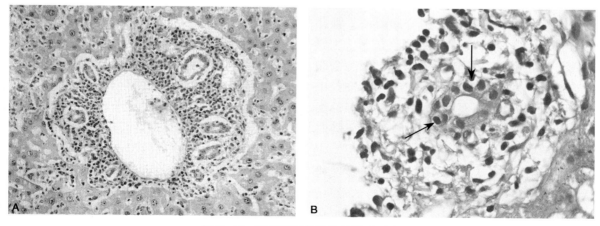

图 7-16 移植肝急性细胞性排斥反应

A. 移植肝门管区内大量的淋巴细胞浸润,HE 染色,×40; B. 移植肝小叶间胆管上皮内淋巴细胞浸润呈胆管上皮炎(↑)表现,HE 染色,×400

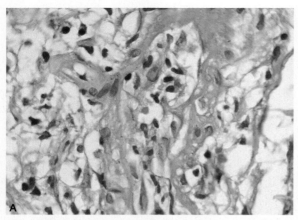

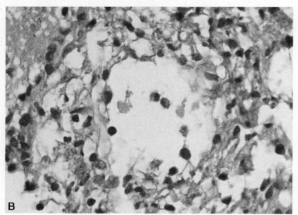

图 7-17 移植肝急性细胞性排斥反应

A. 移植肝门汇管区内小叶间动脉内皮炎,HE染色,
×400;B. 移植肝小叶中央静脉分支的血管内皮炎表现,
HE染色,×200

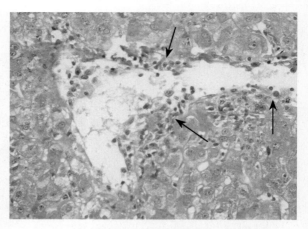

图 7-18 移植肝急性排斥反应的中央静脉周围炎

中央静脉内皮淋巴细胞浸润及内膜水肿,管周淋巴细胞浸
润和肝细胞明显出血坏死(箭头),HE染色,×200

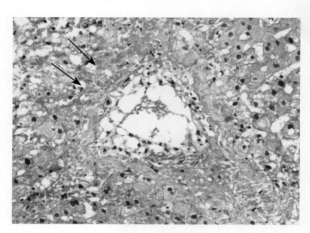

图 7-19 移植肝急性排斥反应的中央静脉周围炎

中央静脉内膜水肿,管周淋巴细胞浸润和肝细胞明显出血
坏死(箭头),HE染色,×200

有学者很早即认识到移植肝ACR中还具
有一种"中央静脉周围炎(central perivenulitis,
CP)"的病变类型,近来这一病变逐渐被重视并
发现其可能合并有AMR的免疫损伤机制。主要
表现为中央静脉内皮下以及周围淋巴细胞浸润
(图7-18)、中央静脉周围肝窦淤血及出血、中
央静脉周围肝细胞(Ⅲ带肝细胞)坏死脱失
(图7-19)。CP可与汇管区ACR的三联征同时
存在也可单独出现。

3. 移植肝慢性排斥反应 移植肝慢性排
斥反应(CR)常表现为移植肝末梢胆管的消失,
Ludwig等于1989年提出了胆管缺失性排斥反应
的名称,但由于移植肝CR在病理学上不仅有胆
管消失,同时还有慢性移植物动脉血管病表现,
故"慢性排斥反应"仍是最适合的名称。移植
肝CR具有其独特性,包括发生率明显低于其他
移植器官,肝移植术后5年慢性CR的发生率为

4%~8%,而移植肾、移植心脏、移植肺和移植胰腺
的CR发生率高达30%~50%;更为独特的是,近
来研究发现有部分移植肝CR病变可予以逆转,
组织学上可见消失的胆管出现再生,推测其机制
是由于肝脏特殊的免疫特性及胆管独特的再生能
力,但其明确的机制尚待深入研究。

移植肝CR的病理诊断应包括闭塞性动脉血
管病(obliterative arteriopathy, OA)和末梢胆管消
失这两种变化。其中,动脉病变是最关键的病理
特征,但因受累动脉主要为中等至大口径的动脉
分支,在因慢性排斥反应失功而切除的移植肝的
解剖研究中可见(图7-20),但在肝活检中由于活
检穿刺标本的局限性常常难以检见,因此活检组
织中对OA的判定主要依据间接的组织学证据,

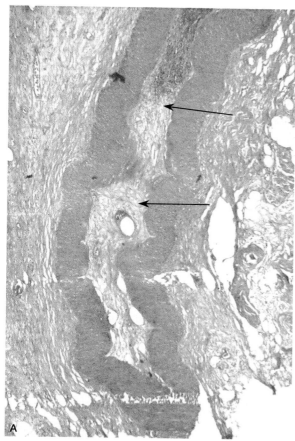

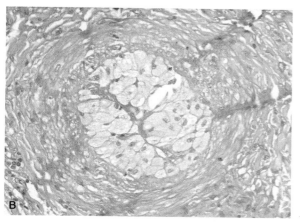

图 7-20 因慢性排斥反应而切除的
移植肝的肝动脉闭塞性动脉血管病

A. 肝动脉分支内膜纤维性增厚致管腔明显闭塞（箭头），HE 染色，×100；B. 细小肝动脉分支内膜泡沫细胞形成及管腔闭塞，HE 染色，×400

即肝小叶中央肝细胞的缺血性变化如小叶中央肝细胞脱失。胆管缺失病变为直径 <75μm 的细小胆管尤其是小叶间胆管损伤，表现为胆管上皮变薄、细胞固缩甚至胆管上皮消失，病理学上称为"胆管缺失性排斥反应"，临床常称为"胆管缺失

综合征"。其必须在活检肝组织中有 50% 以上汇管区内的小叶间胆管消失。上皮细胞标志物——细胞角蛋白（cytokeratin，CK）如 CK19 等免疫组化染色有助于识别萎缩的胆管（图 7-21）。严格的 CR 诊断应是临床检查与连续活检病理学观察相结合的综合诊断。

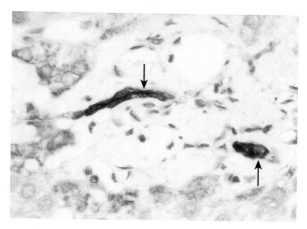

图 7-21 移植肝慢性排斥反应的小叶间胆管萎缩
CK19 免疫酶组化染色后可见汇管区内小叶间胆管明显萎缩呈条索状（↑），×400

（三）移植肝复发性疾病

移植肝复发性疾病主要有病毒性肝炎和自身免疫性肝病等。前者为受者自身病毒性肝炎移植后复发或供肝携带以及输血感染所致，包括乙肝、丙肝、巨细胞病毒（cytomegalovirus，CMV）和 EB 病毒（Epstein-Barr virus，EBV）感染等。依据病毒性肝炎和急性排斥反应各自的组织特点并借助活检组织的病毒免疫组化染色（图 7-22），其鉴别诊断并不困难。后者包括自身免疫性肝炎（autoimmune hepatitis，AIH）、原发性胆汁性肝硬变（primary biliary cirrhosis，PBC）和原发性硬化性胆管炎（primary sclerosing cholangitis，PSC）在内的自身免疫性肝病，肝移植是自身免疫性肝病的最佳治疗手段，但因患者体内致病因素持续存在而易复发。AIH 的病理特征为汇管区与肝小叶交界处的界板性炎症浸润（图 7-23），而有别于移植肝 ACR；PBC 常形成胆管周围肉芽肿性炎症浸润；PSC 形成围绕胆管的纤维化，另结合自身抗体检测也有助于与移植肝 CR 相鉴别。

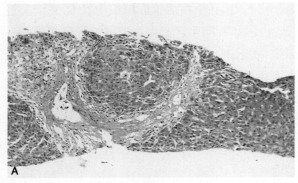

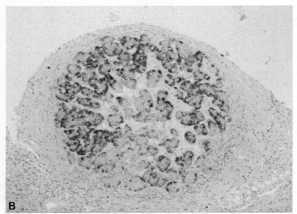

图 7-22　移植肝复发性乙肝病毒性肝炎及其肝硬化

A. 移植肝活检组织内可见假小叶形成, HE 染色, ×100;
B. 移植肝假小叶形成及假小叶内多数肝细胞呈 HBsAg 免疫组织化学染色阳性, ×200

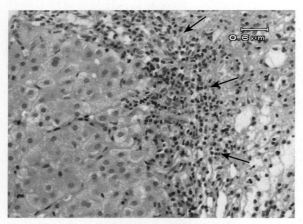

图 7-23　移植肝复发性自身免疫性肝炎

移植肝活检组织内汇管区与肝小叶交界处的特征性界板性炎性浸润(↑), HE 染色, ×200

(四)移植肝药物性肝损伤

移植肝药物性肝损伤(drug-induced liver injury, DILI)是指肝移植术后应用免疫抑制剂等药物所致肝细胞的药物毒性损伤。这些药物包括环孢素(CsA)、他克莫司(FK506)、硫唑嘌呤、激素、抗淋巴细胞抗体及静脉营养制剂等。静脉营养制剂可致胆汁淤积(淤胆)、小叶中央肝细胞气球样变,长期应用可致肝纤维化。硫唑嘌呤也可致肝细胞淤胆及气球样变。CsA 和 FK506 作为目前主要的免疫抑制剂,其肝毒性的病理学表现仍不明了,多数表现为肝细胞及毛细胆管内淤胆。总体而言,由于移植后各种药物所致的肝组织形态变化均没有特异性,因此,其诊断应在活检病理学观察基础上,密切结合免疫抑制剂剂量和血药物浓度予以综合诊断。

三、移植心脏主要的病理学表现

移植心脏主要的病理学表现包括移植心脏缺血再灌注损伤、排斥反应、Quilty 效应和感染性心肌炎。单纯心脏移植或心肺联合移植时,移植心脏具有相同的病理组织学表现。

(一)移植心脏缺血再灌注损伤

移植心脏缺血再灌注损伤(IRI)见于术后最初 3 周内,该损伤与供者严重颅脑损伤、蛛网膜下腔出血、儿茶酚胺的大量释放以及保存与再灌注密切相关,但其确切机制仍不明,因此部分文献称为移植心脏移植前损伤。其在心内膜心肌活检(EMB)组织中表现为心内膜下小灶状的心肌溶解性坏死,少数表现为心肌缺血性坏死/凝固性坏死,国外文献中有时称为心肌"缺失"。

(二)移植心脏排斥反应

临床仍习惯依据心脏移植排斥反应的发生时间和病理表现分为超急性、急性和以移植心脏冠状动脉血管病为特征的慢性排斥反应。

1. 超急性排斥反应　发生时肉眼见移植心脏迅速肿胀并呈暗红色(图 7-24),心脏搏动消失。镜下见血管内皮细胞肿胀、血管内红细胞淤积,甚至可见纤维素样血栓,心肌间质弥漫性出血、水肿和大片心肌溶解性坏死及坏死组织内大量中性粒细胞浸润。目前已明确其本质为严重的抗体介导性排斥反应,其 C4d 免疫组织化学染色呈弥漫阳性。

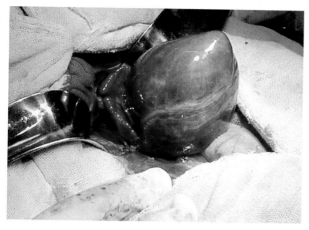

图 7-24 移植心脏超急性排斥反应
在异种心脏移植动物模型中当血管吻合开放后肉眼见移植心脏迅速肿胀并呈暗红色出血坏死表现

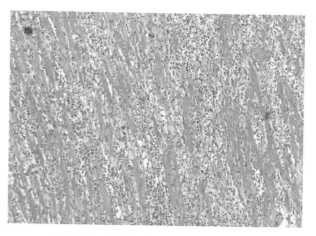

图 7-26 移植心脏严重的急性排斥反应
心肌间质内弥漫性淋巴细胞浸润及局灶性心肌细胞坏死，HE 染色，×100

2. 急性排斥反应 移植心脏急性排斥反应分为急性 T 细胞介导性排斥反应和急性抗体介导性排斥反应两种类型。

（1）急性 T 细胞介导性排斥反应：又称急性细胞性排斥反应（ACR），常发生于心脏移植术后几天至数月内。表现为心肌间质内不同程度的淋巴细胞浸润（图 7-25），轻者为单个小灶状浸润、重者为多灶性甚至弥漫性浸润（图 7-26），间质水肿甚至出血，严重者心肌细胞肿胀变性和局灶性溶解坏死，若能检见冠状动脉分支则常见动脉内膜炎（图 7-27），甚至管壁纤维素样坏死。

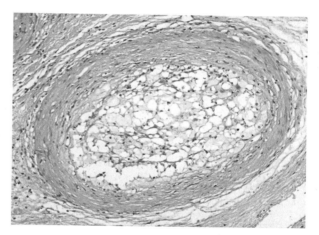

图 7-27 移植心脏急性细胞性排斥反应
冠状动脉分支内皮淋巴细胞浸润致内膜水肿和管腔明显狭窄，HE 染色，×200

（2）急性抗体介导性排斥反应：急性抗体介导性排斥反应又称急性体液性排斥反应（AHR），发生率有报道高达 40% 甚至更高，但多数心脏移植中心的报道未经活检证实。移植心脏 AHR 的诊断主要依据 HE 染色和免疫组织化学染色两方面。严重者表现为心肌间质水肿、出血及中性粒细胞浸润和心肌内冠状动脉分支的血管内膜炎，因此又称为急性血管性排斥反应（acute vascular rejection，AVR），进一步明确诊断须行 C4d、C3d 的免疫荧光或免疫酶组织化学染色。阳性者见广泛的心肌间毛细血管内皮呈 C4d（图 7-28）或 C3d 弥漫性沉积。

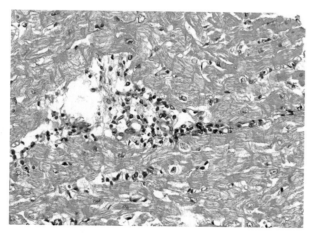

图 7-25 移植心脏轻微的急性排斥反应
心肌间质内单个的、微小的局灶性淋巴细胞浸润，HE 染色，×400

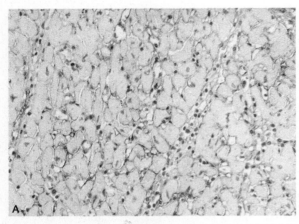

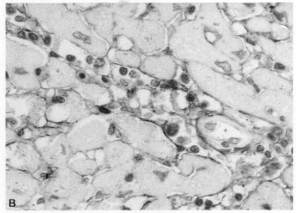

图7-28 移植心脏急性体液性排斥反应
移植心肌活检组织内心肌细胞间毛细血管内皮弥漫性
C4d 阳性，A. ×200；B. ×400

3. 慢性排斥反应 移植心脏慢性排斥反应（CR）的核心病变集中在心脏冠状动脉及其分支，故又特称为慢性移植物动脉血管病（chronic allograft arteriopathy，CAA）或移植心冠状动脉血管病（transplant coronary artery disease，TCAD）。CAA 累及冠状动脉主干及其 >50μm 的各级分支。病变表现为冠状动脉分支的内膜显著增生、增厚致管腔狭窄甚至完全闭塞，增生内膜中的细胞成分主要为大量平滑肌细胞、成纤维细胞、吞噬了大量脂质的巨噬细胞或称为泡沫细胞（foam cell）和不等数量的淋巴细胞。

4. Quilty 效应 Quilty 效应又称为"Quilty 损伤（Quilty injury）"或淋巴瘤样病变（lymphoma-like lesions）。由 Billingham 等最先报道并以出现该病变患者的姓氏予以命名。其组织学特征为心内膜下部位局灶性的、密集的淋巴细胞浸润（图7-29），没有明显的心肌细胞坏死，可伴有或不伴有急性排斥反应。Quilty 效应的产生机制曾

经被认为与免疫抑制剂 CsA、EB 病毒感染以及早期急性排斥反应有关，但仍未完全明确。

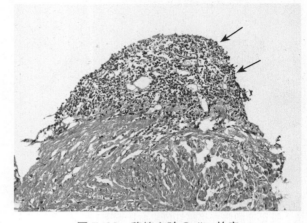

图7-29 移植心脏 Quilty 效应
心内膜下部位局灶性、密集的淋巴细胞浸润（↑↑），HE 染色，×100

5. 感染性心肌炎 移植心脏感染性心肌炎为应用免疫抑制剂后的机会性感染，主要为细菌感染，约占整个术后感染的 50%，其次为病毒感染，约占 40%，此外，真菌感染及寄生虫感染各约占 5%。而在心脏移植活检以及死后尸检中最常见的感染有巨细胞病毒（CMV）感染和弓形体（toxoplasma）感染。

四、移植肺主要的病理学表现

肺移植术后并发症的诊断主要依赖经支气管镜活检（TBB），主要的病理学表现包括移植肺保存性损伤、排斥反应和移植后因机体免疫力下降所致的机会性感染等。

（一）移植肺保存性损伤及植入反应

正如同其他移植器官一样，供肺保存性损伤或者供肺质量不良可导致移植肺原发性无功能，是术后近期导致肺移植失败及受者死亡的重要原因。

移植肺保存性损伤（preservation injury）是移植肺在缺血再灌注过程中产生的损伤。损伤从移植肺局部小灶状至弥漫性肺泡损伤，可见局部肺泡上皮细胞水肿、肺泡间隔毛细血管内微血栓栓塞、局部肺泡上皮细胞坏死脱落和肺透明膜形成，后者在病理组织学上见移植肺肺泡内表面覆盖一层均匀薄层透明膜（图7-30），PAS 染色和蛋白反应阳性，临床表现上类似成人呼吸窘迫综合征。

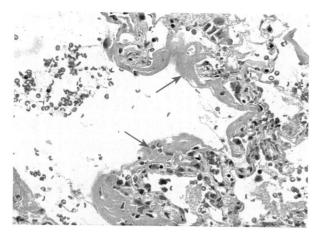

图 7-30　移植肺保存性损伤

肺泡表面广泛透明膜形成（↑），HE 染色，×400

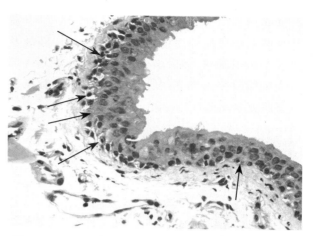

图 7-31　移植肺急性细胞性排斥反应的细支气管病变

移植肺活检组织内细支气管黏膜上皮淋巴细胞浸润（↑），HE 染色，×400

移植肺植入反应实为急性肺水肿。常见于术后 1~2 天内，其致病原因包括供肺切取时损伤淋巴管致移植后淋巴液回流障碍、供肺神经离断丧失神经调控机制、灌注压力过高所致的毛细血管内皮及肺泡上皮细胞的损伤等。临床表现为 X 线胸片上见肺部弥漫性阴影，组织学上见肺泡间隔水肿和中性粒细胞浸润。

（二）移植肺排斥反应

1. 移植肺急性 T 细胞介导性排斥反应　即急性细胞性排斥反应（ACR）。是肺移植术后 3~6 个月内常见的并发症，有报道其发生率为 30%~40%。ACR 的病理学变化包括细支气管病变和血管病变两个方面。这两种病变常同时存在，表明其本质为 ACR 损伤的两个不同侧面。

（1）细支气管病变：早期病变见细支气管周围单个核细胞浸润，随着 ACR 程度的加重，炎症细胞浸润进入细支气管黏膜上皮层内呈支气管黏膜上皮淋巴细胞浸润（图 7-31），严重者可见上皮层混有中性粒细胞浸润，黏膜上皮变性、坏死及黏膜溃疡。

（2）血管病变：血管病变可累及动脉、静脉分支以及毛细血管。早期变化为小血管周围 2~3 层的单个核细胞围管状浸润以及血管内皮炎（图 7-32）。随着 ACR 的进展，血管外周浸润的炎症细胞向周围肺实质扩展。

2. 移植肺抗体介导性排斥反应　随着近年来各移植器官抗体介导性排斥反应（AMR）的确立，移植肺 AMR 逐渐被认识。移植肺 AMR 缺乏特异性组织病理学表现，但新近明确了微血管炎

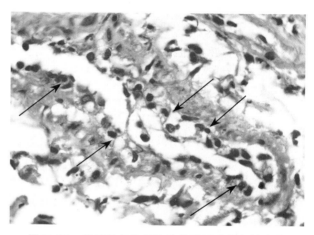

图 7-32　移植肺急性细胞性排斥反应的血管病变

移植肺活检组织内的细微动脉分支的动脉内皮淋巴细胞浸润呈动脉内皮炎表现（箭头），HE 染色，×200

症（microvascular inflammation, MVI），尤其是移植肺肺泡间隔毛细血管内包括淋巴细胞和中性粒细胞在内的炎症细胞淤积是提示移植肺 AMR 的主要特征，其明确诊断需进一步进行供者特异性抗体（DSA）检查和移植肺活检组织 C4d 免疫组织化学染色。移植肺 AMR 也常伴随 ACR 并常常共同导致移植肺慢性排斥反应。

3. 移植肺慢性排斥反应　移植肺慢性排斥反应（CR）是阻碍移植肺及受者长期存活的主要障碍，其病理变化也体现在血管和细支气管两个方面。前者与其他移植器官类似，即动脉内膜增生病变形成移植肺动脉硬化，少数情况下导致静脉硬化；后者形成移植肺 CR 病变中特有的闭塞性细支气管炎（bronchiolitis obliterans, BO），其病

理学表现为：因ACR的反复损伤，细支气管上皮坏死脱落形成局部溃疡样缺损、黏膜肌层断裂及黏膜下组织暴露，随后增生肉芽组织在修复局部缺损的同时突入细支气管腔内，最终可导致细支气管腔完全闭塞（图7-33）。

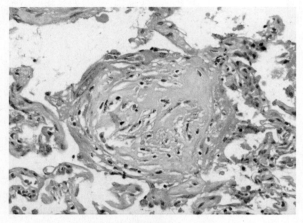

图7-33 移植肺慢性排斥反应的闭塞性细支气管炎
移植肺呼吸性细支气管闭塞，HE染色，×400

（三）移植肺感染

对于移植肺感染的诊断，收集气管分泌物或支气管肺泡灌洗（BAL）液的细菌学涂片及细菌培养最为方便，目前也越来越多地应用二代测序等基因学检测手段，必要时再考虑采取经支气管镜活检（TBB）病理学检查。如对于巨细胞病毒感染，TBB组织内找到病毒包涵体可明确诊断，但检出率非常低，可借助活检标本行原位杂交、病毒培养以及分子生物学检测病毒基因片段等以明确诊断。

五、移植胰腺主要的病理学表现

（一）移植胰腺血管栓塞

血管栓塞为胰腺移植术后最主要的外科并发症，其发生率约为12%，甚至高达20%，常见于术后1个月内。其诊断主要依靠影像学检查。活检中表现为弥漫性缺血坏死。

（二）移植胰腺排斥反应

排斥反应是导致移植胰腺失功的主要原因，移植胰腺排斥反应也依据免疫损伤机制分为T细胞介导性排斥反应、抗体介导性排斥反应和慢性排斥反应。

1. T细胞介导性排斥反应 又称细胞性排斥反应。其进一步分为急性T细胞介导性排斥反应和慢性活动性T细胞介导性排斥反应两种类型。

（1）急性T细胞介导性排斥反应：表现为胰腺腺泡内淋巴细胞浸润、导管炎和血管内皮炎。轻微的急性排斥反应常为局灶性浸润，随排斥反应程度加重呈弥漫性浸润（图7-34）并波及胰腺实质及导管（图7-35）；动脉内皮炎甚至坏死性动脉炎见于中度至重度急性T细胞介导性排斥反应并常伴腺泡坏死。此时应排除急性抗体介导性排斥反应因素。

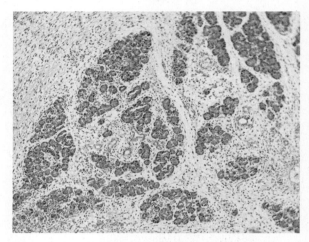

图7-34 移植胰腺急性T细胞介导性排斥反应
胰腺小叶间隔内大量淋巴细胞浸润，HE染色，×100

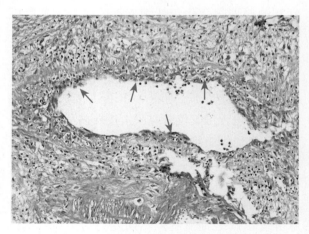

图7-35 移植胰腺急性T细胞介导性排斥反应
胰腺小叶间隔内胰腺导管上皮大量淋巴细胞浸润呈导管上皮炎（箭头），HE染色，×200

（2）慢性活动性T细胞介导性排斥反应：表现为移植胰腺内动脉分支出现移植物动脉血管病，动脉内膜因大量成纤维细胞、肌成纤维细胞和平滑肌细胞增生而呈纤维性增厚，同时在增厚的内膜内可见淋巴细胞和巨噬细胞浸润,提示排斥反应炎症仍在活动进展。因活检取材的局限性,这一病变在移植胰腺活检中往往难以见到,而更多见于手术切除的移植胰腺内。

2. 抗体介导性排斥反应　抗体介导性排斥反应进一步分为急性抗体介导性排斥反应和慢性活动性抗体介导性排斥反应。其明确诊断须有移植胰腺功能障碍、C4d 免疫组化染色阳性和抗供者外周血的特异性抗体(DSA)阳性。

(1)急性抗体介导性排斥反应:这一广义的类型中实际包括既往的移植胰腺超急性排斥反应、加速性排斥反应和术后任何时间均可发生的急性抗体介导性排斥反应。

移植胰腺超急性排斥反应可发生于血管吻合开放后 1 小时内,移植胰腺功能迅速丧失,解剖可见严重动脉炎和静脉内血栓栓塞致胰腺广泛出血性和缺血性坏死,随着术前配型、器官保存和手术操作技术的提高,其已极少见,如果发生则常难以与血管栓塞相鉴别;加速性排斥反应与超急性排斥反应病理表现类似,仅发生时间稍晚,多见于移植术后数小时至数天内;急性抗体介导性排斥反应表现为胰腺腺泡内淋巴细胞和中性粒细胞混合浸润,严重者亦有血栓栓塞和胰腺实质坏死,部分急性抗体介导性排斥反应中也存在急性细胞性排斥反应的病理学表现。这三者的明确诊断均须行 C4d 免疫组化染色。

(2)慢性活动性抗体介导性排斥反应:出现慢性移植物血管病和胰腺纤维化表现的同时 C4d 免疫组化染色呈阳性。

3. 慢性排斥反应　实为前述的 T 细胞性和抗体介导性排斥反应的终末病变,其定义为因闭塞性动脉血管病及纤维增生使胰腺实质萎缩和纤维化。早期慢性排斥反应常与反复发生的急性排斥反应叠加存在,严重慢性排斥反应的慢性血管病变与其他移植器官相同,进而导致外胰腺部分纤维化及胰岛萎缩消失。

4. 移植胰腺胰岛炎　移植胰腺胰岛炎与复发性糖尿病密切相关,尤其是在供、受者为孪生亲属间胰腺移植时。其表现为胰岛内不同程度的炎症细胞浸润及胰岛内 B 细胞破坏和消失,此时缺乏急性排斥反应的血管内皮炎表现。由于其多见于 HLA 相同的同卵双胎或兄弟姐妹间供胰移植中,而在无血缘关系的尸体供胰移植中少见,表明其发生机制与糖尿病一样,具有自身免疫性疾病的遗传易感性。

5. 移植后淋巴增殖性疾病　移植后淋巴增殖性疾病(post transplant lymphoproliferative disorder, PTLD)与免疫抑制剂的应用和 EB 病毒感染有关,肿瘤细胞绝大多数为 B 细胞源性,应用免疫组织化学检测 T 细胞及 B 细胞表面标志和 EB 病毒(图 7-36)有利于明确诊断。

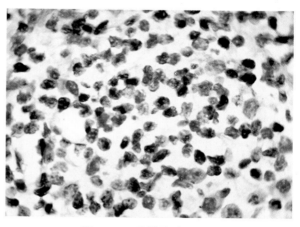

图 7-36　移植胰腺 PTLD
移植胰腺活检组织内大量淋巴细胞增生以及部分增生淋巴细胞核内 EB 病毒编码的 RNA(EBER)免疫组化染色阳性,EBER-IHC 染色,×1 000

六、移植小肠主要的病理学表现

移植小肠排斥反应的病理学诊断主要依赖内镜观察以及内镜下活检。

(一)灌注保存损伤

可能是由于小肠上皮具有强大的修复能力,移植小肠灌注保存损伤通常不重。其常见于移植术后数天内并于 1 周内缓解。组织学上可见小肠黏膜绒毛水肿变短、上皮细胞核分裂增多、黏膜层内有少许中性粒细胞浸润和毛细血管淤血。

(二)排斥反应

1. 超急性排斥反应　移植小肠超急性排斥反应很少见,出现时可见黏膜层内严重淤血及出血、大量中性粒细胞浸润、广泛的黏膜固有层毛细血管内纤维素样血栓。

2. 急性排斥反应　移植小肠急性排斥反应发生早、多见于术后 30 天内,约有 80% 的移植小肠在此期间发生 1 次或多次排斥反应。纤维内镜检查见黏膜充血、水肿而呈暗红色，肠蠕动减弱，严重者黏膜出现溃疡、出血和肠蠕动消失。活检病理学诊断主要基于3个特征，即：①黏膜层内炎症细胞浸润（图7-37）；②隐窝上皮损伤，包括隐窝上皮炎性浸润（图7-38），隐窝上皮细胞嗜酸性变；③隐窝上皮内凋亡小体增多。急性排斥反应早期淋巴细胞浸润通常仅位于黏膜层，随后累及黏膜固有层和肌层。黏膜变化包括绒毛变短、变钝，隐窝炎以及上皮细胞坏死脱落。严重时，黏膜层内出血、黏膜上皮大片脱落及溃疡形成。肠壁肌层内及肠系膜内动脉分支出现血管内皮炎或纤维素样坏死。急性排斥反应依据炎性浸润、隐窝上皮凋亡以及黏膜损伤程度可进一步分为不确定性、轻度、中度和重度急性排斥反应4种类型。

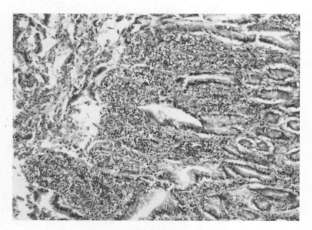

图 7-37　移植小肠轻度急性排斥反应
小肠黏膜活检组织内较多淋巴细胞浸润，HE 染色，×200

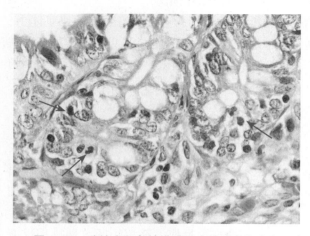

图 7-38　移植小肠急性排斥反应的隐窝上皮炎
小肠黏膜活检组织内部分隐窝腺上皮内淋巴细胞浸润（箭头），HE 染色，×400

3. 慢性排斥反应　内镜检查见移植肠蠕动迟缓，黏膜色泽苍白。主要病理学特征同样为闭塞性动脉血管病，其多见于黏膜下层及肌层内，而在肠黏膜活检中，血管病变常不易取得，肠系膜血管造影可助明确。其他的变化包括黏膜溃疡、绒毛结构紊乱、隐窝上皮内凋亡小体增多以及黏膜下层纤维化。

目前已明确移植小肠的急性排斥反应和慢性排斥反应中同样可有抗体介导性排斥反应因素参与，其明确诊断除上述病变外，应用C4d的免疫组织化学染色予以明确。

扩展阅读

移植器官 Banff 活检病理学诊断标准

20世纪90年代，活检病理学诊断在国际各移植中心得到广泛开展，但仅基于各自独立的经验，这不利于全面认识移植器官的病理学变化、区分排斥反应的程度以便精确指导治疗和移植病理学的协作研究和交流。1989年Stanford大学医学院的Billingham等率先提出了移植心脏排斥反应诊断标准并于1990年由国际心脏与肺移植学会（ISHLT）正式通过。1991年由国际多个移植中心的移植医师、病理学家以及基础研究者共同参与，在加拿大Alberta省的Banff国家公园召开了第一届Banff移植肾病理学研讨会并提出了移植肾Banff活检病理学诊断标准，随后经历届Banff会议的讨论、协作研究和交流，陆续建立了移植肝、肺、胰腺、小肠和肢体及复合组织移植物等所有移植物的活检病理学诊断标准。目前全球各移植中心均依据这一系列的Banff诊断标准进行移植物活检病理学诊断，其研究结果的发表均需要有Banff标准作为依据。移植学研究生和年轻医师应对Banff移植物活检病理学诊断标准中的病变特征和排斥反应分类有基本了解。

结 语

移植病理学是随着器官移植的发展而逐渐形成的新兴交叉学科，其基本概念形成时间短，往往并不全面且随着研究的深入仍在完善，导致有时对其概念的认识模糊不清。希望通过在器官移植专业研究生教学中加强移植病理学基础知识的教学和学习，使器官移植学专业的研究生和年轻医师能系统了解移植病理学在器官移植临床和研究中的独特性，初步了解移植病理学的主要技术方法和各移植器官基本的病理学变化特征。以便使大家结合器官移植学的发展前沿，选择高水平的、有创新性的研究方向进行深入研究，才能不断培养出基础扎实、视野开阔和高水平的移植医学人才。

（郭 晖）

参 考 文 献

［1］Solez K, Racusen LC, Billingham ME. Solid organ transplantation: Mechanism, pathology and diagnosis. New York: Marcel dekker, Inc. , 1996.

［2］Ruiz, Phillip. Transplantation Pathology. Cambridge: Cambridge University Press, 2009.

［3］Michel RP, Berry GJ. Pathology of Transplantation: A practical Diagnostic Approach. New York: Springer, 2016.

［4］陈慧萍. 肾穿刺活检病理. 南京: 中国人民解放军肾脏病研究所, 1999.

［5］陈实, 郭晖. 移植病理学. 北京: 人民卫生出版社, 2009.

［6］丛文铭. 肝脏移植临床病理学. 北京: 军事医学科学出版社, 2011.

［7］张小东. 肾移植病理学诊断. 北京: 人民卫生出版社, 2016.

［8］Williamson CS. Further studies on the transplantation of the kidney. Journal of Urology, 1926: 16, 231.

［9］Feucht HE, Schneeberger H, Hillebrand G, et al. Capillary deposition of C4d complement fragment and early renal graft loss. Kidney International, 1993, 43（6）: 1333-1338.

［10］An International Panel. Banff schema for grading liver allograft rejection: an international consensus document. Hepatology, 1997, 25（3）: 658-663.

［11］Billingham ME. Dilemma of variety of histopathological grading systems for acute cardiac allograft rejection by endomyocardial biopsy. Journal of Heart Transplantation, 1990, 9（3 Pt 2）: 272-276.

［12］彭杰青. 肾移植排异反应 // 外科病理学. 武汉: 湖北人民出版社, 1978.

［13］武忠弼, 阮幼冰, 李统平. 几种灌洗液对肝脏灌注效应的电子显微镜观察. 武汉医学院学报, 1978, 1（4）: 13-16, 103-106.

［14］郑军华, 李玉莉, 闵志廉, 等. 同种肾移植后超急性排斥反应的发生机制及临床对策（附66例报道）. 中华器官移植杂志, 2000, 21（2）: 114-116.

［15］陈惠萍, 曾彩虹, 胡伟新, 等. 10954例肾活检病理资料分析. 肾脏病与透析肾移植杂志, 2000, 9（6）: 501-508.

［16］王慧萍, 何强, 陈江华, 等. 482例肾移植供肾病理分析. 中华泌尿外科杂志, 2003, 24（3）: 157-159.

［17］王政禄, 张淑英, 李卉. 肝移植术后急性排斥反应的病理诊断——200例次肝穿刺活检的病理组织学分析. 肝脏, 2004, 9（4）: 217-220.

［18］李敛, 吴雄飞, 余荣杰, 等. 1 096例肾脏活检病理类型总结. 重庆医学, 2006, 35（18）: 1676-1678.

［19］郭晖, 林正斌, 张伟杰, 等. 移植肾活检1500例病理组织学分析. 中华医学杂志, 2011, 91（8）: 520-523.

［20］王政禄, 张淑英, 朱丛中, 等. 906例次移植肝穿刺活检病理分析. 中华器官移植杂志, 2006, 27（1）: 18-21.

［21］董辉, 夏春燕, 王斌, 等. 肝移植术后1 052例次肝活组织检查病理诊断学分析. 中华肝脏病杂志, 2010, 18（4）: 300-301.

［22］丛文铭, 陆新元, 董辉, 等. 肝移植术后急性排异的病理类型与转归: 附1120例次肝穿刺分析. 临床与实验病理学杂志. 2011, 27（2）: 117-120.

［23］郭晖, 陈忠华, 陈知水, 等. 移植肝穿刺活检268例

次病理学观察. 中华医学杂志, 2011, 91 (48): 3401-3404.

[24] Li Li, Xuejing Duan, Hongyue Wang, et al. Acute cellular rejection and antibody-mediated rejection in endomyocardial biopsy after heart transplantation: a retrospective study from a single medical center. Int J Clin Exp Pathol, 2017, 10 (4): 4772-4779.

[25] 吴波, 李元新, 安晓静, 等. 同种异体小肠移植术后肠黏膜形态的连续观察. 中华病理学杂志, 2010, 39 (7): 473-475.

[26] 郭晖, 王莺, 李锦文, 等. 一例肝、小肠联合移植的病理学观察. 中华器官移植杂志, 2000, 21 (4): 227.

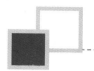

第八章 移植术后感染

学习目标

1. 了解器官移植术后感染的危险因素
2. 初步掌握器官移植术后的感染时间表及高危病原谱
3. 了解常见感染的分类、临床表现和诊治原则

感染是器官移植术后最常见的并发症之一，也是移植受者早期死亡的重要原因。不同类型的器官移植、移植术后的不同时段以及不同的免疫抑制方案所导致的感染类型各具特点。移植医生有必要深入了解器官移植术后感染的易感因素、病原学特点及临床表现，以便及时制定出最佳的临床诊疗策略。

第一节 概　　述

一、实体器官移植术后感染的易感因素

由于器官移植受者术后需要长期服用免疫抑制剂以防治移植器官的排斥反应，导致患者的全身免疫力低下，对病原体的抵抗力下降，从而导致感染的发生率明显增加，严重感染也是导致移植受者早期死亡的主要原因。

实体器官移植术后感染的易感因素主要包括以下几个方面：

（一）病原体的暴露及接触史

1. **供者来源性病原体**　病原体来源于供者器官组织，并在受者体内激活的感染是移植后最重要的暴露之一。移植前需要对供者器官进行筛查，以避免通过移植的器官将某些病原体传播给移植受者。尽管如此，供者通过移植器官向受者传播感染病原体的情况仍可能发生。目前国

内移植器官的来源包括两大类：活体亲属供者（living related donor，LRD）和公民死亡器官捐献（donation after citizen death，DCD）。由于 LRD 术前检查项目的完善和规范，这类供者携带病原体导致移植感染的概率极少。随着国内 DCD 器官比例的逐渐增加，以及供者在监护室停留时间的增加，使得这些潜在供者在捐献器官时可能已经存在活动性感染。某些病原体（如葡萄球菌、肺炎球菌、沙门菌和大肠埃希菌等）可能存在于血管、尿道、胆道或气管、肺部等部位，引起肺炎、血行感染等。

其他供者来源性感染可能为隐性、潜伏性或相对罕见的（如结核分枝杆菌、组织胞浆菌、西尼罗病毒、狂犬病、脑膜炎病毒、HIV 等），这些"潜伏"的病原体在受者体内的免疫抑制状态下活化和繁殖，并引起临床感染及一系列综合征。

2. **受者体内潜伏性病原体**　感染的病原体可能来源于器官供者，也可能来自受者本人。由于术后免疫抑制剂的使用导致机体免疫力下降，受者体内原来处于潜伏和静息状态的一些病原体在移植后常常再次激活进而导致感染的发生。常见病毒性感染包括单纯疱疹病毒（herpes simplex virus，HSV）、巨细胞病毒（cytomegalovirus，CMV）、水痘带状疱疹病毒（varicella-herpes zoster virus，VZV）、乙型/丙型肝炎病毒（hepatitis B/C virus，HBV/HCV）和 BK 病毒（Bovine Kobu virus，BKV）

等。受者体内的一些病原体暴露,可能在移植前多年就已经存在,包括地方性系统性真菌病(如组织胞浆菌病、球孢子菌病和芽生菌病)、结核分枝杆菌等。

3. 医院获得性病原体 肾移植术后受者在移植监护室、肾移植病房期间,来自医院内病原体交叉感染的机会仍然存在,尤其是监护室内耐药性细菌的存在较为常见,患者间的交叉感染更值得重视。常见的病原体包括军团菌和其他革兰氏阴性杆菌(如铜绿假单胞菌及多重耐药的铜绿假单胞菌)、革兰氏阳性菌[尤其是耐抗生素的菌种,如耐万古霉素肠球菌(vancomycin resistant *Enterococcus*, VRE)和耐甲氧西林金黄色葡萄球菌(methicillin resistant *Staphylococcus aureus*, MRSA)]、真菌(如曲霉菌、非白假丝酵母菌或耐唑类的假丝酵母菌),以及艰难梭菌(结肠炎)。当医院空调、食物、设备或饮用水源被曲霉菌、军团菌或革兰氏阴性杆菌等病原体污染时,可在时间和/或空间上观察到群集性的感染暴发。

4. 社区获得性病原体 移植受者出院后在社区内也可接触到多种潜在病原体,包括常见的呼吸道病毒(如流感病毒、副流感病毒、腺病毒等),以及可能在这些患者体内引起更持久感染的胃肠道细菌、病毒和寄生虫等病原体(如诺如病毒等)。在某些相应的地区会观察到地方性真菌(如荚膜组织胞浆菌、球孢子菌、副球孢子菌等)和常见的环境病原体(如新型隐球菌、曲霉菌和隐孢子虫等)。此外,社区内具体的感染源暴露也会因地区、社会经济状况等因素的不同而有所差异。

(二)受者的整体免疫状态

器官移植受者术后长期服用免疫抑制剂,导致机体的免疫力处于较低水平,其中涉及多种因素,这些因素又相互作用、相互影响,决定了受者的整体免疫状态,也决定了受者术后发生各种感染的风险。

1. 免疫抑制类药物 是否使用免疫诱导药物以及使用免疫诱导药物的类型,多克隆抗体(如抗胸腺细胞免疫球蛋白、抗淋巴细胞免疫球蛋白)相较于单克隆抗体(CD25 单克隆抗体)可能会增加术后感染的发生率;维持性免疫抑制剂的类型、剂量、疗程和联合使用方案等。

2. 受者基础疾病或共存疾病 受者接受造血干细胞移植联合实体器官移植,既往心血管疾病、慢性阻塞性肺疾病等病史,也会增加患者术后发生感染的机会。

3. 侵入性装置或管路 如长期深静脉置管通路、留置腹透管、留置导尿管、手术引流管等,都是增加术后感染的易感因素。

4. 其他影响受者免疫功能的因素 包括中性粒细胞减少、低丙种球蛋白血症和代谢性疾病(如营养不良、糖尿病等)。

5. 存在免疫相关的病毒感染 包括 CMV、EBV、人类疱疹病毒(human herpes virus, HHV)6 型和 7 型、HBV 和 HCV。

各种先天性、获得性、代谢性、侵入性操作和移植等种种相关因素的叠加总和,决定了患者的整体免疫状态。受者罹患的感染危险因素通常不止一种,识别、改善、纠正所有可以改变的危险因素,如低丙种球蛋白血症者可以适量补充免疫球蛋白、控制糖尿病患者的血糖、早期拔除侵袭性装置和引流等,对术后感染的防治具有重要意义。

二、实体器官移植术后感染时间表

实体器官移植术后受者一旦出现感染并发症,病原学的诊断往往非常困难。尽管加强对病原学的检测能使治疗更具有针对性,但仍有 1/3 的肺部感染病原学不甚明确。因此,正确的初始抗感染策略有助于对感染的早期控制。根据移植后不同时期感染的高危病原谱,通常把移植后的时期分为围手术期(1 个月内)、术后早期(1~6 个月)和后期(6 个月后)三个时间段(表 8-1)。

围手术期的感染通常与移植手术相关。主要包括直接从供者获得的感染、受者体内潜伏的感染和医院获得性感染。免疫抑制剂的应用则激发或加重了感染。随着细菌耐药性的增加,VRE、MRSA 和耐氟康唑念珠菌从供者过继给受者的风险相应增加。吸入性肺炎、手术部位(切口)感染、导管相关的脓毒血症、尿路感染是围手术期最常见的感染。HBV 和 HCV 可能在移植后早期就开始复制活动。移植受者还存在一些特殊的感染风险,如缺血脏器造成的二重感染和手术区积液

表 8-1　移植术后感染时间表

移植后 1 个月内	移植后 1~6 个月	移植 6 个月后
耐药菌感染 　MRSA 　VRE 　念珠菌（非白色念珠菌）	接受卡氏肺孢菌和病毒预防治疗 　多瘤病毒 　难辨梭状芽孢杆菌肠炎 　HCV 　腺病毒、流感病毒 　新型隐球菌 　结核分枝杆菌	社区获得性肺炎、尿路感染 　曲霉菌感染 　诺卡菌属感染 　毛霉菌感染
吸入性肺炎 导管相关性感染 切口感染 吻合口瘘和缺血继发的感染 难辨梭状芽孢杆菌肠炎	未接受卡氏肺孢菌和病毒预防治疗 　肺孢子菌肺炎 　疱疹病毒（CMV、VZV、HSV、EBV） 　HBV 　李斯特菌、诺卡菌属、弓形体等	迟发性病毒感染 　CMV 感染 　HBV 感染、HCV 感染 　HSV 脑炎 　SARS 　多瘤病毒 　EBV 感染
供者来源性感染 　HSV、LCMV、狂犬病、西尼罗病毒		
受体来源性感染（定植） 　曲霉菌、铜绿假单胞菌		

注：MRSA，耐甲氧西林金黄色葡萄球菌；VRE，耐万古霉素肠球菌；HSV，单纯疱疹病毒；LCMV，淋巴细胞脉络丛脑膜炎病毒；HCV，丙型肝炎病毒；CMV，巨细胞病毒；VZV，水痘－带状疱疹病毒；EBV，EB 病毒；HBV，乙型肝炎病毒；SARS，严重急性呼吸综合征

（如血肿、淋巴管囊肿、胸腔积液等）。对于需要长期机械通气，或者存在肺功能不全、顽固性腹水、泌尿系统或胆道支架的受者，感染的风险尤为明显。移植肾功能延迟恢复时，如需要接受再次手术探查甚至再次移植，更容易出现多重耐药细菌或者真菌的感染。值得注意的是，随着我国 DCD 供肾患者数量和比例的增加，供者来源的感染发生率越来越高，尤其是一些耐药菌感染的早期诊断和治疗要加强重视。

移植后的 1~6 个月是机会性感染最容易发生的时期，也是预防性抗感染治疗的关键时期。机会性病原体引起的主要感染包括：肺孢子菌肺炎（pneumocystis carinii pneumonia，PCP）；潜伏性感染，如原虫病；由荚膜组织胞浆菌、球孢子菌、格特隐球菌以及皮炎芽生菌引起的区域性或地方性真菌感染；病毒病原体，尤其是疱疹病毒组，但也有 HBV 和 HCV。利用更敏感的分子学检测识别出一些新病毒为机会性病原体，如 BK 病毒、HHV-6、HHV-7 和 HHV-8 [也称为 Kaposi 肉瘤相关疱疹病毒（Kaposi sarcoma-associated herpesvirus，KSHV）]。呼吸道病毒在这一人群中越来越重要，如流感病毒、副流感病毒、呼吸道合胞病毒（RSV）、腺病毒和人偏肺病毒；结核和日益增多的非结核分枝杆菌感染；胃肠道寄生虫

（隐孢子虫和微孢子虫）和病毒（CMV 和轮状病毒）感染可能导致腹泻。加强免疫抑制可增加免疫调节病毒感染的危险性，这些病毒包括 CMV、肝炎病毒、EBV 等。它们可通过级联放大内部复杂的联系促进炎症介质和细胞因子的表达，增加对机会性感染的易感性。对于未接受 CMV 和卡氏肺孢菌预防的受者术后一旦出现肺部感染，应首先考虑 CMV 肺炎和肺孢子菌肺炎。对于已接受预防治疗的受者，需考虑其他病毒和真菌感染，如 HSV、VZV、EBV、BKV、肝炎病毒、流感病毒等。对于不明原因腹泻受者需考虑寄生虫、CMV 和轮状病毒感染。

移植 6 个月以后，受者通常分为两种情况：一种是移植物功能稳定，长期维持常规剂量的免疫抑制剂；另一种是由于排斥反应等需增加免疫抑制剂，或有免疫调节病毒的慢性感染导致移植物功能不全。对于前者，药物的减量使得感染的风险下降。受者主要面对的是社区获得性感染的风险，也包括因为预防性抗感染结束后迟发性的病毒感染。在后一种情况，受者往往需要接受更大剂量的免疫抑制药物，付出的代价是各种机会性感染的风险随之增加，因此有学者建议特定人群应适当延长预防性抗感染的疗程。在某些人群中，慢性的病毒感染甚至可能导致移植

物功能受损,例如 HCV 活动导致肝硬化,CMV 感染导致肺移植术后闭塞性细支气管炎(BO),EBV 感染导致移植后淋巴增殖性疾病(PTLD)等。移植医生需在术后随访过程中密切注意受者早期感染的迹象,以制定相应的策略进行干预。

移植后感染是器官移植常见并发症。为降低术后感染的发生率,术前应仔细评估供者和受者的感染风险,尤其不能忽略对供者来源性感染的检测。在术后的免疫抑制治疗中遵循个体化治疗的原则。术后早期预防性抗感染可降低机会性感染的风险。对于已经发生的感染,早期诊断和正确治疗是提高患者生存率的关键。

(朱同玉)

第二节　移植术后感染分类

一、细菌感染

细菌感染是实体器官移植术后感染的常见类型。大部分细菌感染发生在移植后的第 1 个月,其发生感染的危险性与移植手术的复杂程度、自身免疫状态、环境暴露和术后恢复情况相关。由于受者在术后需长期服用多种免疫抑制剂,使得受者在移植后相当长的时间依旧需要面临各种细菌感染的风险。对于不同类型和部位的感染,其细菌学分布亦可能不尽相同。因此在诊断感染的同时,不仅应积极寻找感染灶,明确感染部位,还应确定感染菌类型和药敏情况,指导临床治疗。以下将重点介绍不同感染类型的细菌学特征及处理原则。

(一)肺部感染

1. **社区获得性肺炎(community acquired pneumonia,CAP)**　CAP 是指在医院外罹患的感染性肺实质(含肺泡壁,即广义上的肺间质)炎症,包括院外具有明确潜伏期的病原体感染而在入院后平均潜伏期内发病的肺炎。对于移植患者来说,多发生在移植后较晚阶段,病死率约 33%。

肺炎链球菌是最常见的致病菌。CAP 也可由流感嗜血杆菌和其他革兰氏阴性杆菌(如肺炎克雷伯菌、铜绿假单胞菌等)、革兰氏阳性球菌(如金黄色葡萄球菌)、非典型病原体(如军团菌)等引起。此外,CAP 可由细菌和非典型病原体的混合感染引起,包括多种细菌感染或细菌和病毒的混合感染。有资料显示,近年来 CAP 中非典型病原体的感染明显上升。对于肾移植受者而言,发生 CAP 的常见致病菌与普通人群 CAP 大致类似。部分肾移植受者可能发生重症 CAP,其病情往往进展较快且预后差,应引起高度重视,其中肺炎克雷伯菌、大肠埃希菌及铜绿假单胞菌占相当比重。肾移植后早期阶段,诺卡菌肺炎亦相对常见。

CAP 的症状个体差异较大,取决于病原体的毒力和宿主的状态,常见症状包括咳嗽、咳痰,或原有呼吸道症状加重,并出现脓性痰或血痰,伴或不伴胸痛。肾移植后较晚阶段有闭塞性细支气管炎的患者更易出现下呼吸道感染,表现为反复出现的化脓性支气管炎和肺炎。诺卡菌肺炎可以亚急性起病,出现发热、咳嗽、胸膜样胸痛、呼吸困难、咯血及体重减轻,1/3 患者出现脑、皮肤、软组织的扩散。

胸部 X 线检查和 CT 表现根据病原体和受者基础情况存在差异。肺部浸润影可为单叶或多叶,如不及时治疗则进展迅速。由于移植受者发生 CAP 后病原学检出率较低,因此需尽早留取痰涂片、痰培养和咽拭子以协助诊断。对于诊断不明或者抗感染治疗效果不佳的受者建议行纤维支气管镜检查获得下呼吸道的标本以明确致病菌并确定抗生素的敏感性。血清学检查有助于诊断非典型病原体。军团菌抗原可在痰和尿液中检测。此外,经气管镜肺活组织检查也有较好的检出率和特异性。近年来,结核分枝杆菌的发病率有所升高。以肺移植受者最多,其次是肾移植,心脏和肝脏移植相对少见。移植受者结核的治疗原则与普通患者相同,需要正规、足量、全程的抗结核治疗才能有效控制活动性结核。需注意的是,因利福平能诱导肝脏 P450 微粒体酶系统生成,增加环孢素的清除,从而增加排斥反应的危险,故在使用时应注意检测免疫抑制剂的血药浓度。目前,器官移植后肺结核的病死率为 25%~40%。

2. **医院获得性肺炎(hospital acquired pneumonia,HAP)**　HAP 是指在入院时不存在,

也不处于感染潜伏期,而于入院 48 小时后在医院内发生的肺炎。常见于手术后和长期住院的患者,在所有医院获得性感染中有较高的死亡率。细菌可从不同途径进入肺部,包括口咽部细菌的移位、食管胃内容物的误吸、空气飞沫的吸入、血源性播散等。机械通气时间延长是最主要的危险因素。呼吸机相关性肺炎(ventilator-associated pneumonia, VAP)是 HAP 的特殊类型,常在机械通气 48 小时后发病。相比普通患者而言,移植受者机械通气后发生 VAP 的风险大大增加。此外,还与手术后剧烈疼痛限制咳嗽、患者自身因素、输血等有关。

HAP 常见的病原菌包括:肠道革兰氏阴性菌(如大肠埃希菌、克雷伯菌、变形杆菌等)、金黄色葡萄球菌。其他细菌包括非肠道革兰氏阴性菌(如铜绿假单胞菌和流感嗜血杆菌)、厌氧菌、肠球菌等。抗生素耐药菌株常见。

临床表现常为咳嗽、咳痰,或原有呼吸道症状加重,并出现脓性痰或血痰,伴或不伴胸痛。大多数患者有发热。早期肺部体征无明显异常,肺实变时出现典型的体征,如叩诊浊音、语颤增强等,也可闻及湿性啰音。

建立临床诊断主要包括:①新近出现的咳嗽、咳痰,或原有呼吸道疾病症状加重,并出现脓性痰;伴或不伴有胸痛;②发热;③肺实变体征和/或湿性啰音;④WBC>10×10^9/L 或 <4×10^9/L,伴或不伴有核左移;⑤胸部 X 线检查显示片状、斑片状浸润性阴影或间质性改变,伴或不伴有胸腔积液。以上第①~④中任何一项加第⑤项,并除外肺结核、肺部肿瘤、肺感染性间质性肺疾病。

目前病原学诊断包括痰标本、经支气管镜或人工气道吸引、防污染样本毛刷、支气管肺泡灌洗、经皮细针吸检和开胸肺活组织检查、血和胸腔积液培养等。由于标本获取的方法、广谱抗生素的使用会影响细菌的检出,从而导致对病情的判断出现偏差。即便在采集标本前仅短期使用抗生素,痰培养的敏感性也会明显下降。

(二)腹腔感染

腹腔感染常来源于胃肠道,也可来源于泌尿生殖系统通过血流或淋巴播散,或来自外源性感染(创伤或手术)。腹腔感染在肝移植中非常多见。感染通常为多种细菌,包括肠道革兰氏阴性菌(大肠埃希菌、肺炎克雷伯菌、奇异变形杆菌等)、铜绿假单胞菌、需氧革兰氏阳性球菌(肠球菌、链球菌等)和厌氧菌(梭状芽孢杆菌、拟杆菌属、梭菌属等)。腹腔感染的治疗根据感染的病因和感染部位而定。对移植物周围感染性积液、血肿或尿液囊肿必要时需做经皮开放引流。如果不能去除感染灶,将可能延长抗菌治疗的时间,从而增加发生细菌耐药的机会,甚至导致移植物功能受损。如若感染来自供者,建议在治疗时首先考虑不损害器官本身和基于这一条件的治疗。如若感染的细菌侵袭性较小,较温和,或经血培养证实,通过抗生素治疗可能在 4 天内快速地从血液中清除致病菌的供者器官,仍可以考虑使用。有侵袭性细菌感染的供者器官不能使用。所有接受近来有细菌感染的供者器官的受者都应接受针对分离出的细菌的抗菌治疗 10~14 天。

(三)切口及其他软组织感染

肾移植术后伤口感染的发生率波动较大,多种因素可导致切口感染的发生并影响其严重程度,包括肾移植术后大部分患者曾有的慢性肾衰竭、低蛋白、免疫抑制剂应用和糖尿病等原因。致病菌则反映了感染的来源,其种类根据近期抗生素的使用、住院情况以及基础合并症而不同。清洁手术切口感染常由金黄色葡萄球菌、凝固酶阴性葡萄球菌和链球菌属引起;污染伤口感染反映了污染的来源(呼吸道、胃肠道和泌尿生殖系统)。在一些患者中,还可出现坏死性筋膜炎和肌坏死。这类累及筋膜、皮下组织和肌肉的致命性深部感染,容易迅速播散,并在感染早期出现脓毒血症。链球菌是最常分离出的致病菌,也可发生厌氧菌、肠道革兰氏阴性菌和链球菌的混合感染。

诊断与切口、皮肤结节或坏死溃疡组织有关的感染,应采集引流液、分泌物以及创面拭子送培养,必要时可留取活检标本。成功的外科技术、避免伤口血肿、尿漏、淋巴漏等可显著降低伤口感染的发生,术前和术后抗生素的合理使用也有较好的效果。对于术后发热者,应积极检查有无积液,早期处理,避免移植肾功能损伤。

(四)泌尿系统感染

泌尿系统感染是最常见的医院获得性感染,

特别在肾移植中多见。常与留置导尿管、留置输尿管支架、泌尿系统神经和结构异常、泌尿道结石相关。细菌通过尿道进入泌尿系统并向近端扩散,导致上尿路感染和下尿路感染。血行播散(特别是金黄色葡萄球菌)或邻近腹腔感染的播散也可导致上皮尿路感染。尿液培养最常见的细菌为:大肠埃希菌、肺炎克雷伯菌和变形杆菌属,有时沙雷菌属和铜绿假单胞菌也可引起导管相关性感染。革兰氏阳性菌包括腐生葡萄球菌、肠球菌、金黄色葡萄球菌。

对疑似尿路感染的移植受者应留取清洁中段尿进行定量细菌学培养。对肾移植受者而言,低水平的细菌尿可以是全身感染的危险因素。若感染是由输尿管支架引起的,如不及时取出异物,感染可能迁延不愈,因为异物周围形成的生物膜使得抗生素很难在局部达到足够的抑菌浓度。

泌尿系统感染常随时间变化,在最初的3个月,尿路感染常与肾盂肾炎并存,经典的抗菌治疗后,细菌感染仍可复发,故移植后积极地诊治尿路感染非常重要。移植3个月后发生的尿路感染通常较易治疗,仅需要一个较短疗程的抗菌治疗。当后期发生严重的尿路感染时,需考虑解剖和/或功能上的异常。

(五)导管相关性感染

最常见的致病菌是凝固酶阴性葡萄球菌和金黄色葡萄球菌,约占所有导管相关性感染(catheter-related infection, CRI)的2/3。各种革兰氏阴性菌及其他革兰氏阳性菌也可引起导管相关性感染。血管内导管相关性感染可局限于插管部位或导致全身性的血液感染。最常见的临床表现是发热。发生感染时导管置入部位可以完全没有感染的征象。对于局部感染或不能解释的发热需仔细评估导管感染的可能。

预防导管相关性感染首先应严格遵循无菌原则,注意手卫生。置入过程最大限度地保证无菌屏障和穿刺部位的仔细消毒。对于怀疑存在感染的中心静脉导管,拔除导管是强制措施,因为保留导管可以数倍提高血液感染复发或转移性定植的概率。虽然有专家建议一旦导管拔除可以不需要治疗,但是更多的专家倾向于选择适当的抗生素治疗。对无合并症的凝固酶阴性葡萄球菌患者治疗5~7天,对金黄色葡萄球菌感染患者的治疗时间应为10~14天。

总的来说,感染仍是威胁肾移植患者健康的重要因素,故预防感染是最基本的目标。器官移植受者的抗微生物治疗主要包括急性感染的治疗、感染的预防治疗和优先治疗模式。在给予抗微生物治疗时,由于多种抗微生物药物可以影响免疫抑制剂的代谢,需精通抗微生物药物与免疫抑制剂间的相互作用,注意免疫抑制水平。此外,对于需要抗微生物治疗的患者使用抗生素时必须要个体化,有些普适原则可以遵循。围移植期内预防性使用抗生素是有益的,外科技巧和精细的操作是预防术后伤口感染非常重要的因素。术前应用抗生素预防皮肤感染也是有帮助的。由于肾移植患者存在深部感染可能呈免疫抑制状态,因此治疗的强度和疗程均需增加。肾移植患者感染性疾病的治疗是复杂的,治疗成功对患者和临床医生是很有意义的。

二、病毒感染

(一)巨细胞病毒感染

1. 流行病学与危险因素　巨细胞病毒(cytomegalovirus, CMV)是一种人类普遍易感的常见疱疹病毒,在普通人群中随年龄增加而增加,移植前即可见于2/3以上的供者和受者。因此,移植时供者和/或受者为CMV阳性的情况较常见。CMV血清阳性率为30%~97%。在实体器官移植(如肾移植)受者中,CMV感染是主要的致病因素,但也是可预防的因素。以肾移植为例,在不采取任何预防策略的情况下,CMV疾病通常出现在肾移植后的前3个月,而CMV预防可以延迟这一时间窗。

2. CMV感染与CMV疾病　CMV感染与CMV疾病之间存在重要区别。通过培养、分子技术或血清学变化检出病毒,是指CMV感染。发现有下列表现中的一项或几项时,应考虑存在感染:血清出现抗CMV IgM抗体,已存在的抗CMV IgG滴度升高至4倍,在被感染细胞中检出CMV抗原,采用分子技术检出CMV DNA和/或从咽拭子、血沉棕黄层(即离心后的血白细胞层)或尿液培养中分离出病毒。需注意,CMV聚合酶链反应(PCR)的普及已逐步淘汰了基于血清学、抗原及培养的检测法。

CMV 疾病指的是 CMV 感染且伴有临床表现和症状。CMV 疾病可分为：①CMV 综合征，表现为高热和 / 或萎靡，白细胞减少或血小板减少；②组织浸润性 CMV 疾病（如胃肠道疾病、肺炎、肝炎、肾炎、心肌炎、胰腺炎、视网膜炎等）。不伴有任何临床表现的 CMV 感染应视为"无症状性 CMV 感染"。

缺乏 CMV 特异性免疫力的肾移植患者首次感染 CMV 时发生 CMV 疾病的风险很高，如供者 CMV 血清阳性，而受者 CMV 血清阴性（D+R−）的患者。其他危险因素包括免疫抑制状态、机体情况（如年龄、合并症、白细胞减少、淋巴细胞减少、遗传因素、冷缺血时间、重大疾病、应激等）；淋巴细胞耗竭剂的使用（如抗淋巴细胞抗体）与 CMV 疾病的发生有关，尤其是用于治疗排斥反应时。感染人类疱疹病毒（HHV）6 型和 7 型也被认为是风险因素。

3. 诊断　实验室确诊 CMV 感染的方法包括：①组织病理学；②病毒培养；③血清学；④抗原血症；⑤CMV DNA 和抗原检测。

组织病理学用于明确组织浸润性 CMV 疾病需有创性获得组织用于诊断。鉴于该法在血液 CMV 感染这些非侵入或微侵入检测的有效性不高，现已少用。CMV 血清学在移植后通过检测 CMV−IgM 和 IgG 抗体来诊断 CMV 疾病，具有局限性。由于免疫抑制，肾移植患者对 CMV 感染产生抗体反应的能力可能延迟或受损。病毒培养对于诊断 CMV 感染具有高度特异性，但低敏感性和较慢的培养周期限制了其临床使用。抗原血症是一种检测 CMV 感染的外周血白细胞中抗原 pp65 的半定量方法。抗原血症检测较病毒培养有较高的敏感性，与通过聚合酶链反应（PCR）进行的核酸检测（NAT）敏感性相仿。

CMV DNA 检测目前是最佳选择。已有许多研究支持在免疫功能低下患者 CMV 疾病管理中 CMV 复制测定的临床效用，特别是血浆或全血定量 PCR 测定。感染初期病毒载量结合病毒载量增加速度可能有助于确定面临 CMV 疾病风险的患者。目前在许多移植中心，这些检测方法已被常规用于诊断活动性 CMV 疾病、筛选适合抗病毒抢先治疗的患者以及监测对抗病毒治疗的反应。PCR 定量检测和 CMV pp65 抗原血症检测可分别用于检测病毒 DNA 和抗原。PCR 定量检测与抗原血症检测相比具有几个优势，包括检测标准化更好、样本稳定性更高、样本量更小以及能够检测白细胞减少的患者。出于这些原因，PCR 定量检测比抗原血症检测应用更广泛，我们更倾向于使用 PCR 定量检测来诊断和监测免疫功能低下的 CMV 感染和 CMV 疾病患者。

几项研究报道了 PCR 检测在实体器官移植后诊断和监测 CMV 疾病中的临床效用。这些研究表明，与无症状感染者相比，有症状疾病患者的 CMV 载量更高。一项关于肝移植受者 CMV 疾病的自然病程研究显示，预测 CMV 疾病的血浆最佳临界值范围为 2 000~5 000 拷贝 /ml；当临界值为大于 5 000 拷贝 /ml 时，敏感性为 86%，特异性为 87%。所有病毒载量大于 20 000 拷贝 /ml 的患者均出现了 CMV 疾病。

4. 预防　肾移植患者 CMV 预防的方法因移植人群和风险情况的不同而异。两种主要的 CMV 预防策略是：①抗病毒预防，对肾移植后某段时期"易感"患者抗病毒药物的使用和管理；②干预性治疗，指使用抗病毒药物预防出现早期 CMV 复制的无症状患者发展为 CMV 疾病。

（1）抗病毒预防：用于 CMV 预防的抗病毒药物包括口服缬更昔洛韦（900mg，每天 1 次），口服更昔洛韦（1g，每天 3 次）或者静脉使用更昔洛韦（5mg/kg，每天 1 次），推荐疗程为 6 个月。对于肾移植患者而言，伐昔洛韦常为备用选择，阿昔洛韦不应用于抗 CMV 预防。

有研究建议在肾移植患者预防策略中联用 CMV 免疫球蛋白（CMV−Ig）或者静脉注射免疫球蛋白（IVIg）。

（2）干预性治疗：当肾移植患者出现早期 CMV 病毒复制证据时，应每周监测，并给予缬更昔洛韦或静脉使用更昔洛韦来预防其进展为症状性疾病。干预性治疗推荐的抗病毒药物是缬更昔洛韦（900mg，每天 2 次）或静脉使用更昔洛韦（5mg/kg，每天 2 次）。

5. CMV 疾病的治疗　治疗 CMV 疾病的抗病毒药物包括静脉使用更昔洛韦（5mg/kg，每天 2 次）和口服缬更昔洛韦（900mg，每天 2 次）。口服更昔洛韦不应用于 CMV 疾病的治疗，因为其口服生物利用度较低将导致血药浓度不足。当肾移植患者表现出 CMV 疾病时,应谨慎考虑降低免疫抑制药物用量。治疗周期应根据临床和病毒学反应来定,从 2 周到 4 周不等。口服缬更昔洛韦的血药浓度与静脉用更昔洛韦治疗一致,已被用于治疗中重度 CMV 疾病。3 周口服缬更昔洛韦和静脉使用更昔洛韦在第 21 天时清除病毒血症的效率一致,如果患者呈现病毒血症,仍需进一步延长抗病毒治疗周期。

抗病毒治疗的周期应根据临床症状的缓解和病毒清除率因人而异,伴有 CMV 疾病的受者应接受足量的抗病毒治疗,直到监测提示 CMV DNA 血症或抗原血症降低至难以检出或阴性水平。

(二)BK 病毒感染

多瘤病毒是小 DNA 病毒,可感染人类和多种动物,包括猴子、兔子、啮齿类及鸟类,但具有物种特异性倾向。人多瘤病毒(如 BK 病毒和 JC 病毒)在人类中的血清阳性率很高,但似乎只会在免疫功能低下的患者中引起临床疾病,如器官移植受者、艾滋病患者。BK 病毒是肾移植受者发生肾小管间质性肾炎〔BK 病毒肾病(BK virus nephropathy,BKVN)〕和输尿管狭窄的主要原因,也是骨髓移植受者出现出血性膀胱炎的主要原因。肾移植受者中的多瘤病毒性肾病有一小部分(<5%)是由 JC 病毒引起,不过此时的炎症和局灶性纤维化可能更严重,且临床病程通常更轻。由于 BK 病毒定植在尿路上皮,本节即以肾移植受者为例,讨论 BK 病毒感染。

1. 流行病学与危险因素 BK 病毒在肾移植受者中主要引起肾小管间质性肾炎和输尿管狭窄。据报道,BKVN 的估计患病率为 1%~10%,平均约为 5%。免疫抑制程度可能是 BK 病毒复制和引发疾病的重要危险因素,一些专家认为 BK 病毒复制代表着过度免疫抑制。尽管已发现多种单药和/或联合免疫抑制方案都与 BKVN 有关(尤其是他克莫司和/或联用他克莫司与吗替麦考酚酯),但尚未明确证明哪些单药和/或药物组合与有临床意义的 BK 病毒感染(病毒血症及 BKVN)存在关联。部分研究表明,他克莫司使用者的 BK 病毒尿和病毒血症风险高于环孢素使用者;但使用各种单药或药物组合的受者都发生过 BKVN。除了免疫抑制药物对 T 细胞的免疫抑制作用外,体外数据还证实他克莫司可激活 BK 病毒复制(而西罗莫司或环孢素会抑制 BK 病毒复制),其机制涉及 FK 结合蛋白(BP-12)。

虽然没有得到普遍认可,不过会增加 BKVN 风险的其他因素包括:年龄较大、男性、输尿管创伤、糖尿病、移植肾功能延迟恢复、使用抗淋巴细胞抗体、巨细胞病毒(CMV)感染、治疗急性排斥反应、白种人、使用糖皮质激素维持治疗,以及特殊的 HLA-C 基因位点。

2. 临床表现与 BKVN 诊断 BK 病毒会在肾移植受者中引起肾小管间质性肾炎,还会在极少数情况下引起输尿管狭窄。其他与 BK 病毒有关且更少见的临床表现包括血管病变、脑膜脑病、视网膜炎、肺炎、肝炎、系统性红斑狼疮、吉兰 - 巴雷综合征和多种肿瘤。感染通常没有临床体征或症状。平均发病时间为移植后的 10~13 个月。但移植后发生肾炎的时间可早至 6 天,或晚至 5 年。BKVN 患者的实验室评估通常显示血清肌酐上升。常规尿液分析可显示脓尿、血尿和/或包含肾小管细胞和炎症细胞的细胞管型,这些表现符合间质性肾炎。但尿液分析结果也有可能正常。

肾活检组织分析可确诊 BKVN。但活检有漏诊可能,因为病毒病理病变通常为局灶性和斑片性,且 BK 病毒亲嗜髓质肾小管而非皮质肾小管,活检通常观察不到前者。定量 PCR 检出血浆中存在 BK 病毒复制即可推定诊断为 BKVN,无论其有无肾功能不全。怀疑 BKVN 的时候,尿细胞学分析发现诱饵细胞(decoy cell)和/或定量尿和/或血浆 PCR 结果都可支持该诊断。活检未发现确凿证据时,或许可推定诊断为 BKVN。推定诊断为 BKVN 标准包括:持续性(2 周以上)尿液病毒排出和使用特异性分析法检出显著的 BK 病毒复制(血浆 DNA PCR 载量 >10 000 拷贝 /ml),无论有无肾功能不全。

3. 治疗 对于 BKVN 的治疗目前尚缺乏公认、规范的治疗手段。治疗原则包括:

(1)调整免疫抑制剂:有学者提出,明确 BK 感染后应首先将 MMF 减至半量,Tac 浓度控制在 4~6ng/ml,CsA 浓度控制在 75~125ng/ml,西罗莫司浓度控制在 4~6mg/ml。

（2）抗 BKV 治疗：西多福韦具有抗 BK 病毒的作用，但其肾毒性限制了临床应用。来氟米特在体外实验和动物实验中对 CMV、BKV、疱疹病毒均有抑制作用。有学者用来氟米特代替 MMF 治疗 BKV 感染取得良好效果。来氟米特负荷剂量 100mg/d，3~5 天后改为维持剂量 20~60mg/d，使血药浓度控制在 50~100μg/ml，84% 的患者病毒负荷下降或肾功能得到改善。喹诺酮类药物在体外实验中具有抑制 BKV 的作用，有学者对两次尿检诱饵细胞阳性的患者使用加替沙星（400mg/d）治疗 10 天而不减少免疫抑制剂的应用，部分患者病毒血症和病毒尿症改善，尿液诱饵细胞转阴。IVIg 在体外实验和临床试验中被发现具有一定抗 BKV 的作用，但对于移植物的远期预后影响尚有争议。

（三）人类细小病毒 B19 感染

1. **流行病学与危险因素** 人类细小病毒隶属红病毒属，细小病毒科。细小病毒 B19 的天然宿主是人类红系祖细胞，因而对其有特异性攻击性，病毒的细胞受体为红细胞糖苷，又称红细胞 P 抗原，可表达于红细胞、红细胞前体细胞、胎盘及胎儿心肌红细胞、胎肝及骨髓巨核细胞和内皮细胞。

儿童中，细小病毒 B19 感染广泛存在，是一种常见疾病。15 岁以前，半数人口中可检出细小病毒 IgG 抗体。由于缺乏有效的调查数据，器官移植患者中细小病毒 B19 的感染发病率仍属未知。一项研究检测了肾移植患者外周血中细小病毒 DNA 的水平，结果 12% 的肾移植术后贫血患者中存在细小病毒感染。

细小病毒 B19 感染的潜伏期为 4~14 天，其主要的传播方式为呼吸道分泌物，胎儿可通过垂直传播感染，通过血液制品的传播罕见，器官移植可能发生细小病毒 B19 的传播。

2. **临床表现与诊断** 免疫低下患者中感染细小病毒 B19 的临床表现并不典型。在感染细小病毒 B19 的实体器官移植患者中，常见症状为发热（25%）、关节痛（7%）和皮疹（6%），然而，贫血可出现于 99% 的患者中。实体器官移植患者中出现红细胞生成素（EPO）治疗抵抗的贫血时应高度怀疑存在 B19 感染。

细小病毒 B19 感染可通过血清学诊断或临床标本如血液、骨髓和其他器官（如肝、肺、肾）中直接检测病毒而诊断。在发病初期，仅有 75% 的尸体器官移植患者中出现细小病毒 B19 IgM 抗体。单纯的细小病毒 B19 IgG 抗体检测阳性常提示远期感染，而这种情况在移植术后的细小病毒 B19 感染中比较罕见（仅有约 7% 的患者）。

目前使用的聚合酶链反应（PCR）检测显著提高了病毒 DNA 的检出率。然而，部分非细小病毒 B19 病毒株通过 PCR 方法无法检出，如基因型 2 和 3 病毒株。另外，高水平病毒血症时，PCR 检测结果可能为假阴性。急性感染期之后，患者血清中的细小病毒 B19 DNA 可长时间存在并被 PCR 所检出。因此，细小病毒 B19 PCR 检测阳性并不一定代表急性感染。在临床表现高度怀疑细小病毒 B19 感染而 PCR 及血清学检查阴性的情况下，应用原位杂交和免疫组化染色的骨髓检查将有助于确定诊断。典型的骨髓检查发现包括整体细胞过多、巨原红细胞（又称灯笼细胞，表现为细颗粒的细胞质、核内包涵体和玻璃样透明中央晕）的存在、晚期正常红细胞的缺失。

肾移植患者中出现如下情况应高度怀疑细小病毒 B19 感染：EPO 治疗抵抗性贫血或伴有网织红细胞反应不当的贫血，伴或不伴有：①发热、关节痛和皮疹；②器官的侵袭性疾病，如肝炎、心肌炎、肺炎、神经系统疾病或血管炎；③全血细胞减少。

3. **治疗** 抗病毒药物不能用于细小病毒 B19 感染的治疗。大量研究证实，静脉注射免疫球蛋白（IVIg）对于治疗实体器官移植患者的细小病毒 B19 感染有效，然而 IVIg 用于治疗细小病毒 B19 感染的最佳给药剂量及疗程尚不明确。推荐剂量为每天 400mg/kg，连续使用 5 天的 IVIg 治疗。对于首次应用 IVIg 治疗无反应或治疗后复发的细小病毒 B19 感染病例，可追加使用 IVIg 治疗［400mg/（kg·d），共计 5 天］。

IVIg 治疗的副作用包括发热、寒战、头痛、肌痛、恶心、高血压、胸痛和肾衰竭。

免疫抑制剂减量被认为有助于细小病毒 B19 感染的控制。然而，免疫抑制剂减量的时机（即在 IVIg 治疗之前还是之后）仍然存在争议。

4. **预防** 在实体器官移植患者人群中，目前仍缺乏针对细小病毒 B19 感染有效的具体预防策略。不建议对供、受者进行细小病毒 B19 感染的常规血清学筛查。

为了避免医源性传输，在患者存在明确的活动性感染时，应实施标准的预防措施。

由于在实体器官移植患者人群中缺乏有效的证据，且症状性细小病毒 B19 感染的发病率相对较低，IVIg 治疗的成本较高且存在潜在毒性，因而不推荐预防性应用 IVIg。

（四）EB 病毒感染

1. 流行病学 人类是目前所知 EB 病毒（EBV）唯一的宿主，免疫功能正常的人群中常以体液传播，实体器官移植患者中血清学阳性的移植器官是重要的传染源。在发达国家和地区，40 岁的公民中 EB 病毒血清学阳性比例为 90%，而在较贫穷的地区 90% 的公民在 5 岁前 EB 病毒血清学阳性。

原发性 EBV 感染的中位发病时间是器官移植术后 6 周，再发和感染事件最常见于移植术后 2~3 个月。

2. 临床表现与诊断 EB 病毒感染可与移植后淋巴增殖性疾病（PTLD）相伴随。PTLD 是器官移植后最严重的并发症之一。在 >90% 实体器官移植术后 1 年内的 B 细胞 PTLD 中均有 EB 病毒基因组存在。EB 病毒相关性 PTLD 的特征为移植后淋巴细胞增殖，可无临床表现，也可表现为传染性单核细胞增生至实体瘤等。病变多局限于移植器官。病灶局限者往往进展缓慢，若病灶广泛者可呈爆发性多系统败血症样综合征。

（1）EBV 血清学检查：在免疫功能正常的患者中，原发 EBV 感染可通过 EBV 抗体 IgM 和 IgG、抗早期抗原抗体（抗 EA 抗体）以及 EBV 抗核抗体水平进行诊断。血清学检测在免疫功能低下的患者中不可作为 EBV 感染的诊断依据，因为相应的体液免疫反应可能延迟或缺如。

（2）组织中 EBV 核酸或蛋白检测：目前推荐针对 EBV 编码的 RNA（EBER）原位杂交技术。该技术在诊断 EBV 感染细胞中敏感性高于针对病毒 DNA 的原位杂交技术。EVB DNA 扩增技术由于无法提供受感染细胞的信息而较少使用。

（3）病毒定量：目前尚无理想的用于临床检测、诊断和随访的 EBV 病毒载量定量检测方法。目前，EBV 病毒载量和在显性 EBV 感染的早期

诊断中的灵敏度和特异性研究有限。该方法的特异性较低，导致阴性预测值高（>90%），阳性预测值低（28%~65%）。

3. 预防 化学预防：有中心对高危患者（供者 EBV⁺，受体 EBV⁻）使用预防性抗病毒治疗，然而目前仍没有足够的证据支持常用的阿昔洛韦和更昔洛韦的预防作用。

4. 治疗 由于更昔洛韦在体内对 EBV 的作用活性是阿昔洛韦的 10 倍，多选用更昔洛韦作为抗病毒药。然而该做法的效果仍不明确，也没有证据支持抗病毒药在缺乏其他包括免疫抑制剂减量和抗 CD20 治疗的干预手段的情况下单独使用。

精氨酸丁酸作为组蛋白脱乙酰酶抑制剂可诱导 EBV 的裂解循环启动，使得 EBV 感染的细胞对更昔洛韦治疗更敏感。

化学治疗药物蛋白酶体抑制剂硼替佐米亦可诱导 EBV 的裂解循环启动，正处于临床试验期。

使用供者特异的 EBV 细胞毒性 T 细胞在肝细胞移植患者的预防和治疗中均有效，但在实体器官移植中的经验有限。

三、侵袭性真菌感染

（一）流行病学特点

侵袭性真菌感染（invasive fungal infection，IFI）是指真菌侵入人体，在组织、器官或血液中生长、繁殖并导致组织损伤及炎症反应的疾病。IFI 已成为移植物失功和受者死亡的重要原因之一。实体器官移植术后 IFI 的发生率为 5%~50%，随移植器官的不同而异，其中小肠移植受者 IFI 发病率最高（40%~50%），其次为肝移植受者（10%~47%），心、肾、肺及胰腺等器官移植受者 IFI 发生率略低。IFI 的主要致病菌为念珠菌和曲霉菌，两者所致感染占 IFI 总数的 80% 以上。近年来，由于 DCD 的增加，具有多重耐药的高度侵袭性菌种（如毛霉菌、足放线病菌属和镰刀菌属等）变得越来越普遍。另外，由于三唑类药物的广泛使用，非白色念珠菌感染呈上升趋势，曲霉菌及其他罕见真菌感染率明显增加。

（二）危险因素

1. 免疫因素 大剂量激素维持性治疗、抗代谢类药物的医源性骨髓抑制和钙调磷酸酶抑制剂

针对 T 细胞的特异性抑制,使受者处于深度、持续的免疫抑制状态。

2. 器官移植相关医疗与技术因素　受者合并糖尿病、重度营养不良、多器官功能衰竭、器官切取时意外污染、ICU 住院时间延长等是重要的危险因素。另外,血管通路、手术引流管、抗菌药物的长时间使用等也是 IFI 的危险因素。

3. 环境因素　周边环境存在垃圾处理中心,医院空调系统和供水系统污染,旅行或生活在 IFI 高发区等都是 IFI 的高危环境因素。

4. 不同移植器官受者群体的特殊危险因素①肾移植排斥反应发生率高,在出现排斥反应后常需要大剂量激素冲击和 / 或使用抗淋巴细胞抗体,发生 IFI 的机会大幅增加;②肺移植受者是肺部 IFI 的最高危人群,尤其是原发病为慢性支气管炎的老年患者。相当一部分单侧肺移植受者术前肺部有真菌定植,术后易复发,而且易发生气管、支气管吻合口 IFI;③心脏移植术后发生 IFI 与术中使用心室辅助装置、大量输血、长时间留置导管等有关;④肝移植后发生 IFI 与术中大量输血、肝脏原发病有关;⑤小肠移植受者中,连带部分结肠的小肠移植是发生 IFI 的高危因素;⑥胰腺移植的特殊性,包括肠道内胰腺外分泌胰引流、胰腺缺血再灌注损伤后胰腺炎、术前腹膜透析、肾移植后的胰腺移植及糖尿病等,是胰腺移植后并发 IFI 的特殊危险因素。

（三）诊断

目前对于 IFI 的诊断主要依据以下 3 项:

1. 宿主（危险）因素　长期使用机械通气、体内留置导管、全胃肠外营养和长期使用广谱抗生素治疗的患者;免疫抑制强度高的患者;合并病毒感染的患者;持续中性粒细胞减少症患者;T 细胞清除患者;糖尿病患者;长期使用糖皮质激素的患者等。

2. 临床特征　①主要特征:检查提示侵袭性感染部位有特殊影像学征象,如肺部 CT 的"晕轮征",实变区域内出现液化、坏死后的空腔阴影或"新月征",颅内影像提示占位或骨质破坏等;②次要特征:肺部感染、泌尿系统感染、腹腔感染、中枢感染等症状和体征等。

3. 微生物学检查　①被感染器官分泌物或组织液真菌培养;②直接镜检感染组织学或细胞学检查真菌阳性;③痰液或支气管肺泡灌洗液、胸腹腔冲洗液等细胞学检查发现菌丝;④被感染器官分泌物或组织液检查,连续 2 次以上曲霉半乳甘露聚糖抗原试验（GM 试验）或 β-D- 葡聚糖试验（G 试验）阳性;⑤血液、脑脊液等体液隐球菌抗原阳性;⑥无菌体液中,经直接镜检或细胞学检查,发现除隐球菌外的其他真菌;⑦未留置导管的情况下,连续 2 次清洁尿标本培养酵母菌阳性或尿检见念珠菌管型;⑧血培养真菌阳性;⑨感染相关的标本中未培养和检测出任何致病细菌。

IFI 的诊断需结合宿主（危险）因素、临床特征、微生物学检查进行分级诊断,分为确诊、临床诊断和拟诊。

确诊:确诊的条件包括至少 1 项宿主因素,1 项主要或 2 项次要临床特征,以及 1 项明确的活检组织病理学微生物证据,或培养和特殊染色的证据。

临床诊断:至少 1 项宿主因素,1 项主要或 2 项次要临床标准和 1 项微生物学标准。

拟诊:至少 1 项宿主因素,1 项主要或 2 项次要临床标准,有或没有疑似感染部位的微生物学标准。

（四）治疗

IFI 的治疗分为拟诊治疗和确诊治疗、临床诊断治疗。由于移植受者免疫功能低下,IFI 进展迅速。其临床特征表现滞后,抗体反应迟缓,故应重视经验性治疗和抢先治疗。

1. 拟诊治疗　又称为经验性治疗。对拟诊 IFI 的高危患者进行经验性治疗是有依据的:①真菌感染在高危患者中发病率高;②定植还是侵袭性感染很难鉴别;③器官移植受者 IFI 的诊断十分困难;④延迟治疗可能增加死亡率。在充分、全面评价移植受者的整体状况后,可根据以往的经验给予抗真菌治疗。起始经验性抗真菌治疗应该覆盖白念珠菌、非白念珠菌和曲霉菌。伊曲康唑、伏立康唑、泊沙康唑、米卡芬净和卡泊芬净都可以作为优先选择。侵袭性曲霉菌首先选择伏立康唑,挽救性治疗可以选择两性霉素 B 脂质体（amphotericin B liposomal, L-AmB）,病情稳定后改为伊曲康唑或泊沙康唑。

2. 临床诊断治疗　又称为抢先治疗。针对临床有宿主因素、环境因素或临床特点的高危移植受者进行连续监测,检查内容包括影像学和微生物学相关项目。发现阳性结果,立即开始抗真菌治疗。减少移植受者因免疫低下而延误诊断和治疗,同时避免经验治疗带来的用药过度。对于微生物学证实的侵袭性念珠菌感染,主要应结合药物敏感结果进行用药。白念珠菌、热带念珠菌、近平滑念珠菌对氟康唑敏感,同时也可选择其他三唑类、棘白霉素类等药物;光滑念珠菌对氟康唑有不同程度耐药;克柔念珠菌对氟康唑天然耐药,应选择伊曲康唑、伏立康唑、泊沙康唑、米卡芬净、卡泊芬净和 L-AmB 等。若微生物学证实为侵袭性肺曲霉菌,以往的经典治疗为 L-AmB,近年来首选伏立康唑,而 L-AmB 作为挽救治疗。

3. 确诊治疗 又称为目标治疗,是针对明确的真菌种类进行特异性抗真菌治疗。以获得致病菌的药敏结果为依据,采用有针对性的治疗,也可适当根据经验性治疗的疗效结合药敏结果来调整用药。

(五)预防

在实体器官移植患者中,侵袭性真菌病的发生率和死亡率较高,因此,建议对真菌感染风险高的患者进行针对性的预防性抗真菌治疗。特别是近年来 DCD 的增多,建议移植术后预防性抗真菌治疗。现有的证据支持对肝和肺移植受者进行抗曲霉菌的预防,对肝、肠和胰腺移植受者进行针对念珠菌感染的预防。对于出现以下情况的患者,需要考虑进行预防性抗真菌治疗:移植术前已知有真菌定植;中性粒细胞减少;免疫抑制强度高;糖尿病;肾功能和肝功能障碍;需要大量输血;入住 ICU 的时间较长;CMV 感染;既往使用过(广谱)抗微生物治疗;全胃肠外营养时间较长;肺移植受者,常需要接受预防性抗真菌治疗。对移植术后预防性治疗而言,目前尚没有能针对所有适应证的理想抗真菌药物。目前各机构所采用的预防性抗真菌方案各不相同。对于发生侵袭性真菌感染风险较高的肝脏、胰腺和小肠移植受者,采用氟康唑或两性霉素 B 脂质体,疗程至少为 7~14 天,以预防术后真菌感染。对曲霉菌感染风险增加的患者,针对性地采用预防性治疗。对于每一种抗微生物药物的选择,在开始治疗前以及停药时,必须考虑到药物之间的相互作用(尤其是唑类抗真菌药与钙调磷酸酶抑制剂和西罗莫司之间)和药物毒性以及出现耐药的风险。

四、肺孢子菌

(一)病因和流行病学

肺孢子菌肺炎(Pneumocystis carinii pneumonia,PCP)是一种严重威胁移植受者的感染。感染人类的肺孢子菌(Pneumocystis,PC)菌种命名为卡氏肺孢菌(Pneumocystis carinii)。卡氏肺孢子菌根据核糖体 RNA 和其他基因序列的同源性、细胞壁的构成以及关键酶的结构,被认为是子囊真菌。

肺孢子菌经空气途径传播,寄生于人体肺组织内。人类中的新发感染最有可能是通过人际传播获得。免疫系统正常的个体可能存在无症状的肺部定植,可作为储存宿主将肺孢子菌传播给免疫功能受损的宿主。健康人感染 PC 多数为隐性感染,当宿主免疫力低下时,处于潜伏状态的 PC 开始大量繁殖,并在肺组织内扩散导致间质性肺炎。

在免疫缺陷患者中,肺孢子菌感染是肺炎的重要原因。未接受预防治疗时,5%~15% 实体器官移植受者会发生 PCP。其中,肾移植受者发生率最低,肺移植受者发生率最高。此外,PCP 发生率与免疫抑制强度正相关。

(二)临床表现和诊断

临床上常表现为发热、干咳、呼吸困难三联征。早期的肺部间质渗出明显,而肺部听诊啰音少,体征与患者呼吸困难不对称是 PCP 的临床特征。后期可有少量黏液痰,患者出现持续性发热和进行性低氧血症。

1. 影像学表现 PCP 的典型放射影像学特征为双侧弥漫性的间质浸润。10%~20% 的早期 PCP 患者胸片表现正常或接近正常。两肺弥漫性网状、小结节间质性浸润征象,双肺弥漫性斑片状磨玻璃样影。CT 扫描可见双肺不同程度弥漫性肺间质或肺泡渗出病变,早期呈磨玻璃影,后期则呈密度增高的实变影,伴随其他感染可出现密度不均、散在致密影。

2. 实验室检查 大部分患者白细胞正常或者可能下降。乳酸脱氢酶(LDH)升高在这类患者中具有重要意义。β-D-葡聚糖是多数真菌(包括肺孢子菌)细胞壁的构成成分,G 试验在 PCP

的诊断中也有一定意义。

3. 病原学检查 最常用的方法是对诱导痰样本或支气管肺泡灌洗（bronchoalveolar lavage，BAL）液进行染色和显微镜检查。因为肺孢子菌不能培养，所以必须进行染色。BAL液和经支气管镜活检染色是诊断PCP的"金标准"，一旦发现肺孢子菌即可确诊。此外，已有多种PCR试验用于在诱导痰标本、BAL液、血液或鼻咽部吸出物中检测肺孢子菌。

（三）预防和治疗

建议肾移植术后受者接受3~6个月复方磺胺甲噁唑（trimethoprim-sulfamethoxazole，TMP-SMX）的预防性治疗。如果受者因急性排斥接受抗排斥治疗，则需接受至少6周的预防性治疗。

对于明确PCP的患者，首选静脉注射或口服TMP-SMX抗感染治疗。TMP的剂量为15~20mg/（kg·d），分3~4次使用，建议持续治疗21天。治疗过程中需密切注意可能出现的肝功能不全、骨髓抑制、消化道反应等不良事件。由于TMP-SMX的生物利用度极好，所以胃肠道功能正常的所有患者都适合口服用药。对TMP-SMX过敏的患者最好予以脱敏处理。确实有严重过敏史而不能用TMP-SMX的患者可用喷他脒［静脉4mg/（kg·d）］和阿托喹酮（口服750mg，每天2次）。克林霉素（静脉600mg，每天3次；或口服300~450mg，每天4次）和伯氨喹（口服15~30mg，每天1次）联合应用也有一定的疗效。新近的一些研究报道了抗真菌药物卡泊芬净用于挽救性治疗TMP-SMX治疗失败的患者，有一定的效果。

除使用TMP-SMX外，下列情况建议同时使用糖皮质激素治疗：当呼吸室内空气时动脉血氧分压≤70mmHg或肺泡-动脉（A-a）氧梯度≥35mmHg的患者。在PCP治疗的24~72小时内建议使用甲强龙治疗。其作用在于缓解缺氧，减轻肺纤维化，降低TMP-SMX的不良反应。根据专家共识的建议（疗程21天）：第1~5天，40mg，每天2次；第6~10天，40mg，每天1次；第11~21天，20mg，每天1次。

五、原虫感染

原虫感染在正常人群为机会性感染。移植受者由于长期接受免疫抑制剂治疗处于免疫力低下状态，获得原虫感染的概率大大增加。移植受者常见的原虫感染主要有弓形体感染和类圆线虫感染。

（一）弓形体感染

弓形体感染是由弓形体引起的人畜共患病，终宿主为猫科动物，主要侵犯眼、脑、心脏、肝脏和淋巴结等器官。患者常因食入被猫粪中的感染性卵囊所污染的水和食物，或未煮熟的含有包囊的肉、蛋和奶类制品而受到感染。另外，猫唾液中的弓形体可通过逗玩、舔舐等亲密接触经破损的皮肤进入人体。

各类器官移植术后均可发现有弓形体感染发生，尤以心脏或心肺移植的感染率最高。移植术后的弓形体感染临床表现因受者免疫功能受损程度的不同分为局限性感染和全身性感染。局限性感染以淋巴结炎最为多见，最常累及颈部或腋窝淋巴结，也可累及腹膜后或肠系膜淋巴结，表现为淋巴结肿大、质韧、大小不一、但无压痛、无脓肿。全身感染表现为发热、斑丘疹、累及肌肉可有肌痛、累及神经系统可有头痛、呕吐、谵妄等。受者术后1~2个月出现脑炎、脑膜脑炎、癫痫和精神异常应警惕中枢神经系统的弓形体感染。

本病临床表现复杂，诊断较难，确诊有赖于实验室检查。移植术后免疫抑制剂对体液免疫的影响导致血清学的阳性率下降。PCR法提供了一个简单易行、相对敏感的检测手段。既往也有从血液、脑脊液、肺泡灌洗液涂片染色及心肺组织中接种分离出弓形体的报道。

在治疗方面，目前公认有效的抗弓形体药物是乙胺嘧啶和磺胺嘧啶。前者成人剂量为第1天100mg，每天2次，继以1mg/（kg·d）维持。后者成人剂量为4~6g/d。一般疗程为1个月，器官移植受者可适当延长疗程至1个半月。乙胺嘧啶也可与克林霉素合用，后者剂量为成人0.6g，每6小时1次，口服或静注。也可用螺旋霉素，成人2~3g/d，每天4次。对于眼或脑的弓形体感染，可应用肾上腺皮质激素以防治脑水肿。预防措施主要是控制传染源，血清抗体阳性供者的移植器官不宜采用。此外，要切断传播途径，包括勿与猫狗密切接触，防止其粪便污染食物和饮水，不吃未熟的肉类和生蛋等。

（二）类圆线虫感染

类圆线虫是一种肠道寄生的原虫,多寄生在小肠黏膜下层,可在宿主的胃肠道里存活几十年。正常人 T 细胞介导的免疫反应可控制其发展,而器官移植患者长期接受免疫抑制治疗,T 细胞介导的免疫反应被抑制,因此感染机会大大增多。

类圆线虫的丝状蚴最初通过钻进皮肤侵入人体,经血液循环进入肠道血管,随后进入肠道黏膜定植。对于已感染者,幼虫可在肠道内发育成丝状蚴,直接进入血液循环造成自身体内感染。

虫体在体内寄生可引起腹痛(进食后疼痛加重或腹泻与便秘交替)、腹泻、呕吐,严重者可出现肠梗阻和出血性溃疡性小肠结肠炎。累及肺脏可出现反复咳嗽、咳痰、胸闷、气促;胸部 X 线检查可见支气管变形狭窄,斑片状阴影或占位病变。全身表现有发热、贫血、烦躁等,严重者有革兰氏阴性菌菌血症和感染性休克。移植前受者特别是有疫区居住史或嗜酸性粒细胞增多的受者在接受免疫抑制剂治疗前应做大便检查找类圆线虫幼虫。阿苯达唑、甲苯咪唑对类圆线虫有较好的疗效。

（朱同玉）

第三节　移植术后感染的预防和治疗原则

器官移植术后对各种感染的预防和治疗显著地改变了感染的发生率和严重程度,提高了患者的术后生存率。预防的策略是依据受者移植前的疾病情况、风险因素状况以及供者的情况而定的,如供者/受者术前的血清学检查和流行病学史、供者可能携带的潜伏感染、受者术后早期的医院获得性感染等。器官移植受者术后不同类型感染的发生率和严重程度与移植的器官类型、不同的移植术后时间均有关,如术后早期(术后 30 天内),肺部感染在肺移植及心肺联合移植术后的受者中发生率高于其他器官移植受者。

移植术后受者需要长期使用免疫抑制剂来预防排斥反应,尤其是在术后早期或是排斥反应的治疗期间,免疫抑制剂的使用剂量大,使受者的细胞免疫及体液免疫功能均低下,继发感染的风险

显著增加,或其他并发症同时合并感染,感染是围手术期死亡的重要原因。

器官移植术后感染的病原体包括细菌、病毒、真菌及原虫等,术后合理应用抗感染药物、选择个体化免疫抑制方案以及相应的综合性治疗,对于降低术后感染发生、提高受者生存率和生活质量具有至关重要的意义(表 8-2)。

表 8-2　常用抗感染药物的选择

病原菌种类	常见细菌/真菌	药物
革兰氏阳性菌	耐甲氧西林金黄色葡萄球菌、耐甲氧西林表皮葡萄球菌	利奈唑胺、万古霉素、替考拉宁
革兰氏阴性菌	ESBL（－）	三代头孢菌素
	ESBL（＋）	碳青霉烯类
	高产 AmpC 酶	碳青霉烯类四代头孢菌素
	非发酵菌属	加酶抑制剂,如:头孢哌酮－舒巴坦、哌拉西林－他唑巴坦四代头孢菌素碳青霉烯类
真菌		三唑类:氟康唑、伏立康唑
		棘白霉素类:卡泊芬净、米卡芬净两性霉素 B
肺孢子菌		甲氧苄啶－磺胺甲噁唑（TMP-SMX）

一、抗感染药物的应用

（一）细菌感染的预防与治疗原则

1. **预防性用药**　移植受者由于术中及术后早期大剂量激素及钙调磷酸酶抑制剂等免疫抑制剂的应用,使得受者围手术期发生感染的风险增加,细菌感染占所有移植后感染的 70%。大多数发生在移植后第一个月内。因此所有移植受者均需要在术中及术后早期预防性使用抗感染药物。

移植患者术后易于发生感染的部位主要有肺部感染、切口感染及腹腔感染,由于术中需要气管插管,且肺脏本身属于与外界相通的开放器官,各

种病原体容易侵犯气道黏膜屏障,加上大剂量免疫抑制剂的使用,相对于普通患者移植受者更易于发生肺部的院内感染。

预防性抗生素的使用可选择头孢菌素或其他广谱青霉素,或是依据受者所在医院院内机会性感染的分布情况而定。

2. **细菌感染的经验性/目标性治疗** 一些移植术后的患者,当我们尚未得到临床感染的病原学证据时患者已经开始出现感染的迹象,此时就需要临床医生给出经验性治疗,而不是盲目等待病原学检测结果,延误了治疗的最佳时机。

随着抗菌药物的广泛应用,细菌的耐药性也不断增强。在过去的 20 多年,许多新的多重耐药(multidrug resistant, MDR)甚至泛耐药(polydrug resistant, PDR)的"超级细菌"的出现成为临床非常棘手的问题,由 MDR 和 PDR 引起的感染已经成为许多国家的一个主要公共卫生问题,也给器官移植的术后管理带来了巨大的挑战。器官移植患者术后早期往往为院内获得性感染,因此临床医生需依据本院及本中心的感染病原学流行病学状况,指导临床抗感染药物的合理运用。

移植受者术后常见的 MDR 细菌包括革兰氏阴性杆菌及革兰氏阳性球菌,这些耐药菌引起的感染严重的威胁了患者及移植物的存活。

常见革兰氏阴性杆菌主要包括:泛耐药铜绿假单胞菌(polyrug resistant *Pseudomonas aeruginosa*, PDRPA)、泛耐药鲍曼不动杆菌(polydrug resistant *Acinetobacter baumannii*, PDRAB)、产超广谱β- 内酰胺酶(extended spectrum β-lactamases, ESBL)的肠杆菌,尤其是碳青霉烯耐药的肠杆菌(carbapenems resistant *Enterobacter*, CRE),以及碳青霉烯耐药的肺炎克雷伯菌(carbapenems resistant *Klebsiella pneumoniae*, CRKP)感染的发生率近几年在逐年增加,这些耐药菌的增加严重威胁了实体器官移植(SOT)受者的存活。

常见革兰氏阳性球菌感染主要包括:耐甲氧西林金黄色葡萄球菌(methicillin resistant *Staphylococcus aureus*, MRSA)、耐万古霉素肠球菌(vancomycin resistant *Enterococcus*, VRE)。

因此在经验性用药中应选择有酶抑制剂的广谱抗感染药物,治疗上可采取"降阶梯治疗方案",开始给予强效广谱抗感染药物,同时积极寻找病原微生物的证据,并注意药物耐药性的产生和二重感染的问题,如碳青霉烯类药物作为预防性用药,如时间过长易造成二重感染并会增加嗜麦芽窄食单胞菌的检出概率。待获得病原学检测结果,并根据药敏结果调整使用敏感抗感染药物,从经验性治疗转为目标性治疗,这样避免了因细菌耐药造成的抗感染药物频繁更改,最大限度地保障了治疗的效果。

目前在器官移植的受者中,尤其是感染的高危患者,往往术后接受甲氧苄啶 – 磺胺甲噁唑的预防性治疗,因此诺卡菌病或李斯特菌的感染已经非常少见。

3. **针对性治疗** 一旦获得病原学证据可以明确诊断致病的特异性病原微生物,则尽可能选择高度敏感的抗感染药物进行针对性治疗。

对于不发酵糖的革兰氏阴性菌可以给予β-内酰胺酶抑制剂及合剂,如头孢哌酮 – 舒巴坦、哌拉西林 – 他唑巴坦、头孢他啶 – 阿维巴坦等。此类抗菌药物能够抑制β- 内酰胺酶对β- 内酰胺类抗生素的水解作用,临床用于常见的耐药阴性杆菌,包括铜绿假单胞菌、产 ESBL 的大肠埃希菌和肠球菌等。也可以考虑碳青霉烯类,碳青霉烯类药物对各种革兰氏阴性杆菌、革兰氏阳性球菌和多数厌氧菌具有强大的抗菌活性,包括产 ESBL 和 AmpC 酶的致病菌,但嗜麦芽窄食单胞菌对其天然耐药,对这类菌的感染治疗可选择磺胺制剂联合氟喹诺酮类药物。厄他培南是新一代碳青霉烯类抗感染药物,抗菌谱比亚胺培南窄,对不发酵糖菌属无效,但对铜绿假单胞菌、鲍曼不动杆菌、大肠埃希菌及大多数葡萄球菌属等有效,且在治疗过程中耐药性产生极低,可以作为移植前的预防用药。

临床上常见用于治疗 MDR 细菌感染的药物除了β- 内酰胺酶抑制剂、碳青霉烯类药物还有氨基糖苷类、甘氨酰环类、多黏菌素类、磷霉素、四环素类、氟喹诺酮类;针对革兰氏阳性菌的抗菌药物则主要是糖肽类抗菌药物,临床上应用的万古霉素、去甲万古霉素和替考拉宁以及噁唑酮类抗生素利奈唑胺。对于革兰氏阳性菌感染,如培养结果为阳性球菌中的 MRSA,一般选择万古霉素、利奈唑胺、替考拉宁或替加环素;如果培养结果为 VRE,则选择利奈唑胺或替考拉宁等。

（二）病毒感染的预防与治疗原则

器官移植术后患者因免疫抑制剂的使用，可在术后不同时期发生各种病毒感染，常见的包括 CMV、EB 病毒、单纯疱疹病毒、人类疱疹病毒以及移植后 HBV、HCV 感染等。其中最常见的是移植后 CMV 感染，在儿童受者中，术后 EB 病毒感染也很常见，且和移植后淋巴增殖性疾病（PTLD）密切相关，下文主要介绍 CMV 感染和 HBV 感染。

1. **移植术后 CMV 感染的预防与治疗**　CMV 感染是指从任何体液或组织标本中分离出 CMV，检测到病毒核酸或蛋白 PP65（phosphoprotein 65）。

CMV 疾病是指 CMV 感染的患者出现器官功能受损的症状或表现，且有标本或活检证实局限的 CMV 感染。如在无预防性治疗的高危移植受者（血清阴性的受者和血清阳性的供者）中，肝移植术后可能发生 CMV 肝炎，且国内外报道均表明 CMV 感染与胆道并发症有一定相关性。

免疫抑制剂的使用使移植患者细胞免疫功能低下，既往有过感染史的患者可以发生自身潜伏病毒的激活；供者既往有过感染，在没有预防的情况下，既往未感染过 CMV 的移植受者其术后 CMV 感染的风险增加。因此接受 CMV-IgG 阳性供者的未感染过 CMV 的受者都应该接受预防性治疗。

（1）CMV 感染的预防性治疗：CMV 预防性治疗是对有 CMV 感染风险的患者使用抗病毒药物，从而降低 CMV 感染及 CMV 疾病的发生。推荐所有接受 CMV-IgG 阳性移植物的 CMV-IgG 阴性受者均使用预防性治疗，静脉更昔洛韦的剂量为 5mg/kg，每天 1 次；缬更昔洛韦为 900mg，每天 1 次，肾功能不全的患者依据肌酐清除率计算使用的剂量。

预防性治疗可能会出现耐药，而且存在迟发性 CMV 感染或 CMV 疾病的可能。高危患者移植后起初 3 个月预防性治疗会降低总体 CMV 疾病发病率。但目前尚不清楚延长至 6 个月甚至 12 个月的预防性治疗是否会防止迟发性 CMV 疾病的发生。

（2）CMV 感染的抢先治疗：对于器官移植术后高危受者，严密监测 CMV-DNA，当出现 CMV 病毒复制阳性时，在出现临床症状前即给予抗病毒治疗，即抢先治疗，可及时降低病毒的负荷并预防症状性巨细胞病毒病的发生，提高治愈率。但抢先治疗会因为临床对患者的监测周期、CMV 的实验室检测等问题可能使临床治疗最佳时机不好把握。对于供者 CMV-IgG 阳性而受者 CMV-IgG 阴性的移植受者可能在未给予抢先治疗期间即出现迅速的病毒复制活跃使病情进展。

因此针对 CMV 感染的预防策略为对高危患者建议施行 3 个月的预防性治疗，多数中心使用缬更昔洛韦施行预防性治疗，抢先治疗可采用静脉更昔洛韦或口服缬更昔洛韦。缬更昔洛韦是更昔洛韦的前体物质，可以抑制 CMV 在体内或体外增殖。口服缬更昔洛韦比更昔洛韦的生物利用度高而作为优选。

对于 CMV 疾病的治疗，注射更昔洛韦（5mg/kg，1 次 /12h）或口服缬更昔洛韦（900mg，1 次 /12h）至症状缓解至少 14 天，同时应注意调整免疫抑制剂的用量。

2. **移植术后 HBV 感染的预防**　应该了解哪些移植的受者需要术后使用预防 HBV 感染的药物：

（1）因 HBV 终末期肝病接受肝移植的患者：所有血清 HBsAg 阳性的患者，无论术前有无 HBV-DNA 的复制均应在移植术后接受预防乙肝复发的治疗。

在我国成人肝移植的受者中，有近 80% 的受者是 HBV 相关的终末期肝病患者，包括乙肝肝硬化及乙肝肝硬化基础上的肝细胞肝癌，在过去的 20 年，我国肝移植受者使用核苷类似物加低剂量免疫球蛋白的术后预防乙肝复发的方案已经使肝移植术后的乙肝复发率控制在 5% 以下，近几年随着强效核苷类似物的不断问世，越来越多的数据表明，在肝移植术后的长期预防乙肝复发的策略中单独使用强效的核苷类似物是安全可靠的。

（2）接受乙肝核心抗体（抗 -HBc）阳性供者的非病毒性肝病的移植受者：在我国的健康人群中有相当比例的一部分是抗 HBc 阳性的健康人，抗 -HBc 阳性供者的器官可以捐献给任何一个受者，不管受者以前是否存在乙肝病毒感染。但由于术后移植受者免疫抑制剂的使用，某些患者若不应用抗病毒药物预防则增加新发 HBV 的危险。

（三）真菌感染的预防与治疗原则

在实体器官移植受者中，由于免疫抑制剂的使用，真菌感染的发生风险明显高于普通外科手术的患者，侵袭性真菌病（invasive fungal disease，IFD）是器官移植患者术后死亡的重要原因。

实体器官移植受者术后真菌感染的病原菌以假丝酵母菌最多见，其次为曲霉、隐球菌、地方性真菌、接合菌及卡氏肺孢菌等。

SOT受者发生真菌感染的风险因素包括：过度免疫抑制剂的使用、排斥反应的冲击治疗、移植物失功、再次移植、肾功能衰竭尤其是需要血液净化的患者、长时间使用广谱抗生素，以及巨细胞病毒感染、胆肠吻合术（Roux-en-Y）、手术时间过长（>10小时）等。近几年随着DCD或DBD器官的使用，这部分供者捐献前往往在ICU的时间和应用抗生素时间均较长，出现多重耐药菌和真菌感染的概率明显增加。

1. **真菌感染的预防性/抢先治疗**　由于器官移植受者免疫功能低下，一旦发生侵袭性真菌感染（invasive fungal infection，IFI），病情往往进展迅速，轻者影响受累器官或移植物功能，重者甚至威胁受者的生命。但临床上往往因缺少快速、特异的诊断手段，难以确定病原学；目前临床上应用的病原学检测手段包括：①痰液、支气管肺泡灌洗液及腹腔引流液等的直接镜检和培养；②血浆、血清、支气管肺泡灌洗液或脑脊液等体液检测半乳甘露聚糖抗原（GM试验）阳性提示曲霉菌病，血清β-D-葡聚糖检测阳性提示侵袭性真菌病（隐球菌病、接合菌病除外）；③应用高通量测序等分子生物学技术，目前高通量宏基因组测序技术已经有了很大的进步，其测序成本也在不断下降，在器官移植的重症患者中可提高病原检测的敏感度，缩短检测时间，使患者尽快得到针对性的抗感染治疗。

临床上合理的预防措施非常重要，以期达到降低移植术后患者IFD的发生率和病死率。对于存在高危因素的肝移植受者，使用抗真菌药物进行预防，推荐用药包括米卡芬净、卡泊芬净、两性霉素B脂质体、伏立康唑以及氟康唑。

对于移植受者真菌感染同样可采用抢先治疗，在临床工作中，对器官移植受者进行连续性监测，如发现血清半乳甘露聚糖抗原试验（GM试验）、β-D-葡聚糖试验（G试验）阳性或者肺部高分辨率CT出现特征性改变（光晕征等）时即可开始抗真菌治疗，从而提高治疗效果，改善预后。

2. **侵袭性真菌感染的药物治疗**　下面针对几种较为常见的实体器官移植后真菌感染的病原学用药简要叙述。

（1）假丝酵母菌感染：可使用棘白霉素类药物进行初始治疗，包括醋酸卡泊芬净，可给予负荷剂量70mg，随后50mg/d；米卡芬净：150mg/d，重症感染者可加大剂量。对于可疑三唑类和棘白霉素类药物耐药的假丝酵母菌感染患者，可使用两性霉素B脂质制剂3~5mg/（kg·d），对于假丝酵母菌血症患者，临床考虑治愈后应继续治疗14天，重症及病情复杂的患者，可适当延长用药时间。

（2）侵袭性曲霉菌感染：对实体器官移植受者，在高度可疑侵袭性曲霉病时，应早期进行抗真菌治疗。药物选择：伏立康唑200mg/12h口服或静脉滴注，负荷剂量400mg口服或静脉滴注；或两性霉素B脂质体3~5mg/（kg·d）。但要注意使用钙调磷酸酶抑制剂（CNI）类药物与三唑类抗真菌药物之间具有明显的相互作用，互相提高血药浓度，需密切监测。对于重症肺部感染或播散性侵袭性真菌病时，可加用卡泊芬净或米卡芬净联合治疗。

（3）侵袭性隐球菌感染：开始治疗可采用两性霉素B脂质体3~5mg/（kg·d）或联用氟胞嘧啶100mg/（kg·d），至少连用2周；巩固治疗用氟康唑400~800mg/d，连用8周；维持治疗氟康唑200mg/d，疗程为6~12个月。

二、个体化免疫抑制方案的应用

器官移植受者术后一旦出现严重的感染则死亡的风险显著增加，除了抗感染药物的正确选择和合理的使用，免疫抑制方案的及时调整和综合治疗也起到至关重要的作用。

器官移植患者术后免疫抑制剂的使用和移植物/受者的生存及各种并发症的发生密切相关。过低的免疫抑制剂会导致移植物的排斥甚至失功，而过高的免疫抑制则会增加患者感染等并发症的发生，从而增加病死率。Rodríguez-Perálvarez M等人研究了493例肝移植受者术后早期他克莫司

（FK506）的血药浓度水平与预后的关系，结果表明维持血药浓度 7~10ng/ml 的这部分患者预后均优于 <7ng/ml 及 10~15ng/ml 的患者，在 147 例死亡患者中有 80 例（54.4%）的死亡原因与过度免疫抑制有关，其中包括感染、心血管事件等。因此对于不同年龄、不同原发病、不同移植物器官的受者需强调个体化免疫抑制方案的使用。

1. 对感染的患者需采用最小化免疫抑制方案甚至暂时停用免疫抑制剂 在具有感染高危风险的患者中，术后应用较低剂量免疫抑制方案可能并不增加移植物失功的风险，但却可以减少感染的机会，从而有利于受者的生存和移植物功能的长期维持。Symphony 研究显示，对于肾移植受者，标准剂量 CsA 组（血药浓度 100~300ng/ml）的感染发生率显著高于低剂量 CsA 组（血药浓度 50~100ng/ml）和低剂量 Tac 组（血药浓度 3~7ng/ml）。Opticept 研究表明，肾移植受者小剂量 CNI（CsA 浓度 95~165 ng/ml，Tac 浓度 3~6ng/ml）联合吗替麦考酚酯方案的疗效与标准剂量 CNI 组相当（CsA 浓度 190~270ng/ml，Tac 浓度 6~10ng/ml），但发生感染等不良事件的概率更低。近年来，较多临床研究表明在抗体诱导治疗的前提下早期撤除激素，甚至采用术后无激素方案（如肝癌肝移植受者）也是相对安全的，同时有利于降低肿瘤的复发率。

当移植受者发生威胁生命的严重感染时，如侵袭性真菌感染、多重耐药菌或 CMV 等病毒感染导致的重症肺炎、神经系统感染甚至脓毒症时，除了抗感染药物的使用，及时减少甚至停用 CNI 类等相关的免疫抑制剂是至关重要的。在严重肺部感染，出现大量的渗出和顽固性低氧血症时，在强有力的抗感染方案下短期使用较大剂量的激素可缓解炎症反应有利于疾病的控制。当感染得到有效控制后，逐渐恢复免疫抑制剂的使用。

2. 注意抗感染药物对免疫抑制剂血药浓度的影响 严重感染的患者往往需要联合应用几种抗感染药物，此时一定要注意药物的相互作用，避免免疫抑制剂受到影响后导致血药浓度过高，反而不利于感染的控制且增加肾脏等脏器功能损害的风险。比较典型的是在使用三唑类药物时如伏立康唑，会明显增加 CNI 类药物的血药浓度，此时需将 CNI 类药物的剂量在原有基础上减少 1/2

甚至 2/3，同时也要监测伏立康唑的有效血药浓度，避免相互影响导致过高的血药浓度引起心脏、肝脏等的毒副作用。

3. 监测患者的免疫状态 在临床上对器官移植受者免疫状态的评估非常重要，尤其是在严重感染的患者，除了常规的院内检查可以获得的 WBC 计数、中性粒细胞比例和计数外，有些和免疫功能相关的指标在大部分医院也是可以获得的，如 T、B 细胞亚群的测定等。

细胞免疫功能的检测：在器官移植受者，尤其是在严重感染时要注意监测受者的细胞免疫功能，患者如果出现淋巴细胞数量减少和功能改变可导致免疫功能抑制，T 细胞包括 CD4$^+$T 细胞和 CD8$^+$T 细胞，CD4$^+$T 细胞又进一步分为 Th1、Th2、Th17 及 Treg 细胞等。受者在 CD4$^+$T 细胞百分率和绝对数明显降低时会导致感染进一步加重且不易得到控制，文献报道在严重全身性感染和感染性休克患者死亡后，脾脏免疫细胞 HLA-DR 表达和 CD4$^+$T 细胞及 CD8$^+$T 细胞明显减少。器官移植受者在出现感染时临床医生要注意检测细胞免疫功能，并指导免疫抑制剂的减量甚至停用。

另外近年来有一些新的方法来辅助临床医生监测器官移植受者的免疫状态，如 ImmuKnow 检测，该方法是检测 CD4$^+$T 细胞的活化增殖状态，依据 CD4$^+$T 细胞内三磷酸腺苷（CD4$^+$T cell-iATP）水平将机体免疫反应状态进行半定量的评价。从而预测移植受者发生排斥反应或感染的风险。

三、综合性治疗

器官移植术后感染的预防和治疗除了抗生素的合理利用、个体化免疫抑制方案的选择，针对受者的不同情况进行各方面的综合治疗也同样重要。针对器官移植术后感染的预防和治疗，应做到以下几方面工作：

1. 术前受者感染风险的评估 为明确受者在术前是否存在感染的风险和机会性感染，需要在移植手术前进行仔细的评估，包括年龄、原发疾病、营养状况、肾脏功能，以及是否有长期应用糖皮质激素及抗生素的病史；并进行相关的检查，包括胸部 CT 检查、血常规、超敏 C 反应蛋白、T、

B 细胞亚群,以及相关的病原学筛查。从而为术后早期抗感染方案提供依据。

2. 警惕供者来源的感染　目前我国器官移植供体来源除了亲属捐献的活体供器官之外,均为公民逝世后器官捐献,无论是脑死亡器官捐献(DBD)还是心脏死亡器官捐献(DCD),供者往往有较长的 ICU 住院时间及抗生素的使用史,因此可能已经存在耐药菌的感染,在移植术前,需选择性收集深部痰、尿液、血液、取出的脏器组织及灌洗液等进行病原学培养及药敏检测,筛查供者来源的感染对受者术后早期的预后至关重要,对于一些不能明确病因的神经系统病变供者会携带特殊的病毒,需仔细询问病史,并做病原学筛查避免受者感染。

3. 防护和隔离　对于器官移植的受者有一个洁净的环境可能比多种抗生素的盲目覆盖更重要。对高危患者,如反复大剂量抗排斥冲击治疗以及严重骨髓抑制粒细胞缺乏,需要有一个层流的环境。同时医护人员在实施各种操作时需注意交叉感染的预防。近几年鲍曼不动杆菌、肺炎克雷伯菌、屎肠球菌等多重耐药细菌以及真菌的检出率逐年增多,移植受者一旦接触到病原菌会出现严重的院内感染,增加术后的并发症和病死率。移植中心所在医院应建立本院流行病学的监测系统,定期获得感染病原学的流行病学报告,从而指导移植医生更合理地运应用抗生素。

4. 术后早期的气道管理　器官移植受者往往术前病情危重,已经存在相关的器官功能受损,手术时间较长,术中及术后接受了大剂量的免疫抑制剂的使用,因此术后出现肺部感染的风险明显增加。当患者麻醉清醒、血流动力学稳定、自主呼吸功能恢复时应当及时拔除呼吸机、停止机械通气,尽可能避免不必要的机械通气导致的呼吸机相关性肺炎的产生。在治疗中应重视气道管理及物理治疗,对于部分神志未恢复、腹部压力较高的患者,需要警惕吸入性肺炎的发生。

5. 早期开通肠内营养　肠内营养在许多方面都具有优于全胃肠外营养的优势,其中也包括对感染的预防和控制。器官移植术后建议早期开通肠内营养,有利于肝功能的恢复、促进蛋白的合成、改善肠黏膜的屏障功能、减少细菌移位的发生率、增强黏膜屏障功能,从而减少继发性腹腔感染的发生率。对部分存在进食困难、胃排空障碍的患者,可以根据情况留置空肠营养管达到早期开通肠内营养的目的。近年来,肠道微生态的研究证明使用肠道益生菌制剂可以调节肠道菌群微生态环境,减少腹腔感染的发生率。

6. 各种置管的管理　移植受者术中往往需要放置深静脉导管、鼻胃管、尿管及各种引流管,术后需严密监测各引流管是否通畅和引流液的量与性质,积液明显减少时尽早拔除引流管。深静脉导管、血透导管在进行换药过程中要严格无菌,避免病原菌侵入。当患者出现不明原因的发热时,应拔除可能导致继发感染的相关导管。

7. 移植物功能的监测　术后早期应每天监测移植物的血流和移植物的生化指标,如果移植物出现动脉血管的闭塞往往会造成移植物的感染甚至是血管的破裂等严重后果。

8. 维持机体内环境稳定　包括术后早期血糖的控制,酸碱平衡失衡和低蛋白血症的纠正均有利于提高抗感染的疗效。

以上讲述了几点综合治疗应该注意的方面,另外我们在重视抗感染治疗的同时也要注意避免长时间滥用抗生素造成耐药菌和二重感染的出现,给抗感染治疗带来更多的困难与挑战。

扩展阅读

ImmuKnow 免疫功能测定

ImmuKnow 是由 Cylex 公司开发的免疫功能检测方法,已于 2002 年 4 月 2 日由美国食品药品管理局(FDA)批准,并开始应用于临床,近年来在我国部分移植中心已开始应用。该方法通过检测 T 细胞中代表性的 CD4 阳性细胞内的 ATP 浓度来评估器官移植受者的免疫功能,在一定程度上反映了患者的总体免疫反应状态。研究证明,根据 ImmuKnow 检测数据,可以定量观察患者的免疫系统,具有感染和排斥的风险评估意义,为调节免疫抑制剂用量提供依据,平衡免疫过度和免疫抑制不足,指导个体化用药,并优化免疫抑制方案。

（朱志军）

第四节 供者来源性感染

器官捐献工作的普及促进了器官移植的快速发展，挽救了数以万计器官功能衰竭患者的生命。与此同时也增加了供者来源性感染（donor-derived infection，DDI）的风险。DDI 是指在器官捐献后，捐献者体内存在的病原体通过器官移植过程使受者罹患感染。

DD 时代，绝大部分 DD 的捐献者都曾入住重症监护病房（ICU），大多为颅脑外伤或脑血管意外患者，经历重大手术，持续气管插管或切开行机械通气，留置深静脉导管、导尿管等各种导管，甚至需要血液透析、体外膜氧合（ECMO）等治疗，因此发生院内感染，特别是多重耐药菌感染的风险明显增高。部分捐献者可能携带多重耐药菌而不发病，但其体内的定植菌可以导致相应受者发生 DDI。

一、潜在捐献者感染状态的快速评估

在许多情况下 DD 供者的生命体征极度不稳定，留给捐献工作的时间窗很有限，此时需要在短时间（常常在 24 小时内）内完成必要的感染相关筛查和评估，以确定供器官的可用性。通过详细的病史询问、全面的临床评估和必要的实验室筛查，评估 DDI 风险，审慎权衡减少感染风险和器官弃用浪费之间的关系。

（一）病史询问

病史询问包括供者的现病史、既往史、个人史、手术和外伤史。对昏迷患者必须明确其病因，询问病史时应特别关注是否有感染性疾病、血制品的应用、疫苗的接种及职业暴露情况等。注意供者的旅游史，尤其是地方性感染（如组织胞浆菌、芽生菌、球孢子菌、南美锥虫、线虫等）暴露的风险。如果有明确的地方性感染暴露，需要采取额外增加供者筛查手段或者受体预防措施。了解供者有无结核病、HIV、HBV、HCV 或其他传染性疾病的接触史，非法药物的使用史，冶游史，有无监禁史以及与动物接触史等，为进一步的实验室筛查提供依据。

询问病史时应注意：①不明原因的脑死亡，或已知的致病因素不足以解释脑死亡时，放弃捐献；②近期有狗、猫、蝙蝠、啮齿类等动物咬伤或抓伤史需排除狂犬病等相关疾病；③某些可能传播 HIV、HBV 和 HCV 风险的行为，包括生母患有 HIV、HBV 或 HCV 的婴儿捐赠者（≤2 岁）或在之前 12 个月内曾有如下行为的供者：A. 与已知或怀疑有 HIV、HBV 或 HCV 的人有性行为；B. 男男性行为（MSM）；C. 女性供者与发生过男男性行为的男人进行性接触；D. 卖淫；E. 与静脉注射、肌内注射、皮下注射毒品的人发生性关系；F. 静脉注射、肌内注射、皮下注射毒品药物；G. 进行过梅毒、淋病、衣原体治疗，或发生过生殖器溃疡。

（二）临床评估

临床评估包括体格检查和必要的辅助检查，应重点监测供者的生命体征包括体温、心率、血压、呼吸、血氧饱和度和尿量等。体格检查应重点关注体表有无脓肿、溃疡、淋巴结肿大、创伤部位或伤口及引流液等有无感染表现，对于可疑感染的部位或体液应留取标本以便进一步筛查。对于有手术或外伤病史的供者应明确有无肠内容物的溢出、有无明显的脓液或感染的器官或血管等。此外，检查供者体表有无针眼、文身、耳洞或身体穿洞等情况，如有则需立刻检测血源性传播疾病，如 HIV、HBV 和 HCV 等。

对可能发生感染的部位和/或捐献的器官进行相应的影像学检查，如胸片、肝肾 B 超、心脏彩超、头颅及胸、腹部 CT 等，为进一步的病原学检查提供依据。

（1）对于突发意识障碍、体温 ≥38 ℃ 或 ≤36 ℃、呼吸加快（呼吸频率 ≥22 次/min）、血压下降（收缩压 ≤90mmHg、舒张压 ≤60mmHg 或平均动脉压 ≤65mmHg）、血氧饱和度下降（SpO_2≤90%）、尿量减少 [≤0.5~1.0ml/（kg·h）] 的供者，应积极寻找可能的感染因素。

（2）胸片和腹部 B 超是必不可少的检查，关注肺部有无活动性结核和腹部脏器有无脓肿，必要时增加胸、腹部 CT，心脏彩超、头颅 CT 或 MRI 等。

（三）实验室检查

对所有供者都应常规监测血常规和 C 反应蛋白（C-reactive protein，CRP），前者主要是白细胞计数（WBC）和分类计数（包括中性粒细胞 NE、淋巴细胞 LY 和单核细胞 MO）。对于 WBC

增多（≥10.0×10⁹/L）或减少（≤3.0×10⁹/L），NE% 增多或者出现"核左移"时，提示可能有感染发生。CRP 是敏感但特异性不高的炎症指标。CRP≥40mg/L 多提示感染的存在，≥100mg/L 多提示脓毒症或侵袭性感染可能。除此之外还应酌情开展下列检测。

1. 病毒检测 主要依靠血清学检测发现。核酸检测（nucleic acid testing，NAT）可辅助检查减少漏诊的可能。

供者必须进行筛查的血清学检查包括：①HIV 抗体；②HBV 的血清学检测，包括 HBsAg、HBsAb、HBeAg、HBeAb、HBcAb；③HCV 抗体；④梅毒螺旋体和非梅毒螺旋体检测［梅毒螺旋体血凝试验（TPHA）或梅毒螺旋体颗粒凝集试验（TPPA）或荧光密螺旋体抗体吸收试验（FTA-Abs）+ 快速血浆反应素试验（RPR）］；⑤巨细胞病毒（CMV）抗体；⑥EB 病毒抗体。

其他可以进行筛查的检测包括：①HIV、HCV 和/或 HBV 的 NAT（对于具有高危病史/个人史的供者）；②人类嗜 T 细胞病毒（HTLV-1/2）抗体（主要针对日本西南部岛屿等特定地区）；③单纯疱疹病毒 IgG 抗体；④水痘带状疱疹病毒（VZV）抗体；⑤弓形体抗体（仅针对心脏移植的供者）；⑥西尼罗病毒（WNV）的血清学检测或 NAT（主要针对高发地区或高发季节时）；⑦球孢子虫血清学、类圆线虫血清学和克氏锥虫血清学检测（针对来自有地方性疾病的供者）；⑧BK 病毒血清学检测（针对肾移植供者）。

2. 感染相关生物标志物的检测

（1）降钙素原（procalcitonin，PCT）：PCT≥2ng/ml 多提示有脓毒症存在，PCT 浓度与感染严重程度呈正相关。

（2）β-D-葡聚糖试验（G 试验）：适用于除隐球菌和接合菌（毛霉、根霉）外的所有深部真菌感染的早期诊断，但它只能提示有无真菌侵袭性感染，并不能确定为何种真菌，其敏感性较高但下列情况易出现假阳性：①使用纤维素膜进行血透，标本或患者暴露于纱布或其他含有葡聚糖的材料；②静脉输注免疫球蛋白、白蛋白、凝血因子或血液制品；③链球菌血症；④操作者处理标本时存在污染。

（3）半乳甘露聚糖试验（GM 试验）：为侵袭性曲霉菌感染的早期诊断提供依据。常可在患者临床症状出现前 5~8 天获得阳性结果。使用半合成青霉素尤其是哌拉西林/他唑巴坦可出现假阳性，临床上通常与 G 试验联合检测。

（4）隐球菌荚膜多糖抗原测定：可取脑脊液或血液进行检测，是新型隐球菌检测的生物标志物，可早期、快速诊断隐球菌感染，其滴度高通常提示预后不良。

（5）γ 干扰素释放试验（IGRA）：对辅助诊断活动性结核病与结核潜伏感染（LTBI）有一定参考价值。仅凭 IGRA 阳性不能区分活动性结核病与 LTBI。

3. 病原微生物检查 应常规留取供者的外周血、尿液、痰液或气道分泌物进行病原微生物检查，有条件时可采集组织、脑脊液、引流液、胸腹水或肺泡灌洗液等标本。

此外，供者器官保存液的细菌和真菌培养也可列为供者感染评估的常规，但注意存在污染的可能。

常用微生物检测方法如下：

（1）直接涂片染色镜检（仅适用于以下情况）：革兰氏染色检查普通细菌、抗酸染色检查抗酸杆菌、弱抗酸染色检查奴卡菌、墨汁染色检查新型隐球菌、六胺银染色检查肺孢子菌等，涂片检查能快速提供可能病原体的信息，但一般不能作为确诊依据。

（2）培养：尽可能采集供者无菌体液、组织或分泌物等进行细菌、真菌培养。对于可疑感染的供者出现以下任一体征时，均应采集血培养：①发热（≥38℃）或低温（≤36℃）；②寒战；③白细胞计数增加或减少；④皮肤黏膜出血；⑤突发意识障碍；⑥多器官功能衰竭；⑦血压下降；⑧呼吸增快；⑨CRP、PCT 增高；⑩G 试验和/或 GM 试验阳性。怀疑感染性心内膜炎时应重复采集血培养。

（3）基于分子技术的病原菌快速检测方法：目前临床尚未广泛开展，在有特殊需求时可以选择性应用。

上述病史、临床表现和实验室检查 3 方面的信息对快速评估潜在捐献者感染状态缺一不可，应综合分析。器官或组织可传播的感染包括 5 种病原体（表 8-3）。

表 8-3 通过实体器官移植传播的 DDI 病原体

细菌	金黄色葡萄球菌、克雷伯菌属、脆弱拟杆菌、铜绿假单胞菌、大肠埃希菌、沙门菌、小肠结肠炎耶尔森菌、梅毒螺旋体（苍白密螺旋体）、布鲁氏菌属、肠杆菌属、不动杆菌属、军团菌属、诺卡菌属、单核细胞增多性李斯特菌
真菌	曲霉菌属、念珠菌属、粗球孢子菌、新型隐球菌、荚膜组织胞浆菌、尖端赛多孢子菌、原壁菌属、接合菌
分枝杆菌	结核分枝杆菌、非结核分枝杆菌
寄生虫	弓形体、类圆线虫、疟原虫属，克氏锥虫、杰氏肺囊虫
病毒	巨细胞病毒、EB 病毒、单纯疱疹病毒、水痘带状疱疹病毒、人类疱疹病毒（HHV-6、7、8）、肝炎病毒（HBV、BCV、HDV）、艾滋病病毒（HIV）、细小病毒 B19、狂犬病毒、淋巴细胞脉络丛脑膜炎病毒、西尼罗病毒、BK 病毒、人类嗜 T 细胞病毒（HTLV-Ⅰ、Ⅱ）

禁止器官捐献的感染性疾病包括：①多重耐药菌特别是碳青霉烯耐药肠杆菌菌血症；②活动性结核；③未经治疗的细菌或真菌脓毒症（如念珠菌血症）；④地方流行性真菌病的活动性感染（如芽生菌、孢子菌、组织胞浆菌）；⑤未经治疗的梅毒；⑥潜在的中枢性感染，如不明原因的中枢神经系统的感染（脑炎、脑膜炎）、单纯疱疹病毒性脑炎或其他脑炎、曾有多瘤病毒 JCV 感染的病史、WNV 感染、狂犬病、克–雅病、未经治疗的颅内隐球菌感染、其他真菌或病毒性脑炎；⑦活动性病毒血症，疱疹病毒（HSV、CMV、VZV）、急性 EBV 感染（单核细胞增多症）；⑧活动性肝炎（甲型肝炎必须排除，乙型肝炎、丙型肝炎的供者器官使用必须获得知情同意）；⑨血清学或分子学诊断人类嗜 T 细胞病毒（HTLV-1/2）感染；⑩HIV 感染（血清学或分子学诊断）、未经治疗的寄生虫感染（克氏锥虫、利什曼原虫、圆线虫）。

二、潜在捐献者在维护期间感染的预防与控制

（一）供者在 ICU 内多重耐药菌的预防

大部分医院的 ICU 均是多重耐药菌（multidrug resistant organism，MDRO）的流行区域，各单位

ICU 应参照 2017 年开始执行的我国《重症监护病房医院感染预防与控制规范》（WS/T 509—2016），严格执行 ICU 医院感染预防与控制的基本要求，包括建筑布局与必要设施及管理要求、人员管理、医院感染的监测、器械相关感染的预防和控制措施、手术部位感染的预防与控制措施、手卫生要求、环境清洁消毒方法与要求、床单元的清洁与消毒要求、便器的清洗与消毒要求、空气消毒方法与要求等。特别是收治潜在捐献者的 ICU 一定要加强对 MDRO 传播的控制，具体方案如下：

1. **接触隔离** 建议将 MDRO 定植或感染患者尽可能单间隔离，不宜将此类患者与潜在捐献者安置在同一房间。若条件限制无法单间隔离时可采取床边隔离。下达接触隔离医嘱，床旁有明显隔离标识，接触患者时医务人员应该穿戴隔离衣并且戴一次性手套和口罩。

2. **强化手卫生** MDRO 感染或定植患者床边应单独配备含有乙醇的速干手消毒剂消毒。医护人员接触患者后应及时认真做好手卫生。

3. **环境清洁及物品表面消毒** 使用专用的抹布对环境物品进行清洁和消毒，推荐使用具有高水平消毒功能的一次性湿巾擦拭。在 MDRO 感染或定植患者诊疗过程中产生的医疗废物，应当用双层黄色医疗废物袋收集。相关移值医疗器械、器具及物品要专人专用，并及时消毒处理。

4. **主动筛查** MDRO 主动筛查通常选择细菌定植率较高，且方便采样的 2 个或 2 个以上部位采集标本以提高检出率。MRSA 主动筛查常选择鼻前庭拭子，并结合肛拭子或伤口取样标本；VRE 主动筛查常选择粪便、肛拭子标本；多重耐药革兰氏阴性菌主动筛查标本为肛拭子，并结合咽喉部、会阴部、气道内及伤口的标本。

5. **加强抗菌药物临床应用管理** 严格掌握抗菌药物应用指征，通过分级管理限制抗菌药物使用。

6. **严格管理探视制度** 做到一人一衣一探视，避免交叉感染。

（二）感染高危供者的监测

供者在 ICU 发生感染的高危因素包括：入住时间长（≥2 天）、有外伤或手术史、气管插管或气管切开行机械通气、深静脉置管、导尿管留置、血液透析或 ECMO 支持治疗、心肺复苏术后、血管

活性药物的应用等。对于此类供者,要实时监测生命体征,第一时间进行感染标志物检测和各种体液微生物培养,每2~3天复查,定期对感染部位行影像学检查(表8-4)。

表8-4 潜在供者急性感染筛查的检查项目表

病原菌	生命体征	实验室检验	影像检查
细菌	体温 心率 血压 血氧	血常规	胸片 肝肾B超 心脏彩超 胸、腹CT
		CRP、PCT	
		各种体液培养(血、气道分泌物或肺泡灌洗液、尿、引流液)	
真菌		除以上外、G试验、GM试验(血、肺泡灌洗液)	

(三)感染供者的治疗规范及捐献器官的取舍策略

潜在捐献者应及时识别病原体,尽可能根据微生物检查结果指导抗菌药物治疗,提高器官的可利用率。针对不同的病原菌治疗和供者捐献评估策略如下:

1. **革兰氏阴性杆菌** 如病原菌为非耐药菌,供者经过≥24小时适当的广谱抗菌药物治疗,可以捐献器官。

对多重耐药菌感染者器官捐献需审慎,对感染碳青霉烯敏感的MDGN菌的供者,应选择最敏感的抗菌药物给予足量的标准治疗,临床反应良好者可以捐献。

碳青霉烯耐药的MDGN菌非感染部位的器官可谨慎使用,如为血行感染则不能捐献。

2. **革兰氏阳性球菌** 供者器官获取前耐药的G⁺球菌检出率较高,包括耐万古霉素肠球菌(VRE)以及耐甲氧西林金黄色葡萄球菌(MRSA),前者更容易从供者传播给受者。VRE感染的供者可参照相应指南进行规范化治疗,并在治疗后予以评估。

3. **其他特殊类型的细菌** 细菌性脑膜炎患者,如果病原菌是肺炎链球菌、脑膜炎球菌、流感嗜血杆菌、大肠埃希菌或B族链球菌,在接受针对性抗菌药物治疗后可以进行器官捐献;如果是高毒性病原体(如李斯特菌),则不适于进行器官捐献。活动性结核感染是移植禁忌证。无活动性结核感染证据的LTBI供者可用于移植。有残余结核病灶的肺不应作为供器官。

4. **真菌** 处理供者来源真菌感染的核心原则为,活动性念珠菌血症以及由隐球菌、曲霉菌、毛霉菌和球孢子菌引起的活动性感染是移植禁忌证。

地方流行性真菌病由于诊断困难、表现隐匿,目前尚无较为规范统一的针对地方性真菌病的供者筛查规范。

(1)念珠菌属:尿液/支气管分泌物培养念珠菌阳性的移植供者经过恰当的抗真菌治疗后可以考虑器官捐献。若气道有念珠菌属定植,建议使用棘白霉素类药物;氟康唑可用于大多数念珠菌属尿路感染的供者。

(2)丝状真菌:侵袭性丝状真菌感染供者不宜捐献器官。

(3)隐球菌:经过治疗的供者,只有证实隐球菌感染已经被根治才可行器官捐献。如果供者有神经系统症状如脑膜炎相关症状或者有肺部结节且存在隐球菌感染的高危因素(如合并血液系统肿瘤、接受激素治疗或存在细胞免疫功能障碍等),应考虑隐球菌感染的可能。

三、接受感染高风险供者器官移植后受者的防控

(一)病毒性供者来源性感染的防控

1. **乙型肝炎病毒(HBV)** 供者HBsAg阳性或HBcAb-IgM阳性,提示HBV感染。接受HBV阳性器官移植的受者,无论其HBV血清学阳性或阴性,都需进行预防性治疗。术前血清学阴性并已建立HBV主动免疫的潜在受者正处于终末期器官衰竭急需移植挽救生命,在知情同意前提下应用此类器官,可使用乙肝免疫球蛋白及核苷类似物(恩替卡韦、替诺福韦等)进行预防。

2. **丙型肝炎病毒(HCV)** HCV阳性供器官的使用目前存在争议。HCV-RNA阳性提示病毒复制较活跃,病毒传播力也较高;RNA阴性而抗体阳性的供器官,其传播风险尚未定论。直接抗病毒药物(direct-acting antivirals, DAAs)对受者的预防性使用目前正处于探索阶段。必须在充分告知并签署知情同意后才考虑移植HCV阳性的供器官。

（二）细菌感染的防控

1. 菌血症 建议受者在移植术后即刻及有发热等临床症状怀疑感染时，行血、移植物相关部位、尿、痰等病原学检查；并接受广谱抗菌药物治疗，在确认供者特异性病原体后，根据药敏结果调整用药方案。疗程常为 7~14 天，可根据病原体种类（MDR 菌）及感染部位（如侵犯血管吻合口或者血管内皮）等具体情况适当延长疗程。

2. 感染性心内膜炎 建议受者需接受敏感抗菌药物治疗至少 2 周。金黄色葡萄球菌或铜绿假单胞菌感染性心内膜炎供者的器官，一般不建议应用，但若各种原因选择应用后，建议抗菌疗程至少 6 周。

3. 呼吸道分泌物培养阳性 因很难保证器官获取当时呼吸道病原体是否已移行入血，对此类供者推荐在移植前留取外周血和器官保存液送培养，关注其结果是否与呼吸道分泌物一致。必要时给予受者针对性的药物治疗。

4. 细菌性脑膜炎 受者在移植后通常需要接受 7~14 天的针对性抗菌药物治疗。

5. 阿米巴脑膜脑炎 如果供者有明确的福氏耐格里阿米巴脑膜脑炎，感染风险很小，只要告知受者风险、密切监测即可。

6. 耐药菌感染 对于面临 MDRO DDI 感染风险的受者，预防性治疗的报道较少。供者存在菌血症或活动性细菌感染累及待捐献的器官，其受者应接受至少 14 天的敏感抗菌治疗。如果为毒力较低的细菌感染、受者临床情况良好且移植后血培养阴性可考虑更短的疗程，但至少 7 天。如果为碳青霉烯耐药革兰氏阴性菌，建议采用两药联合预防治疗，治疗时间应根据治疗反应、感染源控制情况和不良反应来决定。

7. 结核分枝杆菌感染 控制供者来源结核感染应提高对结核感染的警惕性及识别能力。目前针对受者术后潜伏或者无症状的活动性结核分枝杆菌感染，尚无有效可靠的筛查手段，因此临床出现疑似感染，需要进行仔细地问诊及体格检查，结合实验室、肺部影像学等多种检查，全面仔细地进行分析。接受未经正规治疗的 LTBI 供者器官的受者，应该接受预防性抗结核治疗。

接受细菌感染供者器官的受者处理防治原则（表 8-5）。

表 8-5 接受不同细菌感染风险器官的受者防治原则

供者细菌感染情况		受者监测措施	受者抗感染治疗
临床排除细菌感染		常规尿、痰、引流液培养，取样频次一般每周 2 次	按切口类型，常规预防性使用抗生素
非耐药菌局部感染	未累及移植器官	常规尿、痰、引流液培养，取样频次一般每周 2 次	按切口类型，常规预防性使用抗生素。脑膜炎因经常引起隐匿性菌血症，参照菌血症处理
	累及移植器官	常规尿、痰、引流液培养，血 CRP、PCT 检查，每周 2 次。移植部位 B 超，每周 1~2 次	敏感抗生素针对性治疗 7 天
MDRO 局部感染	未累及移植器官	常规尿、痰、引流液培养，血 CRP、PCT 检查，每周 2 次	需接受针对性药物治疗 2 周；若病原体致病力较低，可缩短疗程
	累及移植器官	常规血、尿、痰、引流液培养，血 CRP、PCT、G/GM 实验，1 次/2~3d。移植部位 B 超，每周 1~2 次，必要时 CT 检查	针对性药物治疗，耐碳青霉烯革兰氏阴性菌（CRGN）建议两药联合治疗至少 2 周，建议预防性抗真菌治疗。治疗时间应个体化，根据治疗反应、感染控制情况以及不良反应来决定
菌血症	非耐药菌	常规血、尿、痰、引流液培养，血 CRP、PCT 检查，每周 2 次	针对性药物治疗 7~14 天
	MDRO	常规血、尿、痰、引流液培养，血 CRP、PCT、G/GM 实验，1 次/2~3d。移植部位 B 超，每周 1~2 次，必要时 CT 检查	针对性药物治疗，CRGN 建议两药联合治疗至少 2 周，建议预防性抗真菌治疗。治疗时间应个体化，根据治疗反应、感染控制情况和不良反应来决定

（三）真菌感染的防控

1. 念珠菌感染　如器官保存液涂片看到酵母菌或念珠菌属培养阳性，或已知供者有肠穿孔/肠破裂，或由于各种原因使用了伴有念珠菌血症供器官的受者需行进一步微生物评估包括血、尿及移植相关部位引流液等培养；基线时以及移植后第7天行影像学检查如多普勒超声，必要时行CT或MRI血管造影监测是否有吻合口动脉瘤等血管并发症，决定是否需要外科干预措施；并接受抗真菌治疗。

经验性抗真菌治疗疗程一般为2周。如果有感染证据，治疗过程中需多次复查影像学，根据受者的临床表现、影像学和培养结果而决定疗程，一般应延长到4~6周；如感染累及到血管，疗程至少6周。

抗真菌药物应根据念珠菌种类选择。棘白霉素类被推荐用于念珠菌种类尚未明确，或高度怀疑是非白色念珠菌感染的移植受者。治疗泌尿道念珠菌病时应以氟康唑为首选药物；其他唑类尿液浓度较低，不推荐常规使用，但有报道用于治疗实质移植器官感染。两性霉素B抗真菌谱广，但肾毒性限制了其临床应用。

供者呼吸道分泌物培养阳性但不伴念珠菌血症或感染临床表现时，可在谨慎评估后捐献器官。

供者念珠菌尿不是肾移植的绝对禁忌证，接受此类供肾受者的临床处理与保存液阳性受者相似。

2. 隐球菌感染　捐献后才发现供者有隐球菌感染，则应上报OPO并给予所有受者预防性治疗。怀疑隐球菌感染时，受者应接受脑脊液常规检查、血清及脑脊液隐球菌荚膜抗原检测；血、脑脊液、其他临床感染部位的墨汁染色及真菌培养、鉴定和药敏试验；头颅、肺部影像学检查（头颅MRI检查比CT阳性率更高，通常较脑脊液检查更敏感）；必要时可考虑细针抽吸或活检行微生物培养及病理学检查评估。

对于中重度隐球菌病、播散性隐球菌病以及中枢神经系统感染者先予以两性霉素B脂质体联合氟胞嘧啶诱导治疗，继以氟康唑巩固治疗和维持治疗。轻中度且为中枢神经系统以外的感染可单用氟康唑治疗。经典疗程为6~12个月，但病情未缓解或出现排斥需要加大免疫抑制剂剂量者疗程应延长。

隐球菌感染受者推荐从糖皮质激素开始逐步减量免疫抑制剂。

3. 丝状真菌感染　曲霉菌（71%）、毛霉菌（21%）、帚霉菌（8%）为供体来源丝状真菌感染（donor-derived filamentous fungal infection，DDFFI）最常见的病原体。高度怀疑供体来源丝状真菌感染时，应考虑更积极甚至有创的诊断方法包括真菌生物标志物如GM试验、移植物影像学评估、经皮移植物穿刺行组织真菌培养或病理诊断、早期外科手术探查等以明确；必要时及时进行外科手术干预（包括及时切除移植物和处理血管并发症等），积极进行有针对性的抗真菌治疗。

此外，评估受者潜在DDFFI时，远程获得供者最新的信息及数据至关重要。来源于供者的丝状真菌感染必须在怀疑或知晓后24小时内及时向器官获取组织及网络报告。如果器官捐献后供者拟诊或确诊为曲霉病，受者应立即接受预防性治疗，全身应用伏立康唑、棘白霉素类或两性霉素B脂质体等抗真菌药物。肾移植受者如果发生曲霉病，通常治疗至临床和影像学检查缓解或稳定，至少6~12周。

此外，移植受者术后发生感染时，要根据感染严重程度，降低免疫抑制强度。同时，在应用抗菌药物时，还应依据其与免疫抑制剂之间的相互作用调整免疫抑制剂的药物剂量，并实时监测药物浓度。

新形势下SOT面临的DDI，特别是耐药菌感染风险陡增，形势严峻，开展实体器官供者感染状态的规范评估迫在眉睫。如何控制感染风险，珍惜来之不易的捐献器官资源，需要多学科规范操作、共同应对，以保障实体器官移植的安全开展。

结　语

　　移植后感染是器官移植常见的，甚至可危及生命的并发症。尤其是在大力推广器官捐献的情况下，供者来源感染不容忽视，为降低术后感染的发生率，术前应仔细评估供者和受者的感染风险，在术后的免疫抑制治疗中遵循个体化治疗的原则。术后应通过干预危险因素和早期预防性抗感染尽可能地降低感染的风险。对于已经发生的感染，早期诊断和正确治疗是提高患者生存率的关键。器官移植术后感染的预防和治疗是一个综合体系，需要我们从各个方面做好细致入微的工作，尽量降低术后感染的发生率，并努力减少因为感染而引起的不良事件，提高移植受者及移植器官的长期存活率。

（朱有华）

参 考 文 献

[1] Zhang L, Zeng L, Gao X, et al. Transformation of organ donation in China. Transpl Int, 2015, 28（4）: 410-415.

[2] Ison MG, Grossi P; AST Infectious Diseases Community of Practice. Donor-derived infections in solid organ transplantation. Am J Transplant, 2013, 13（Suppl 4）: 22-30.

[3] 中国医药教育协会感染疾病专业委员会. 感染相关生物标志物临床意义解读专家共识. 中华结核和呼吸杂志, 2017, 40（4）: 243-257.

[4] 王辉, 马筱玲, 宁永忠, 等. 细菌与真菌涂片镜检和培养结果报告规范专家共识. 中华检验医学杂志, 2017, 40（1）: 17-30.

[5] 杜安通, 周兆婧, 郭天阳, 等. 实体器官移植术后隐球菌感染诊治的研究进展. 微生物与感染, 2015, 10（2）: 122-126.

[6] Guenette A, Husain S. Infectious complications following solid organ transplantation. Crit Care Clin, 2019, 35（1）: 151-168.

[7] Bodro M, Sabé N, Tubau F, et al. Risk factors and outcomes of bacteremia caused by drug-resistant ESKAPE pathogens in solid-organ transplant recipients. Transplantation, 2013, 96（9）: 843-849.

[8] Cervera C, van Delden C, Gavaldà J, et al. Multidrug-resistant bacteria in solid organ transplant recipients. Clin Microbiol Infect, 2014, 20（Suppl 7）: 49-73.

[9] Varotti G, Dodi F, Terulla A, et al. Impact of carbapenem-resistant Klebsiella pneumoniae（CR-KP）infections in kidney transplantation. Transpl Infect Dis, 2017, 19（6）.

[10] Simkins J, Muggia V, Cohen HW, et al. Carbapenem-resistant Klebsiella pneumoniae infections in kidney transplant recipients: a case-control study. Transpl Infect Dis, 2014, 16（5）: 775-782.

[11] Hu FP, Guo Y, Zhu DM, et al. Resistance trends among clinical isolates in China reported from CHINET surveillance of bacterial resistance, 2005-2014. Clin Microbiol Infect, 2016, 22（Suppl 1）: S9-S14.

[12] 朱志军, 张海明, 邓永林, 等. 肝移植术后非吻合口胆管狭窄相关危险因素的研究, 中华肝胆外科杂志, 2004, 10（8）: 51-54.

[13] Verma A, Palaniswamy K, Cremonini G, et al. Late cytomegalovirus infection in children: High incidence of allograft rejection and hepatitis in donor negative and seropositive liver transplant recipients. Pediatr Transplant, 2017, 21（3）: 1-5.

[14] Terrault NA, Lok ASF, McMahon BJ, et al. Update on prevention, diagnosis, and treatment of chronic hepatitis B: AASLD 2018 hepatitis B guidance. Clin Liver Dis（Hoboken）, 2018, 12（1）: 33-34.

[15] Perrillo R. Hepatitis B virus prevention strategies for antibody to hepatitis B core antigen-positive liver donation: a survey of North American, European, and Asian-Pacific transplant programs. Liver Transpl, 2009, 15（2）: 223-232.

[16] Kabir V, Maertens J, Kuypers D, et al. Fungal infections in solid organ transplantation: An update on diagnosis and treatment, Transplant Rev（Orlando）, 2019, 33（2）: 77-86.

[17] 中华医学会器官移植学分会. 实体器官移植患者侵袭性真菌感染的诊断和治疗指南（续）. 中华器官移植杂志, 2016, 37（6）: 368-372.

[18] Rodríguez-Perálvarez M, Germani G, Papastergiou V, et al, Early tacrolimus exposure after liver transplantation: relationship with moderate/severe acute rejection and long-term outcome. J Hepatol, 2013, 58（2）: 262-270.

[19] Boomer JS, To K, Chang KC, et al. Immunosuppression in patients who die of sepsis and multiple organ failure. JAMA, 2011, 306(23): 2594-2605.

[20] 蔡文利, 苗书斋, 邢利, 等. 供者来源侵袭性移植肾真菌感染12例报告. 中华器官移植杂志, 2016, 37(6): 353-356.

[21] 中华医学会器官移植学分会, 中华预防医学会感染控制学分会, 复旦大学华山医院抗生素研究所. 中国实体器官移植供体来源感染防控专家共识(2018版). 中华器官移植杂志, 2018, 39(1): 41-52.

[22] 欧盟委员会. 移植器官质量与安全指南(原书第6版). 张雷, 译. 北京: 科学出版社, 2019.

第九章　移植术后长期并发症及相关问题

学习目标

1. 初步掌握移植术后常见长期并发症
2. 了解各种并发症的发病原因及治疗原则

在开展器官移植的早期阶段,感染和排斥反应是影响受者生存的主要因素。随着手术技术的不断提高、新型免疫抑制剂的临床应用以及围手术期治疗经验的积累,围手术期死亡鲜有发生,绝大多数移植受者可以长期生存。但由于长期服用免疫抑制剂,移植术后恶性肿瘤、代谢性疾病、心血管疾病,以及神经精神问题等长期并发症成为影响受者生存时间和生活质量的主要问题。

第一节　移植术后恶性肿瘤

器官移植受者由于长期应用免疫抑制药物,免疫监视功能受损,恶性肿瘤的发生率显著高于普通人群。有关移植术后恶性肿瘤(post-transplantation malignancy)的大样本研究多来自欧美等地的报道,国内的报道多为单中心报道和个案报道。肾、肝、心、肺、胰腺等移植术后均可发生恶性肿瘤,但以心脏移植和肺移植术后发生率最高,这可能与移植术后免疫抑制强度不同有关。国外文献报道最常见的移植术后恶性肿瘤类型为:皮肤癌、移植后淋巴增殖性疾病(post transplant lymphoproliferative disorder, PTLD)和肛门生殖器肿瘤,其他部位的肿瘤发生率相对较低。国内文献报道的移植术后恶性肿瘤涉及消化、呼吸、泌尿等多个系统,但移植后淋巴增殖性疾病相对较少,皮肤癌则更加罕见。

一、危险因素和发病机制

移植术后恶性肿瘤的发生是免疫抑制、肿瘤、病毒以及某些慢性疾病等多种因素共同作用的结果。其中长期免疫抑制治疗是最主要的致病因素,并且免疫抑制的强度和时间与肿瘤的发生呈正相关。

(一)获得性免疫缺陷

器官移植受者的免疫监视系统受损是移植术后恶性肿瘤发生率高、病情进展迅速的最根本原因。免疫系统通过肿瘤免疫编辑保护宿主,对抗非病毒性恶性肿瘤的发展,帮助确定肿瘤的免疫源性。这一过程包括3个阶段:消除或监视、平衡、逃逸。在免疫功能正常的个体,免疫监视功能作为肿瘤抑制剂保护宿主不发生肿瘤。在器官移植受者,免疫抑制治疗造成的获得性免疫缺陷削弱了免疫监视功能,允许恶性肿瘤细胞增殖。曾有多篇文献报道,移植受者接受曾患恶性肿瘤供者的器官后发生了供者曾患的恶性肿瘤。这种现象提示恶性肿瘤细胞可以与供者功能正常的免疫系统取得平衡,而受者受损的免疫功能为肿瘤细胞提供了逃避免疫监视并增殖的环境。

(二)病毒感染

长期免疫抑制使得移植患者易于发生多种病毒感染,部分患者会因病毒感染诱发肿瘤形成。病毒可以通过直接致瘤和间接致瘤两种途径引起肿瘤发生。直接致瘤途径包括病毒癌基因表达、激活致癌基因、促进细胞增殖、诱导细胞因子释放、免疫抑制和血管生成。间接途径包括与 *Rb* 和 *p53* 等抑癌基因相互作用,抑制细胞凋亡、引起免疫逃避和损伤细胞免疫。

致癌病毒通过多种细胞信号途径起作用,通过干扰受感染细胞的有丝分裂使受感染细胞永生化并增殖。在受感染的细胞中,病毒编码的基因产物能够抑制或降解多种对肿瘤具有抑制功能的蛋白质。病毒感染的细胞可以通过细胞介导的凋亡机制被清除,否则将建立长期持续存在的慢性感染,后者可导致肿瘤发生。例如,EB 病毒可诱发 PTLD,人类单纯疱疹病毒 8 型(HHV-8)可诱发卡波西肉瘤,人乳头瘤病毒(HPV)可诱发皮肤癌或宫颈癌。

(三)免疫抑制药物的直接致瘤作用

免疫抑制药物不仅使患者的免疫监视功能受损、易于罹患肿瘤相关病毒感染,而且还能够直接激活原癌基因。钙调磷酸酶抑制剂可以通过增强肿瘤细胞的侵袭性、抑制 DNA 修复机制、抑制凋亡等多种途径促进肿瘤形成和生长,通过促进 *TGF-β1* 基因转录和表达诱发肿瘤细胞的浸润和转移潜能,通过刺激血管内皮生长因子促进肿瘤血管生成(图 9-1)。

(四)其他因素

最近有研究报道,肾移植术后吸烟者应用血管紧张素转换酶抑制剂或血管紧张素受体阻断剂增加呼吸道和胸部肿瘤的发病风险,而不吸烟患者应用这两种药物不会增加罹患呼吸系统肿瘤的风险。

二、常见恶性肿瘤

各种实体器官移植术后均可发生恶性肿瘤,其中以心脏移植和肺移植术后更为多见。最常见的移植术后恶性肿瘤包括皮肤癌、PTLD 和淋巴瘤、卡波西肉瘤,以及其他实体肿瘤。

(一)皮肤癌

来自欧美的文献报道,实体器官移植患者皮肤癌的发病率是普通人群的 250 倍,但是我国的文献罕有移植术后皮肤癌的报道。这可能与人种和生活习惯的差异以及国内患者随访时间相对较短有关。

罹患皮肤癌的危险因素包括日光暴露、年龄、肿瘤病史、免疫抑制等。环孢素对所有皮肤癌的发生都有促进作用,硫唑嘌呤只增加鳞状细胞癌的发病风险,而服用吗替麦考酚酯却能降低这种风险。虽然雷帕霉素靶蛋白抑制剂能够降低恶性肿瘤的发生率,但是目前尚无预防皮肤癌的特异性免疫抑制治疗方案。

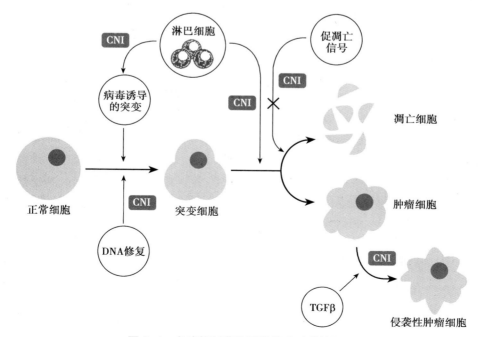

图 9-1 免疫抑制药物诱发肿瘤形成的机制

（二）PTLD 和淋巴瘤

PTLD 和淋巴瘤是以淋巴样细胞过度增生为特征的一组疾病，通常是 EB 病毒感染或再激活的结果。PTLD 的发生率与器官移植种类有关，小肠移植术后发生率最高，随后依次为心脏移植、肺移植、肝移植和肾移植。在 EB 病毒血清学检测阴性的移植患者，绝大多数 PTLD 发生于术后 1 年内，术后 2~3 年几乎没有新发的 PTLD 病例。

PTLD 的发生率与免疫抑制剂剂量密切相关，接受较高剂量免疫抑制药物治疗的患者发生 PTLD 的风险显著增加。免疫抑制药物种类也对 PTLD 的发生存在影响，OKT3 单克隆抗体或抗胸腺细胞免疫球蛋白等耗竭 T 细胞的治疗显著增加 PTLD 发病风险，环孢素也存在促进 PTLD 发展的潜能，用于肾移植受者的协同刺激信号阻断剂贝拉西普也能增加 PTLD（尤其是累及中枢神经系统的 PTLD）的发生。

（三）卡波西肉瘤

器官移植受者卡波西肉瘤的发生率为普通人群的 500 倍，占全部移植术后肿瘤的 4% 左右。卡波西肉瘤是 HHV-8 感染驱动的多灶性血管增殖性肿瘤。HHV-8 可能来自供体器官感染，也可能是血清学阳性受体病毒再激活的结果。HHV-8 是一种复杂的 DNA 病毒，感染受体后可导致细胞生长和存活异常、血管增生、炎症反应以及有利于肿瘤生长的免疫系统改变。在体外，HHV-8 能够上调血管内皮生长因子受体，导致内皮细胞长期增殖和存活。阻断血管内皮生长因子和其受体的相互作用能够阻断血管内皮生长因子诱导的增殖，进而抑制卡波西肉瘤的进展。

由于卡波西肉瘤的进程取决于免疫抑制水平，因此其治疗基础是逐渐降低免疫抑制药物剂量至能够使肿瘤逆转的水平。少数情况下，针对特殊部位的病变，可以应用化疗等全身治疗。最近有研究证实，西罗莫司在肾移植术后受者中能够控制卡波西肉瘤进展，并且可以提供有效的免疫抑制。进一步的研究正在评估应用雷帕霉素靶蛋白抑制剂进行免疫抑制治疗是否对高危患者具有预防作用。

（四）其他肿瘤

移植术后恶性肿瘤可以累及消化系统、呼吸系统、泌尿系统等全身多个系统，结直肠癌、乳腺癌、胃癌、肺癌、膀胱癌、宫颈癌等都有大量的文献报道。这些肿瘤都发生在应用免疫抑制药物的背景下，临床表现与普通人群相似。

三、预防及诊治特点

由于实体器官移植受者患肿瘤和其他伴随疾病的发病风险增加，同时治疗干预措施存在一定的局限，其预期寿命低于普通人群，对于肿瘤的预防和治疗建议也有别于常人。

（一）常规筛查

由于恶性肿瘤患者的生存时间与疾病发现时间密切相关，因此，在移植术后建议遵守长期筛查程序，以便早期发现恶性肿瘤。对于 PTLD 和实体器官肿瘤，应严格按照事先计划好的间隔进行随访检查，在术后第一年尤其重要。通过自己检查发现早期的皮肤癌前病变，能够及早就医，治疗效果显著优于其他肿瘤。

筛查内容包括常规病史询问、体格检查、胸片或胸部 CT、腹部超声或 CT、泌尿系检查、胃肠镜、血清肿瘤标志物等。男性应包括前列腺检查，女性应进行乳腺和妇科检查。

（二）预防

由于 EBV、HHV-8、HPV、HBV、HCV 等病毒感染与移植术后肿瘤的发病密切相关，在实体器官移植受者中（尤其是上述病毒的原发感染者和慢性携带者），预防和控制病毒感染对于预防移植术后恶性肿瘤具有重要意义。

预防和控制移植术后病毒感染的措施包括：仔细筛查受者和供者的感染性疾病，预防性抗病毒治疗，加强术后监护，合理使用免疫抑制剂、实验室和其他诊断性检查，早期抗感染治疗。在心脏移植和肾移植受者中应用阿昔洛韦治疗巨细胞病毒感染有助于降低淋巴瘤的发病。在移植前给予疫苗预防 HPV 相关的鳞状细胞癌具有一定的开发潜力。

在移植术后早期应用抗体进行诱导治疗时，有必要应用抗病毒药物预防淋巴瘤等并发症的发病。在肾移植中，应用诱导治疗时给予预防巨细胞病毒药物能够降低 PTLD 的发病率。在西班牙，60% 的心脏移植受者接受诱导治疗，50% 的患者接受预防性抗病毒治疗，这恰好解释了西班牙的 PTLD 发病率显著低于其他地区的问题。

（三）移植术后恶性肿瘤的治疗原则

与普通人群发生的恶性肿瘤相比，移植术后恶性肿瘤治疗的特殊性是调整免疫抑制方案，降低免疫抑制负荷。停用或将钙调磷酸酶抑制剂减至最小剂量是治疗移植术后恶性肿瘤的基础。同时，为了保证正常的器官功能和避免排斥反应，维持足够的免疫抑制也是非常重要的。鉴于雷帕霉素靶蛋白抑制剂在预防排斥反应的同时，还具有抗肿瘤效应，在将钙调磷酸酶抑制剂减量或停药的同时给予雷帕霉素靶蛋白抑制剂是较为合理的选择。

在大多数病例中，简单的减量或停用钙调磷酸酶抑制剂，只有 20% 的患者获得肿瘤治疗效果。绝大多数患者还应参照普通人群恶性肿瘤的治疗指南，选择手术、化疗、放疗、靶向治疗等方式进行治疗，方可获得良好的治疗效果。

（四）雷帕霉素靶蛋白抑制剂在移植术后恶性肿瘤中的应用

近年来，西罗莫司和依维莫司等雷帕霉素靶蛋白抑制剂作为免疫抑制剂用于移植受者。与钙调磷酸酶抑制剂介导的免疫抑制相比，雷帕霉素靶蛋白抑制剂具有强力抗血管生成作用，从而可以抑制肿瘤生长。雷帕霉素靶蛋白抑制剂还能通过抑制肿瘤细胞赖以生长和存活的雷帕霉素靶蛋白途径直接攻击肿瘤细胞。研究显示，将免疫抑制方案转换为以西罗莫司为基础的无钙调磷酸酶抑制剂的方案后，恶性肿瘤的发生率显著低于未转换组。

在发现移植术后恶性肿瘤后，将钙调磷酸酶抑制剂转换为雷帕霉素靶蛋白抑制剂或包含雷帕霉素靶蛋白抑制剂的基于钙调磷酸酶抑制剂的方案是目前推荐的治疗选择之一。有研究显示，以雷帕霉素靶蛋白抑制剂为基础的治疗方案能够降低肿瘤的发生风险。最近的一项基于 56 个临床研究的荟萃分析显示，肾移植术后减少钙调磷酸酶抑制剂用量能够提高临床预后。

移植术后恶性肿瘤是器官移植术后长期生存患者中较为常见的并发症，也是造成患者远期死亡的重要原因之一。免疫抑制药物的应用是移植术后恶性肿瘤发生发展的重要推动因素。密切随访和定期筛查有助于早期发现移植术后恶性肿瘤。在仔细评估排斥反应发生风险的基础上，降低免疫抑制药物剂量或换用雷帕霉素靶蛋白抑制剂有助于提高移植术后恶性肿瘤的治疗效果。

扩展阅读

神奇的西罗莫司（雷帕霉素）

1964 年，加拿大 McGill 大学的斯坦利·斯科利纳在南太平洋复活岛相对隔离的土壤环境中发现了一种细菌分泌的特殊物质，他采集了一份土壤样本交给惠氏药厂实验室，用于研发新型抗生素。1972 年，研究人员从样本中筛选出了一种可抑制真菌生长的物质——西罗莫司，并准备用于治疗酵母菌感染。但是随后的细胞培养实验显示，西罗莫司能够阻碍免疫细胞增殖。1989 年，西罗莫司开始作为试验用药用于预防排斥反应。1999 年，美国食品药品管理局批准西罗莫司作为免疫抑制剂用于肾移植。20 世纪 80 年代，研究发现西罗莫司可抑制肿瘤生长。2007 年起，西罗莫司的两种衍生物开发用于治疗癌症。2006 年，研究发现西罗莫司可以延长真核生物寿命。2010 年，研究发现西罗莫司可以用于治疗阿尔茨海默病。

（朱继业）

第二节　移植术后代谢性疾病

移植术后免疫抑制药物的长期应用对血糖、血脂和尿酸代谢影响显著，生活质量提高伴随的饮食增加也对代谢性疾病的发生发展具有推动作用。在这里，我们重点讨论移植术后新发糖尿病、高尿酸血症和高脂血症。

一、移植术后新发糖尿病

移植术后新发糖尿病是实体器官移植术后的常见并发症，对移植物存活和患者生存均存在不良影响。虽然年龄、体重、种族、家族史、丙肝感染等因素都对移植术后新发糖尿病的发生存在影响，但是包括糖皮质激素、钙调磷酸酶抑制剂和西罗莫司等在内的免疫抑制药物才是最主要的致病原因。目前对于移植术后新发糖尿病的管理主要参照 2 型糖尿病的治疗指南进行。

（一）定义

20 世纪 60 年代，Starzl 医生首次将糖尿病报道为肾移植术后并发症。经过近半个世纪的研究，人们逐渐认识到在所有实体器官移植中，移植术后新发糖尿病都可以促进心血管疾病的发生，导致移植物衰竭和患者死亡。目前国际上采用"new-onset diabetes after transplantation（NODAT）"替代了"post-transplant diabetes mellitus（PTDM）"，用于区别移植前存在的糖尿病。

（二）流行情况

NODAT 大多发生在移植术后早期，由于缺乏统一的诊断标准，统计 NODAT 的发病率存在一定困难。Montori 等对 19 项研究进行荟萃分析显示，移植术后 1 年的发病率为 2%~50%。

目前绝大多数 NODAT 的资料来自肾移植受者，肾移植术后 1 年发病率为 13%~24%，肝移植术后 1 年发病率为 2.5%~38%，心脏移植术后 1 年发病率为 13% 左右，肺移植术后 1 年发病率为 6% 左右。随着越来越多的高龄和肥胖患者成为移植受者，NODAT 的发病率呈逐步升高趋势。

（三）危险因素

NODAT 属于 2 型糖尿病，也是胰岛素抵抗增加和胰岛素生成减少的结果。除了 2 型糖尿病的传统危险因素以外，NODAT 主要受到移植类型以及免疫抑制药物的影响。可能的危险因素包括：种族、肥胖、年龄、糖尿病家族史、移植前糖耐量减低、常染色体显性遗传多囊肾病、遗传因素、巨细胞病毒和丙型肝炎病毒感染、免疫抑制药物、移植后体重增加等。

与普通人群相似，年龄增长会增加 NODAT 的发生。文献报道，大于 45 岁的患者 NODAT 发病率显著高于小于 45 岁的患者。种族差异也会影响 NODAT 的发病率，非洲裔美国人和拉丁裔患者中 NODAT 的发生率显著高于白种人和亚洲人群。与 2 型糖尿病一样，肥胖患者容易发生 NODAT。移植术后早期糖皮质激素的使用和食欲增加都会引起体重增加，这将加重胰岛素抵抗，促进糖尿病的发生。多项研究显示常染色体显性遗传多囊肾病患者易于发生 NODAT，但是具体的发病机制尚不明确。遗传因素也参与了 NODAT 的发生，已有多个研究证实 2 型糖尿病的易感基

因与 NODAT 的发病相关。在肾移植和肝移植患者中，巨细胞病毒感染和丙型肝炎患者 NODAT 发生率显著高于非感染患者，发病原因可能为病毒影响胰岛细胞功能所致。

大多数免疫抑制药物对于糖代谢具有显著影响，是引起 NODAT 的主要原因。糖耐量异常是众所周知的糖皮质激素的副作用之一。糖皮质激素在增加糖异生的同时诱导胰岛素抵抗，从而诱发糖尿病。其致病作用与用药剂量直接相关。近年来随着器官移植术后糖皮质激素用量的减少，NODAT 的发病率已经有了显著降低。一些研究证实通过减少糖皮质激素用量可以改善糖耐量异常状态甚至治愈糖尿病，但是这些患者由于存在发生糖尿病的遗传因素，日后可能会出现糖尿病复发。最新的研究显示，使用和未使用糖皮质激素的患者 NODAT 的发生率无显著差异。因此，停止长期小剂量应用糖皮质激素是否能够改善糖代谢仍存在争议。今后的研究在减少糖皮质激素用量降低糖尿病发生的同时，应注意评估排斥反应的发生风险，以免因发生排斥反应而不得不给予大剂量糖皮质激素治疗。

钙调磷酸酶抑制剂的致糖尿病作用的直接证据来自动物实验。应用环孢素可以造成胰腺胰岛素含量和 β 细胞数量减少，还能在犬体内造成胰岛细胞毒性，影响体外培养的人胰岛细胞释放胰岛素。此外，环孢素还能诱导胰岛素抵抗的发生。在动物模型中，他克莫司可以减少胰腺 β 细胞胰岛素的分泌；在人体内，他克莫司也可以诱导胰岛素抵抗。与环孢素相比，他克莫司在肾移植、肝移植和心脏移植术后具有更强的致糖尿病作用。低镁血症是移植术后的常见问题，而且低镁血症的发生与钙调磷酸酶抑制剂的使用密切相关。研究发现，低镁血症会降低胰岛的敏感性，而增加镁摄入能够降低糖耐量减低的发生风险。因此钙调磷酸酶抑制剂的致糖尿病效应至少在一定程度上与低镁血症有关，增加镁的摄入有望成为 NODAT 的预防手段。

虽然关于西罗莫司的研究较少，但已有文献证实应用西罗莫司会增加 NODAT 的发生率。西罗莫司能够损害胰岛素对肝糖原合成的调控，通过甘油三酯的异位蓄积或是对 β 细胞的直接毒性作用造成胰岛素抵抗，诱发 NODAT。

巴利昔单抗为 IL-2 受体的抗体,主要用于器官移植的诱导治疗。有研究发现,应用巴利昔单抗诱导治疗的肾移植受者 NODAT 的发生率显著升高,但是其发病机制尚不明确。

（四）诊断

目前绝大多数专家建议参照美国糖尿病协会的糖尿病诊断标准诊断 NODAT。具体诊断标准如下:

对于术前不存在糖尿病的患者,在器官移植术后出现糖尿病症状者,随机血糖≥11.1mmol/L 或空腹血糖≥7.0mmol/L 或糖耐量试验 2 小时血糖≥11.1mmol/L,可以诊断 NODAT;对于无糖尿病症状者,需改日重复检查。

空腹血糖介于 6.1~6.9mmol/L 定义为空腹血糖受损,餐后或糖耐量试验 2 小时血糖介于 7.8~11.1mmol/L 定义为糖耐量异常。空腹血糖受损和糖耐量异常都是进展为临床糖尿病的预示因素,也是出现大血管和微血管病变的危险因素。

近年来人们越来越倾向将糖化血红蛋白作为筛查糖尿病高危人群和诊断糖尿病的一种方法。糖化血红蛋白（HbA1c）较口服葡萄糖耐量试验（OGTT）简便易行,结果稳定,不受进食时间及短期生活方式改变的影响。2010 年,美国糖尿病协会（ADA）指南已将 HbA1c≥6.5% 作为糖尿病诊断标准之一。对于器官移植受者,也可以用 HbA1c 筛查和监测 NODAT。但是,鉴于 HbA1c 检测在我国尚不普遍,中国人群中 HbA1c 诊断糖尿病的切点是否与国际上一致尚待研究证实,暂不建议应用。

密切随访对于早期诊断 NODAT 具有重要意义,在术后 1 个月内应每周随访一次,术后 1 年内每 3 个月随访一次,随后可以每年随访一次。随访内容以询问病史、体格检查和空腹血糖检测为主,必要时进行糖耐量检测和 HbA1c 测定。

（五）治疗

对于 NODAT 的治疗包括移植前识别高危患者、移植后规律筛查、合理选择免疫治疗方案以及治疗糖尿病。治疗目标是预防高血糖引起的症状和糖尿病的血管并发症。自我监测血糖、饮食控制、合理使用降糖药和胰岛素是治疗 NODAT 的基本措施。

鉴于肥胖和服用免疫抑制药物是 NODAT 的主要致病因素,一旦诊断 NODAT、糖耐量异常或空腹血糖受损,即应合理控制饮食、减轻体重和增加运动量,以便控制血糖。同时,应重新评估免疫抑制方案。可供选择的免疫抑制治疗方案如下:①降低他克莫司、环孢素或糖皮质激素剂量;②停用他克莫司、环孢素或糖皮质激素;③应用环孢素、吗替麦考酚酯或硫唑嘌呤替代他克莫司;④应用吗替麦考酚酯或硫唑嘌呤替代环孢素。

1. 口服降糖药物　推荐应用口服降糖药物作为 NODAT 的一线用药,但是在选择药物时,需要考虑降糖药物对免疫抑制药物、肾小球滤过率以及移植相关骨质疏松的影响。对于肾功能受损的移植患者,应慎重使用二甲双胍。虽然肾功能异常患者使用二甲双胍存在发生乳酸酸中毒的可能,但是应用二甲双胍治疗有益于防治糖尿病的大血管并发症,因此,对于能够规律随访的肌酐清除率大于 45ml/min 的患者,仍可以应用二甲双胍。

在肾功能受损的患者中,使用磺脲类药物时,应首选格列吡嗪、格列美脲和格列齐特,次选格列本脲和一代磺脲类药物。那格列奈和瑞格列奈等氯茴苯酸类药物可以用于肾衰和肝衰患者,并且不引起不良的药物相互作用。但是环孢素会升高瑞格列奈的药物浓度,增强降血糖作用,增加低血糖风险。阿卡波糖等 α- 葡萄糖苷酶抑制剂既能抑制碳水化合物吸收,又能降低餐后血糖,但是其降糖作用比较弱,低血糖风险和药物相互作用较轻。噻唑烷二酮类药物为过氧化物酶体增殖物激活受体激动剂,能够促进外周组织摄取葡萄糖,抑制肝糖元合成。目前尚未发现钙调磷酸酶抑制剂与罗格列酮或吡格列酮存在相互作用。但是这类药物容易引发水肿,因此不适于左室射血功能减低者。而且噻唑烷二酮类药物可引起骨密度降低,增加骨折风险。因此,移植患者应慎重使用此类药物。

艾塞那肽是胰高血糖素样肽 1 类似物,皮下注射给药,被美国食品药品监督管理局批准用于口服药物无法控制的 2 型糖尿病患者,但尚未在移植受者中进行研究。二肽基肽酶 -4 抑制剂也可用于治疗糖尿病,但是同样在移植受者中尚无用药经验。

移植术后患者应积极控制高血压和血脂异常

等心血管疾病的高危因素。但是,仅有少数随机对照研究在移植受者中观察了减低心血管疾病治疗策略的安全性和有效性,并且尚不明确内科医师是否会将普通人群的治疗指南用于移植受者。虽然在移植受者中,服用阿司匹林获益大于风险的证据尚不充分,但是由于移植术后新发糖尿病患者心血管疾病风险增加,应给予阿司匹林进行心血管疾病的初级预防和二级预防。

2. **胰岛素** 许多患者最终需要应用胰岛素治疗。即使每天早晨给予小剂量糖皮质激素,也会在傍晚前后出现血糖升高。早晨给予中效胰岛素尤其适用于傍晚前后血糖升高的患者。如果单纯给予中效胰岛素无法控制餐后血糖,应加用短效胰岛素。如果空腹血糖升高,应于晚间给予中效胰岛素。

(六) 预后

在普通人群中,糖尿病与心血管疾病的发病密切相关,是高血糖、血脂异常、高血压和胰岛素抵抗等多种因素损害血管的结果。在移植患者中,移植术后新发糖尿病作为一个严重并发症,尚未被普遍接受,评估移植物和患者生存情况的临床研究结果也还存在分歧。

NODAT 严重影响肾移植患者的生存时间。研究显示肾移植术后未发生 NODAT 的患者 10 年生存率为 75%,发生 NODAT 患者的 10 年生存率为 49%,胰岛素依赖的 NODAT 患者的 10 年生存率为 39%。患者死亡的主要原因是心血管疾病,其次是感染和恶性肿瘤。但是由于从发生 NODAT 至出现心血管并发症存在一定的时间间隔,在术后 8 年内,NODAT 并不增加患者的死亡率。NODAT 对肾脏移植物也具有不良影响,显著增加移植物衰竭发生率。

在肝移植患者中,有关 NODAT 与患者生存率的相关研究较少,研究结果也还存在争议。Baid 等的研究显示 NODAT 患者的总体死亡风险增加,John 等的研究显示 NODAT 患者的心血管疾病、神经疾病、感染性疾病以及急性排斥反应的发生率增加,但是 5 年死亡率没有差异。NODAT 能够增加丙型肝炎患者移植后纤维化的风险,如果供者年龄大于 55 岁会进一步增加纤维化的发生概率。

肺移植和心脏移植患者 NODAT 的资料更为罕见,有文献报道肺移植术后发生 NODAT 者 5 年死亡率增加 27%,心脏移植受者发生 NODAT 后急性排斥反应的发生率增加,但对长期存活无明显影响。

二、高尿酸血症

高尿酸血症是常见的器官移植术后并发症,其发生率与器官移植类型和免疫抑制药物种类有关。肾移植和心脏移植受者以及服用环孢素治疗的患者容易发生高尿酸血症。在环孢素应用于临床以前,高尿酸血症的发生率为 25% 左右,但在广泛应用环孢素后,肾移植术后高尿酸血症的发病率高达 80%,其中 10% 的患者会发生痛风。在肝移植患者中,文献报道的高尿酸血症的发生率为 14%~50%,痛风的发生率也相对较低。

高尿酸血症容易导致尿酸在血中过饱和,尿酸钠结晶沉积在关节软骨、骨膜和周围组织中,发生痛风。另外高尿酸血症增加心血管疾病和肾脏疾病的发病风险,对于慢性移植物失功和移植后高血压的发生具有促进作用。

(一) 危险因素

高尿酸血症的危险因素包括肾小球滤过率降低、利尿治疗、免疫抑制药物、高龄和肥胖等。由于肾小球滤过率降低、高龄、肥胖等因素与普通人群相似,在这里我们着重介绍与移植相关的利尿治疗和免疫抑制药物对高尿酸血症的影响。

1. **利尿治疗** 利尿剂的应用是移植术后高尿酸血症的发生原因之一。由于肾移植受者通常存在高血压和水肿,因此增加了袢利尿剂和噻嗪类利尿剂的应用。这些药物通过引起相对的低血容量干扰尿酸的清除和肾小管重吸收尿酸增加的机制引起高尿酸血症。

2. **环孢素** 环孢素是移植后高尿酸血症最常见的危险因素。20 世纪 80 年代初期,环孢素进入临床应用之后,迅速成为器官移植术后的一线用药,器官移植患者高尿酸血症的发生率也随之显著增加。环孢素引起高尿酸血症的机制包括尿酸盐在肾小管重吸收增加、肾小球滤过率降低等。有研究报道在以环孢素为基础的免疫抑制治疗患者中高尿酸血症的发生率高达 85%,而不使用环孢素的对照组高尿酸血症的发生率仅为 19%~55%。这一现象不仅存在于肾移植患者,在其他器官移植患者也观察到了类似的结果。

3. 糖皮质激素　在开展器官移植之初就将糖皮质激素用于术后治疗,主要的副作用包括高脂血症、水钠潴留、胰岛素抵抗和代谢综合征等。虽然有研究提出高尿酸血症与胰岛素抵抗和代谢综合征有关,但是由于很多免疫抑制方案都包含糖皮质激素,目前尚无高尿酸血症在无激素方案中患病情况的研究数据。

4. 他克莫司　他克莫司和环孢素都是钙调磷酸酶抑制剂,都可造成肾毒性和高血压。但是应用以他克莫司为基础的免疫抑制方案的患者,其高尿酸血症的发生率显著低于应用环孢素者。在肝移植中,应用环孢素和他克莫司的患者高尿酸血症的发生率相似,并且血清尿酸水平与肌酐水平相关,但是在尿酸水平相同的情况下,应用他克莫司的患者具有更高的肌酐水平。

5. 其他药物　吗替麦考酚酯和雷帕霉素靶蛋白抑制剂也是器官移植术后临床常用的免疫抑制药物,现有的研究显示这些药物对尿酸的代谢没有显著影响。

(二)诊断

正常嘌呤饮食状态下,非同日两次空腹血尿酸水平男性大于 7mg/dl 或女性大于 6mg/dl 可以诊断为高尿酸血症。

(三)治疗

对于无症状高尿酸血症患者仅需改善生活方式,如健康饮食、戒烟、坚持运动和控制体重等;对于发生痛风的患者,积极控制急性痛风性关节炎,并在间歇期给予药物预防复发。无症状患者合并心血管危险因素或心血管疾病时(高血压、糖耐量异常或糖尿病、高脂血症、冠心病、脑卒中、心衰或肾功能异常等),血尿酸值 >8mg/dl 应给予药物治疗;无心血管危险因素或心血管疾病的高尿酸血症,血尿酸值 >9mg/dl 应给予药物治疗。

1. 营养管理　富含嘌呤的食物和酒精摄入过多是发生高尿酸血症和痛风的重要原因之一。研究显示,饮食中富含肉类(尤其是牛羊肉)、海产品增加痛风的发病风险,肥胖、高血压和血脂异常也是造成器官移植患者高尿酸血症和痛风的发病率增加的因素。

饮食中果糖含量增加也是高尿酸血症的重要原因。摄入的果糖在肝细胞内被果糖激酶磷酸化时,消耗三磷酸腺苷并生成二磷酸腺苷,后者被分解代谢为多种嘌呤底物。这种磷酸的迅速消耗刺激单磷酸腺苷脱氨酶,导致血尿酸水平迅速升高。

在器官移植术后,患者的生活质量提高,食欲明显恢复,医生应注意评估患者的饮食习惯,推荐患者多摄入水果、蔬菜和低脂奶制品,少摄入碳水化合物、脂肪和果糖。这种饮食能够减少高尿酸血症和痛风的发生率。

2. 减少或避免应用增加尿酸水平药物　钙调磷酸酶抑制剂是高尿酸血症最重要的危险因素。多项研究证实将钙调磷酸酶抑制剂转换为雷帕霉素靶蛋白抑制剂或吗替麦考酚酯与激素等方案,能够改善肾功能并降低尿酸水平。但是完全停用钙调磷酸酶抑制剂可能会增加排斥反应的发生率,因此采取最低有效剂量的钙调磷酸酶抑制剂联合其他免疫抑制药物可能是当前较为安全的治疗策略。

利尿剂会加重高尿酸血症,在临床治疗高血压时,可以考虑选用氯沙坦等既能降压又可以降低尿酸水平的药物,尽量减少袢利尿剂和噻嗪类利尿剂的应用。

3. 降低尿酸水平　降低尿酸水平治疗对于患者和移植物是否有益尚存在争议。有研究显示给予肾移植受者别嘌醇治疗并不改善患者的移植存活率,但是也有研究报道肝移植患者应用别嘌醇控制尿酸水平能够改善肾功能。

别嘌醇是最常用的降低尿酸水平药物。由于别嘌醇抑制黄嘌呤氧化酶,而后者参与硫唑嘌呤代谢,在同时应用硫唑嘌呤和别嘌醇时需要注意调整药物剂量,避免增加硫唑嘌呤的骨髓抑制作用。

苯并呋喃类药如苯碘达隆和苯溴马隆,通过增强尿酸排泄降低尿酸水平,在肾功能正常和肾功能受损时均可发挥作用。有研究报道苯溴马隆和别嘌醇在肾移植患者中都具有很好的安全性和耐受性,但是苯溴马隆能够更好地控制血清尿酸水平。降低血清尿酸水平治疗后肾功能无明显变化,但是痛风的发生显著降低。

三、高脂血症

高脂血症是实体器官移植术后的常见并发

症,也是诱发心血管疾病造成患者死亡的重要原因之一。心脏移植术后高脂血症的发生率可高达93%,肝脏移植为66%,肾移植为60%,肺移植为52%。积极干预控制血脂异常,对于降低心血管事件发生率、提高患者生活质量和生存时间具有重要意义。

（一）病因

移植术后高脂血症是多种因素共同作用的结果,其中免疫抑制药物的应用是最重要的致病原因。环孢素、糖皮质激素和西罗莫司都会增加胆固醇和甘油三酯水平。吗替麦考酚酯、硫唑嘌呤和他克莫司对于血脂的影响相对较小。

长期应用糖皮质激素显著增加胆固醇和甘油三酯水平。激素增强胰岛素抵抗,增加肝脏分泌极低密度脂蛋白。环孢素通过干扰胆汁酸合成抑制胆固醇降解,通过下调肝细胞低密度脂蛋白受体抑制其对低密度脂蛋白的摄取。环孢素还可以刺激胆固醇合成,降低脂蛋白酶活性,减少极低密度脂蛋白和乳糜的清除。环孢素还可以通过损害胆汁磷脂分泌引起高胆固醇血症。西罗莫司也具有增加胆固醇和甘油三酯水平的作用,但其作用机制尚不明确。

（二）诊断

目前国际和国内尚无统一的高脂血症的诊断标准。既往认为血浆总胆固醇浓度 >5.17mmol/L（200mg/dl）可诊断为高胆固醇血症,血浆甘油三酯浓度 >2.3mmol/L（200mg/dl）可诊断为高甘油三酯血症。目前建议在低密度脂蛋白胆固醇（LDL-C）浓度 >130mg/dl 时开始药物治疗,以LDL-C 浓度 <100mg/dl 为治疗目标;对于高甘油三酯血症患者,甘油三酯水平 >500mg/dl 应开始治疗。如果未来发生心脑血管疾病的风险很高应该更早地开始药物治疗和采取更严格的治疗目标。

（三）高脂血症的危害

高脂血症对于患者和移植物存活都存在不利影响。升高的血脂水平,尤其是低密度脂蛋白胆固醇,显著增加心血管事件的发生风险。另外,高脂血症患者动脉粥样硬化加重,导致器官灌注减少,造成器官功能恶化。

高脂血症可能还参与了移植物的慢性排斥反应。研究显示高胆固醇血症能加速与慢性排斥反应相似的增殖性血管病变的发展,低密度脂蛋白能够上调 HLA II 类抗原的表达,对于内皮细胞具有直接毒性作用,诱导巨噬细胞形成泡沫细胞并加速动脉粥样硬化。

（四）治疗

鉴于高脂血症存在诱发动脉粥样硬化和心血管事件的危害,器官移植患者应定期监测血脂水平,并根据情况采取饮食调整、锻炼、控制肥胖和糖尿病、服用降脂药物、减量或停用糖皮质激素等方式治疗高脂血症。

1. 调整生活方式 移植患者应限制饱和脂肪和胆固醇的摄入,规律进行锻炼,戒烟,控制高血压和糖尿病。应用口服避孕药物、抗抑郁药物、抗痤疮药物、β 受体阻滞剂、噻嗪类利尿药和抗感染药物等可能影响血脂的药物时,应仔细评估获益风险比。

2. 调整免疫抑制方案 由于免疫抑制药物在移植术后高脂血症的发生发展过程中发挥着重要作用,积极调整免疫抑制方案对于控制高脂血症具有重要作用。

糖皮质激素是众多免疫抑制方案中的重要组成部分,近年来早期停用激素和完全不用激素方案在临床获得了广泛应用,绝大多数研究都取得了与应用激素方案类似的预防排斥反应效果,而高脂血症的发生多是由于包含激素方案。因此,在有条件的患者中,积极选用无激素或早期停用激素方案是防治高脂血症的良好选择。

钙调磷酸酶抑制剂尤其是环孢素是目前大多数免疫抑制方案的主要药物,随着西罗莫司、吗替麦考酚酯等药物的广泛应用,合并心血管事件高危因素的严重高脂血症患者可以考虑换用无钙调磷酸酶抑制剂方案控制高脂血症,但是需要严格评估发生排斥反应的风险和降脂治疗的风险获益比。

3. 降低低密度脂蛋白胆固醇治疗 低密度脂蛋白胆固醇是降脂治疗的首要目标。对于存在心血管疾病、外周血管疾病、脑血管疾病和糖尿病的患者,血清低密度脂蛋白胆固醇超过130mg/dl 应开始药物治疗,治疗目标为低于100mg/dl。他汀类药物、胆固醇吸收抑制剂、胆汁酸结合树脂和烟酸等药物均可有效降低低密度脂蛋白胆固醇。

他汀类药物被推荐为移植患者高脂血症的一线用药，能够降低胆固醇合成，引起细胞低密度脂蛋白受体表达增加，加速低密度脂蛋白胆固醇的清除。肝功能损伤和肌损害是这类药物的常见副作用。在用药前应检测肌酸激酶和转氨酶，用药后或剂量调整后4~6周应复查。转氨酶升高超过正常上限3倍，应减量或停用他汀类药物；肌酸激酶超过正常上限10倍也要停药。

依折麦布是目前唯一一个胆固醇吸收抑制剂。单纯应用依折麦布大约可以使血清低密度脂蛋白胆固醇降低18%，联合他汀类药物可以进一步降低25%。依折麦布通常用于无法耐受他汀类药物的患者和单用他汀类药物降脂效果不好的患者。目前，尚未发现依折麦布的严重不良反应，也有资料证实其预防心血管事件的效果。

考来烯胺、考来替泊和考来维仑是临床常用的胆汁酸结合树脂。这类药物的好处是不可吸收，但是由于这些药物需要服用很大剂量，目前在器官移植受者中已逐渐不再使用。另外，这类药物通过增加肝脏极低密度脂蛋白的合成而增加甘油三酯水平，对于甘油三酯大于400mg/dl的患者，禁止应用胆汁酸结合树脂。

烟酸在使用剂量大于1 000mg/d时能够降低低密度脂蛋白胆固醇15%~25%，降低甘油三酯20%~50%，升高高密度脂蛋白胆固醇20%~30%。烟酸的价格非常便宜，但是由于存在皮肤潮红、瘙痒、感觉异常等副作用，其临床应用并不普遍。对于不能耐受他汀类药物的患者可以应用烟酸治疗。

4. **降低甘油三酯治疗** 高甘油三酯血症在移植术后患者中也很常见，尤其是合并糖尿病、体重显著增加和肥胖患者。大多数患者通过调整生活方式和控制血糖即能有效降低甘油三酯水平，但是对于甘油三酯显著升高的患者需要给予药物治疗。开始药物治疗的甘油三酯水平为大于500mg/dl。虽然烟酸能够有效降低甘油三酯水平，但是考虑到副作用，目前首选贝特类药物和ω-3脂肪酸治疗。

贝特类药物能够降低甘油三酯水平20%~50%，升高高密度脂蛋白胆固醇10%~30%，并且大多数患者都能很好的耐受。吉非罗齐和非诺贝特是常用的贝特类药物。吉非罗齐在不改变低密度脂蛋白胆固醇水平的情况下，通过升高高密度脂蛋白胆固醇和降低甘油三酯即可降低心血管事件发生率。贝特类药物也会引起肌损害，特别是在与他汀类药物联合应用时应特别注意。另外，非诺贝特可以引起肌酐升高，因此仅在甘油三酯水平大于500mg/dl时才建议应用贝特类药物，而且优先推荐应用吉非罗齐。

ω-3脂肪酸能够降低甘油三酯，对于甘油三酯水平大于500mg/dl的患者，可以应用ω-3脂肪酸作为高甘油三酯血症的治疗选择。但是应用ω-3脂肪酸存在恶心、胀气、腹泻等副作用，限制了其应用。为了获得显著降低甘油三酯的效果，需要给予大剂量的鱼油。对于甘油三酯严重升高（大于1 000mg/dl）的患者存在发生胰腺炎的风险，短期增加鱼油的摄入有助于迅速降低甘油三酯水平。

代谢性疾病为肝移植长期存活患者的常见并发症，并且随着存活时间延长呈增加趋势。除了代谢性疾病本身对患者生活质量和生存时间的影响外，这些疾病还显著增加心血管事件的发生风险，威胁患者健康。积极改善生活方式对于疾病控制具有重要意义，合理的药物治疗有助于控制疾病进展、防治心血管并发症。

（朱继业）

第三节 移植术后心血管并发症

各种心血管系统并发症是器官移植术后最常见的并发症之一，并且移植受者生存期越长，心血管疾病相关的死亡风险越大。虽然多数心血管系统并发症经积极对因对症治疗能获得较好的疗效，但仍然是器官移植受者术后远期的主要死亡原因之一。

流行病学研究表明，器官移植术后心血管危险因素（例如高血压、高脂血症、肥胖和糖尿病）明显增加，这预示心血管事件和心血管死亡发生率也明显增加。这些并发症发生的原因与免疫抑制剂的长期慢性暴露有关，尤其是与钙调磷酸酶抑制剂有关。器官移植术后心血管系统并发症包括高血压、心律失常、心力衰竭、肺动脉高压、冠状动脉粥样硬化性心脏病（冠心病）等,高血压和冠状动脉粥样硬化性心脏病是比较常见的远期心血管系统并发症。

一、高血压

高血压是器官移植术后的常见并发症,早期高血压影响移植物的成活,晚期高血压则影响患者的生活质量,同时引起其他心血管系统疾病,甚至可产生严重的后果。在不同器官移植受者中,移植后高血压的发生率高达 70%~90%。肾移植受者术后高血压的比例高达 55.5%~90%,肝衰竭患者移植后高血压的发病率为 75%,肺移植受者高血压的发生率可从移植前的 19.4% 升高至70.1%。

器官移植术后高血压的原因是多方面的,钙调磷酸酶抑制剂（例如环孢素和他克莫司）的广泛使用是主要原因。钙调磷酸酶抑制剂的使用会增加全身血管阻力,增加缩血管因子的释放（例如内皮素和血栓烷）并减少扩血管因子（例如一氧化氮和前列环素）的表达。钙调磷酸酶抑制剂可以增加水钠潴留从而加重高血压。另外,移植后应用糖皮质激素可导致水钠潴留并抑制一氧化氮系统,也会加重高血压。正常夜间血压降低的消失是免疫抑制药物治疗的另一个重要作用,也是加重移植后高血压的重要因素。夜间血压降低的消失会导致高血压相关心血管负荷被低估。移植后血压升高的一个原因为全身血管收缩,内皮素 -1 是一种强有力的血管收缩剂,它在移植后的几天内明显增加。肝移植后早期血压升高是受内皮素 -1 调控的,而肾素水平在肝移植后 12 个月明显增加。肝移植后数周到数月,随着心输出量的降低,全身血管阻力开始增加。

器官移植术后高血压的诊断采用《中国器官移植受者的高血压诊疗指南（2015 版）》中的诊断标准:器官移植受者应以血压 >130/80mmHg 为高血压的诊断阈值,实际控制应根据临床情况制定个体化目标。对于老年、合并症较多、肾功能不全的患者,可采取相对宽松的目标,但血压不应高于 140/90mmHg,对于年轻、合并症少、肾功能好的患者,可采取较为严格的目标,但不应低于110/70mmHg。

治疗方案主要是改变生活方式和药物治疗,改变生活方式包括减肥、锻炼、限盐饮食等（表 9-1）。如果生活方式改变不能有效控制血压,则需要使用药物治疗。目前没有随机双盲对照研究评价抗高血压药物在移植患者中的应用,仅根据可能的发病机制和一些临床病例推荐相应药物治疗。大多数长期存活患者需要药物治疗,有研究显示 30% 以上的患者需要 2 种或更多降压药物治疗以达到目标血压。对于有并发症（例如冠心病、糖尿病、心力衰竭和肾功能不全）的患者,其降压治疗的特殊药物选择的数据也很有限。由于钙通道阻滞剂强有力的血管扩张作用能减弱免疫抑制剂和内皮素导致的血管收缩,它们被广泛用于移植患者的降压治疗。但是肝移植患者中约有 1/3 出现二氢吡啶类钙通道阻滞剂的副作用（包括心动过速、面部潮红、水肿、头痛和便秘）,这也限制了钙通道阻滞剂在肝移植中的应用。肝移植后高心输出量的患者和应用二氢吡啶类钙通道阻滞剂出现反射性心动过速的患者,使用 β 受体阻滞剂可能获益。肝移植后第 1 年的降压治疗中,血管紧张素转化酶抑制剂和血管紧张素受体拮抗剂不是一线用药。这是因为肝移植后大约 1 年的时间内肾素水平较低。噻嗪类利尿剂能部分对抗钙调磷酸酶抑制剂的钠潴留作用,所以噻嗪类利尿剂最好用在需要联合用药治疗的患者。器官移植后降压治疗可能获益的另一治疗策略为尽可能停用糖皮质激素。

表 9-1 改变生活方式治疗的内容、目标及效果

内容	目标	预期降压效果
减少钠盐摄入	每天钠盐摄入量逐步降至 <6g/d,肾功能正常者可适当补充钾盐	2~8mmHg
体育运动	强度:中等量,每周 3~5 次,每次 30 分钟	4~9mmHg
合理膳食	营养均衡	8~14mmHg
控制体质量	BMI<24kg/m², 腰 围 <90cm（男性）、<85cm（女性）	5~20mmHg/减重 10kg
戒烟	彻底戒烟、避免被动吸烟	
限制饮酒	每天白酒 <50ml,或葡萄酒 <100ml,或啤酒 <300ml,建议戒酒	2~4mmHg

二、冠状动脉粥样硬化性心脏病

器官移植患者冠心病发生和死亡风险均比一般人群要高。有研究显示,随访超过4年的肝移植患者与年龄、性别相似的非移植患者相比,心脏缺血事件发生风险增加3倍。移植术后超过10年,尽管经过移植前严格的心血管评估,除外了术前有心脏疾病的患者,大约25%的肝移植患者有主要心脏事件,而术前冠心病与移植后心血管疾病发病率的关系不明确。另外一组对存活超过10年的肝移植患者的研究显示动脉粥样硬化性疾病和恶性疾病是两个主要的死亡原因。

尽管没有被正式采纳,在器官移植中进行冠心病评价已有共识。冠心病筛查程序必须适应移植个体的变化并应当反映移植中心当地的情况及诊断技术。移植患者筛查冠心病的心脏评估包括结构评估和生理评价。所有移植候选者应当接受心电图和经胸超声心电图,对于心电图提示心肌梗死/缺血或经胸超声心电图提示任何结构异常的移植患者,应进行冠状动脉造影。对于无症状但有一个心脏病危险因素的候选者,进行多巴酚丁胺负荷超声心动图。多巴酚丁胺负荷超声心动图异常或心脏结构异常则进行冠状动脉造影。评价冠心病的标准为运动负荷试验,但是实体器官移植受者的并发症使其不能耐受运动负荷试验。核素心肌显像作为实体器官移植候选者筛查冠心病的工具尚未证明有效。冠状动脉造影在评价实体器官移植候选者中的作用仍有争议。目前有证据表明冠状动脉造影在候选者评价中是安全的,没有明显对比剂肾病或肾衰竭的风险。如果有冠心病病史或临床怀疑症状性心脏病,应进行冠状动脉造影。

预防心血管并发症的策略包括对一般人群具有的风险进行推断和对移植受者的特殊考虑。降低心脏风险包括生活方式改变(饮食控制、运动、控制体重和戒烟)、较好地控制血压、控制糖尿病、改善高血脂,这些措施适用于所有人群。氟伐他汀在降低移植后LDL-C水平上是有效的并且耐受良好,能明显减少心脏性死亡和非致命性心肌梗死,但不能减少全因死亡。关于术前应用β受体阻滞剂在实体器官移植中作用的数据非常有限,小样本回顾性研究表明应用β受体阻滞剂能减少死亡率和心肌梗死发生率。尽管没有在移植术后人群中的系统研究,但使用预防性小剂量阿司匹林是有益的。

> ─── 扩展阅读 ───
>
> 移植术后心血管并发症的发生与移植术后代谢综合征(post transplant metabolic syndrome, PTMS)密切相关,PTMS包括肥胖、糖尿病、高血压、血脂异常等,是肝移植术后常见的并发症之一。PTMS大大增加发生心脑血管事件的危险性,严重影响了移植受者的长期存活和生活质量,日益受到移植学界的重视。PTMS的定义为移植术后1年,相关指标至少符合以下5项中的3项:①腹部肥胖(男性腹围>102cm,女性腹围>88cm);②甘油三酯>1.69mmol/L;③高密度脂蛋白(HDL)男性<1.04mmol/L,女性<1.29mmol/L;④高血压(>130/85mmHg);⑤空腹血糖>6.1mmol/L。也有相关研究采用体重指数(BMI)>28.8kg/m^{2}或BMI>30kg/m^{2}代替"腹部肥胖"。了解PTMS的定义有助于早期筛选移植术后心血管并发症的患者,加强预防措施,改善移植长期存活患者的生存率。

由于移植外科手术的不断进步、移植相关感染防治的成功和新的免疫抑制剂的应用,外科并发症、移植相关感染和免疫性移植物失功较前减少,移植后预期生存率较前明显提高。移植术后远期面临的死亡风险为心血管死亡。目前针对心血管并发症的预防和处理包括:调整免疫抑制方案及免疫抑制剂的血药浓度,避免使用肾毒性药物,尽量减少皮质激素的用量,配合饮食治疗和规范锻炼,控制体重加强随访和定期监测,如果仍未见明显改善,则可根据受者病情选择恰当药物。

（朱继业）

第四节　移植术后骨病

器官移植受者术前存在终末期器官功能衰竭,长期的慢性疾病消耗已对骨骼造成严重影响,术后应用的免疫抑制药物具有造成骨质流失的副作用,术后早期的活动量降低也进一步加重了骨病的发展,使得骨质疏松和脆性骨折成为器官移植术后的常见并发症。

一、危险因素和发病机制

(一)免疫抑制药物

免疫抑制药物的应用是影响移植术后骨病发生发展的重要因素,糖皮质激素在骨丢失过程中起主导作用,钙调磷酸酶抑制剂也在一定程度上参与了骨病的发生。

糖皮质激素是绝大多数免疫抑制方案的重要组成药物之一。通常术后早期糖皮质激素的应用剂量较大,作为激素的一个副作用,松质骨的骨丢失也在这一时期异常显著。激素诱导的骨病发病机制包括:降低Ⅰ型胶原、胰岛素样生长因子1和骨钙蛋白水平,诱导成骨细胞凋亡,抑制成骨过程;提高NF-κB受体激活蛋白配体水平,促进破骨细胞生成;抑制小肠吸收钙,增加肾钙排泄,影响性激素产生,造成骨丢失;引起肌无力,抑制代谢,加重骨丢失。

环孢素可以作用于破骨细胞,直接造成骨丢失,也可通过影响T细胞功能间接造成骨丢失。另外,环孢素还可以直接影响骨和矿物质代谢,加重移植后骨丢失。在动物实验中,他克莫司也可以引起大鼠骨丢失,但是在人体尚未进行深入研究。肝脏和心脏移植后应用他克莫司也可造成迅速的骨丢失,但是丢失程度低于应用环孢素者,这种差异可能与应用他克莫司者合并使用的糖皮质激素剂量更小有关。

在糖皮质激素减量至维持剂量或停药后,成骨功能恢复,但是他克莫司和环孢素仍旧对骨吸收存在影响。此时,骨丢失速度放缓,在此前受影响严重的松质骨甚至会出现一定程度的恢复。

(二)移植类型对移植术后骨病的影响

移植类型和移植术前的伴随疾病对移植术后骨病的发生和严重程度具有重要影响,其中肾移植患者术前即存在肾性骨病,移植术后骨病的发病原因和疾病类型也更复杂。

肾移植术后主要有3个方面的因素影响骨代谢:移植前已经存在的肾性骨病、免疫抑制药物对骨的影响、移植肾功能减退对骨的影响。在移植术后早期,免疫抑制药物的应用、住院时间延长

和营养不良都会加重骨密度降低。移植术后持续性甲状旁腺功能亢进和移植肾功能减退导致的甲状旁腺激素水平升高都可导致骨丢失、软组织钙化、低磷血症和高钙血症。7%~10%的肾移植受者会发生一次或多次骨折,最常见的骨折部位为髋、踝和足。肾移植患者在术后10年内的骨折风险较透析患者高30%,10年以后骨折风险有所降低,但仍高于健康人群2倍。

骨质疏松在肺移植患者(特别是慢性阻塞性肺疾病患者)中非常常见。激素的使用是骨质疏松发生的主要原因。移植前的骨密度降低和长时间的激素治疗与骨折的发生密切相关。肺移植术后1年腰椎和股骨颈骨丢失的比例为2%~5%,骨折的发生率可高达18%~37%。

心脏移植术后的骨丢失主要发生在术后第一年,腰椎骨密度可降低3%~10%,股骨颈骨密度降低6%~11%,术后第二年骨密度趋于稳定,第三年以后甚至有增加的趋势。但是单纯应用骨密度检测结果不能反映心脏移植术后骨折的发生风险。文献报道心脏移植术后第一年椎骨骨折的发生率为14%~36%,长期存活患者椎骨骨折的发生率为22%~35%。

骨丢失和骨折风险增加在肝移植术后也很常见。骨丢失的进展与心脏移植和肺移植相似,但在术后6个月内程度更重。在肝移植术后6~12个月骨折的发生率可高达24%~65%,以肋骨和椎骨最为常见。骨组织形态学研究显示骨丢失在术后6个月左右停止,随后出现骨量增加。绝经前患者骨密度的增加显著高于围绝经期和绝经后患者,这可能是雌激素对骨骼的保护性作用的结果。

二、临床表现和诊断

移植术后骨病主要是骨质疏松和骨质疏松导致的脆性骨折。移植术后骨质疏松的临床表现与普通人群骨质疏松相似,主要包括疼痛、身长缩短、骨折和呼吸功能下降等:疼痛是骨质疏松最常见的症状,以腰背痛多见,仰卧时减轻,久立加重,日间疼痛轻,夜间加重。身长缩短多在疼痛后出现,主要是脊柱椎体压缩变形和背曲加剧所致。骨折是退行性骨质疏松最严重和最常见的并发症。呼吸功能下降为椎体骨折、脊椎后弯和胸廓畸形的结果。

骨质疏松的诊断主要依据病史、体格检查和骨密度测定结果。骨折的诊断除疼痛、畸形、运动障碍等表现外,主要根据 X 线检查。

三、治疗

移植术后早期骨丢失率发生率高,骨折风险增加,因此在移植的同时就应给予预防和治疗骨丢失的措施,同时尽可能降低糖皮质激素的剂量。

(一)移植前筛查

由于骨病在移植前非常常见,所有等待接受器官移植的患者都应进行常规筛查。筛查项目包括骨密度和骨代谢指标。移植前筛查有助于发现需要立即给予治疗的患者。筛查内容包含以下项目:病史、体格检查,骨密度测定,胸椎、腰椎影像学检查和椎体骨折评价,血清钙、甲状旁腺激素、25-羟维生素 D、甲状腺功能及骨转换标志物测定,性激素测定,尿钙和骨吸收标志物测定。

(二)改善生活方式

对于存在不良生活方式的患者,移植前应给予改善生活方式的建议,比如适当运动、戒烟、戒酒、增加饮食中钙的摄入等。体育锻炼对于恢复骨密度具有重要作用。锻炼应在移植后 2 个月开始,持续半年,锻炼内容包括每周 1 天腰部伸肌运动和每周 2 天上、下肢运动。

(三)补充钙和维生素 D

在终末期器官衰竭患者中,钙和维生素 D 缺乏非常常见。59%~91% 的移植患者受严重维生素 D 缺乏影响,并且这种影响可以持续至移植后数年。虽然单纯补充钙和维生素 D 不能预防移植后骨丢失,但是作为整体治疗的一部分,补充充足的钙和维生素 D 具有重要意义。推荐器官移植患者每天摄入 1 000mg 钙和不少于 400IU 维生素 D。

(四)补充活性维生素 D 代谢物

骨化三醇及其类似物可以用于预防和治疗移植术后的骨质疏松。这些药物可以逆转糖皮质激素诱导的小肠钙吸收减低,控制继发性甲状旁腺功能亢进,促进成骨细胞前体细胞分化成为成熟细胞。在应用活性维生素 D 代谢物时需要经常检测血钙和尿钙,警惕高钙血症和高钙尿症等并发症。

(五)性激素替代治疗

虽然性激素替代治疗对骨骼具有保护作用,但是在移植受者中应用性激素替代治疗的研究非常有限。应在移植病情稳定后(一般为移植后 3~6 个月)开始激素替代治疗。激素替代治疗可以口服给药或经皮肤给药,可以周期性或持续给予黄体酮或口服避孕药。

(六)二磷酸盐

二磷酸盐为骨吸收抑制药物,可以用于预防移植术后早期骨吸收迅速增加导致的骨丢失。多项研究证实静脉应用二磷酸盐能够预防肾、心脏、肝、肺等器官移植术后的骨丢失。口服阿仑膦酸钠也能有效预防移植术后早期和晚期的股骨颈和腰椎骨丢失。

器官移植受者移植前存在终末期器官衰竭,具有罹患骨质疏松和矿物质代谢异常的高危因素。移植术后,大剂量糖皮质激素和钙调磷酸酶抑制剂的应用可导致快速骨丢失,增加骨折的发生风险。妥善处理移植前已经存在的骨病,联合积极防治移植后的骨丢失有助于移植后骨病的防控。二磷酸盐是最为有效的防治移植术后骨质疏松的药物,治疗应在移植后立即开始,对于骨和矿物质状态应进行长期随访监测。

(朱继业)

第五节 移植术后生育相关问题

心、肺、肝和肾等终末期器官功能不全的患者,均存在下丘脑-垂体-性腺轴功能障碍,影响了术前患者的性功能和生育功能。器官移植术后,受者下丘脑-性腺轴功能逐渐改善,受者的性功能和生育功能逐渐恢复,移植术后 1~6 个月内患者性腺功能恢复正常,育龄女性恢复排卵。术后成功妊娠并生育的女性器官移植受者数量逐渐增加。世界上第一个器官移植术后妊娠病例发生在 1958 年,该名患者是一名同卵双生姐妹间肾移植受者。但由于免疫抑制剂对胎儿的影响以及妊娠导致的移植物功能丧失等因素,使得器官移植受者术后能否生育、生育的时机以及是否影响新生胎儿的发育成为器官移植领域的重要课题。

一、移植对性功能的影响

进展期慢性肾功能衰竭的男性患者一般会合并生精障碍和睾丸损害,精液分析通常显示精子活力下降和无精子,其中超过50%患者都存在勃起功能障碍(ED)。机制可能是尿毒症影响性腺类固醇激素的释放,血清中总睾酮和游离睾酮水平降低,黄体生成素(LH)、卵泡刺激素(FSH)和催乳素的浓度升高,进而进一步抑制睾酮的分泌,造成性功能障碍。也有研究认为可能与肾功能衰竭患者长期使用塑料透析管路有关。女性患者也会出现月经紊乱、停经、性欲丧失。慢性肝病的男性患者也多半会出现生精功能降低、性欲减退和男性乳房发育等表现,这也与下丘脑-垂体-性腺轴功能异常相关,尤其对于酒精滥用的肝病患者,损伤的程度与肝脏疾病严重程度相关,Child-Pugh评分越高的患者性功能越差。

器官移植受者,尤其是肾移植受者,一般性功能会在肾移植术后逐步恢复。有研究显示男性肾移植受者的雄激素水平与肾小球滤过率有关,肾移植术后由于肾功能的恢复,下丘脑-垂体-性腺轴功能也逐步恢复。也有报道在肝移植术后的男性患者中会有近30%的患者勃起障碍不能改善,这可能与术后个体化免疫抑制剂的使用、合并心血管疾病或糖尿病以及药物滥用有关。移植术后常用的CsA、FK506和MMF对人类生殖系统的毒性还不清楚,有文献报道免疫抑制剂的血药浓度越低对男性精子质量的影响越低,生育能力就越能得到恢复和维持。一般建议移植术后开始正常性生活应在3个月后,这时移植器官功能趋于稳定,而在移植早期不宜太频繁。

对于男性器官移植受者,诸如FK506、CsA等钙调磷酸酶抑制剂可能使精子数量和活动度降低。建议器官移植术后患者的生育时间应在术后2~3年,这时免疫抑制剂的用量逐步减少,对精子的影响减轻,便于生育。

二、移植对妊娠的影响

研究显示器官移植后1~2个月育龄女性患者的排卵周期就会恢复,进而能够妊娠,但是过早妊娠会对受者和胎儿带来很大风险。这主要与免疫抑制剂的使用相关。器官移植的育龄女性受者

妊娠期间容易出现免疫抑制剂血药浓度的波动,同时由于妊娠期间胎儿与母体免疫的相关作用,导致进入母体的胎儿抗原可能会触发移植物排斥反应,从而导致急性排斥反应的发生,影响移植物的远期预后。

大量使用免疫抑制剂会使妊娠期间高血压和先兆子痫的发生率增加,有报道妊娠期受者的高血压和先兆子痫的发生率为一般人群的4倍,这可能与血栓烷和内皮素水平增加导致血管内皮功能不良、体循环血管阻力增加有关。有报道在使用激素的移植受者中高血压的发生率为22%~29%,而在使用CsA受者中高达68%~73%,FK506受者中为47%~54%,高血压的高发生率也在一定程度上促进了先兆子痫的发生。移植术后因为免疫内环境的改变,细胞因子分泌水平异常,会影响胎盘血管的形成,从而增加了妊娠期间早产和流产的发生率,有报道器官移植术后早产的发生率高达50%,而一般人群为5%~10%。同时妊娠期间免疫抑制剂的应用也会增加感染的发生率,其中泌尿系感染的发生率高达40%,巨细胞病毒(CMV)感染为移植术后最常见的感染,可导致胎儿早产和出生低体重等严重并发症。

因此,对于育龄期的受者在移植术后早期采取避孕措施,目前推荐小剂量口服雌孕激素,使用宫内节育器可能会增加感染的风险。一般来说在移植术后2年,免疫抑制剂水平稳定且维持在较低水平,移植物功能稳定,没有合并严重的心血管和代谢疾病,受者的全身状况良好时才考虑妊娠。

三、移植对胎儿的影响

器官移植术后受者在妊娠期间服用免疫抑制剂可以通过胎盘进入胎儿体内,会对胎儿生长发育的各个方面产生影响,造成胎儿宫内发育迟缓、畸形、免疫系统紊乱等后果。如激素可导致胎儿胸腺发育不良,而大剂量的硫唑嘌呤因为阻止了核酸的合成,抑制了骨髓的造血功能,可能会对胎儿的骨骼和中枢神经系统产生巨大影响,美国FDA将该药归为D类,即对胎儿有害药物。FK506、CsA等钙调磷酸酶抑制剂也可以通过胎盘,对胎儿体内T、B细胞的发育和成熟产生影响,同时具有肾毒性,有增加胎儿肾损害的风险。

而吗替麦考酚酯通过阻断嘌呤的合成,抑制淋巴细胞增生,动物实验显示其可以造成小鼠胎儿畸形。目前尚缺乏对人体的相关研究报道,故美国FDA将其列为C类,即对人类危险性不能排除的药物范畴。

目前因为CsA和FK506可以监测血药浓度而在选择上具有优势,而对于吗替麦考酚酯等药物还没有妊娠期间的安全用药指南。由于免疫抑制剂可进入乳汁中,因此不建议进行母乳喂养。

扩展阅读

肝移植术后成功妊娠病例

1978年,Walcott及其同事报道了第一例肝移植术后成功妊娠的病例,该肝移植受者在硫唑嘌呤和泼尼松维持免疫抑制的情况下成功分娩出一重约2 400g的男性胎儿,术后母亲和胎儿均恢复良好。GROW等人随后在1991年报道了肝移植术后成功妊娠分娩双胞胎的病例。随后有大量关于肝移植术后成功妊娠的报道。2004年,美国全国移植妊娠登记中心(National Transplant Pregnancy Registry)的数据显示,共有111例肝移植受者成功妊娠187次。我国亦有多例女性肝移植受者术后成功妊娠的案例。

终末期器官功能衰竭的患者在移植前后性功能和生育功能有着显著的变化。移植术后免疫抑制剂的应用使得移植医生和妇产科医生在对移植受者生育时机选择的问题上还存在诸多疑虑。不同免疫抑制剂对移植受者生育功能和胎儿的生长发育的影响还需要进一步的观察和总结。

（朱继业）

第六节 儿童移植受者
生长发育的相关问题

儿童移植受者一般指年龄小于18岁的受者。对于这类受者,生长发育是一个很重要的特征。慢性肾功能衰竭和终末期肝病的儿童多半会出现生长受限和发育迟缓的表现。骨骼生长迟缓是慢性肾功能衰竭患儿的显著特征之一。生长迟缓的严重程度与肾功能衰竭的初始年龄相关,年龄越小的患儿,生长发育迟缓的程度越重。终末期肝病的儿童患者由于体内特有的生长激素抵抗现象也使得生长发育变缓。在移植术前使用生长激素(GH)或者合用胰岛素样生长因子-1(IGF-1)能够促进这些儿童的生长。

移植对于儿童生长发育的影响主要在两方面,一为移植的时机,二为移植术后激素的应用。以往对于低龄的肾功能衰竭患者多采取透析治疗,待年龄较大后再选择肾移植,但长期透析可造成患者生长受限、发育迟缓及生活质量差等。肾功能不全的早期患儿即可出现生长滞后,术前患儿的平均身高及体重均显著低于正常同龄儿,移植术后生长发育将得到明显改善,但一些病程较长的患者最终身高及体重明显低于正常。大于12岁儿童移植后常常不生长或生长幅度很小。早期对低龄患儿进行肾移植、尽量在儿童发生严重生长发育延迟前施行移植手术非常关键。但因为儿童受者多使用成人供肾,由于供受体器官大小不匹配,低龄受者移植肾存活率明显降低。有报道小于2岁患儿尸体肾移植的5年存活率约为52.7%,而大于6岁的儿童受者5年生存率明显提高。儿童一般在7岁以下肾移植后生长发育会明显加快,而年龄大于12岁后肾移植尽管移植肾功能良好,但身高增长幅度有限。故一般认为合适的儿童肾移植受者年龄应为6~13岁。

同样对于终末期肝病的患儿在接受成功的肝移植后,随着生长激素-肝脏-胰岛素样生长因子轴的逐步恢复,大部分儿童能够恢复生长。但有15%~20%的儿童仍旧生长缓慢,Mcdiaymid SV等人的研究发现,与正常同龄同性别儿童相比,在肝移植时,患儿身高平均低1.5cm,而到了肝移植术后第5年,平均身高差高达7.9cm。影响生长的因素可分为两类,一类是移植时存在的因素,如患儿年龄、身高、疾病性质等;如那些<2岁的胆道闭锁、生长严重滞后的患儿在移植术后生长发育恢复情况最好。另一类是移植后发生的因素,如移植物疾病、PTLD等。如原发病为肿瘤的患儿肝移植术后生长恢复亦差,这可能与术后进行化疗有关。

类固醇激素因为其对生长激素和青春期性激素分泌有抑制作用而对患儿生长发育极为不利，所以在保证不发生排斥反应的情况下宜采用小剂量维持或改为隔天给药以减少对生长的影响。对于儿童肾移植后应用类固醇激素，有研究表明在儿童停用类固醇激素治疗后，对生长发育有极好的效果，但与此同时大约有30%的患者出现排斥反应，如何在排斥反应和生长发育间找到一个激素应用的平衡点，这是一个需要认真权衡考虑的问题。

大量研究显示，在肾移植或肝移植术后生长发育迟缓持续存在的患儿中推广使用生长激素治疗，能够得到很好的效果。但有报道称，在肾移植术后使用生长激素的儿童中有27%会发生排斥反应从而导致移植物丢失，机制可能是生长激素参与了免疫调节，刺激合成抗体和IL-2，促进淋巴母细胞的增生，提高细胞毒性T细胞的功能，这在增加免疫力的同时也增加了免疫排斥的发生率。与此同时大量的临床试验又证明GH治疗不增加急性排斥的发生率。因此GH是否能够增加免疫排斥的风险目前还存在争论，目前国际的肾移植临床路径指南推荐对于儿童患者，3岁以下儿童，至少每3个月监测1次生长和发育情况，包括头围测量；3岁及以上儿童，应每6个月检查1次，直到成年。对于肾移植术后持续生长发育障碍的儿童，推荐使用重组人生长激素（rhGH），对于仍有发育可能的儿童，建议减少或避免使用皮质类固醇。

—— 扩展阅读 ——

生长激素－肝脏－胰岛素样生长因子轴

垂体分泌GH，GH与肝脏上的GH受体（growth hormone receptor, GHR）结合后促进肝脏合成和分泌胰岛素样生长因子-1（IGF-1），GH是重要的正反馈因子，IGF-1具有负反馈作用。GH具有诱导GHR表达、促进STAT3合成、刺激IGF-1的分泌并加速蛋白质合成等作用，而血清IGF-1过高时，GH分泌受到抑制，血清IGF-1降低时，垂体GH合成增加。IGF-1能够转运氨基酸到肌肉细胞中，促进蛋白合成。除了在

促进生长方面，IGF-1还在一些组织中表现出胰岛素样功用，加快脂肪组织中葡萄糖氧化，刺激葡萄糖和氨基酸到肌肉的转运。同时还有免疫调节的作用，能够促进淋巴细胞的增生，刺激淋巴细胞的趋化和T细胞的增殖。对于终末期肝病的患者，由于正常肝细胞丧失，生长激素的受体减少，导致IGF-1合成下降，而在GH/IGF-1轴中由于IGF-1的减少，正反馈给垂体，引起血液中GH水平的升高，而在正常人中应该是高GH水平产生高IGF-1水平，所以好多学者将肝硬化患者的这种高GH和低IGF-1的状态称为生长激素抵抗现象。

儿童器官移植受者的生长发育问题与体内生长激素水平的动态变化以及免疫抑制剂的应用密切相关。如何在最大限度促进生长发育和保证移植物功能良好之间找到平衡点，需要对移植前后全身神经内分泌环境的变化进行更深入的研究。

（朱继业）

第七节　移植与免疫预防接种

器官移植受者由于免疫抑制罹患传染病的危险性增高，并且一旦患病通常病情严重且并发症较多，有些病原微生物甚至可触发移植物排斥反应。因此，接种疫苗是最有效的干预措施。

器官移植受者接种疫苗必须考虑受者的原发疾病、免疫抑制治疗、供者的免疫力、移植距接种的时间间隔、移植物抗宿主反应等因素。由于在器官衰竭时对疫苗的免疫反应减弱，故应保证受者在患病早期得到免疫保护，因此建议尽可能在移植前接种疫苗。移植后当免疫抑制水平达到稳定状态时，大约术后6个月，预防接种应该重新开始。

2004年，美国制定了针对器官移植受者的预防接种指南。指南中分别推荐了儿童及成年移植受者应该接受免疫预防接种的疫苗种类，并且对患者家属和护理人员及患者的密切接触者也做了相应建议。

器官移植受者对破伤风和白喉类毒素免疫接种都能很好耐受，并可保持足够的抗毒素滴度多年；同时也未增加不良反应和免疫接种后移植物排斥反应的报道。因此应对移植物功能稳定的患者进行免疫接种。

器官移植受者感染流感病毒后可导致很高的肺和肺外并发症发生率，并延长流感病毒排出时间。建议对所有器官移植患者及其家庭接触者和卫生保健人员接触者在每年流感流行季节开始前接种流感灭活疫苗。吸入型的流感疫苗是活疫苗，不推荐移植受者接种。然而，从心脏移植受者采取的活检标本和器官移植患儿的病例报告表明，偶可发生轻度可逆性移植物反应，但未证实明确的因果关系。器官移植受者接种流感灭活疫苗的效果取决于移植与接种疫苗的间隔时间：间隔6个月接种，不产生抗体应答；间隔6~12个月接种，25%的患者产生应答；移植后2年接种，60%以上的患者产生应答。需要间隔1个月接种2剂疫苗才能产生良好的应答。

器官移植受者感染乙肝病毒后病情严重，并可能变为慢性。如果受者在移植前成功地接种疫苗，则可减少感染危险性。如移植后接种，疫苗剂量要加倍，常需使用3~4剂加倍剂量疫苗，在最后1剂免疫后1个月，应测定抗-HBs滴度。对无应答者（抗-HBs浓度<10IU/L），建议增加1~3针加倍剂量的疫苗。对有应答者，应每12个月测定一次抗体滴度，抗体滴度降至10IU/L以下时应加强接种。甲肝灭活疫苗对器官移植受者是安全的。建议对所有等待器官移植的患者接种疫苗；如未接种应在移植后接种。移植后在2年内测定抗体滴度，以确定再接种日期。如果患者未产生保护性抗体，接触甲肝患者后，应用甲肝免疫球蛋白作被动免疫。

狂犬病疫苗不作为常规接种。推荐有接触史、职业中接触动物和宠物爱好者进行接种。当移植受者与天花患者有面对面的接触史时，应给予接种；如果可能还需要同时给予牛痘免疫球蛋白。接触不密切的患者不应接种。

霍乱减毒活疫苗应避免在免疫抑制的患者中使用。口服重组B亚单位疫苗对免疫抑制和免疫缺陷的受者应该没有危险。如果是免疫抑制状态不应该接种黄热病疫苗。应该避免口服伤寒活疫苗（Ty21a），可以优先考虑静脉给予伤寒多糖疫苗。

一般情况下移植后不推荐使用活疫苗，故对于实体器官移植受者不使用卡介苗。移植后进行免疫预防接种是安全的，但是由于疫苗的免疫源性受器官衰竭和移植后免疫抑制的双方面影响，应该通过血清学分析证明预防接种是否有效。

扩展阅读

疫苗接种与排斥反应

疫苗接种有理论上诱发排斥反应的可能。有文献报道在应用流感疫苗后出现供者特异的淋巴细胞增殖现象，但是没有理论支持。也有报道称在心脏移植受者中应用流感疫苗可导致低水平的排斥反应。最新的研究表明流感疫苗并不促进细胞免疫和体液免疫。还有很多类似的报道但没有被证实。但是有很多报道已经肯定一些病毒感染，如1978年的维多利亚A流感病毒、流感B病毒和腺病毒都触发了肾移植受者的排斥反应。因此，我们应该认为是病原微生物触发了排斥反应，而不是疫苗。

在器官移植受者中进行免疫接种所得到的抗体水平一般要比正常人低，而且保护作用可能持续时间不长，因此在免疫抑制开始前进行接种能够达到最佳的效果。对于器官移植受者一般禁用活疫苗。尽管理论上应用这些疫苗可能有诱导排斥反应发生的风险，但是大多数疫苗的应用是安全有效的，并且受者能够从中获益，还需要进一步从免疫接种的时机、免疫佐剂的应用和有效监测疫苗的免疫保护效应来提高在这类患者中免疫接种的免疫反应。

（朱继业）

第八节　移植术后心理、精神与神经问题

器官移植是20世纪医学领域中具有划时代意义的技术，在全世界获得了快速发展。随着器

官移植数量的大幅增加和效果的稳步提升,器官移植患者术后的心理、精神与神经问题越来越凸显出来。作为移植医生,应密切关注移植受者的精神状态和行为方式,对可能出现的精神、心理问题及时进行干预,避免严重并发症的发生,提高患者的生活质量。

一、移植术后的心理变化

几乎所有患者在移植后早期都会有欣慰感和再生感,但随着进一步的治疗及可能出现的并发症又会变得沮丧、焦虑甚至抑郁,这种负性情绪的严重程度与很多因素有关,但患者术前所承担的家庭和社会角色起着重要作用,比如"上有老、下有小"的中年患者心理压力通常较重,容易发生心理冲突和应激,负性情绪的严重程度可能更高。

由于器官移植要把外来的器官移植到受者的体内,因此受者在心理层面上接纳移植器官也是非常重要的一环,这一过程是一个心理同化过程,可以分为3个阶段:异体阶段、部分一体化阶段、完全一体化阶段。①异体阶段:多见于术后初期,受者对移植器官有异物感,觉得新器官不属于自己,有疏远感或分开感;②部分一体化阶段:受者逐渐习惯移植器官,异体感觉逐渐消退,受者对器官的关注逐渐减少;③完全一体化阶段:受者自然地接受其新器官为身体的一部分,除非被问及或检查,否则不会主动提及。如果受者总把移植器官作为一个独特的部分,这提示受者的心理整合过程可能存在问题,严重时可表现为心理排斥,表现为焦虑与忧郁情绪,甚至时刻感到异物进入体内,自身的完整统一性遭到破坏。

器官移植后患者面临着长期甚至终身治疗,需要高额的医疗费用,患者渴求长期生存、提高生活质量,这些因素都会明显影响移植患者的心理状态,大多数患者的焦虑和抑郁情绪较术后早期得到一定程度的改善,但可能会持续相当长的时间甚至终身。此外,几乎所有移植患者都会对疾病复发、移植器官失功、死亡有强烈的恐惧感,这会导致患者情绪低落。大多数患者不能重返工作岗位,社会活动空间缩小,自我社会价值降低,一部分患者会因此感到自卑、沮丧,脾气暴躁,

有压抑感和负罪感,以致情绪低落。

二、移植术后精神与神经问题

器官移植术后神经精神并发症的总体发生率较高,文献报告发生率为8.3%~47.0%,但大部分在术后早期发生,一般在术后第1~3周。但也有研究显示肝移植术后晚期神经精神并发症发生高于早期,但早期神经精神并发症患者的死亡率高于晚期并发症患者。这些并发症通常也没有神经系统定位体征,头颅CT和MRI可能没有特异性表现,脑脊液检查大致正常。术后神经精神并发症临床表现多种多样,包括:①震颤和共济失调;②幻觉,包括幻听、幻视和被害妄想等;③焦虑和烦躁或者淡漠和抑郁;④缄默、闭锁、失语和痴呆;⑤癫痫;⑥头疼;⑦卒中;⑧脑病等。

神经精神并发症可分为非器质性疾病和器质性疾病两大类。常见的非器质性疾病有反应性精神病、肝性脑病、代谢性脑病、脑水肿以及抗排斥药物的副作用等。而器质性疾病则包括中枢神经系统感染、中枢神经系统脱髓鞘病变以及脑血管病变、无菌性脑炎等。

移植术后远期神经精神并发症以往常被忽视,但现在已经得到了广泛的关注。术后远期神经精神并发症多为非器质性疾病,多与患者的心理状态有关,有研究显示约有22%的患者会出现情绪异常,其中最常见的表现为焦虑和抑郁,个别患者可出现严重的抑郁症,甚至自杀倾向。

三、移植术后心理、精神与神经问题的防治

由于移植术后远期心理、精神与神经问题多与患者的心理状态有关,故对患者进行适当的心理干预和辅导显得尤为重要。首先要加强移植前后患者对相关器官移植知识的了解。有研究表明,患者对移植的期望值越符合实际,对移植基本过程越了解,术后生活质量提高就越多,心理状态越容易恢复正常。因此,移植术前就要对患者进行适当的教育。移植后患者最关心的是移植器官的存活与功能状态,而这会显著影响患者的心理状态,所以加强术后患者的健康教育也很重要。

国内外许多研究都肯定了社会支持能有效地缓解移植术后患者的心理压力。在临床工作中，对移植患者要给予更多的社会支持。国内有通过移植病友会、移植运动会形式的组织和活动对患者进行健康教育、回访服务，这可以积极诱导患者的健康心理，避免出现严重的精神心理问题。在移植术后的治疗和后续随访过程中，要重视对患者心理状态的评估，如果发现有明显的异常情况，应该及时请专业的心理或精神科医师进行有针对性的心理辅导或心理治疗。

对于移植术后严重的抑郁或焦虑状态，单靠心理辅导或治疗无法获得理想的效果时，可以考虑药物治疗。可以应用的药物包括：①选择性5-羟色胺再摄取抑制剂（SSRI），是这类患者的一线药物，其中舍曲林（sertraline）和西酞普兰（citalopram）最为常用；②5-羟色胺/去甲肾上腺素再摄取抑制剂（SNRI）；③去甲肾上腺素能和特异性5-羟色胺能抗抑郁剂（NaSSA）等。需要注意的是，有些抗抑郁药会抑制细胞色素P450，如奈法唑酮，这类药物会影响钙调磷酸酶抑制剂的血药浓度，故应尽量避免用于移植受者。

与常规大手术比起来，移植患者有着独特的心理历程和更突出的心理问题。了解患者的心理体验给予更多的心理关怀，能使患者以最佳的状态度过移植手术的难关，并最终达到完整的躯体、心理与社会康复。

扩展阅读

在移植术后存在精神障碍的患者中，心理支持治疗非常重要。支持性心理治疗起源于20世纪初，是一种相对于精神分析来说治疗目标更为局限的治疗方法，它的目标是帮助咨询者学会应对症状发作，以防止更为严重的心理疾病的出现。支持性心理治疗利用诸如建议、劝告和鼓励等方式来对心理严重受损的患者进行治疗。治疗的目标是维护或提升咨询者的自尊感，尽可能减少或者防止症状的反复，以及最大限度地提高咨询者的适应能力。

结 语

器官移植术后远期并发症已经成为影响移植受者生活质量和长期生存的主要原因，移植医生应在日常随访中给予关注，指导患者改善生活方式，并根据患者的具体情况采取个体化的用药方案，最大限度地降低远期并发症的发生。对于远期并发症的治疗应在避免排斥反应的基础上，最大限度地降低免疫抑制剂的剂量，并采取针对性的治疗措施。

（朱继业）

参 考 文 献

[1] Gutierrez-Dalmau A, Campistol JM. Immunosuppressive therapy and malignancy in organ transplant recipients: a systematic review. Drugs, 2007, 67(8): 1167-1198.

[2] Krisl JC, Doan VP. Chemotherapy and Transplantation: The Role of Immunosuppression in Malignancy and a Review of Antineoplastic Agents in Solid Organ Transplant Recipients. Am J Transplant, 2017, 17(8): 1974-1991.

[3] Montori VM, Basu A, Erwin PJ, et al. Posttransplantation diabetes: a systematic review of the literature. Diabetes Care, 2002, 25(3): 583-592.

[4] Vincenti F, Friman S, Scheuermann E, et al. Results of an international, randomized trial comparing glucose metabolism disorders and outcome with cyclosporine versus tacrolimus. Am J Transplant, 2007, 7(6): 1506-1514.

[5] Mazali FC, Mazzali M. Uric acid and transplantation. Semin Nephrol, 2011, 31(5): 466-471.

[6] Tannock LR, Reynolds LR. Management of dyslipidemia in patients after solid organ transplantation. Postgrad Med, 2008, 120(1): 43-49.

[7] Diaz G, O'Connor M. Cardiovascular and renal complications in patients receiving a solid-organ transplant. Curr Opin Crit Care, 2011, 17(4): 382-389.

[8] Kulak CA, Borba VZ, Kulak Júnior J, et al. Post-

transplantation osteoporosis. Arq Bras Endocrinol Metabol, 2010, 54 (2): 143-149.

[9] Armenti VT, Radomski JS, Moritz MJ, et al. Report from the National Transplantation Pregnancy Registry (NTPR): outcomes of pregnancy after transplantation.

Clin Transpl, 2004, 2004: 103-114.

[10] Colombari RC, de Ataíde EC, Udo EY, et al. Neurological complications prevalence and long-term survival after liver transplantation. Transplant Proc, 2013, 45 (3): 1126-1129.

第十章　器官移植术后随访

学习目标

1. 掌握器官移植受者随访的必要性和随访内容
2. 了解活体器官供者随访的必要性和随访内容

人类医学的发展已由传统的生物医学模式向生物－心理－社会医学模式转变,各种疾病的发生、发展均受到个人心理和社会环境的影响,而满足人民群众的医学知识需求、提高基本医学素养已成为预防疾病、维护健康的重要内容。患者出院并不意味着治疗的终止,大量的后续康复工作更需要专业的指导,特别是器官移植术后的随访更有着非常重要的意义。

器官移植受者术后长期服用免疫抑制剂,易发生感染、肿瘤及代谢性疾病等;术后的免疫抑制方案也需要根据病情进行适时地调整。受者在康复过程中还需要得到专业的健康生活指导。因此,建立完善的术后随访系统,有助于提高移植受者的长期存活率,最大限度地保护移植器官的功能,改善受者生活质量。此外,随着近年来活体器官移植的不断增加,活体供者的随访也应得到重视。

第一节　器官移植受者随访

器官移植受者需要终身接受免疫抑制治疗。人们常说,免疫抑制剂是一把"双刃剑",其一面是对抗排斥反应,保护移植物功能,另一面则是其毒副作用,造成移植物损伤。若免疫抑制不足,可导致排斥反应,最终使移植物丧失功能;然而如免疫抑制过度,不仅可导致慢性中毒、影响其长期存活,还会诱发感染和肿瘤等并发症,降低受者生

存率。药物毒副作用引发的一些疾病,如心血管疾病、高血压、高血脂、高血糖和高尿酸血症等亦是影响移植受者及移植物长期存活的重要危险因素。移植医疗机构应建立随访系统,对器官移植受者进行长期随访,个体化调整免疫抑制方案,及时防治相关疾病。

一、移植受者随访过程中的要点

(一)科学安排随访时间

移植受者术后随访间隔应视移植时间的长短而定,原则上是先密后疏,长期坚持。通常情况下,随访间隔术后1个月内为每周一次;1~3个月间隔1~2周;4~12个月间隔2~4周;1年以上间隔1~2个月,5年以上3个月。对于移植肾功能不稳定的受者,需酌情增加随访频率。

随访方式可采用门诊、电话、网络和书信等方法,门诊随访是最常用的方式。器官移植受者术后会接受随访工作人员的一系列指导,按照随访要求定期到移植门诊检查并接受治疗。门诊随访医生与患者进行面对面的交流,建立门诊随访记录,积累病历资料。电话随访可随时、方便进行,随访人员通过电话了解受者情况,记录到移植受者档案中,并给予必要的健康教育和指导。对于依从性欠佳、不按时复查或不遵医嘱服用抗排斥药物的患者,随访人员尤其注意定期对其进行电话提醒和监督。此外,网络随访可提高工作效率,提升医疗服务质量,简化随访流程,降低经济成

本,密切医患联系。目前各大移植中心普遍建立了网络随访系统,通过网络数据库,使随访数据电子化、图形化。医患双方可以随时查看检查结果,并进行交流。信件随访比较少用,适合电话号码更改不便联系的受者和活体供者。

(二)移植术后不同阶段的随访重点

术后6个月内随访的主要目的是及时发现和处理急性排斥反应以及各种感染。该阶段需要加强对免疫抑制剂血药浓度的监测,及时调整药物剂量,制订个体化用药方案。在该阶段,免疫抑制剂血药浓度仍处于密集调整期,机体免疫功能仍然处于较低水平,发生肺部感染的风险较大,为此随访人员应告知受者加强肺部感染的预防和自我监测。

术后1~2年随访的重点内容是观察移植物的功能和药物毒副作用,及时处理并发症。选择免疫抑制剂时需坚持个体化原则,同时加强对药物不良反应的关注,尽量选用对肝脏、肾脏毒性较低的药物。

术后2年以上的随访重点是观察影响长期存活的危险因素,包括高血压、高血脂、高血糖及高尿酸血症等对心血管相关事件的影响。同时加强肿瘤的早期监测,如胸部CT平扫、腹部和泌尿系统B超检查,定期进行肿瘤标志物如癌胚抗原、甲胎蛋白等检查,男性受者行前列腺特异性抗原检测,女性受者行乳腺和妇科方面检查。

二、器官移植随访系统

临床医生诊疗水平的提高需要不断积累病例信息,这些资料是循证医学的主要证据。做好移植受者的随访工作并进行相关的临床研究,依赖于对患者临床信息的不断积累。随着每年实施移植手术数量的增加,移植受者人群逐年增大,若随访管理仍停留在手工操作层面则会使许多重要临床资料流失,造成随访不够全面及分析结果不够深入,难以达到新形势的要求。为了提升中国移植界的国际影响力,保持国内外移植界对患者数据的互相交流和资源共享,必须加强移植受者的长期随访工作,有效管理受者的临床资料,协助各移植中心开展高质量的临床研究。应用现代信息科学和数据库技术,进行病例管理及随访是临床医学信息化、现代化的必然发展趋势。应用数据库进行数据的整理和分析,便于回顾性分析治疗方案的临床效果,监测长期治疗的用药安全性以及常见或不常见的不良反应,为循证医学个体化治疗提供最佳支持。

器官移植随访系统是针对专科疾病特点的特殊数据管理系统,可作为医院随访管理系统的补充,协助医师分析判断、做出正确决策。美国是器官移植开展最早和数量最多的同家,器官移植体系和法律保障体系也比较健全。1984年,美国通过了国家器官移植法(National Organ Transplant Act, NOTA),并根据该法律成立了国家器官获取和移植网络(Organ Procurement and Transplantation Network, OPTN)、器官资源共享网络(United Network for Organ Sharing, UNOS)和器官移植受者科学登记系统(Scientific Registry of Transplant Recipients, SRTR)。UNOS负责收集所有供、受者的数据资料,而SRTR主要提供科研和数据分析方面的支持,并对移植术前和术后的数据资料进行连续分析,同时每年科学地作出美国所有器官移植临床状况的年度报告。SRTR和OPTN之间分工不同,相互合作,推动了美国器官移植各领域的发展。

日本于2009年和2011年先后建立了肾移植注册随访系统(Japan Renal Transplant Registry, JARTRE)和肝移植注册随访系统(Liver Transplantation Registry in Japan, LITRE-J)。欧盟国家建立了统一的器官移植注册和随访系统。国际上与器官移植随访相关的、具有重要临床和科研价值的大样本资料大多出自OPTN/UNOS,包括移植后恶性肿瘤、感染、糖尿病、急性排斥反应和心血管事件的发生率,以及不同免疫抑制方案的疗效评估等涉及移植后的各个方面。

自20世纪80年代开始,我国部分医院开始使用计算机管理移植患者的临床资料。但由于缺乏通用的病例登记和随访系统,全国各移植中心对移植受者的随访体系各不相同,质量也参差不齐。为了实时、快捷、科学、真实地监测中国器官移植的发展动态,2008年在国家卫生部的主导下,建立了中国肝脏移植注册系统(China Liver Transplant Registry, CLTR)和中国肾移植科学登记系统(Chinese Scientific Registry of Kidney Transplantation, CSRKT),全面记录了国内具有肝移植、肾移植准入资质的医疗机构移植病例的相关信息。2010 年，中国心脏移植和肺脏移植注册系统也正式运行，表明中国的器官移植管理步入了信息化、现代化和国际化的轨道。这些中国器官移植科学登记系统为全国医疗机构开展器官移植相关的科学研究提供了翔实的数据，为国家对移植机构资质认证、实施监管和制定相关法规政策提供了科学依据。

（石炳毅）

第二节　亲属活体供者随访

器官移植技术日益成熟，但是器官供体的短缺却逐渐成为限制器官移植进一步发展的严重瓶颈问题。除公民逝世后器官捐献外，在特定的条件下亲属活体器官捐献移植也逐渐开展起来，使器官短缺的严重困境稍得缓解。活体器官移植在术后急性排斥反应发生率、DGF 发生率、长期存活率等方面均优于尸体器官移植。在关注移植受者预后的同时，越来越多的移植医生、患者家庭和社会开始关注活体器官供者的健康与利益。尽管以往大量的临床经验表明，活体捐献不会对供者健康造成确切的威胁，但活体器官捐献却是临床上唯一的对接受手术者没有任何益处的手术，且其本身尚存在某些敏感而繁杂的伦理问题，供者术后生活质量及心理状态仍然需要长期关注。活体供者的长期随访有利于早期发现供者的健康问题并及时治疗，有关部门和移植中心有义务对活体供者进行长期随访并收集相关数据。随访时间通常认为在术后 6 个月、12 个月、24 个月，此后随访间隔时间可根据情况适当延长。

一、活体供者随访关注要点

（一）供者的并发症和死亡率

活体器官切取术较为复杂，必然有发生并发症的风险，严重者甚至死亡。国外较早报道的手术并发症发生率高达 48%，随着手术技术及围手术期管理水平的提高，目前围手术期并发症的发生率已降至 10% 左右。文献报道活体供肾死亡率为 0.03%，活体供肝死亡率为 0.2%~1%，也有报道活体器官供者术后发生高血压、蛋白尿、切口疝、肠梗阻等并发症。对活体供者进行定期和长期随访，可为活体器官捐献和移植提供循证医学证据。

（二）存留器官的长期功能评估

虽然研究证实切除一侧肾脏、部分肝脏或小肠后，对供者长期生存与生活质量不构成风险，但仍有少部分供者会出现与存留器官功能相关的疾病，甚至发生肾功能衰竭、肝功能异常等，这些临床后果提醒移植医师必须对活体器官供者进行系统性的长期随访。为确保供者及受者的安全，必须遵循一些技术原则，如对于活体供肝者，保留至少 30% 的肝脏体积及充分的静脉引流；对于活体供肾者，如有明显肾脏疾病或存在发生肾脏疾病的高危因素，包括糖尿病、高血压、肥胖、结石等都是活体供肾的绝对或相对禁忌证。

（三）生活质量

大部分报道指出活体器官供者的感觉良好，自信度较高。也有器官捐献导致供者抑郁或家庭关系破裂的报道，甚至有供者在受者死亡后自杀的案例。因此有效评估活体供者捐出器官后的社会心理变化情况非常重要。生活质量随访可为前瞻性预测供者术后生活质量提供参考依据，也为潜在活体器官供者在决定捐出器官时消除担心、焦虑情绪方面提供帮助，可按照国际上通用的 SF-36 健康调查和 25 条问卷题目进行评估。

二、加强活体器官供者的长期随访

规律随访有助于早期发现可能影响存留器官功能的危险因素，因此普及健康知识、保证定期随访、健康生活指导均可能对供者提供一定的健康保障。器官移植中为确保供者安全，除了术前对潜在供者进行严格检测外，在活体器官捐赠前，供者还必须接受完整的医学和心理学评估，包括了解外科手术后的整个恢复过程等。对于心理情况异常的供者，要及时有效地进行心理疏导，有利于提高其情绪稳定性和随访依从性。

各移植中心应建立供者登记机构，完善活体供者登记信息，鼓励和协助对供者进行长期随访和治疗，包括捐赠前后出现的各种情况。一旦发生与器官切取有关的并发症，应给予高度重视，密切观察，仔细检查，及时处理。供者定期随访会提高就医和保险成本，所以供者的经济和社会福利情况会影响其随访频率。对于器官切取术给供者造成的直接和间接的经济负担,国内目前尚没有相应补助及优惠政策。随着移植政策的不断完善,供者随访等一系列新问题应该得到重视和研究,以便建立一个完善的医疗互助体系。主动捐献器官者应作为特殊人群对待,希望在其就医、随诊及出现重大疾病时能得到医疗优惠政策的支持。全面保障供者的健康权益、实现供者术后的定期随访、提高其生活质量和健康水平,对改善我国目前器官来源短缺的现状具有积极的意义。

结 语

移植领域最突出的问题主要包括供器官的短缺、药物的副作用以及移植物和患者的长期存活。应重视和建立器官移植随访系统,对器官移植受者及活体器官供者进行长期随访,以期提高其生活质量和健康水平,进而推动我国器官移植事业的不断发展。

（石炳毅）

参 考 文 献

[1] Kuo HT, Sampaio MS, Vincenti F, et al. Associations of pretransplant diabetes mellitus, new-onset diabetes after transplant and acute rejection with transplant outcomes: an analysis of the Organ Procurement and Transplant Network/United Network for Organ Sharing (OPTN/UNOS) database. Am J Kidney Dis, 2010, 56(6): 1127-1139.

[2] Lufft V, Kliem V, Behrend M, et al. Incidence of pneumocystis carinii pneumonia after renal transplantation. Impact of immunosuppression. Transplantation, 1996, 62(3): 421-423.

[3] Yuzawa K, Takahara S, Kanmochi T, et al. Evolution of registry and tracking system for organ transplantation in Japan. Transplant Proc, 2012, 44(4): 828-831.

[4] 石炳毅,林涛,蔡明. 中国活体供肾移植临床指南（2016版）. 器官移植, 2016, 7(6): 417-426.

[5] Smits JM, Niesing J, Breidenbach T, et al. The making of a pan-European organ transplant registry. Transpl Int, 2013, 26(3): 307-314.

第十一章　器官移植伦理学问题

学习目标

1. 初步掌握器官移植中应遵循的伦理学原则
2. 了解器官移植所涉及的伦理学问题

在器官移植这一特殊专业领域中,生命伦理学和医学伦理问题主要集中体现在器官来源及获取方式上。

如何获取这些器官,用于拯救他人生命或恢复他人健康,无疑给人们提出了一系列严肃的问题:①什么人可以被获取器官? ②在什么样的生命状态下可以被获取器官? ③什么人有资格参与判定死亡? ④什么人应该回避? ⑤什么人可以授权他人获取器官;⑥什么人有资格参与获取器官? ⑦什么人、根据什么原则分配这些稀缺的器官资源? ⑧什么人、在什么情况下可以优先利用这些器官维持其生命或健康?

从以上简要罗列的这些问题不难看出,这是一组相当复杂的伦理学和医学社会学问题。其中充满了除科学、技术以外的伦理、法律、法规、规章、制度、宗教甚至地方政策等多方面内容。

第一节　伦理学基本概论

伦理学(ethics)是关于道德的科学,是对人类道德生活进行系统思考和研究的学科,又称道德学、道德哲学。伦理学一词源于希腊文(ετηοs, ethos)意为风俗、习惯、性格等。原指动物不断出入的场所,住惯了的地点,后引申为"习俗""习惯",尔后发展为由风俗习惯养成的个人性格和品行。好的品行、德行才是"德性"。既然是源于"风俗",出入的空间,一定有规定的道和路径,有具体的按某一方向走行的路线。古希腊哲学家亚里士多德最先赋予其伦理和德行的含义,所著《尼各马可伦理学》一书是西方最早的伦理学专著。

在中国古代没有"伦理学"一词,19世纪后才广泛使用。它试图从理论层面构建一种指导行为的法则体系,即"我们应该怎样处理此类处境""我们为什么/依据什么这样处理"。因此,"伦理"主要指行为的具体原则。"伦"是中国词源中的类、辈、关系、次序;"理"为道理、原理、条理、法则。"伦理"一词源于西方,我们接受的是西方的词义。西方原本无"道德"特指的词,是由罗马哲学家西塞罗和塞涅卡,作为伦理学的译语,使用了"moralis",由此产生道德这一正式概念。"道"是事物发展变化的规律,"德"是指立身根据和行为准则,指合乎道之行为。道德说明人的品质、原则、规范与境界。"伦理"与"道德",在通常的语境和注释中容易被混用,在伦理学中,它们是有差异的。"道德"表达的是最高意志,主要是一种精神和最高原则;"伦理"表述的是社会规范的性质。道德是伦理的精神基础。一言以蔽之,道德是"你最好这样做,才会受到人们的尊重";伦理是"你必须这样做,否则就会遭到人们的唾弃和谴责";法律是"你必须这样做,否则就会受到实质性惩处或惩罚"。

医学是一种爱人之学、仁道之学,因为医学

是关于"人"的身心健康的学问,医学从来就与伦理学同源。医学伦理学的演变经历了4个重要的历史时期:①希波克拉底时代,医学道德和人们朴素的自然观、道德观相连;②中世纪,以《祷文》为代表的医学道德规范,具有浓厚的神学色彩,医学伦理学以神正论为指导,其表达几乎是宗教教义的具体化;③文艺复兴时期以后,人正论取代了神正论,人道主义开始唤起良知、自由、平等与博爱,从而深刻地影响了医患关系,这是人类伦理思想也是医学伦理学发展的重要时期。按其发展,伦理学分为:希腊罗马伦理学、中世纪基督教伦理学、文艺复兴时期伦理学、近代伦理学、现代伦理学、新行为主义心理伦理学。

器官移植技术的不断发展,也带来了一系列社会问题,这些问题已经成为器官移植健康发展不可忽视的因素。作为一名器官移植医生,在掌握临床技能的同时也必须对相关伦理学问题,甚至对心理学问题以及相关法规及指南有所了解,并将其付诸实践。做到"科学是准则,技术是手段,法律是底线,伦理是境界"。

著名哲学家康德有一句名言:"有两种伟大的事物,我们越是经常、越是执着地思考它们,我们心中就越是充满新鲜、有增无减的赞叹和敬畏:我们头上的灿烂星空,我们心中的道德法则。"斗转星移,时空有序;人和体健,医道无间。无法想象,完全没有道德、伦理、法律约束的器官移植将会是何等混乱的状况。

(陈忠华)

第二节 器官移植的"十大"伦理学原则

一、"非不得已,不得为之"原则

"非不得已,不得为之"原则(necessity)是医生为供者和受者施行器官捐献和移植术所必须遵守的一项最基本原则。医学的目的归纳为"使人类健康而自然地活着"。因此不难将移植学的目的归纳为"在不以牺牲生命质量为代价的前提下,借助于器官移植的特殊手段,扶助机体完成正

常的生命周期"。"挽救生命,恢复健康"是移植学的终极目标。基于器官移植治疗本身的特殊性、困难性和危险性,建议仅在下列情况时才行器官移植:

(1)原发病危及生命。
(2)无法解除的长期痛苦。
(3)无法改善的生命质量问题。
(4)无法改善的持续心理压力。

二、知情同意原则

知情同意原则(well-informed consent)指供、受者均享有知情同意权,尤其是亲属活体器官供者。医务人员必须明确向其告知器官捐献的意义、器官捐献的过程、器官捐献的后果,特别是可能发生的不良后果。供者必须以书面形式表述器官捐献的意愿。至少应在术前知情同意书上签字。

三、绝对自愿原则

绝对自愿原则(absolutely voluntary)指供、受者在无外在压力下的自我选择。尤其是亲属活体供者,应由医务人员通过单独谈话以了解真实动机。并允许保留在手术之前任何时间取消捐献的权利。

我国《人体器官移植条例》第七条规定:"人体器官捐献应当遵循自愿、无偿的原则。公民享有捐献或者不捐献其人体器官的权利;任何组织或者个人不得强迫、欺骗或者利诱他人捐献人体器官。"

四、生命自主原则

生命自主原则(autonomy)指每个人都有选择自己生存方式的权利。这一权利不因个体健康与否而改变。无论医生和供者家属出于何种考虑,都不能替供者或受者本人做出是否应该捐献或接受器官的决定。任何捐献决定都必须由供者自愿做出。医务人员要通过分别谈话加以识别。在实际工作中,虽然潜在捐献者生前同意捐献器官用于移植,但如果其家属强烈反对捐献器官,那也应该尊重家属的意见。然而,一般来说,如果供者生前明确表示过捐献器官的意愿,家属通常不会反对。2005年,英国正式通过法案规定捐献者

生前所立下的意愿家属反对无效。这在我国一时还难以实施。

首先，保证患者能履行生命自主权。无论家属和医生出于何种考虑，都不应该替患者做出选择（处于昏迷或无判断力者除外）。但在很多情况下，患者自身并不能完全自由地选择自己的医疗方式，有时甚至连获悉真实病情的权力也被家庭其他成员剥夺了。事实上对患者病情善意的隐瞒，并不能达到预期的效果。有的患者会因为没有认识到自己病情的严重性而不能很好地配合治疗，使病情进一步恶化；有的则是对自己的病情异常敏感，从而不能保持一种积极健康的心态配合治疗。有时医生和家属认为对患者有利的治疗方案并不能让患者满意，也就是说医生和家属为他们选择的医疗方式、生活方式，并不是他们想要的。无论是器官移植的前期准备，还是术后的抗排斥治疗都需要患者的充分理解和配合。对器官移植治疗后病情的转归及可能出现的并发症都需要患者有足够的思想准备，因而必须由患者自己来选择。医务人员应向所有准备移植的患者详细说明移植的风险及益处，并与其讨论所有常见并发症、某些特殊受者可能具有的额外风险及可能的并发症（即使发生率相当低），并详细记录。特别是移植后感染以及患恶性肿瘤的风险都远大于正常人群，应术前和患者进行交谈。

五、"无害至上论"原则

"无害至上论（primun non nocere；first do no harm）"源于古代 Hippocratic 宣言。自 1954 年 Joseph Murray 实施人类首例双胞胎间活体亲属供肾肾移植以来，现代医学伦理学就没有停止过对活体器官供者"伤害"问题的讨论。因为这是历史上首次对一位健康人实施一个大手术，手术的目的不是为了他自己，而是为了他人的康复。即使是不得已的情况，也要尽量将伤害限制在最小的程度。在操作前向供者解释器官获取的步骤。在具体操作过程中必须尽力避免损伤周围组织及所获取的器官。活体器官移植仅仅在尸体器官无法获得的前提下才能谨慎实施。

此外，在进行尸体器官获取后必须妥善缝合手术切口，保证体表的完整性。而且还要考虑使尸体的外形尽可能保持原状，必要时行专业尸体美容术及善后（火化）过程的妥善处理，如获取角膜须以义眼整容。始终维持死者的尊严。尸体是亲朋好友寄托哀思的载体，不负责任的善后处理有可能导致严重的医疗纠纷及民事诉讼，并直接伤害公众的器官捐献热情。

六、有利原则

健康者有无数个愿望，而患者只有一个，那就是恢复健康。有利原则（benefit）指以人为本，患者利益高于一切。应当制止对患者无利，甚至有害的医疗活动。亲属活体捐献时供者的利益相对较小，但不容忽视，主要体现在捐献者意愿的满足、荣誉感、社会的认同、亲人康复后家庭压力的释放等方面。

七、公平原则

供者短缺是一个全球性的问题，中国也不例外。既然供者数量远远无法满足受者的需要，那么如何秉持公平原则（fairness）公平合理地分配有限的器官就显得尤为重要。本章建议的器官移植器官分配基本原则为：

1. ABO 血型相容原则；尽量采用血型相同，慎用血型不同原则。
2. 病情危重原则；MELD 评分（终末期肝病模型）等，Child-Pugh 分级原则。
3. 登记先后原则。
4. 预后良莠原则（同等条件下，预后好的应优先）。
5. 医学标准原则，如肝癌肝移植的米兰标准和严格扩大的米兰标准。
6. 器官大小匹配原则。
7. 原供、受者所在地的近距离优先原则（亦称缩短冷缺血时间原则）。
8. 本国公民优先原则。

器官分配过程中必须贯彻公平、公正的原则，杜绝暗箱操作。此外，必须避免种族歧视和性别歧视，不可将经济实力或者个人价值、社会地位等作为器官分配的标准。

八、职业精神原则

器官移植是一项特殊的临床应用技术，职业

精神原则（professionalism）指执业者要讲求职业道德，严谨求实，尽职尽责，持续学习和更新专业知识，不断提高业务能力，关爱患者，遵纪守法，这是对现代移植医生职业素养的基本要求。严格遵守准入制和资格认定制，并认真接受定期审查。

中国医师协会道德建设委员会在 2005 年 11 月 28 日举行的第二届会议上，向全国 210 万执业医师发出了《医师宣言》倡议书，推行新世纪的医师职业精神。

《医师宣言》强调将患者利益摆在首位，医师应该秉承公平、认真的原则为患者服务，尊重患者的自主权。

九、隐私保密原则

隐私保密原则（private confidential）指对供、受者个人资料进行严格保密。相关医疗资料不得随意透露给医药厂商及家庭其他成员，除非事先征得患者本人同意。

十、非商业化原则

非商业化原则（non-commercial）指器官捐献行为是纯粹自愿的助人行为，是人类团结和爱心的最高体现，不能用金钱来衡量和交易。但可以考虑由政府或非营利组织设立专项基金对供者做出必要的补偿。例如：对于活体供者在住院期间所造成的误工、交通、营养等费用进行一定补偿；对尸体供者已发生的医疗费、丧葬费进行补偿等。

我国《人体器官移植条例》第三条规定："任何组织或者个人不得以任何形式买卖人体器官，不得从事与买卖人体器官有关的活动。"医务人员不得将来历不明的器官植入人体。第二十一条规定："从事人体器官移植的医疗机构实施人体器官移植手术，除向接受人收取下列费用外，不得收取或者变相收取所移植人体器官的费用：①获取和植入人体器官的手术费；②保存和运送人体器官的费用；③获取、植入人体器官所发生的药费、检验费、医用耗材费。"

（陈忠华）

第三节　现代移植学中的特殊伦理学问题及法规

一、死刑器官移植

死刑者器官用于器官移植源于法国，尔后其他国家和地区也有过零星的尝试，但都因严重的伦理学问题和强烈的社会反对未能持续。我国也曾利用死刑者器官进行器官移植。2010 年起我国开始试行公民逝世后器官捐献，2015 年公民逝世后器官捐献成为我国器官移植唯一的合法来源。

二、医疗机构不得擅自为外国人实施器官移植

我国人体器官移植应优先满足中国公民（包括香港、澳门、台湾永久性居民）需要。医疗机构在为香港、澳门、台湾永久性居民实施人体器官移植前，必须向所在省级卫生行政部门备案，省级卫生行政部门要及时向国家级卫生行政部门备案。

医疗机构及其医务人员不得为以旅游名义来华的外国公民实施人体器官移植。外国居民申请来华实施人体器官移植的，医疗机构必须向所在省级卫生行政部门报告，经省级卫生行政部门审核并上报国家卫生行政部门后，根据回复意见实施。

除《医疗广告管理办法》规定的内容外，医疗机构不得利用任何方式对外发布人体器官移植医疗广告。

医疗机构及其医务人员违反规定实施此类移植的，一经核实，要依法严肃处理，并撤销相应医疗机构人体器官移植专业资质。

三、活体器官移植（捐献）的基本原则及要求

（一）医生

必须遵守上述移植伦理学原则，以患者的利益为出发点，认真审查各个环节，确保供、受者双方的同等利益。

（二）受者

必须明确同意接受其亲属为之捐献器官，并怀感激之情。医务人员不得协助家属进行善意的隐瞒。如父母不愿意接受子女捐献，尽管子女自愿，也不能实施移植。

（三）供者

活体器官移植有其特定的定义：指在不直接威胁供者生命安全和不对健康造成持续性损害的前提下，由健康的成人个体自愿提供生理及技术上可以承受的，可供切取的全部或部分器官移植给他人。绝不以牺牲一个健康的生命为代价来换取另一个生命的健康。如何对待活体器官供者，是整个现代器官移植伦理学的核心。

供者是否愿意捐献出自己的器官，完全是个人问题，应由本人做出决定，任何人都不能对其施加压力，更不能诱导其做出不符合当事人本人意愿的决定。更不能因为当事人在智力或生理方面存在某种缺陷而强迫其捐出器官，哪怕是用来救治自己的直系亲属，这种做法也是极不人道的。

在准备亲属活体供器官的过程中进行一系列的谈话，签署相关协议是必要的程序。但签署了协议，并不意味着不能反悔。原则上说，只要手术没有开始，供者随时有权退出捐献程序。但希望不要出现在最后时刻退出捐献的尴尬局面。因为有些供者之所以反悔，仅仅是出于对自身体验到的医疗环境、医务人员以及手术室本身的恐惧感，并非真的不想用自己的器官来救助自己亲属的生命。对于这样的供者，医务人员应该与其充分交流，努力培养彼此之间的信任。术前向其讲明整个手术过程、术后并发症及手术对机体造成的近期和远期的影响，尽量使他（她）适应医院的环境和气氛。必要时可让其熟悉手术室的环境，或对其进行适当的心理辅导。

（四）医疗机构

能开展尸体供器官移植的单位不一定都能开展活体供器官移植。开展活体移植的单位必须具备全面的技术实力和长期的实践经验，至少有能力对移植后供、受者双方所出现的各种危急情况进行应急处理，包括具备再次移植在内的技术力量和资源实力。2010年以后新增的移植机构，必须向医疗行政主管部门申请增加活体移植资质。

（五）管理机构

开展活体器官移植，还需要有专门的机构予以统一管理。目的是保证活体器官捐献这一高尚行为的纯洁性。杜绝以假器官捐献之名，行器官交易之实。目前主要是亲属活体捐献，可以暂由医院在公安部门协助下负责核查供者身份，并对供者进行一系列严格的评估，包括生理状况和心理状况，以确保供、受者双方的利益。随着活体器官捐献的规模化，应及时成立专门的职能部门实施管理。

四、活体捐献的极限性问题

一个供者最多可捐献出多少种器官或某个器官的多大部分？一个受者最多可从多少位亲属获得多少个器官（如移植后屡遭失败）？"少少易善"应视为基本原则。

五、活体器官移植中子代捐给亲代问题

父母捐献给子女容易接受，子女捐献器官给父母则应慎重。因为子代相对亲代而言，有更漫长的人生道路需要完成，而在此道路上充满各种机遇和挑战（如继续教育、工作竞争、医疗保险等），其健康状况更为重要，非不得已不宜推荐子代给亲代的捐献模式。如以下情况可以考虑实施器官捐献：

1. 感情极度相依。

2. 父（或母）亲是捐献者家庭中唯一的法定监护人，担负监护多名未成年子女的责任，且是家庭中唯一的精神和经济支柱。

若对子代捐献给亲代的事实进行隐瞒，其结果是，一旦知道后对受者造成的心理伤害更大。

六、非亲属活体器官捐献

我国《人体器官移植条例》第十条规定："活体器官的接受人限于活体器官捐献人的配偶、直系血亲或者三代以内旁系血亲，或者有证据证明与活体器官捐献人存在因帮扶等形成亲情关系的人员。"因此，现阶段不可实施非亲属活体器官捐献，否则极易给器官买卖以可乘之机。我国器官移植条例法规禁止器官买卖、中介、交易。医务人员不得参与这类活动并从中牟利，不得将来历不明的器官植入人体。

七、对活体捐献者年龄的限制

我国《人体器官移植条例》第九条规定:"任何组织或者个人不得获取未满 18 周岁公民的活体器官用于移植。"

在美国,绝大多数肾移植中心将未满 18 岁作为肾脏捐献的一项绝对禁忌证。但也有些移植中心认为双胞胎间进行捐献时,即使小于 18 岁也是可以接受的。因为在他们看来,这种移植中受者的预后将会很好,而且由于双胞胎间的关系很密切,当供者看到受者健康状况日益好转时,就会在心理上获得很多益处。然而这种心理上收益的重要性已经受到质疑。

英国医学会认为:要求未成年人活体非自愿捐献不可再生的组织或器官是不合适的。没有任何临床医生会完全任由父母来代表孩子做出决定,因为这些孩子太小,不能了解手术的性质、目的及可能出现的后果。总之,在可否用儿童作为供者(即使是双胞胎间的)这一问题上,存在很大争议。

由于技术的发展以及器官需求的日益增加,现在对于供者年龄的上限不断放宽。在美国,大约 25% 的移植中心对老年供者的年龄没有特别的限制。

八、活体器官捐献中帮助潜在供者选择退出时的"医学托词"应用原则

(一)目的及意义

移植专家应用医学托词是为了协助或引导具有潜在心理压力的活体器官供者退出捐献过程。简而言之,潜供者在拒绝捐献时使用医生提供的"医学托词",从而使他们能在退出捐献时免受"各种道义上的谴责"。

医学托词本质上是为将某个特殊的活体器官供者排除在捐献程序之外而采取的一种不符合,或夸大的解剖或生理原因的医学解释,以掩饰不选择该供者的真实原因。在这些案例中,自愿捐献者往往不愿或不能公开表达自己不想捐献器官的真正原因。

应用医学托词在美国及其他国家的移植中心已经成为评估供者和征求捐献同意过程的一部分。健康认证组织联合委员会最新提议,移植中心必须为不愿意捐献器官的供者提供免受谴责的医学解释。移植中心需应用医学托词确保供者得到有效的保护,从而避免他们在捐献过程中承受现实中或感觉上的压力。"活体器官捐献者的联合声明"提出,实践中应允许捐献者委婉拒绝捐献器官,促进征求同意过程的顺利进行,由捐献者自由决定是否捐献器官。

谨慎地促进捐献者和需要移植的患者尽早地进行交流,这样能最大限度地减轻供者的压力,消除上述提到的需要用医学托词来委婉拒绝捐献的一些问题。

(二)守口如瓶

James Capozzi 和 Rosamond Rhodes 指出,医生说谎可能会引起诸多问题,因为"当人们想隐瞒某些东西时,他们就得时刻留心,以免露馅"。只要他们还活在世上,就不得不继续使用这个托词。另外,使用了医学托词的捐献者可能不得不在以后的家庭或社交活动中不断撒谎,还不得不接受别人的杜撰和添油加醋。如果伪造的健康状况的托词进入了潜在捐献者的医疗档案或被当成他们的家族史而被不断地重述,将会影响到他们未来的健康评估、保险,甚至资格认证。

由活体器官供者引出了一个独一无二的关系,即移植医生面对的不是一个患者,而是两个患者,而且这两个患者处于截然不同的健康状态,其利益有时是相冲突的,移植医生有责任一视同仁。如果潜在捐献者表达不愿捐献的愿望后将面临一些现实风险,医生有义务保护捐献者在退出捐献时免受伤害。为不愿捐献器官的潜在捐献者提供医学托词可能是唯一有效的保护手段。

(三)医学托词的"可推敲-可信服性"

哲学家 Sissela Bok 提出了一个选择合理谎言的原则,她认为合理的谎言必须是"可推敲"和"可信服"的。这就是说,人们在公开场合被问及而且需要为谎言做辩护的时候不应该感到尴尬。此原则的应用不仅有助于减轻说谎者内心的压力和自欺欺人感,而且有助于消除私下的议论。

常规应用医学托词作为支持和提高供者自主性的手段值得移植中心更进一步地积累经验和评估。

九、异种移植问题

在超急性排斥反应和公众担忧的人兽共患传染病均能得到确实控制之前,应明文禁止任何形式的临床异种移植(详见第十二章)。

十、新技术、新药品、新检测手段在临床应用中的问题

在临床开展新技术和试用新药品、新检测手段等应遵守上述知情同意原则和绝对自愿原则。必要时给予经济补偿。不良事件发生时应立即停止。产生不良后果时应予以赔偿。

在对患者进行一些试验性的处理或治疗时,相关内容应该明确告诉患者。潜在受试者有权拒绝参与对他们的健康和治疗有损害的临床试验。

考核一项新技术、新药品或新检测手段是否可行,应从是否"安全、有效、经济"等方面评估。"安全"永远是第一考虑,不得盲目行事。

扩展阅读

头移植为什么不能通过伦理学审查?

头为人之首级,集大脑皮层、高级神经中枢、内分泌调节中枢、生命中枢、眼、鼻、耳、口于一体,并决定人的思想、记忆、人格及个性。而整个身体躯干只是这个核心部位的辅助部件,为之提供循环、呼吸、消化、排泄、生育繁殖及空间运动等功能。因此,"头移植"无论理论上,还是实际上都应称为"全躯干移植",而从移植专业技术上应称为"同种异体头-身连接术"更为准确。

A+B=C理论:当A头部接受B躯干移植后,既不能得到A,也不能得到B的全心身康复。假设全躯干移植技术像现在的肾移植一样成熟,一位钢琴演奏家的头部接受一具来自普通人的躯干,移植后变成一位不会钢琴演奏的C。C显然是一个新的复合个体,即,嵌合体(chimera)。即,A和B都失去了原有的先天遗传属性和后天获得属性。A方的婚姻配偶是否能接受来自B的躯干,可能因人而异(有同种异体阴茎移植成功,但因配偶不能接受而切除的

案例);但B躯干的亲属肯定不能接受一位换成了A头的C。"同种异体头-身连接术"原则上违背了器官移植学"挽救生命,恢复健康"的两大基本原则。显然,创造C的医疗活动已经背离移植学的基本原则。

此外,全躯干移植涉及A、B两个个体的两台"头-身分离术"(断头术、头切除术、全躯干切除术)和一次C个体的"同种异体头-身连接术";前者可能遭受双重谋杀的指控,后者可能遭受双重二次伤害的指控:

设:A,头部完好,但高位截瘫或患肌萎缩侧索硬化(ALS),两者均为全躯干移植的假想适应证;B,躯干完好,但死亡,理想的供体;然而,头-身连接术的核心问题(最大的障碍和科学质疑)是,①能不能解决高位截瘫问题。如不能,实际上等于对A额外实行了一次人为的"高位截瘫术"。众所周知,针对高位截瘫的治疗,目前并没有实质性的进展。②同种躯干具有B完整免疫系统及大量免疫活性细胞,针对同种异体头部的移植物抗宿主反应(GVHR),是术后立刻面临的最严峻挑战。到目前为止,在肝、肾移植中,GVHR死亡率仍高居不下。

除上述伦理学问题以外,手术过程中的外科创伤、头部的缺血再灌注损伤、术后大剂量、长期使用免疫抑制剂的毒副作用、频繁的感染发生率、接受新躯干的心理学问题、高死亡率等,在论证"同种全躯干移植"可行性及风险-受益比时,必须科学、客观地进行评价或否决。

结 语

本章所论述的伦理学问题与我国现阶段器官移植的健康发展息息相关,只有专业人员互相学习、互相监督,加上严格的行政管理才能实践其约束作用。

(陈忠华)

参 考 文 献

［1］Gutmann T，Daar AS，Sells RA，et al. Ethical，legal，and social issues in organ transplantation. Lengerich：Pabst Science Publishers，2004.

［2］唐莉，袁劲，陈忠华 . 论人体器官有偿捐赠的可行性及伦理学问题 . 中华医学杂志，2005，85（4）：279-282.

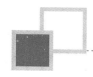

第十二章　器官移植实验动物模型

学习目标

1. 了解动物器官移植模型历史
2. 掌握器官移植模型动物的选取原则
3. 了解移植动物的解剖、麻醉、围手术期管理要点
4. 了解在动物中实施各种器官异位及原位移植手术方式
5. 了解移植相关模型,包括皮肤移植、脑死亡及心脏死亡动物模型

20世纪初血管外科迅速发展,研究者开始尝试大动物器官移植模型,其中犬做出了最突出的贡献(图12-1)。早期研究主要探索各种术式,模型成功多以血流重建为标志。这些实验虽然克服了血管吻合、凝血机制障碍、感染的困难,但在将近半个世纪的时间里,移植的器官最终因排斥反应而未能长期存活。20世纪70年代起,显微外科技术的发展使得各种器官移植操作得以在大鼠、小鼠体内开展。小动物实验不但可以减少研究成本,更重要的是可以使用遗传背景明确的近交系小动物,提高实验结果的准确性和重复性,显著推动了移植免疫学进展。

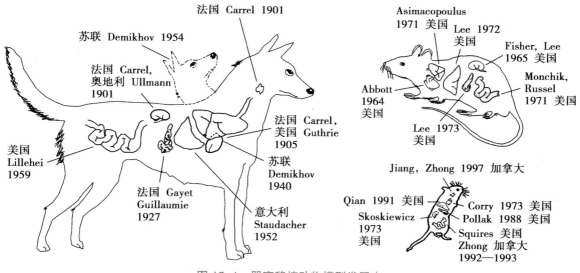

图 12-1　器官移植动物模型发展史

第一节　移植动物模型选取原则

在移植实验中,选取动物需要明确动物的分类概念,遵循一定的原则做出最佳选择。我国《实验动物管理条例》中对实验动物来源、饲养、操作以及环境条件均做出了明确规定。国内外科学刊物在发表涉及动物实验的文章时,都要求作者所在院所伦理委员会出具相关证明。在材料与方法中需要明确描述动物的品种品系、来源批号、年龄性别、体重、等级、数量、饲养方式、实验环境、健康状况、实验处理包括处死方式等内容。

一、动物的类、种、系、群、级

动物按其遗传性状和生活环境被分为 3 类:①自然类动物是在自然界中未经人工培育驯化的动物,其遗传基因、生长、繁育以及所携带的微生物和寄生虫均受控于自然界。代表如猕猴、狒狒。②家养类动物是人类为满足社会生活需求在人居或者农场养殖的动物,与人有密切接触,代表如猪、犬、羊。③实验室类动物是在具有繁育资格的研究院所经过规范的繁殖饲养步骤培育出的动物,其遗传背景明确、携带微生物受严格控制,代表如大鼠、小鼠。

种(species)是指可以相互交配并且后代有繁殖能力的动物。系(strain)是指基因高度纯合的动物,包括近交系(inbred strain),又称纯系动物,经连续至少 20 代的全同胞兄妹或亲子交配培育而成,例如 C57BL/6 小鼠。突变系(mutant)是在近交系的基础上出现某基因纯合突变的品系,常见突变的方式有转基因(transgene)或者基因敲除(knock out)。与该突变系小鼠对应的携带正常基因的纯系小鼠被称为野生系(wild type)。

群(colony)指长期在同一环境中饲养繁殖的一组动物集合体。封闭群(closed colony)又称远交群(outbreed colony),也被称为品种(stock)动物,指在 5 年以上不从外部引进,由同一血缘品种的动物随意非近亲交配,连续繁殖至少 4 代以上的动物种群。代表有 Wistar 大鼠、昆明小鼠等。杂交群(hybrid colony)由不同品系之间杂交产生的后代,具有杂交优势,简称 F1,遗传性状均一,可接受父母的组织移植。

根据动物饲养环境微生物状态,动物等级(level)分类可分为清洁级(clean)、无特定病原体级(specific pathogen free)和无菌级(germ free)动物。

二、选择移植动物模型需要遵循的原则

1. **目的性**　动物实验是为了研究病理机制,验证假设,回答和解决问题。移植模型选择需要考虑移植的器官、研究内容和术式。根据研究者的专业方向,移植实验可有器官特异性。根据研究内容,移植实验可分为免疫相关和非免疫相关类。前者主要研究排斥反应和免疫耐受,术式可采取异位移植,要求使用遗传背景统一的纯系高等级动物,多采用小鼠或大鼠。非免疫相关类课题如欲研究移植器官功能如心肺功能,多采用原位移植,需要应用体外转流设施,宜选用猪、猴等大动物进行。其他如外科术式、器官保存、修复再生、药物代谢、生理变化等研究,对动物品系等级要求不高,可灵活选择。

动物移植模型根据供、受者遗传类型分为同种和异种移植两类。同种异体移植小动物代表有不同品系小鼠之间的移植,例如 Balb/C 小鼠供体心脏移植到 C57BL/6 小鼠受体。大动物模型例如不同个体的恒河猴或者猪之间的器官移植。同种异体移植术后常合并急性排斥反应,多由细胞免疫介导,如不采取免疫抑制措施,移植物只能存活数天。排斥反应的主要攻击目标为主要组织相容性复合体抗原,又称移植抗原,在人类、小鼠、大鼠分别被简称为 HLA、H2、RT1,位于第 6、17、20 号染色体上。同种异体移植也可发生超急性排斥或加速性排斥反应,由体液免疫介导。

用于实验的小动物大都比较年幼,免疫系统未完全成熟而胸腺功能比较活跃。这些近交动物未受过病原体免疫刺激,和人类的免疫系统截然不同。此外小动物 MHC Ⅱ类抗原主要于树突细胞限制表达,而在血管内皮细胞表达较低,因此其器官移植时诱导免疫耐受要比在灵长类容易得多。例如小鼠肝脏移植常自发出现免疫耐受,不适合用于研究排斥反应,而用大鼠肝脏移植模型则同时有耐受和排斥反应的组合。相反因为大动物和人类一样在血管内皮细胞上持续表达 MHC Ⅱ类抗原,因此大动物的器官移植免疫反应

更接近人类。

协调的异种移植受体血清内没有天然存在的抗供体抗体，例如小鼠到大鼠、猴到狒狒的移植。非协调的异种移植供受体亲缘关系较远，受体血液中天然存在抗供体抗原的抗体，例如猪到猴、豚鼠到大鼠的移植。猪血管内皮细胞广泛表达一种半乳糖分子，而灵长类动物体内都预先存在对其的天然抗体。这些抗体结合半乳糖分子后由经典途径活化补体系统，吸引血小板聚集，激活凝血系统并诱导血栓形成，导致在数秒至数分钟之内移植物迅速失功，属超急性排斥反应。

2. **相似性**　为指导临床，选取的实验动物在生理、解剖、功能、代谢，及疾病特点应尽可能接近于人类。人类属于动物界脊索动物门脊椎动物亚门哺乳纲真兽亚纲灵长目类人猿亚目狭鼻次目人猿超科人属人种。动物进化程度越高，其功能、代谢、结构、病理反应就越接近人类，其中非人灵长类动物最具优势，四个家族分别为大猿、小猿、新世界猴和旧世界猴。大猿代表是黑猩猩与大猩猩，小猿包括红毛猩猩与长臂猿。因为猿在智商和情感方面与人类有太多的近似性而且濒危，因此国际法规定禁止大猿类被用于艾滋病和肝炎病毒学以外的研究。新世界猴代表有绒猴和松鼠猴。旧世界猴代表有猕猴和狒狒（图12-2）。

旧世界猴数目相对较多，基因、体型近似人类，在器官移植实验中被广泛采用。猴体重较轻，便于用药、可重复采血，在异种移植耐受方面比猪更有优势。猴类与人类的免疫系统有几个重要的相似点：①MHC I 类抗原高度相似（90%）；②一些细胞因子的基因和蛋白序列几乎相同（93%~99%）；③猴与人抗体之间的相似程度接近不同人个体之间的相似水平；④猴与人的 ABO 血型、血红蛋白、凝血和纤溶因子都很接近。

犬在早期移植研究中被广泛采用，为血管外科培训提供了良机。但免疫学试剂在犬类非常稀少，而且研究发现犬与人的解剖生理存在明显差异，如犬肝静脉具有压力控制瓣膜，对热缺血非常敏感，因此使用其进行肝脏或者心肺移植受一定限制。犬与人关系密切，社会舆论压力使得犬在动物实验中的应用逐渐减少，同时伦理委员会多要求应用种群繁殖犬进行实验，使其应用更加困难和昂贵。

猪相对猴和犬有如下优点：①伦理问题少；②生长发育快、性成熟周期短、繁殖饲养容易、来源充足；③生理、解剖、体重、血压、血流动力学和免疫等指标与人类很相似，人畜共患病较少；④适应实验条件很快，疾病较少；⑤遗传工程容易，方便转基因和克隆等操作；⑥相关免疫工具如单克隆抗体和猪细胞因子已得到广泛研发。利用猪进行移植生理、病理学等方面研究非常适宜，因为猪的器官大小、血流动力学指标与人十分相似，例如用于心脏死亡后供肝脏移植研究。相反大鼠肝脏耐受热缺血可达120分钟以上，移植后仍能存活，实验数据无法有效指导临床。

值得注意的是，在一次对人类和12种脊椎动物的比较基因组学研究发现，除外非人灵长类，与

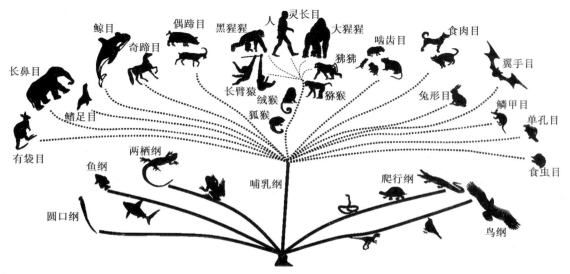

图 12-2　脊椎动物物种分化

人类最亲近的哺乳动物是啮齿类（大鼠、小鼠）。食肉类（猫、犬）、偶蹄类（牛、猪）动物反而较远。从进化角度看，人、鼠和犬有共同的祖先。大约 9 500 万年以前，犬分离成一个独立物种，大约 8 700 万年前，啮齿类与灵长类分离。而黑猩猩则在大约 600 万年前与人类分离。

3. **可靠性** 移植动物实验结果应该特异、可靠地反映干扰因素的效应，从而为临床应用提供有效参考。因此理想的动物模型应该能够被不同时间、地点、人员所重复，甚至可以标准化。为了增强动物模型的可靠性，必须在：①动物品种、品系、年龄、性别、体重、健康状况、饲养管理；②实验及环境条件，季节、昼夜规律、应激、室温、湿度、气压、消毒灭菌；③实验方法步骤，药品生产厂家、批号、纯度规格、给药剂型、剂量、途径、方法；麻醉、镇静、镇痛；④仪器型号、灵敏度、精确度、实验者操作技术熟练程度等方面保持一致，一致性是重现性的可靠保证。

移植实验要尽量选用经遗传学、微生物学、营养学、环境卫生学控制而培育的标准化实验动物，才能排除因遗传差异、细菌、病毒、寄生虫和潜在疾病对实验结果的影响。以研究移植术后最常见的排斥反应为例，只有选用遗传背景明确，具有已知菌丛和模型性状显著且稳定的动物，才能保证实验结果正确可靠，规律可重复。在此方面最佳动物选择无疑是纯系啮齿类小动物。大动物因为缺少纯系动物，存在个体差异，因此实验结果可有较大变异。

杂交猪 MHC 抗原背景无法有效控制，而且实验用猪体重需要控制（20~60kg），因此多选用幼猪，但实验会带来免疫系统发育不成熟的问题。鉴于这些原因，研究者们建立了纯系小型猪种群（miniature pig），例如我国的版纳微型猪，从而既可以在移植模型中控制供受体 MHC 之间的组合，又可使用合适体重的成年猪实验。近交猪最主要的问题是繁殖困难。

4. **易行性** 动物模型方法应尽量容易执行，包括手术和非手术两方面因素，前者包括器械和技术，后者包括饲养繁殖、麻醉、围手术期管理、给药、术后指标观察和相关试剂等方面。小动物的优势是品系丰富、遗传背景清晰、来源充足、年龄性别体重可任选、繁殖容易、便于饲养管理、模型性能显著且稳定。但小动物体型小、血管细，血管吻合操作较困难，术后重复静脉给药困难。猪、犬、猴等大动物外科操作简便，静脉注射给药方便，但麻醉、围手术期管理复杂。

实验小动物性别、体重需选择合理，例如大鼠原位肝移植模型，供体大鼠最好为 200~250g 雄性，低体重大鼠出入肝脏管道过细，高体重大鼠多有脂肪肝，易出现移植肝无功能，受体选择 250~300g 雄性大鼠，能较好耐受大手术。动物器官移植模型中，大鼠心脏异位移植最为简便，只需供体主动脉、肺动脉与受体腹主动脉、下腔静脉两个血管吻合。术后观察也很容易，只需体外触摸移植心跳动。相比肝脏移植则需要肝上、下腔静脉、门静脉、胆总管四个管道的吻合，必要时还需肝动脉重建。肾脏移植需尿路重建，胰腺移植需处理外分泌引流，小肠移植需要造瘘口管理，术后观察多需定期取血检测生化指标。

应用动物模型要考虑解剖因素，适当使用动物解剖便利条件可降低操作难度。例如大鼠肝脏分叶明显，行缺血再灌注、切除再生，或者部分移植实验操作相对大动物容易。此外要考虑实验周期因素，有效控制实验进度。例如异种移植术后因超急性排斥反应发生极快，必须在短期内协调各监测指标的观察。相反慢性排斥反应和免疫耐受的实验周期很长，常需数月至半年方能完成一组实验。再者需要考虑的因素是相关工具，例如研究调节性 T 细胞在移植免疫耐受中的作用最优选择动物为小鼠，因为基因敲除动物、单克隆抗体包括调节性 T 细胞去除抗体在小鼠都可以得到，而其他动物包括大鼠在内目前尚无相关工具。

5. **经济性** 移植实验花费包括购买、运输、检疫、饲养、繁殖、麻醉、手术器械与辅助设备、用药、检测指标等方面。一般小动物的维护成本要远低于大动物，虽然手术操作额外需要显微外科器械，但仔细保养都可以经久耐用，属单次投资。而且小动物体重轻用药量少，对于免疫抑制剂或者单克隆抗体需求量明显少于大动物。需要注意的是有些特殊纯系鼠类动物价格比较昂贵，甚至需要从国外公司订购。对此类研究要做好预实验，可采用同种非纯系动物模拟实验，待一切运转顺利再以纯系动物进行正式实验，减少失误降低成本。

目前大动物移植实验首选的动物是猪，非人

灵长类动物因资源难得、生长缓慢、繁殖力低、需要特殊动物房和饲养条件等因素致成本较高。如需使用纯系微型猪，在正式实验之前可以用杂交幼猪进行预实验。此外，非人灵长类动物的选择要考虑地域因素，我国猕猴的资源相对丰富，而狒狒主要产自非洲，如使用需要进口。同小动物一样，大动物实验更应做好实验设计，条件允许时可采用供受体互相移植，也可以在供体尽量获取最多数量的器官，同时给予多个受体进行移植，从而节约资源。

（刘 浩）

第二节 显微外科器械与技术

显微外科进步对器官移植学的发展起了关键作用。除实验研究外，显微操作对移植医生提高手术技能也很有帮助。显微外科训练必须是系统、规范和渐进性的。即使技术熟练的外科医生也需长期训练才能达到眼－镜－手－械的协调统一。

一、显微外科器械

现代显微手术器械是从眼科器械改良的。特点包括小而精的尖端、轻、平衡感好、渐进式咬合和无反光涂层。显微外科的首要器械是放大镜，根据工作目的，工程师设计出了各种放大倍数（×2~×40）的设备，从最简单的双目放大镜到最高端的手术显微镜。例如大鼠的胸主动脉可在肉眼下进行吻合操作。腹主动脉和下腔静脉可采用双目放大镜（×2.75）操作。股动静脉则需要在手术显微镜（×10）下进行（图12-3）。放大倍数取决于物镜、目镜和电子放大器。倍数越高，景深越浅，工作距离（焦距）越短，光圈越小，光线越暗，操作难度越大。

选择显微镜需考虑：①设备模块化利于快速组合替换；②便于移动；③保持立体视野；④更换放大倍速不必重新聚焦；⑤利用替换物镜可变工作距离 100~400mm；⑥同轴冷光源照明，静动态摄影摄像光线充足；⑦两组目镜供助手或学生使用，屈光度和瞳距调节适应近视程度不同的操作者；⑧摄像接口；⑨固定底座；⑩可调支架，灵活可折叠便于调整方向和角度。显微镜支架有两种，活动式（落地或桌面）和固定式（顶棚和墙壁），都可提供二维移动。

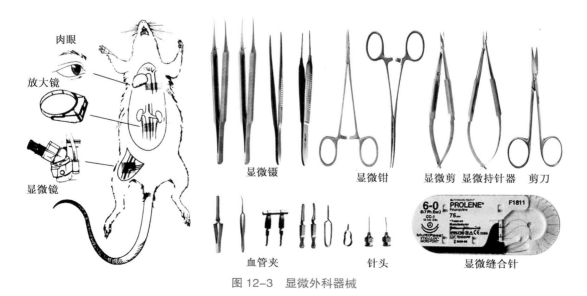

肉眼　放大镜　显微镜

显微镊　　显微钳　　显微剪　显微持针器　剪刀

血管夹　　　针头　　　显微缝合针

图 12-3　显微外科器械

双目放大镜因为轻便、经济、灵活,在一些直径超过 3mm 的血管操作中得到广泛使用,放大倍数从 ×2.25 至 ×8。选择时需要考虑其焦距,如果过近,可能会导致污染。另外是重量,过长过重的设备不适合长时间佩戴。

常用的显微操作器械有镊、钳、剪、持针器、缝合针和血管夹,以及双极电凝器、手术刀、套管、注射器和针头。显微镊编号根据尖端宽度各有不同特点:1 号镊适合抓取线尾。2 号镊为直齿和宽柄,可牢固持取针头且比较灵活,适合初学者练习持针。3 号镊适合做血管畅通实验。4、5 号镊适合处理精细组织。蚊式钳有直、弯两种,适合血管阻断、牵拉线尾等操作。显微弹簧剪只用于微血管分离和切断,切忌剪线或分离肌肉、腱膜。

持针器由咬齿、关节和柄组成。咬齿是尖头圆边,最好是弯头可减少视线阻隔。手柄一般不带扣锁,因为易扭曲针头而且在松开时会增加不需要的动作。夹针位置一般为缝针中、后 1/3 交界处。针与持针器柄之间保持直角,以垂直角度进针以减少组织损伤。

显微缝合针极细,针头断面有圆形、V 形、梯形和三角形,弧度有 1/4、3/8、1/2 圆周制式,针尾采用特殊工艺连接无损伤血管缝合线,多为聚酰胺(尼龙)或者聚丙烯纤维。编号从 5-0 至 11-0,0 越多线越细,拉力越小。包装时缝针固定于线板上,取线时先松开线再抓针,避免扭曲针头或拉断缝线。最弱的部位是针尾与线头连接部,要避免夹持。

血管夹的用处是血管对齐和缝合时暂时阻断血流。理想的血管夹应轻便紧凑,提供均衡压力,既可阻止出血又不损伤血管。拥有合拢器的血管夹可以使血管吻合在无张力的条件下完成。

二、显微外科技术

显微镜下手术要求动作轻柔稳定,采取坐姿,调整座椅至合适高度,使前臂、手腕和手轻松摆平在桌面。两臂自然下垂,两手稍内翻,以拇指和示指夹持显微镊或者持针器。双手和前臂稍外旋,双手全部重量以尺骨承受,靠手腕轻微外旋和内旋完成动作。手势包括手下持法(夹持法)和手上持法(持笔法)两种,拇指、示指和中指协调轻轻挤压完成器械开合动作(图 12-4)。将显微镜打开,调灯光强度。将显微外科器械整齐有序地摆放在易触位置。如需将锐利的器械置入显微镜下时,需将尖端合拢,避免误伤。防止器械尖端互相接触,避免碰到硬物。放下器械时,轻柔将其放置于一柔软海绵垫上。欲调节握持部位时要避免用器械尖端叩击桌面。如果钳尖内面残留小片软组织或者凝血块时,用一小块湿纱布夹持后轻轻拉出。

防抖的关键包括充分休息、避免上肢重体力劳动和运动。避免烟、酒、含咖啡因饮食、劳累、情绪激动和难过、外界干扰。不要操作过久,当遇到困难或者感觉劳累和紧张时可暂停。仔细琢磨解决问题后再继续操作。有耐心、不急于求成,循序渐进,稳步提高才能达到最佳效果。

基本操作包括切开、止血、结扎、分离、显露和缝合。切开原则是显露充分、便于操作、减少损伤。止血包括压迫、结扎、电凝和局部药物等方法。结扎使用器械打结,常用方结、三重结和外科

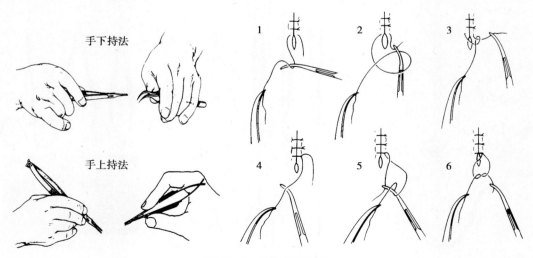

图 12-4 手持器械打结

结,需避免假结和滑结。组织间的分离有刀、剪的锐性分离,也有钳、柄、棉球等钝性分离。手术视野的暴露取决于体位、切口、器械和照明。缝合的原则是等量、对称、平齐、无死腔。缝线选择、打结松紧都要适当。缝合方法根据吻合管径粗细分为间断(2mm以下)和连续(2mm以上)缝合。除缝合外,血管吻合还可采用套管、内支架、望远镜式、套袖法等(图12-5)。

间断法血管吻合按照进针的顺序可分180°缝合法(第1、2针分别位于12点和6点种方位)和120°缝合法(第1、2针分别位于2点和6点种方位)。前者根据针距又可分为6针法和8针法,在不漏血的前提下尽量减少缝合针数。

血管吻合包括端端和端侧两种,待吻合的血管口径差别小于1/5~1/4时,将较小的血管断端轻度扩张后缝合;小于1/4~1/3,将较小的断端45°斜切后再缝合。如差别超过直径的1/2,需采取端侧缝合。吻合需管壁正常,吻合口张力适当无扭曲,轻柔操作避免损伤血管内膜形成血栓。边距为进针点与血管切缘之间距离,取决于血管壁厚度,应为动脉壁的2倍、静脉壁的3倍。针距为各针之间的距离,为边距的1.5~2倍。以直径1mm血管为例,小动脉常缝8针,边距0.2mm,针距0.3mm;小静脉常缝6针,针距和边距稍大。

端端吻合(图12-6):①以剪刀锐性离断血管,如血管痉挛,局部滴注1%~2%利多卡因;

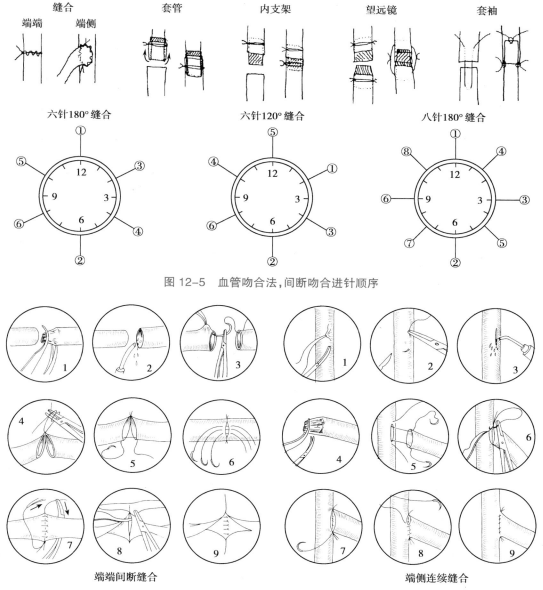

图12-5　血管吻合法,间断吻合进针顺序

图12-6　端端吻合、端侧吻合

②用血管镊夹住血管断端外膜向外牵拉后剪除，以免缝合后血栓形成；③用 0.1% 肝素生理盐水冲洗两断端的管腔排出凝血块；④将血管两端的血管夹拉近，对端靠拢血管；⑤以弯血管镊头轻抵右侧血管断端上壁内部，以垂直角度从外向里进针，顺针弧方向出针；⑥以血管镊夹持左侧血管断端上壁外膜，以垂直角度从里向外进针，吻合两端边距要保持均等；⑦在血管上下极固定两针作为支持线，在血管外侧结扎需轻柔、稳定、慎勿撕裂管壁；⑧在两定点之间根据口径大小适当加针，在缝合最后两三针时，保持血管开放以便观察管腔内部，全缝完后逐一打结；⑨前壁缝毕后，将两端血管夹向上翻转，同法缝合后壁，缝合中随时以平头针伸入管腔，用肝素水冲洗；⑩吻合完毕后，先松远端血管夹，如吻合口有少许漏血，用纱布轻压几分钟即可停止，必要时可在漏血处补缝 1~2 针。如无漏血随即开放近端血管夹。

端侧吻合：上下两端置血管夹阻断侧端血管血流后，以左手持血管镊抓取部分前壁，右手持血管剪刀根据待吻合血管口径大小剪出一椭圆型侧切口，用 0.1% 肝素生理盐水冲洗两断端的管腔。修建端端血管为 45° 斜口，保证修剪后口径与侧端血管壁切口一致。剪去血管外膜，吻合时先于上下两极固定缝合针，然后取上级支持针从上到下以连续法缝合前壁至下极，与下极支持线固定，将端端血管翻转，同法完成后壁吻合。

扩展阅读

显微外科训练步骤：①介绍显微镜，练习器械打结；②低放大倍数下 7-0 丝线缝合橡胶片；③低放大倍数下 8-0 尼龙线缝合橡胶片；④7-0 丝线吻合 1 号硅胶管；⑤8-0 尼龙线吻合 1 号硅胶管，放大倍速由低到高；⑥8-0 尼龙线吻合 2 号硅胶管；⑦9-0 尼龙线吻合 1 号硅胶管；⑧10-0 尼龙线吻合 2 号硅胶管；⑨10-0 尼龙线吻合 3 号硅胶管；⑩大鼠股动脉端端吻合；⑪大鼠股静脉端端吻合；⑫股动静脉瘘端侧吻合；⑬血管移植；⑭心脏移植。

（刘 浩）

第三节 心脏移植模型

心脏移植实验经历了几个阶段，最早期只是为了生理、药理及病理学研究，通常移植部位选择为颈部，偶尔也有腹部和腹股沟部位。1905 年，美国 Carrel 等最早开展犬心脏颈部异位移植，采用端端方式吻合血管。由于缺血时间长，移植心只存活 2 小时。20 世纪 40 年代起，苏联 Vladimir Demikhov 利用犬探索了大量的胸腔内心脏移植术式。之后，研究者逐渐探索将移植心作为一个辅助血泵置于胸腔，与受体全身血液循环相接。随着低温和体外氧合等技术的进展，心脏原位移植成为可能。

1964 年，Charles Abbott 等最早开创大鼠异位心脏移植，由于该术式横断受体腹主动脉和下腔静脉，易引起双下肢瘫痪和尿潴留。1967 年，Tomita 等将血管吻合改为端侧式减少了并发症。1969 年，Ono 等人进一步修订，以连续法缝合显著缩短缺血时间成为标准术式。为降低难度，1971 年，Iver Heron 等以套管法将大鼠供体主动脉、肺动脉分别与受体颈外、颈总动脉端端套合。但术后高发动脉血栓，而且颈部空间较小，周围组织粘连过多，限制供心搏动使冠脉供血不足，易影响实验结果。目前国际上多推荐腹部作为首次移植的部位。

1973 年，Robert Corry 等在大鼠模型基础之上很快建立起了小鼠腹部异位心脏移植模型（图 12-7）。小鼠具有遗传背景简单、单克隆抗体丰富、近交系繁殖顺利等优点，心脏移植具有血管吻合直观、检测心跳方便、排斥反应确切等有利因素，使得小鼠心脏移植模型在移植免疫研究中取得了不可替代的地位。异位心脏移植操作简单，还可在受体动物进行第二次移植，检测受体是否对供体产生特异性耐受。

1. 供体手术 ①麻醉后取仰卧位固定，置于 ×6 倍显微镜下。②腹正中切口入腹，显露下腔静脉，用 1ml 注射器 27G 针头穿刺，推注 0.5ml 肝素生理盐水（100IU/ml）。③剪开胸壁和膈肌，暴露胸腔。穿刺下腔静脉，以 4℃ 肝素水灌注心脏，剪断降主动脉开放流出道，冰屑覆盖心脏降温。灌注至心脏完全停跳，心肌呈半

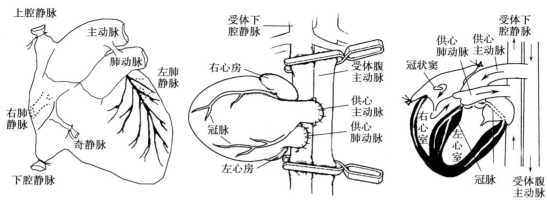

图 12-7　小鼠心脏移植

透明状。④剪开心包,将胸腺组织向上推移,充分显露心脏。于靠近心房处以 5-0 丝线分别结扎并切断下腔和上腔静脉。⑤充分游离主动脉,于头臂干分支近端横断主动脉,将肺动脉在左右分叉处横断。⑥将肺静脉连同心脏后的组织结扎并切断,将供心置于 4℃生理盐水中保存。

2. **受体手术**　①麻醉后备皮固定消毒,置于 ×10 倍显微镜下。②腹正中切口入腹,两侧拉钩固定。③剪开小肠与直肠间的系膜,将小肠推向左上腹以温盐水纱布包裹。④剪开结肠系膜和后腹膜,游离下腔静脉及与其伴行的主动脉。上至左肾静脉分支下方,下至左右髂血管分叉上方约 0.5cm 处。结扎腰动静脉分支、雄性小鼠的睾丸动、静脉。⑤以显微血管夹在游离区近远两端分别阻断腹主动脉、下腔静脉。于腹主动脉前壁根据供心主动脉直径大小作一纵行切口。⑥以 11-0 血管缝合线将供心主动脉和受体腹主动脉端侧吻合(每边 4~5 针)。⑦同法剪开下腔静脉(位置略低于主动脉开口),行肺动脉和下腔静脉端侧吻合,先缝后壁,采用一针连续缝合法(每边 5~6 针)。⑧吻合完毕后,以小棉球压住动静脉吻合口,先开放远端血流,无明显漏血后开放近端。⑨血供开放后,冠状动脉应迅速充盈,供心颜色转变鲜红,一般在 1~4 分钟内复跳。⑩复位肠管,分两层连续缝合关闭腹腔。

> **扩展阅读**
>
> 　因体外循环在小动物中难以实施,小鼠心脏移植为异位,并非生理意义上的心脏移植。其血液循环是受者腹主动脉→供心主动脉→供心冠状动脉→心肌→冠状静脉→右心房→右心室→肺动脉→受者下腔静脉。移植心有充分血供但左室不射血,相当于有血供能节律收缩的肌性器官,而左心室易代偿增生或形成血栓,为改善血流动力学,1994 年,Daniel Steinbrüchel 等在大鼠中采用了人为制造房中隔缺损的办法。1995 年,Yokoyama 等进一步改良,用右心房切口替代肺动脉与受体下腔静脉吻合。

(刘　浩)

第四节　肺脏、心肺联合移植模型

　动物肺脏与心脏移植发展史基本平行。20 世纪初,美国 Carrel 与 Charles Guthrie 最早进行犬心肺移植的动物实验。20 世纪 50 年代,苏联 Demikhov 进行了大量的犬肺脏、心肺联合移植术式研究,为临床肺移植开展奠定了基础。1983 年,Joel Cooper 等采用大网膜包裹气管吻合口、延缓术后激素应用等技术,在一系列动物实验中取得良好效果并成功应用于临床肺移植。1971 年,Panayiotis Asimacopoulos 等最早开展大鼠同种异体肺原位移植,但操作困难、手术时间长、死亡率高,阻碍了大鼠肺移植实验的普及。1989 年,

Mizuta首次应用袖套技术,使肺移植基础研究得到了逐步推广。

一、大鼠左肺原位移植模型

因大鼠左肺为单独肺叶,而右肺则分为4个小叶,目前国内外单肺移植多以大鼠左肺移植模型作为标准。肺动、静脉的吻合和支气管重建采用三袖套法,所有操作均由单人在肉眼直视下独立完成,无需显微镜,但需小型动物呼吸机。

1. 供体手术　①取仰卧位,颈部气管切开插入14G静脉套管,接呼吸机。参数:频率70~90次/min,潮气量2.5~3ml,吸气与呼气比值为1:2,吸入气氧浓度为50%,最大吸入压力<20~25mmHg,呼气末正压2cmH$_2$O。经尾静脉注射肝素100IU。②取腹部正中切口,剪开膈肌,U形剪开双侧前胸壁至锁骨暴露胸腔。离断左下肺韧带,游离肺门,解剖肺动、静脉。③剪断双侧上、下腔静脉,剪开左心耳,经右心室流出道插入18号套管针至左主肺动脉开口处,缓慢(20~40cmH$_2$O)灌注4℃的乳酸林格液至左肺变苍白。④游离左肺动、静脉和主支气管在近心端离断。于吸气末用微血管钳夹闭支气管,使左肺处于半膨胀状态,离断取出左肺,置4℃保存液中。⑤肺动脉、肺静脉和支气管套管分别采用18号、16号、16号静脉留置针套管制作。动、静脉套管由体、柄组成,分别长2.0mm和1.0mm,管体内径分别为1.65mm和2mm。血管翻套管体外壁后以8-0血管线环扎固定。支气管内支架长2.5mm,内径1.65mm,尾端剪成斜形,将其作为内支架植入支气管,5-0丝线固定(图12-8)。

2. 受体手术　①气管插管及呼吸机参数同供体。②取右侧卧位,纱布垫高充分暴露。左胸后外侧切口,切断背阔肌和前锯肌,从第4肋间逐层进胸,4号丝线牵引两侧肋骨暴露胸腔。③离断左下肺韧带,游离左肺动脉,于远端处结扎。挤压排尽左肺余血,直血管钳夹受体肺门,剪去受体肺。离断受体支气管时保留2/3或1/2长度以备吻合。④将供肺置入胸腔。于肺静脉开口上下两极及前后壁中点以8-0血管线缝吊4针,牵引后使静脉口完全张开。套入供体肺静脉套管以6-0丝线固定。⑤以同样的方法吻合肺动脉。⑥清除支气管内的分泌物,于支气管膜部两端悬吊2针,套合支气管。⑦依次开放肺静脉、动脉和支气管,在呼吸机通气下,移植肺由白色变为粉红色,膨胀不良时可适当加大潮气量。⑧以棉签吸净胸腔内液体,留置22G胸腔引流管接负压吸引,3-0血管线间断缝合关闭胸腔,3-0可吸收线分层缝合肌层及皮肤,腹腔注射补液1ml。⑨清醒后拔除引流管,自主呼吸恢复并达到70~80次/min时可脱机拔管。

二、大鼠原位心肺联合移植模型

1985年,Wolfgang Konertz等最早描述大鼠胸腔内心肺联合移植。1987年,Jochum Prop等最早建立了大鼠原位心肺联合移植模型。1990年,Hiraiwa等对该模型进行改进:在动脉吻合前建立内转流通路(左锁骨下动脉至腹主动脉),显著提高了生存率。这种模型中移植心肺血流通路为供体升主动脉→冠状动脉→冠状静脉→右心室→肺动脉→左肺→肺静脉→左心房→左心室→升主动脉→受体降主动脉。

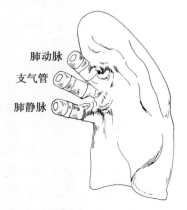
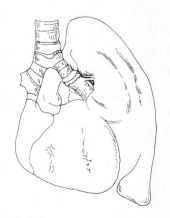

肺动脉
支气管
肺静脉

图12-8　大鼠左肺原位移植

1. **供体手术**　麻醉与准备同单肺移植。①右侧卧位，行左侧开胸术分离肺周韧带游离肺门。②在第3肋间隙结扎并切断左侧上腔静脉和奇静脉。③换至仰卧位后正中切口入腹游离腹主动脉，完全切开胸腔。以4-0线结扎右侧肺门，切除右肺。④下腔静脉内注射肝素100IU/kg。⑤腹主动脉钳夹阻断后插管。切断下腔静脉，通过插管向主动脉逆行灌注冷保存液直至心脏停跳。⑥结扎切断右侧上腔静脉，切断升主动脉和气管，移出供移植心、肺置冰浴盆保存。

2. **受体手术**　①经第3肋间隙行左侧开胸术，以和供体相同方法切除受体自身左肺。②必要时切断奇静脉以分离胸主动脉。游离降主动脉近远两端各置一血管夹，在两夹间切一纵口。③以8-0血管线将供体升主动脉与受体降主动脉端侧吻合。④以7-0血管线行气管连续吻合。⑤以8-0血管线将移植心下腔静脉与受体下腔静脉端侧吻合后开放血管夹。⑥几分钟内供心复跳，将移植物置于受体左侧胸腔，查无出血后逐层关胸。

三、猪心肺联合移植模型

1. **供体手术**　①正中开胸后游离升主动脉、肺动脉和前后腔静脉，在前腔静脉和升主动脉之间高位游离气管。②游离结扎切断奇静脉，打开双侧胸膜，切断肺下韧带。③肝素化3~4mg/kg，结扎切断前腔静脉，肺动脉插管，主动脉根部插冷灌管，阻断主动脉远端，灌注4℃的St.Thomas液（10ml/kg），切开后腔静脉。④经肺动脉插管灌注肺保存液（30ml/kg），灌注压力20mmHg，心脏表面和两侧胸腔浇灌冷盐水，切断后腔静脉及气管，分离后纵隔，整块切除心肺。⑤供心肺置入冰浴盆内，修剪并在右主支气管上一个软骨环处切断气管。

2. **受体手术**　①正中开胸，游离主动脉、肺动脉、前后腔静脉。切开双侧胸膜，肝素化（3mg/kg）。②建立体外循环，灌注流量100~120ml/（kg·min），降温至30~32℃，平均动脉压维持在70~80mmHg。监测血氧饱和度，鼻温达24~26℃时阻断。③在主动脉瓣上方横断主动脉，在肺动脉干中点横断肺动脉，从前腔静脉与右房连接处切开右房壁，靠近房室沟向后腔静脉方向延伸，在接近房室瓣

环处切开房间隔，切开左心房外侧壁，切断头侧左房壁，取出心脏，在两侧肺静脉口中间纵行切开左房后壁，分离至左肺静脉。④制作心包索带以保护膈神经。游离肺门，结扎闭合左支气管取出左肺。同法切除右肺，切除肺动脉残留部分，保留动脉韧带周围组织，防止损伤喉返神经。⑤分离气管血管，切断气管。⑥供体心肺放入受体胸腔，左右侧肺经受体膈神经后通路放入胸腔，在右主支气管上1~2个软骨环处切断供体气管，用4-0血管线连续缝合气管膜部，开始肺通气。⑦以6-0血管线分别吻合前后腔静脉，5-0血管线连续吻合主动脉，同时复温。⑧吻合完毕后逐渐复温至36℃，开放前后腔静脉排气，开放升主动脉，心脏复跳循环逐渐恢复，停止体外循环。呼吸恢复，维持通气。

（刘　浩）

第五节　肝脏移植模型

关于肝移植模型，研究者们长期以来认为是1955年由美国的C.Stuart Welch完成首例犬肝异位移植。但2012年Ronald Busuttil等在美国移

植杂志发文证实意大利的 Vittorio Staudacher 早在 1952 年就报道了犬肝原位移植模型。20 世纪 60 年代，美国 Starzl 等人进行了大量犬肝原位移植研究。但犬与人肝脏的生理结构有很多区别，例如犬肝内存在起着"节流阀"作用的肝静脉周围肌肉组织，另外犬肝对组胺介导的血管收缩效应非常敏感。

1961 年，美国的 Sil Lee 与 Bernard Fisher 开创显微外科缝合技术，但直至 1973 年 Lee 才首次报告大鼠原位肝移植模型。最初不但需门腔体外转流，而且所有血管都需显微缝合。1975 年，Lee 为简化术式取消转流及肝动脉吻合，但无肝期必须短于 25 分钟，技术要求更高。1979 年 Kamada 将袖套法技术应用于门静脉和肝下下腔静脉吻合，缩短无肝期至 15 分钟内，被认为是重要改良。同年 Franz Zimmerman 提出用支架管行胆总管吻合，减少了胆道并发症。二袖套法已成为大鼠肝移植的标准术式（图 12-9）。

1982 年，Rainer Engemann 在 Lee 模型基础上改良并标准化肝动脉吻合的大鼠肝脏移植模型。虽有观点认为肝动脉重建与否对长期存活无影响，但只有重建才符合生理，非重建会引起慢性非特异性炎症，包括胆道上皮的缺血坏死、水肿、增生和纤维化。另有研究表明对于冷缺血时间长的供肝，动脉重建会显著提高生存率。1991 年，美国 Shiguang Qian 等首先报道了小鼠肝脏移植模型。小鼠血管更细，对显微外科技术要求更高。特别是动脉重建的小鼠肝脏移植模型需长期训练。

一、大鼠肝脏移植模型

1. 非肝动脉重建法 供体手术：①取十字大切口入腹。②离断镰状韧带游离肝脏尾状叶。游离肝下缘至左肾静脉平面的下腔静脉，5-0 丝线结扎右肾上腺静脉及腰静脉。③游离结扎剪断右肾动脉，紧贴下腔静脉以 8-0 血管线结扎切断右肾静脉。④游离肝外胆管，于胆总管前壁距肝管汇合部 3mm 处斜行剪开，向肝侧插入胆道支架管（长 5mm，内径 0.7mm，外径 1mm），5-0 丝线结扎固定后离断胆总管。⑤穿刺下腔静脉远端，注入含 100IU 肝素的生理盐水 2ml。⑥结扎切断肝动脉。⑦骨骼化门静脉主干，结扎离断幽门静脉和脾静脉，自脾静脉和肠系膜上静脉汇合处远端以 16G 针头穿刺门静脉，以 2.5ml/min 的速度推注 4℃肝素（12.5IU/ml）林格液。在左肾静脉水平离断下腔静脉。经膈肌进入胸腔剪断下腔静脉。⑧灌洗 6ml 后，分离左右三角韧带与冠状韧带。紧贴肝上下腔静脉缝扎后剪断膈静脉，同法处理食管与肝左叶间交通支。⑨游离供肝时经门静脉再灌注 4ml 肝素林格液，以冷生理盐水浇注供肝表面，剪断门静脉。⑩提起肝下缘略向下拉，紧贴膈肌环下缘剪断肝上下腔静脉，将供肝移入修肝盘。

供肝修整：修肝容器内层保证供肝完全浸泡于保存液，外层装冰块保证低温。血管袖套由聚乙烯塑料管制成，口径略大于血管外径。以 200g 大鼠为例，门静脉内径 1.8mm，外径 2.1mm；下腔静脉套管内径 2.6mm，外径 2.8mm。套管总长

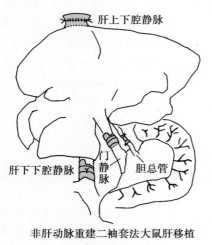

非肝动脉重建二袖套法大鼠肝移植

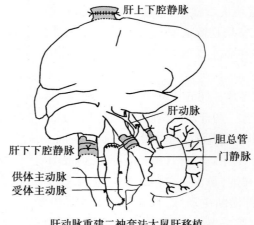

肝动脉重建二袖套法大鼠肝移植

图 12-9 大鼠原位肝移植模型

4mm,包含 2mm 管体及 2mm 管柄,管体外表作数道环形刻痕,以防结扎松脱。管体下缘可建成排齿状,以便固定外翻的血管边缘。

用弯血管钳尖端夹持门静脉袖套管柄,橡皮泥固定血管钳柄于修肝容器上。调整角度使供肝门静脉右侧壁与袖套管柄的长轴方向一致,用两把显微镊穿过袖套管腔,轻提门静脉断端通过套管腔,外翻于套管外壁,将门静脉断端钩于管体下缘排齿,5-0 丝线结扎。同法放置肝下下腔静脉袖套。以 8-0 的血管线在肝上下腔静脉左右两角各缝一牵引线(图 12-10)。

受体去肝:①术前 15 分钟肌注阿托品 0.03mg。取上腹部正中切口进腹。②离断镰状韧带、左三角韧带和肝胃韧带后,游离尾状叶。③解剖左膈静脉,远离腔静脉约 3mm 缝扎左膈静脉但暂不剪断,同法处理食管静脉。④紧贴肝门游离肝外胆管,在左右肝管汇合上方 3mm 处以 5-0 丝线结扎剪断左右肝管。⑤游离肝固有动脉,8-0 缝线结扎剪断。将肝总动脉及胃十二指肠动脉从门静脉后方剥离约 0.5cm,将门静脉游离至幽门静脉水平。⑥游离肝下缘至右肾静脉水平以上的肝下下腔静脉,5-0 丝线结扎右肾上腺静脉及腰静脉。切断右三角和右冠状韧带。⑦撤除麻醉,以 8mm 微血管夹于右肾静脉上方阻断下腔静脉,保留受体侧约 5mm 肝下缘组织,钳夹一把细直血管钳,紧贴该钳下方离断肝下下腔静脉,断端两侧角各缝一针 8-0 血管线。⑧于幽门静脉水平阻断门静脉,开始无肝期。⑨在近肝门处穿刺门静脉,以 30~35℃生理盐水 1~2ml 缓慢灌注肝脏至其变白。⑩以无损伤弯头微血管钳,连带约 5mm 膈肌阻断肝上下腔静脉。紧贴肝脏剪断肝上下腔静脉、左膈静脉和食管静脉,于门静脉左右支分叉处剪断门静脉。

供肝植入:①将供肝右侧 8-0 血管缝线缝合于受者肝上下腔静脉右侧角。②充分暴露肝上下腔静脉后壁,自右向左连续腔内缝合与左侧的牵引线打结。自左向右连续外翻缝合前壁至右侧角。③将受体门静脉血管夹下移,在门静脉前壁剪一小口,以一钩型钝针头向下轻微牵拉。钳夹供肝门静脉袖套管柄,保持血管腔持续冲洗的条件下,迅速套入受者门静脉腔内,5-0 丝线环扎。④移去门静脉血管夹,开放入肝血流,等少量血液及残余气体从供肝下下腔静脉排出后夹闭,松开肝上下腔静脉阻断钳结束无肝期。⑤将供肝肝下下腔静脉袖套管套入受者肝下下腔静脉,5-0 丝线结扎。⑥以 30ml 预热 35~40℃生理盐水冲洗腹腔肝脏复温。⑦提起受者左右肝管残端,于分叉处剪开 1mm,将胆总管支架管套入,5-0 丝线结扎。⑧经阴茎背静脉缓慢推注 5% 碳酸氢钠注射液 2.0ml。⑨以生理盐水冲洗腹腔,2-0 丝线全层缝合关腹。

2. **肝动脉重建法** 供者肝动脉游离的方法:清除腹主动脉周围的结缔组织,结扎脾动脉、胃左动脉、胃十二指肠动脉、肠系膜上动脉和双侧肾动脉,游离肝固有动脉直至腹主动脉。腹主动脉的游离范围自腹腔干上方至肾下水平,修整腹主动脉远端成袖管形。受者在肝下下腔静脉袖套吻合完成后,以连续法用 8-0 血管线将供体腹主动脉远端袖管与受体腹主动脉端侧吻合。通血后在肝门处可看到肝固有动脉的搏动,供肝颜色更加明亮。尚有几种改良动脉吻合术式,选用的吻

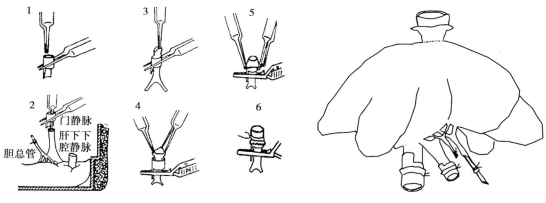

图 12-10 血管袖套

合血管包括腹腔干、肝总动脉、肝固有动脉和右肾动脉。

二、猪肝脏移植模型

1. 供体手术 ①取腹部大十字切口入腹。②游离肝周韧带,解剖第一肝门,于十二指肠球部上缘切断胆总管。③向下游离肝动脉和门静脉分别至腹腔干和肠系膜上静脉与脾静脉汇合处,向上游离至入肝处。④停呼吸机,静脉肝素化(3mg/kg)。⑤经腹主动脉插管,向肝脏行重力灌注4℃保存液,高度1m。阻断腹腔干上方腹主动脉,剪开膈及肝下下腔静脉,肝周置冰屑辅助降温。⑥在胰颈下方游离肠系膜上静脉并插入灌注管,尖端略超过脾静脉汇入处,灌注4℃保存液1 000ml。⑦剪开胆囊排空胆汁,经离断的胆总管断端向肝侧注入4℃生理盐水20ml冲洗胆道。⑧于膈肌环上方离断肝上下腔静脉,远离肝脏依次离断门静脉、肝下下腔静脉,自腹腔干根部切断肝动脉,完整取出肝脏后置于4℃保存液中。

2. 供肝修整 修剪肝上、肝下下腔静脉,保留膈肌环约3mm,4-0无损伤线连续锁边缝合关闭膈静脉,游离肝动脉近侧至腹腔干开口处。门静脉保留灌注管,持续4℃保存液缓慢灌注待吻合前再做修整。

3. 受体手术 ①经右侧颈内动脉和静脉分别插入16G单腔中心静脉导管,连接多功能生理监护仪,监测平均动脉压和中心静脉压,血氧监护仪记录血氧饱和度及心率。14Fr导尿管行膀胱造瘘监测术中尿量。②取腹部肋缘下人字切口入腹,分离肝周韧带,游离门静脉、肝总动脉、胆总管、肝上及肝下下腔静脉,于胆囊管和肝总管的汇合处离断胆总管。③离段肝动脉,受体侧结扎。④以静脉钳阻断门静脉、肝上及肝下下腔静脉,进入无肝期,紧贴肝脏快速离断门静脉、肝上及肝下下腔静脉,移出受体肝脏。⑤将供肝置入受体腹腔,以6-0血管线连续端端吻合肝上下腔静脉。⑥以5-0血管线行门静脉端端吻合。开放门静脉血流,从肝下下腔静脉放血约50ml后夹闭,开放肝上下腔静脉血流,结束无肝期。⑦温盐水冲洗肝脏,检查吻合口及供肝断面无明显出血后,用6-0血管线端端连续吻合肝下下腔静脉。⑧以7-0血管线将供体肝总动脉与受体肝总动脉端端

吻合。⑨以6-0 PDS缝线间断吻合胆总管,于吻合口内放置直径3mm的硅胶支架管,胆管直径小于3mm者采用插管后直接外引流。清洗腹腔,查无出血、胆汁漏后分层关腹。

扩展阅读

1966年,Sun Lee与Thomas Edgington最先报道了大鼠异位肝移植,但后来的临床结果发现此术式有严重缺陷,供肝受腹腔容积限制,而且供受体两肝脏间发生竞争抑制会导致其中之一失去动脉血供和静脉高压,最后萎缩。因此以后绝大多数研究采用原位模型。

(刘 浩)

第六节 肾脏移植模型

与临床移植一样,在动物实验中开展最早的也是肾脏移植。20世纪初,法国的Carrel与奥地利的Ullmann几乎同时开展了犬肾移植实验。经过大半个世纪的探索,1962年,英国的Calne等通过延长犬肾移植存活时间的实验开启了人类同种异体器官移植的先河。自1965年美国Fisher与Lee等人首次报道大鼠肾脏移植模型以来,国内外学者对手术方式不断改进使其日渐成熟。20世纪70年代,美国的Skoskiewicz等成功建立了小鼠肾脏移植模型,采用的策略和大鼠基本一致。1990年,加拿大的Zhong等人改进模型,将成功率提高到90%以上。

一、大鼠肾脏移植模型

目前大鼠肾脏移植方法较多,肾动脉可用端端或端侧吻合,静脉可采用缝合、套扎以及通过临时内支架端端吻合(图12-11)。尿路重建包括供体输尿管–受体膀胱浆肌层隧道术、输尿管端端吻合术,以及供受体膀胱吻合术。静脉吻合和尿路重建是模型的重点难点,也是手术成败的关键。

1. 供体手术 以左肾为例:①取腹正中切口入腹。②钝性分离左肾静脉,以5-0丝线结扎切断左肾上腺静脉,左生殖腺静脉。在肾上下极的

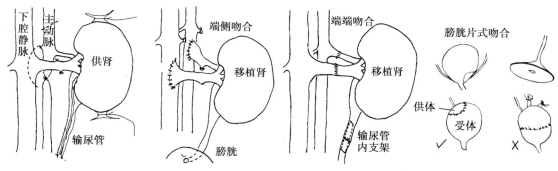

图 12-11 大鼠肾脏移植模型

脂肪组织各留一针支持线。③游离肾周脂肪和结缔组织，钝性分离输尿管至膀胱颈部，保护好输尿管周围结缔组织。④游离左肾血管上下方的腹主动脉和下腔静脉，向头、尾侧各 1cm。结扎切断肠系膜上动脉，右肾动脉和腰动脉。⑤在左肾动脉上方 6~8mm 处以血管钳阻断，以 0.7mm 导管穿刺肾动脉下方的腹主动脉，缓慢灌注 4℃林格液。肾周置以冰屑。灌毕拔管结扎，在主动脉阻断钳和结扎线的远端分别切断腹主动脉。⑥利用支持线向上轻提肾脏，以椭圆形切口带一部分腔静脉离断左肾静脉。⑦尽量靠近膀胱切断输尿管，将供肾置入 4℃保存液中。

2. 受体手术 ①切口同供者。游离左肾血管水平以下的腹主动脉和下腔静脉 2cm，结扎小血管分支。②将供肾以冰盐水纱布覆盖，置于腹腔右侧。在主动脉和腔静脉头尾侧间隔 1cm 距离各置一血管夹，在受体腹主动脉上纵行剪开，长度与供肾腹主动脉端口径相符。以 9-0 血管线连续缝合法行动脉端侧吻合（每边 6~7 针）。③同法完成静脉端侧吻合，用肝素生理盐水保持吻合区湿润。④吻合完毕后同时松开远近端血管夹开放血流。⑤游离并切除受体自身左肾。以无损伤钳钳夹受者膀胱底向尾部牵拉暴露膀胱后壁，在近膀胱颈部切开膀胱后壁 2~3mm。⑥以 8-0 线穿过膀胱前壁后穿出后壁膀胱切口，进入供肾输尿管开口并从其侧壁穿出，然后再通过后壁切口回到膀胱内并通过前壁穿出，拉动缝线将输尿管拉入膀胱内，将缝线松松打结。Z 字形缝合膀胱后壁逐层关腹。⑦受体右肾根据情况可以在手术当时同时切除，或者在术后二次切除。

3. 其他术式 包括：①供左肾在腹腔右侧异位移植。②供肾原位移植，先行受体左肾切除，然后行供受体肾动、静脉端端吻合。尿路重建方式也可采用加内支架的供受体输尿管端端吻合。③供体膀胱片吻合式尿路重建，将供体膀胱沿左输尿管口修剪成一直径约 3mm 的圆形瓣，然后在受体鼠膀胱顶部剪一大小合适的切口，以 6-0 无损伤缝线行全层间断吻合。应避免过大的供体膀胱瓣（1/3~1/2），会造成神经性膀胱功能障碍。④采用供体右肾移植时要注意右肾动脉变异情况。为减少供体动物用量，也可获取双侧肾脏，分别移植于不同受体。还可以采取供体双肾整块获取，行双肾同时移植的术式。

二、猪肾脏移植模型

猪肾脏移植模型宜选体重在 30kg 左右的猪，腹腔内有足够的空间，运输和管理也比较容易。原位移植采用供肾动脉与受体主动脉端侧吻合，因为可以减少动脉血栓而成为首选术式。该术式可能并发症有输尿管漏、下肢截瘫和淋巴管漏。异位移植采用供肾动脉与受体髂内动脉端端或者髂总动脉端侧吻合，因为猪髂动脉比较细小，术后易发动脉血栓。异位移植由于对主动脉游离阻断少并且需要输尿管长度短，因此较少发生截瘫和尿漏。

1. 供体手术 供肾切取可取腹正中经腹腔切口或者侧腹膜外切口。采用正中切口时雌性比雄性更容易，且雌猪肾脏对缺血再灌注损伤的耐受要强于雄猪。如果要维持供体猪存活尤其是将来用该猪做移植受体时，多采用腹膜外横口。此种情况下必须决定获取哪侧肾脏。左肾动脉短，肾静脉长。右肾则相反，而且右肾上腺紧靠肾静脉汇入腔静脉处，影响游离，一般首选获取左肾。

步骤如下：①游离肾周组织分离肾脏血管，可用 2.5% 罂粟碱外滴肾动脉减轻痉挛。结扎并切断肾上腺静脉。②游离肾动脉下方腹主动脉 3cm 以供插管，结扎离断腰动脉分支。③静脉肝素化（200IU/kg）后在肾动脉下方横夹阻断主动脉，经其前壁插管，5~10 分钟内灌注 4℃肝素（500IU/L）盐水 2L。④在肾动脉上方横夹主动脉，靠近腔静脉剪断肾静脉。⑤离断肾动脉时保留其开口周围的主动脉袖片。⑥游离输尿管，尽量保持其周围组织。⑦供肾修整，如果没有主动脉袖片应行动脉成型。⑧左肾静脉过长会扭曲折叠，而且上下两极分支汇合部远离肾门，应剪短后修整为两条血管或静脉成型。

2. 受体手术 ①在供肾植入前切除受体自身肾脏，阻断腔静脉前给予肝素 100IU/kg。②静脉吻合以 6-0 血管缝合线连续法，行肾静脉与下腔静脉或髂总静脉的端侧吻合，也可采用供肾静脉与受体肾静脉或髂静脉的端端吻合。③同法行肾动脉重建。④先开放肾静脉后开放肾动脉血流。⑤尿路重建主要分 3 种术式：输尿管肾盏吻合术、输尿管输尿管吻合术和输尿管膀胱吻合术。⑥用 1-0 线关闭腹腔，3-0 线缝合皮肤。⑦灯照取暖，清醒后拔管，单独笼养。⑧术后可立刻进食水，根据情况给予补液、镇痛、抗血栓、应激性溃疡预防治疗。

三、猴肾脏移植模型

1. 供体手术 ①腹正中切口入腹，游离左侧肾脏及全程输尿管后，游离左肾静脉至下腔静脉，左肾动脉至腹主动脉。②全身肝素化后切取供肾。③体外以 4℃的保存液经肾动脉灌洗供肾，至颜色发白、静脉流出清亮灌注液为止，放置于 4℃的保存液中。

2. 受体手术 ①正中口入腹后先行左侧肾脏切除术，游离受体猴下段腹主动脉和下腔静脉至髂血管分叉水平以上约 3cm。②在手术显微镜下分别以 7-0、8-0 血管缝合线将移植肾静脉与受体下腔静脉、肾动脉与受体腹主动脉行端侧吻合。③开放血流后止血，观察移植肾颜色及泌尿情况，以 7-0 PDS 线行输尿管和膀胱黏膜间断吻合。④关腹前切除受体猴自身右肾。

（刘 浩）

第七节 胰腺、胰肾联合移植模型

胰岛素注射虽然可以延长患者生存，但不能理想控制糖尿病并发症的发展。胰腺移植更符合胰岛内分泌生理，是精确调节血糖代谢的有效措施。1927 年，Gayet 使用导管法建立了犬胰腺移植模型。1957 年，Lichtenstein 首次进行了血管吻合式胰腺移植。1967 年，Largiader 等第一次建立了犬胰腺十二指肠原位移植。1972 年，Lee 等最早建立大鼠胰腺移植模型。

除免疫反应外，胰腺移植的主要问题是外分泌的处理方式，包括胰腺十二指肠移植、带十二指肠片胰腺移植、Roux-en-Y（鲁氏 Y 形）胰腺移植和膀胱引流式。第一种肠引流术式最符合生理，对供胰腺内外分泌功能保留最佳，但可有肠道出血和肠梗阻发生。膀胱引流术式方便以尿淀粉酶检测供胰功能，但有发生电解质紊乱的危险。

大多胰腺移植受者都合并终末期糖尿病肾病，因此也会行肾脏移植。1977 年，Maki 等建立了大鼠胰肾联合移植模型，因应激严重术后死亡率很高。1984 年，Nolan 等改进了模型，但需要间置一段供体腹主动脉仍比较复杂。同年 Marni 等报道另一模型，但需要门腔分流也同样比较困难。因为胰腺与肾脏在供体内解剖位置比较靠近，如果在受体采用膀胱外引流途径，供胰腺和肾脏可以采用整块切取，共用动脉吻合口的术式。

一、大鼠胰腺移植模型

1. 供胰获取 ①取正中切口入腹，解剖大网膜打开网膜囊，切断 Treitz 韧带。②以 6-0 丝线结扎脾门处血管。③在胰腺下缘结扎切断中结肠血管，将其与胰头分离，暴露出肠系膜上静脉，解剖游离十二指肠。在空肠曲分离肠系膜至肠系膜上静脉。④在幽门处切断胃网膜右血管，游离胰腺钩突。⑤在肝门处结扎切断胆总管和肝动脉。钳夹胃壁翻转后结扎切断胃血管。⑥将胰腺翻向右侧在膈肌与左肾动脉之间游离腹主动脉。结扎切断右肾动脉和其他分支。⑦在胰腺下缘结扎切断肠系膜上静脉，通过主动脉推注 5ml 4℃生理盐水。保留腹腔干和肠系膜上动脉切取一段腹主动脉，尾侧结扎头侧开放。⑧在肝门处切断门静脉。⑨切断十二指肠两端后以冷生理盐水冲洗管腔,结扎封闭近端(图 12-12)。

2. **受体手术** ①在受体肾血管水平下将供胰与受体腹主动脉以 8-0 血管线外翻端侧吻合。②同法吻合供体门静脉与受体下腔静脉(腔静脉回流式),血管阻断时间约 20 分钟。③另一种静脉重建方式为供体与受体门静脉端侧吻合,称为门静脉回流,该方法需要在受体肝门处阻断门静脉。虽然门脉回流式更符合胰腺生理,但研究发现其对胰腺移植后长期内分泌功能没有显著影响。④对于胰十二指肠移植,以 6-0 小肠缝合线连续内翻缝合法,将供体十二指肠远端与受体第一个空肠祥行端侧吻合。

如果外引流方式选择十二指肠片法,则需要将供体胰头从十二指肠游离开,要注意避免损伤其血管弓。围绕十二指肠乳头修整保留一片 4mm×3mm 的椭圆形十二指肠壁,需保证两条供应血管。受体采用一针缝合法将肠片与空肠祥吻合,然后以大网膜覆盖。

二、大鼠胰肾联合移植模型

1. **供体手术** ①腹正中切口入腹,脾周留置牵引线。剪开大网膜,将胃与胰腺分离,在幽门环处以 4-0 丝线结扎切断。②结扎切断胃短和胃左血管后,结扎切断食管下端移除断胃。将十二指肠与升结肠钝性分离。围绕十二指肠乳头保留总长度 6mm 的肠管,以 4-0 丝线结扎隔离十二指肠近远端。③在肝门内结扎切断胆总管和肝固有动脉,游离门静脉。④在胰腺远端结扎切断结肠中血管、肠系膜上血管、十二指肠远端和直肠,移除小肠和结肠。⑤切除左肾,牵拉左肾动脉断端结扎线游离腹主动脉。⑥将胰头左牵,游离右肾、输尿管、肝下下腔静脉,结扎切断腰血管,在右肾动脉发出右肾上腺动脉远端结扎切断。⑦在腹腔干上方以血管夹阻断腹主动脉近端,以 23G 导管穿刺在肾动脉水平下方的腹主动脉,灌注 4℃生理盐水 4ml。在分叉处远端切断门静脉。⑧在肾静脉水平下方结扎切断下腔静脉尾侧端,在头侧则尽量靠近肝脏切断下腔静脉。⑨灌毕拔管,在左肾动脉残桩水平上方结扎切断腹主动脉尾端,头端在主动脉血管阻断夹下方切断。最后获得的主动脉段包含腹腔干、肠系膜上动脉以及右肾动脉 3 个分支(图 12-13)。⑩将胰腺和右肾整块移出供体,置于 4℃保存液中。

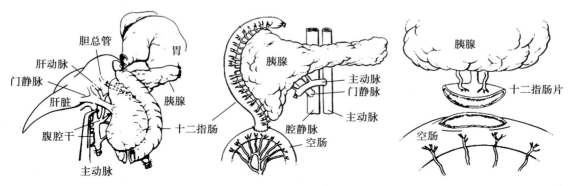

图 12-12 大鼠胰腺移植模型

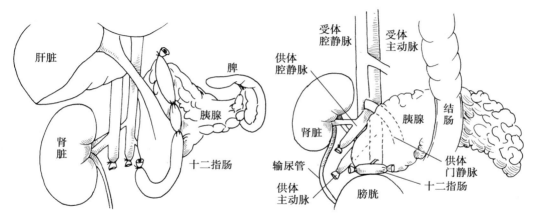

图 12-13 大鼠胰肾联合移植

2. **受体手术** ①正中口入腹,游离左肾静脉至髂血管分叉水平下方的腹主动脉和下腔静脉。以血管夹阻断这两大血管及其分支。②根据供体血管吻合口的大小,在受体腹主动脉和下腔静脉前壁总共开 3 个竖口,肝素水冲洗管腔。③将供胰腺和右肾以冷盐水冰袋包裹,置于受体腹腔左右两侧,以 8-0 血管线连续缝合依次行 3 处端侧血管吻合:首先最下方的是供体受体腹主动脉,其次是供受体下腔静脉吻合位于中间,最后是紧靠第二吻合口上方将供体门静脉与受体下腔静脉吻合。④松血管夹后,胰腺和肾脏血供都得到恢复。⑤以内支架(外径 0.61mm、内径 0.28mm)外加 6-0 丝线结扎法行输尿管 – 输尿管吻合重建尿路。⑥切除受体自身右肾。⑦切除供体十二指肠近远端残桩,修剪注意保留好胰十二指肠血管弓,6-0 丝线连续法将十二指肠片与受体膀胱吻合。⑧切除供体脾脏和受体自身左肾。⑨将供胰尾部置于结肠后方左侧,供肾置于右结肠旁沟,逐层关腹。

扩展阅读

20 世纪 80 年代,美国 Nolan 等采用袖套吻合法简化了大鼠胰腺移植模型。该方法先切除受体左肾,尽量保留供肾血管长度以备血管吻合。血管吻合方式为供胰门静脉(16G)套管和受体左肾静脉吻合,受体肾动脉(20~22G)套管与供胰连带的主动脉端端吻合。

(刘 浩)

第八节 小肠移植模型

小肠移植分为三大类:单独小肠移植、肝小肠联合移植和腹腔器官簇移植。与其他器官比,小肠移植面临更强烈的排斥反应、移植物抗宿主病、脓毒症、淋巴异型增生,以及肠吸收功能不全等问题。

1959 年,Lillehei 等首次报道犬小肠移植。1970 年,Keaveny 等最早建立了猪小肠异位移植模型。1972 年,Kunlin 等和 Zimmermann 等分别建立了猪原位小肠和十二指肠同种异体移植模型。因急性排斥反应移植小肠都很快失活。1988 年,加拿大 Grant 等使用 CsA 成功获得了猪小肠移植的存活,1990 年,同一小组报道了第一例成功的猪肝小肠联合移植。

1971 年,Monchik 与 Russell 等最早建立大鼠小肠异位移植模型。1973 年,Kort 等建立了大鼠原位小肠移植模型。1994 年,加拿大的 Black 等人创建联合结肠小肠移植。1995 年,Kiyochi 等创立了保留外部神经的小肠移植术式。20 世纪 90 年代初,Squiers 等与 Zhong 等分别创建了小鼠小肠移植模型。

一、大鼠小肠移植

大鼠小肠移植模型主要有 5 种:①腔静脉引流的异位小肠移植,供体门静脉与受体下腔静脉吻合,移植的小肠不与受体肠管相通;②腔静脉引流的原位小肠移植,受体切除自身空肠和回肠,移植小肠与剩余肠管断端吻合,静脉吻合方式同①;③门静脉引流的原位小肠移植,肠管吻合方式同腔静脉引流的小肠移植,静脉吻合采用供体门静脉与受体门静脉吻合;④小肠结肠联合移植,供体获取整体小肠、回盲瓣、盲肠与升结肠。受体切除空肠、回肠和盲肠后,与移植肠管近远端分别吻合,供体门静脉与受体下腔静脉吻合;⑤保留外部交感神经的小肠移植,供体小肠获取时,肠系膜上神经节及节后交感神经始终保持贴附于腹主动脉袖管和肠系膜上动脉。

1. **腔静脉引流的异位小肠移植** 异位小肠移植可应用于免疫学研究,术式简单、死亡率低,取活检观察病理变化非常容易。但异位移植因为移植肠道为非功能肠道,因此排斥反应的终点,即移植物失活不确切。相比之下原位移植模型更符合肠道生理学研究,移植肠管内环境包括营养、胃肠液和菌群都和正常肠道相同。此外,受体存活决定于移植肠管的功能,排斥反应的终点明确反映为受体死亡。

(1)供体手术:①腹正中切口入腹后将小肠牵向右侧。分离十二指肠与结肠间的结缔组织至 Treitz 韧带。②将整段小肠顺时针旋转到结肠的头侧,游离中结肠与胰腺分开。③7-0丝线结扎中结肠和回结肠血管支后,游离并切除结肠、盲肠和1~2cm的回肠末段。④以三把蚊式钳将十二指肠向右侧牵拉成"C"字形暴露胰腺,结扎门静脉分支后将其与胰腺分开。⑤结扎切断肾动脉和腰动脉,游离一段包含肠系膜上动脉分支的腹主动脉。⑥阻断腹腔干,结扎幽门静脉和脾静脉。⑦腹主动脉插管,缓缓灌注4℃含肝素(500IU/ml)的乳酸林格液3~5ml。⑧切取小肠和其供应血管,置入4℃保存液中(图12-14)。

（2）受者手术:①游离受者肾下腹主动脉和下腔静脉,以改良Lee式钳或血管夹阻断近远端血流。②以30G针头刺破腹主动脉前壁后纵行切开。在动脉开口稍上方水平将下腔静脉纵行切开,肝素水冲洗管腔。③将供小肠置于受体腹腔左侧,以10-0血管缝合线将供者主动脉袖管与受体主动脉连续端侧缝合。④同法吻合供者门静脉与受体下腔静脉。肠道外置术有4种不同方式:A.移植肠管两端都外置造口,以4针7-0丝线将肠管浆肌层与腹膜缝合,以5~6针5-0丝线将肠管外翻黏膜与皮肤缝合;B.肠管近端封闭,远端造口;C.肠管近端造口,远端与受体回肠端侧吻合;D.肠管近端封闭,远端与受体回肠端侧吻合。

2. 腔静脉引流的原位小肠移植 原位移植供体手术与异位移植相同,因需要移植小肠在术后立刻发挥功能,所以对供小肠的质量要求更严。有损伤的肠管会增加肠内液体丢失、低血容量休克和吻合口瘘的风险。受体手术的血管吻合方式也和异位移植相同。不同的是肠道重建。首先要切除受体空肠和回肠,两侧各留2cm残端。以7-0丝线行全层连续缝合吻合肠管(图12-15)。在吻合口内置一个空心粉支架有助吻合并减少肠腔狭窄的风险,吻合后将空心粉推向远端,会被很快吸收。

3. 门静脉引流的原位小肠移植 该术式模仿肠道生理,但因术式比较复杂只在特殊目的研究中适用,例如与小肠移植后肝肠首过代谢有关的药物研究。供体手术基本同上,注意保留足够长度的供体门静脉和腹主动脉蒂。受体手术在脾静脉和肝门之间游离受体门静脉,以侧夹阻断受体门静脉同时以静脉夹横夹阻断供体门静脉。将移植小肠置于受体腹腔右侧,将供体幽门静脉和脾静脉的结扎端置于受体尾侧。供、受体门静脉行端侧吻合,吻合完毕后开放受体门静脉但不要开放供体端。动脉吻合同前,完成后开放供体门静脉夹,然后开放动脉夹,移植肠管通血。小肠原位吻合同前。

4. 小肠结肠联合移植 此术式不增加排斥

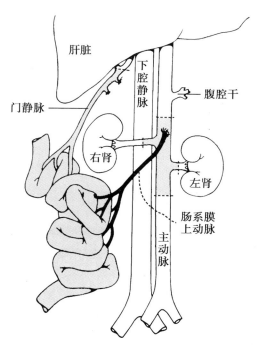

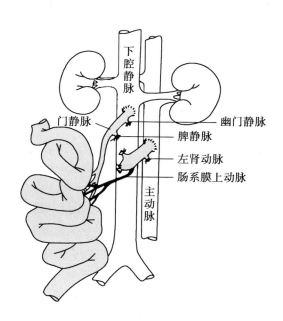

图 12-14 大鼠异位小肠移植

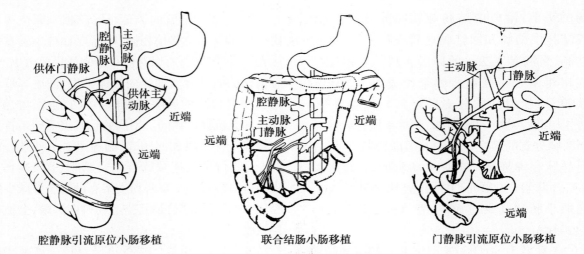

图 12-15　大鼠原位小肠移植模型

反应,但可以减少食物在移植小肠通过的时间,也是临床小肠移植术式之一。供体移植器官包括全长空肠和回肠、回盲瓣、盲肠和升结肠。肠管游离同前,保留肠系膜上动静脉的右结肠动静脉分支以获取升结肠。受体手术血管吻合同前。切除受体自身小肠、盲肠和右结肠血管近端升结肠。吻合口内置空心粉支架,以 7-0 丝线吻合供受体结肠。吻合供体空肠与受体十二指肠。

5. 保留外部神经支配的小肠移植　小肠移植后肠道壁内源性神经得到保存。但发自外部神经节的交感神经都被切断了,会影响移植小肠的一部分功能,包括蠕动、吸收、菌群、胆盐分泌和免疫反应。保留神经术式是研究小肠移植后交感神经支配与移植小肠功能间关系的重要工具,在临床应用中也取得了良好效果。

此术式小肠获取时需要保留门静脉、肠系膜上动脉以及与其相连的一段腹主动脉袖片,同时保留肠系膜上神经节和节后的交感神经轴突,分别贴附于腹主动脉和肠系膜上动脉。肠系膜上神经节有时会联通腹腔干神经节,后者位于腹腔干起始部,因此也需要保留腹腔干周围的组织。该操作的要点有:①避免触碰或游离主动脉前方的组织;②结扎切断主动脉分支的点要与主动脉保持足够远的距离;③避免损伤肠系膜动脉周围组织(图 12-16)。

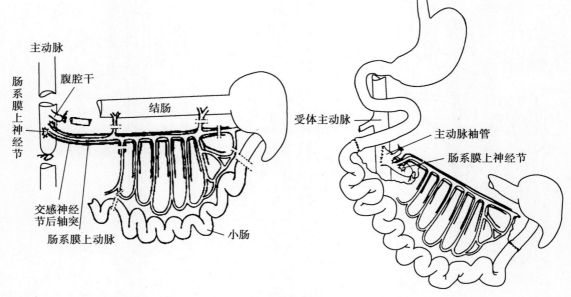

图 12-16　保留外部神经支配的大鼠小肠移植

为减少缺血时间，静脉吻合方式也可以采用套管法将供体门静脉套入受体肾静脉。供体小肠获取时紧贴肝门部剪断门静脉，将其引入外径 2.1mm，内径 1.6mm，长 4mm 的套管内。受体左肾静脉处理同大鼠肾移植模型，以两根 9-0 线牵引受体肾静脉，将供体带套管的门静脉套入。

二、猪小肠移植

1. **供体手术**　①腹正中切口入腹，剪开肠系膜根部暴露系膜静脉血管分支，处理结肠分支，切断、结扎胰十二指肠下血管。②切开十二指肠侧腹膜暴露胰头，游离门静脉及肠系膜上静脉，结扎、离断胰腺分支及脾静脉。③暴露腹主动脉及下腔静脉，离断肾血管。④解剖结肠和胰腺，游离肠系膜上动脉至肠系膜根部。⑤静脉给予 5 000IU 肝素，腹主动脉插管，在膈肌下阻断主动脉，在脾静脉以下切断门静脉。灌注 4℃ 保存液，高度 100cm，压力 9kPa，灌至肠壁苍白为止。⑥如行节段小肠移植，在结肠动脉远端切断肠系膜上动静脉；如行全小肠移植，将全部空回肠、门静脉、肠系膜上动脉连带一段腹主动脉整块切取。⑦将小肠置入 4℃ 保存液中。

2. **受体手术**　①腹正中切口入腹后游离待吻合区血管，如行全小肠原位移植，需要切除受体自身小肠，仅保留 3~5cm 近端空肠和末段回肠。②以 6-0 血管线吻合血管的形式有 3 种：供者肠系膜上动、静脉分别与受体相应血管行原位端端吻合；供者血管分别与受体腹主动脉、下腔静脉端侧吻合；供者血管与受体髂外动、静脉端侧吻合（肠系膜动脉可与髂内动脉端端吻合）。③节段性小肠移植时移植小肠近、远端作腹壁造口。④全小肠移植时，于小肠近端 10~20cm 外置造口，供、受体空肠端侧吻合，供体空肠远端与受体回肠末端行端端吻合。⑤移植肠妥善固定，关闭肠系膜。胃插管造口以备术后给药及灌食，逐层关腹。

（刘　浩）

第九节　器官簇移植

器官簇（cluster）移植，是指保持原来各器官相互之间解剖关系的多器官整块移植。在同时移植 3 个或更多的器官血管重建时只需共用血管吻合。1960 年，Starzl 等率先展开了犬器官簇移植的实验研究，证明了在外科技术上的可能性。1988 年，Gridelli 等通过 35 例猪器官簇移植模型探索了获取、保存以及植入技术。1990 年，Murase 等最先报道了大鼠腹部器官簇移植模型。临床上器官簇移植多用于治疗短肠综合征、小肠广泛切除后全肠外营养导致肝功衰竭或腹部恶性肿瘤多器官受累的患者。

一、大鼠器官簇移植模型

1. **供体手术**　上腹部大十字开口入腹。以一透明塑料薄膜包裹肠管，将肠管推向左侧。游离切开肝脏附着韧带，暴露肝上下腔静脉，向尾侧游离下腔静脉周围结缔组织至左肾静脉水平。结扎切断膈肌静脉、双侧肾上腺静脉和右肾静脉。结扎脾动、静脉后切除脾脏。游离腹主动脉，上至膈肌下至髂血管分叉部。将腹主动脉与下腔静脉和左肾静脉分离。结扎切断除腹腔干与肠系膜上动脉之外的所有动脉分支。从腹后壁游离十二指肠、胰腺和结肠。经阴茎背静脉注射 300IU 肝素，钳夹膈下腹主动脉，在主动脉髂动脉分叉部上方插管，5 分钟内缓慢灌注 4℃ 等渗盐水溶液 10~20ml，压力 50cmH$_2$O，在膈肌上方切断下腔静脉。在腹主动脉阻断钳下方腹腔干头侧端，结扎切断腹主动脉，腹主动脉尾侧在肠系膜下动脉水平上方切断但不结扎，保持袖管开放。尽可能远离肝脏切断肝上、肝下下腔静脉。胃肠道的近、远端分别在贲门和直肠上 1/3 处切断。肠腔冲洗后将供移植器官整块置入 4℃ 保存液中。

2. **受体手术**　腹正中切口入腹，暴露肝上及肝下下腔静脉。结扎切断腹腔干、肠系膜上动脉。游离肝脏和后腹膜贴附的组织后，以与供体相同的方法切除受体腹部器官簇。以 7-0 血管线完成肝上下腔静脉端端吻合（图 12-17）。以 10-0 血管线将供体主动脉袖片与受体肾下腹主动脉端侧

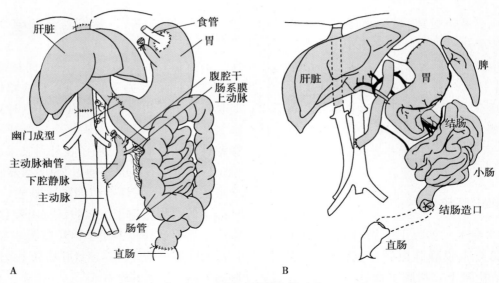

图 12-17 腹部器官簇移植

A. 大鼠腹部器官簇移植；B. 猪腹部器官簇移植

吻合。开放血流，吻合肝下下腔静脉。以 6-0 丝线间断缝合法分别行供、受体胃－胃与直肠－直肠吻合术。以 7-0 非吸收线纵切横缝法行幽门成形术。肝下下腔静脉与主动脉吻合也可以采用套管法以简化术式。套管参考数值分别为主动脉套管（内径 1.2mm，外径 1.7mm）、肝下下腔静脉套管（内径 1.67mm，外径 2.42mm）。如果使用主动脉套管，在受体主动脉需要移植一段 3~4cm 受体胸主动脉以备插入套管。

二、猪腹部器官簇移植模型

1. 供体手术 腹正中切口入腹，需要获取的器官包括肝脏、胃、十二指肠、胰腺、脾脏、小肠和大部分结肠。不必切取肾脏，脾脏最终在受体手术中切除。血管方面腹主动脉保留腹腔干、肠系膜上、下动脉分支、肝上下腔静脉、肾静脉近端的肝下下腔静脉。胃肠道近端于食管和胃交界处切断，远端于肠系膜下动脉末支供应区域以远的结肠切断。牵引肠系膜根部以游离其两侧的后腹膜。腹主动脉从髂总动脉分叉部起全部切取，向近端依次结扎切断腰动脉、肾动脉、肾上腺动脉、膈动脉等分支，只保留腹腔干与肠系膜上下动脉。切断所有肝周韧带游离肝脏，暴露肝上、肝下下腔静脉。此时，所有腹部器官及相应支配血管都应该游离完毕，静脉输注 5 000IU 肝素，全身肝素化。髂总动脉近端插管，在腹腔干头侧端横夹阻断腹主动脉，灌注 4℃乳酸林格液 2L，打开膈肌后切开右心房。最后切断肝上、肝下下腔静脉、腹主动脉近远两端，将器官整块移出，置入冰盆中保存。以 5-0 血管缝合线连续缝合关闭腹主动脉近端。

2. 受体手术 腹正中切口入腹，上至剑突下至耻骨联合。受体自身腹部器官切除基本同供体，不同的是胃肠道远端保留肠系膜下动脉供血区，近端保留食管和 5~8cm 胃底部。除肾动静脉外，受体整体腹部主动脉和下腔静脉分支都需切除。如需要转流，以 18~20G 导管联通股静脉至颈静脉，流速 500ml/min。结扎切断腹腔干和肠系膜上动脉。将受体腹部器官移出腹腔。将供体器官按解剖位置摆好后置入受体腹腔，5-0 血管线连续吻合肝上下腔静脉。将其他器官以湿盐水纱布包裹后牵拉至中线，同法吻合肝下下腔静脉。最后将供体腹主动脉远端袖管与受体肾血管水平以下腹主动脉端侧吻合。移除血管夹，器官通血后迅速停止体外转流。检查吻合口后彻底止血。重建消化道，将供体胃底部与受体胃残端以端端方式吻合。3-0 可吸收线全层连续缝合后外加 4-0 丝线行浆肌层间断缝合。以同样方式吻合供受体结肠。如果将移植结肠远端造口后外置，则需缝合关闭受体远端结肠。

（刘 浩）

第十节　脑死亡和心脏死亡的移植用供体动物模型

目前供体短缺是器官移植面临的最大问题之一。脑死亡和心脏死亡供体捐献器官在移植器官的比例中逐渐提高,如何保护供体,改善供器官质量一直是移植医生关心的课题。通过建立符合或贴近临床实际的脑死亡和心脏死亡供者的动物模型,可以更好地理解其病理生理过程,为移植相关研究提供标准化平台,有利于国内外学术研究探讨和指导临床工作。但是由于脑死亡和心脏死亡是个十分复杂的过程,到目前所有以动物为实验对象的模型只能尽量模仿这一过程而无法完全人为复制。本章分别简述脑死亡动物模型和心脏死亡动物模型。

一、移植用脑死亡动物模型

20 世纪七八十年代,随着欧美等西方国家对脑死亡的接受与立法。脑死亡患者逐渐成为器官移植手术的重要器官捐献来源。移植研究者开始建立脑死亡的动物模型来研究其对供器官功能的影响。2009—2015 年,脑死亡动物模型的文献数量逐年缓慢增加,2016 年后每年发文比较稳定,而且使用的动物类别基本上限于大鼠、猪和灵长类(图 12-18)。2009—2015 年,发表文献中大鼠和猪的使用率最高(分别达到 42.68% 和 30.49%),而且发表的模型文章最多。研究类别排名中,研究脑死亡对心脏、肾脏和肝脏影响的文献排在第二、三、四位(图 12-19)。根据以上分析,不同的动物模型可以用于不同的研究,可以根据研究目的、预算和可获得性等选择适合的脑死亡动物模型。本文根据已发表的文献按照不同动物类型简要说明常用动物:小鼠、猪和大鼠的建模步骤。常用建模方法是增加颅压,一般分为快速增加法和逐渐增加法,大多数研究认为逐渐增加颅压更符合移植供者术前的真实情况,所以目前通常使用逐渐增加颅压的方法建立脑死亡动物模型。

(一)大鼠脑死亡模型的建立

大鼠是最为常用的实验动物之一。在可获

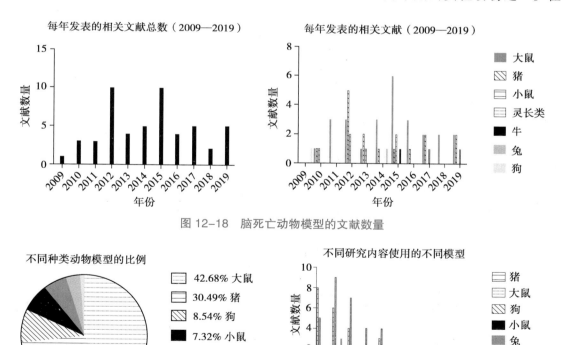

图 12-18　脑死亡动物模型的文献数量

图 12-19　不同种类动物模型的比例及不同研究内容使用的不同模型

得性、理化特性以及经济性方面有着很大的优势。根据文献整理分析显示,其应用广泛,可以用来对移植的各个器官以及各个环节进行研究(图12-20)。

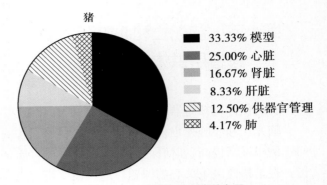

图 12-21 猪脑死亡模型应用

发表的文献提示在评估脑死亡对心脏、肾脏、肝脏、供器官管理以及肺脏有关影响的研究可以选择猪的动物模型

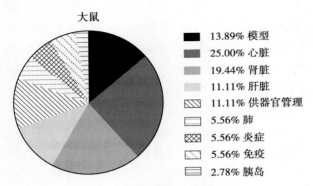

图 12-20 大鼠脑死亡模型应用

发表的文献提示在评估脑死亡对心脏、肾脏、肝脏、供器官管理、肺脏、炎症、免疫以及胰岛有关影响的研究可以选择大鼠的动物模型

1. **实验动物** 成年雄性 200~250g Fisher 大鼠,根据常规指南饲养和照顾。食物和水不受限制。

2. **麻醉与插管** 使用 2% 异氟烷吸入麻醉动物。然后用 16 号导管的塑料套管进行气管插管,并使用容积式呼吸机。通过用四肢导联记录的心电图测量心率。

3. **脑死亡诱导** 切除右侧的头皮背侧区域、颅骨肌和骨膜。在颅骨上钻一个直径 1mm 的洞,以允许 4 号 Fogarty 导管通过,注意不要引起脑损伤。将脑电图(EEG)电极置于颅骨上,并将参比电极置于耳朵上,然后向球囊导管内输注生理盐水 0.5ml,加压 1 分钟。

4. **脑死亡判定** 首先脑电图和反射检查确认无反应,然后是最大程度扩张的瞳孔、呼吸暂停和没有睑反射确认脑死亡。通过左股动脉插管监测动脉血压。

(二)猪脑死亡模型的建立

猪是比较常用的实验动物。在脑死亡领域中最多用于心脏相关的研究,而肾脏、肝脏、供器官管理以及肺脏的相关研究也可以考虑使用(图12-21)。既往文献选择的实验动物包括中国巴马小型猪、切斯特白猪或大约克夏猪。

1. **实验动物选择** 猪的体重为 20~30kg,适应 72 小时,禁食 12 小时。

2. **静脉麻醉与插管** 并用氯胺酮(21mg/kg)、甲苯噻嗪(2.2mg/kg)和阿托品(0.04mg/kg)的肌内组合诱导。然后通过耳静脉导管静脉内给予硫喷妥钠(10mg/kg)用于诱导,并进行气管内插管。

3. **维持与脑死亡准备** 用异氟烷(0.75%~4%)维持通气和麻醉,监测心电图导联,脉搏血氧饱和度和呼气末二氧化碳,并通过评估下颌骨张力、运动和生命体征来确认足够的麻醉深度。放置股动脉和颈外导管用于血流动力学监测、血液收集和给药。

4. **脑死亡的诱导** 左侧顶骨钻孔,并且通过该进入点放置 15cc(1cc=1ml)硬膜外球囊导管和硬膜下颅内压(ICP)监测器。将硬膜下激光多普勒血流探头置于右前额区域。在 30 分钟的休息期后,建立生理基线并通过在 1 分钟内使 15cc 球囊导管充气来诱导脑干疝,模仿占位性病变和最终脑疝的影响。气球保持充气 20 分钟,然后放气。用对侧激光多普勒血流探头和同侧 ICP 导管评估脑疝。

5. **脑死亡的确认** 定义为血流量下降至低于基线的 15%,ICP 持续大于平均动脉压(MAP),固定和扩张的瞳孔。用 100% 氧气预氧合 5 分钟后进行呼吸暂停测试,然后断开呼吸机。测量 PCO_2 的基线水平。在与呼吸机断开 10 分钟后,在将动物放回机械通气之前测量另一水平的 PCO_2。如果与基线相比,PCO_2 增加 20mmHg,则确认脑死亡。脑电图缺乏脑电活动、脑灌注压接近零(颅内压大于平均灌注压)、脑血流量下降证实脑死亡。

二、移植用心脏死亡动物模型

心脏死亡是世界上很多国家法律公认的临床死亡标准。从1995年美国开始实施心脏死亡器官捐献（donation after cardiac death，DCD）以来，其已经成为目前器官移植手术移植物的主要供者来源之一。由于DCD供体天然的长热缺血时间给供器官利用和保护带来很多挑战和困难。近10年来，世界范围内很多研究人员围绕DCD供体的器官保护与修复开展了持久的研究工作。从2009年开始关于DCD模型以及器官保护的相关文章逐渐增多，2014年达到了高峰，近5年保持稳步增长的态势；同时在实验动物模型的选择上基本包括了猪、大鼠、小鼠和犬，其中猪和大鼠模型及有关研究占了相当大的比重（图12-22）。从研究类型上可以看出，肾脏、肝脏、心脏、肺脏是主要的研究对象。猪和大鼠的研究几乎涵盖所有器官，而小鼠主要用来进行肝脏和肺脏的研究，犬主要用于心脏和肺脏的研究（图12-23）。心脏死亡模型的建立方式相对简单易行，下面以猪和大鼠为例作一介绍。

（一）猪心脏死亡模型的建立

猪是最常用的DCD模型动物。国内外的文献分析提示猪的DCD模型涵盖了几乎所有可以移植的器官，2015年以后文献数量逐渐稳定增加（图12-24）。

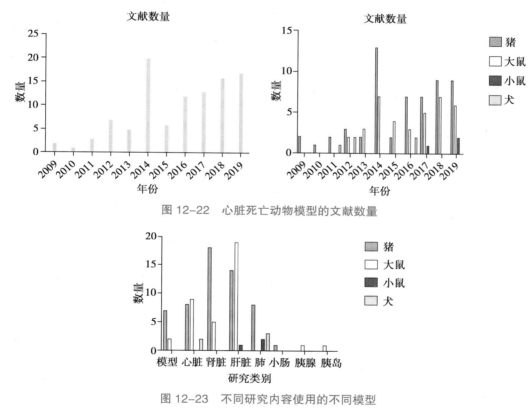

图 12-22 心脏死亡动物模型的文献数量

图 12-23 不同研究内容使用的不同模型

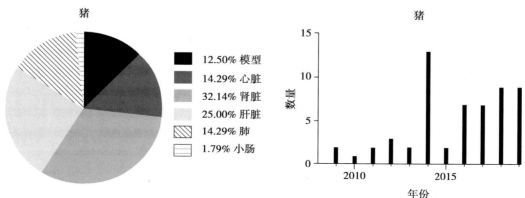

图 12-24 猪心脏死亡模型应用

1. **实验动物选择** 猪的体重为 20~30kg,适应 72 小时,禁食 12 小时。

2. **麻醉** 静脉麻醉然后气管插管。

3. **心脏死亡诱导** 通常有 3 种方法:①消毒铺巾,取胸腹部正中切口,开胸显露心脏,分离心脏冠状动脉左降支、结扎冠状动脉左降支并同时停止呼吸机。监测心率、脉搏、血压、CVP、血氧浓度和二氧化碳浓度等指标的变化。②使用静脉注射氯化钾(75~100mg/kg)诱导心脏停搏。③单纯停止呼吸机后等待观察。

4. **心脏死亡判定** 心搏停止、平均动脉压≤25mmHg,脉压≤20mmHg。无动脉搏动、细小心室纤颤或等电位线为直线。

(二)大鼠心脏死亡模型的建立

大鼠在文献中的使用数量仅次于猪,近 10 年的文献分析显示,大鼠的研究涵盖了肝脏、心脏、肾脏、胰腺以及模型等多个领域,其中以肝脏研究最多,文献数量从 2012 年开始逐年增加,保持稳定(图 12-25)。

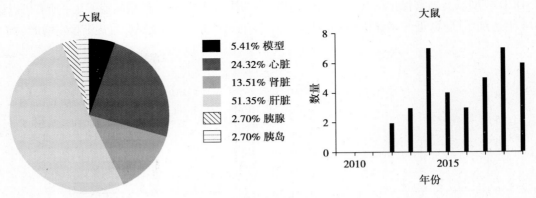

图 12-25 大鼠心脏死亡模型应用

1. **实验动物选择** 成年雄性 200~250g Fisher 大鼠,根据常规指南饲养和照顾。食物和水不受限制。

2. **麻醉** 吸入 3% 的异氟烷诱导麻醉。一旦动物无反应,进行腹膜内注射氯胺酮(75mg/kg)和甲苯噻嗪(5mg/kg)或戊巴比妥钠盐(30mg/kg)等类似的合适麻醉剂,以在余下过程中保持麻醉状态。对脚趾捏合和检查睑反射无反应,确保麻醉深度。

3. **心脏死亡诱导** 最常用的方法是剪断膈肌导致大鼠低血压和缺氧,进一步诱导心脏停搏。还可以使用静脉注射氯化钾(75~100mg/kg)诱导心脏停搏。心电图监测大鼠死亡情况,记录心脏停搏时间。

4. **心脏死亡判定** 无动脉搏动、血压降为零、心电图示波显示为直线。

结　语

作为比较医学的关键手段,动物模型在移植领域被广泛应用于外科术式、器官保存、免疫机制、器官修复、组织再生、药物研发、生理变化等研究。选择模型动物需要遵循目的性、相似性、可靠性、易行性和经济性原则。啮齿类小动物来源广泛、背景清晰、工具丰富、结果可靠,但需要熟练的显微外科技术支持。猪、猴等大动物的特点是解剖近似、操作直接、用药便利、管理方便,但需要雄厚经济支撑及正确伦理指导。异位移植模型多利用供器官血管与受体腹主动脉、下腔静脉端侧吻合重建血流。原位移植模型相对复杂,不同器官各有特点。除外科操作外,移植动物的遗传免疫背景、解剖结构、麻醉和围手术期管理也都是成功建立模型的关键因素。熟悉并掌握动物移植模型的建立,是推动移植科学发展的重要工具。

(成东华)

参 考 文 献

[1] Abott CP, Lindsey ES, Creech O Jr, et al. A technique for heart transplantation in the rat. Arch Surg, 1964, 89: 645–652.

[2] Corry RJ, Winn HJ, Russel PS. Primary vascularized allografts of hearts in mice. Transplantation, 1973, 16 (4): 343–350.

[3] Qian SG, Fung JJ, Demetris AV, et al. Orthotopic liver transplantation in the mouse. Transplantation, 1991, 52 (3): 562–564.

[4] Kamada N, Caine RY. Orthotopic liver transplantation in the rat: technique using cuff for portal vein anastomosis and biliary drainage. Transplantation, 1979, 28 (1): 47–50.

[5] Fisher B, Lee S. Microvascular surgical techniques in research, with special references to renal transplantation in the rat. Surgery, 1965, 58 (5): 904–914.

[6] Thiede A, Deltz, Engemann R, et al. Microsurgical models in Rats for transplantation research. Berlin Heidelberg: Springer–Verlag, 1985.

[7] Timmermann W, Gassel HJ, Thiede A, et al. Organ transplantation in rats and mice: microsurgical techniques and immunological principles. Berlin Heidelberg: Springer, 1998.

[8] Asimacopoulos PJ, Molokhia FA, Pegg CA, et al. Lung transplantation in the rat. Transplant Proc, 1971, 3 (1): 583–585.

[9] Pratschke J, Wilhelm MJ, Kusaka M, et al. A model of gradual onset brain death for transplant–associated studies in rats. Transplantation, 2000, 69 (3): 427–430.

[10] Pomper G, Trescher K, Santer D, et al. Introducing a mouse model of brain death. J Neurosci Methods, 2010, 192 (1): 70–74.

[11] Zens TJ, Danobeitia JS, Chlebeck PJ, et al. Guidelines for the management of a brain death donor in the rhesus macaque: A translational transplant model. PLoS One, 2017, 12 (9): e0182552.

[12] O'Connor K, Delmonico FL. Donation after cardiac death and the science of organ donation. Clin Transpl, 2005: 229–234.

[13] Kearns MJ, Miller SD, Cheung A, et al. A Rodent Model of Cardiac Donation After Circulatory Death and Novel Biomarkers of Cardiac Viability During Ex Vivo Heart Perfusion. Transplantation, 2017, 101 (8): e231–e239.

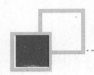

第十三章 器官移植基础与临床研究热点与前沿

第一节 移植免疫耐受

移植免疫耐受是移植人一直追寻的理想目标。成功诱导免疫耐受可以使受者不需长期服用免疫抑制剂,在维持正常免疫应答的同时保证移植器官不发生排斥反应。免疫耐受的基础研究已经取得了令人鼓舞的成果,临床上亦有成功病例报道,但距离实际临床应用尚需克服很多障碍。

一、概述

移植免疫学的核心问题,即以 HLA 配型为代表的供、受者基因差异。而绝大多数的临床移植均在这种条件下施行。此时,宿主抗移植物(HVG)和移植物抗宿主(GVH)的排斥反应均不可避免地发生。因此,术后控制免疫系统便成了整个移植治疗的中心环节。非特异性的免疫抑制治疗以牺牲全身免疫防御能力为代价,使得感染的机会大增。此外,目前常规使用的免疫抑制剂均有不同程度的毒副作用,并且剂量也不易控制。

二、特异性免疫耐受的概念及定义

(一)广义免疫耐受

1. **自身免疫耐受** 机体在胚胎发育过程中逐渐形成的免疫系统在与自体抗原接触过程中,禁闭了所有能与自体抗原发生免疫反应的细胞,从而完善了自我抗原的"登记"过程。这种自体免疫系统不攻击自体组织、细胞的现象被称为自身耐受(self tolerance)。

2. **天然免疫耐受** 在天然情况下,生物间也存在一些相互特异性耐受状态,被称为天然耐受(natural tolerance)。其中最好的例子是胚胎的着床、生长和发育过程。尽管母子之间 MHC 不完全相同,但在孕育过程中母亲也不会排斥胎儿。

人体内,尤其是正常体内含有多种微生物(亦称为正常菌群),一般情况下也不会引起感染,说明免疫系统有可能对某些有益菌株形成天然耐受。

实验观察中亦有同种猪肝移植和某些大鼠肝移植天然耐受的现象。

(二)移植学特异性免疫耐受

随着移植学实验和临床实践两方面的发展,器官移植特异性免疫耐受已逐渐被赋予了一些特定的概念。归纳起来如下:

1. 研究对象为免疫系统已发育完善的个体,即研究对象已具备排斥一切异物的能力,而并非属于易于诱导耐受的胎儿或免疫系统尚未发育完全的新生儿。

2. 供者与受者 MHC 抗原不相同,甚至次要组织相容性抗原也不相同,如 XY → XX。即研究对象为排斥型或强排斥型配对。

3. 以诱导耐受为目的的治疗手段必须为具有"短疗程"和"非持续性"两大特点。

4. 停止治疗后移植物功能长期稳定,病理学检查无排斥反应迹象。

5. 这种免疫无反应性只针对供者抗原存在；对其他外来抗原刺激仍具有良好的免疫应答力。

以上5条可以作为评价临床特异性免疫耐受的客观指标。就实验研究而言，往往还要增加以下3点：

1. 第二次接触相同抗原时无超急排斥反应迹象（通过皮肤移植加以鉴定）。

2. 对第三方抗原刺激仍具有正常反应（皮肤移植）。

3. 能通过淋巴细胞和血清等过继输注将耐受状态转移给另一个正常个体。

目前利用实验室手段成功诱导各种免疫耐受已不足为奇，因而其评价标准也越来越严格。

扩展阅读

综上所述，临床供者特异性免疫耐受的定义可以简化为：免疫成熟个体在接受 HLA 配型不相容的器官移植后，应用诱导短疗程治疗出现的不用药（指免疫抑制剂）、不排斥、不感染的"三不状态"。由此可见，诱导标准的"临床供者特异性免疫耐受"相当困难。因此，Calne 曾提出一个折中的近似耐受"almost tolerance"概念：即将上述"不用药"改为"单一品种、小剂量维持用药"。

"operational tolerance"目前国内译为"操作性耐受"。实际上"operational tolerance"是指"该耐受状态本身正在运行之中"，而不是"人为操控的一种耐受状态"。基于以上所述，免疫耐受具有获得性、活动性、不稳定性、不易确定性等特点。

三、经典免疫耐受研究简介

早在1597年，著名外科医师 Gaspare Tagliacozzi 就曾写到："个体之异为移植之障也。"很难想象是什么原因让这位先哲竟然在个体生物学基础建立3个世纪之前就写下了如此精辟的论断。

（一）Medawar 与移植排斥之谜的揭开

一直以来自体皮肤移植是治疗烧伤的理想方法，但是第二次世界大战期间，自体皮肤移植无法满足大量大面积烧伤患者的治疗，人们不得不开始探讨异体皮肤移植。1942年，Gibson 和 Medawar 将从人体获得的50片皮片移植给一位22岁女性烧伤患者（兄→妹）。由于创面过大，15天后又进行第二批植皮。结果第一批皮片15~23天后坏死；第二批皮片8天后坏死。敏锐的观察和联想力使他们得出结论：移植物的破坏与激活免疫机制有关，二次现象一词也由此产生。该重大发现激发 Medawar 通过一系列的经典实验证实排斥反应的机制是供者抗原激活受者免疫系统而产生的应答反应。循此线索，他带领他的学生 Robert Billingham 和 Leslie Brent 建立了移植免疫学的基础和分支。其中最重要的为揭示获得性免疫耐受的经典实验研究。

（二）Owen、Burnet 和 Medawar 与获得性免疫耐受现象的发现及理论贡献

1. Ray Owen 与生殖器发育不完全的小雌牛现象　雄性异卵双胞胎牛通常在成年后生育正常，但雌性却无生育能力。当时农民们将这种无生育力的雌牛称为"freemartin"。出于发展畜牧业的需要，有学者专门收集和研究 freemartin。1945—1947年，Owen 发现这种异合子双胞胎因在子宫内共用一个胎盘和同一个循环系统，而成为先天性血细胞嵌合体，因而对相互的抗原不构成免疫应答反应。

2. Burnet 的自限性识别理论　Owen 的这一发现得到 Burnet 的高度重视。在1949年再版 *The Production of Antibodies* 时，Burnet 不仅提出抗体形成的新理论，而且还对 Owen 的发现提出了理论解释。他提出：免疫反应在胚胎晚期形成，在这一特定时期内所接触的抗原均被冠以自体标记而被耐受。任何没有冠以此种自体标记的抗原，都会被认为是异己而激活免疫反应。并提出：在这期间如导入任何抗原都将诱导耐受，而且从此不会对其产生免疫反应。这一理论在 Burnet 关于抗体形成的克隆选择理论中得到进一步发展。

3. Medawar 的免疫耐受经典实验　1953年，Medawar 及其同事将 Burnet 理论付诸实验，并肯定该理论的正确性。其设计为：将同种血细胞注入胚胎或新生小鼠体内，待成年后再接受相同供者源的皮肤移植。实验证实不发生排斥反应。"获得性免疫耐受"（acquired immune tolerance）一词由此产生。Burnet 和 Medawar 也因此获得1960年诺贝尔生理学或医学奖。

免疫特赦区

移植外科医生很早就意识到，机体某些部位比其他部位有利于植入移植物。如颅内、眼前房、睾丸等处。总之，是将移植物藏入一处免疫细胞"见"不着的地方，如血脑屏障等。但遗憾的是，进一步研究表明淋巴细胞仍有进入这些所谓特赦区的可能。此外，也因为这些部位的可利用空间十分有限，而且本身具有极重要的功能。由于要想在这些部位引入移植物所付出的代价太大，所以多年来没有产生实际临床应用价值。

母体对胎儿的天然耐受及其研究

前面提到，母体不排斥 MHC 不同的胎儿，这可能是天然耐受现象中最常见的、最普通的例子。对其耐受机制的探讨无疑将有助于设计临床诱导策略。关于这一耐受的假说很多，各有一定的实验支持。

（1）子宫内膜不表达 MHC 抗原：但这一假设在灵长类动物似乎难以成立。

（2）母亲处于免疫抑制状态：虽有观察证明母体怀孕时皮质类固醇激素水平升高，但实际上孕期内细胞、体液免疫监测均正常。

（3）增强性抗体产生：孕期母体产生抗父亲源 MHC 抗体，而且多为非补体结合型。因此可能成为阻断性抗体，从而防止了细胞介导的胎儿排斥反应。

（4）最近发现滋养层细胞表达衰变加速因子（DAF）和膜辅因子蛋白（MCP），有着协同耐受的作用。

（5）胎盘组织没有表达必要的黏附分子，而活化的淋巴细胞要在这些分子的协助下才能穿越氨基葡萄糖及滋养层屏障，进入胚胎循环。

亦有大量实验证明是胚胎成功地让母体免疫系统不致攻击自己。其方式是通过：①减低其反应性；②使之产生无害抗体；③使免疫攻击无效化。

四、移植免疫耐受经典举例

（一）剑桥免疫耐受现象

20 世纪 80 年代初，Calne 发现某些猪在同种肝移植后不用任何免疫抑制剂，移植物可以长期存活不遭排斥。

沿此线索进行研究，Kamada 亦在某些鼠种之间获得同样效应。如 DA → PVG（不同近交系大鼠）大鼠原位心移植 7 天排斥，但同样组合的肝移植则不排斥。如先移植肝，后移植心，两者均不排斥。这意味着肝的不排斥特性亦可以保护另一个器官免遭排斥。肝脏很有可能产生某种因子，参与移植后的免疫调节，使其转向耐受而不是排斥的方向。早年多认为与肝脏合成和释放大量可溶性 MHC Ⅰ 类抗原有关。Kamada 称已提取到引发这种耐受的蛋白质。

剑桥免疫耐受现象的发现，诱发了很多诸如用肝加小肠之类的联合移植实验及临床应用，试图利用肝的这种特性来保护另一个强排斥型移植器官。

（二）匹兹堡免疫耐受现象

匹兹堡免疫耐受现象即微嵌合现象，是由 Starzl 领导的中心发现的。有些肝移植后长期存活的患者，自行停止所用免疫抑制治疗，结果移植肝仍然长期存活，表明机体已对该移植肝产生了耐受。应用 PCR 技术对供者原细胞进行鉴定检查表明：供者型 APC 可以从移植物游出，分散到受者各个部位。包括定居在淋巴器官内。甚至皮肤取材也可以检查出供者型细胞的存在。因此他们将这种微观下的嵌合现象称为微嵌合（microchimerism）。据推测，这些具有展示移植物抗原活性的细胞存在，可能是维持耐受的原因之一。

根据这一发现，Starzl 还进一步指出：HLA 配型虽不能预测尸肾移植或其他器官（如肝脏）移植的预后，然而却能明确预测骨髓移植的结果。这些现象直到微嵌合被发现之后才得到解释。供者白细胞从移植物中游出，在受者体内广泛分布，很多年以后还能检测出这些供者源细胞。在这种微嵌合条件下，宿主抗移植物和移植物抗宿主两种反应都不再发生。这两种反应从前是两个完全不同的概念，但今天学者们认识到它们是相互作用的。这种相互作用引起组织抗原间的双向检测（互相识别）。从而解释为什么 HLA 配型具有盲目性以及为什么不能预测移植的结局。

这一发现曾经刺激了很多试图从外周注入供者细胞制造嵌合体，然后再移植的实验及临床研究。如放射处理＋抗淋巴细胞球蛋白＋供者骨髓细胞输注可以诱导出大动物的同种肾移植耐受。

扩展阅读

嵌合≠耐受

耐受状态下必然有微嵌合现象存在，但微嵌合并不等于耐受状态的存在。就这一点而言是显而易见的。因为无论从理论上和实际观察中都认为，任何带血管的器官移植，只要血流重新建立，移植物和受者之间的双相细胞"移民"就开始进行，并一直维持下去。然而这并不意味着耐受即将形成。相反，正常情况下如不加常规免疫抑制剂治疗，几乎是 100% 排斥；加免疫抑制治疗也有很大一部分排斥，但受到一定的抑制，而仅有一小部分可能出现耐受。也就是说，无论用排斥个体和抑制个体或耐受个体作为研究对象都不排除检测到供者源细胞的可能。因此微嵌合并没有直接回答关于耐受方面的问题。

很多用骨髓细胞和脾细胞输注诱导嵌合体的实验，仅有部分在加免疫抑制剂的情况下方可诱导极少数个例产生耐受（大动物实验）。临床仅处于个别试用阶段，尚未获得明确结果。

（三）费城免疫耐受现象

费城免疫耐受现象是由 Naji 领导的中心发现。其理论基础和实验为：在给糖尿病大鼠胸腺内注入同种胰岛细胞之前，如将外周绝大部分淋巴细胞耗竭（如用抗淋巴细胞球蛋白），此后由胸腺再产生成熟的新一批淋巴细胞会将与其接触过的移植物抗原认作为"自我"，而不去排斥，进而使糖尿病得以纠正。该理论亦称为淋巴细胞"再教育"。实际上是试图让机体再现胸腺在胚胎时期对 T 细胞按其 TCR 进行筛选的过程。

大量实验表明，胸腺内注射抗原确能在小动物中诱导出耐受。但用于大动物时，该方法未能得到应有的结果。就临床而言，因为正常成人胸腺都已发生退化，即使有可能诱导出耐受，其实用价值也比较局限。但在小儿移植治疗中有应用的可能。

五、临床移植免疫耐受的研究进展

临床器官移植免疫耐受不单在诱导方式上存在着困难，而且在耐受状态的诊断上也存在着困难。很多中心都观察到肝、肾移植后自动停药、长期存活、无排斥反应的病例。这些偶然的个案后面可能有一定的必然性，即在免疫抑制剂的长期作用下，移植物抗宿主和宿主抗移植物的反应性质均得到调和。机体逐渐将移植物作为"类自我"（as-self）加以接受。但问题在于要多长时间、有多大可能在一定的时间内形成耐受，并且可以停药。

1. 耐受病例的客观存在是对临床用药策略的质疑。如果将移植后 10 年的患者全部停药，已经耐受的比例一定比想象的还高。由此推论，目前的免疫抑制用药具有相当的盲目性，至少包括：①种类过多；②时间过长；③剂量过大。

2. 到目前为止，还没有能明确诊断耐受状态是否存在的手段。因此，不得不普遍盲目用药。前面对临床移植免疫耐受所下的定义中很重要的一条为：停药后不排斥。这在理论上是正确的，但实际应用时却不可能。因为必须"确定不再排斥"后才能停药。在活体肝移植研究中，有几家中心根据临床多项指标试行停药，获得初步经验。但因为风险太大，在新技术尚未成熟之前仍建议谨慎使用维持量的免疫抑制治疗。

六、免疫耐受临床研究的局限性

免疫耐受的定义主要包括 4 个内容：①移植物长期存活且功能正常，停用免疫抑制剂；②体外实验证实无供体特异性免疫反应；③移植物组织学表现正常；④（动物实验中）受体对来自同一供体二次移植物耐受，对第三方移植物排斥。但是免疫耐受的临床研究，尤其是回顾性研究中，通常只能以上述第 1 条内容作为判断耐受的标准。

免疫耐受临床研究的局限性在于：①移植物

功能稳定多长时间才能判断为免疫耐受,尚缺乏统一标准;②临床常规检查手段对移植物损伤不敏感,可能有损伤而无法发现排斥;③移植物损伤可能由其他疾病导致而并非免疫排斥,可能免疫耐受者因其他原因导致移植物损伤而被排除。

免疫耐受临床研究的难点在于:①临床免疫耐受发生概率很低;②诱导耐受的免疫学障碍较多,包括反应性 T 细胞及 TCR、免疫记忆(记忆性 T 细胞)、自稳增殖等;③缺乏预测免疫耐受的标志物及有效检查手段。

七、临床肾移植免疫耐受研究进展荟萃

1. 1975 年,Owens 等最早报道临床移植免疫耐受现象。建议耐受者在发生排斥时才需再次用药。

Owens ML, Maxwell JG, Goodnight J, et al. Discontinuance of immunosuppression in renal transplant patients. Arch Surg, 1975, 110(12): 1450–1451.

2. 1980 年,Zoller 等报道临床免疫耐受现象。但不建议受者停药,如发现受者自行停药,即使肾功能正常也需再次用药。但停药 3 年以上功能仍正常者可不再用药。

Zoller KM, Cho SI, Cohen JJ, et al. Cessation of immunosuppressive therapy after successful transplantation: a national survey. Kidney Int, 1980, 18(1): 110–114.

3. 1993 年,Starzl 报道了 5 例肾移植受者停用免疫抑制剂,肾功能维持正常 27~29 年。

Starzl TE, Demetris AJ, Trucco M. Chimerism and donor specific nonreactivity 27 to 29 years after kidney allotransplantation. Transplantation, 1993, 55(6): 1272–1277.

4. 2009 年,Knechtle 用折中方案诱导耐受,停用大部分但不是全部的免疫抑制剂。方案:阿仑珠单抗(CD52 单抗)诱导 +60 天 Tac+ 长期 SIR, 8/10 受者成功停用其他药物,仅长期用 SIR。

Knechtle SJ, Pascual J, Bloom DD, et al. Early and limited use of tacrolimus to avoid rejection in an alemtuzumab and sirolimus regimen for kidney transplantation: clinical results and immune monitoring. Am J Transplant, 2009, 9(5): 1087–1098.

5. 2007 年,Brouard 等发现了与耐受相关的

49 个基因,其中 33 个基因对耐受和慢性排斥反应的特异性分别达到 99% 和 86%。

Brouard S, Mansfield E, Braud C, et al. Identification of a peripheral blood transcriptional biomarker panel associated with operational renal allograft tolerance. Proc Natl Acad Sci U S A, 2007, 104(39): 15448–15453.

6. 2010 年,Newell 等发现免疫耐受患者区别于免疫抑制治疗中肾功能稳定受者的 30 个基因,其中 23 个基因为 B 细胞特异性。

Newell KA, Asare A, Kirk AD, et al. Identification of a B cell signature associated with renal transplant tolerance in humans. J Clin Invest, 2010, 120(6): 1836–1847.

7. 2006 年,Massachusetts General Hospital 首次报道成功诱导肾移植耐受。6 例多发性骨髓瘤并肾衰患者,同时接受骨髓移植和肾移植,之后接受供体淋巴细胞输注作为肿瘤治疗方案之一。移植肾均存活 10 年以上,其中 3 例骨髓瘤完全缓解。

Fudaba Y, Spitzer TR, Shaffer J, et al. Myeloma responses and tolerance following combined kidney and nonmyeloablative marrow transplantation: in vivo and in vitro analyses. Am J Transplant, 2006, 6(9): 2121–2133.

8. 2008 年,该课题组研究了不合并恶性肿瘤的肾移植受者,给予骨髓移植联合肾移植,移植前进行环磷酰胺 + 胸腺照射 + 抗 –CD2 单抗治疗,移植后进行暂时的 CsA 或 Tac 治疗。其中一例因早期体液排斥反应致移植肾丢失,其余 4 例均成功停药,保持移植肾功能正常 2~5 年。

Kawai T, Cosimi AB, Spitzer TR, et al. HLA-mismatched renal transplantation without maintenance immunosuppression. N Engl J Med, 2008, 358(4): 353–361.

9. 2008 年,Stanford 大学也报道了肾移植联合造血细胞移植诱导免疫耐受。

Scandling JD, Busque S, Dejbakhsh-Jones S, et al. Tolerance and chimerism after renal and hematopoietic-cell transplantation. N Engl J Med, 2008, 358(4): 362–368.

10. 2012 年,Stanford 大学报道了诱导肾移植免疫耐受。方案:全淋巴照射 + 抗胸腺免疫球

蛋白 +CD34$^+$ 造血干细胞输注，共 16 例，其中 15 例成功诱导嵌合体无 GVHD，其中 8 例受者停用免疫抑制剂 1~3 年未发生排斥。

Scandling JD, Busqueb S, Dejbakhsh-Jonesc S, et al. Tolerance and withdrawal of immunosuppressive drugs in patients given kidney and hematopoietic cell transplants. American Journal of Transplantation, 2012, 12（5）: 1133-1145.

11. 2013 年，一项来自 Immune Tolerance Network 研究表明，尽管通过组合，HLA 错配的肾移植加骨髓移植仅能诱导一过性嵌合，但在部分患者中可以诱导长期稳定的耐受。

Kawai T, Sachs DH, Sykes M, et al. Immune Tolerance Network. HLA-mismatched renal transplantation without maintenance immunosuppression. NEJM, 2013, 368（19）: 1850-1852.

12. 2017 年，Chenouard A 等发现，肾移植活动性免疫耐受患者 Tfh 细胞显示出修饰的基因表达谱，不能产生白细胞介素 -21，并且不能通过幼稚 B 细胞诱导 IgG 产生，浆细胞缺乏。

Chenouard A, Chesneau M, Bui Nguyen L, et al. Operational tolerance is associated with a defect of blood Tfh cells that exhibit impaired B cell help. Am J Transplant, 2017, 17（6）: 1490-1501.

--- 扩展阅读 ---

克隆清除 + "旭光"方案（clonal deletion and drug added when needed, CD+DAWN）诱导临床移植"几乎耐受"简介：

1. 供者特异性免疫源细胞输注（DST 或干细胞），刺激克隆增殖。

2. 应用硼替佐米（bortezomib）或全淋巴照射，清除增殖克隆。

3. 肾移植。

4. 尽量不用或少用免疫抑制剂。

5. 密切观察肾功能，必要时加用或加量。

一组 22 例，临床观察 1.5~2.5 年，仅用维持量激素；另一组 69 例，观察 13.3 月，58% 恢复常规用药；33% 仅用激素，9%（n=6）完全不用免疫抑制剂。

八、临床肝移植免疫耐受研究进展荟萃

1. 2005 年，Miami 大学报道，通过输注骨髓细胞来诱导肝移植耐受，发现输注骨髓细胞对于排斥或耐受的发生率几乎没有影响。

Tryphonopoulos P, Tzakis AG, Weppler D, et al. The role of donor bone marrow infusions in withdrawal of immunosuppression in adult liver allotransplantation. Am J Transplant, 2005, 5（3）: 608-613.

2. 2007 年，Pittsburgh 大学报道了 1992—2006 年肝移植临床耐受资料。19% 的肝移植受者停用免疫抑制剂，其中 29% 的受者后来发生了急性排斥反应。

Mazariegos GV, Sindhi R, Thomson AW, et al. Clinical tolerance following liver transplantation: long term results and future prospects. Transpl Immunol, 2007, 17（2）: 114-119.

3. 2007 年，Kyoto 大学报道，15%（87/581）儿童肝移植受者停药，其中 54 例主动停药，33 例因 EBV 感染而被动停药。发现耐受者外周血 CD4$^+$CD25$^+$T 细胞增加。

Koshiba T, Li Y, Takemura M, et al. Clinical, immunological, and pathological aspects of operational tolerance after pediatric living-donor liver transplantation. Transpl Immunol, 2007, 17（2）: 94-97.

4. 2007 年，Alberto Sanchez-Fueyo 在欧洲开展的一项研究，发现肝移植耐受者编码 γ/δT 细胞和 NK 细胞受体的基因表达增加，外周血 CD4$^+$CD25$^+$T 细胞增加。

Martinez-Llordella M, Puig-Pey I, Orlando G, et al. Multiparameter immune profiling of operational tolerance in liver transplantation. Am J Transplant, 2007, 7（2）: 309-319.

5. 2012 年，在一项父母活体捐献儿童肝移植撤除免疫抑制的研究中，20 名中有 12 名停用免疫抑制剂，维持正常的移植物功能达长达 35.7 个月（中位数）。停用免疫抑制剂 2 年以上随访活检显示与基线活没有显著变化。

Feng S, Ekong UD, Lobritto SJ, et al. Complete immunosuppression withdrawal and subsequent allograft function among pediatric recipients of parental living donor liver transplants. JAMA, 2012, 307(3): 283-293.

6. 2016年，部分肝移植受者可以成功地停用免疫抑制剂，停药后肝活检显示门静脉浸润扩大，移植物中浸润的 CD4$^+$T 细胞中，Foxp3$^+$ 调节性 T 细胞的数量在停药后 1 年显著增加，然后在第 3 年降至停药前水平。

Sawitzki B. Liver transplant patients with operational tolerance: what can the graft itself tell us? Am J Transplant, 2016, 16(4): 1049-1050.

7. 2016年，另一项研究使用基于调节性 T 细胞的细胞疗法，将 10 名活体肝移植患者的免疫抑制剂从 6 个月逐渐减少，每 3 个月减少一次，并在 18 个月内完全停药。7 名患者成功停用免疫抑制剂，具有正常的移植物功能和组织学结构无病理性改变，观察时间长达 16~33 个月。另 3 名患者因出现轻度排斥反应，最后恢复小剂量免疫抑制治疗。

Todo S, Yamashita K, Goto R, et al. A pilot study of operational tolerance with a regulatory T-cell-based cell therapy in living donor liver transplantation. Hepatology, 2016, 64(2): 632-643.

（陈忠华）

第二节　缺血再灌注损伤的研究热点与前沿

缺血再灌注损伤（ischemia reperfusion injury, IRI）是发生在器官移植过程中的一种无法避免，但应设法干预和减轻的损伤，是指移植器官在经历缺血和保存后重新恢复血液灌注导致的损伤。IRI 包括获取供体器官（甚至在获取前已发生）和体外保存过程中的缺血损伤，以及器官植入并恢复血流后的再灌注损伤。IRI 可造成不同程度的移植器官功能损伤，以肝移植为例，轻度 IRI 在临床上可无症状，仅出现轻度肝功能异常，重度 IRI 则可发生肝功能衰竭。研究显示，IRI 既是导致移植器官早期非免疫性失功的重要原因，也可增加移植器官发生急性和慢性排斥反应的机会，增加感染和血栓的形成。目前认为，IRI 对于移

植器官功能和患者生存率的影响要超过免疫因素和抗排斥药物的毒副作用，因此，研究 IRI 的发生机制及如何防治是提高器官移植成功率的关键问题之一。

移植器官的短缺，使得越来越多扩大标准的供者（expanded criteria donor, ECD）被用于临床，包括移植物缺血时间过长、脑死亡合并高龄、糖尿病、高血压、轻度器官结构功能异常等情况。我国目前没有脑死亡的完善立法而无法使用脑死亡供器官，因此大多数器官来自心脏死亡器官捐献（donation after circulatory death, DCD），或称无心跳供者（non-heart-beating donor, NHBD）。近年来，原卫生部出台了《中国心脏死亡器官捐献分类标准》，其中的中国二类即为 DCD，中国三类即为过渡时期脑-心双死亡标准器官捐献（donation after brain death plus cardiac death, DBCD），与脑死亡供体相比，心脏死亡供体（DCD）器官的热缺血时间较长，IRI 更为严重，因此对于这种来源的供体器官，需要更加有效的技术改善移植器官术后功能，这也是我们进一步扩大供体器官来源，保证器官移植事业健康发展的关键所在。同时，活体肝移植（living donor liver transplantation, LDLT）的开展也有效缓解了器官捐赠的不足，这类器官相较于 DCD 能最大限度地减少冷缺血持续时间，从而减少 IRI，带来更满意的移植效果，但手术操作更加复杂且需要权衡供体安全性和受体预后。

一、缺血再灌注损伤的发生机制

氧自由基损伤和炎症反应是 IRI 的经典作用机制，近年来有关 IRI 的新机制和新靶点也在不断涌现，为临床干预提供了更多可能的途径，IRI 过程包括多种细胞因子和化学物质参与，涉及多个基因激活及器官微循环改变等，是一个复杂的网络系统，我们对于移植物的保存和缺血再灌注损伤，以及影响移植物康复的分子途径及细胞机制的了解依然有限。

（一）活性氧

活性氧（reactive oxygen species, ROS）是体内一类氧的单电子还原产物，包括超氧阴离子（O_2^-）、过氧化氢（H_2O_2）、羟自由基（OH^-）等。活性氧是指氧原子最外层具有一个或更多的不成

对电子,因其化学性质极不稳定而易与其他物质发生作用。生理状态下,机体内活性氧在不断产生的同时又被抗氧化系统清除,不对机体产生危害。移植器官在经历缺血和再灌注后,过氧化氢(H_2O_2)和羟自由基(OH^-)等活性氧生成过多,同时内源性抗氧化物如超氧化物歧化酶(SOD)失活,导致组织内活性氧蓄积。活性氧对蛋白质、核酸、多糖等均有毒性,既可氧化细胞膜磷脂产生脂质过氧化物(LPO),造成多种细胞器如溶酶体、微粒体、线粒体破裂,释放各种酶及细胞因子而损伤细胞,也可介导血小板、中性粒细胞在微血管中黏附、聚集,造成微循环障碍并介导炎症反应,或直接诱导细胞发生凋亡。

(二)细胞内钙超载

正常情况下,细胞内外存在悬殊的钙离子(Ca^{2+})电化学梯度,这种梯度差依赖于细胞膜上的钠钾 ATP 酶和钙 ATP 酶,Ca^{2+} 作为细胞内第二信使,在维持细胞增殖、分裂、运动、代谢等方面起重要作用。当移植器官经历缺氧、缺血、再灌注及氧化应激等刺激后,ATP 合成减少致钠钾 ATP 酶和钙 ATP 酶失活,跨膜 Ca^{2+} 内流增加,同时细胞内钙库释放 Ca^{2+} 增加而出现细胞内钙超载(calcium overload)。

钙超载可通过多种机制引起细胞损伤:①激活细胞内 Ca^{2+} 依赖蛋白酶,使细胞内黄嘌呤脱氢酶(XDH)向黄嘌呤氧化酶(XO)转化,产生过量氧自由基;②激活 Ca^{2+} 依赖的磷脂酶 C 和 A2,破坏细胞和线粒体膜的脂质双分子层结构;③促进血小板活化因子、花生四烯酸合成,引起血小板和中性粒细胞聚集;④溶解细胞骨架,破坏细胞完整性;⑤激活核酸内切酶致 DNA 断裂;⑥导致氯离子和水伴随阳离子进入细胞内,引起细胞水肿。

(三)微循环障碍和细胞因子

移植器官缺血在缺血再灌注后可表现为两种形式的微循环障碍,一种为无复流(non-reflow),另一种是复流奇象(flow paradox)。再灌注早期常出现"无复流",即在移植器官主要血管已经复流的情况下,大量血细胞拥挤在微血管内导致缺血持续存在,原因可能在于血管内皮细胞水肿,血细胞变形能力下降,血液黏滞度增高而出现微循环血流瘀滞,使得组织实际缺血时间要远大于临床认为的时间,"无复流"的严重程度与缺血时间长短有关。"复流奇象"则是中性粒细胞与内皮细胞相互作用的结果,血管通透性的增加使得器官在再灌注后出现组织水肿,导致进一步的缺血和细胞损伤。

以肿瘤坏死因子(TNF)-α、白细胞介素(IL)-1、内皮来源的趋化因子和黏附因子为主的多种细胞因子(cytokine)共同参与了 IRI 过程,既通过刺激产生过多的氧自由基直接损伤细胞,也介导其他的细胞因子产生链式损伤反应。细胞黏附分子(adhesion molecule)的异常表达会加重移植器官的 IRI,增加移植器官功能不良的发生,细胞黏附分子包括整合素(integrin)家族、免疫球蛋白(immunoglobulin)超家族、选择素(selectin)家族和钙黏着蛋白(cadherin)家族等,其中最重要的有细胞间黏附分子(ICAM-1)、P 和 E 选择素等。ICAM-1 属于免疫球蛋白超家族,又称 CD54,为单链跨膜糖蛋白,在多种器官的缺血再灌注模型中都可观察到 ICAM-1 表达增强,通过与其配体 $β_2$ 整合素(CD11/CD18)结合介导中性粒细胞的炎症反应,使用 ICAM-1 单克隆抗体阻断这一过程则可减轻器官 IRI。同样,如果将 *ICAM-1* 基因敲除也能使组织获得较强的抗 IRI 能力。

(四)内皮细胞来源的损伤因素

血管内皮细胞(vascular endothelial cell, VEC)不仅具有机械屏障功能,还可分泌多种生物活性物质并维持机体微循环稳定。缺血再灌注时,内皮细胞的屏障功能下降,微血管收缩、血小板凝集并发生过度炎症反应,可能与其分泌失衡的几种物质有关:①一氧化氮(nitric oxide, NO)在 IRI 中发挥双重作用,一方面与超氧阴离子(O_2^-)结合生成过氧化亚硝酸根离子($ONOO^-$)等自由基导致损伤,另一方面可扩张血管平滑肌,抑制血小板凝集,改善内皮细胞屏障功能,抑制细胞黏附,改善微循环;②内皮素(endothelin, ET)可导致血管平滑肌强烈收缩并促进细胞黏附和炎症反应,研究发现内皮素受体阻滞剂可有效减轻 IRI,微循环紊乱是 NO 和 ET 间微妙平衡被破坏的结果;③白三烯 B_4(leukotriene B_4, LTB_4),缺血再灌注后内皮细胞来源的花生四烯酸经脂质氧化酶作用产生 LTB_4,可激活 CD18 引起细胞黏附和炎症反应,也可激活中性粒细胞释放氧自由基和多种酶；④血小板活化因子（platelet activating factor，PAF），PAF引起血小板变形、凝集形成微血栓，造成微循环障碍，也可促进细胞黏附和炎症反应。

扩展阅读

一氧化氮的发现

在美国纽约州立大学药理系 Furchgott 教授的实验室中，科学家们在家兔胸主动脉环和螺旋条标本上研究血管活性药物受体间的相互作用，他们在一次偶然中发现凡是操作顺利，损伤较轻的主动脉环都能对乙酰胆碱（acetylcholine，Ach）产生舒张反应，而螺旋条标本因其内皮已被刮除不出现类似现象，这一发现提示血管对 Ach 的舒张反应必须依赖血管内皮细胞的存在。1980 年初，Furchgott 和 Zawadski 将一篇题为 "*The obligatory role of endothelial cells in the relaxation of arterial smooth muscle by acetylcholine*" 的论文投送到 *Nature* 杂志，首次提出内皮依赖性血管舒张的概念，其中松弛血管内皮细胞的介质被称为内皮舒血管因子（endothelium-derived relaxing factor，EDRF），这就是现在我们熟知的 NO。NO 在体内具有重要生理及病理作用，在器官移植 IRI 中对微循环调节也发挥了重要作用，曾被 *Science* 杂志选为"明星分子"。

（五）细胞及信号通路

缺血性损伤是抗原非依赖性过程，但在器官移植中，识别异种抗原可激活 T 细胞，而 IRI 中氧自由基、某些化学物质和细胞因子也可促使 T 细胞活化进一步加重 IRI 发生。肝脏中的 Kupffer 细胞可作为抗原提呈细胞（APC）活化 T 细胞，Kupffer 细胞活化抑制剂可明显减轻 IRI，使用针对 T 细胞的免疫抑制剂，可在一定程度上减轻 IRI；能使外周血淋巴细胞归巢的 FTY720 也可明显减轻 IRI；抗胸腺细胞球蛋白（ATG）可通过直接抑制 T 细胞来减轻 IRI，这种保护作用在多种器官移植中均得到证实。

IRI 过程中有多种信号蛋白和酶发挥作用：①丝裂原活化蛋白激酶（MAPK）是促进细胞增殖和传递应激信号的关键酶，该酶家族包括 ERK、JNK、p38 等亚族，在 IRI 中起重要作用。ERK 通路的激活可以增加细胞的坏死，JNK 活化后通过磷酸化作用使 c-Jun 成为激活蛋白-1（AP-1），参与信号级联放大作用。②热休克蛋白 70（HSP70）和血红素加氧酶（HO）-1 是被很多信号级联影响并参与细胞存活的信号通路，移植物组织中 HSP70 的低水平表达可预示早期排斥反应发生，HSP70 高表达则具有保护作用，在器官移植中，心肌和肺组织对缺血损害的耐受性较差，如能使移植物 HSP70 高表达则可明显减轻 IRI 程度。增加 HO-1 的表达也可提高细胞的抗 IRI 能力。③调节细胞内基因转录的蛋白称为转录因子，核因子 κB（nuclear factor-κB，NF-κB）、JAK-STAT 和 Fox 蛋白都参与器官移植 IRI，促炎性细胞因子、黏附分子和凋亡调控分子的转录都受 NF-κB 和激活蛋白-1（AP-1）调节，再灌注早期 Nf-κB 的 mRNA 表达和蛋白合成增加，加重 IRI，因此在转录水平对 IRI 进行调控成为近年的研究热点。④Toll 样受体（TLR）家族既可通过特异性识别病原微生物和内源性介质激活天然免疫系统，也可激活获得性免疫系统，供体器官 IRI 恰好同时诱发上述两种免疫防御系统，TLR 活化加重移植物损伤，其中 TLR4 的研究最多，此外，TLR 还参与急性和慢性排斥反应，临床上可通过 TLR 诱导免疫耐受，因此有关 TLR 的研究越来越受到关注。

二、影响缺血再灌注损伤的因素和防治

（一）影响 IRI 的因素

心脏死亡患者呼吸和循环停止，直接导致器官缺血缺氧，而在脑死亡器官捐献者中，中枢神经系统崩溃将会通过血流动力学紊乱或分子效应导致有效循环血容量明显减低、器官血液供应不足、促进炎症激活从而引起 IRI。例如在肝移植中，脑死亡的持续时间将影响肝脏的 IRI 程度，其通过 Kupffer 细胞的激活及炎症细胞浸润进一步引起 TNF-α、IL-1 及 ROS 等物质产生，从而造成器官 IRI。

缺血时间、再灌注压力、器官需氧程度等都对移植器官的 IRI 产生影响，其中缺血时间影响最

大,器官恢复血供后的再灌注损伤随缺血时间延长而逐渐加重,如果缺血时间过长则会发生不可逆的细胞损伤甚至坏死,反而不表现为再灌注损伤;再灌注压力越高,其造成的再灌注损伤也越严重;此外,不同器官耐受缺血的时间长短不同,对氧需求较高的器官更容易发生 IRI,如移植心脏耐受缺血的时间最短。而且 ECD 更容易受到 IRI 的影响,移植后发生 PNF 风险更大。此外,不同器官保存液对于器官抗 IRI 的保护作用也不同。肺移植由于缺氧不明显,其 IRI 表现为非特异性的肺泡损伤、肺水肿、肺移植后早期的低氧血症,目前已有专为肺脏保护而设计的低钾、低右旋糖酐保护液。

(二)IRI 的防治

器官移植 IRI 是一个多因素参与、多种通路共同发挥作用的复杂病理生理过程,将影响短期及长期移植效果,并且由于器官短缺导致 ECD 使用增多,研究其发生机制有助于制定措施来预防和减少器官移植的 IRI,并且对扩大供体器官来源有重要意义。

关于降低 IRI 严重程度的研究涉及移植过程的每个环节,包括针对供体 / 器官的预处理、保存转运阶段的器官保存液以及机器灌注修复、移植后处理等。目前已有多种保存液、药物、基因和手术方法来减轻 IRI。

1. 移植器官预处理及保存

(1)在针对供体采集阶段的干预措施称为器官预处理,包括缺血预处理以及应用抗缺血药物。缺血预处理(ischemic preconditioning,IPC)是在较大的缺血性损伤之前,对移植器官进行有限的、非致死性的缺血再灌注预刺激的过程,通过器官自身调节使其耐受更大的缺血再灌注过程以减少 IRI,从而改善实体器官移植结果。当局部应用于特定器官或行远端缺血预处理(RIPC)时,同样显示出良好的效果。IPC 的保护机制可能与抗氧化剂和细胞凋亡抑制剂的产生增加有关。已有临床试验评估了不同持续时间 IPC 的有效性,但 IPC 的规范(例如持续时间及频率)仍无统一标准,针对不同器官的 IPC 临床效果也存在争议,因此 IPC 在移植中的应用值得进一步探讨,尤其缺乏大样本的随机对照试验(RCT)探究。

器官移植中 IRI 机制复杂,包括活性氧(ROS)参与的氧化相关损伤以及炎性因子介导的炎症反应,其严重程度与缺血持续时间直接相关,因此理论上使用抗氧化剂以及抗炎药物能够减少 IRI。

α- 硫辛酸(ALA)是一种有效的抗氧化剂,通过限制自由基作用减轻移植物 IRI,有研究表明对于同期行肾脏胰腺移植的患者,ALA 预处理能降低炎症标志物,减少早期肾功能障碍和临床移植后胰腺炎的发生率。

由于 T 细胞在脑死亡相关移植物损伤中的关键作用,免疫抑制剂的施用和阻断 T 细胞介导的级联反应成为研究的主要目标。Kotsch 等的一项前瞻性研究中,对供体从宣告脑死亡到器官采集过程中脉冲输注甲泼尼龙行预处理,观察到预处理组的 IRI 和急性排斥反应较对照组降低。由于甲泼尼龙能够通过降低血清促炎性细胞因子如 IL-2、IL-6、TNF-α 等的水平,而且在采集前的活组织检查显示促炎基因(TNF-α、IL-6、黏附分子和 MHC Ⅱ 类分子)表达降低,因此对供体应用甲泼尼龙预处理能对抗脑死亡的促炎作用,并有效地降低移植物再灌注后炎症的严重程度,具有一定合理性。

另外,有许多研究应用于不同器官的预处理。例如在肝移植中,用 L- 丙氨酰谷氨酰胺预处理可以减轻缺血 / 再灌注相关氧化应激的影响,并减少肝移植患者移植物中 IRI 诱导的脂质过氧化。也有应用他克莫司、N- 乙酰半胱氨酸(NAC)、醛脱氢酶 2(aldehyde dehydrogenase 2,ALDH2)激动剂、辛伐他汀、多克隆抗体胸腺球蛋白、七氟烷、NO 等行预处理的研究,拟通过抑制炎症反应或抗氧化作用等机制减轻 IRI,但目前部分结果并不理想或存在争议,有效性值得进一步研究。

也有部分针对活体肝移植的研究,有研究认为右美托咪定在成人 LDLT 过程中对肝 IRI 发挥保护作用,表现为抑制 ICAM-1,具有较好的组织病理学证据以及术后肝功能。

(2)静态冷保存(static cold storage,SCS)是目前器官保存的标准方式,但单独的低温并不足以确保移植物存活,还需要保存液来维持器官代谢并延缓细胞损伤,目前有几种常用保存液:威斯康星大学保存液(UW),组氨酸 - 色氨酸－酮戊二酸溶液（HTK），Euro-Collins 液（CS）和 Georges Lopez-1（IGL-1）。它们在组成、离子平衡、黏度、渗透压等方面都有所不同。UW是一种高黏度胶体溶液，因为含有羟乙基淀粉（HES），具有高钾和低钠浓度（分别为 125mmol/L 和 27mmol/L），尽管其广泛使用，但是具有一些副作用，例如高钾浓度可能在再灌注时引起受者心脏停搏。HTK 为黏度以及钾含量（10mmol/L，避免高钾血症的风险）较低的保存液。CS 具有低黏度，高钠和低钾浓度（分别为 100mmol/L 和 15mmol/L），并结合了 UW 和 HTK 的最佳方面。IGL-1 是一种新型保存液，钾含量以及黏度低于 UW，含有乳糖酸、腺苷、别嘌醇、谷胱甘肽和聚乙二醇（PEG-35），已有不同的临床试验证实其与 UW 或 HTK 具有相当的功效和安全性。据报道，抗氧化剂和保护性分子如 IGL-1 溶液中的 35kDa 聚乙二醇（PEG-35）、UW 溶液中的羟乙基淀粉（HES）能够提高移植物的存活率，富含营养因子如表皮生长因子和胰岛素样生长因子-1 的 UW 和 IGL-1 溶液增强了脂肪肝对 IRI 的抗性。

目前也有许多研究提出了联合保存液应用的物质。褪黑素（N-乙酰基-5-甲氧基色胺）是由松果体以及许多其他器官产生的由必需氨基酸 L-色氨酸合成的强效抗氧化剂和抗炎剂，能够作为自由基清除剂并具有显著的抗炎活性，与器官保存液协同作用来改善器官移植结果。也有研究将 N-乙酰半胱氨酸（NAC）添加到静态冷保存液中，或使用他克莫司、重组 P-选择素糖蛋白配体 IgG（rPSGL-Ig）等冲洗供体肝脏，对于减轻 IRI 有一定疗效。

（3）动态移植物保存通过机器灌注（machine perfusion，MP）为移植器官提供氧气和营养，包括低温机器灌注（hypothermic machine perfusion，HMP）、常温机器灌注（normothermic machine perfusion，NMP）以及亚低温机器灌注（subnormothermic machine perfusion，SNMP）。理论上，MP 通过持续提供营养素以及冲洗分解代谢产物能够更好地支持移植物存活，避免 ATP 耗尽，并且灌注液中释放的生物标志物测定能够有助于临床医生评估移植物存活率。已有研究表明 HMP 相较于 SCS 降低了移植物功能延迟恢复（delayed graft function，

DGF）的发生率并且与受者生存获益相关，特别是在 ECD 中。

有研究提示改良常温体外肝脏灌注（NELP）对肝脏的保存有益，能够保留肝细胞结构并恢复 ECD 肝脏的合成功能，而不会对移植物造成额外伤害，这种方法有可能增加临床移植的供体库。

在肺移植中，已经开发了体外肺灌注系统。此外，各种新的治疗方式，包括气体和物质的吸入治疗、纤维蛋白溶解治疗、零下保存和间充质干细胞治疗也将用于临床实践。

2. 药物 由于导致 IRI 细胞损伤的机制广泛，采用特定的治疗策略通常仅能使器官移植得到有限改善，例如通过清除 ROS 或解毒 ROS 产物，抑制促炎性细胞因子的产生以及调节补体系统相关的措施可以预防 IRI。

泛素-蛋白酶体系统（UPS）是降解细胞内蛋白质的一种非溶酶体降解途径，合理调控其功能会对 IRI 的细胞产生保护作用，有研究提出 UPS 抑制剂通过上调 AMPK 磷酸化和随后能量状态的保持来降低肝移植物的 IRI，为改善器官保存提供新方案。蛋白酶抑制剂可通过抑制多种与 IRI 相关的蛋白酶活性，减少细胞因子释放、增强机体氧自由基清除力、抑制中性粒细胞活化、减轻 IRI。蛋白酶抑制剂可分为非选择性和选择性两种，前者包括尿胰蛋白酶抑制剂乌司他丁（ulinastatin，UTI）、加贝酯（gabexate）、MG132 等，可抑制促炎性细胞因子活化的多条通路或活性酶，后者则特异性地抑制通路上的特殊酶靶点，包括钙蛋白酶（calpain）抑制剂、丝氨酸蛋白酶抑制剂（抑肽酶，aprotinin）、人中性粒细胞弹性蛋白酶（human neutrophil elastase）等，由于蛋白酶抑制剂对 IRI 的各种通路均产生影响，其最终作用的结果还有待进一步研究。

缺氧诱导因子（hypoxia-inducible factor，HIF）目前被认为是细胞对缺氧反应的关键调节因子，是可以激活许多缺氧反应基因的细胞氧敏感转录因子，其中一些基因负责保护细胞功能。HIF能够诱导 iNOS 在内的先天免疫介质，促进包括 TNF-α 在内的许多细胞因子的释放，与核因子 κB（NF-κB）发生交叉影响。在器官捐献期间，同种异体移植物存在显著的缺血缺氧期，酶

调节的 HIF 途径有可能作为移植期间的治疗靶点，降低 IRI 的不利影响，预防和减少移植物损伤并改善器官移植的结果。已有研究发现脯氨酰羟化酶（prolyl hydroxylase domain，PHD）抑制剂能够有效增加 HIF 蛋白含量，在部分 IRI 模型中观察到保护作用，因此 PHD 抑制剂的作用有潜力从实验研究转化为移植领域的临床相关疗法。

补体系统在缺血再灌注损伤（IRI）/器官功能延迟以及急、慢性抗体介导的排斥反应中尤其重要。C1 抑制剂（C1-INH）是天然存在的补体和凝集素途径的抑制剂，能够调节导致急、慢性移植物损伤的多种途径，也有助于保持已建立的移植物功能。依库珠单抗（eculizumab）是一种肾移植中的新型药物，是针对补体 C5a 成分的人源化单克隆抗体，旨在最大限度减少 IRI 的后果，预防或治疗非典型溶血性尿毒综合征（aHUS），并预防和治疗高免疫风险患者中的体液排斥反应。

术后的营养添加剂也对移植器官功能恢复产生影响，例如肝移植患者中，全肠外营养（TPN）中添加谷氨酰胺二肽已被证实有益，能够使得患者营养指数增加，减少肝细胞损伤，支链氨基酸（BCAA）丰富的肠内营养能够改善移植后患者早期的营养和代谢紊乱。

3. 基因芯片技术　又称基因微矩阵，强调各基因间相互联系、相互作用的网络化调控系统，近年来被广泛用于器官移植研究领域，其中在 IRI 的研究中可通过发现基因表达的变化来寻找移植物功能受损的始动因素。目前发现，IRI 早期主要是抗损伤因子的表达，而随着再灌注时间的延长，损伤因子也开始上调。

4. 手术　近年来我国 DCD 以及 DBCD 器官越来越多地应用于临床，因此需要特殊保存技术来有效缩短器官热缺血时间，使易发生缺血损伤的器官功能尽可能得到恢复从而减轻 IRI，体外膜氧合（extracorporeal membrane oxygenation，ECMO）可在 DCD 以及 DBCD 供体心脏停搏前为供体器官提供临时的血液循环和氧合，在心脏停搏后也能争取更充裕的获取器官时间。研究表明，在使用 ECMO 后，DCD 供体器官的移植效果可接近脑死亡供体器官。

结　语

自 1960 年 Jennings 首次提出缺血再灌注损伤的概念以来，有关 IRI 的研究一直是医学界关注的热点。目前认为，器官移植 IRI 的病理过程中涉及多个基因激活及组织微循环改变等，是一个复杂的网络系统，参与 IRI 的细胞/因子很多，包括 T 细胞、内皮细胞、中性粒细胞、氧自由基、黏附因子（ICAM-1、E/P-Selectin）、内皮素（ET）、一氧化氮（NO）、凋亡调控分子（caspase-3）、血小板活化因子（PAF）等，对其中的单一因素进行干预可能延缓 IRI 的发生，但不会完全阻断整个病理过程，IRI 的始动环节尚不十分明确。各种器官保存液、保存技术及相关药物都有助于减轻 IRI，这对于改善移植器官功能、扩大供体器官来源、提高患者生存率都会产生重要影响。

（朱继业）

第三节　体外膜氧合在器官移植中的应用

体外膜氧合（ECMO）是一种重要的临时生命支持技术，主要用于传统方法治疗效果不佳的危重心、肺功能衰竭患者。ECMO 可用于心脏移植、肺移植受者的术前过渡及围手术期支持治疗，也可用于供体器官的修复。静脉-动脉（V-A）ECMO 常用于治疗心源性休克，主要见于心脏手术后、心脏移植及其他原因（心肌炎、急性心梗等）导致的重症心功能衰竭；而静脉-静脉（V-V）ECMO 主要用于抢救呼吸衰竭的患者，包括急性呼吸窘迫综合征（ARDS）、肺炎、创伤及肺移植导致的原发性移植物功能障碍，使机体在脱离或部分脱离自身肺的情况下能够进行其他交换，暂时替代肺的部分功能或减轻肺的负荷，获得一定时间等待肺脏或移植肺功能上的恢复。

一、体外膜氧合在移植术前过渡的应用

由于器官移植供体短缺，许多等待器官移植

的终末期肺病、心脏病患者在等待移植的过程中发生死亡。肺移植患者等待过程中出现肺部感染、肺动脉高压、右心衰竭等情况可导致呼吸、循环衰竭;而心脏移植患者等待过程中可能出现血管活性药或主动脉内球囊反搏(IABP)辅助等措施无法纠正的难治性心衰,均可能导致患者死亡。ECMO 可作为等待肺、心脏移植的过渡治疗措施。

Broom 等报道了 1 例进行性恶化肺泡炎患者行 ECMO 转流 52 天后行肺移植,术后顺利脱离ECMO 出院。Hsu 等报道了 1 例终末期系统性红斑狼疮患者 ECMO 转流 15 天后行肺移植术后存活病例。2013 年,意大利学者 Mario 报道了 11 例等待肺移植患者术前急性发作呼吸功能衰竭,接受 ECMO 辅助治疗,其中 6 例囊性纤维化、2 例肺移植术后慢性排斥反应、2 例肺纤维化和 1 例系统性硬化,在术前 ECMO 支持中无死亡病例,该研究表明,自主呼吸患者使用 ECMO 是完全可行的,可使患者安全过渡到肺移植,ECMO 辅助时自主呼吸与气管插管患者相比,清醒的自主呼吸策略能使患者获益。该研究中患者术后 1 年存活率达 85%。ECMO 的使用能使肺移植术前患者的临床状态迅速得到改善,并获得良好的远期存活。

相关研究文献报道,ECMO 作为心脏移植前的过渡治疗,其预后较没有机械辅助支持的患者差,1 年存活率为 57.8%,其中 61.4% 的患者在术后 30 天死亡,但患者能够顺利度过早期术后 30天,其 1 年存活率可以达到 82.3%,与移植术前没有 ECMO 辅助的患者相近。国外近期的注册研究报道对比了 ECMO 和左心室辅助装置(LVAD)作为循环支持辅助应用于移植术前的过渡。结果显示,LVAD 应用于移植术前效果更优,但 ECMO支持的患者总体更加年轻,并且病情更重,支持的时间更短。我国对于术前无法维系循环的患者目前仅有 ECMO 可以应用。中国医学科学院阜外医院心脏移植患者围手术期使用 ECMO 总共为 71 人次,其中心脏移植术前受体需要 ECMO维持生命体征,作为循环辅助过渡到手术 8 例(11.3%)。此外,2017 年 5 月,中国医学科学院阜外医院联合北京市红十字会 999 急救中心完成国内首次飞机 V-A ECMO 空中转运紧急心脏移植受者,手术取得了成功。

二、体外膜氧合在供体器官修复中的应用

随着公民逝世后器官捐献成为我国器官移植的主要器官来源,如何对供器官进行维护,减轻器官损伤,降低弃用率,是亟待研究的热点问题。使用 ECMO 在适当的时机介入,辅助 DBD 供者循环及氧合功能,恢复 DCD 供者供器官灌注,可以提高减轻供器官损伤,提高器官成功捐献率和质量。公民逝世后捐献器官功能保护的目标应是纠正组织细胞缺氧和偿还氧债。ECMO 在有效而迅速改善低氧血症和低灌注方面具有显著的优越性,为实体器官的功能保护提供了技术保障——氧供和灌注。

DBD 供者发生血流动力学紊乱是必然的,其原因主要有:① "交感风暴" 与交感神经的急剧变化,体循环前后负荷可能增加或降低,引起血压的搏动和心律失常;②内分泌系统与机体代谢水平急剧紊乱导致心功能抑制;③ "细胞因子风暴"引起心肌细胞凋亡和氧化损伤等。常见的临床表现为出现恶性或顽固性低血压、低心排量、低血容量、体循环阻力/肺循环阻力改变。其血流动力学特点常常是严重的 "低排低阻",呈现以分布性休克为核心的多种类型混合的特点,基本机制是血管收缩舒张功能调节异常。针对血流动力学不稳定的许多传统治疗可能加重心肌损害。依赖大剂量正性肌力药物的供者容易发生中至重度心肌损害,提示大剂量正性肌力药物并非供者复苏的有效措施,同时大剂量血管活性药物对器官功能具有明显的损伤作用。在脑死亡判定至供者器官获取的时间窗内,供者器官质量由于上述原因发生损伤,导致器官获取时不能达标,最终器官被弃用。ECMO 既能提供持续和有效的灌注,保证了供者组织器官的充分供血供氧,又能减少大剂量血管活性药物的应用,并在此过程中纠正内环境紊乱,在器官切取前减少热缺血损伤,减少了不可预测的心脏停搏,同时提供了充分的时间切取器官,为最佳供器官的获得提供良好的条件。

与 DBD 比较,DCD 必须在呼吸心跳完全停止并宣布死亡后才进行器官获取,供者器官经历了较长的功能性热缺血时间。随着功能性热缺血阶段的开始,DCD 器官组织缺氧、酸中毒、细胞间

稳态的破坏、炎症细胞的大量激活和炎症介质的释放更加显著。在明确判定并宣告供者心脏死亡后、器官切取之前，利用 ECMO 进行胸腹腔脏器原位氧合血灌注和 / 或全身降温，偿还功能性热缺血阶段导致的"氧债"，能够减轻器官热缺血损伤，将肝、肾、肺等器官的热缺血损伤降至最低。

对于可控性 DCD 供体，供器官热缺血时间较短，熟练地获取操作也可缩短热缺血时间，而对于不可控性 DCD 供体，在对心脏死亡判定及器官获取未做准备的情况下，热缺血时间不能控制，因此可能因热缺血时间过长而导致供器官被弃用。特别是对于入院前即死亡的患者，热缺血时间不能确定。对于不可控性 DCD 供体，使用 ECMO 再循环，恢复供器官的灌注，可降低热缺血损伤，为器官修复、移植配型、受者准备提供条件，争取时间。

实际操作中，应注意：①为避免伦理学争议，ECMO 应用的时机必须是在确定死亡（心死亡或脑死亡）后；②对供体应进行充分评估，掌握 ECMO 应用的适应证、禁忌证及应用时机；③ECMO 应用可联合超滤、持续性肾脏替代治疗等血液净化技术，有效保证机体内环境的稳定；④ECMO 只是器官功能维护体系中的一个重要技术环节，器官功能保护和复苏主要依靠综合治疗的效果；⑤ECMO 应用过程中，必须动态评估捐献器官的功能状态，转流至最佳的功能状态下进行器官获取。

三、体外膜氧合在移植术中的应用

心、肺移植术中需要有效的呼吸循环支持。肺切除和供肺移吻合期间由于单肺通气导致氧合下降、右心负荷增加等原因，导致低氧、右心衰等血流动力学紊乱，可能需要 ECMO 支持。特别是对于肺功能极差、重度肺高压、合并右心衰的高危患者，应使用 ECMO 常规备战。心脏移植术中由于供心心肌顿抑、缺血再灌注损伤、受者肺高压等原因，可能出现脱离体外循环困难的情况，需要进行 ECMO 辅助。

肺移植术中支持多选用 V-A ECMO 模式，对呼吸和循环均提供支持。Pereszlenyi 等报道了 17 例双肺序贯式移植，均取得良好的手术支持效果，且术后早期移植肺功能良好。Meyers 等报道了 440 余例肺移植，其中 12 例应用 ECMO 治疗，

术中及术后早期持续应用 ECMO 可及时救治部分患者。对于囊性纤维化、严重慢性阻塞性肺疾病终末期患者来说，其肺功能极度下降，氧合能力明显降低；原发性肺高压患者，肺压过高，出现明显右心衰，肺通气 - 血流比失调，上述原因均可导致组织缺氧，患者手术耐受力下降，使用 ECMO 可以明显改善组织氧供，提高手术耐受力。与常规体外循环相比，ECMO 转流效果同样确切，可有效控制肺动脉高压，改善氧合和右心负荷。而 ECMO 所需肝素量较少，减少了手术出血量；激活炎症细胞较少，减轻术后肺部炎症反应的发生。ECMO 支持可持续到手术后，在术后早期继续提供呼吸机循环支持。

心脏移植手术后即刻不能脱离体外循环；或停机后无法有效维持器官灌注，需要大剂量血管活性药物才能维持循环时，可考虑应用 ECMO 辅助循环。中国医学科学院阜外医院报道，心脏移植的供体心脏无法停机，在手术室转为 ECMO 辅助，为心脏移植最多见的 ECMO 应用情况，为 49 人次（69.0%）。在 ECMO 机械辅助的同时使用 IABP 具有如下优势：①为左心室减轻前负荷，减轻左心室室壁张力，使得心肌得到充分休息。研究发现，在同时使用 IABP 合并 ECMO 辅助的心源性休克患者中，平均肺动脉压力在 24 小时，48 小时对比机械辅助之前分别都有明显降低，而在单纯应用 ECMO 辅助的患者，平均肺动脉压力没有明显的变化。②IABP 的置入还可以有效减轻左心室的后负荷，减轻了心肌缺血，其舒张期增加的冠脉灌注血流有利于心肌功能恢复。③可以恢复动脉搏动性的血流，从而改善了左室的舒张末径和舒张压力，也更好地维护了体循环的血流动力学指标。由此可见 ECMO 合并 IABP 使用可以起到协同作用，并且可以为各自不足产生互补作用。中国医学科学院阜外医院的报道显示，移植术后出现紧急心脏停搏后尽管进行 E-CPR，也很难挽救。心脏移植团队医生对于移植术后患者应仔细评估，选择合适的时机进行 ECMO 辅助，避免长时间血流动力学崩溃，导致多脏器灌注不足而影响转归。

四、体外膜氧合在移植术后的应用

肺移植术后的原发性移植物功能障碍

（primary graft dysfunction, PGD）是由于急性肺缺血再灌注损伤造成，通常发生在肺移植术后 72 小时内。严重的 PGD 是肺移植术后患者早期死亡的主要原因。积极合理的 ECMO 辅助可促进移植物功能逐步恢复，帮助患者度过缺氧、水肿、心功能不全等并发症。早在 1970 年，就有 ECMO 用于肺移植术后的报道，可明显降低围手术期死亡率。2009 年，美国宾夕法尼亚大学附属医院开始应用 ECMO 治疗肺移植术后 PGD。在 763 例患者中，约 7.6% 肺移植患者术后 7 天内需要 ECMO 辅助治疗，应用 ECMO 辅助的 58 例患者中有 39 例患者成功脱离 ECMO 辅助，30 天、1 年、5 年存活率分别为 80%、59%、33%。2012 年杜克大学的研究表明，对于肺移植术后严重 PGD 的患者，V-V ECMO 是有效的治疗方法。其研究结果表明，约 6% 肺移植术后患者需要 ECMO 辅助，脱机率为 96%。随着 ECMO 临床使用经验的积累，ECMO 逐步成为肺移植术后 PGD 治疗的最后防线。

在心脏移植术后，ECMO 可作为术中辅助的持续，也可用于心脏移植术后低心输出量或 PGD，急性排斥反应或者出现肺高压危象；或心脏移植术后患者出现心脏停搏，紧急心肺复苏抢救。心脏移植术后 PGD 是也严重的术后并发症，易导致患者术后早期死亡。2014 年，国际心肺移植学会（ISHLT）将重度左心性 PGD（PGD-LV）定义为依赖机械辅助装置的 PGD，机械辅助装置包括左心室辅助装置、双心室机械辅助装置或 ECMO，不包括 IABP。Marasco 等报道心脏移植术后早期移植物衰竭应用 ECMO 支持的脱机率为 85%，出院率为 74%，说明 ECMO 是心脏移植术后有效的循环支持手段。中国医学科学院阜外医院心脏移植术后使用 ECMO 辅助的病例为 63 例，其中 61 例（89.7%）患者成功脱离 ECMO 辅助。其中 48 例（70.5%）患者恢复顺利出院。脱机未能出院的死亡病例原因包括：感染性休克、脑出血、多器官功能衰竭、心脏停搏、移植物衰竭等。Taghavi 等报道认为 ECMO 能同时对心肺进行支持，使用 ECMO 治疗优于右心辅助装置。Marasco 等则认为，与心室辅助装置比较，对心脏移植术后患者使用 ECMO 具有价格低廉、操作简单、建立迅速的优势，且临床效果也令人满意。V-A ECMO 能同时对左心、右心功能提供支持，在减少正性肌力药物使用的同时，使心肌得以充分休息，并为心肌休息提供良好的内环境支持，为心脏恢复赢得时间。近年来，ECMO 技术的改进使移植受者的生存率得到显著提高，而并发症则更少。目前认为，ECMO 支持需持续使用至移植心脏功能改善，移植心脏功能一般在术后 1~7 天恢复；大多数在 72 小时内恢复。应反复通过血流动力学监测、床旁超声心动图和调整 ECMO 流量来评估供心功能恢复情况。

（胡盛寿）

第四节　肝脏保存的进展

供肝离体后，循环停止，面临着缺血、缺氧及代谢物累积等一系列损伤及次级损伤，导致生理、组织形态和超微结构的改变，如细胞水肿、酸中毒、钙超载、线粒体损伤及能量缺乏等。移植复流后肝脏的再灌注会进一步加重损伤。在器官供应短缺的严峻情况下，临床上越来越多地应用扩大标准的供者器官，如老年供者、高血压病史供者和心脏死亡供者等。这些器官对缺血、缺氧更不耐受，尤其在面临长途运输、复杂手术等冷缺血时间较长的情况时，器官有效活力低下，甚至发生器官无功能的情况。因此，如何更好、更长时间地保存离体器官，最大限度减少缺血、缺氧对离体器官造成的损伤，保存器官的有效活力，为器官的运送、配型和手术赢得宝贵的时间，提高供肝的利用率，保证移植器官及患者在术后快速恢复，研制新型器官保存液和开发高效保存技术来延长供肝保存时间变得越来越迫切。

一、器官保存液

1988 年，Belzer 等在威斯康星大学成功发明了一种卓有成效的肝脏保存液，取名为 UW 液（University of Wisconsin solution）。UW 液是一种细胞内液型保存液，高钾（125mmol/L）、低钠（36mmol/L），使用大分子量的非渗透阴离子乳糖钾代替葡萄糖，防止细胞水肿，羟乙基淀粉阻止了灌注期细胞外间隙的扩大，磷酸盐作为缓冲系统防止细胞酸中毒，加入了 ATP 合成前体物质腺苷和抗自由基氧化损伤的谷胱甘肽和别嘌醇。UW

液是目前应用最广泛的器官保存液,并逐步成为器官保存的"金标准"。

HTK 液（histidine-tryptophane-ketoglutarate solution）是德国 Holscher 等研制的非体液性器官保存液,低钾（9mmol/L）、低钠（15mmol/L）,采用了一种由组氨酸 – 盐酸组成的强大缓冲体系,α- 酮戊二酸及色氨酸作为高能磷酸化合物的底物,色氨酸作为膜稳定剂。HTK 液具有低黏滞、高流动性,有利于器官的充分灌注。HTK 液成分简单,价格低廉,保存效果良好,与 UW 液相当,广泛应用于肾脏、肝脏、心脏等多种器官的保存。

Celsior 保存液是 Menasché 等研制的一种细胞外液型器官保存液,低钾（15mmol/L）、高钠（100mmol/L）,主要成分包括:乳酸盐、甘露醇、组氨酸缓冲体系,谷胱甘肽等氧自由基清除剂等,它是唯一一种高钠低钾保存液,有显著减轻细胞水肿、防止细胞内酸中毒、减少间质水肿、防止氧自由基损伤及缓冲 pH、提供能量合成底物等作用。

UW 液、HTK 液和 Celsior 液对供肝的保存同样安全有效,并被大量应用于临床肝移植。如果保存时间超过 12 小时,不可避免造成供肝损伤,这就需要我们研制新型器官保存液和开发高效的器官保存方法来延长供肝保存时间,提高供肝保存的质量。

目前仍处于临床前或临床试验阶段的保存液有以下几种:①阿姆斯特丹大学开发出 Polysol 液,用于常温机械灌注和低温保存。Polysol 液富含氨基酸、维生素和抗氧化剂,在脂肪肝的低温保存中显示出比 HTK 液更多的优越性,具体的指标表现在:氧的消耗、胆汁分泌、肝功能损害指标。②IGL-1 液是法国里昂中心 Georges Lopez 研究所研制的仿 UW 液的细胞外液型器官保存液,以聚乙二醇代替羟乙基淀粉,并对调钠钾比例,其余成分与 UW 液基本相同。聚乙二醇的优点有:限制巨噬细胞聚集、束缚组织细胞、稳定组织表面与下方组织间的相互作用;具有的免疫伪装直接改变供体组织的免疫原性;对红细胞无任何聚集作用,对供体器官的冲洗作用优于 UW 液。研究表明,IGL-1 液对肝脏和肾脏的保存效果优于 UW 液,且其价格低廉,颇具应用前景,被看作 UW 液的有效替代产品。③ET-Kyoto 液是日本京都大学研制的细胞外液型器官保存液,成分与 UW 液类似,

主要包含羟乙基淀粉、海藻糖、葡萄糖醛酸盐、硝酸甘油和联丁酰基 cAMP 等成分,最初专用于肺脏保存。研究表明,ET-Kyoto 液对肺脏和肾脏的保存效果优于 UW 液,而在肝脏和胰腺等器官保存中的应用仍在研究中。④上海长征医院全军器官移植研究所的自制多器官保存液（SMO）是国内研制的多器官保存液,以枸橼酸钠 / 枸橼酸钾和磷酸氢二钠 / 磷酸二氢钠为缓冲系统,含有 L- 精氨酸、L- 色氨酸等多种氨基酸成分,川芎嗪、木糖醇、聚乙二醇作为低温保存中的细胞保护成分,腺苷提供能量底物,去除 UW 液中青霉素、复方磺胺增效剂、地塞米松、胰岛素等添加剂,其肝脏的保存效果与 UW 相当。另外,国内外还有许多种器官保存液,各有优点,但临床效果尚待验证。

为了改善保存液的保存效果,保存液添加物也是近年来的研究热点之一。保存液添加物多以防止缺血再灌注损伤和保护细胞功能为主,如 CO、甘氨酸、激素、丹酚酸 B 等,可减轻冷保存损伤,有效保护肝脏损伤。移植前肝脏经过 CO 预处理后再移植可明显减轻肝酶水平、坏死炎症浸润程度及凋亡相关分子表达,而增加 Kupffer 细胞表达热休克蛋白 HSP70。器官获取前供体全身激素应用（甲强龙）可明显改善移植肝功能。保存液添加物尚在初步研究阶段,有待于更新。

二、机械灌注保存技术

机械灌注保存技术是将供体器官的血管连接至机械灌注系统,在保存、转运阶段持续对器官灌注。通过模拟动脉搏动,不断向器官提供营养物质,带走代谢产物和氧自由基,并监控血管阻力、流速、灌注液生化指标等实时评估器官功能。同时通过药物干预、基因治疗等措施来改善、修复器官功能。根据机械灌注维持温度的不同,可分为低温、亚低温和常温机械灌注。近年来,亚低温及常温机械灌注在临床上研究和应用越来越多,尤其在肝肾保存领域,已有不少保存设备上市。但其保存效果尚缺乏大样本随机对照试验证实,安全性和有效性有待进一步讨论。另外,机械灌注设备体积大,价格昂贵,操作复杂,且灌注的途径、压力、流速以及氧合的程度、温度等主要参数尚未达成共识。因此,机械灌注保存技术在不同器官移植中的应用,还需进一步的基础及临床研究

支持。

尽管低温机械灌注（hypothermic machine perfusion, HMP）可能优于静态低温保存，但是供肝仍然存在低温相关损伤。随着低温保存时间的延长，内皮细胞出现进行性损坏，肝窦内皮细胞在低温保存4小时后出现损坏和部分消失，在8小时时全部消失，这可能是低温保存导致移植失败的主要原因。在HMP过程中低温能使得血管收缩甚至闭塞，使得灌注不充分。常温灌注相比低温保存，在减少器官缺血再灌注损伤和促进器官复苏方面效果更好，并能促进器官的免疫调节。

常温机械灌注（normothermic machine perfusion, NMP）是一种理想的供肝保存模式，使器官保存保持在近生理状态，避免了细胞能量损耗以及代谢废物的蓄积。实验证据表明，接近生理条件下的保存有助于减轻缺血再灌注损伤。而这些不可避免地发生于静态冷保存（static cold storage, SCS）。如果NMP保存器官模式成功应用于临床，不但扩大了供体池，缓解供体短缺问题，而且提高了边缘肝脏移植前质量。值得指出的是，中山大学附属第一医院何晓顺团队创新性地应用NMP，保持供肝全程灌注的无缺血肝移植技术，完成避免了肝脏的缺血损伤过程，术后并发症发生率也显著降低，有可能成为未来的首选移植技术。

NMP是模拟生理状态下肝脏的灌注过程，确保灌注温度与机体体温一致，并通过持续补充营养物质及氧气来维持肝脏活性，尽可能减少组织损伤。理想的灌注液目前共识是以全血为基础的灌注液，稀释的、肝素化的、pH平衡的血液。它不仅具有极好的运输氧气和其他营养物质的能力，而且具有适当的胶体渗透压，能够延缓机械灌注期间间质水肿。灌注液成分需包括营养物质（氨基酸、胰岛素、葡萄糖）、预防血栓形成和微循环衰竭的药物（肝素、环前列腺素）、抗生素，以及减轻细胞水肿、胆汁淤积和自由基损伤的因子。在灌注液中加入牛黄胆酸盐或牛黄脱氧胆酸可预防肝内循环障碍导致的胆盐损耗。实验研究显示机械灌注同时加入硫化氢、一氧化氮等氧自由基清除剂能进一步减少IRI，从而改善移植术后肝功能。Chung WY等建立的体外肝-肾灌注模型可长时间维持灌注液酸碱平衡以及代谢产物处于基线水平，可见多器官NMP保存有利于灌注液有效稳定。在NMP过程中加入特定药物可促进脂肪肝供肝脂肪代谢，减轻肝细胞内脂质蓄积。英国伯明翰大学Affod S团队发现肝母细胞系（C3A）培养上清液可以减少炎症反应、促进肝细胞功能恢复及改善胆汁代谢，该研究将此细胞培养上清液作为NMP灌注液保存8例废弃供肝，发现灌注液改良后复苏成功率明显提高；且组织学证实糖原沉积增加，电镜结果证实线粒体及胆管超微结构改善，提示用含C3A培养上清液的灌注液可进一步提高高危供肝复苏率。

2016年，英国伯明翰大学伊丽莎白女王医院肝病研究所报道了首例NMP修复的边缘肝脏应用于人类肝移植。牛津大学团队则发表了20例患者接受NMP保存后的供肝肝移植的I期临床试验研究结果。这些供肝在移植前平均NMP保存9.3小时，期间供肝展现出较佳的外观形态，稳定的胆汁分泌量和灌注液pH值，30天的移植物存活率相似，但AST平均峰值水平明显低于传统的冷保存组，证实了这种器官保存技术的安全性及可行性。该NMP临床应用仍有待多中心、大样本量、随机、前瞻性研究进一步证实。

迄今为止，SCS技术仍是离体肝脏保存的"金标准"。与传统的SCS相比，NMP提高了适合肝移植的供肝数量，是一种很有前途的器官保存方法。当然，NMP全面应用于临床仍面临许多挑战：①血源紧缺，费用昂贵；②保存中感染风险控制；③NMP众多参数尚处于试验探索研究阶段，仍未取得共识；④机械装置转运问题。目前的NMP装置多过于笨重，不利于转运，不断添加的设备（如膜肺氧合器、血气分析仪等）使其便携性面临更大的挑战。

三、过冷保存技术

过冷保存技术是将温度降至0℃以下而不冻结的器官保存技术。根据范托夫方程，哺乳动物的器官温度每下降10℃，其代谢水平下降约50%。当器官处于低温（0~4℃）时，其代谢水平仅为正常的1/10左右，大幅延长器官保存的时间。过冷保存技术通过应用抗冻保护剂、控制降温及升温过程，达到0℃以下不结冰的器官保存。更低的保存温度会进一步降低器官的代谢率，有效延长器官的保存时间。Berendsen TA等结合过冷保存和机械灌流技术，在 -6℃成功地将大鼠的肝脏保存了 72 小时。然而，过冷保存技术仍存在渗透性损伤、冰晶损伤等亟待解决的问题，需进一步研究完善。

四、深低温保存技术

深低温保存技术是将组织或器官在 -196℃或更低温度下进行保存的技术。理论上，在此温度下所有的生化活动均会停止，能做到长期保存。深低温保存技术通常有两种实现方法。一种是"两步法"慢速降温冷冻，使用低浓度的抗冻保护剂，将器官以一定速率或程序慢速降温至某一温度后，直接置入液氮中。另一种是快速降温法，使用高浓度的抗冻保护剂，渗透入器官后密封处理，直接放入液氮中，又称玻璃化低温保存法。目前，深低温器官保存技术仍存在诸多问题，如冰晶形成造成机械性损伤和渗透性损伤、器官内多种不同细胞的最佳降温及复温速率各不相同、复温过程中的再结晶损伤、抗冻保护剂的毒性作用、大器官难以获得均一的降温和升温速率、热应力和内应力损伤等。目前，尚无法做到大器官或组织的深低温保存，期待未来此研究领域有新的技术突破。

（何晓顺）

第五节　边缘供者的研究热点与前沿

器官短缺是限制临床肝移植发展的重要障碍之一，随着需要接受移植患者的数量日益增长，器官短缺已经成为等待移植患者死亡的主要原因，如何扩大供体来源，一直都是移植外科医师关注的热点。在过去的数十年间，外科技术得到不断发展，移植外科医师发明创造了多种术式，如劈离式肝移植、活体部分肝移植和多米诺肝移植等来拓展供肝的使用范围。随着器官保存技术的不断改进，新型免疫抑制剂的成功研制及移植免疫理论的不断发展，也使得边缘供体的使用成为可能，进一步满足等待移植患者对供肝的需求。目前国内外使用边缘供体已积累了较多的经验。边缘供体的应用扩展了供肝的选择标准，增加了供肝数量，使得更多急需肝移植的患者获益，但边缘供肝仍存在不少值得关注的问题，本文对近年来边缘供肝的部分热点问题作一介绍。

一、边缘供者定义

边缘供者（marginal donor）又称扩大标准的供者（expanded criteria donor, ECD），通常是指在供者相对短缺的情况下，适度降低供者入选的标准，使按既往界定标准排除在供者之外的人群通过一系列严格评估而最终进入供者池的供者。供者本身存在某种对器官移植相对不利因素，但又非绝对禁忌，在供者紧缺前提下可以慎重采用的器官供者，例如老年供者，甚至是伴发高血压、糖尿病、肾功能不全，甚至是肝炎或 HIV 感染的供者，某些患有肿瘤的供者等。受者由于边缘供者的危险因素增加更易出现移植物原发无功能或功能延迟，甚至导致受者长期存活率下降。

二、边缘供器官定义

边缘供器官又称边缘移植物（marginal graft），目前尚没有固定统一的定义，但通常是指移植后发生早期移植物功能不良（initial poor function, IPF）、原发性移植物无功能（primary graft non-function, PNF）或慢性移植物失功风险持续增加的超标准移植物。目前，是否选用边缘供器官进行移植主要取决于移植医生对供器官特点和受者自身情况的综合判断。

三、常用边缘供者（供器官）

界定边缘供者或边缘肝移植的风险因素标准在尸体肝移植（decreased donor liver transplantation, DDLT）和活体肝移植（living donor liver transplantation, LDLT）中有所不同。就 DDLT 而言，风险因素包括老年供者、脂肪肝、冷缺血时间（cold ischemia time, CIT）延长、心脏死亡器官捐献（donation after cardiac death, DCD）、劈离式肝移植，以及具有传播疾病风险的肝移植，如患有乙型肝炎或丙型肝炎病毒感染的供者、患有肝外恶性肿瘤的供者。在 LDLT 中，风险因素则包括老年供者、移植物脂肪变性、小肝移植（移植物受体体重比 <0.8）和抗乙肝核心抗体阳性移植物。因此，我们应当了解使用边缘肝供体对 DDLT 和 LDLT 预后的影响，

以及提高移植后生存率的最新策略。

（一）老年供者

目前对老年供者年龄界限的界定尚无明确统一的标准，并且在 DDLT 和 LDLT 中有所区别。过去 DDLT 的研究中多以 65~70 岁为年龄界值，把超出此年龄的供者定义为老年供者。而在 LDLT 的研究中，年龄界值则多为 50~60 岁。与年轻供者相比，老年供者肝移植可能会导致更严重的并发症和更高的死亡率。其主要问题在于肝细胞数量减少，肝脏再生能力受损，以及对压力条件的耐受性降低，更易发生缺血再灌注损伤。此外，晚期动脉粥样硬化在老年移植物中更为常见，这会增加移植后肝动脉血栓形成和缺血性胆管狭窄的风险。也有研究表明，70 岁以上供者的肝脏具有转移隐匿性肿瘤的风险，并且脂肪变性的发生率更高。

近年来的一些研究表明，在剔除其他风险因素的情况下，谨慎地选择老年供者和受者进行尸体肝移植，可获得与年轻供者（<40 岁）相当的患者和移植物存活率。2011 年，Kim 等人对老年供体移植物移植失败的危险因素进行了回顾性分析，发现 MELD>20、受体 HCV 阳性、供体高血糖和主动脉阻断时间 >40 分钟是移植失败的 4 个危险因素，在有这 4 个危险因素的受者中，移植物总的 5 年存活率为 25%。同样，2017 年，Ghinofli 等人报告了移植物丢失的 3 个危险因素：受者 HCV 阳性、CIT>8 小时和供者 DM。有这些危险因素的老年移植物（>70 岁）的 5 年存活率明显低于无危险因素的老年移植物（69.9% vs 77.2%，$p<0.01$），而无危险因素的老年移植物的总存活率与有或无危险因素的年轻移植物的总体存活率相当。为了更好地匹配供、受者，降低移植后的风险，目前常用的预测模型有 D-MELD（供体年龄 ×MELD）、供体风险指数（donor risk index，DRI）和风险平衡评分（balance of risk score，BAR）等。D-MELD 评分是供体年龄和受体 MELD 的算术乘积，有助于平衡供受体的风险因素，并将老年捐赠者分配给 MELD 评分较低的受体，从而提高移植物和患者的存活率。2016 年，Cepeda-Franco 等人对老年供体（>70 岁）肝移植的生存结果进行了回顾性分析，发现如果 D-MELD 评分低于 1 500 分，对于 HCV 阴性的受体，老年

供体移植物可以达到可接受的患者和移植物存活率。

与尸体肝移植中移植物几乎不需要再生不同，活体肝移植中老年供者的肝脏再生能力受损，对供受体双方的预后皆有影响。因此，老年供肝在活体肝移植中应用的主要关注点不仅是受者的存活率，还有捐献者供肝切除后并发症的发生率。过去大多数的 LDLT 研究显示，如果供者年龄超过 50 岁或 60 岁，尤其当受者也是高龄，HCV 阳性或 MELD 评分较高（≥20 分），移植后患者和移植物存活率较低，但供者术后并发症发生率及严重程度在年龄较大（>50 岁）和较年轻（<50 岁）的捐献者之间并无显著差异。

因此，选择没有任何其他供体危险因素（如缺血时间延长、肝脏脂肪变性、糖尿病等）的老年供者，以及 HCV 阴性、MELD 评分低的年轻受者，将提高肝移植后患者和移植物的存活率。

（二）感染供者

1. 病毒性肝炎供肝　随着乙肝疫苗、乙型肝炎免疫球蛋白（HBIG）和核酸类似物（拉米夫定）在预防乙型肝炎病毒感染方面的广泛应用，使用乙型肝炎表面抗原（HBsAg）阳性或乙型肝炎核心抗体（HBcAb）阳性的供体移植物已成为可能。同样，直接抗病毒药物（DAAs）扩展了 HCV 阳性供肝供者池，也使 HCV（+）和 HCV（-）的受者均能接受此类器官。

（1）HBV 核心抗体阳性供者：由于大多数的此类供者存在隐匿性 HBV 感染，因此使用 HBcAb 阳性供者的供肝移植具有将 HBV 传播给受者的风险。而最近的一项系统评价表明，HBV 感染活动期或既往感染 HBV 的受者接受 HBcAb 阳性的供肝移植，受者和移植物的总体存活率与接受 HBcAb 阴性的供肝移植相当，但要联合应用抗病毒药物或免疫球蛋白。另外，HBV 携带者或曾接种 HBV 疫苗的受者在接受 HBcAb 阳性的供肝移植后，使用拉米夫定进行预防性抗病毒治疗，可以降低术后复发 HBV 感染的风险，但该方案对既往有 HBV 感染的受者无明显作用。因此，美国移植学会（AST）最近的共识指导方针建议，HBV 携带者和曾接受 HBV 疫苗接种的受者在接受 HBcAb 阳性的供肝移植后，应无限期使用拉米夫定进行预防性抗病毒治疗。

有 LDLT 的研究报道，HBcAb 阳性供者在接受肝切除术后，术后并发症或肝功能衰竭的发生风险与 HBcAb 阴性供者相比无明显增加。

（2）HBV 表面抗原阳性供者：目前大部分的研究显示，HBsAg 阳性或既往接种 HBV 疫苗的受者接受 HBsAg 阳性的供肝移植，可获得与 HBsAg 阴性供肝移植相当的受者和移植物总体存活率。国内外的移植中心开始谨慎尝试使用 HBsAg 阳性供肝，研究表明在有效抗病毒治疗下，HBsAg 阳性供肝应用于乙肝相关终末期疾病可作为一种酌情考虑的选择。然而对于术后具体的抗病毒方案，移植学界并未达成共识。对于未携带 HBV 供肝肝移植，笔者所在中心按照中华医学会指南建议联合核苷类似物和 HBIG 预防乙肝复发。国外的一项研究建议，接受 HBsAg 阳性供肝肝移植受者需长期服用恩替卡韦或替诺福韦，且当乙型肝炎表面抗体（抗 –HBs）滴度 <100IU/L 时需加用 HBIG。然而，Franchello 等认为乙肝相关疾病受者接受 HBsAg 阳性供肝术后无需应用 HBIG。国内外对 HBsAg 阳性供肝肝移植防治目前尚无统一共识，HBIG 是否必须使用仍无更多临床研究支持。因 HBIG 大量中和病毒颗粒，形成的抗原抗体复合物是否影响肾功能暂亦无研究报道。考虑到 HBIG 并不能使得受者 HBsAg 转阴，故笔者中心对于 HBsAg 阳性供肝肝移植受者均于术后 1 个月停用 HBIG。

（3）HCV 阳性供者：随着直接抗病毒药物（DAAs）的广泛应用，HCV 阳性供者的定义也随之发生了变化：特指有或没有抗 HCV 抗体阳性的 NAT 阳性（病毒携带者）供者，因为这类供者具有较高的感染传播风险，而 HCV 血清阳性和 NAT 阴性（非病毒携带者）的供者则尚未有传播 HCV 感染的案例报道。此外，如果供肝活检提示肝纤维化 Ishak 评分 ≤2，则 HCV（+）的受者接受 HCV（+）的供者肝脏，可获得与接受 HCV（–）的供者肝脏相当的移植物存活率，并且患者存活率、丙型肝炎复发率及复发时间与严重程度均无明显差异。AST 的最新共识指南建议早期应用 DAAs 对这些受者进行移植后的泛基因型治疗。

目前，有关 HCV 阳性活体供者的供肝使用，特别是 DAAs 在这类活体移植中的应用策略，仍有待进一步的研究。

2. 细菌感染　必须对有传染给受者风险的感染性疾病予以明确诊断，医生应该积极有效地治疗供者的呼吸道、泌尿系统以及捐献器官的细菌感染，并且在术前做好记录。如果供者之前有确定的或可疑的血行播散感染的病史，医生应该对供者进行全面的检查以保证移植器官未受累及。

梅毒感染在供者体内可能处于潜伏期或无症状期。如果时间允许，应给予治疗。梅毒在移植过程中很少传播，但其并不是移植的禁忌证，在受者知情同意的前提下，移植后受者可以采取常规的青霉素治疗。尸体供者的器官中很可能存有已知或未知的细菌感染病灶，应排除活动性感染的存在，可通过死者家属获得详细的病史，如有可能联系死者生前的负责医师，查阅生前完整的病历资料，获知生命体征、体格检查、影像学检查以及任何可能的微生物学检测资料。应获取血培养的资料，以排除隐匿性的菌血症。严重的菌血症，病原菌通常为金黄色葡萄球菌或铜绿假单胞菌等，可能会引起移植早期脓毒症或移植血管吻合处真菌性动脉瘤的发生。如果已知供者存在致命性的菌血症，受者术后的抗菌药物治疗应该维持更长时间（通常为 2 周左右）。

通常来讲，如果尸体供者没有菌血症或者虽存在局部感染但是并未累及移植器官时，则并不需要对受者进行抗菌治疗（脑膜炎除外，因为其经常引起隐匿性的菌血症）。供者如患有肺炎链球菌引起的细菌性脑膜炎，如对供、受者同时进行适当的抗菌药物治疗，移植手术仍可成功进行。移植物污染会发生在器官获取或处理的各个环节。由于有污染的可能，器官保存液的培养结果是否有实际意义仍存争议。但受到污染的保存液造成疾病传播较为少见。如果供者在器官获取时被诊断出活动性感染，如感染是由革兰氏阴性杆菌、金黄色葡萄球菌或念珠菌等引起，受者需接受至少 2 周的抗感染治疗。如果是较低致病力的微生物感染，可以考虑缩短疗程。

3. 恶性肿瘤供者　即使有明确的恶性肿瘤病史，也不一定都排除其作为供者。目前认为，黑色素瘤、绒毛膜癌、淋巴瘤、乳腺癌、肺癌、肾癌及结肠癌等供者的肝脏具有高传播风险，不宜作为供者。非黑色素瘤、选择性中枢神经系统肿瘤和原位癌患者提供的肝脏进行移植是安全的,这类疾病在供、受体之间传播的风险很低。中枢神经系统(CNS)肿瘤通过器官移植传播给受者的风险仍然存在,通过器官移植传播给受者取决于肿瘤的类型以及分期,低分级 CNS 肿瘤(WHO 分级 Ⅰ 或 Ⅱ 级)和原发性 CNS 成熟畸胎瘤为低风险(0.1%~1.0%);CNS 肿瘤接受过脑室腹膜或者脑室心房分流术,手术治疗(而不是简单的取组织病检)、放射治疗或者中枢神经系统外转移的 CNS 肿瘤(WHO 分级 Ⅲ 或 Ⅳ 级)为高风险(>10.0%)。但是任何转移性恶性肿瘤都不应该作为供者。使用恶性肿瘤供者器官移植的受者术后免疫抑制剂应该适当减量,避免过度抑制受者免疫功能,降低肿瘤复发。

(三)脂肪肝

供肝脂肪变被认为是影响肝移植术后移植物功能最重要的因素。肝脏脂肪变性可分为两种类型:微泡性和大泡性。微泡性脂肪变性(MiS)无论程度如何,一般不增加移植后不良结局的风险。相反,大泡性脂肪变性(MaS)则与早期移植物功能不良(initial poor function, IPF)或原发性移植物无功能(primary graft non-function, PNF)的发生风险增加有关,该机制目前尚不明确,可能与脂肪变性肝脏微循环障碍,对冷缺血和缺血再灌注损伤的耐受性较差有关。其他引起脂肪肝肝移植效果的因素有细胞功能障碍、白细胞黏附增加、脂质过氧化过度和上皮细胞缺血性坏死。脂肪变性的程度与原发性移植物无功能的发生率密切相关,移植物的存活率随脂肪变的严重程度增加而下降。

根据病变侵占肝实质面积,可将 MaS 严重程度划分如下:轻度 ≤30%、中度 30%~60%、重度 >60%。一般认为,轻度 MaS 供肝与肝移植术后不良结局无关,中度 MaS 供肝若排除其他危险因素(如 CIT>8 小时、供者年龄 >60 岁、糖尿病、受者 MELD 评分 >25、HCV 阳性等)可谨慎选用。de Graff EL 等研究发现,轻至中度的 MaS 与术后前 3 个月内 PNF 或再移植的发生风险增加无关,移植物的总体存活率也与非脂肪变性供肝相当,但术后前 3 个月内胆道并发症的发生率则更高;而重度 MaS 供肝的移植物 1 年存活率则

明显降低,仅为 25%。但同期也有研究显示,使用重度 MaS 供肝移植后受者及移植物的总体存活率与轻中度 MaS 供肝相当,PNF、IPF 和胆道并发症的发生率亦没有明显增加。因而,改善重度脂肪变性移植肝预后的关键可能在于优化其他危险因素,这些因素可能会加剧 MaS 的有害作用。

在活体肝移植中,肝脂肪变性的影响显得更为重要,因为其不仅与受者移植后的移植物功能不良有关,还会增加供者肝切除术后并发症的发生率。研究表明,供肝为纯微囊性或轻度大泡性(<30%)肝脂肪变性时,移植后 PNF 或 IPF 的发生风险并无明显增加。此外,移植物体积与标准肝体积比例(GV/SLV)>40% 时,使用中度大泡性(<60%)脂肪变性供肝可获得与非脂肪变性供肝相当的受者及移植物总体存活率。而重度大泡性脂肪变性供肝会明显增加移植后肝功能不良发生率,降低受者及移植物的总体存活率。但是,与 DDLT 不同,LDLT 术前通过高蛋白饮食、运动和药物(如贝特类或 ω-3 脂肪酸)对供肝脂肪变性进行短期综合治疗是可能的,此前也有通过此方案降低供肝脂肪变性程度,从而改善供、受者预后的案例报道。

(四)缺血时间延长

冷缺血时间(cold ischemic time, CIT)延长通常会加重肝脏缺血再灌注损伤,导致早期移植物功能不良(initial poor function, IPF)、原发性移植物无功能(primary graft non-function, PNF)、缺血性胆管炎和移植物丢失的风险增加。2018 年,Pan ET 等人利用 UNOS 数据库对 67 426 名受者进行回顾性分析,观察到 CIT 9~16 小时与移植物丢失的风险增加相关。然而,Grat 等人的研究发现,CIT 延长(≥9 小时)对低 MELD 评分受者(<10)的移植物 5 年存活率无明显影响;而对于高 MELD 评分受者(>20),CIT 延长(≥9 小时)则是移植物 5 年存活率低的独立危险因素。此外,年龄较大(>46 岁)的 CIT 延长供者对 MELD 评分在 10~20 受者的移植物存活率具有负面影响。因此,供、受者若存在其他的危险因素(如老年供者、肝脂肪变性、高 MELD 评分受者、肥胖和糖尿病等),CIT 延长会显著增加移植物丢失的风险。

一般而言,有两种方法可以用来减轻 CIT 延长对肝移植(尤其是边缘肝移植)的不利影响——更有效的器官配置和改进器官保存方法。后者包括常温和低温机械灌注,其中最有前景的是离体常温机械灌注(NMP),即使供肝在模拟人体的生理条件下运输和储存,有营养和氧气供应,从而避免了传统的静态冷藏,其主要优点是能够在移植前评估移植物的存活能力和功能。最近的临床试验表明,NMP 组在移植后第 1 周 AST 峰值显著降低,早期移植功能障碍的发生率也较低,而 NMP 组与静态冷藏组的胆管狭窄发生率、移植物发生率及患者生存率无显著差异。

DCD 供器官存在热缺血时间,关于热缺血时间对移植物功能的影响,参见第四章 DCD 相关内容。

(五)小肝移植

活体肝移植的主要关注点是供者的并发症发生率和死亡率。根据一项右叶捐献的全球调查,2011 年活体捐献者的死亡率为 0.2%。此外,术后并发症,尤其是胆道并发症在右叶捐献者中的发生率更高。因此,在成人 – 成人肝移植中应用小肝移植(移植物受体体重比 <0.8),特别是左叶移植,可以有效降低供者的并发症发生率和死亡率。然而,小肝移植可使小体积综合征(small-for-size syndrome,SFSS)和移植物丢失的风险增高。由于门静脉过度灌注是 SFSS 的主要病因之一,因此许多机构采用脾动脉结扎、栓塞或脾切除术来调节门静脉压力(PVP),将 PVP 降低到 15~20mmHg 以下,以降低 SFSS 的发生率。此外,Ikegami 等人的研究表明,使用 GV/SLV<40% 的左肝叶移植可获得与 GV/SLV>40% 的左肝叶移植相当的移植物存活率。他们还发现,供者年龄≥48 岁、受体 MELD 评分≥19 和门静脉压力≥19mmHg 是小肝移植发生严重 SFSS 的独立危险因素。因此,在使用较小的肝移植时避免其他供体的危险因素将会改善 LDLT 的预后。

四、应用边缘供器官受者的选择

目前能够接受的边缘供肝的标准:①年龄 >60 岁。②供肝的冷缺血时间 >14 个小时,不超过 20 小时。③脑死亡供者中,在重症监护室持续性呼吸机支持 >4 天者;大剂量血管收缩药物的使用(多巴胺的用量每分钟 >15μg/kg);收缩压 <80mmHg 持续时间 >1 小时,血钠浓度始终高于 155mEq/L;血清胆红素及转氨酶持续高于正常者都属肝移植的边缘供肝。④肝脂肪变性(小空泡性脂肪变和大空泡性脂肪变)。⑤自身免疫性疾病移植时切除的肝脏以及带有肿瘤的肝脏。存在这类疾病的肝脏在"易主"之后原免疫性疾病可能异地自愈,肝肿瘤也可能消失。⑥存在丙型肝炎表面抗体阳性、乙型肝炎表面抗原阳性以及与艾滋病病毒有密切接触史的高危供者也属边缘供肝之一。如果供者带有 2 个或 2 个以上危险因素,有学者称之为"高危供肝"。一方面,扩大标准的供者(expanded criteria donor,ECD)供肝使用不当有可能诱发术后的移植肝原发功能障碍、移植肝迟发性无功能和原发性移植肝无功能。但另一方面,边缘供肝扩大了供者来源且有确切的临床效果;紧急情况下得到边缘供肝受者存活率为 60.0%~80.0%,而等待的患者死亡率 >50.0%。所以应用边缘供器官有其现实意义。

边缘移植物正确选择、正确使用可获得较好的移植效果。因此,供、受者的选择和供器官的正确使用至关重要。在应用边缘供者时,应尽可能保证受者移植后安全存活,能够保证术后正常的移植物功能,世界许多移植中心对 ECD 在临床的应用效果进行了评价,普遍认为边缘供者甚至高危边缘供者的应用都使每年在等待移植过程中死去的病例大为减少,将在一定程度上解决供移植器官来源不足的问题。

(陈规划)

第六节　再生医学与器官移植

一、再生医学的定义与研究范畴

再生医学(regeneration medicine)是一个既古老又年轻的科学领域。由于学科间的交叉以及科学问题的复杂性,人们对再生医学的基本概念、范畴、意义及前景等还缺乏深入的了解。虽然再生医学的概念还未被明确界定,但一般被认为有广义和狭义之分。广义上讲,再生医学是一门研究如何促进组织器官缺损后生理性修复、再生与功能重建的科学。其宗旨是通过研究机体的正常组织功能、创伤修复与再生的机制，寻找有效的生物治疗方法，或构建新的组织与器官，以维持、修复、再生或改善损伤组织和器官的功能。狭义上讲，是指利用生命科学、材料科学、计算机科学和工程学等学科的原理与方法，研究和开发用于替代、修复、改善或再生人体各种组织器官的技术。其技术和产品可用于治疗因疾病、创伤、衰老或遗传因素所造成的组织器官缺损或功能障碍。

再生医学不等同于组织工程学，实际上组织工程学是再生医学治疗手段的一种体现。再生医学的范畴涉及细胞分化与调控、干细胞、组织工程、组织器官移植与功能重建，也涉及细胞与分子生物学、发育生物学、生物力学、材料学和计算机科学等，任何与再生修复有关的内容都可以包含在再生医学范畴内。再生医学是生命科学、医学、生物工程学、材料科学、化学等领域中快速发展、最具活力和潜力的领域。

在 20 世纪之交，利用再生医学修复受损组织或器官似乎还遥不可及。虽然人们早就认识到，生理性再生在人的一生中始终存在，但在病理过程中，病损组织或器官的再生却一直未引起足够重视。再生是所有疾病与创伤治疗中一个十分重要的环节，因为致病因子导致的病理过程对组织器官的损害包括解剖结构、形态学及功能学等方面，仅靠传统治疗方法很难达到完美修复。因此，采用多种技术与方法去实现结构、功能与形态的完美修复就成为再生医学的研究目标。

再生医学的发展经历了 3 个里程碑式的阶段：第一个阶段源于 1981 年小鼠胚胎干细胞系和胚胎生殖细胞系的成功建立，这项成果直接导致了基因敲除技术的产生，标志着再生医学理论的诞生。第二个阶段始于 1998 年美国科学家 Thomson 等人成功地培养出世界上第一株人类胚胎干细胞系，从此，在全球范围内的科学家希望将胚胎干细胞定向分化以构建一个丰富的健康组织库，用来替代一些被疾病损伤及老化的组织或器官，以达到治疗与康复的效果。该研究可以称为再生医学的真正开始。但由于获取胚胎干细胞所带来的伦理等问题，其应用一直受到多方面因素的制约。第三个阶段是 2006 年底日本京都大学 Yamanaka 和美国科学家 Thomson 两个研究小组，分别在 Cell 与 Science 上报道的利用 4 种转录因子联合转染人的体细胞，成功诱导出诱导多能干细胞（induced pluripotent stem cell, iPS），这些成果使得科学家们能克服伦理学的瓶颈，使得再生医学离临床又近了一步。目前，再生医学研究的主要内容包括：干细胞与克隆技术、组织工程、组织器官代用品、异种器官移植等。不过，再生医学研究中涉及的技术平台还没有完全建立，所涉及的伦理道德问题还缺乏相应的规范。

二、再生医学与干细胞的关系

干细胞（stem cell）的"干"译自英文"stem"，意为"起源"。干细胞的准确定义一直存在争议，目前较普遍的观点认为干细胞是一类具有自我更新和多分化潜能的细胞。干细胞既可以自我复制，又可在一定条件下分化成具有多种功能的细胞。干细胞按照发育状态分为胚胎干细胞和成体干细胞。胚胎干细胞是一种全能干细胞，具有形成完整个体的能力。成体干细胞存在于成熟的组织中，例如骨髓、脐带血和外周血中的造血干细胞或间充质干细胞、神经组织中的神经干细胞、胃肠道中的肝脏干细胞和胰腺干细胞等。这些干细胞发育潜能受到一定的限制，为多能干细胞或专能干细胞。干细胞研究是目前细胞工程中最活跃的领域，以此为基础的再生医学已涉及生命科学的许多重要领域，如神经修复、组织修补、关节置换、造血和免疫系统重建、组织或器官的替代和部分遗传缺陷疾病的治疗等。因而，干细胞相关基础与应用研究将有希望促使人类实现修复和制造组织器官的梦想，是医学科学发展的重要方向之一。

虽然胚胎干细胞具有形成完整个体的特性，是最理想的移植细胞。然而人体胚胎干细胞主要从死亡胎儿的原始生殖组织分离或者体细胞核转移产生的胚胎中分离，涉及伦理问题，使得胚胎干细胞的研究和应用受到限制。成体干细胞所受伦理学争议相对较少，因此成为更有价值的研究对象，目前研究较多的是骨髓、脐带血和脂肪来源的干细胞。此外，诱导多能干细胞是通过在分化的体细胞中表达特定的几个转录因子，以诱导体细胞重编程而获得的可不断自我更新且具有多向分化潜能的细胞。由于不涉及伦理学问题，因此具有广泛且重要的临床应用价值。目前，研究者正在对干细胞生长、分化、发育的分子调控机制进行探索，有助于我们更好认识干细胞，从而进行体外扩增和诱导干细胞定向分化，以及建立体内干细胞生长、迁移、分化直至具备功能的重新构建的技术。

总之，再生医学的革命是基于一系列干细胞生物学的突破性发现而发展起来的，从某种意义上讲，再生医学的诞生和发展取决于干细胞研究的开展与深入。但在这一领域尚有一系列的问题需要解决，首先如干细胞的鉴定与分类、不合时宜的分化、免疫排斥、基因表达模式调控和潜在致瘤性等问题。其次是筛选合适的临床适应证和建立规范的治疗方案，这些问题都急需出台相关的法规从而规范干细胞治疗。21世纪是再生医学的时代，在进行再生医疗过程中，必须遵循五大原则：科学性、安全性、伦理性、社会性和公开性。随着干细胞基础与临床研究的深入，干细胞必将在再生医学中有着广泛的应用前景。

三、间充质干细胞在实体器官移植中的应用

间充质干细胞（mesenchymal stem cell，MSC）是一类多能干细胞，最早从骨髓中分离得到。目前发现，几乎所有组织间质中均可分离出MSC，如脂肪组织、脐带（血）、胎盘、肾、肝等。MSC在一定条件下可分化为成骨细胞、成软骨细胞、脂肪细胞和成肌细胞，具有强大的组织修复功能，并参与骨髓造血微环境的建立。MSC具有低免疫原性，并具有天然的免疫抑制与调节功能，这些特性是MSC应用于实体器官移植的关键。体外实验显示，MSC能抑制T细胞增殖、抑制树突状细胞成熟和诱导Treg生成，同时分泌炎症抑制因子作用于靶组织发挥作用。另外，MSC能减轻T细胞、B细胞和巨噬细胞的浸润，诱导T细胞无应答，减轻炎症渗出程度，抑制特异性抗体的分泌。目前，MSC在肾移植方面应用的结果主要来自动物实验，临床应用数据偏少，且大多是单中心研究。研究证实，MSC能有效延长移植的肾脏、胰腺、胰岛、肝脏和心脏的存活时间，减轻排斥反应。

随着免疫抑制剂诱导治疗常规地应用于器官移植领域，虽然可以减少移植器官的排斥，但毒副作用明显，并增加机会性感染的风险。因此，间充质干细胞作为一种免疫调节细胞，在实体器官移植中将越来越受到重视。

在肾脏移植中，MSC通过下调一些促炎性细胞因子分泌，如白介素-1、肿瘤坏死因子α、转化生长因子-β，保护早期移植肾功能，提高移植肾存活率。此外，MSC通过其抗氧化作用来减轻肾脏的缺血再灌注损伤。临床试验显示，输注MSC受者的移植肾功能恢复较快，并且明显降低移植肾排斥和机会性感染的风险，优于传统抗IL-2治疗。在大鼠的异种肝移植模型中，供者脂肪来源的MSC可抑制受者的T细胞增殖，减少急性排斥反应的发生，显著延长受者的存活时间。同时，MSC具有促进肝细胞再生的作用，其具体机制尚不清楚，可能与MSC的分化及其分泌的肝细胞生长因子有关。在胰腺或胰岛移植中，MSC可促进胰岛细胞分泌胰岛素。同时，MSC经诱导可分化为胰岛细胞样细胞。胰岛细胞联合MSC经门静脉输注，可促进体内胰岛素生成，改善糖尿病症状。研究表明，胰岛细胞联合MSC移植易形成稳定嵌合体，并诱导受者的特异性免疫耐受，嵌合状态与移植物存活时间呈正相关，MSC和胰岛来自同一供者可能优于MSC来自第三方者。另外，在实体器官移植中，MSC与不同免疫抑制剂存在不同的协同或拮抗作用，值得进一步研究。

从1995年MSC开始应用于临床至今，MSC在器官移植领域的研究和应用取得了一定进展。然而，将MSC的优越潜能成功地应用于临床实体器官移植的过程是复杂的，需要更多的基础研究来明确如何将MSC更加有效地应用于器官移植，并且良好对照的临床试验能大大加速这一过程。目前，许多I期临床试验正在进行，以评估器官移植术前、术后输注MSC的安全性。初步结果显示采用MSC是安全、有效的。国际上成立了一个"实体器官移植MSC应用研究小组（MISOT小组）"，建立了专门的网络交流平台，并召开专题会议讨论实体器官移植时应用MSC的相关问题。重点问题包括：MSC用于实体器官移植是否会导致肿瘤和纤维化的发生？MSC是否

会诱发免疫反应？何种类型的 MSC 更适用于实体器官移植？器官移植所用的 MSC 对培养条件有什么要求？ MSC 输注途径哪个更好？如何确定 MSC 输注数量？如何选择输注时机？在 MSC 正式进入临床实体器官移植前，鼓励进行积极的探索，选择非人灵长类动物进行相关实验也是必要的。

四、再生医学与器官再造

2008 年 6 月，30 岁的 Claudia Castillo 成为世界上第一个接受由自体干细胞培养的气管并整体移植成功的患者。手术的成功证明了科学家们长久以来的预言——作为"替换件"，干细胞可以被用来制造人体的各个器官。目前器官再造技术主要有 3 种方式：①采用经典组织工程构建器官；②利用"囊胚互补"技术构建器官；③"全器官去细胞"支架构建器官。利用这些技术，研究者在体外已构建了心脏、肾脏、肝脏、肺、气管、胰腺等多种人工器官。

（一）经典组织工程构建器官

细胞移植主要是通过注射健康的细胞来替换已受损的细胞。以心脏为例，最早的方法是将外周血或骨髓来源的祖细胞直接注射到受损心肌中。虽然少数研究观察到直接注射祖细胞后心脏功能的改善，但临床治疗失败案例很多，原因在于注射到心肌中的细胞存活率很低，大约 90% 注射到心脏损伤部位的细胞在第 1 周内死亡。注射的心肌细胞缺乏分化能力，也无法与宿主心肌细胞发生整合，参与心脏电节律和收缩功能。随后人们采用组织工程方法，将"种子细胞"种植在三维生物支架材料上培养，然后将这种复合体移植到患者体内受损部位。随着时间推移，血管网络逐渐建立，其中种植的细胞可以依赖弥散的氧气和营养物质而存活下来，新的组织逐渐在支架材料上形成。而这种支架材料在一定时间后会完全降解。这种方法大大提高了细胞的存活率。目前使用较多的支架材料主要有胶原等生物性支架材料以及聚酯类可降解聚合物支架，这些材料具有良好的生物相容性，适宜于组织工程构建器官。

（二）"囊胚互补"技术构建器官

囊胚互补最早由 Chen 等人报道，他们证实

将野生型小鼠胚胎干细胞注入 *Rag2* 基因缺陷小鼠在囊胚期的内细胞团，发育出表型正常的小鼠。因为 *Rag2* 基因敲除引起小鼠胚胎发育过程中 T、B 细胞系缺失，所以该小鼠体内 T、B 细胞完全由野生胚胎干细胞发育而来。这项技术的前提是需要一个突变小鼠囊胚，它能提供细胞发育的微环境，但同时不具有能继续发育成器官的种子细胞。在该囊胚中注入外源性多能干细胞（pluripotent stem cell, PSC）后，干细胞将定植于其中，替代原先的种子细胞，发育成一个供者特异性的器官。

随着诱导多能干细胞（iPSC）技术的发展，人们已经可以获得个体化、自体来源的 PSC。因为器官发育过程中细胞之间的相互作用十分复杂，目前从 iPSC 形成器官还无法在体外完成。然而，已有研究者通过基因操作技术，将小鼠囊胚制作成一个确定已无法发育成器官的突变小鼠囊胚，并将外源 PSC 导入其中，利用囊胚互补作用使得这些外源 PSC 得以分化发育，重新形成器官。目前，研究者已成功地在 *Pdx1* 基因缺失小鼠体内再生了外源 PSC 的胰腺。在该新生胰腺中，缺陷细胞完全被外源性细胞所替代。同时，该胰腺能产生包括胰岛素在内的多种激素，并能明显降低糖尿病小鼠的血糖。另外，利用此项技术，研究者在 *Sall1* 基因缺陷的小鼠囊胚中成功构建了新的肾脏。

囊胚互补技术为器官重建提供了一种新思路，同时也为器官发育的细胞与分子机制展示了一个新的视野。不过，要将此技术用于临床还有许多的难题需要克服，例如异种胚胎间发育存有很大差异，可能难以实现囊胚互补。没有合适的途径控制多能干细胞分化，而且在动物体内获得人类器官的方式要面临严峻的伦理质疑等。

（三）全器官"去细胞支架"构建器官

近年来，一种新的、充满前景的器官重建方法逐渐形成。将同种异体甚至异种的心脏、肝脏和肺等器官的细胞去除（称为"去细胞化"过程），形成天然的三维生物支架，然后将备选的祖细胞或者有功能的实质细胞种植到生物支架（称为"复细胞化"过程）。在动物模型中，这些种植的细胞在三维生物支架的适宜环境中逐渐生长，形

成有功能的组织结构。最早采用去细胞支架重建的器官是皮肤，美国 LifeCell 公司应用尸体皮肤制造脱细胞组织基质材料而制成的人工皮肤 AlloDerm，这项技术已应用二十多年，并在临床皮肤移植中取得了较好的效果。随后，研究者构建了多种人工器官，包括心脏、支气管、肝脏、肺、膀胱等。

目前，最常采用的脱细胞洗涤剂如 Triton-X、十二烷基硫酸钠、脱氧胆酸，经过适当的去细胞化步骤，这些支架可以保留完整的天然成分和超微结构，主要富含 I 型胶原、糖胺聚糖、纤维连接蛋白、层粘连蛋白以及多种生长因子。这些支架的超微结构极其复杂，它提供了重要的微环境，支持内部的细胞黏附、生长、增殖和分化。种植的"种子细胞"主要包括胚胎干细胞、胎儿细胞、成体源干细胞或祖细胞（包括脐带血）、iPSC 等。构建的器官多数情况下需要在体外灌注培养。适宜的培养装置、营养／氧气供应、灌流液、生物－物理刺激对器官构建起到支持作用。Ott 等研究者在大鼠模型上通过冠脉灌注去除心肌细胞，保留细胞外基质，从而获取一个具备完整瓣膜、血管的心脏支架。然后用新生大鼠心肌细胞进行透壁注射，并经主动脉灌注内皮细胞，随后将人工心脏放在模拟生理的环境中进行培养。8 天后，人工心脏对外来电刺激产生节律和收缩反应，收缩力可稳定维持在 2.4mmHg（相当于 2% 成年鼠或 25% 16 周胎鼠心脏功能）。另有研究者报道在自体去细胞的膀胱支架上种植平滑肌细胞和膀胱上皮细胞，可以重建人工自体膀胱应用于膀胱病变患者，这些膀胱具有贮尿功能并显示正常的膀胱组织结构。

目前，利用"去细胞支架"构建人工器官的研究已取得了巨大的进展。然而，许多问题尚待我们去解决。例如如何让细胞在种植时分布更好，如何更好地模拟生理的培养环境。此外，对于实体器官的构建，虽然动物实验证实可以在移植后短期内出现血液的再灌注，到目前为止，重建的实体器官还无法长久地在体内获得功能。但随着科技的发展，科学家们相信，技术的、遗传学的和外科手术的突破能使医学在 21 世纪发生一场革命，在克服众多障碍之后，将人工器官应用于人体终将成为现实。

扩展阅读

干细胞发展史

1896 年，EB Wilson 第一次使用"干细胞"这个词，指能够产生子代细胞的一种较原始细胞。干细胞的研究起始于 20 世纪 40 年代对造血干细胞的研究，这是最早发现、研究最多且最先应用于临床治疗的成体干细胞。1976 年，Friedenstein 从骨髓中分离得到间充质干细胞。1978 年，第一例试管婴儿 Louise Brown 在英国诞生。1981 年，美国华盛顿大学研究者建立了小鼠胚胎干细胞系。1997 年，克隆羊多莉（Dolly）诞生，轰动整个世界，美国 Science 杂志把此事件评为当年世界十大科技成果之首。1998 年，美国威斯康星大学学者分别从人体外受精的胚胎内细胞团和 5~9 周胎儿的性腺脊中成功培养了第一例胚胎干细胞和胚胎生殖细胞，把世界干细胞的研究推向高潮。2006 年，日本京都大学和美国威斯康星大学学者分别采用基因改造方法，将人类体细胞逆转为类似胚胎干细胞，称之为"诱导多能干细胞"。干细胞已成为继人类基因组之后最具活力、最有影响和最有应用前景的生命学科。

结　语

疾病以及组织或器官缺损的治疗手段迫切需要加以改进。再生医学是组织或器官再生的希望，可以刺激那些以往认为不可修复的组织进行自我修复，或者从活体内提取细胞进行体外器官制备，之后再植入体内。再生医学必将成为现代临床医学的一种崭新的治疗模式。再生医学研究的深入与应用是对医学最重要的拓展与完善，对医学治疗理论、治疗和康复方针的发展有重大的影响。重视再生医学不仅是学科发展、临床应用的需要，同时也是国际竞争的需要。

（谭建明）

第七节　生物人工肝

急性肝衰竭（acute liver failure, ALF）是患者短期内发生大量肝细胞坏死，出现严重的肝脏功能损害，在起病8~24周内出现肝昏迷的一种综合征。传统内科治疗难以逆转ALF的预后，其死亡率高达80%。迄今为止，肝移植是治疗ALF的最有效手段，但存在供肝缺乏和等待供肝时间过长等问题。生物人工肝的发明为ALF患者的治疗提供了有效保障。

一、生物人工肝的定义

人工肝又称人工肝脏支持系统（artificial liver support system, ALSS），起源于20世纪50年代，通过模拟人工肾脏透析的原理，改善ALF患者的生化指标和肝性脑病等症状，暂时维持患者生命，为患者自身肝再生、肝功能恢复争取宝贵时间，使得患者有机会等到供肝并向肝移植过渡起到桥梁作用。目前，人工肝基本分成3大类：①生物型人工肝（bioartificial liver, BAL），指以人工培养的细胞为基础构建的体外生物反应装置；②非生物型人工肝（non-bioartificial liver, NBAL），通过透析、过滤吸附及血浆置换等方式，以清除患者血液中毒素为主的装置；③混合型生物人工肝（hybrid bioartificial liver, HBAL），由生物及非生物部分共同组建成的人工肝支持系统。

NBAL虽然可去除患者体内的有毒物质，减轻肝脏压力，但无法替代肝脏的合成分泌及生物转化功能。Demetriou教授于1986年首次提出了BAL的概念，即由肝细胞和人工解毒装置共同组成的循环系统。该系统不仅有NBAL的清除毒素的作用，还具备肝细胞的合成和代谢功能。构建BAL的三要素包括细胞来源、生物反应器及细胞培养方式，这些要素一直是人们研究的重点，目前虽取得一些进展，但仍存在诸多理论和临床实践上亟待解决的问题，如最佳细胞来源、体外细胞长期稳定性及活性的提高和生物反应器重建肝脏的三维结构等。

二、生物人工肝细胞来源

肝细胞是BAL的核心部分，细胞在生物反应器内的活性及其自身的功能在很大程度上决定了BAL的治疗效果。人体肝细胞是上皮细胞源性的，需要实质细胞之间及与非实质细胞的接触才能发挥作用，现有的BAL装置无法完全模拟肝细胞在体内的微环境。BAL使用时的肝细胞大多功能低下，关键酶活性快速丧失，影响BAL效能的发挥。理想的细胞来源应该是功能上接近在体肝细胞，来源广泛且临床应用时无免疫排斥反应及疾病传播的可能。因此，寻找一种能在BAL中具有高活性、高稳定性的细胞系，是目前亟待解决的问题。目前在BAL中使用的细胞来源有如下几种：

（一）人类原代肝细胞

自体肝细胞因具备相同的免疫原性，理论上不会发生免疫排斥反应，是最为理想的BAL细胞来源。但临床上终末期肝病患者自身病态肝细胞的数量和质量无法满足BAL肝细胞的要求，不可能作为BAL的细胞来源。同种异体肝细胞是另一个比较好的细胞来源，但同样来源短缺，且存在异体免疫排斥的可能，因此目前已基本被摒弃。

（二）永生化肝细胞株

由于人类原代肝细胞难以获取，限制了其作为理想细胞来源的应用，研究者便设想通过导入含肿瘤基因的病毒/质粒以及诱导端粒酶保持端粒的长度建立人类永生化肝细胞株，使肝细胞具备无限扩增的能力。这类细胞采用成人肝细胞作为源细胞，免疫排斥反应小，但肝功能保留不全，还存在致癌的风险。

（三）肝细胞株非永生化

肝细胞株主要为肿瘤源性的HepG2、C3A细胞株，其具有无限增殖能力，在体外培养显示出良好的活性及稳定性，具有正常肝细胞的绝大多数功能，如白蛋白合成、细胞色素P450活性及尿素代谢。但C3A细胞本身的代谢解毒能力较弱，且作为肿瘤源性细胞株，有可能转移到免疫妥协的患者身上定植，理论上仍存在肿瘤定植可能。

（四）异种肝细胞

异种肝细胞是由动物肝脏分离而来，其优势在于数量多、分离获取方便且细胞来源稳定。猪肝细胞是目前BAL基础研究与临床试验中应用最多的一种，其尿素合成、白蛋白分泌以及细胞色素P450活性等多种肝细胞功能与人类肝细胞接近。但猪肝细胞应用于临床治疗存在着异种免疫排斥反应和病毒传播的可能。比如猪逆转录病毒普遍存在于猪体内,且在培养液中能检测到,但多年来的基础和临床研究均未见该病毒感染人的相关报道。因此,猪肝细胞仍然是当前最为公认的BAL理想细胞来源。

(五)干细胞

干细胞由于具有无限增殖和定向分化的潜能,被视为极具希望的BAL细胞来源。目前对多种起源的干细胞如胚胎干细胞、祖细胞、造血干细胞、骨髓干细胞以及转分化干细胞均有一定的研究。但干细胞分化所需要的微环境十分复杂,诱导周期相对较长,定向分化的肝细胞数量有限,远远无法达到构建BAL所需的细胞数量的最低标准,从而限制了其在该方向的应用。如何提高干细胞的诱导效率和数量是亟待解决的问题。

(六)人源诱导型肝样细胞

随着干细胞生物学的发展,一种新的体外生产功能性肝细胞的思路已经产生:从胚胎干细胞(ESC)或者iPSC诱导分化获得干细胞的方法。但是ESC或者iPSC来源的肝细胞在获得上非常昂贵而且步骤烦琐。转分化为获得肝细胞提供了一个新方法。转分化是指一种终末分化的细胞直接转变成另一种类型细胞的方法。通过转分化的方式获得人肝细胞开始成为研究热点。笔者创新性地采用转分化技术获得了人源诱导型肝样细胞(human induced hepatocyte, hiHep)。同时,采用大规模培养扩增技术获得了满足生物人工肝用的hiHep数量,构建了人源化生物人工肝并完成了

临床试验。

三、生物人工肝生物反应器

生物反应器是BAL的核心组成部分,一个理想的BAL反应器应能达到如下要求:①为肝细胞提供良好的长期生长代谢环境;②能发挥必需的肝脏功能;③体积要尽可能的小;④要尽可能地减少死腔。就结构而言,生物反应器可分成以下四种:

(一)单层/多层平板式

Shito等设计了一种带有内膜氧合器的平板单层生物反应器,该反应器采用的是肝细胞单层贴壁培养,其优点是细胞分布均匀,微环境一致,研究结果显示其中的肝细胞活性稳定,功能较强。由于是单层平板,其表面积与体积之比下降,不能有效利用空间。褚薛慧等自行研制的多层平板式新型生物反应器(图13-1),采用65块平板,每块平板上覆以壳聚糖纳米膜,细胞在壳聚糖纳米膜上有更好的生长及功能属性,并借鉴灌注床的构型大大降低因介质流动造成的剪切力而导致的细胞脱落问题。

(二)中空纤维管式

中空纤维管分为内腔和外腔,一般肝细胞黏附生长于外腔,内腔通过血浆。血浆经物质交换后回输入患者体内,是目前应用最多的一类反应器,如美国HepatAssist生物人工肝系统及德国MELS体外肝功能支持系统。内外腔间可根据不同来源的细胞选择合适分子截留量的生物半透膜。中空纤维管反应器的最大优点是表面积与体

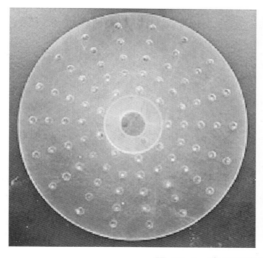
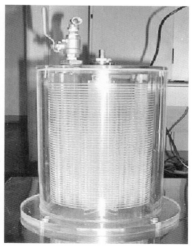

图13-1　常用细胞培养方式

积比大,便于代谢物的转运,且保持最小的死腔。但由于肝细胞在反应器中分布不均,也易造成细胞活力的下降。

(三)灌流床/支架式

该生物反应器提供固相载体使肝细胞黏附固定,肝细胞黏附并生长于孔隙中,其三维生长结构得以重建,物质传递和细胞间联系得以加强,并可大大降低因介质流动造成的剪切力损伤,使用时血浆直接流经种有肝细胞的支架孔隙,细胞在这些多孔载体内培养可维持较高的功能活力,辐流反式应器即采用此种构型。

(四)微囊悬液式

该生物反应器是将肝细胞用一种半透膜材料包裹,制成多孔微囊,然后进行灌注培养。其优点是所有细胞有相同的微环境,有大量细胞培养的空间,减少免疫反应的发生。缺点是细胞稳定性差,物质交换能力受限。

四、细胞培养方式

BAL 发挥功能所需的细胞数量为 1×10^{10},如此大规模的体外细胞培养是 BAL 应用的难题。为了尽量保持细胞的活性和功能,研究者不断改进细胞的培养方法。目前 BAL 应用的细胞培养方式主要有悬浮培养、单层贴壁培养、微载体培养、微囊化培养以及共培养等(图 13-2)。

(一)悬浮培养

肝细胞本身具有相互黏附的倾向,因此悬浮培养时会相互聚集而形成球形体。悬浮培养即利用该项特性,通过被覆培养瓶、旋转培养箱、液喷流槽等多种方法,限制肝细胞贴壁,使其聚集形成一个个的球形体,从而提供类似于体内的三维生长微环境。悬浮的肝细胞胞间接触加强,其内可见细胞间胆小管、细胞连接等结构,可促进其生长和代谢功能。悬浮培养虽然简单经济,但形成的球形体大小不容易控制,中心的肝细胞容易因营养物质和氧气的缺乏而坏死,所以必须控制形成的球形体直径($<15\mu m$)。

(二)单层贴壁培养

肝细胞是贴壁细胞,贴壁培养时活性和功能发挥较好,以此构建支架使肝细胞黏附贴壁,可以更好地发挥肝细胞的作用。但 BAL 中肝细胞数量达到 1×10^{10},肝细胞贴壁需要很大的培养空间。

(三)微载体培养

微载体是指直径在 $60\sim250\mu m$ 、由天然葡聚糖或其他聚合物组成的微球,目前最常用的是 Cytodex-3。该方法是将肝细胞黏附于微载体表面生长,由于微载体具有较大的表面积与体积比,可以在有限的培养空间培养更多的细胞,而细胞

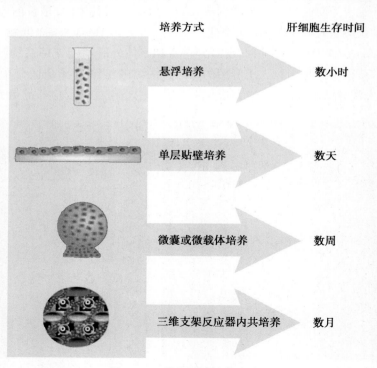

培养方式		肝细胞生存时间
	悬浮培养	数小时
	单层贴壁培养	数天
	微囊或微载体培养	数周
	三维支架反应器内共培养	数月

图 13-2 常用细胞培养方式

聚集后相互间紧密的接触,也可以增强肝细胞的功能表达。

(四)微囊化培养

微囊实质上是一种半透膜,其分子截留量一般为75~100kDa,用这种半透膜做成的微囊包被肝细胞,既具有良好的通透性,又能起到免疫隔离屏障的作用。目前常用的为海藻酸钠 - 聚赖氨酸 - 海藻酸钠微囊,其具有良好的生物相容性和通透性,已得到广泛的应用。

(五)共培养

共培养是指将肝细胞和肝非实质细胞或其他非肝细胞在一起培养,这些细胞主要有肝星状细胞、窦状隙内皮细胞、胰岛细胞和骨髓干细胞等。肝细胞与以上不同类型的细胞相互作用,可以形成有利的细胞微环境,保持细胞间直接的相互接触,抑制肝细胞的凋亡。已有研究证明,共培养可以延长肝细胞生存时间,促进肝细胞的合成、分泌、代谢功能,因此,共培养将是今后 BAL 的一个发展趋势。

五、生物人工肝的临床应用

1987 年,Matsumura 首次将 BAL 系统成功应用于临床治疗患者,该患者共接受两次 BAL 治疗,分别持续了 5 小时和 4.5 小时,治疗期间未发生任何不良反应。自此,不同类型的 BAL 应运而生,已有多种 BAL 装置应用于临床研究,主要包括:HepatAssist、Extracorporeal Liver Assist Device(ELAD)、TECA Hybrid Artificial Liver Support System(TECA-HALSS)、the Bioartificial Liver of the Amsterdam Medish Centrum(AMC-BAL)、the Liver Support System(LSS)、the Bioartificial Liver Support System(BLSS)、the Radial Flow Bioreactor(RFB)、Modular Extracorporeal Liver Support System(MELS)、Hybrid Bioartificial Liver(HBL)and Bioartificial Hepatic Support(BHS)等。患者经过 BAL 治疗后,临床和生化指标(包括转氨酶、血氨、总胆红素、凝血酶原时间、INR、颅内压和脑灌注压)、肝移植过渡期和存活率均有不同程度改善,神经系统的功能状态也得到了改善或稳定,不良反应发生很少,暂时性低血压最为常见。

目前,BAL 的临床试验虽然能改善神经系统症状和生化指标,但均缺乏改善终末期肝病患者生存率的有力证据。分析其原因可能为,BAL 中有功能的肝细胞数量其实不能满足患者实际所需的细胞数量,全方位提高肝细胞在体外的活性才是目前亟待解决的难题之一。同时积极发挥 BAL 的有益作用,提前降低肝衰竭患者血浆中的毒素也可减少随后对生物反应器中肝细胞的损伤,从而间接提高 BAL 的治疗效率。

(丁义涛)

第八节　异种移植

随着移植外科技术的完善及免疫抑制治疗的发展,同种异体器官移植受体的生存时间越来越长,供体器官短缺成为限制临床器官移植发展的主要矛盾。以肝脏移植为例,我国是"肝病大国",乙型肝炎病毒携带者接近 9 000 万人,每年因慢性肝病死亡人数达 30 万;大量患者需要进行肝脏移植治疗,然而每年总共能实施手术的不到 4 000 例,大部分患者因不能及时得到肝脏移植治疗而死亡。在心脏和肾脏的临床移植工作中,也存在着同样的困难。因此,开展异种器官移植研究,用动物器官桥接或替代人类器官,解决供体短缺问题,具有重大的现实意义。

根据世界卫生组织(WHO)的定义,异种移植(xenotransplantation)是指动物源性的活细胞、组织、器官,以及经体外异种材料培养的人源性细胞、组织、器官,以移植、接种或注射的方式进入人体的过程。简单来说,就是将某一种属个体的细胞、组织、器官移植给另一种属个体的过程。

将动物的组织、器官移植给人以治疗疾病或获得某种特殊能力,一直是人类长久以来的梦想。这一点,无论是在西方的神话传说中,还是在我国古代的神话故事中,都不难找到印证。例如,在我国的古典名著《封神演义》和《聊斋志异》中,有长着鸟类翅膀可以飞翔的人和移植狗的下肢治疗残疾的故事。而早在公元前 3 世纪,古埃及人就创造了狮身人面像——斯芬克斯,这可能是人类对人兽嵌合体最早的想象和设计。在希腊神话里,命运女神克罗托曾用象牙为宙斯的孙子珀罗普斯修补缺损的肩胛骨。这些故事和传说承载了人们对异种移植的热切盼望,而临床移植医师正通过艰苦的探索和大胆的尝试,努力将这一美好的愿望化为现实。

异种移植虽然是一门新兴的医学学科，但实际已有百年的发展历史。1902年，法国医生Alexis Carrel发明了血管缝合技术，奠定了器官移植临床应用的基础。此后，外科医师几乎同时开始了同种器官移植和异种器官移植的临床尝试。但由于进化差异，不同种属的个体在解剖、生理、病理、生化等方面都存在很大不同，因而异种移植一开始就比同种移植蕴含更大的风险性。经过多年的发展，同种移植取得了成功，而异种移植走上临床应用的路程还很遥远，但我们相信，随着基础研究的深入和移植技术的发展，异种移植器官的长期存活终将实现，彻底解决供体器官短缺的难题。

一、异种移植发展简史

"尝试—高潮—低潮—高潮—理性"波浪式的发展进程。

（一）早期尝试阶段（20世纪60年代以前）

1905年，法国医生Princeteau将切成薄片的兔肾脏组织置入尿毒症患者的肾包膜下，但未发现明显的治疗效果。同年，他又再一次进行试验，结果其在一名肾功能衰竭的患儿体内发挥了良好的功能并成功收集到了尿液。但遗憾的是，该患儿16天后死于心衰和肺部感染。1906年，法国医生Zaboulay将猪和山羊的肾脏移植给肾功能衰竭患者，但移植物仅存活了3天，随后患者仍死于尿毒症。1910年，德国医生Linger首次利用非人灵长类动物的器官进行异种移植尝试。他将黑猩猩的肾脏植入尿毒症患者体内，结果患者于术后32小时死于移植物血栓形成。1923年，美国医生Neuhof将羊肾脏移植给水银中毒患者，9天后移植物坏死，受体死亡。自此以后，异种移植的临床尝试基本消失，只偶尔有动物实验的结果报道。直到1964年，美国Reemtsma完成了现代外科学历史上第一例成功的异种肾移植后，异种器官移植才又一次吸引了人们的注意力，进入了其发展历史中的第一次研究高潮。但由于对免疫排斥的了解不够，这个时期的异种移植研究具有一定的盲目性。

（二）第一次临床研究高潮期（20世纪60年代）

1964年，美国新奥尔良图兰大学医疗中心以Reemtsma医生为首的医学研究团队，用黑猩猩

的肾为12例濒临死亡的肾衰竭患者实施了肾脏移植手术，同时对受体给予硫唑嘌呤、泼尼松、全身照射等免疫抑制治疗。最终，一名受体存活了9个月，第一次实现了异种器官移植的较长期存活。这次临床试验表明，即使是在当时只有相对低效的免疫抑制药物的情况下，异种移植物还是能够在人体内存活较长时间并保持一定的功能。这样的结果，无疑大大增强了移植医师对异种移植研究的信心和热情。同年，被誉为现代肝移植之父的美国匹兹堡大学器官移植中心的Starzl教授（图13-3）也以狒狒作为供体，完成了6例异种肾移植临床尝试，患者最长存活60天。还是在这一年，美国密西西比大学医学院的Hardy医生用黑猩猩心脏为一位64岁先天性心脏病患者实施了世界第一例临床异种原位心脏移植手术。但术后2小时，患者因心输出量不足而死亡。尸检提示有超急性排斥反应发生。1966年，Starzl用黑猩猩肝脏完成了世界第一例临床异种肝脏移植，但患者仅存活了1天。1969年，法国医生Bertoye给一名22岁的肝功能衰竭患者移植了狒狒肝脏，患者存活4个月。这一时期，还有大约50例肝衰患者接受了体外动物肝脏灌注治疗，获得了一定的疗效并顺利度过肝功能衰竭期，但最终生存时间没有超过1年。此后，随着同种移植的迅速发展，异种移植在随后的15年中销声匿迹，进入了20世纪70年代的低潮期。

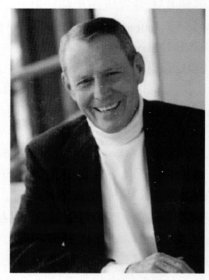

图13-3 Starzl教授

Thomas Starzl（1926—2017），完成世界首例同种及异种肝移植，被誉为"现代肝移植之父"

（三）低潮期（20世纪70年代）

20世纪60年代后期，随着环孢素的问世，同种移植进入现代免疫抑制治疗时代，移植器官和受体的存活时间显著延长，同种移植有了突飞猛进的发展。此外，由于"脑死亡"概念的建立，使得同种移植有了稳定的供体来源渠道；而血液透析技术的出现也使肾衰竭患者有了等待同种肾脏移植的时间。这些情况均导致异种移植被研究者冷落到一旁，进入了研究低潮期。这一时期，有6名患者接受了大猩猩或狒狒的肝脏移植，但存活时间均未超过14天。1977年，Barnard医生在体外循环辅助下，对两名患者实施了异位狒狒心脏移植。一名患者1小时后即死亡，而另一名也于术后4天死于严重的排斥反应。

（四）第二次研究高潮期（20世纪80年代）

20世纪80年代后期，随着移植外科技术的完善和新型免疫抑制剂的不断出现，同种移植的疗效日趋稳定，受体的生存时间也越来越长，同种移植迅速达到饱和状态。但这个饱和状态并不是患者数量减少，而是缺少足够的人体器官。仅以美国为例，每天就有114人加入器官移植分配网（United Network for Organ Sharing，UNOS）的移植等待名单里，但仅有1/4患者能等到合适的器官捐献者，接受移植治疗。严重的器官供求矛盾再次激发了人们对异种移植的研究热情。异种移植研究进入了快速发展阶段，并日趋理性。

异种移植研究重新兴起的标志性事件是1984年10月，美国洛玛琳达大学医学中心的Barley医生为一位左心室发育不全综合征的女婴进行了狒狒心脏移植手术。患儿存活20天后死于心脏功能衰竭。1992—1993年，Starzl又进行了2例异种狒狒肝脏移植的临床尝试，其中一例存活长达70天，最终死于霉菌感染和内脏出血。1995年，Makowka完成了第一例猪肝异位辅助性肝移植。术后，供肝有功能存活20小时，受体存活32小时。

这一阶段除了异种器官移植临床尝试外，研究者还进行了异种组织细胞移植的临床试验，包括猪胰岛细胞、猪神经细胞移植等，但未获得突破性进展。

在基础研究方面，1984年，Galili领导的研究团队通过诱导兔红细胞凝集反应而发现抗α-1，3-半乳糖（α-1，3-Gal）的异种反应性天然抗体（XNA）。anti-Gal是一种天然抗体，约占人免疫球蛋白总量的1%。Galili团队接着采用蜜二糖-琼脂糖免疫亲和层析柱实现了该抗体的首次分离。anti-Gal是引发异种超急性排斥反应的主要因素，它的发现使人们对异种移植免疫反应的本质有了更深刻的认识，异种移植研究进入微观分子阶段。

（五）理性发展阶段（20世纪90年代后期至今）

经过一百余年的探索，异种移植研究进入了理性发展阶段，出现了两个明显的变化。一是研究重心由临床试验转向了基础研究；二是供体选择由非人灵长类动物趋向于猪。

引起研究重心转变的原因是多方面的：首先，现代医疗模式是"以患者为中心"，要求医生应把对患者的关注放在第一位，而把对科研发展的关心放在第二位。在异种移植临床疗效取得显著性突破之前，再进行盲目、粗暴的临床试验显然有悖于医德。其次，异种移植潜在的安全风险也迫使人们暂时放弃临床试验。此外，分子生物学、基因工程等相关学科的飞速发展，有可能实现对供体动物的全面基因改造，使其成为异种移植合适的供体。这些因素均促使异种移植的重心转向基础研究方面。异种移植的发展更加合理，也更加安全。

黑猩猩、狒狒等非人类灵长类动物曾经是异种移植首选的供体器官来源，因为它们在系统发育方面比别的物种都更接近于人类，和人类的种属差异较小，所以其提供器官的生理功能近似于人类，引起的超急性排斥反应程度亦较轻。但由于其面临绝种的危险和伦理学的限制，以及所携带病原微生物感染人体的概率很大，非人灵长类动物已被公认为不适于成为临床异种移植供体器官的来源，但其与人的高度相似性使其成为模拟猪对人的异种移植受体的最佳模型动物。目前大部分学者都认为猪比非人灵长类更适于成为临床异种移植的供体。相对于其他物种，猪具有很多明显优势：①资源丰富，价格低廉，易于饲养繁殖；②遗传性较为稳定，极少发生变异；③部分生理和生化指标与人相似，且适于进行基因改造和修饰；④人猪共患病发生可能性相对较小；⑤涉及的动物保护和伦理问题相对较少等。但猪作为供体器官来源也有三大障碍:一是移植脏器功能是否匹配;二是供受体双方免疫差异能否克服;三是猪对人移植间的疾病风险是否能承受。当前,以转基因猪为标志的异种移植研究已取得重要突破,使异种移植向临床应用迈出了重要的一步。但急性排斥反应、供受体间的生理屏障和安全问题等仍限制着异种移植的发展。

二、转基因猪在异种移植中的应用

目前,阻碍异种移植研究发展的主要障碍仍是移植免疫排斥反应。由于灵长类动物体内预存的抗 $\alpha-1,3-$ 半乳糖($\alpha-1,3-Gal$)的异种反应性天然抗体,可直接识别广泛表达于猪血管内皮细胞上的 $\alpha-1,3-Gal$ 抗原,激活补体和内皮细胞,导致凝血级联反应,在数分钟到数小时内出现以间质出血、水肿和小血管血栓形成为主要表现的超急性排斥反应(HAR)。在转基因动物出现之前,异种动物移植模型研究都致力于发展各种通过预处理清除 $\alpha-1,3-Gal$、XNA 并抑制补体活性以减轻 HAR 的方法。1988 年,Copper 通过抗体吸附去除狒狒体内的抗猪 XNA 后,将猪心脏植入狒狒的颈部,移植心脏有功能存活 5 天,HAR反应程度明显减轻。1993 年,Leventhal 建立猪 - 狒狒心脏移植模型时,用眼镜蛇毒因子抑制狒狒体内补体的活性,明显减轻 HAR,使移植心脏存活了 68 小时。1994 年,Pruitt 将猪心脏移植给猕猴,在心脏恢复再灌注前,给猕猴静脉注射重组可溶性 I 型补体受体,抑制了 HAR 发生,器官存活时间最长达 90 小时。这些方法都没有取得令人满意的效果,要完全抑制 HAR,还需要别的研究思路。20 世纪 90 年代中后期,随着基因工程技术的发展,逐渐出现了各类基因工程改造的小型猪,在预防 HAR 方面取得了重大进步。

(一)$\alpha-1,3-$ 半乳糖苷转移酶基因敲除小型猪(GTKO 猪)在异种移植中的应用

2002 年,Science 杂志报道了美籍华人科学家赖学良等通过杂合突变体缺失的成纤维细胞进行核移植,成功培育出 GTKO 猪。他们首先通过同源重组方式将猪胚胎成纤维细胞基因组上的 $\alpha-1,3-$ 半乳糖苷转移酶($\alpha-1,3-galactosy$ transferase,$\alpha-GT$)基因灭活,然后通过核转移技术将此细胞的细胞核与剔除了核的卵母细胞融合,活化后移植到猪的输卵管中,培育出 $\alpha-GT$ 一个等位基因灭活的敲除猪。虽然该基因敲除猪只是敲除了等位基因上的一个 $\alpha-GT$ 基因位点,但可以清除异种天然抗原的表达,为克服异种移植 HAR 带来希望。2003 年,Science 杂志又报道美国 PPL Therapeutics 公司的 Phelps 领导的研究团队成功构建了异种天然抗原基因 $\alpha-GT$ 编码等位基因双敲除的克隆猪,即纯合子 GTKO 猪,这意味着抗 HAR 的猪正式问世。随后全世界开展了一系列以 GTKO 猪为供体,狒狒为受体的心脏、肾脏、肝脏异种移植试验,带来了令人鼓舞的研究结果。2005 年,美国麻省总医院的 Kuwaki 等将 GTKO 猪心脏异位移植到 8 只狒狒体内,并把 $\alpha-1,3-Gal$ 低表达的猪心脏移植到 2 只狒狒体内。后者在 20 分钟内发生 HAR,而接受 GTKO 猪心脏的狒狒却没有观察到超急性和急性排斥反应的发生。在 8 只接受 GTKO 猪心脏的狒狒中,3 只狒狒尽管心脏还在搏动,但由于肢体局部缺血、贫血和出血,分别在 16 天、23 天、56 天后被施以安乐死。其余 5 例狒狒的移植心脏分别存活了 59 天、67 天、78 天、110 天、179 天。尸检发现,死亡原因为血栓性微血管病导致的移植心脏局部缺血性损伤。Yamada 领导的研究团队将 GTKO 猪肾脏植入狒狒体内,同时还移植了供体的血管化胸腺组织来诱导 T 细胞免疫耐受,减轻急性血管性排斥反应。移植肾最长存活了 83 天,肾功能良好,肌酐值正常,没有组织排斥症状。而接受普通小型猪肾脏的对照组狒狒则均死于急性血管性排斥反应和急性细胞免疫排斥反应。2013 年,原西京医院以 GTKO 猪做供体,藏酋猴为受体进行脾窝异位辅助性肝移植。术后采用"吗替麦考酚酯 + 他克莫司 + 巴利昔单抗 + 激素"的四联免疫抑制方案,并应用丹参抗凝。术后早期受体情况较为稳定,生命体征和各项生化检查均处于正常范围内。最终移植肝在受体体内有功能存活 2 周,创造了当时猪 - 非人灵长类动物异种肝移植最长存活时间记录。尸检表明既未发生血管吻合口血栓形成,也未出现异种肝移植术后常见的血小板匮乏和致命的广泛性内脏出血,无超急性排斥反应和严重的急性排斥反应。

但也有学者报道,除 $\alpha-1,3-Gal$ 抗原外,还

有其他非 Gal 抗原的异种抗原也能引发 GTKO 猪 - 狒狒的异种肾移植急性排斥反应，所有移植肾脏在 8~16 天内均被狒狒排斥。但当 T 细胞免疫被抑制后，上述排斥反应可完全消失，这说明对 GTKO 猪肾脏的排斥可能是由 T 细胞依赖的抗体反应所介导的，抑制 T 细胞免疫或诱导 T 细胞免疫耐受可消除免疫排斥。由于人和许多非人灵长类动物体内预存有低浓度的非 $\alpha-1,3$-Gal 天然抗体，如何找到非 Gal 抗原和非抗 Gal 抗体并抑制其相互作用，是目前异种移植研究面临的新课题和新挑战。

（二）转入补体调节蛋白基因的小型猪在异种移植中的应用

由于种属间的差异性，猪补体系统的部分组分不能在非人灵长类动物体内发挥作用，形成生理屏障。补体系统在体液介导的异种排斥反应中发挥重要的免疫损伤效应，其原因除异种抗原与天然抗体结合激活受体补体系统外，猪补体调节蛋白（complement regulatory protein，CRP）不能灭活灵长类动物补体成分，也是关键因素之一。目前较为明确的是，猪的衰变加速因子（decay accelerating factor，DAF，CD55）、膜辅因子蛋白（membrane cofactor protein，MCP，CD46）和同源限制因子（homologous restriction factor，HRF，CD59）与人的补体系统互不相容；一旦受体补体系统激活，猪肝脏所产生的上述补体调节因子不能灭活补体蛋白，造成移植物免疫损伤。

根据以上研究结果，1995 年，McCurry 开始研究将 hCRP 编码基因导入小型猪胚胎，希望通过基因工程技术使小型猪器官获得抵御人体补体破坏的能力。McCurry 构建了心脏内皮细胞表达 hDAF 和 hCD59 蛋白的小型猪。将该转基因猪的心脏植入 3 例狒狒体内，术后不用免疫抑制剂，其中 2 例移植心脏存活时间长达十几个小时，显著长于对照组。组织学检查表明，3 例移植心脏的免疫损伤程度较轻，均未发现 HAR 发生。次年，英国剑桥大学的 White 小组也发表了相似的研究结果。他们成功地将 hDAF 编码基因导入猪体内并得到表达，以此转基因猪的心脏和肺脏做人血浆活体灌注实验，结果发现猪心和猪肺均获得了抵御人补体系统对血管内皮细胞损伤的能力。2000 年，Ramirez 与 White 合作，以转 hDAF

的猪为供体，实施了 2 例猪对狒狒的原位异种肝移植实验。术后 2 小时即可在狒狒的血浆中检测到猪的纤维蛋白原，第 2 天狒狒的凝血功能基本恢复，并维持正常直至实验结束。移植肝脏分别存活 4 天和 8 天，尸检未发现超急性和急性排斥反应的证据。该研究表明，给灵长类动物移植转 hDAF 基因猪的肝脏不发生 HAR，且移植肝脏可在狒狒体内维持充分的凝血功能和蛋白水平。同年，Cozzi 等将表达 hDAF 的转基因猪肾脏植入双侧肾切除的猕猴体内，术后应用环孢素 + 环磷酰胺 + 激素的免疫抑制方案，猕猴最长存活 78 天。2001 年，Adams 和 Diamond 两个研究小组均报道以转 hMCP 的转基因猪为供体、狒狒为受体的异种心脏移植实验，移植心脏最长存活 16 天和 23 天。病理学检查发现补体激活受到了显著抑制。2002 年，加拿大 Western Ontario 大学报道了 24 例转 hDAF 基因猪到狒狒的肾移植实验，移植肾脏最长存活 75 天。10 例死于急性排斥反应，14 例死于其他并发症。但所有移植肾均未发生 HAR。同年，Schuurman 等进行了大样本的实验，共实施了 234 例转 hDAF 猪对短尾猴的异种肾移植实验，并设立 11 例普通猪肾移植的对照组。转基因组无一例发生 HAR，而对照组的发生率为 27%。美国麻省总医院也进行了 10 例转 hDAF 基因猪心脏对狒狒的移植实验。术前去除抗 $\alpha-1,3$-Gal 抗原，术后应用"胸腺照射 + 眼镜蛇毒因子 +MMF+anti-CD154 单抗 + 激素 + 肝素"的治疗方案，移植心脏最长存活了 139 天。2003 年，美国 Mayo Clinic 医院的 McGregor 医生将转 hDAF 基因的猪心脏植入 10 例狒狒的腹部，建立异种异位心脏移植模型。术后采用"ATG+Tac+西罗莫司 + 激素 + 抗 CD20 单抗 +NEX1285"的综合免疫抑制方案。移植心脏平均存活 76 天，最长存活 113 天。这些实验据均表明，在猪体内表达人补体调节蛋白的编码基因，是有效预防 HAR 发生的可行策略。

（三）转入多种目的基因的 GTKO 小型猪在异种移植中的应用

GTKO 猪和转 hCRP 基因猪的出现曾使人们相信，彻底征服 HAR 已为期不远。但在对非人灵长类动物的器官移植实验中发现，这两种基因修饰猪对免疫排斥的抑制效果尚未达到理想水平。

要彻底解决免疫排斥这个难题,可能还需要对GTKO猪做进一步的基因改造。例如,以GTKO猪为背景,在此基础上进行多种人源基因修饰,如补体调节蛋白编码基因、凝血调节蛋白编码基因等,再辅助非特异性免疫抑制治疗,可能是延长异种受体存活时间的有效策略之一。从这条思路出发,全球的研究者近年来制备了很多类型的转基因猪,其中报道最多的是在GTKO猪体内转入hCD46、hCD55、hCD59等人补体调节蛋白的编码基因。

2016年,Muhammad等报道以转hCD46和hTBM(人凝血调节蛋白)基因的GTKO猪为供体,狒狒为受体的异位腹腔心脏移植实验,术后予受体"ATG+anti-αCD20+眼镜蛇毒因子(CVF)+MMF+anti-αCD40+CS"的免疫抑制方案,移植心脏的中位存活时间为298天,而最长存活时间945天,这是目前GTKO猪到非人灵长类动物的异种心脏移植存活时间最长的记录,但是由于异位心脏移植模型中的心脏不能维持生命,因此该模型离临床应用仍有一定距离。2015年,有2个研究小组分别报道了GTKO/hCRP转基

因猪供肾在异种移植后存活时间超过125天,其中同时表达CD46/CD55/TM/EPCR/CD39的猪供肾移植如狒狒体内后,存活了136天。2016年,美国Higginbotham等以GTKO/hCD55猪为供体进行猪-非人灵长类异种肾移植,术后予"anti-CD55+anti-CD4+CD8+CD154+MMF+CS"联合免疫抑制治疗,受体术后存活310天。2017年,Kim等人使用GTKO猪做供体,猕猴为受体进行异种肾移植,抑制受体猕猴体内的CD4$^+$T细胞后受体最长存活时间达到499天,是目前猪-非人灵长类动物异种肾移植的最长存活记录。美国麻省总医院2016年完成了6例GTKO小型猪-狒狒原位肝移植手术实验,术后补充外源性全谱系凝血因子,最终移植肝和受体存活25天,该实验室在2017年又重复了4例类似的大动物实验,术后供体存活29天,创造了GTKO猪为供体的异种肝移植受体的最长存活时间纪录。表13-1总结了近些年来不同基因修饰的小型猪对非人灵长类动物异种器官移植的研究结果。我们可发现,转基因猪心脏、肾脏在狒狒体内的存活时间有显著延长,但异种肝脏的存活时间有待进一步延长。

表 13-1 转基因猪 - 非人灵长类动物异种器官移植研究结果

移植模型	供体	受体	例数	免疫抑制治疗方案	最长存活时间 /d	研究者发表时间
异位心脏移植	CD55	狒狒	14	CyP+CsA+CS+MMF	99	Bhatti 等 1999
	CD46	狒狒	10	ATG+splenectomy+anti-CD20mAb+tacrolimus+rapamycin+CS+TPC	113	McGregor 等 2004
	CD55	狒狒	10	ATG+anti-CD20mAb+TI+CVF+anti-CD154mAb+MMF+CS	139	Houser 等 2004
	CD46	狒狒	7	ATG+splenectomy+anti-CD20mAb+tacrolimus+rapamycin+CS+TPC	137	McGregor 等 2005
	CD46	狒狒	13	splenectomy+anti-CD20mAb+tacrolimus+ rapamycin+TPC;heparin+ATG+CyP	109	Byrne 等 2005
	GTKO	狒狒	8+2	ATG+TI+anti-CD2mAb+anti-CD154mAb+CVF+MMF+methylprednisolone	179	Kuwaki, Tseng 等 2005
	CD46	狒狒	63	splenectomy+anti-CD20mAb+tacrolimus+ rapamycin+TPC;aspirin/clopidogrel 或 lovenox 或 warfarin	139	Byrne 等 2006
	GTKO/CD46/TBM 或 CD55	狒狒	7	Anti-CD20mAb+heparin	130	Iwase 等 2015
	GTKO/CD46/TBM	狒狒	5	ATG+anti-CD20mAb+CVF+anti-CD40mAb+MMF+CS	945	Mohiuddin 等 2016

续表

移植模型	供体	受体	例数	免疫抑制治疗方案	最长存活时间 /d	研究者发表时间
原位心脏移植	CD55	狒狒	10	CyP+CsA+CS	9	Schmoeckel 等 1998
	WT	狒狒	2	immunoadsorption+TBI+CsA+methotrexate	19	Xu 等 1998
	CD55	狒狒	1	CyP+CsA+MMF+CS	39	Vial 等 2000
	CD55	狒狒	4	ATG+tacrolimus+rapamycin+CS+GAS914+CyP	25	Brandl 等 2005
	CD55	狒狒	4	CyP+CsA+CS+MMF	20	Brenner 等 2005
	CD55/CD46	狒狒	13	ATG+CyP+tacrolimus+rapamycin+CS+GAS914	25	Brandl 等 2007
	CD46 或 CD55 或 GTKO/CD55	狒狒	14	ATG+ 或 CyP+tacrolimus+rapamycin+anti–CD20mAb	57	Byrne 等 2011
肾移植	CD55	猕猴	9	CyP+CsA+CS+splenectomy	78	Cozzi 等 2000
	CD55	狒狒	5	thymokidney+thymectomy+splenectomy+immunoadsorption+anti–CD2mAb+anti–CD154mAb+ATG+tacrolimus+CyP+CVF+MMF+CS	229	Barth 等 2003
	CD55	猕猴	7	CyP+CsA+MMF+CS	90	Baldan 等 2004
	GTKO	狒狒	5	thymokidney+anti–CD2mAb+WBI+thymectomy+ anti–CD154mAb	83	Yamada 等 2005
	GTKO	狒狒	7	thymectomy+splenectomy+TBI+ATG+anti–CD2mAb+anti–CD154mAb+tacrolimus+MMF	83	Griesemer 等 2009
	GTKO	狒狒	4	ATG+anti–CD2mAb+anti–CD154mAb+MMF+CS+thymectomy+splenectomy+thymokidney	83	Shimizu 等 2012
	CD55/TBM/EPCR/O 型血	狒狒	1	ATG+anti–CD20mAb+CVF+anti–CD40mAb+rapamycin+methylprednisolone	136	Iwase 等 2015
	GTKO/CD55	猕猴	5	anti–CD4+anti–CD8+anti–CD154mAb+MMF+ steroids	310	Higginbotham 等 2016
	GTKO	猕猴	10	anti–CD154+CD4/CD8 depletion	499	Kim 等 2017
原位肝脏移植	GTKO/CD46	狒狒	10	thymoglobulin+tacrolimus+MMF+ methylprednisolone	7	Ekser 等 2010
	GTKO	狒狒	3	thymoglobulin+LoCD2b+CVF+anti–CD154+tacrolimus+methylprednisolone	9	Kim 等 2012
	GTKO	狒狒	6	thymoglobulin+CVF+belatacept+methylprednisone+tacrolimus	25	Shah 等 2016
	GTKO	狒狒	4	thymocyteglobulin+tacrolimus+methylprednisone+costimulation belatacept 或 anti–CD40mAb	29	Shah 等 2017
异位肝脏移植	GTKO/CD47	藏酋猴	10	thymoglobulin+CVF+tacrolimus+MMF+methylprednisolone	14	Dou KF 等 2013
	GTKO	狒狒	3	thymoglobulin+CVF+methylprednisolone+tacrolimus	15	Yeh 等 2014

注：EPCR，内皮细胞蛋白质 C 受体；CyP，环磷酰胺；CsA，环孢素；CS，皮质类固醇；MMF，吗替麦考酚酯；ATG，抗胸腺细胞球蛋白；splenectomy，脾切除术；tacrolimus，他克莫司；rapamycin，西罗莫司；TPC，αGal- 聚乙二醇聚合物的缀合物；TI，胸腺照射；CVF，眼镜蛇毒因子；heparin，肝素；methylprednisolone，甲泼尼龙；aspirin，阿司匹林；clopidogrel，氯吡格雷；lovenox，依诺肝素；warfarin，华法林；TBI/WBI，全身照射；methotrexate，甲氨蝶呤；GAS914，聚 –L– 赖氨酸骨架上包含 Gal 的可溶性糖缀合物；thymokidney，胸腺 / 肾移植物；thymectomy，胸腺切除术；immunoadsorption，免疫吸附；steroids，固醇类；depletion，耗竭；thymoglobulin，胸腺球蛋白；LoCD2b，抗 CD2 单克隆抗体；belatacept，贝拉西普；thymocyteglobulin，胸腺细胞球蛋白；costimulation belatacept，共刺激贝拉西普

为了进一步抑制免疫排斥,诱导免疫耐受或避免种间交叉感染,近年来又研制出了一些新的转基因猪类型。例如,Phelps 等制备了体内广泛高表达 CTLA4-Ig 的转基因猪,其细胞表面的 CTLA4-Ig 可与受体免疫细胞表面的 CD80/CD86 分子相互作用,从而阻断淋巴细胞活化所必需的共刺激信号通路,抑制 T 细胞介导的免疫应答。Weis 等构建了内皮细胞高表达 HLA-E 和 β2-微球蛋白的转基因猪。这两个分子均能与人 NK 细胞的抑制性受体 CD94/NKG2A 结合,阻止人 NK

细胞对猪细胞的损伤。Peterson 等将人的凝血调节蛋白、hCD59 和 hCD55 的编码基因同时导入猪体内,以发挥抗凝血和抗炎的作用。Choi 等将人 *FasL* 基因导入小型猪体内,意图通过 FAS/FASL 介导的细胞凋亡效应,抑制人 $CD8^+T$ 细胞和 NK 细胞的细胞毒作用。Dieckhoff 等和 Ramsoondar 等将猪内源性逆转录病毒(PERV)的小干扰 RNA 片段导入小型猪体内,以阻止 PERV 感染受体。表 13-2 初步总结了近年来新出现的转基因猪类型及其生物学功能。

表 13-2　近年来新出现的转基因猪类型

基因类型	功能	研究者
固有免疫系统		
GalTKO	清除 Gal 抗原	Phelps 等
Neu5GcKO	清除非 Gal 糖类抗原	Lutz 等
Human *CD46*, *CD55*, *CD59*	补体调节	Miyagawa 等
Human *CD47*	抑制受体巨噬细胞功能	K Ide 等
Human *SIRP-a*	抑制受体血小板 / 血细胞吞噬功能	K Ide 等
HLA-E, *-G*, *-Cw3*	减轻人 NK 细胞的毒性	Khalfou 等
获得性免疫系统		
Pig CTLA4-Ig	抑制 T 细胞,封闭共刺激通路	Phelps 等
凝血功能紊乱		
Human *vWF*	抑制血小板激活	Cooper 等
Human *TFPI*	抑制人 X a,减少血栓形成	Chen 等
Human *TBM*	激活 C 蛋白,参与抗凝	Cooper 等
Human *EPCR*	激活 C 蛋白,参与抗凝	Peterson 等
炎症反应		
Human *CD39*	抗炎抗凝,减少 ADP	Crikis 等
Human *HO-1*	抗炎,抗凋亡	Cooper 等

注:SIRP,信号调节蛋白;vWF,血管性血友病因子;TFPI,组织因子途径抑制物;HO,血红素加氧酶

三、异种移植免疫排斥反应的类型与机制

异种移植免疫排斥反应按照发生时间可分为超急性排斥反应、急性排斥反应和慢性排斥反应三种类型。其中,急性排斥反应还可按照发生机制分为急性血管性排斥反应和急性细胞性排斥反应。

(一)异种超急性排斥反应

1. 定义　当在两种种属较远的个体之间进

行异种移植时,例如将带有血管的猪的器官移植给人,在移植物进入宿主体内,恢复再灌注后的几分钟至几小时内会很快发生强烈的免疫排斥反应,造成移植物不可逆的功能丧失,导致异种移植的失败。该排斥反应被称为超急性排斥反应(hyperacute rejection,HAR)。

2. 免疫病理特征　HAR 发生后的免疫病理改变是以移植物间质充血、水肿、白细胞浸润、血小板渗出、纤维蛋白血栓形成和毛细血管坏死为标志,显著的血管内皮细胞损伤等为特征。免疫

荧光检查有异种抗体、补体及纤维素沉着。以猪到狒狒的异种心脏移植为例，狒狒平均在3小时左右排斥猪心脏移植物。被排斥的猪心脏移植物出现细胞结构严重损坏、血小板血栓形成、毛细血管阻塞、纤维蛋白沉积、广泛的内皮细胞肿胀和线粒体破坏等超微结构改变。异种移植超急性排斥反应在不同物种的宿主中出现的组织病理改变相似，但也有差异，例如将猪心脏移植于狗，移植物出现上述病理改变的速度比移植于狒狒更快。而将黑猩猩的心脏移植给人，其病理改变为病灶部位毛细血管破坏，并伴有红细胞渗出，但心肌细胞和小血管超微结构没有发生明显改变。

3. 发生机制　异种移植HAR与同种移植HAR在免疫病理上有类似的表现。同种移植HAR主要源于供受体间ABO血型不相匹配或受体多次接受输血产生了抗白细胞抗原的抗体。但对异种移植，特别是对猪到灵长类动物的血管化异种器官移植来说，引发HAR的原因却并非如此。异种HAR发生于异种移植器官在受体体内恢复血流再灌注后的几分钟到几小时内，提示它是由"天然"或"固有"免疫机制介导的，而不是通过"后天"诱发的特异性适应性免疫应答。在正常生理条件下，天然免疫被认为是提供一个有效的防御机制以对抗入侵的微生物。所有的哺乳类动物都有循环的天然抗体存在，它的诱导起源目前还不是很清楚。猪到灵长类动物的异种移植HAR发生机制已得到公认，主要是灵长类动物体内预存的异种反应性天然抗体（xenoreactive natural antibody，XNA）直接识别广泛表达于猪血管内皮细胞上的α-1，3-半乳糖（α-1，3-Gal）抗原，激活补体和内皮细胞，导致凝血级联反应，引起血栓形成，使猪移植器官缺血坏死。因此，异种HAR从免疫本质上来说就是由天然抗体介导的补体依赖的细胞毒效应，其中心环节是抗原抗体结合、补体激活和内皮细胞损伤（图13-4）。此外，猪组织细胞表面的补体调节蛋白（CRP），如衰变加速因子（DAF，CD55）、膜辅因子蛋白（MCP，CD46）和同源限制因子（HRF，CD59），与灵长类动物的补体成分不协同，不能抑制人补体激活及其溶细胞作用，这也是发生异种HAR的重要原因之一。

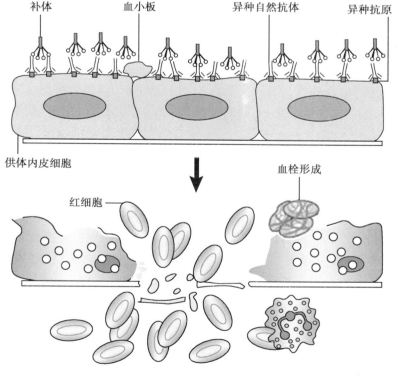

图13-4　异种HAR发生机制示意简图

（二）急性血管性排斥反应

1. 定义 急性血管性排斥反应（acute vascular rejection，AVR），又称延迟性异种移植排斥反应（delayed xenograft rejection，DXR）或急性体液性排斥反应（acute humoral rejection，AHR），常见于近缘器官移植或控制了异种 HAR 的远缘移植。多于异种移植物恢复血流再灌注后 24 小时内发生，导致移植物在术后数天至数周内被排斥掉。AVR 不同于 HAR，出血较少，但有较多的血管间血栓形成；两者在发生时间上并无先后顺序，只是 AVR 的过程相对较长，排斥所致的损害出现得相对较晚。AVR 在病理学和临床表现方面与 HAR 存在着本质的不同。很明显，AVR 并不是 HAR 的"延迟型"，故而大多学者目前倾向于使用 AVR 这一术语而弃用 DXR。

2. 免疫病理特征 AVR 的病理特点是移植物血管内皮细胞严重受损并伴有弥散性血管内凝血，显微镜下可见内皮细胞的激活与损伤、巨噬细胞和 NK 细胞浸润，以及和血管内血栓形成相关的血管闭塞和组织坏死。免疫电镜下，可观察到 IgG 和 IgM 抗体沉积在异种移植物血管内皮，并与补体产物如 C1q、C3 和 C5b-9 有关。以猪到狒狒的异种肾移植为例，AVR 的组织学特点为广泛的出血性改变及组织水肿、局部缺血、纤维素样坏死、弥散性血管内血栓形成，血栓以纤维素血栓为主。有时表现出 NK 细胞、巨噬细胞浸润，内皮细胞肿胀、激活。有时出现急性肾小管坏死的表现，伴有远端小管变性，小管上皮坏死。因内皮细胞肿胀、微血栓形成，表现为肾小球实变、毛细血管形态丧失。

3. 发生机制

（1）异种反应性抗体：由于对 AVR 的研究尚处于起步阶段，故对其发病机制尚有许多争议，但越来越多的证据表明，异种反应性抗体在其发生机制中起中心作用。首先，异种移植物和同种异体移植物的 DXR 都与抗体在血管内皮上的沉积有关；其次，植入猪器官后，灵长类动物血清中异种反应性抗体水平急剧增加；第三，用抗供体的抗体灌注可引起 AVR；第四，去除抗供体抗体或阻断抗体合成，能延迟或抑制 AVR。但对引起 AVR 的异种反应性抗体的本质有较多争议。在仓鼠到大鼠和猪到狒狒的心脏移植模型中发现不

依赖于 T 细胞的抗移植物 IgM 抗体导致 AVR 的发生。但在近缘性异种移植组合中，IgM 型的抗供体抗体也在移植几天后出现，但水平太低不易检测，它们的专一性还不清楚。这提示可能不是单一的优势抗体专门负责 AVR。

（2）血管内皮细胞激活：移植器官的血管内皮细胞激活是 AVR 病理生理过程中的重要一环。内皮细胞被异种反应性抗体激活后，其内所含的血栓调节素、硫酸乙酰肝素等抗凝物质大量丢失，而促凝物质、黏附分子和缩血管物质等合成明显增多。随后，由于血管内皮细胞受损，内皮下基质成分暴露，激活血小板，最终造成移植物内的血栓形成及炎症反应。

（3）补体系统激活：补体激活与 AVR 的关系也十分密切。在非 α-1,3-Gal 抗体和/或低浓度 α-1,3-Gal 抗体存在的情况下，受体补体激活的负性调节功能不全，会引起 AVR。但是一些研究中也发现在某些情况下，尽管去除补体，但急性血管性排斥反应依然能发生，其可能原因在于高浓度的 IgM 与 IgG 可直接穿透植物血管的内皮细胞。

（4）NK 细胞和巨噬细胞：NK 细胞和巨噬细胞在 AVR 发生发展过程中也起到了重要作用。有研究证实，NK 及巨噬细胞在不依赖补体及抗体的条件下均能独自引发豚鼠到大鼠心脏移植模型的 AVR。其主要分子机制可能是 NK 细胞的抑制性受体不识别 MHC Ⅰ类分子，造成对异源内皮细胞的细胞毒作用。NK 细胞也可能通过非细胞毒机制损伤异种内皮细胞，造成内皮细胞形态学和活化状态的改变。

（5）T 细胞在 AVR 中的作用：尽管 AVR 是以体液免疫为主的排斥反应，但现在越来越多的资料提示 T 细胞在其中也发挥着重要的作用。有研究发现，仓鼠心脏移植于裸小鼠可获长期存活（>100 天），病理检查提示无排斥迹象。但若在心脏移植前一天对裸鼠进行 T 细胞重建，结果移植心脏在术后 5 天左右即出现排斥反应，病理检查可发现典型 AVR 的表现，提示 T 细胞可能参与诱发 AVR。

总之，血小板、巨噬细胞及 NK 细胞活化、血管内皮细胞激活共同参与形成异种 AVR 的特殊病理变化（图 13-5）。

急性体液性异种移植排斥反应

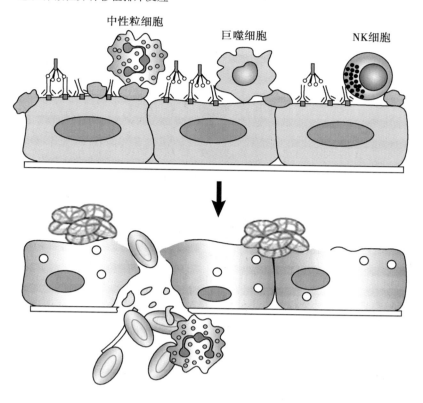

图 13-5　异种 AVR 发生机制示意简图

（三）急性细胞性排斥反应

毫无疑问，以天然抗体、补体系统和内皮细胞这三种因素为核心的超急性和急性血管性排斥反应仍然是今天异种移植的主要障碍。转基因猪的出现为解决这两大免疫障碍找到了较好的方法，有效抑制 T 细胞介导的特异性细胞免疫应答成为异种移植物存活的关键。与在同种移植中细胞介导的免疫排斥反应相比，人们对在异种移植中 T 细胞介导的细胞反应的了解却要少得多。

在异种器官移植中，急性细胞性排斥反应（acute cellular rejection，ACR）一般发生在 HAR 和 AVR 之后。从免疫本质上看，ACR 是 T 细胞针对移植抗原的特异性免疫应答。移植物排斥涉及各种免疫反应，有多种免疫细胞参与，包括：在适应性免疫中发挥作用的 T 细胞和 B 细胞；在固有免疫中发挥作用的细胞，如巨噬细胞、NK 细胞、中性粒细胞；以及抗原提呈细胞，如树突状细胞等。但这并不是说明移植物排斥反应中凡是有免疫细胞参与的过程，皆可称为细胞性

排斥反应。例如，在 AVR 过程中，大量单核细胞和 NK 细胞浸润，这些细胞主要通过释放各种炎症介质，并通过内皮细胞的激活，参与血管内的炎症反应。炎症反应一般不具有抗原特异性，不发生免疫细胞的克隆选择和克隆扩增，因而现在倾向于把淋巴细胞特别是 T 细胞介导的针对移植抗原的特异性免疫应答，视为细胞性排斥反应。

目前，对异种 ACR 的研究还不多，但基本能够确定的是，在体外，辅助性和细胞毒性 T 细胞对异种移植物抗原的免疫反应比对同种抗原的反应弱。造成这个结果的原因是 T 细胞和异种细胞两者间的细胞表面分子缺乏有效的相互作用，这使得 T 细胞主要识别宿主细胞的 MHC 分子提呈的异种抗原。异种移植免疫应答对 CD4$^+$T 细胞的依赖性提示，细胞介导的异种移植排斥反应可能比同种移植排斥容易控制，这意味着发展一种有效控制异种体液性排斥反应的方法后，异种移植可能比同种移植更容易被接受（图 13-6）。

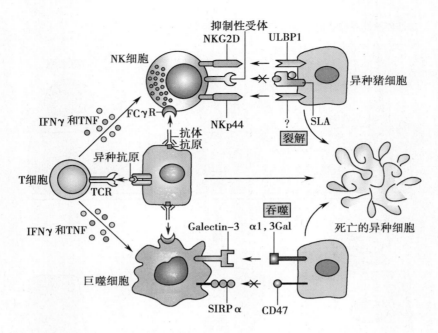

图 13-6　异种 ACR 发生机制示意简图

（四）异种慢性排斥反应

大多数异种移植物在移植早期被严重破坏，因此当前对异种慢性排斥反应的研究多是体外实验。参照同种器官移植慢性排斥的机制来看，异种慢性排斥可能也是以 T 细胞免疫为主，包括受体 T 细胞对移植物抗原提呈细胞的直接识别和间接识别，间接识别的作用随移植物存活时间延长而更明显。解决异种慢性排斥的方法可能有阻断识别途径、诱导长期稳定的免疫耐受、改变异种器官的 *MHC* 基因等。

四、异种移植种间交叉感染风险及控制

异种移植后，受体可能面临交叉感染人畜共患病的风险，特别是人有可能感染猪内源性逆转录病毒（PERV）。有研究表明，PERV 可整合进入所有品系猪的染色体，并由猪细胞持续产生和分泌。PERV 可能感染人细胞的实验证据来源于 Clemenceau 等人的研究。他们将人肿瘤细胞接种于免疫缺陷小鼠，再植入猪胰岛细胞，结果发现肿瘤细胞内可检测到 PERV 的 DNA 表达。但 Yang 等研究却表明，小鼠白血病病毒的外壳蛋白可包裹 PERV 病毒体形成假型病毒，从而介导 PERV 的 DNA 向人细胞内的传播。因此，在人细胞内出现 PERV 的 DNA 序列并不能作为交叉感染的

直接证据。截止到目前的 200 多例包括猪胰岛移植或猪肝脏、脾脏体外灌注的个体中未发现有 PERV 的感染。在猪－非人灵长类动物的移植实验中也没有发现 PERV 的感染。由于非人灵长类动物体内 PERV 受体基因沉默，因此不能作为评估 PERV 感染的合适对象。虽然人类细胞中具有 PERV 的受体，但是在新西兰和阿根廷报道的第一例利用猪胰岛细胞治疗糖尿病的病例中，并未发现有 PERV 的感染。因此，PERV 是否能感染人类仍存在争议。

此外，据文献报道，大约有 300 种病毒、立克次体、细菌、真菌、原生动物和寄生虫等可引起人畜共患病，其中有 42 种来源于猪。除 PERV 外，PCMV、戊型肝炎病毒（HEV）、猪嗜淋巴细胞性病毒 PLHV-1/-2/-3、猪环状病毒-1/-2 及其他病毒都具备感染人体潜能。如何早期诊断人畜共患病并进行有效干预，是异种移植临床应用前必须解决的关键问题之一。

需要引起注意的是，当前抑制异种排斥的方法和措施有可能会增加人畜共患病的感染风险。首先，免疫抑制治疗和诱导免疫耐受可能会增加受体对非致病性或潜在致病性病原体的机会感染；其次，由于 GTKO 转基因猪不表达 α-1,3-Gal 抗原决定簇，其组织细胞对 α-1,3-Gal 抗体和补

体的敏感性降低，因此其分泌释放病毒的能力也相应增加；再次，表达人补体调节蛋白的转基因猪细胞可能会削弱受体补体系统对病原体的防御作用；最后，一些人的补体调节蛋白也是某些病毒的受体蛋白。

2015 年，杨璐菡等人在 PK-15 猪细胞内利用 CRISPR/Cas9 技术敲除了 62 个 PERV 相关基因，这项突破性研究有望解决基因编辑猪器官到人的异种移植过程中的内源性逆转录病毒的感染问题。相信随着基因技术的不断完善，临床检测能力的提高以及培育合适的猪种系，可以将 PERV 种间传播的可能性降至最低，为异种移植的发展创造的良好条件。

五、我国异种移植研究现状

我国异种移植研究起步较晚。1998 年，我国组织并启动了首个以"异种移植基础研究"为题的重大研究项目，该项目对推动我国细胞学、免疫学、纯系大动物培育等方面的研究有积极意义。华中科技大学同济医学院的陈实教授以及四川大学的程惊秋教授做出了卓有成效的工作。

2008 年，由世界卫生组织（World Health Organization，WHO）主办，我国中南大学湘雅医学院承办的全球异种移植临床研究国际规范研讨会在我国长沙召开。会议制定了影响全球异种移植研究行为准则的研究标准，规范了全球异种移植临床研究的行业行为，保证患者安全。

2011 年，中国农业科学院北京畜牧兽医研究所潘登科等成功研制出利用同源重组技术敲除 $\alpha-1,3-$ 半乳糖基转移酶单等位基因的近交系五指山小型猪，使我国成为继美国、日本和澳大利亚等少数几个获得成功的国家之一。2012 年，该实验室建立了类转录激活因子效应物核酸酶（transcription activator-like effector nuclease，TALEN）技术敲除 GGTA1 基因，并利用体细胞克隆获得双等位基因敲除小型猪，通过基因敲除和体细胞克隆技术获得了 3 只健康并能正常繁育的 GGTA1 基因敲除（GTKO）五指山小型猪，由 3 只 GTKO 五指山小型猪繁育建立了 GTKO 五指山小型猪家系。

2013 年 5 月，原西京医院肝胆外科、全军器官移植研究所窦科峰教授和陶开山领导的团队，完成我国首例异种肝移植大动物试验。供体是中国农业科学院北京畜牧兽医研究所培育的 GTKO 小型猪，受体是四川医学科学院实验动物研究所培育的藏酋猴。手术先切除藏酋猴的脾脏，而后将 128gGTKO 猪肝脏植入脾窝，行左肾静脉与移植肝门静脉吻合、下腔静脉与移植肝肝静脉吻合、脾动脉与移植肝肝动脉吻合，并放置胆道引流管。当开放肝脏血流后 2 分钟，既观察到引流管内有金黄色胆汁流出。至关腹时，移植肝脏质地柔软，色泽鲜红，灌注良好；术中 B 超显示各吻合口无狭窄和血栓形成，移植肝血流充足，血流动力学稳定。术后采用"吗替麦考酚酯 + 他克莫司 + 巴利昔单抗 + 激素"的四联免疫抑制方案，并应用丹参抗凝。术后早期受体情况较为稳定，生命体征和各项生化检查均处于正常范围内。最终移植肝在受体体内有功能存活 2 周，创造了当时猪 – 非人灵长类动物异种肝移植最长存活时间记录。术后猴血小板保持在 $150 \times 10^9/L$ 以上，APTT、PT 等凝血指标稳定在生理范围内，未出现 DIC 和致命性出血。肝功能、血清补体含量及 IL-2、IFN-γ 等生化、免疫指标逐渐恢复正常，移植肝持续分泌胆汁，未发生超急性免疫排斥。检测猴外周血中有猪源白蛋白和血小板活化因子，证明猪肝在猴体内发挥生理合成功能（图 13-7）。尸检表明既未发生血管吻合口血栓形成，也未出现异种肝移植术后常见的血小板匮乏和致命的广泛性内脏出血。病理学检查证实，移植肝大部分形态正常，肝细胞仅有轻度水肿，伴中央静脉小分支静脉炎，可见局灶性缺血坏死及出血，病变呈小叶分布。无超急性排斥反应和严重的急性排斥反应。该术式切除受体脾脏后，巧妙地将脾窝作为移植肝脏的"新家"，且不切除受体自身肝脏。从理论上看，这不仅能帮助控制术后免疫排斥反应、促进受体肝功能恢复，而且有利于维持正常的凝血和抗凝功能。异种移植研究在我国方兴未艾，将成为我国移植医学领域的重要研究方向。

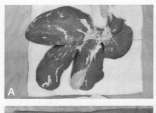
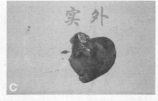
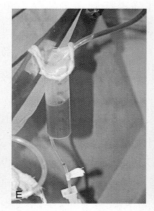
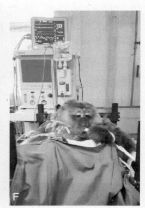
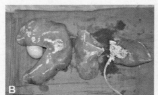
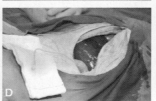

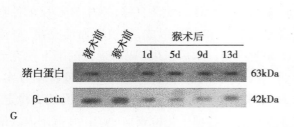
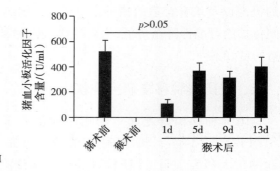

图 13-7 猪-猴异位辅助性肝移植手术实验

A. 猪供肝完整切除；B. 供肝离体劈离；C. 野生型猪肝植入猴体内后迅速发生超急性免疫排斥反应,肝脏坏死发黑、质地变硬,胆道引流管无胆汁引出；D. GTKO 猪肝植入猴体内,移植肝色泽红润,开放血流即有胆汁流出；E. 术后移植肝持续分泌胆汁；F. 术后第 13 天受体猴进食；G. Western blot 检测猴外周血中有猪源白蛋白表达；H. ELISA 实验检测猴外周血中有猪源血小板活化因子表达

结 语

从手术技术来看,无论是原位或异位肝移植,都能在猪-猴模型上成功实施,且手术相关并发症如吻合口狭窄、血栓形成等发生率比较低,故未来异种肝移植的主要发展方向,仍然应以解决免疫排斥反应和凝血功能调节障碍的基础研究为主。值得思索的是,同种移植中肝脏移植的效果远远优于肾移植和心脏移植,为何异种移植表现出相反的结果？这种矛盾现象是因为小型猪的肝脏表达更多的异种抗原,还是灵长类动物无法接受猪肝的生理功能？这些疑问需要全世界移植医学研究者们共同努力研究来回答。

（窦科峰）

第九节　免疫抑制剂应用

器官移植的飞速发展,除了在器官保存、手术技术及手术材料等方面的进步,很大程度上得益于过去几十年免疫抑制剂的发展和应用。尤其是 20 世纪七八十年代以 CsA 和 Tac 为代表的钙调磷酸酶抑制剂（calcineurin inhibitor, CNI）的发现和应用,大大减少了器官移植术后排斥反应的发生,使器官移植进入了一个新纪元。随后,许多新型免疫抑制剂的研发,也取得了显著的临床疗效,为移植术后免疫抑制剂的应用提供了更多的选择方案。

目前器官移植的重心和注意点不再仅仅局限于移植后近期的生存率和并发症的防治,而主要着眼于移植后远期的并发症和死亡率。尽管各类免疫抑制剂具有良好的抗排斥作用,但是移植术后的长期生存率并不十分满意。通过长期随访发现,慢性排斥反应只占远期移植物功能丧失和患者死亡的一小部分,而与免疫抑制剂相关的并发症如感染、药物的肾毒性、肝毒性、心血管疾病、代谢性疾病、复发性疾病和恶性肿瘤等却占了大部分,因此寻找药物疗效和毒性的最佳平衡点已成为目前器官移植术后免疫抑制剂应用的重要研究热点。

一、免疫抑制剂的诱导、维持和抗排斥治疗

目前的免疫抑制治疗多采用联合用药方案,最常用的方案是 CNI+ 激素 + 抗代谢类药物。除此之外,围手术期的免疫抑制诱导治疗逐渐受到重视,其原理是通过抗淋巴细胞的多克隆或单克隆抗体清除体内免疫细胞来进行诱导治疗,可以降低排斥反应的发生率,延迟 CNI 的使用或降低其使用剂量,减少激素的使用剂量或早期撤除激素,从而减少相关的并发症,减轻药物毒副作用。美国的资料显示,1997 年肝移植的诱导免疫抑制治疗约占 7%,而到 2008 年,抗体诱导治疗的比例上升到了 26.7%。而在肺移植中,目前有高达 60% 的患者接受诱导治疗。免疫诱导的药物主要为抗 CD25 单克隆抗体(约占 14.6%)、抗胸腺细胞球蛋白(ATG,约占 11.4%)、抗 CD3 单克隆抗体(OKT3,约占 2.5%)、阿仑珠单克隆抗体(约占 1%)等。此外,在一些血型不合的器官移植中,围手术期采用利妥昔单克隆抗体清除 B 细胞,诱导体液免疫抑制的方案,比传统的血浆置换、脾切除等方法具有显著的疗效,已成为血型不合器官移植的常规诱导方案。

在免疫抑制的维持治疗中,目前仍然主张应用 CNI 为主,一般联合激素和 / 或抗代谢类药物。近年来,CNI 类药物中 Tac 的使用有逐渐增多的趋势。数据显示,1995 年,CsA 和 Tac 在肝移植受者中的用量各占 50%,而到 2008 年,Tac 的用量已经超过了 90%。其次,目前激素仍是除 CNI 之外最重要的免疫抑制药物,但由于其并发症较多,有主张减少使用的趋势。一些研究发现,不含激素的免疫抑制方案效果令人满意,因此越来越多的学者开始主张激素早期撤除甚至不用激素。在抗代谢类药物中,MMF 由于比 AZA 免疫抑制效果更强而且几乎没有肾毒性,已逐步取代 AZA。而 mTOR 抑制剂(如 SIR 和依维莫司)作为相对较新的免疫抑制剂,由于其潜在的抗肿瘤作用且无肾毒性的优点,在抗代谢类药物的使用中也占有一定比例,但早期使用 SIR 有增加肝动脉血栓形成的风险,以及影响切口愈合等副作用,其使用量呈逐年下降的趋势。对于长期生存受者的维持治疗,免疫抑制剂的单药应用也逐渐增多。许多移植受者在出院后 6~12 个月如果移植器官功能良好,逐渐停用其他药物而最终达到单药应用。据美国的统计数据显示,在肝移植受者中,术后 1 年约有 34% 达到了单一用药,而术后 3 年约有 50% 达到单一用药,这些患者绝大多数应用 Tac。

对于维持治疗过程中出现的急性排斥反应,一旦病理证实,常规的治疗方法是大剂量激素冲击疗法。也可根据病变程度不同,调整基础免疫抑制剂的强度,一般都可以得到满意的控制。但仍有 15%~20% 的急性排斥反应对激素冲击治疗无效者,需接受单克隆抗体如 OKT3 等药物治疗。但是,对 HCV 的受者,治疗急性排斥反应时首先应尝试增加 CNI 或抗代谢药物的剂量,因为激素可能会加重 HCV 的感染。

二、激素的撤除

长期使用激素会引起许多不良反应,如高血脂、高血压、糖尿病、骨质疏松、病毒性肝炎或肿瘤复发等。因此近年来,越来越多的移植中心开始重视早期撤除激素或小剂量激素甚至无激素方案在免疫抑制治疗中的应用。尤其是在肿瘤患者,早期撤除激素可明显降低移植术后肿瘤的复发率,提高受者长期生存率。虽然有报道称早期撤除激素可能增加移植术后排斥反应的发生率,但大多数研究认为,减少使用甚至不用激素是安全有效的,移植物及受者的存活率均未受到影响,相反,移植术后糖尿病、CMV 感染、细菌感染、心血管疾病的发生率却明显降低。

在一项回顾性研究中,Opelz 等分析了激素撤除对肾移植和心脏移植受者长期生存的影响,结果显示,在 6 个月后逐步撤除激素,移植物和受者的 7 年生存率明显优于激素长期使用组(移植物生存率分别为 81.9% 和 75.3%,受者生存率为 88.8% 和 84.3%)。也有学者尝试小剂量激素维持治疗。在一项针对 51 例肾移植的病例分析中,

研究者在 2 个月内将激素用量快速降低至 2mg/d 并维持治疗,通过分析其受者和移植物生存率、急性排斥发生率、药物副作用等,最终得出低剂量激素维持治疗是安全有效的,并且有利于减少心血管并发症的结论。

近年来,更多的研究开始重视不含激素的免疫抑制方案。在一项多中心随机对照研究中,538 例肾移植受者接受达克珠单抗 +Tac+MMF 方案(n=260)或 Tac+MMF+ 激素方案(n=278)治疗,随访 6 个月排斥反应的发生率无明显差别。另外一项类似多中心大样本的肝移植随机性对照性研究,使用 Tac+ 达克珠单抗方案与 Tac+ 激素方案相比,两组的移植物生存率分别为 90.5% 与 92.2%,急性排斥发生率为 25.4% 与 26.5%,而糖尿病的发生率、CMV 感染发生率在无激素组明显降低。另有一项多中心的研究显示,采用无激素方案的肾移植受者,急性排斥反应的发生率略有升高,但移植物和受者的生存率均无明显改变。因此,目前的观点认为,通过抗体诱导治疗,激素的撤除是可行的,但其安全性、可靠性需要更大样本量、更长随访期来证实。

此外,对于术前病情严重的肝移植患者,激素是否可以撤除值得商榷。有报道称无激素方案会增加术后肝肾综合征的发生率,从而导致受者术后死亡率显著升高(死亡率分别为 46% 和 26%)。

三、钙调磷酸酶抑制剂的撤除

钙调磷酸酶抑制剂(CNI)是目前最常用的免疫抑制剂,它的使用极大地改善了移植受者的预后,减少了排斥反应的发生以及排斥反应所致的患者死亡。但这类药物本身亦可引起许多并发症,如肾功能损伤、糖尿病、高脂血症、腹泻等,使患者不能耐受甚至危及生命。早期的肾功能损害是肝移植术后较常见的并发症,甚至会影响受者的生存率。据报道,肝移植术后肾功能不全的发生率为 12%~51%,而发生肾功能不全后其死亡率可高达 44%~50%。其原因除了术前存在肝肾综合征、术中低血压、术后低蛋白血症、感染等多种因素以外,CNI 类药物的肾毒性占了相当大的比例。而在肾移植中,CNI 类药物的肾毒性也被公认为是引起移植肾慢性失功的主要原因。目前对

CNI 的观点逐渐趋向于减少用量、延迟使用以及后期改用其他药物进行维持治疗等,有些中心还尝试采用不含 CNI 的治疗方案。

一项 UNOS 的研究对 16 989 例肝移植受者进行了分析,结果显示,联合 ATG 或抗 CD25 单克隆抗体诱导免疫抑制治疗,减少或延迟 CNI 的用量并不影响受者的生存率,但患者的肌酐清除率和糖尿病的发病率等明显得到了改善。在另一项类似的研究中,Ekberg 等将 1 645 名肾移植受者分成 4 组,分别接受标准剂量 CsA、低剂量 CsA、低剂量 Tac 和低剂量 SIR,并联合 MMF 和激素治疗,其中低剂量组均采用达克珠单抗进行诱导,移植后 12 个月的结果显示,低剂量 CsA 组和低剂量 Tac 组肾功能不良和急性排斥反应的发生率更低,尤其以低剂量 Tac 组更为显著。

此外,由于 SIR 的肾毒性更小,一些学者则主张在出现相关并发症后将 CNI 换成 SIR。已有研究发现,在移植术后出现肾功能不全时,改用 SIR 可以使 50% 的受者肾功能好转。而在另一项研究中,525 例肾移植受者术后采用 SIR+CsA+ 激素方案治疗,并在 3 个月后逐步停止 CsA,结果这些受者显示出更好的肾功能和血压状况。

近年来,一些中心开始评估完全不使用 CNI 类药物的免疫抑制方案。在一项对肾移植的随机对照研究中,一组采用 SIR+MMF+ 激素治疗,另一组则采用 Tac+MMF+ 激素方案,结果显示,两组患者的移植物 1 年存活率、急性排斥反应发生率并无显著性差异,肾功能亦无明显差别。美国一项最新肾移植临床试验也发现,达克珠单抗 + 贝拉西普(CTLA4-Ig)诱导后采用 MMF+ 激素方案与达克珠单抗 +CsA+MMF+ 激素方案疗效相当。而在肝移植中,多数研究也认为,采用无肾毒性的药物如 mTOR 抑制剂、抗体诱导和 MMF 等均有助于改善移植术后的肾功能,但撤除 CNI 类药物可能与早期急性排斥反应增加有关。因此是否应该撤除 CNI 类药物仍存有争议。

四、mTOR 抑制剂的抗肿瘤应用

目前,器官移植中的肿瘤相关问题越来越受到人们的重视。随着移植术后生存时间的延长,原发肿瘤复发或新发恶性肿瘤已经成为影响移植

术后远期生存率的一个重要原因。文献报道,约有 50% 器官移植受者的远期死亡与恶性肿瘤有关。一般来说,移植后的恶性肿瘤可发生于皮肤、淋巴组织及各种实体脏器,其发生、发展可能与机体的免疫抑制状态有关。

体外研究发现有些免疫抑制剂具有促进肿瘤的作用,如常用的 CNI 类药物,它具有加速肿瘤细胞生长、促进肿瘤血管发生和抑制 DNA 修复等特性。而且长期免疫抑制状态与肿瘤的发生概率增加可能有关。但是,有研究证明 mTOR 抑制剂 SIR 具有抗肿瘤作用。体外实验显示,乳腺癌、神经胶质瘤、白血病、前列腺癌、卵巢癌、肾癌细胞对 SIR 更加敏感。动物实验也表明,SIR 在发挥抗排斥反应的同时也能抑制肿瘤的生长。因此,越来越多的学者开始意识到 mTOR 抑制剂在临床中的作用。许多研究结果显示,mTOR 抑制剂对于器官移植术后的各类肿瘤如皮肤癌、肝癌等都有一定的防治作用。一项 SRTR 的数据显示,30 424 名使用 CNI 治疗的器官移植受者中约 1.81% 术后发生了新生恶性肿瘤,而这一数据在 504 名使用 SIR 治疗的受者中仅为 0.6%。Stallone 等人报道了 15 例肾移植术后出现皮肤 Kaposi 肉瘤的患者,在用 SIR 替代 CNI 治疗 3 个月后,所有肿瘤完全消失。也有研究发现,肝癌肝移植的患者术后采用 mTOR 抑制剂治疗能明显减少术后肿瘤的复发。在一项 97 例肝癌肝移植的研究中,45 例进行 SIR+ 低剂量 CNI 治疗,52 例进行常规剂量 CNI 单药治疗,术后 3 年肝癌的复发率前者显著低于后者,分别为 6.7% 和 17.3%,而无瘤生存时间明显提高,分别为 79% 和 54%。最新一项更大样本的研究显示,在 2 491 例肝癌肝移植中,109 例接受了超过 6 个月的 SIR 治疗,对照其余无 SIR 治疗的受者,3 年和 5 年的生存率分别提高了 6.4% 和 14.4%。且另外一种 mTOR 抑制剂依维莫司已上市并在临床用于肾癌治疗。

虽然 mTOR 抑制剂具有抗肿瘤方面的优势,但由于其容易导致骨髓抑制、高血脂、淋巴水瘤、切口愈合不良、动脉血栓形成等不良反应,因此,临床使用受到一定的限制。对于术后发生恶性肿瘤高危的移植患者,尤其是术前即为恶性肿瘤者,如何合理使用免疫抑制剂,有待进一步的研究。

五、基因多态性和个体化治疗

影响免疫抑制剂疗效的因素贯穿于人体对药物的吸收、分布、代谢、排出等多个环节。相同剂量的免疫抑制剂,在不同受者体内所产生的药物反应有显著的差别,其中 20%~95% 药物个体差异由遗传因素引起,而且将伴随人的一生。目前临床普遍通过血药浓度监测来调整免疫抑制剂的用量,虽为患者的个体化用药带了希望,但随着临床实践的开展,发现尽管多数患者的药物浓度能得到控制,但仍有部分患者由于种种原因(药物剂量过大、达到有效浓度时间过长等)不能取得满意的疗效或出现药物毒副反应。因此,寻找免疫抑制剂代谢相关基因的差异,为移植受者制定基因导向性的免疫抑制剂个体化用药策略,成为今后的发展趋势。

近年来,一些研究发现 CYP3A 基因与 MDR-1 基因的多态性与免疫抑制剂在体内的代谢相关并影响其疗效。CYP3A 又称细胞色素 P4503A,参与体内许多药物的代谢。研究发现携带 CYP3A5*1 等位基因的人群可以高表达其产物,而 CYP3A5*3/*3 的人群几乎检测不到 CYP3A5 的表达,因此分别称为快代谢型和慢代谢型。不同人种 CYP3A5*1 等位基因出现频率不同,中国人群中为 39%~63%,而在白人和黑人分别是 5%~15% 和 45%~73%。研究结果显示,区分 CYP3A5 的基因型能预测 Tac 的口服需药量。在一项 180 例的肾移植研究中,携带 CYP3A5*1 等位基因的受者与 CYP3A5*3/*3 基因型受者相比,维持相同的血药浓度所需要的 Tac 剂量要大得多。同样的结果也见于心脏移植和肺移植。由于 CYP3A5 主要分布在肝脏和小肠,在肝移植中,供、受者的 CYP3A5 基因型对 Tac 个体用药差异都有影响。有研究结果发现供者因素影响更大,并且当供、受者均为 CYP3A5*3/*3 基因型时,患者所需要的 Tac 剂量最小。此外,MDR-1 基因的表达产物 P- 糖蛋白(P-gp)是一种膜蛋白,表达于小肠上皮细胞、胆管上皮细胞、肾小管上皮细胞等。一项关于 MDR-1 基因 C3435T 多态性(3435 位点的 C 突变为 T)与免疫抑制剂浓度关系的研究发现,表型为 3435CC 纯合子时 P-gp 高表达,活性高,可以增加药物排泄,降低血药浓度,而 CT 或 TT 表型时 P-gp 表达降低,活性下降,血药浓度较高。已有报道显示 *MDR-1* 基因多态性与肝移植术后 CNI 血药浓度,以及与 CNI 药物相关并发症有关。

综合目前的研究进展,虽然已经明确某些遗传因素与药物药代动力学个体差异密切相关,也注意到了随之产生的一系列相关的临床效能问题,但临床上距离真正基因导向性的个体化用药还有很大差距,有待更多的探索和进展。

扩展阅读

细胞色素 P450(cytochrome P450 或 CYP450,简称 CYP):一类亚铁血红素-硫醇盐蛋白的超家族,它参与内源性物质和包括药物、环境化合物在内的外源性物质的代谢。主要存在于肝脏、肠道中,细胞中细胞色素 P450 主要分布在内质网和线粒体内膜上,作为一种末端加氧酶,参与了生物体内的甾醇类激素合成等过程。近年来,对细胞色素 P450 的结构、功能特别是对其在药物代谢中作用的研究有了较大的进展。根据氨基酸序列同源相似性的程度,CYP450 分为 17 个基因家族和许多亚家族,包括 CYP3A4、CYP3A5、CYP2D6、CYP2C9、CYP2C19 等。氨基酸序列有 40% 以上相同者划为同一家族,以阿拉伯数字表示;同一家族内相同达 55% 以上者为一亚家族,在代表家族的阿拉伯数字之后标以英文字母表示;在同一亚家族的当同工酶则再以阿拉伯数字表示。

名词来源:当将 CO 气泡通过由联二硫酸钠所还原的鼠肝微粒体悬浮液时,在该悬浮液的差视光谱中可出现一个峰值在 450nm 的强吸收峰,该吸收峰与其他血红蛋白/一氧化碳结合物的吸收峰位置不同(后者峰位在 420nm 左右)。这种色素由 Omura 和 Sato 表述为细胞色素,并命名为 P450,意即一种在 450nm 处有最大吸收峰的细胞色素,P 是 pigment(色素)的缩写。

结 语

器官移植的成功离不开免疫抑制剂的发展。随着各种强效免疫抑制剂相继应用于临床,过去几十余年来,器官移植的成功率取得了巨大进步。但是如何维持受者最合适的免疫状态,避免免疫抑制过度增加机会性感染、药物毒性和肿瘤发生的风险或免疫抑制不足造成排斥反应的发生,仍然是今后器官移植的热点和前沿问题。此外,随着对免疫抑制剂相关遗传因素的深入研究,个体化的免疫抑制治疗将成为今后重要的发展趋势。

(郑树森)

第十节 抗体介导的排斥反应研究热点与前沿

抗体介导的排斥反应(antibody-mediated rejection, AMR)是尸体器官移植术后最常见的并发症之一,影响器官移植术后患者及移植物的存活率。尽管对 AMR 的发展过程、组织分型和风险因素分层有了诸多的研究进展,但是 AMR 的诊断和治疗方面仍存在许多问题需要解决。本节旨在对 AMR 的机制、诊断和治疗梳理目前的研究热点与前沿研究。

一、概述

抗供体 HLA 抗体的存在、ABO 血型不合以及内皮或异种抗原的产生都与 AMR 的发生密切相关。预存的供者特异性抗体(donor specific antibody, DSA)曾被认为是移植的禁忌之一。尽管应用脱敏措施,仍有 1/3 的高致敏患者出现移植后急性 AMR。高致敏患者的 DSA 由骨髓中的长存活浆细胞(long-lived plasma cell, LLPC)产生,而 LLPC 并不会显著增加抗 HLA 抗体产量。因此,高致敏患者移植后 AMR 的发生主要源于区域淋巴组织中初始记忆 B 细胞。克隆扩增后的记忆 B 细胞可以迁移至脾脏成为短存活浆细胞,或者进入骨髓成为 LLPC。

在非致敏患者中,新生 DSA 可以产生于移植术后早期或者晚期。术后早期出现的新生 DSA 可以导致严重的急性排斥反应,约发生于 5% 的初次移植患者。晚期或者慢性 AMR 的产生则与新生 DSA 的变构、初次 AMR 治疗未彻底清除 DSA,以及脱敏治疗后预存 DSA 的持续存在有关。AMR 的发生往往仅表现为血清肌酐升高,使得诊断延误。新生抗体变构以及慢性 AMR 被认为是造成移植物失功的主要原因。

AMR 最好的处理措施是预防。尽管 AMR 仍将是异体移植领域的重要难关,但是我们可以通过各种措施避免高 DSA 移植的出现,诸如器官分配系统的完善、配对肾脏捐献、配对捐献联合脱敏治疗等都具有降低 AMR 风险的价值。

二、抗体介导的排斥反应的诊断

1997 年形成的肾移植排斥诊断标准,即 Banff 标准,为肾移植术后 AMR 的诊断提供了可靠的依据,并且逐步被心脏、肺以及胰腺移植 AMR 诊断所接受。2016 年,肝脏移植亦采纳了 Banff 标准,这反映了过去认为的肝脏“免疫豁免”,亦会发生 AMR。

1. 循环抗供者特异性抗体 抗供者特异性 HLA 抗体的存在是诊断 AMR 的主要指标,包括预存抗体和术后新生抗体。而术后新生抗体的产生与免疫抑制不足或者免疫治疗不规范有关。此外,抗供者特异性非 HLA 抗体,诸如针对移植肾 MHCI 多肽相关链 A 抗原、血管紧张素 II 类 1 型受体,以及心脏移植和肺移植中胶原自身抗体等,亦被发现与移植物术后排斥密切相关。对于供者特异性 HLA 抗体检测阴性的排斥患者,筛查非 HLA 抗体具有重要的诊断价值。

2. 抗体–血管内皮相互作用的病理证据 免疫学检测方法已经被广泛应用于检测血管内皮相关补体裂解产物 C4d,为移植物血管内皮与抗体的相互作用提供了证据。毛细血管内 C4d 阳性是心脏移植和肾脏移植 AMR 的特异性标志物。另外,C4d 染色在肺移植、肝脏移植 AMR 诊断中也获得了认可。但是,C4d 染色仍有敏感性低的问题,约有 50% 的 AMR 患者 C4d 染色阴性。对于 C4d 阴性 AMR 诊断,则需要越来越精确的基因表达或者组织学技术的支持。

3. 移植物急性组织损伤的病理学证据 AMR 主要表现为移植物微血管病变,如毛细血管扩张、胞质肿胀或内皮细胞增大、空泡化,以及毛细血管内炎症细胞浸润。因此,微血管炎是所有移植物 AMR 诊断的主要指标。此外,大血管病变也在越来越多的移植物 AMR 中被发现,包括中到重度的内膜炎、内膜单核细胞和淋巴细胞浸润以及透壁坏死等。

三、慢性抗体介导的排斥反应

随着免疫诱导和维持方案的不断进步,急性排斥再也不是造成移植物失功的常见原因,反而 AMR 造成的延迟反应逐渐被认识到,特别是慢性 AMR 造成的晚期移植物改变。慢性移植物血管病变是慢性 AMR 的主要特征。在移植肾中,慢性血管病变表现为肾小球病、管周毛细血管基底膜分层、动脉病变。心脏移植中的慢性血管损伤则主要表现为血管病或动脉硬化。肺脏移植则表现为闭塞性细支气管炎,而肝脏移植常常发展为闭塞性动脉病。

四、抗体介导的排斥反应的临床表现

相对于临床表现显著的 AMR 急性阶段,“惰性”微血管异常改变亦常见于供者特异性抗 HLA 抗体阳性的肾移植患者。这种亚临床 AMR 已被发现存在于肾移植、心脏移植、肝移植、肺移植等。因此,AMR 被认为是一个疾病严重程度的发展过程,可发生于移植术后的任何时间,有不同的发生率,并逐步进展到慢性移植物损伤,甚至移植物失功等阶段。随着认识的深入,对 AMR 的认识逐渐形成共识,即 AMR 并不是移植术后的结果,而是一个发展的疾病过程。鉴于人群基因多态性以及目前诊断 AMR 对于临床和病理的依赖,我们完全有理由相信 AMR 的认识和诊断是一个复杂的临床过程,在不同的时间段需要不同的认识。

五、抗体介导的排斥反应中的补体激活

基础和临床研究均支持补体瀑布反应在移植排斥的发生中起着至关重要的作用。由抗体激活的补体瀑布反应可造成移植物血管内皮损伤,补体激活的程度依赖于抗体类型、靶抗原量和免疫球蛋白浓度,以及局部补体调节蛋白浓度和抗体靶向治疗的影响。越来越多的证据表明,供者特异性抗 HLA 抗体中 IgG 抗体亚型与移植物损伤的表型和结局密切相关,其中移植肾、移植肝失功与补体结合 IgG3 亚型有密切关联。目前,临床上

可以检测与C1q或C3d结合的供者特异性抗HLA抗体，或者检测C4d的沉积情况。尽管补体激活供者特异性抗HLA抗体对移植物的损害越来越重要，但是其在AMR中的具体价值仍有一定争议。诸多研究表明，供者特异性抗HLA抗体可以明显增加AMR风险，加重抗体介导的组织损伤，促进NK细胞及巨噬细胞移植物相关基因过表达，同时激活血管内皮的黏附分子。因此，对于供者特异性抗HLA诱导的补体激活需要更加客观的研究，以及来自补体靶向药物的临床应用证据支持。

另外，非依赖补体激活的AMR已经在越来越多的动物和临床研究中获得证实。这进一步解释了C4d阴性AMR的发生机制，解释了非依赖补体激活的DSA阳性患者移植物存活率降低的临床表现，同时解释了补体抑制剂在预防非依赖补体激活的DSA阳性患者的疗效欠佳。

此外，孙启全等前期研究提出了抗内皮细胞抗体的标准化筛查方法，同时发现内皮细胞抗体参与体液性排斥的直接证据。另外，T-bet在体液性排斥的机制中起着关键作用，同时发现体液性排斥反应中普遍存在管周毛细血管特异性的扩张，而扩张程度同其中T-bet的表达和单核巨噬细胞浸润程度高度相关。另外，缺氧可能在体液性排斥反应效应机制中起着重要作用，可能是毛细血管损伤的结果。

六、基因表达谱的诊断应用

AMR的复杂性和现行病理诊断的认识限制，促使新的评估措施的应用以期提高AMR诊治准确性。鉴于肿瘤研究领域中多基因表达谱的研究成果，移植领域于2003年开始关注基因表达与移植的关系，并且发现了一部分具有显著特异性的AMR分子标志物，进一步支持了器官移植中排斥发生存在普适性机制的设想。来自欧洲、北美洲的多中心研究表明，发生AMR的不同器官移植类型中存在普遍的组织学改变，涉及NK细胞、血管内皮细胞以及巨噬细胞的浸润和激活。移植物分子检测证据促进了AMR发生机制的认识，亦提供了评估AMR治疗效果的有效手段。2013年，Banff标准已经对移植物基因表达的评估进行了推荐。尽管基因表达评估的临床推广仍需要一段时间，但是分子诊断的临床引用必将提高AMR的准确诊断、疾病发展阶段以及对治疗效果的准确判断。

七、抗体介导的排斥反应的无创生物标志物监测

1. **HLA和非HLA抗体** 抗HLA抗体作为预测移植物结局的重要生物标志物，已经得到相关共识指南的推荐。但是，供者特异性抗HLA抗体对于AMR及移植物失功的风险分层存在局限性。因此，移植物穿刺活检以及后续的病理检测仍是诊断AMR的"金标准"。越来越多的证据提示，做好供者特异性抗HLA抗体的特征分析能提高AMR和移植物失功的预测能力。另外，对于供者特异性抗HLA抗体代谢能力及补体激活能力的评估则可以预测AMR标准治疗后的预后，进而提供重要的临床指导价值。

多个临床研究证实了肾移植患者中非HLA抗体的存在与移植物存活率降低有密切关系，同时与抗HLA抗体共同影响预后。但是，针对非HLA抗体的筛查与监测是否能增加AMR的诊断价值目前尚不清楚。

2. **其他潜在的生物标志物** 有学者对其他无创生物标志物亦进行了诊断排斥的相关研究，尽管大部分研究并没有特异性的针对AMR。有研究指出，白细胞或全血基因表达的改变可以用于评估肾移植术后患者免疫状态。尿CXCL9、CXCL10，蛋白尿，穿孔素，颗粒酶B，颗粒溶解素mRNA，以及血颗粒酶B和穿孔素mRNA都被认为具有预测肾移植排斥的潜在生物标志物。此外，亦有证据表明microRNA（miRNA）有诊断AMR的潜在价值，研究发现心脏移植患者外周血miRNA与移植物排斥密切相关。一项关于心脏移植的研究对11个外周基因的表达进行了分析，结果显示这些基因的表达情况有助于鉴别是否存在排斥状态。目前研究聚焦于提高特异性无创生物标志物在鉴别AMR与其他类型排斥的临床价值，如cell-free DNA（cfDNA，细胞游离DNA）、HLA特异性记忆B细胞，以及供者特异性组织外泌体等。

另外，孙启全等前期研究发现，C4d的染色结合Th1细胞转录因子T-bet与Th2转录因子GATA3的比值（T-bet/GATA3）可以将AMR诊断

敏感性由 68.8% 提高到 93.8%。

八、抗体介导的排斥反应的治疗

AMR 最好的处理措施是预防。发生 AMR 时，其首要目标在于去除循环供者特异性抗 HLA 抗体，阻断抗体造成的相关反应，或减少抗体反应引起的相关产物。目前的治疗措施包括血浆置换、IVIg 或两者联合，以及糖皮质激素等。研究表明血浆置换联合 IVIg 治疗 AMR 能改善移植物短期预后；但是，长期预后仍然不佳。抗 CD20 单克隆抗体及蛋白酶抑制剂硼替佐米目前有了两项前瞻性随机对照研究，但是结果均不甚理想，未显示明显的临床治疗价值。

孙启全等在前期的研究中发现，体液性排斥发生的时间不同，其治疗效果不同，早期发生（术后 6 个月内）的 AMR 治疗效果好，容易控制，为此提出了 AMR 分期治疗的观念。同时，对于抗内皮细胞抗体阳性的体液性排斥，应该应用利妥昔单抗、血浆置换等强力抗排斥治疗。

目前的研究热点在于针对补体系统的靶向作用，以期实现 AMR 的预防和治疗。研究发现，抗 C5 补体单克隆抑制剂（依库珠单抗，eculizumab）可以降低术前致敏患者术后早期 AMR 发生率，但并不能预防高 DSA 患者的慢性 AMR。目前开展的两项针对依库珠单抗预防 AMR 前瞻性多中心随机对照研究，均未取得预期的结果。另外，两项针对血浆 C1 酯酶抑制剂 Berinert（CSL Behring）、Cinryze（Shire ViroPharma）的前期研究，初步结果提示或可改善肾移植 AMR 患者的肾功能。关于血浆置换及 IVIg 治疗失败的 AMR 患者，国外利用 C1 酯酶抑制剂联合血浆置换和 IVIg 的前瞻性临床研究目前正在受试者招募阶段。

关于上述的治疗措施用于慢性 AMR 治疗的数据目前还不充分。因此，慢性 AMR 的治疗领域急需新的治疗策略。肾移植慢性 AMR 患者中促炎性细胞因子阻滞剂或有一定的治疗价值。抗 IL-6 受体单克隆抗体（tocilizumab，托珠单抗）或可改善移植物预后，提示 IL-6 及 IL-6 受体阻滞剂有治疗慢性 AMR 的潜在价值。

另外，最近的小样本研究显示，应用 IgG 抗体的降解酶（IdeS，化脓链球菌免疫球蛋白 G 降解酶）可以降低甚至消除肾移植术前高致敏患者体内抗 HLA 抗体。但是，IdeS 在术后 AMR 预防和治疗中的价值目前还未见结论。

结　语

抗体介导的排斥反应是造成器官移植后移植物失功的主要原因之一。通过对 AMR 的发生机制深入研究，以及抗 HLA 抗体分型和移植物基因表型的重视，AMR 的精准诊断将可能实现。对于 AMR 的器官特异性治疗为预防和治疗这一难题提供了机会。但是，我们仍应认识到，如何做到个体化有效治疗 AMR 仍旧需要诸多、漫长的研究去发现和证实。

（陈规划）

第十一节　生物标志物在器官移植中的应用

随着移植免疫研究的深入和新型免疫抑制剂不断问世，器官移植术后急性排斥的发生明显下降，移植物的存活，特别是短期存活已有明显提高，但急性排斥仍然是影响移植器官长期存活的主要因素之一，同时难治性排斥的比例逐渐升高，其较高的移植物失功率越来越受到关注。而与 30 年前相比，对于急性排斥、难治性排斥诊断与监测的策略一直没有很大的发展。病理穿刺活检是目前急性排斥诊断的主要方法，如移植肾活检、肝组织活检、心内膜活检等，作为有创性检查，存在活检相关并发症（如出血、移植物破裂）的危险，无法短期内反复检查，门诊动态观察随访较为困难，同时活检的费用和移植受者的接受程度也制约活检的开展；此外，移植物穿刺还存在穿刺时间和穿刺部位不能很好反映移植物整体的情况，所以寻求无创性检查来监测移植物功能、诊断急性排斥，已经成为移植界关注的课题，近 10 年来，特别是在肾移植领域中，在运用新的血、尿标志物，系统生物学（基因组学、转录组学、蛋白组学、代谢组学）等来监测和诊断急性排斥的方面获得了长足的发展。

一、血、尿生物标志物

（一）血液标志物

良好的血液标志物应具有较好的稳定性和重复性，测定方法快速、简便，费用最好低廉，同时有较好的特异性和敏感性等特点。一般来说血液中的标志物可以反映整个机体免疫状态，目前主要集中在外周血单个核细胞一些免疫分子（如 ICAM-1、IL-4）和细胞毒性 T 细胞效应蛋白（颗粒酶和穿孔素）的表达、可溶性的细胞因子受体和淋巴细胞标志物（如 sIL-2R、sCD30），这些血液标志物在反映受体全身的免疫状态方面有一定的价值，但由于无法直接反映移植物的变化，利用血液标志物诊断急性排斥多存在敏感性低或特异性不高的问题，限制了在临床的运用。如在肾移植排斥研究中，发生血管性排斥、肾小球肾炎、管周毛细血管炎时，循环中的内皮细胞可以反映血管内皮细胞的损伤程度，特别是血液中的一些抗体，如抗内皮细胞和抗供者特异性抗体在诊断血管性排斥、抗体介导的排斥时具有独特的价值。DSA 是近年来器官移植领域的研究热点之一，与移植物排斥反应和失功相关。并且研究发现，与非 C1q 结合 DSA 相比，补体 C1q 结合 DSA 与抗体介导的急性排斥反应、移植肾小球肾炎、移植肾失功的相关性更强，这可能是由于抗体介导的细胞毒性作用需要补体的募集。检测 DSA 水平以及生成 DSA 的 B 细胞（尤其是记忆 B 细胞）功能，可能是预测器官移植后排斥反应抗体生成和慢性移植物失功的高效方法。有关肝移植、心脏移植、肺移植的生物标志物文献报道大多为血液标志物，如：抗 HLA 抗体、白介素 -6、白介素 -8、肿瘤坏死因子等细胞因子，某些补体片段，P- 选择素，凝血素，CD69 膜蛋白，可溶性 CD30，内皮素，血栓素 A2，血清硝酸盐，cGMP 等；通过研究上述指标，找出可监测和诊断急性排斥的特异性和敏感性较高的生物学指标。

（二）尿液标志物

尿蛋白除少部分来源于血浆蛋白，大部分由肾脏产生，故尿液标志物在肾移植领域中报道较多。在生理性和病理性刺激下，肾小球和小管做出相应的反应，引起尿蛋白排出的变化，大量聚集于移植肾的免疫细胞释放的免疫分子和炎症介质通过肾间质和小管排出体外，使得尿液更能直接反映移植肾免疫状态，另外尿标本的易得性，便于反复检查以及门诊追踪随访。急性排斥时尿标志物主要集中在细胞毒性 T 细胞效应蛋白和各种细胞因子包括白介素、黏附分子、趋化因子、生长因子，以及某些免疫细胞的表面标志物。急性排斥时尿液中很多因子变化并不特异，在感染性炎症、缺血再灌注损伤或是慢性炎症时都可以出现类似的变化，如 TNF-α 在急性排斥和泌尿系感染时都可以明显升高。此外，尿液标志物在尿液中的稳定性以及浓度水平不同，文献报道结果并不完全相同；据目前文献综合来看，颗粒酶、穿孔素、趋化因子 Mig、IP-10（γ 干扰素诱导蛋白 -10）可能是有价值的标志物。最近研究发现，分形趋化因子（fractalkine）的价值可能优于颗粒酶、穿孔素、Mig、IP-10，其不仅能较好地诊断急性排斥，易与其他并发症区别，敏感性和特异性均较高，而且能估计其对激素治疗的反应、预测短期移植肾失功的风险。由于免疫反应是个非常复杂的过程，许多因素均参与其中，试图通过一种标志物来同时获得很高的敏感性和特异性非常困难，有学者把几种不同阶段的标志物结合起来监测移植肾免疫状态，其结果显然要优于单个标志物。

二、基因组学与转录组学水平的生物标志物

在基因组学的研究中，cell-free DNA 是目前器官移植研究中的热点。当移植物发生细胞损伤后，供体来源 cell-free DNA 被释放进入受体的血液和尿液中，目前对 cell-free DNA 的释放仍存在不同假说，包括凋亡、坏死、主动分泌等。在肾脏、肝脏、胰腺移植中，通过检测体液循环中的 cell-free DNA 水平能够有效评估移植物的损伤程度，但无法特异性区分损伤的原因，在感染状态下 cell-free DNA 水平同样上调，如 BK 病毒相关性肾病、肝炎等。还有研究发现，cell-free DNA 的高表达水平和较差的移植物长期预后相关。并且，在死亡供体捐献器官移植中，通过甲基化分析循环 cell-free DNA 的来源，有助于移植前器官损伤和存活的评估。

转录组学是定量分析评估特定生理病理状态下生物体内转录基因的表达水平，主要通过微阵列分析和 RNA 测序技术实现。具有代表性的

研究是 Sarwal 等人通过对比肾移植患者的基因表达谱发现了分子异质性，这可能是肾移植排斥反应过程以及对治疗反应多样性的原因，其中 3 个分子标志物对超过 1 300 个基因的表达产生了影响，并根据聚类分析结果将急性排斥反应分为 3 类：Ⅰ类急性排斥反应的特点是大量的 T 细胞、B 细胞、巨噬细胞以及 NK 细胞在组织中激活、浸润；Ⅱ类排斥反应程度相对缓和，其基因表达谱特点与移植后药物中毒及感染相似；Ⅲ类排斥反应是一种免疫静息的排斥反应，并且有自愈的倾向。miRNA 是一类非编码小 RNA，调控转录后基因表达，是转录组学研究的重要组成，在器官移植领域中具有潜在价值。研究发现，miR-210 在肾移植患者发生急性排斥反应时表达显著下调，miR-142-5p、miR-155 和 miR-223 被发现与 T 细胞介导的排斥反应相关；利用大鼠肝移植模型研究发现，血浆 miR-122 和 miR-192 能够反映肝脏的急性损伤，而 miR-146a 可能与细胞性排斥相关；还有研究发现 miRNA 与肾间质纤维化和小管萎缩相关，如 miR-99a、miR-140-3p、miR-200b、miR-200、miR-21 等。

三、蛋白组学与代谢组学水平的生物标志物

蛋白组学是分析特定情况下细胞、组织或器官内蛋白质的表达、组成及功能，分析鉴定蛋白类型，表征蛋白 - 蛋白间相互作用，主要利用蛋白电泳、ELISA、SELDI-TOF（表面增强激光解吸电离飞行时间）质谱以及蛋白芯片等技术。移植肾急性排斥反应相关的蛋白组学研究发现，细胞因子及其结合受体、胞外基质蛋白和部分肾小管细胞内成分都具有潜在的早期诊断价值，如 CXCL9、CXCL10、NGAL（中性粒细胞明胶酶相关脂质运载蛋白）、KIM-1（肾损伤因子 1）、β2- 微球蛋白、α1- 抗胰蛋白酶、β- 防御素 -1、干扰素 -α3、肿瘤坏死因子 α、趋化因子等。

代谢组学是综合分析生物体内小分子代谢物质，评估相应代谢状态与生理病理过程的关系，在移植领域的研究相比转录组学和蛋白组学较少，但是随着毛细管电泳、高效液相色谱、高通量磁共振分光计的发展，能够同时对上千种代谢产物进行测量，代谢产物病理状态下的改变能够在几分钟甚至几秒钟反映出来，近年来也逐渐受到临床研究的关注。但是，对于器官移植患者而言，免疫抑制药物的使用和术后慢性感染状态对代谢产物的影响较大，以及对许多代谢产物的认识不够深入，这也一定程度上阻碍了其在移植中的应用。肾移植相关代谢研究发现，尿液中巨噬细胞产生的脯氨酸和参与 Th1 免疫响应的犬尿氨酸与细胞介导的排斥反应相关，而血液中肌酐、犬尿氨酸、尿酸、多不饱和脂肪酸、磷脂酰胆碱、鞘磷脂等代谢物水平在急性排斥反应患者和移植稳定患者间存在显著差异，犬尿氨酸 / 色氨酸比值的升高可能对移植物功能具有保护性。而在肺移植相关研究中，分析肺移植受体呼出气体［如呼出气一氧化氮（FeNO）］和相应冷凝沉积物的成分，发现了具有无创诊断和监测移植肺排斥价值的新生物标志物。并且研究发现呼出气体冷凝沉积物的 pH 值与移植肺慢性排斥反应存在一定的相关性。同时，测定肺移植患者呼出气体中的挥发性有机化合物也是目前的研究热点之一。

随着医学检验新技术的出现，基因组学、转录组学、蛋白组学与代谢组学已在器官移植领域表现出了新的价值与前景，系统生物学高通量的研究技术能够帮助我们发现并证实过去没有认识到的器官移植相关基因、蛋白质信息，加上目前研究的不断深入，我们能够更好地利用医学数据统计方法整合分析基因、蛋白、代谢分子间的相互联系，从整体的观点监测移植物的免疫状态。

结　语

无创性监测和诊断技术是今后的发展方向，新的血、尿标志物，运用系统生物学（基因组学、转录组学、蛋白组学、代谢组学）在器官移植急性排斥的无创诊断与监测中有很大的临床应用前景，有人预测将会逐渐取代病理活检，但无创性技术在许多方面尚待完善。目前血、尿标志物的结果主要还来自于小样本回顾性研究，需有大样本前瞻性临床研究来验证，同时需进一步研究新的更敏感和特异的标志物，系统生物学研究尚处于起步阶段，距真正应用于临床还有较长的距离。

（陈江华）

第十二节　西班牙模式简介

西班牙的器官移植起步很早,早在 1965 年就有类似案例,并于 1979 年颁布了器官捐赠和器官移植法案。经过 40 多年的发展,西班牙器官捐献率达到 35 例 / 百万人,是全世界器官捐献率最高的国家。西班牙成功的根本原因在于将器官捐献协调作为独立的临床专业,设立、设置独立的三级捐献协调网络和部门,由独立的专兼职捐献协调人员完成,并将器官捐献的标准化制度在全国范围内进行推广,这一成功模式被世界各国称为"西班牙模式"。

一、"西班牙模式"的诞生

西班牙认为,造成移植器官短缺的原因并不是捐献供者的真正短缺,而是潜在捐献者向实际捐献者成功转换的比例较小(即潜在供体转换率)。导致潜在供体转换率低下的原因主要有 3 个方面:潜在供体发现率低、家属知情同意率低和捐献器官有效维护率低,其中以潜在供体发现率低最为重要。

为解决这一问题,1989 年,西班牙卫生部成立了国家移植协会(ONT),其宗旨是促进器官捐献,获得更多可用于移植的器官,同时根据技术知识和伦理原则来保障器官最恰当地分配。同时,为提高潜在供体的发现率,以西班牙加泰罗尼亚地区为发源点在医院内组建了专门负责器官捐献与获取工作的业务科室(TPM)。TPM 在管理上隶属于医院,是独立于移植科室的一个专门负责器官捐献与获取的科室。实践证明,TPM 的成立快速而有效地提高了医院的器官捐献率。1990 年,在加泰罗尼亚地区成功经验的基础上,ONT 正式将该模式纳入国家统一管理,并作为器官捐献的标准化制度在全国范围内进行推广。目前,西班牙全国已有 180 多个 TPM,专注器官捐献与获取工作。

二、国家移植协会

(一)国家移植协会的基本组成

西班牙国家移植协会(ONT)是一个器官捐献网络系统,由 3 个级别的协调网络组织构成:国家级、区域级和医院级。

1. **国家级协调**　即 ONT 总部,设在西班牙首都马德里。由政府组建,承担 ONT 的整体管理工作,负责建立器官捐献与移植的各种规范、流程和制度等,向专业人员和公众宣传与器官捐献和移植相关的信息,对捐献和移植物的各种数据进行统计分析并报告,参加和促进器官捐献与移植相关的宣传、培训和继续教育工作等。并设立 24 小时热线电话及电子网站,随时回答有关器官获取及移植方面的任何问题。

2. **区域级协调**　西班牙有 17 个自治区,每个自治区均在国家健康系统的常务器官、组织和移植物委员会中有 1 名代表。任何会影响多于 1 个自治区的有关移植的问题都要在此讨论。工作重点是器官分配的政策,要根据前一年工作的经验教训来修改政策。对各种变量参数,如原发病、紧急手术的标准、血型、年龄、体重、居住城市等进行统计分析,确保每一组类型的患者都有同等的机会取得器官。这个委员会还负责支配矛盾委员会和透明度委员会,以保障整个系统的诚信。它在区域层面上具有与国家级协调类似的功能。

3. **医院级协调**　即 TPM,是发现潜在捐献供者的催化剂,他们的任务最困难,同时是整个过程中最精致细微的部分。从最能接近潜在捐献者的角度,TPM 成员主要由急诊、ICU、神经科等医务人员组成,一般兼职担任捐献协调员,可以照常完成日常的医院工作。他们在各自单位均具有良好的声誉,并愿意从事这一工作。TPM 专职负责医院内潜在器官捐献者的发现、识别和评估,看其是否符合捐献标准,并向 ONT 及时报告;与家属沟通确定其是否同意进行器官捐献;承担供者的医疗维护、器官获取、遗体恢复、器官运输;此外,他们还要承担器官捐献的宣传、培训等任务。

(二)器官捐献的过程

1. **潜在捐献供者的发现**　当医院 TPM 小组发现了潜在供者,他们即向 ONT 报告。如果可能,应在第 1 次脑死亡诊断作出后,向协调中心报告。这样就能有足够的时间组织基本设备的供应和运输。在第 1 次通报时,要提供供者的基本临床信息、器官功能分析和人体测量资料,以供 ONT 判断器官可能的用途和供者 / 受者的匹配情况。

2. **器官的分配** 每个器官都根据分配标准进行独立的评估。0级急诊具有国家级优先权。其他级别的急诊要严格地根据优先分配标准来分配。分配标准分为临床和地理标准。临床标准每年由所有的移植协调组和 ONT 代表建立和修订；地理标准由国家卫生系统地区间理事会来制定。地理标准将西班牙分为 6 个区域，每天刷新每个区域的序号。器官的分配由从里到外的顺序进行，即器官获取医院→市→自治区→区域→国家→国外。每个级别都有内部的本地排序（area turn）和总排序（general turn），序号随着前一天移植的情况变化。如果在国内没有合适的受者，器官将通过位于巴塞罗那的 Catalan（加泰罗尼亚）移植组织办公室提供给其他国家和其他欧洲移植组织。

3. **器官的运送** 一旦在名单上发现最适合的受者，医院移植协调人即通知移植小组。所有供者的资料和提供器官的医院操作方面的具体情况，尤其是器官获取的时间和其他要求均要提供给接受器官的移植小组。植入器官的小组做最后的评估，决定是否进行移植，如果拒绝，则轮到下一个序号；如果接受，则通知器官获取医院，安排运输和主要操作过程的时间表。

三、成效和影响

由于有了如此完整的工作框架，西班牙从世界上器官捐献率最低的国家之一一跃成为器官捐献率最高的国家，平均每年实体器官捐献率从 1989 年的 14.3 名供者 / 百万人（dpmp），上升到 1990 年的 17.8dpmp，1999 年的 33.6dpmp，2002 年以后达到 35dpmp，在一些省甚至超过了 50dpmp。

（李　立）

参 考 文 献

[1] Terasaki PI, Everly ML, Kaneku H, et al. A "new" road to tolerance: clonal deletion and drugs added when needed (DAWN). Clin Transpl, 2010: 253-260.

[2] Trivedi HL, Kaneku H, Terasaki PI, et al. Clonal deletion using total lymphoid irradiation with no maintenance immunosuppression in renal allograft recipients. Clin Transpl, 2009: 265-280.

[3] 中华医学会器官移植学分会,中华医学会外科学分会移植学组,中国医师协会器官移植医师分会. 中国心脏死亡捐献器官评估与应用专家共识（2014 版）. 中华消化外科杂志, 2015, 14（1）: 6-12.

[4] Lee JH, Hong SY, Oh CK, et al. Kidney transplantation from a donor following cardiac death supported with extracorporeal membrane oxygenation. J Korean Med Sci, 2012, 27（2）: 115-119.

[5] Ambrosi N, Arrosagaray V, Guerrieri D, et al. Alpha-lipoic acid protects against ischemia-reperfusion injury in simultaneous kidney-pancreas transplantation. Transplantation, 2016, 100（4）: 908-915.

[6] Ambrosi N, Guerrieri D, Caro F, et al. Alpha lipoic acid: a therapeutic strategy that tend to limit the action of free radicals in transplantation. Int J Mol Sci, 2018, 19（1）: 102.

[7] Nickkholgh A, Maluf D. Emerging graft protective strategies in clinical liver transplantation. Expert Rev Gastroenterol Hepatol, 2017, 11（7）: 623-631.

[8] Dziodzio T, Biebl M, Pratschke J. Impact of brain death on ischemia/reperfusion injury in liver transplantation. Curr Opin Organ Transplant, 2014, 19（2）: 108-114.

[9] Barros MA, Vasconcelos PR, Souza CM, et al. L-Alanyl-Glutamine attenuates oxidative stress in liver transplantation patients. Transplant Proc, 2015, 47（8）: 2478-2482.

[10] Gilbo N, Catalano G, Salizzoni M, et al. Liver graft preconditioning, preservation and reconditioning. Dig Liver Dis, 2016, 48（11）: 1265-1274.

[11] Pagano D, Oliva E, Khouzam S, et al. The addition of simvastatin administration to cold storage solution of explanted whole liver grafts for facing ischemia/reperfusion injury in an area with a low rate of deceased donation: a monocentric randomized controlled double-blinded phase 2 study. BMC Surg, 2018, 18（1）: 122.

[12] Panisello-Rosello A, Lopez A, Folch-Puy E, et al. Role of aldehyde dehydrogenase 2 in ischemia reperfusion injury: An update. World J Gastroenterol, 2018, 24（27）: 2984-2994.

[13] Fayed NA, Sayed EI, Saleh SM, et al. Effect of dexmedetomidine on hepatic ischemia-reperfusion injury in the setting of adult living donor liver transplantation. Clin Transplant, 2016, 30（4）: 470-482.

[14] Esteban-Zubero E, García-Gil FA, López-Pingarrón L, et al. Melatonin role preventing steatohepatitis and improving liver transplantation results. Cell Mol Life Sci, 2016, 73(15): 2911-2927.

[15] Banan B, Watson R, Xu M, et al. Development of a normothermic extracorporeal liver perfusion system toward improving viability and function of human extended criteria donor livers. Liver Transpl, 2016, 22(7): 979-993.

[16] Chen F, Date H. Update on ischemia-reperfusion injury in lung transplantation. Curr Opin Organ Transplant, 2015, 20(5): 515-520.

[17] Alva N, Panisello-Roselló A, Flores M, et al. Ubiquitin-proteasome system and oxidative stress in liver transplantation. World J Gastroenterol, 2018, 24(31): 3521-3530.

[18] Oliva J. Proteasome and organs ischemia-reperfusion injury. Int J Mol Sci, 2017, 19(1): 106.

[19] Akhtar M Z, Sutherland AI, Huang H, et al. The role of hypoxia-inducible factors in organ donation and transplantation: the current perspective and future opportunities. Am J Transplant, 2014, 14(7): 1481-1487.

[20] Berger M, Baldwin WM 3rd, Jordan SC. Potential roles for C1 inhibitor in transplantation. Transplantation, 2016, 100(7): 1415-1424.

[21] 孙煦勇, 秦科. 体外膜肺氧合在中国公民逝世后捐献供器官保护中的应用专家共识(2016版). 中华移植杂志(电子版), 2016, 10(3): 107-111.

[22] Abrams D, Combes A, Brodie D. Extracorporeal membrane oxygenation in cardiopulmonary disease in adults. J Am Coll Cardiol, 2014, 63(25 Pt A): 2769-2778.

[23] Zalawadiya S, Fudim M, Bhat G, et al. Extracorporeal membrane oxygenation support and post-heart transplant outcomes among United States adults. J Heart Lung Transplant, 2017, 36(1): 77-81.

[24] Fukuhara S, Takeda K, Kurlansky PA, et al. Extracorporeal membrane oxygenation as a direct bridge to heart transplantation in adults. J Thorac Cardiovasc Surg, 2018, 155(4): 1607-1618.

[25] Gattinoni L, Carlesso E, Langer T. Clinical review: extracorporeal membrane oxygenation. Crit Care, 2011, 15(6): 243.

[26] Antoniucci ME, De Paulis S, Bevilacqua F, et al. Unconventional cannulation strategy in peripheral extracorporeal membrane oxygenation to achieve central perfusion and prevent differential hypoxia. J CardiothoracVascAnesth, 2019, 33(5): 1367-1369.

[27] El-Battrawy I, Borggrefe M, Akin I. Myocardial dysfunction following brain death. J Am Coll Cardiol, 2018, 71(3): 368.

[28] Meyfroidt G, Gunst J, Martin-Loeches I, et al. Management of the brain-dead donor in the ICU: general and specific therapy to improve transplantable organ quality. Intensive Care Med, 2019, 45(3): 343-353.

[29] Christopher DA, Woodside KJ. Expanding the donor pool: organ donation after brain death for extracorporeal membrane oxygenation patients. Crit Care Med, 2017, 45(10): 1790-1791.

[30] Morrissey PE, Monaco AP. Donation after circulatory death: current practices, ongoing challenges, and potential improvements. Transplantation, 2014, 97(3): 258-264.

[31] Assalino M, Majno P, Toso C, et al. In situ liver splitting under extracorporeal membrane oxygenation in brain-dead donor. Am J Transplant, 2018, 18(1): 258-261.

[32] Del RF, Andres A, Padilla M, et al. Kidney transplantation from donors after uncontrolled circulatory death: the Spanish experience. Kidney Int, 2019, 95(2): 420-428.

[33] Ceulemans LJ, Inci I, Van Raemdonck D. Lung donation after circulatory death. Curr Opin Organ Transplant, 2019, 24(3): 288-296.

[34] Barbero C, Messer S, Ali A, et al. Lung donation after circulatory determined death: a single-centre experience. Eur J Cardiothorac Surg, 2019, 55(2): 309-315.

[35] Perrault LP, Carrier M. Expanding the pool of cardiac donors: is it really possible after cardiac arrest?. J Thorac Cardiovasc Surg, 2017, 153(3): 631.

[36] Sekhon MS, Gooderham P, Menon DK, et al. The burden of brain hypoxia and optimal mean arterial pressure in patients with hypoxic ischemic brain injury after cardiac arrest. Crit Care Med, 2019, 47(7): 960-969.

[37] Sprick JD, Mallet RT, Przyklenk K, et al. Ischaemic and hypoxic conditioning: potential for protection of vital organs. Exp Physiol, 2019, 104(3): 278-294.

[38] Tepper S, Garcia M B, Fischer I, et al. Clinical outcomes and reduced pulmonary artery pressure with intra-aortic balloon pump during central extracorporeal life support. ASAIO J, 2019, 65(2): 173-179.

[39] Farooki AM, Bazick-Cuschieri H, Gordon EK, et al. CASE 7: 2014 Rescue therapy with early extracorporeal membrane oxygenation for primary graft dysfunction after bilateral lung transplantation. J Cardiothorac Vasc

Anesth, 2014, 28（4）: 1126-1132.

［40］Bittner HB, Lehmann S, Rastan A, et al. Outcome of extracorporeal membrane oxygenation as a bridge to lung transplantation and graft recovery. Ann Thorac Surg, 2012, 94（3）: 942-950.

［41］Hata K, Tolba RH, Wei L, et al. Impact of polysol, a newly developed preservation solution, on cold storage of steatotic rat livers. Liver Transpl, 2007, 13（1）: 114-121.

［42］Maathuis MH, Ottens PJ, van Goor H, et al. Static cold storage preservation of ischemically damaged kidneys. a comparison between IGL-1 and UW solution. Transpl Int, 2008, 21（5）: 473-482.

［43］Adam R, Delvart V, Karam V, et al. Compared efficacy of preservation solutions in liver transplantation: a long-term graft outcome study from the European Liver Transplant Registry. Am J Transplant, 2015, 15（2）: 395-406.

［44］Ikeda M, Bando T, Yamada T, et al. Clinical application of ET-Kyoto solution for lung transplantation. Surgery today, 2015, 45（4）: 439-443.

［45］Lee LY, Kaizu T, Toyokawa H, et al. Carbon monoxide induces hypothermia tolerance in Kupffer cells and attenuates liver ischemia/reperfusion injury in rats. Liver Transpl, 2011, 17（12）: 1457-1466.

［46］Kotsch K, Ulrich F, Reutzel-Selke A, et al. Methylprednisolone therapy in deceased donors reduces inflammation in the donor liver and improves outcome after liver transplantation: a prospective randomized controlled trial. Annals of surgery, 2008, 248（6）: 1042-1450.

［47］何晓顺, 郭志勇, 鞠卫强, 等. 无缺血肝移植技术的创立——附三例报告. 中华器官移植杂志, 2017, 38（10）: 577-583.

［48］郑飞波, 蒋文涛. 常温机械灌注保存供体肝脏的研究进展. 国际移植与血液净化杂志, 2017, 15（1）: 16-19.

［49］Chung WY, Gravante G, Al-Leswas D, et al. The autologous normothermic ex vivo perfused porcine liver-kidney model: improving the circuit's biochemical and acid-base environment. American journal of surgery, 2012, 204（4）: 518-526.

［50］Perera T, Mergental H, Stephenson B, et al. First human liver transplantation using a marginal allograft resuscitated by normothermic machine perfusion. Liver Transpl, 2016, 22（1）: 120-124.

［51］Ravikumar R, Jassem W, Mergental H, et al. Liver Transplantation After Ex Vivo Normothermic Machine Preservation: A Phase 1（First-in-Man）Clinical Trial.

Am J Transplant, 2016, 16（6）: 1779-1787.

［52］Berendsen TA, Bruinsma BG, Puts CF, et al. Supercooling enables long-term transplantation survival following 4 days of liver preservation. Nature medicine, 2014, 20（7）: 790-793.

［53］Ghinolfi D, Lai Q, Pezzati D, et al. Use of elderly donors in liver transplantation: a paired-match analysis at a single center. Ann Surg, 2018, 268（2）: 325-331.

［54］Cepeda-Franco C, Bernal-Bellido C, Barrera-Pulido L, et al. Survival outcomes in liver transplantation with elderly donors: analysis of andalusian transplant register. Transplant Proc, 2016, 48（9）: 2983-2986.

［55］Umeshita K, Inomata Y, Furukawa H, et al. Liver transplantation in Japan: registry by the Japanese LiverTransplantation Society. Hepatol Res, 2016, 46（12）: 1171-1186.

［56］Han JH, You YK, Na GH, et al. Outcomes of living donor liver transplantation using elderly donors. Ann Surg Treat Res, 2014, 86（4）: 184-191.

［57］Kamo N, Kaido T, Hammad A, et al. Impact of elderly donors for liver transplantation: A single-center experience. Liver Transpl, 2015, 21（5）: 591-598.

［58］Han JH, Kim DG, Na GH, et al. Effect of donor-recipient age matching in living donor liver transplantation. Transplant Proc, 2015, 47（3）: 718-722.

［59］Hidaka M, Eguchi S, Takatsuki M, et al. The Kupffer cell number affects the outcome of living donor livertransplantation from elderly donors. Transplant Direct, 2016, 2（8）: e94.

［60］Kubota T, Hata K, Sozu T, et al. Impact of donor age on recipient survival in adult-to-adult living-donor livertransplantation. Ann Surg, 2017, 267（6）: 1126-1133.

［61］Abdel-Wahab M, Abdel-Khalek EE, El-Gilany AH, et al. Predictors of hepatitis C virus recurrence after living donor liver transplantation: Mansoura experience. Arab J Gastroenterol, 2017, 18（3）: 151-155.

［62］Chu MJJ, Dare AJ, Phillips ARJ, et al. Donor hepatic steatosis and outcome after liver transplantation: a systematic review. J Gastrointest Surg, 2015, 19（9）: 1713-1717.

［63］Dayangac M, Taner CB, Yaprak O, et al. Utilization of elderly donors in living donor liver transplantation: when more is less? Liver Transpl, 2011, 17（5）: 548-555.

［64］余跃. 干细胞基础与临床. 北京: 中国科学技术大学出版社, 2008.

［65］Uccelli A, Moretta L, Pistoia V. Mesenchymal stem cells in health and disease. Nat Rev Immunol, 2008, 8

（9）：726-736.

[66] Hoogduijn MJ, Popp FC, Grohnert A, et al. Advancement of mesenchymal stem cell therapy in solid organ transplantation（MISOT）. Transplantation, 2010, 90（2）：124-126.

[67] Kobayashi T, Yamaguchi T, Hamanaka S, et al. Generation of rat pancreas in mouse by interspecific blastocyst injection of pluripotent stem cells. Cell, 2010, 142（5）：787-799.

[68] Badylak SF, Taylor D, Uygun K. Whole-organ tissue engineering: decellularization and recellularization of three-dimensional matrix scaffolds. Annu Rev Biomed Eng, 2011, 13：27-53.

[69] Ott HC, Matthiesen TS, Goh SK, et al. Perfusion-decellularized matrix: using nature's platform to engineer a bioartificial heart. Nat Med, 2008, 14（2）：213-221.

[70] Jianming Tan, Weizhen Wu, Xiumin Xu, et al. Induction therapy with autologous mesenchymal stem cells in living-related kidney transplantation: a randomized controlled trial. JAMA, 2012, 307（11）：1169-1177.

[71] Struecker B, Raschzok N, Sauer IM. Liver support strategies: cutting-edge technologies. Nat Rev Gastroenterol Hepatol, 2014, 11（3）：166-176.

[72] Starokozhko V, Groothuis GMM. Challenges on the road to a multicellular bioartificial liver. J Tissue Eng Regen Med, 2018, 12（1）：e227-e236.

[73] Ramboer E, De Craene B, De Kock J, et al. Strategies for immortalization of primary hepatocytes. J Hepatol, 2014, 61（4）：925-943.

[74] Pan XP Li LJ. Advances in cell sources of hepatocytes for bioartificial liver. Hepatobiliary Pancreat Dis Int, 2012, 11（6）：594-605.

[75] Han B, Shi XL, ZhangY, et al. No transmission of porcine endogenous retrovirus in an acute liver failure model treated by a novel hybrid bioartificial liver containing porcine hepatocytes. Hepatobiliary Pancreat Dis Int, 2015, 14（5）：492-501.

[76] Shi XL, GaoY, Yan Y, et al. Improved survival of porcine acute liver failure by a bioartificial liver device implanted with induced human functional hepatocytes. Cell Res, 2016, 26（2）：206-216.

[77] 姜楠, 王建锋, 韩炜, 等. 人工肝支持系统的现状和发展. 中华消化外科杂志, 2013, 12（8）：637-640.

[78] Zhou P, Shao L, Zhao L, et al. Efficacy of Fluidized Bed Bioartificial Liver in Treating Fulminant Hepatic Failure in Pigs: A Metabolomics Study. Sci Rep, 2016, 6：26070.

[79] Glorioso JM, Mao SA, Rodysill B, et al. Pivotal preclinical trial of the spheroid reservoir bioartificial liver. J Hepatol, 2015, 63（2）：388-398.

[80] Hang H, Shi X, Gu Gx, et al. In vitro analysis of cryopreserved alginate-poly-L-lysine-alginate-microencapsulated human hepatocytes. Liver Int, 2010, 30（4）：611-622.

[81] Perez RA, Jung CR, Kim HW. Biomaterials and Culture Technologies for Regenerative Therapy of Liver Tissue. Adv Healthc Mater, 2017, 6（2）.

[82] Zhang Z, Li X, Zhang H, et al. Cytokine profiles in Tibetan macaques following α-1, 3-galactosyltransferase-knockout pig liver xenotransplantation. Xenotransplantation, 2017, 24（5）.

[83] Zhang X, Li X, Yang Z, et al. A review of pig liver xeno-transplantation: Current problems and recent progress. Xenotransplantation, 2019, 26（3）：e12497.

[84] Cooper DK, Dou KF, Tao KS, et al. Pig liver xeno-transplantation: a review of progress toward the clinic. Transplantation, 2016, 100（10）：2039-2047.

[85] Ji H, Li X, Yue S, et al. Pig BMSCs transfected with human TFPI combat species incompatibility and regulate the human TF pathway in vitro and in a rodent model. Cell Physiol Biochem, 2015, 36（1）：233-249.

[86] 窦科峰, 李霄. 异种器官移植研究的主要问题与对策. 中华器官移植杂志, 2012, 33（3）：184-188.

[87] 窦科峰, 李霄. 异种肝移植凝血调节障碍的免疫生物学机制. 中华器官移植杂志, 2013, 34（8）：506-509.

[88] Loupy A, Lefaucheur C. Antibody-mediated rejection of solid-organ allografts. N Engl J Med, 2018, 379（12）：1150-1160.

[89] Montgomery RA, Loupy A, Segev DL. Antibody-mediated rejection: New approaches in prevention and management. Am J Transplant, 2018, 18（6）：1579.

[90] Levine DJ, Glanville AR, Aboyoun C, et al. Antibody-mediated rejection of the lung: a consensus report of the international society for heart and lung transplantation. J Heart Lung Transplant, 2016, 35（4）：397-406.

[91] Demetris AJ, Bellamy C, Hübscher SG, et al. 2016 Comprehensive update of the banff working group on liver allograft pathology: introduction of antibody-mediated rejection. Am J Transplant, 2016, 16（10）：2816-2835.

[92] Haas M, Loupy A, Lefaucheur C, et al. The banff 2017 kidney meeting report: revised diagnostic criteria for chronic active T cell-mediated rejection, antibody-mediated rejection, and prospects for integrative endpoints for next-generation clinical trials. Am J

Transplant, 2018, 18 (2): 293–307.

[93] Lefaucheur C, Loupy A, Vernerey D, et al. Antibody-mediated vascular rejection of kidney allografts: a population-based study. Lancet, 2013, 381 (9863): 313–319.

[94] von der Thüsen JH, Vandermeulen E, Vos R, et al. The histomorphological spectrum of restrictive chronic lung allograft dysfunction and implications for prognosis. Mod Pathol, 2018, 31 (5): 780–790.

[95] Loupy A, Vernerey D, Tinel C, et al. Subclinical rejection phenotypes at 1 year post-transplant and outcome of kidney allografts. J Am Soc Nephrol, 2015, 26 (7): 1721–1731.

[96] O'Leary JG, Cai J, Freeman R, et al. Proposed diagnostic criteria for chronic antibody-mediated rejection in liver allografts. Am J Transplant, 2016, 16 (2): 603–614.

[97] Thomas KA, Valenzuela NM, Reed EF. The perfect storm: HLA antibodies, complement, FcγRs, and endothelium in transplant rejection. Trends Mol Med, 2015, 21 (5): 319–329.

[98] Lefaucheur C, Viglietti D, Bentlejewski C, et al. Impact of IgG3 subclass and C1q-fixing donor-specific HLA alloantibodies on rejection and survival in liver transplantation. Am J Transplant, 2015, 15 (4): 1003–1013.

[99] Lefaucheur C, Viglietti D, Hidalgo LG, et al. Complement-activating anti-HLA antibodies in kidney transplantation: allograft gene expression profiling and response to treatment. J Am Soc Nephrol, 2018, 29 (2): 620–635.

[100] Viglietti D, Loupy A, Vernerey D, et al. Value of donor-specific anti-HLA antibody monitoring and characterization for risk stratification of kidney allograft loss. J Am Soc Nephrol, 2017, 28 (2): 702–715.

[101] Viglietti D, Loupy A, Aubert O, et al. Dynamic prognostic score to predict kidney allograft survival in patients with antibody-mediated rejection. J Am Soc Nephrol, 2018, 29 (2): 606–619.

[102] Ensor CR, Yousem SA, Marrari M, et al. Proteasome inhibitor carfilzomib-based therapy for antibody-mediated rejection of the pulmonary allograft: use and short-term findings. Am J Transplant, 2017, 17 (5): 1380–1388.

[103] Viglietti D, Bouatou Y, Kheav VD, et al. Complement-binding anti-HLA antibodies are independent predictors of response to treatment in kidney recipients with antibody-mediated rejection. Kidney Int, 2018, 94 (4): 773–787.

[104] Anglicheau D, Naesens M, Essig M, et al. Establishing biomarkers in transplant medicine: a critical review of current approaches. Transplantation, 2016, 100 (10): 2024–2038.

[105] Agbor-Enoh S, Jackson AM, Tunc I, et al. Late manifestation of alloantibody-associated injury and clinical pulmonary antibody-mediated rejection: evidence from cell-free DNA analysis. J Heart Lung Transplant, 2018, 37 (7): 925–932.

[106] Bloom RD, Bromberg JS, Poggio ED, et al. Circulating donor-derived cell-free DNA in blood for diagnosing active rejection in kidney transplant recipients (DART) study investigators. Cell-free DNA and active rejection in kidney allografts. J Am Soc Nephrol, 2017, 28 (7): 2221–2232.

[107] Eskandary F, Regele H, Baumann L, et al. A randomized trial of bortezomib in late antibody-mediated kidney transplant rejection. J Am Soc Nephrol, 2018, 29 (2): 591–605.

[108] Montgomery RA, Orandi BJ, Racusen L, et al. Plasma-derived C1 esterase inhibitor for acute antibody-mediated rejection following kidney transplantation: results of a randomized double-blind placebo-controlled pilot study. Am J Transplant, 2016, 16 (12): 3468–3478.

[109] Viglietti D, Gosset C, Loupy A, et al. C1 inhibitor in acute antibody-mediated rejection nonresponsive to conventional therapy in kidney transplant recipients: a pilot study. Am J Transplant, 2016, 16 (5): 1596–1603.

[110] Choi J, Aubert O, Vo A, et al. Assessment of tocilizumab (anti-interleukin-6 receptor monoclonal) as a potential treatment for chronic antibody-mediated rejection and transplant glomerulopathy in HLA-sensitized renal allograft recipients. Am J Transplant, 2017, 17 (9): 2381–2389.

[111] Jordan SC, Lorant T, Choi J, et al. IgG endopeptidase in highly sensitized patients undergoing transplantation. N Engl J Med, 2017, 377 (17): 442–453.

[112] Erpicum P, Hanssen O, Weekers L, et al. Non-invasive approaches in the diagnosis of acute rejection in kidney transplant recipients, part II: omics analyses of urine and blood samples. Clinical Kidney Journal, 2017, 10 (1): 106–115.

[113] Rabant M, Amrouche L, Morin L, et al. Early low urinary CXCL9 and CXCL10 might predict immunological quiescence in clinically and histologically stable kidney recipients. Am J Transplant, 2016, 16: 1868–1891.

[114] Muthukumar T, Dadhania D, Ding R, et al. Messenger RNA for FOXP3 in the urine of renal-allograft

recipients. N Engl J Med, 2005, 353 (22): 2342–2351.

[115] Matignon M, Ding R, Dadhania DM, et al. Urinary cell mRNA profiles and differential diagnosis of acute kidney graft dysfunction. J Am Soc Nephrol, 2014, 25 (7): 1586–1597.

[116] Maluf DG, Dumur CI, Suh JL, et al. The urine microRNA profile may help monitor post–transplant renal graft function. Kidney international, 2013, 85 (2): 439–449.

[117] Gielis EM, Ledeganck KJ, De Winter BY, et al. Cell–Free DNA: an upcoming biomarker in transplantation. Am J Transplant, 2015, 15 (10): 2541–2551.

[118] Knight SR, Thorne A, Lo Faro ML. Donor–specific cell–free DNA as a biomarker in solid organ transplantation. a systematic review. Transplantation, 2019, 103 (2): 273–283.

[119] Lehmann–Werman R, Neiman D, Zemmour H, et al. Identification of tissue–specific cell death using methylation patterns of circulating DNA. Proc Natl Acad Sci USA, 2016, 113 (13): E1826–E1834.

[120] Karahan GE, de Vaal YJ, Roelen DL, et al. Quantification of HLA class II–specific memory B cells in HLA–sensitized individuals. Hum Immunol, 2015, 76 (2–3): 129–136.

[121] Blydt–Hansen TD, Sharma A, Gibson IW, et al. Urinary metabolomics for noninvasive detection of borderline and acute T cell–mediated rejection in children after kidney transplantation. Am J Transplant, 2014, 14 (10): 2339–2349.

[122] Zhao X, Chen J, Ye L, et al. Serum metabolomics study of the acute graft rejection in human renal transplantation based on liquid chromatography–mass spectrometry. J Proteome Res, 2014, 13 (5): 2659–2667.

第十四章 肾移植

学习目标

1. 掌握肾移植的适应证与禁忌证
2. 了解肾移植手术操作步骤
3. 了解肾移植术后免疫抑制剂的使用原则和常见用药方案
4. 了解肾移植围手术期管理和术后并发症处理
5. 初步掌握肾移植术后排斥反应的发生机制、类型和临床治疗方法
6. 了解肾移植术后随访和远期并发症处理

肾脏移植在所有临床器官移植中开展最早，完成例数最多，临床技术最为成熟，已成为治疗各类终末期肾病（end-stage renal disease, ESRD）最有效的手段。供肾短缺、移植受者免疫状态监测、个体化免疫抑制治疗和慢性移植物肾病防治是肾移植领域亟待解决的问题。

第一节　肾移植概述

一、肾移植现状

自 1954 年 Joseph Murray 实施世界第一例成功的肾移植开始，近 60 年来肾移植数量呈逐年增加趋势。根据美国器官获取与移植网络（OPTN）近 3 年移植数据，2016 年美国共完成肾脏移植 19 060 例，2017 年完成 19 849 例，2018 年完成 21 167 例。我国的肾移植起步较早，1960 年，吴阶平实施了国内首例尸体肾移植，由于术后缺乏有效的抗排斥药物，移植肾一个月后失功。1972 年，中山大学附属第一医院和首都医科大学附属北京友谊医院密切合作成功实施我国首例亲属肾移植，患者术后 1 年因重症肝炎死亡；此后国内各主要中心均陆续开展了肾移植。中国肾移植科学登记系统（CSRKT）近 3 年数据显示，2016 年我国共完成肾脏移植 9 019 例，2017 年完成 10 793 例，2018 年完成 13 029 例。目前每年肾移植总数仅次于美国，近年来同比增速远高于美国。尤其是供肾来源结构和以往比较有较大的变化，2018 年共进行亲属活体供肾肾移植 1727 例，占总数 13.26%，较 2017 年增加 2.34%；行公民逝世后捐献供肾肾移植 11 302 例，占总数 86.74%，较 2017 年增加 25.02%。可见，目前我国肾移植供肾来源以公民逝世后捐献占绝对优势地位，并仍然呈现快速增加势头。

从肾移植效果看，随着移植免疫学认识的不断深入、组织配型与肾脏保存方法的不断改进、高效低毒的免疫抑制剂的临床应用、移植医师临床经验的不断积累，肾移植短期存活明显提高，但移植肾长期存活率近 20 年来并无新的提升。在免疫耐受治疗方案不能成功实施之前，个体化治疗方案依然是临床移植医师的理想选择，但如何精确评估患者免疫功能作为个体化治疗的依据，目前尚无根本突破。同时由于每年进入等待肾移植的终末期肾病患者人数不断增加，供肾短缺将严重阻碍肾移植的进一步发展，如何扩展供肾来源需要引起移植医师、国家卫生行政部门和社会各

界人士的持续关注和思考。

二、展望

（一）免疫低反应性或免疫耐受的建立

随着对移植抗原识别、提呈以及免疫系统的激活和应答等免疫学本质的认识，免疫耐受诱导策略的建立是器官移植的最高追求目标。移植免疫耐受是指在无免疫抑制剂维持治疗的前提下，免疫功能正常的个体对异基因移植物不发生病理学可见的免疫反应的状态，即将供者器官、组织移植给受者后，在不使用或短时间使用免疫抑制剂的情况下，移植物能够健康有功能的长期存活，无排斥反应发生，但对其他抗原的免疫应答仍保持正常。尽管移植学者在小鼠移植模型中已经比较容易诱导出移植耐受，但在人体中，成功诱导出免疫耐受仍面临很大困难。临床通过获得稳定而长期的嵌合现象，清除预致敏免疫细胞，利用共刺激分子或细胞活化因子的阻断药物诱导T、B细胞无功能，以及过继输注抗原特异性的免疫抑制性细胞包括干细胞等，可以从不同角度促进移植耐受的产生。

（二）异种移植或再生器官研究

虽然异种移植在实际应用方面仍面临很多问题，如生理功能不相容及各种排斥反应等，但仍可能依靠分子生物学和免疫学的技术手段加以克服。目前也有利用3D打印技术、组织工程技术再生器官的研究尚处在试验阶段，如获得突破，将是更加理想的解决器官短缺的方案，并可能给器官移植工作带来革命性的变化。

（三）免疫抑制个体化治疗

在成功诱导免疫耐受之前，免疫抑制剂的合理应用和个体化治疗依然是移植医师研究的重点和难点，通过建立或发现客观的评估体系或特异性的免疫学指标对肾移植受者的免疫状态进行动态监测，及时指导个体化用药。

（四）晚期移植物失功的预防

晚期移植物失功的预防仍将是今后很长一段时间内临床医师的工作重点。应对于造成晚期移植物失功的免疫因素和非免疫因素进行综合评估，分析免疫和非免疫因素在慢性移植物失功过程中的作用及相互影响，探索有针对性的治疗方法。同时应以预防为基础，术前就需要减少缺

血再灌注和手术损伤，术后及时处理高血压、高血脂、糖尿病、药物对肾脏的毒性作用和肾小球超滤等非免疫因素。强调防止慢性移植肾功能障碍的发生发展，应贯穿于移植的全过程。

（于立新）

第二节　肾移植适应证与禁忌证

一、肾脏移植适应证

由于麻醉、手术技术的进步以及新型高效低毒免疫抑制剂的不断问世，肾脏移植的适应证已非常广泛，各种原因所致的不可逆转终末期肾病都可能成为肾脏移植的受者。肾移植适应证一般包括：①患者年龄一般在65岁以内，但年龄并无绝对上限。②慢性肾炎终末期，或其他肾脏疾患而致的不可逆转的肾脏功能衰竭。最常见的原发病是慢性肾小球肾炎、慢性肾盂肾炎。此外，还包括遗传性肾病（如多囊肾）、代谢性疾病（糖尿病）、多系统疾病（红斑狼疮、多发性硬化）、梗阻性疾病、肾中毒、溶血性尿毒综合征、先天性肾脏发育不全或马蹄肾，以及不可逆转的急性肾功能衰竭和损伤等。③一般情况好，体内无潜在的感染灶，能耐受肾脏移植手术。④无活动性消化道溃疡、肿瘤、活动性肝炎、活动性结核病史、无精神、神经系统病史等。

二、肾脏移植手术禁忌证

对消化道有活动性溃疡病者，手术前应治愈溃疡病；对体内有潜在感染灶者，应根治或治愈感染灶；对心功能不全者，应积极治疗，待病情稳定一段时间后，也可考虑进行肾脏移植手术；肿瘤患者必须在肿瘤切除治愈后2年以上，无肿瘤复发或转移。对存在下列情况的患者，需慎重考虑做肾脏移植手术：①散在的恶性肿瘤；②顽固性心功能衰竭；③慢性呼吸功能衰竭；④严重血管病变；⑤严重的泌尿系统先天畸形；⑥凝血机制紊乱；⑦精神病及其他严重心理疾病；⑧艾滋病病毒感染者；⑨肝功能异常，如肝硬化、活动性肝炎；⑩毒品成瘾或其他原因导致的顺应性差；

⑪原发性高草酸尿症、抗基底膜抗体阳性的肺出血肾炎综合征（Goodpasture syndrome）患者；⑫预期寿命 <2 年者。

三、受者评估

在选择肾脏移植受者时，衡量患者是否可能受益于肾脏移植，比考虑是否具备适应证或是否存在禁忌更重要和更实际。临床医师在选择肾脏移植受者时，或者患者在考虑是否接受肾脏移植手术时，应对肾脏原发病种类、年龄、全身状况及合并症等诸多因素进行全面综合评定。

（一）肾脏原发疾病的类型

1. **肾小球肾炎** 肾移植术后肾小球肾炎复发无论是医师还是患者都不可避免需要面对的问题，特别是对于局灶节段性肾小球硬化（FSGS）、IgA 肾病，或者其他免疫介导的肾小球肾炎患者。需要指出的是肾炎复发的风险不能等同于移植肾失功的风险。因此尽管有些肾炎复发风险高，但并不成为肾移植的手术禁忌。

（1）局灶节段性肾小球硬化（focal segmental glomerulosclerosis, FSGS）：原发性 FSGS 患者肾移植术后复发的问题一直是困扰肾移植临床医师的难题。复发的危险因素包括：年龄较小、原发病发作到终末期肾衰的时间短、组织学存在系膜增生等。首次肾移植因 FSGS 复发失功的患者再次肾移植术后复发率高达 75%~85%。所以，对于原发病为 FSGS 的患者进行活体移植或者是移植肾因复发性 FSGS 失功患者进行再次移植时，必须慎重考虑手术的必要性。

（2）IgA 肾病：目前，IgA 肾病是各个国家最常见的肾小球肾炎，也是肾移植术后肾炎复发中最常见的病理类型。有报道其复发率高达 53%，尽管部分患者仅有轻微甚至没有蛋白尿 / 血尿。IgA 肾病复发后往往较其他类型肾炎复发预后要好。另外，由于 IgA 肾病有一定的家族聚集倾向，所以带来的一个问题是 IgA 肾病患者是否适合接受亲属活体供肾。目前大家倾向于首次移植可以接受亲属供肾，而对于首次肾移植因 IgA 肾病复发失功的患者，行再次肾移植时应避免使用活体供肾。

（3）Henoch-Schonlein 肾炎：即过敏性紫癜性肾炎，由于过敏性紫癜主要发生在儿童，所以大多数有关经验均来自这个年龄组的患者。一项来自欧洲 6 个中心针对 43 例肾移植患者的研究报道，过敏性紫癜性肾炎肾移植术后复发率为 11.5%，术后 10 年由于复发失功率为 7.5%。尽管缺乏确切的实验数据支持，一般认为过敏性紫癜性肾炎患者应避免在疾病活动期进行肾脏移植，而应选择在疾病静息期移植。

（4）膜性肾病：移植肾膜性肾病可以是移植肾新发的膜性肾病，也可以由于受者原发膜性肾病复发导致。现在发现肾移植术后新发膜性肾病多与慢性抗体介导的排斥反应有关，而复发性膜性肾病患者中，大多数血液中能检出磷脂酶 A2 受体抗体。

（5）系膜毛细血管性肾小球肾炎：系膜毛细血管性肾小球肾炎包括 3 种亚型：1 型、2 型、3 型。3 种亚型在肾移植受者中都较少见。近年有报道认为依库珠单抗（eculizumab）能减少 3 型系膜毛细血管性肾小球肾炎复发的失功率。

（6）抗肾小球基底膜（GBM）病：人们在早期就已经认识到抗基底膜抗体阳性的肺出血肾炎综合征（Goodpasture syndrome）患者肾移植术后 100% 复发，所以临床上普遍采用等待抗体转阴后再进行肾脏移植的做法。目前这类患者肾移植术后肾炎复发的报道比较少见，反过来证实了移植前等待抗 GMB 抗体转阴的重要性。

总之，有确切证据的复发性肾病的发生率总体不高，即使发生，最终进展到移植肾失功也需要几年的良性过程。所以肾病复发很少作为肾移植的禁忌证考虑，仅在部分患者中被认为是一个主要的负面因素，例如首次肾移植因 FSGS 复发失功的患儿。对于过敏性紫癜性肾炎患者进行肾移植，应慎重考虑使用亲属活体供者。

2. **遗传性疾病**

（1）多囊肾：回顾性研究发现多囊肾患者与其他类型患者肾移植术后人 / 肾存活率相当。多囊肾肾移植患者年龄往往偏高。多囊肾患者肾移植时，应注意评估多囊肾体积巨大导致肾移植手术空间不足，或患者有腹部明显不适，或存在反复感染或出血，这时应考虑术前切除一侧或双侧肾脏。

（2）家族性出血性肾炎：在家族性出血性肾炎（Alport 综合征）患者中肾小球基底膜特征性

的缺乏 Goodpasture 抗原。Alport 综合征患者肾移植术后可能出现抗肾小球基底膜抗体，原因就在于受者对供者来源的 Goodpasture 抗原产生了免疫反应。有报道发现 Alport 综合征患者肾移植术后出现肾小球基底膜 IgG 的线状沉积，但并未发生新月体性肾小球肾炎。尽管新月体性肾小球肾炎预后较差，但由于其发生率低，不应该因此而作为 Alport 综合征患者进行肾脏移植的障碍。

（3）结节性硬化症：该病患者肾脏常合并血管平滑肌瘤、囊肿或者肾细胞癌，因此此类患者行肾移植手术建议切除原双肾，如不切除，建议术后定期对原双肾进行影像学检查。由于肾血管肌脂肪瘤对 mTOR 抑制剂敏感，因此该类患者术后免疫抑制方案应包括一种 mTOR 抑制剂。

（4）法布里病：法布里病是一种罕见的遗传性疾病，主要为 α- 半乳糖苷酶 A 缺乏引起糖鞘脂代谢障碍，表现为反复发作的肢体疼痛、发热、皮肤丘疹、肾功能损害等。目前已有重组 α- 半乳糖苷酶 A 药物上市，可用于治疗法布里病，因此，这类患者也可尝试行肾移植术。

3. 代谢性疾病

（1）糖尿病：随着社会发展，糖尿病发病率逐渐升高，糖尿病导致慢性肾功能衰竭的比例也逐渐增大。尽管糖尿病患者的手术风险较高，但随着技术的进步，目前糖尿病患者与非糖尿病患者术后效果相差不大。糖尿病患者进行肾移植的最常见禁忌证是晚期血管病变造成器官的严重不可逆损伤，如严重的脑血管病变或冠心病导致的心功能不全。糖尿病视网膜病变导致的失明以及糖尿病周围神经病变不作为肾移植的禁忌证。

由于透析过程中肝素的使用，糖尿病患者更易发生眼内出血，反复血管穿刺也容易发生栓塞性疾病。腹膜透析患者由于腹透液中有葡萄糖成分，导致糖尿病患者血糖控制难度增加。因此，糖尿病患者尽早肾移植获益更加明显。肾移植术后移植肾也可能出现糖尿病肾病，但导致移植肾失功需要更长时间。

（2）原发性高草酸尿症：原发性高草酸尿症是一种先天性的代谢异常，是一种常染色体隐性遗传病，表现为血草酸盐和羟乙酸盐的升高。临床表现为反复尿路及肾脏结石形成，以及广泛的组织内草酸盐沉积，常导致严重的骨与血管疾病。

这类患者肾移植术后预后不佳，主要原因是严重血管病以及移植物组织内草酸盐的沉积造成新的损伤。本病一般不建议行单纯肾脏移植，肝肾联合移植手术可同时纠正草酸代谢异常，是可以考虑的一种治疗方法。

（3）胱氨酸病：胱氨酸病患者肾移植术后预后与其他类型相同。由于胱氨酸沉积性肾病主要因肾小管上皮细胞的溶酶体转运异常引起胱氨酸沉积导致，肾移植能够提供一个具有正常溶酶体功能的移植肾脏，达到清除胱氨酸的目的，因此是这类患儿的有效治疗方法。因此尽早行肾移植，能够避免生长迟缓以及包括视力受损、甲状腺功能低下、内分泌紊乱、肌病和痴呆等多器官损害表现。尽管在移植肾中也可能出现胱氨酸沉积，但目前为止无证据显示其对移植肾功能有负面影响。

4. 多系统疾病

（1）系统性红斑狼疮：目前普遍认为系统性红斑狼疮患者可以行肾移植术，并且即使在狼疮血清学指标仍阳性的情况下，也能获得良好的效果。系统性红斑狼疮患者进展到尿毒症后狼疮活动大都停止，可能与尿毒症导致的免疫抑制有关。狼疮性肾炎在肾移植术后仍有复发可能，但极少导致移植肾失功。

（2）血管炎：结节性多动脉炎、显微镜下多动脉炎与韦氏肉芽肿病（Wegener's 肉芽肿）是常见的导致肾衰的 3 种血管炎。3 种疾病的致死率均较高，多数与疾病本身进展严重或者因为治疗所用的免疫抑制剂有关。如果血管炎导致不可逆的肾衰，并且疾病本身进入缓解期，可以考虑行肾移植术，并能达到接近其他类型疾病肾移植的效果。术前血清抗中性粒细胞胞质抗体（ANCA）的检测有助于判断疾病是否处在活动期。有报道显示移植肾复发性新月体性肾小球肾炎与 ANCA 阳性无关，所以这类患者并非一定要等到 ANCA 转阴才能进行肾脏移植，但 ANCA 转阴有助于提高患者的远期存活。血管炎复发过去常使用环磷酰胺治疗，目前可以考虑使用利妥昔单抗治疗。

（3）进展性系统性硬化：这类疾病发生率较低，并且很少能在进展到需要透析治疗时仍有较好的身体状态行肾移植手术。这类患者肾移植术后的生存率明显低于其他患者。

（4）溶血性尿毒综合征：溶血性尿毒综合征在儿童透析患者中占 5%，但在成人透析患者中仅占约 0.2%。流行性病例常见于儿童并且伴有细菌性胃肠道炎，散发病例可见于儿童和成人。该病造成的急性肾衰常可逆转，但在部分病例，肾功能可能无法恢复，最终需要长期透析。考虑到这部分人群年轻患者居多，肾脏移植是更好的治疗选择，但要注意有复发导致移植肾失功的可能。年纪较大患者、术后采用 CNI 类抗排斥药物、采用活体供者、发病时间到移植时间过短是造成疾病复发的 4 个危险因素。散发病例复发的可能性要远高于流行病例。所以对于溶血性尿毒综合征患者，肾脏移植是一个可以考虑的选择，只是在散发病例中，应该避免使用活体供肾。如果首次肾移植失功原因为疾病复发，则在进行再次肾移植时应避免使用 CNI 类抗排斥药物。

5. 泌尿生殖系统异常

（1）膀胱：肾移植术前了解膀胱功能非常重要，大多数情况下，膀胱功能异常症状明显，但有时由于尿毒症患者长期透析无尿，症状可能会被掩盖，容易忽视。例如长期透析无尿患者可能存在极小膀胱的情况；男性患者可能有严重前列腺肥大，术后因此出现明显的下尿路梗阻症状。

（2）反流性肾病：反流性肾病患者如术前因反复发作的尿路感染导致菌血症，并且预防性抗感染治疗效果不佳，则建议在肾移植术前进行双肾切除。因为相对来讲，肾移植术后反复尿路感染对预防性治疗效果更差，且无论对移植物还是患者本身都是一种潜在威胁，因此，术前双肾切除所面临风险则显得较小。

6. 淀粉样变性　淀粉样变性患者肾移植术后人 / 肾存活率较其他肾小球肾炎低，但仍可从肾移植中获益。

（二）年龄

年龄对肾移植的限制目前已经逐渐放宽，肾移植最小年龄已经降至 1 岁以内。对于小于 6 个月的婴儿先进行透析治疗再行肾移植术比较恰当。对于这类患儿，肾移植相对透析治疗来讲有很大优势，表现在患儿能获得更好的生长发育以及免于透析治疗的心理优势。

进行肾移植的年龄上限无绝对界限。老年患者肾移植术后生存率高于同年龄组透析患者。老年患者相比年轻患者，术后一般不会出现难以逆转的排斥反应。老年肾移植患者肾移植的主要的难点在于合并的心血管疾病的严重程度，因此术前的心血管功能评估非常重要。鉴于目前器官分配规则，老年人获得供体难度相对较大，因此研究适合肾移植的年龄上限其实已经无实际意义。

（三）凝血功能

术前根据病史、用药情况、实验室检查等资料，不难确定患者是否存在凝血功能紊乱。这类情况现在已经不是肾移植手术的绝对禁忌。对于有栓塞性疾病病史或者存在栓塞倾向的患者围手术期采用肝素处理可降低栓塞性疾病的发生率。出血性倾向患者最常见的情况为应用抗凝药物（华法林、阿司匹林等）导致的凝血功能障碍，也有部分为血友病患者。这类患者手术前可采用维生素 K、新鲜血浆输注等治疗方法逆转药物的抗凝作用。

（四）肥胖

最新的研究发现，体重指数（BMI）增加并不增加移植肾失功或者患者死亡率，但是会增加移植后新发糖尿病的发生率。皮下脂肪的厚度显然会增加外科医师的手术难度，并增加术后切口脂肪液化、感染等的发生率。反之，术前严重营养不良可能增加患者死亡率。因此，在术前应对肥胖患者适当减重、而对严重营养不良患者也应注意纠正。在腹膜透析患者中，由于腹膜透析液体中含有糖水化合物可被吸收，肥胖患者处于控制体重目的可以考虑改为血液透析。

（五）心脏疾病

接受任何手术的患者术前需要第一时间评估的便是心脏功能。透析患者，特别是糖尿病透析患者中，有症状或无症状的缺血性心脏病的发生率都较高，因此肾移植术前全面的心脏功能评估非常重要。如何评估心脏功能尚缺乏循证医学的依据，目前仍依赖于临床医师的经验。

所有患者都应进行详细的病史询问和体格检查，包括心电图以及超声心动图检查，必要时进行平板试验、CT 冠状动脉成像以及冠状动脉造影术，排除明显的缺血性心脏病。由于慢性肾衰本身也是冠心病的危险因素，因此术前对肥胖、家族史、血脂水平、血压水平、吸烟史及糖尿病病史的了解非常重要。心血管疾病是无论透析还是肾移植患者的第一致死疾病，并且目前也没有证据显示肾移植能够改变缺血性心脏病的预后。对于充血性心力衰竭，在肾移植术后由于慢性体液过负荷的纠正，心脏功能会出现改善。

（六）呼吸系统疾病

对受者潜在呼吸系统疾病的评估有两个目的，一个是明确麻醉风险，另一个是明确术后发生呼吸系统并发症的风险。前者与其他择期手术的评估原则相同；后者则相对复杂并且多依赖主观经验。其中需要重点关注的疾病是支气管扩张、结核或者真菌感染病史，因为肾移植术后免疫抑制剂的使用可能会造成感染复发。活动性肺结核在考虑肾移植之前就必须接受正规有效治疗。

（七）肝炎病毒感染

所有等待肾移植的尿毒症患者，均应定期检查病毒血清学状况和肝功能情况。对于乙型肝炎表面抗体（HBsAb）阴性的患者，应在术前接种乙肝疫苗，有利于患者增强肾移植术后对乙肝病毒的抵抗力。并且应在接种后监测乙肝抗体的滴度，以了解接种效果，必要时可以复种。

对于乙型肝炎表面抗原（HBsAg）或 HCV 抗体阳性的患者来说，在等待移植期间，应定期检查病毒复制情况和肝功能，并在肾移植术前再次复查，以备术后预防和治疗。同时可进行肝组织活检，以评估肝硬化的程度和进展。

如 HBV DNA 阳性，或乙型肝炎 e 抗原（HBeAg）阳性，伴有肝功能异常，提示存在病毒复制活跃，传染性较强，近期应禁止移植。此时应当在术前进行抗病毒治疗，同时护肝支持治疗。待病毒复制减低且肝功能稳定后再择期肾移植。如 HCV RNA 阳性，或伴有肝功能异常，也可采取同样的措施。

对于上述患者或携带者，在病情稳定时，可不采取相关治疗，在等待肾移植的同时定期检测肝功能和病毒血清学指标。

对于有明确临床或放射学证据存在门脉高压，或经肝活检证实有肝硬化的患者，估计不能耐受移植手术或术后药物治疗，可考虑采取肝肾联合移植。

（八）HIV 病毒感染

人类免疫缺陷病毒（HIV）感染人类免疫系统细胞，导致免疫系统失去抵抗力，引发各种疾病及癌症，导致艾滋病（获得性免疫缺陷综合征）。HIV 感染曾经是肾移植手术的禁忌证。随着高效抗逆转录病毒治疗药物的应用，HIV 阳性的尿毒症患者，也可以获得较好的生存率。国外部分移植中心的数据表明，精心选择 HIV 阳性的尿毒症患者，其移植后生存率可以与 HIV 阴性的非洲裔美国人受者相近，高于 HIV 阳性的透析患者。

（九）肿瘤

肾移植术后免疫抑制剂的应用增加了受者移植后肿瘤的风险，但总体上，移植后肿瘤的危险是低的。对于术前有肿瘤病史患者，可根据肿瘤种类分类：①肿瘤复发率 <10% 的低复发性肿瘤。包括肾细胞癌、淋巴瘤、睾丸肿瘤、子宫颈癌和甲状腺癌，应在治愈 2 年后无复发可考虑移植。②肿瘤复发率为 11%~25% 的中复发肿瘤。包括子宫体癌、Wilms 瘤、结肠癌、前列腺癌和乳腺癌，应在治愈后等待 2~5 年考虑移植。③将肿瘤复发率 >26% 为高复发肿瘤。包括膀胱癌、肉瘤、恶性黑色素瘤、非黑色素皮肤癌和骨髓瘤等，应在治愈 5 年后无复发再考虑移植。

（十）社会心理因素

社会心理评估的目的是要确保等待移植的尿毒症患者能够理解肾移植的基本过程和可能面临的风险，而且能够坚持术后长期应用免疫抑制剂和随访治疗。如果患者既往有依从性差的历史，在术前需要表现出有足够的意愿和能力来接受肾移植及后续治疗，才能将其列入受者等待名单。而且其术后的随访安排要较其他人更为密集。

吸烟可明显增加心血管疾病和肺部疾病的发生率。因此，肾移植患者术前就应该戒烟。考虑到移植器官的短缺，甚至有人认为对于肾移植术后仍不能戒烟的患者，应该剥夺其行肾移植手术机会，目前，对于这一观点还存在争议。

吸毒患者临床少见，但近年也有增加趋势，应引起重视。吸毒患者术前必须戒毒，并且应观察其依从性，同时还应对肝炎、HIV 等病毒感染进行及时监测。

酒精成瘾可对移植肾及患者预后产生不良影响，但常常容易被患者隐瞒，术前应对其病史、肝脏功能、心理状态进行全面了解评估，患者术前应该戒酒，术后也应对其依从性进行追踪。

具有心理疾病患者术前应进行专业的心理评

估和治疗,再决定是否合适行肾移植术。值得注意的是用于治疗双相抑郁症的锂制剂引起的慢性锂中毒可能是部分患者肾衰的原因。

结 语

对于终末期肾脏功能衰竭的患者,因为可以采取透析延长生命,因此治疗上并非绝对依赖肾脏移植。在当前供肾严重短缺的情况下,移植医生必须严格掌握肾脏移植的适应证和禁忌证。在对潜在受者进行客观全面而彻底的评估之后,谨慎实施移植手术,从而最有效地利用好供肾资源,为患者制定最佳治疗方案。

(于立新)

第三节 肾移植手术

一、术前准备

尿毒症受者透析时间越短,肾移植术后的人、肾存活率越高。但由于供肾缺乏,除部分活体移植受者外,绝大部分患者会经历较长时间的等待。部分受者在等待过程可能发生一些透析患者常见的并发症,尤其是心脑血管并发症较为严重,而且恶性肿瘤、感染类疾病的发生率增高。此外,患者可能发生对肾移植手术不利的疾病或并发症,包括:严重动脉粥样硬化、长期无尿导致膀胱功能不良等影响手术操作的疾病;体内产生抗 HLA 抗体等问题;长期透析导致精神类疾病等。所有上述情况在术前准备阶段应当充分评估,以减少肾移植术后并发症的发生。

(一)受者的术前评估

肾移植受者术前评估,从尿毒症患者有意接受肾移植手术并拟加入等待者名单时就应开始,本章第二节已经进行了部分阐述。在患者接受手术前,还需要进行最后的术前评估,主要侧重于手术风险、手术条件以及免疫状态的评估。

1. 手术风险评估 手术风险评估主要评估影响围手术期和术后长期生存的危险因素。包括:尿毒症并发症的评估、恶性疾病的评估和感染类疾病的评估。

(1)尿毒症并发症的评估

1)水、电解质、酸碱代谢紊乱

①水钠代谢紊乱:常见类型为水潴留和低钠血症。尿毒症的患者如果不适当限制水分,或诊疗过程中补液过多,可导致水潴留,血容量急剧增加,血钠稀释。可出现皮下水肿和体腔积液,易引起血压升高、心功能不全、肺水肿和脑水肿。

②钾代谢紊乱:高钾血症是尿毒症患者最严重的电解质紊乱。尿毒症患者肾脏排钾能力下降,当钾摄入过多、酸中毒、感染、创伤、消化道出血、应用保钾利尿药、血管紧张素转换酶抑制剂等情况发生时,容易出现高钾血症。高钾血症可以造成神经肌肉系统和心肌的毒性作用,容易引发严重的心律失常。术前和术中根据需要可能会多次检测血钾,并对高钾血症进行对症处理。

③代谢性酸中毒:尿毒症患者由于人体代谢的酸性产物如磷酸根、硫酸根和有机酸等物质因肾的排泄障碍而潴留,同时肾小管排泄 H^+ 和重吸收碳酸氢盐的能力下降,可以发生尿毒症性酸中毒。轻度慢性酸中毒时,多数患者症状较少;重症患者可出现明显食欲不振、呕吐、虚弱无力、呼吸深长等症状。

2)心血管病变:心血管病变是尿毒症患者最常见和严重的伴发疾病。在接受肾移植手术前,应对心脏功能进行再次评估。由于近期有心血管疾病的患者,例如 6 个月内有心肌梗死史,或合并有充血性心力衰竭、不稳定心绞痛、室性心律失常或超声心动图有异常改变,患者的手术并发症发生率或病死率明显增加。因此术前需要进行经皮腔内冠状动脉成形术或者冠脉搭桥手术的尿毒症患者,应当先于肾移植手术之前完成。

3)消化系统病变:尿毒症患者可以有食欲不振或消化不良,病情加重时可出现厌食,恶心、呕吐或腹泻。胃黏膜糜烂或消化性溃疡导致的消化道出血发生率比正常人明显增高。由于尿毒症患者多合并有不同程度消化系统病变,而肾移植术后免疫抑制剂的应用可诱发消化道疾病的加重甚至严重消化道大出血危及生命,因此术前对消化系统病变进行严密评估至关重要。

消化系统病变的术前评估,彩色多普勒超声检查可明确有无胆道结石,对于有消化道出血史的患者胃镜和肠镜检查很有必要,并针对消化道溃疡等疾病术前需要治疗痊愈后 3~6 个月后才可考虑肾移植。

4）血液系统病变：尿毒症患者血液系统病变的主要表现为贫血和凝血障碍。贫血的主要原因是由于促红细胞生成素缺乏，即肾性贫血；若有消化系统症状时可以伴有缺铁、营养不良等造血原料缺乏的因素；若有血小板功能异常，患者可以有出血倾向，若造成出血，也可加重贫血程度。

5）神经系统病变：尿毒者患者神经系统病变可表现为尿毒症性脑病和周围神经病变。原因为毒性物质的蓄积、电解质和酸碱平衡紊乱或高血压所致的脑血管痉挛等。早期症状可有头痛、恶心、呕吐或轻度的意识障碍等，严重时可有淡漠、谵妄、惊厥、幻觉、昏迷、精神异常等。周围神经病变多为对称性多发性感觉运动神经病变。最常见的是肢端袜套样分布的感觉丧失，也可有肢体麻木、烧灼感或疼痛感，甚至可以出现双足下垂、双手肌无力。

6）骨骼系统病变：尿毒症时肾脏生成 1, 25-二羟维生素 D_3（1, 25-$(OH)_2D_3$）减少，使肠道对钙的吸收减少；高磷血症加重上述改变。甲状旁腺代偿性分泌更多的甲状旁腺激素（PTH）以维持血钙，导致继发性甲状旁腺功能亢进，使骨重建加快。引发的肾性骨病包括纤维囊性骨炎和骨质疏松症等改变。可出现骨痛、行走不便、骨畸形或自发性骨折。有高钙血症的患者术前应及时治疗纠正，必要时需要切除甲状旁腺。

（2）既往肿瘤史评估：由于肾移植受者长期应用免疫抑制剂，免疫功能下降，这可以导致体内潜在恶性肿瘤生长，或者曾患过的恶性肿瘤复发。因此，术前必须接受检查，以除外体内可能存在的恶性肿瘤，并对既往肿瘤部位、恶性程度、治疗和随访情况进行评估。近期罹患恶性肿瘤，其移植术后恶性肿瘤的复发率增高，受者生存率降低，因此是移植的禁忌证。对于有恶性肿瘤史的尿毒症患者的处理原则，可参见本章第二节。

（3）合并感染类疾病的评估：肾移植手术前需要详细检查并排除感染性疾病。有关合并肝炎病毒以及 HIV 病毒感染的处理原则已在本章第二节讨论。手术前还应注意排除患者可能存在的其他活动性感染包括：①细菌感染，例如牙周脓肿、透析管路的细菌感染、泌尿系统感染和结核菌感染；②病毒感染，例如人乳头瘤病毒（HPV）感染、巨细胞病毒（CMV）感染、EB 病毒（EBV）感染、人类嗜 T 细胞病毒 –1（HTLV–1）感染、风疹病毒感染和带状疱疹病毒感染等。

2. **手术条件评估**　手术条件评估主要是评估手术所需要的血管条件是否合适，并评估有可能影响肾移植手术操作或移植肾长期存活的泌尿系统疾病。

（1）血管条件的评估：若患者有外周血管疾病，则有可能有间歇性跛行的病史，查体可以有下肢动脉搏动减弱或有杂音，一般多普勒超声检查可以发现有无动脉粥样硬化斑块或动脉管腔的狭窄，必要时可以做动脉血管造影检查。严重的腹主动脉和髂动脉病变，使移植肾血管无法吻合时，可以在肾移植手术之前行腹主动脉到股动脉的血管置换。若手术部位之上的动脉存在狭窄，移植手术之前要进行动脉的球囊扩张。

（2）泌尿系统疾病的评估和治疗

1）泌尿系统畸形：有些患者，特别是儿童，其慢性肾功能不全是由于泌尿系统畸形引起，肾移植前需要进行手术矫正。例如，后尿道瓣膜病、膀胱输尿管反流等。

2）原位肾脏切除：原位肾脏的慢性感染，巨大的多囊肾影响移植肾安放，严重的膀胱输尿管反流，药物无法控制的肾性高血压等，需要行原位肾脏切除。

3）神经源性膀胱：对于高压、低顺应性膀胱，药物治疗无效，则有可能需要在移植手术前进行尿流改道，以预防术后高压膀胱对移植肾功能的损害。

3. **免疫状态评估**　免疫状态的评估包括 ABO 血型、HLA 分型、抗 HLA 抗体和供受者交叉配型。具体检测方法见第二章第四节。

（二）供肾的准备

1. **活体供肾**　多数开放手术活体取肾和部分腹腔镜活体取肾，肾脏周围组织已经在供肾切取过程中得到了处理，因此使得供肾修整手术非常简单。供肾血管长度的保留既要考虑供者手术切除的安全性，又应考虑受者血管条件。但要注意，首先要迅速找到供肾动静脉，将低温肾脏保存液快速注入肾动脉冲洗肾脏。

2. **尸体供肾**　供肾切取详见第五章。对于尸体供肾修整,则需要去除过多的肾周脂肪,并结扎分支血管。右侧较短的肾静脉可以用供者腔静脉或股静脉来延长。活体、尸体供肾,均要注意移植肾输尿管的保护。

3. **供肾保存** 通常将移植肾置于纱布缝制的肾袋中,肾袋夹层中置入生理盐水冰屑,放入0~4℃的保存液中,放入冰盒内保存。对于边缘供肾、DCD供肾行机械灌注,一方面可以降低术后移植肾DGF的发生率,另一方面可以对供肾质量进行评估。

(三)受者术前准备

麻醉诱导完成,麻醉师留置深静脉导管后,膀胱内置入双腔气囊导尿管。在手术开始前给予预防性应用抗生素,抗体诱导治疗最好在移植肾开放血流前输注完毕。

二、尸体肾移植手术

1. **移植部位** 一般推荐腹膜外髂窝作为成人或体重超过20kg儿童的常规移植部位。体重较轻的儿童接受成人供肾可将移植肾放置于右侧下腰部。

2. **手术切口和髂血管显露** 下腹部弧形或斜行切口,上端始于由髂前上棘上方两横指,向下内斜行切开,止于腹中线切开皮肤、皮下组织,电凝止血(图14-1)。切开腹外斜肌腱膜,沿腹直肌鞘外侧缘与腹内斜肌和腹横肌的移行部切开或切开腹内斜肌和腹横肌。游离腹壁下动静脉并切断、双重结扎。男性保留精索向外牵拉;女性的圆韧带通常可以切断、结扎,也可以保留向外侧牵拉。将腹膜向内推,即可显露髂血管。

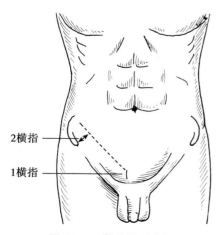

图14-1 肾移植手术切口

标注:2横指、1横指

在腹膜外暴露髂血管,游离髂外静脉。如果供肾静脉较短,可以游离髂外静脉和髂总静脉,并向上提拉,暴露其他静脉分支,例如髂内静脉和梨状肌静脉。可以将这些静脉分支切断、双重结扎,从而达到充分游离的目的。

若准备应用髂内动脉,则游离髂内动脉全长,结扎其细小分支。若准备应用髂外动脉,则游离足够长的髂外动脉。

血管周围致密的淋巴管应仔细结扎,以防止术后淋巴漏的发生。并注意不要损伤生殖股神经。

3. **血管吻合** 在进行供肾血管与髂部血管吻合前,应预先设计好肾脏安放的位置,然后调整好血管吻合的位置和长度,防止血管过长或过短,过长容易导致血管扭曲成角,过短则吻合口张力大。有人主张先吻合动脉,因为如果动脉粥样硬化严重,则动脉吻合的位置可能发生较大的变化,静脉吻合的位置需要相应调整。先吻合动脉、后吻合静脉还可以降低髂静脉和股静脉血栓的发生率。但在移植肾静脉过短等情况下,也可先吻合静脉。

移植肾动脉通常与髂内动脉作端端吻合,或与髂外动脉作端侧吻合(图14-2)。髂内动脉若有轻度的动脉粥样硬化斑块可不予特殊处置,中度者则需要做动脉内膜切除术,严重者则放弃利用髂内动脉。若髂内和髂外皆不可用,则可以应用髂总动脉、腹主动脉、脾动脉或原位肾动脉。有动脉粥样硬化需要应用髂总或腹主动脉时,推荐应用动脉打孔器,可减少局部血栓形成的概率。

二次肾移植的患者,如果第一次移植时已经用了一侧的髂内动脉,则第二次手术时,应尽量保留对侧的髂内动脉,对男性患者可保障阴茎海绵体的血液供应,降低医源性阳痿的发生率。

静脉和动脉的血管吻合,一般应用5-0或6-0的无损伤血管缝合线。

(1)动脉吻合方法

1)供肾动脉与髂内动脉端端吻合:用动脉血管夹或心耳钳在髂内动脉起始部阻断血运,剪断髂内动脉末端,用肝素生理盐水冲洗管腔。以外翻式缝合固定吻合口的上下两端。然后连续或间断缝合吻合口的前壁和后壁,吻合完成前应用肝素生理盐水冲洗血管腔。

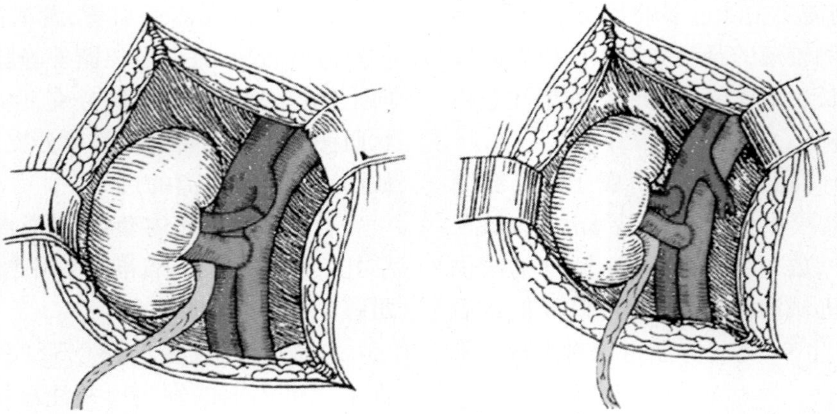

图 14-2 移植肾血管吻合方法

A. 肾动脉与髂内动脉端端吻合；B. 肾动脉与髂外动脉端侧吻合

2）供肾动脉与髂外动脉端侧吻合：供肾动脉最好带有一小部分腹主动脉片，这样供肾动脉与髂外动脉吻合时血管壁的厚度比较接近，并可避免吻合口的狭窄。用动脉血管夹或心耳钳钳夹吻合部位的全部髂外动脉壁，阻断血流，并适当将髂外动脉向上提起以减轻吻合口张力和方便缝合。根据供肾动脉或腹主动脉片的大小，用动脉打孔器或尖刀在髂外动脉壁切开相应的长度，切开髂外动脉后用肝素盐水冲洗血管内的血液。以外翻式缝合固定吻合口的上下两端。然后连续缝合吻合口的前壁和后壁，吻合完成前应用肝素生理盐水冲洗血管腔。

3）多支供肾动脉的吻合：以两支动脉为例，如两支动脉口径相近，在腹主动脉上的开口相距较远，可将两支动脉缝合成一个开口，再与髂外动脉作端侧吻合。若两支动脉相距甚远无法合并，则可以分别与髂内和髂外动脉吻合。如果两支供肾动脉在腹主动脉上的开口相距较近，则可利用腹主动脉片直接与受者髂外动脉或髂总动脉作端侧吻合。直径小于 1.5mm 的肾上极小血管可予结扎，而肾下极的动脉可以与腹壁下动脉作端端吻合。

（2）静脉吻合方法：常规采用供肾静脉与髂外静脉端侧吻合。用心耳钳阻断游离的髂外静脉两端，按供肾静脉口径纵行剪开髂外静脉壁，以肝素生理盐水冲洗静脉管腔。以外翻式缝合固定吻合口的上下两端。先连续缝合内侧缘，再缝合外侧缘。吻合完成前应用肝素生理盐水冲洗髂外静脉及肾静脉管腔。

（3）恢复肾脏血运：在恢复肾血运之前，应分别仔细检查肾动静脉吻合口的缝合情况。询问开放前使用的药物是否输注完毕。同时将血压适当提升，以提高供肾的血流灌注。先开放静脉，再开放动脉。正常情况下移植肾颜色及张力迅速恢复。肾脏胀大饱满，色泽红润，触之有一定张力和搏动感。按压肾静脉无阻力。肾脏功能恢复较快者，经过 1~3 分钟即可看到输尿管内尿液流出，输尿管恢复蠕动。

4. 输尿管膀胱吻合 输尿管膀胱吻合一般采用膀胱外径路而不采用膀胱内径路，以缩短手术时间。移植肾血液灌注恢复后，再对输尿管长度进行修整，保证输尿管无血供障碍及出血。一般不要保留太长的输尿管，以免输尿管末端血运不良。如果输尿管太短（例如移植肾输尿管损伤、三次移植），或很长一段血运不好，则有可能需要做移植肾输尿管与原位输尿管端端吻合，或移植肾肾盂与原位输尿管的吻合。如果受者曾经接受膀胱扩大手术，则要注意保护该段系膜血运。儿童双肾为成人供肾时，或重复肾重复输尿管做供肾时，可将两条输尿管末段侧侧吻合形成一条管路后再与膀胱进行吻合，也可以两条输尿管分别与膀胱吻合。

可选择留置移植肾输尿管双 J 管，通常型号为 16cm 长，直径 6F 或 7F。是否常规留置双 J 管尚有不同意见，通常认为常规留置会在一定程度上减少术后并发症的发生，尤其在复杂手术病例中。

选择膀胱前外侧壁为植入区，分离膀胱外膜，切开肌层,长度为 2.5~3cm,深度直达膀胱黏膜,但不切开黏膜。然后向肌层切口两侧黏膜下略加分离,以输尿管埋入膀胱肌层内不受压即可。将输尿管断端剪成 45° 斜面或在输尿管血管的对侧缘断端纵行剪开 0.5cm,以扩大吻合口大小。剪开膀胱黏膜,输尿管和膀胱黏膜用 5-0 可吸收缝线连续缝合。再将输尿管斜卧于膀胱肌层切口正中,间断缝合膀胱肌层,输尿管即在膀胱黏膜下及肌层间至少潜行 1.5~2cm。再将输尿外膜与膀胱外膜做间断缝合加固。

留置引流管后,逐层关闭切口,完成手术。

5. 肾移植手术进展

(1)机器人辅助的腹腔镜手术:利用机器人辅助的腹腔镜手术,可以完成肾移植血管和输尿管的吻合。近年来国内外有这方面手术的一些报道,不过例数相对较少,利弊尚有待进一步评估。

(2)髂血管替代的手术:针对受者髂血管条件极差者,有尝试利用供者静脉或者人工血管代替病变段髂血管的报道,髂血管替代后,同期完成移植肾血管吻合。

(3)儿童受者肾移植:成人肾脏供给低体重儿童(例如 <12kg)时,受者髂血管若不适合做血管吻合,供肾的动静脉可以直接与腹主动脉和腔静脉吻合。

(4)儿童供肾移植:2~5 岁的儿童供肾,若移植肾长径大于 6cm,可以考虑将肾脏分配给两个受者。较小的双侧肾脏,若选择将双侧肾脏整体移植给一个受者,可以将供者的腹主动脉和腔静脉近心端关闭,远心端与髂血管吻合。要注意将肾脏位置摆放好,避免出现血管扭曲或输尿管张力增加。推荐应用小剂量抗凝剂 3 个月,以降低血栓形成概率。推荐两侧输尿管分别与膀胱进行吻合。

结　语

术前全面评估对于减少肾移植术后早期和远期并发症的发生,提高人/肾存活率有重要意义。评估内容包括:手术风险评估、手术条件评估、免疫状态评估、肾脏原发疾病的评估和社会心理评估。要注意对肾脏移植的适应证和禁忌证进行严格评估,对原发肾病的类型进行评估,预防术后早期发生严重的复发性肾病。肾移植手术技术较为成熟,手术过程注意血管吻合和输尿管吻合技术,避免出现吻合口狭窄。

(傅耀文)

第四节　活体肾移植

就临床效果而言,活体肾移植是终末期肾病的最佳治疗方式。与尸体肾移植相比,活体肾移植具有如下优势:①较好的组织相容性,更好的远期存活率,即使 HLA 配型不理想的活体肾移植其远期存活率也优于 HLA 配型良好的尸体肾移植;②能够充分进行术前检查,评估供肾质量;③扩大供肾来源,缩短透析和等待时间;④能选择合适的手术时机,缩短移植肾缺血时间;⑤对 HLA 或血型不相容患者,可通过提前处理使其获得移植机会。

活体肾移植的诸多优势,使其在世界各国得以广泛开展。美国目前活体移植数量占肾脏移植总数的 30%。欧洲各国均开展活体肾移植,其中荷兰、冰岛和土耳其等国活体肾移植例数超过尸体肾移植。在一些东方国家和地区,出于传统、宗教和社会原因,活体肾移植一直占主导地位。伊朗自 1984 年以来施行的 16 000 余例肾移植中,活体肾移植的比例达到 95% 以上。日本的活体肾移植比例也超过 90%。

中国的首例亲属活体肾移植于 1972 年 12 月由中山医学院附属医院外科施行,受者存活 1 年余。截至 2018 年,全国施行活体移植数量超过 10 000 例,多数中心移植肾 5 年存活率显著好于美国的总体水平。

一、供者评估

活体器官移植是一种特殊类型的医疗实践,是为了挽救别人生命而让一个健康供者接受手术及由此带来的短长期风险。因此,如何最大限度地保障供者利益是医学界和法律界最为关注的问题,必须遵循相应的法律法规和伦理原则,同时从心理、医学等方面全面评估。

(一)活体供者的法律选择

世界卫生组织在 1991 年颁布了《人体器官

移植指导原则》，内容包括器官捐献的自愿原则、非商业化原则、公平原则等，以此构成国际器官移植的基本准则。我国在 2007 年颁布实施了《人体器官移植条例》，这是我国首个关于器官移植的法律文件。2009 年又制定了《关于规范活体器官移植的若干规定》。依据这 2 个文件，我国对活体器官移植规定如下：开展活体肾脏移植的医疗机构仅限于卫生部指定机构；活体器官捐赠者必须自愿、无偿，年满 18 周岁且具有完全民事行为能力；活体器官捐献人和接受人限于以下关系：①配偶（仅限于结婚 3 年以上或者婚后已育有子女）；②直系血亲或者三代以内旁系血亲；③因帮扶等形成亲情关系（仅限于养父母和养子女之间的关系、继父母与继子女之间的关系）。

（二）活体器官移植的伦理问题

除法律规定外，活体器官移植还应遵循相应的伦理原则。按《人体器官移植条例》规定，实施活体器官移植的医疗机构必须成立"人体器官移植技术临床应用和伦理委员会"，在摘取活体器官前，负责人体器官移植的执业医师应当向所在医疗机构的人体器官移植技术临床应用与伦理委员会提出摘取人体器官审查申请。人体器官移植技术临床应用与伦理委员会收到申请后，应当对下列事项进行审查，并出具同意或者不同意的书面意见：①人体器官捐献人的捐献意愿是否真实；②有无买卖或者变相买卖人体器官的情形；③人体器官的配型和接受人的适应证是否符合伦理原则和人体器官移植技术管理规范。经 2/3 以上委员同意，人体器官移植技术临床应用与伦理委员会方可出具同意摘取人体器官的书面意见。人体器官移植技术临床应用与伦理委员会不同意摘取人体器官的，医疗机构不得做出摘取人体器官的决定，医务人员不得摘取人体器官。

除此之外，活体器官移植还有其特殊的伦理问题：

1. 供者的人文关怀 不论何种关系，没有任何人有义务捐献器官挽救他人。有时供者并非完全自愿，但迫于各种压力而不能明确表达。医生应通过个别谈话等方法了解供者的真实想法，并通过"善意的谎言"等方式，从医学上拒绝捐献，既遵循了供者的意愿，又不至于使其陷入尴尬。

2. 子代供给亲代问题 对肾移植供者，目前

对捐献几十年后的远期风险并不明确，加上年轻人在漫漫人生路上面临的种种挑战，通常不应该让子代成为供者。只有在患者病情不允许等待，且没有其他供肾来源，而该患者是家庭的唯一精神和经济支柱时，才能在绝对自愿的前提下同意子代成为供者。

（三）活体供者评估

活体肾移植供者评估的首要目的是确保供者捐赠肾脏的适合性，最核心的是供者的安全性问题。对活体供者的全面评估，主要目的在于确保供者在心理、生理上符合肾脏捐赠的要求，保障供者的长期健康生活，同时兼顾受者的移植效果。

评估过程应经济有效，其核心过程包括：①供者的教育、咨询及获得供者的知情同意；②心理学评估；③医学评估；④多学科回顾所有结果后作出最终判断。具体过程如下：

1. 教育、咨询及知情同意 在对供者进行教育及咨询前必须获得供者的知情同意，因为评估过程可能会对供者产生危险，如增强 CT 或者 MRI 检查可能会导致患者出现过敏反应。另外评估结果可能会对患者有害或者发现患者并不愿意接受的结果，如发现潜伏的感染或者肿瘤，血型或者 HLA 配型结果可能发现家庭成员之间一直被误认的血缘关系。意向供者应该被告知评估过程他所面临的全部可能风险，并告知他可以随时退出该评估过程。

2. 心理学评估 心理评估应当由具有丰富经验的精神科医生或者心理医生进行，或者由具有移植专业知识的社会工作者进行。对于心理状态的评估包括：①心理评估以发现可能的心理健康问题；②社会学评估以发现可能的高危行为；③供者行为能力的评估以确保其捐赠意愿没有受到诱导或者强迫。严重的精神疾病不仅可以影响供者评估的进行，还会由于手术应激引起负面影响，这是活体供肾的禁忌之一。

3. 医学评估

（1）供者全身状况的医学评估：包括详细采集供者的过去史，全面的体格检查和常规实验室检查，目的在于排除不能耐受手术或手术可能加重病情的供者，以及排除可能传染疾病给受者的供者。

（2）免疫相容性评估：包括 ABO 血型和组

织相容性评估。ABO血型的相容性是首要鉴别条件，《人体器官移植条例》规定不相容者不能捐赠。大样本研究表明ABO血型不相容肾移植可以取得和血型相容移植一致的临床效果。目前认为，影响移植肾长期存活的关键是供者特异性抗体（DSA）而不是血型抗体。国内由于器官短缺，部分中心已成功开展了ABO血型不相容肾移植，但总体而言仍属探索阶段，宜谨慎进行。

供受者均应行HLA位点检查，原则上如有多个供者可供选择，可优先选择HLA位点匹配最好的供者。随着免疫抑制剂及使用方案的进步，HLA位点匹配的重要性存在一定争议，UNOS的数据显示受者和供者之间HLA-A、B、DR六个抗原0错配与全错配的3年和10年移植肾存活率分别相差20%和30%，而其余错配水平对移植物存活没有明显差异。但也有大样本研究显示，HLA错配率与短期存活关系不大，但与3年以上的长期存活密切相关。受者还必须筛查群体反应性抗体（PRA）及交叉配型试验。在PRA或者交叉配型阳性的患者中需要明确是否存在针对供者的特异性抗体。对免疫不相容的患者，替代措施包括寻找其他的活体供者、加入死亡捐赠等待列表、考虑交换移植或者术前脱敏治疗。

（3）供者肾脏功能的评估：肾小球滤过率（GFR）是评估意向供者能否最终捐献的重要指标。标准方法为测定菊粉清除率，此法昂贵而烦琐，临床多采用估算的肾小球滤过率（eGFR）。目前公认的GFR下限为80ml/（min·1.73m²）。少数中心以90ml/（min·1.73m²）为标准，主要原因在于现有慢性肾病二期的定义为GFR 60~89ml/（min·1.73m²）。双肾明显不对称或存在实质血管异常，可采用肾核素显像评估分侧肾功能。

（4）供者的肾脏解剖学评估：供肾的解剖学评估极为重要，不仅与供者的长期健康密切相关，也直接关系着供受者的手术安全。

肾血管造影系有创检查，且只能显示血管情况，在供肾评估中已少有使用。目前的标准检查是CT三维重建，要求不仅显示供肾的动、静脉，还必须清晰的显示供肾的集合系统。对有经验的中心，磁共振血管成像也可用于供肾的解剖学评估。

严格说来，多支血管属于解剖变异，而非异常。对训练有素、具有血管处理经验的医生而言，多支血管的处理并非难事，不应作为手术禁忌。但手术医生应接受过血管外科的相关培训，必要时可与血管外科医生共同手术，保障供受者的安全。

对真正解剖异常的供者，如肾盂输尿管连接部狭窄、重复肾、重复肾盂等，应高度重视并全面评估。原则上，双侧变异者不能用于供肾。对于单侧变异，如果已有病理改变者也不能用于供肾。如尚无病理改变，则可作为活体供肾的相对禁忌。只有在没有选择，受者不能耐受透析的情况下，选取存在解剖异常的一侧作为供肾，并在术前与供受者充分沟通。

（5）传染性疾病：患有可通过器官移植传播的传染性疾病的供者通常不适合捐献，包括病毒、细菌、真菌和寄生虫感染。

供者人类免疫缺陷病毒（HIV）感染是捐献肾脏的禁忌证，目前虽有尝试HIV阳性供者捐献肾脏给HIV同样阳性的受者，但仍处于探索的起始阶段。丙型肝炎病毒（HCV）既往也属禁忌，但近年来新型药物极大提高了HCV治愈率，可建议供者在治愈后捐献。应检测乙型肝炎病毒（HBV）标志物，不能排除HBV感染者均应以敏感方法检测病毒复制情况。存在病毒复制的供者不能捐献，对没有病毒复制者，目前多认为传染风险极小，对有保护性抗体的受者尤其如此。但应和供受者充分沟通，告知理论上仍有传播风险，并可在术中术后使用抗病毒药物或HBV免疫球蛋白。

细菌感染重点是排除结核分枝杆菌感染，尤其是来自结核疫区或者高危人群的供者。注意病史采集和影像学检查，结合结核菌素试验或者γ干扰素释放试验进行结核筛查。活动的结核分枝杆菌感染不应作为供者。

（6）心血管疾病：年轻供者如无明确心血管疾病历史，只需进行常规心电图检查。50岁以上，或40岁以上伴有冠心病危险因素如吸烟、高血压、心电图异常或者有明确冠心病家族史的意向供者都必须接受心脏应激试验检查。心脏发现杂音者应当行超声心动图检查。有晕厥、头晕或者心悸病史的供者应该接受超声心动图和动态心电图检查。

（7）供者年龄：我国法律规定供者必须年满18岁。对供者的年龄上限，国际上并无统一标准。以美国2007年的全国调查为例，59%的中心无年龄上限，1%为55岁，7%为60岁，21%为65岁，5%为70岁，而75岁的比例为4%。考虑到供者的围手术期安全，65岁及以下可能是目前比较适宜的标准。对年龄大于65岁的供者，不仅应进行活体供肾的相关评估，还应对手术相关项目进行全面检查，同时应充分告知供受者，高龄供者围手术期风险远大于年轻供者，且受者的长期肾功能有可能不如年轻供者，对年轻受者可能更是如此。

（8）供者体重指数（BMI）评估：随着总体人群肥胖比例的增加，供者BMI也呈现明显增加的趋势。美国的数据显示2000年活体供者的肥胖（BMI>30）比例为14.4%，而2008年为19.5%。肥胖供者的代谢性疾病、心血管疾病以及呼吸系统和肾脏疾病发生率高，捐献肾脏对其有更多的短长期风险。目前对肥胖供者的应用趋于谨慎。1995年的美国只有16%的移植中心排除肥胖的意向供者，而2007年有52%的移植中心排除了BMI>35的意向供者，10%的中心排除了BMI>30的意向供者。国内绝大多数移植中心认为BMI超过35为肾脏捐赠的绝对禁忌证，BMI超过30的供者需进行仔细的术前评估，并建议达到理想体重后再考虑捐赠。

（9）高血压：高血压可导致供者包括肾脏在内的多器官损害，目前的共识是药物不能控制的高血压不适合捐赠。对药物可控的高血压，由于缺乏前瞻性研究，暂无统一标准。按最新版的KIDGO活体评估指南，如果服用1到2种降压药能将血压控制在140/90mmHg以下，没有靶器官损害证据，也可据情况作为供者。捐献肾脏后GFR下降有可能使供者比同龄人更早出现高血压，或者加重已有的高血压。而已有高血压的供者，其潜在肾脏损害可能在捐献前未能发现，在捐献后由于高滤过损伤等原因，出现肾脏损害加重。因此对供者应做好高血压相关教育，并促进其在捐献前就改变吸烟、高盐饮食等不良生活方式，并持续终身。

（10）糖尿病：糖尿病可显著增加ESRD的发生，因此已有绝大多数指南把糖尿病视为捐献禁忌。然而，目前并无糖尿病患者捐献可导致不良后果的确切证据。因此目前认为，明确诊断为1型为捐献禁忌，2型糖尿病则可根据情况综合考虑。

（11）蛋白尿：蛋白尿是慢性肾疾病（chronic kidney disease，CKD）的重要标志。24小时尿蛋白测定是目前评估尿蛋白的标准方法。多数中心以尿蛋白<300mg/24h为标准，超过者是肾脏捐献禁忌，但也有少数中心以150mg/24h为标准。目前也有报道认为尿白蛋白测定比总蛋白更为敏感，但尚未广泛用于供者评估方面。生理性蛋白尿并非捐献禁忌。

（12）镜下血尿：剧烈运动、外伤和月经可以引起镜下血尿，并非捐献禁忌。如反复镜下血尿，又不能排除泌尿系肿瘤、感染、慢性肾病等疾病者，不应作为供者。

（13）尿路感染：单纯尿路感染，常规治疗后痊愈者不是捐献禁忌。反复尿路感染的意向供者应当行膀胱镜和尿流动力学检测以排除解剖畸形或者神经源性膀胱。

（14）肾结石：肾结石病史不是捐赠的绝对禁忌证。既往有肾结石病史者，确认无高钙血症，高尿酸血症，或代谢性酸中毒，以及无胱氨酸尿症或高草酸尿、无泌尿系感染和无肾脏钙质沉着，并且得到供受者的同意后方可捐赠。单侧的单纯肾结石，可以用结石侧为供肾，手术切取后行工作台腔内取石或碎石，对供受者术后均应注意结石的预防和随访。双侧结石通常不宜作为供者。

（15）肾脏遗传性疾病：最常见的遗传性肾病为常染色体显性遗传多囊肾病（ADPKD），此类患者不能作为供者。对具有ADPKD家族史的意向供者，年龄30岁以上且无任何临床和影像学相关表现，可以作为供者。如年龄小于30岁，应行基因检测，如具有基因突变，不适合作为供者。

红斑狼疮（SLE）：如一级亲属患有SLE，其患SLE的风险为12%。此种意向供者应当检测抗核抗体、抗磷脂抗体及补体水平，任何异常均不适合作为供者。

此外，Alport综合征、薄肾小球基底膜病（TBMD）、先天家族遗传性出血性肾炎、先天性肾病综合征等疾病患者不能作为供者。

（16）恶性肿瘤：恶性肿瘤筛查有两个重要

目的,一是避免肿瘤传播给受者,二是保护意向供者。供者在捐献后肾功能下降,肿瘤放疗化疗导致的肾毒性和心血管副作用可能影响供者的长期治疗效果。筛查项目应参照当地肿瘤相关指南,必要时咨询肿瘤科医生。

既往指南多数认为恶性肿瘤是捐献禁忌。随着证据的积累,现认为传播给受者概率小的肿瘤患者也可考虑器官捐献。2011 年,美国器官获取移植网络(US Organ Procurement Transplant Network,UNOS)的疾病传播委员会(Disease Transmission Advisory Committee,DTAC)根据肿瘤传播可能和是否适合捐献将肿瘤分为 6 类:①良性肿瘤;②极低危,定义为传播风险小于0.1%,包括非黑色素皮肤癌、小的甲状腺乳头状癌或滤泡癌、单发的≤1cm 的肾细胞癌,以及非浸润性膀胱癌(仅限除肾脏外的其他器官移植);③低危,定义为 0.1%~1% 的传播风险,包括1~2.5cm 的肾细胞癌、低级别中枢神经系统肿瘤、原发中枢神经系统成熟畸胎瘤、0.5~2cm 的甲状腺乳头状癌或 1~2cm 的非浸润性滤泡癌,以及 5年未复发、治愈率99% 的非中枢神经系统肿瘤;④中危,1%~10% 传播风险,包括乳腺癌、结肠原位癌、4~7cm 的局限性肾癌,以及 5 年未复发、治愈率 90%~99% 的非中枢神经系统肿瘤;⑤高危;⑥未知。其中①类不影响捐献,极低危可视情况决定。当受者不做移植将面临生命危险时,中危供者也可考虑器官捐献。

绝大部分早期肾细胞癌,经手术切除后可临床治愈。因此有指南建议 T1a 肾细胞癌的意向供者可在完整切除肿瘤后将患肾用于移植,但应充分告知供受者风险。肾囊肿需要影像学检查以除外囊性肾癌,对 BosniakⅢ级或更高级别的肾囊肿,如能完整切除,也可应根据情况综合考虑。

同意接受癌症患者捐献肾脏前必须进行包括供、受者在内的讨论,告知不能完全排除癌转移的可能性。

(17)血管平滑肌脂肪瘤:双肾血管平滑肌脂肪瘤者不适合作为供肾。单侧肾脏血管肌脂肪瘤如瘤体可完整切除,且剩余肾脏体积正常可考虑作为供肾。如因肿瘤位置或大小导致不能切除,或预期切除后剩余肾组织不能满足需求者不宜捐献。

总之,供者的医学评估应基于循证医学证据。理论上,随机对照试验是研究供者风险的最佳方式,但由于伦理问题而几乎不可能实现。目前的结果主要来自于回顾性研究,由于样本量、随访时间以及对照人群的不同,往往难以得出适用于全球人群的高强度推荐意见,尚需优质证据为供者评估提供指导。

二、供肾获取

自 19 世纪 50 年代第一例活体肾移植开展以来,活体肾移植逐渐发展。活体供肾取肾手术方式目前主要分为开放式活体供肾切取术(open living donor nephrectomy,OLDN)及腹腔镜活体供肾切取术(laparoscopic living donor nephrectomy,LLDN)两种,不同移植中心对手术方式选择习惯可能不同。传统的开放式活体供肾切取术是通过切除供者的第 11 肋间或 12 肋床,从侧腹部切开一条长形切口获取肾脏。此种术式使健康供肾者面临感染、气胸、出血、疼痛、住院时间及康复期过长等种种风险。于是,之后逐渐被小切口的开放取肾术、前入式经腹或腹膜外的开放取肾方式所取代。

腹腔镜活体供肾切取术是一种可选择的手术方法,自 1995 年 Ratner 等人首次开展了腹腔镜活体供肾切取术以来,更小的手术切口带来的是更少的术后切口疼痛、更短的住院时间、更为美观的切口、更少的手术不良体验。但是不同的移植中心仍有不同的手术习惯。在美国,腹腔镜活体供肾切取术比开放式活体供肾切取术更常见;在欧洲,虽然活体供肾肾移植数量不断增加,但是腹腔镜活体供肾切取术的数量仍较少。目前认为 LLDN 具有与 OLDN 相似的安全性和有效性,其术后移植肾功能、排斥反应率、泌尿系统并发症、受者和移植物的存活率相似,LLDN 围手术期供者死亡率与 OLDN 的 0.03% 相似。然而,在镇痛药物剂量、疼痛、住院天数和恢复工作时间等方面,LLDN 较 OLDN 更有优势。

(一)供者术前准备

1. **心理准备** 作为一个健康的人,要经受一次较大的手术并切除一个健康的肾脏,尽管捐献肾脏出于自愿,但临近手术时难免会出现畏惧心理,包括对手术本身的恐惧和切除一侧肾脏后对将来健康状况所造成的影响。因此，术前应对供者做详细的解释工作，树立信心，消除恐惧心理，配合治疗。

2. **常规术前准备**　按常规肾切除手术术前准备。

（二）供肾选择

1. 在双肾功能正常前提下，双侧肾功能无明显差异，建议选用左肾作为供肾；双侧肾功能略有差异时，GFR 低者作为供肾，应将较好的肾脏留给供者。

2. 选用供肾血管容易暴露，且为单支的一侧肾脏。如果肾脏有多支动脉，应选用肾动脉数目较少的肾脏，若供肾动脉大于三支最好放弃，但多支动脉供肾的取舍更多取决于术者的经验。

3. 选用供者今后可能发生问题的一侧肾脏，例如未婚年轻妇女右肾在今后妊娠时可能发生肾积水，故最好取右侧。

4. 选用供肾切取后血管残端容易处理，对供者较为安全一侧的肾脏。

（三）活体供肾切取术切取原则

1. 必须最大限度地降低供者死亡率。

2. 最大限度地减少手术并发症。

3. 保护供肾的解剖完整和功能。

（四）开放活体供肾切取术

在活体供者切除一个肾脏的标准方法是经过腰切口的开放肾切除术。手术入路通常是腹膜后途径，既可以用 12 肋下切口，也可以用经 12 肋床切口或 11 肋间切口，较少情况下也可以使用经腹部旁正中切口的经腹腔途径。在肾切除过程中一定要注意避免牵拉肾脏以免引起肾动脉牵拉损伤。还要避免分离肾门部，特别是输尿管和肾动脉之间的部位，以避免破坏输尿管的血液供应。此外，切除输尿管要尽量到盆腔入口以下，在游离输尿管时要注意保留一定的输尿管周围组织。

1. **手术解剖要点**　①熟悉腹膜后的解剖结构，精确定位肾脏在腹膜后的解剖位置；②明确肾门处肾动、静脉的解剖和毗邻关系；③熟悉肾动、静脉的走行和分、属支。

2. **麻醉体位及切口**　采取全身麻醉，供者平卧后腰部抬高成折刀位，行前述切口，长约 10cm。

3. **手术注意事项**　①术中尽量避免损伤胸膜，尤其选用高位经腰切口；②保证输尿管有较

好的血供；③在游离肾动、静脉时，宜先静脉，后动脉，可缩短肾动脉痉挛时间；游离时应尽量减少翻动和牵拉肾脏，动作应轻柔，以免造成肾动脉的持续痉挛导致移植肾功能延迟恢复；④游离肾血管时应先做好肾脏灌洗准备，灌洗液的温度应保持在 0~4℃；⑤保证肾脏切取后能得到及时得到灌洗，尽量缩短缺血时间；⑥注意肾窝彻底止血。

4. **开放式活体供肾切取术优缺点**　该术式简便，安全可靠，发生出血等并发症的概率低且易于处理，热缺血时间短，手术视野广，对设备要求低，外科医师容易掌握。但是，开放式活体供肾切取术容易诱发感染等并发症，且腹壁切口愈合瘢痕明显，愈合周期较长，术后疼痛较剧烈。

（五）腹腔镜活体供肾切取术

1. **供肾切取选择的原则**　原则上与开放手术相似，一般首选左肾，因左肾血管较长便于腹腔镜手术操作和肾移植手术。对于一侧肾动脉多支、对侧肾动脉单支的情况，选择血管情况简单的供肾。

2. **供者的术前检查**　供者的术前检查同开放手术，术前同样需要行 CT 检查，肾血管三维重建有利于制定手术方案。

3. **手术**　腹腔镜活体供肾切取主要有两种途径，经腹腔途径和经后腹腔途径。目前国外以经腹腔途径为主，其优势是操作空间大，解剖标志清楚，但存在易损伤腹腔内脏器、腹腔脏器干扰操作、术后可能发生肠粘连等问题。传统观念认为经后腹腔途径操作空间小、解剖标志不清，手术难度大。但国内大多数移植中心隶属于泌尿外科，我国泌尿外科医生精于后腹腔镜途径行肾上腺手术及肾脏手术，对后腹腔结构、解剖标志、操作注意点及难点相对熟悉，在后腹腔镜手术方面积累了大量经验，因此我国后腹腔镜活体供肾切取术开展更为广泛。此术式对腹腔干扰少，不必放置胃管，克服了因腹腔内既往有手术、外伤、感染等病史不能应用腹腔镜的限制，并且 CO_2 吸收量小。

腹腔镜手术术前准备包括留置导尿，无需放置胃管，静点广谱抗生素预防感染。麻醉均需采用全麻。

（1）经腹腔途径腹腔镜供肾切取术

1）经腹腔途径腹腔镜左肾切取术：供肾者

取右侧45°斜坡卧位。腹部切3个穿刺孔。沿结肠旁沟切开侧腹膜，结肠脾曲处切断膈结肠韧带，将左半结肠推向内下，在脾脏下方切断脾结肠韧带，使脾脏向膈肌方向推移，切断结肠肾韧带，暴露肾周筋膜，用超声刀切开肾筋膜及脂肪囊，顺脂肪囊与肾被膜之间纤维组织游离肾脏，向下游离输尿管直至髂血管分叉处，注意保护输尿管血供，沿输尿管内侧向上分离到肾门处，于肾门腹侧打开左肾静脉鞘，分别于近肾静脉处游离切断左肾上腺中央静脉、左精索静脉（或左卵巢静脉）和起始于肾静脉并骑跨在主动脉上的腰静脉，于肾静脉后方将左肾动脉鞘切开，分离左肾动脉直至腹主动脉平面，将肾周围组织完全游离，于髂血管分叉处切断输尿管。离断肾蒂血管前，于腹中线绕脐孔做一5cm切口（为保持气腹，不切破腹膜）。以直线切割缝合器或Hem-o-lok（结扎夹）夹闭（血管近心端上2个，远心端不上，以保留足够长度的血管）肾动脉和肾静脉后切断，经脐孔放入内装袋，抓住肾周组织将肾放入袋中。切开脐部切口腹膜，立即将供肾取出进行灌注。也有报道采取其他切口，如耻骨上弧形切口取出肾脏。重建气腹，检查肾窝有无活性出血，停止气腹后关闭各切口。

2）经腹腔途径腹腔镜右肾切取术：取右肾者手术方法与左肾相同，当手术中发现肝脏覆盖肾脏中上极时，为方便操作只是由于肝脏覆盖在肾脏中上极，需在肋缘下锁骨中线上切小口置5mm的Trocar（套管），助手用三叶钳挑起肝脏，以利肾脏及肾蒂血管的分离，避免损伤肝脏和周围组织。腹腔镜右肾切取术的手术难度高于左侧，右侧途径肝脏妨碍右肾上极的游离，而且使用血管夹使肾静脉长度缩短1.0~1.5cm。曾有报道接受LLDN所取右肾移植的患者出现移植肾静脉血栓，原因是供肾静脉短且薄，影响吻合。

（2）后腹腔途径腹腔镜供肾切取术：气管插管全麻后插入导尿管，90°侧卧位，供肾侧向上，不需置入胃管。

1）手术操作通道的建立（Trocar的置入）：一般置入3~4个Trocar，第4个Trocar用于助手置入抓钳等器械为术者暴露视野。置入的先后顺序有两种方法，与术者的操作习惯有关。①腰部取3个穿刺点入路，第12肋下缘1~2cm与骶棘肌外侧缘1cm交界处向脐方向纵形切开1.5~2cm切口（A点），切口皮肤及皮下组织后钝性分离肌肉至腰背筋膜，用止血钳分开筋膜进入腹膜后间隙，示指或中指分离腹膜后间隙，置入水囊或气囊扩张器扩张后腹腔，注生理盐水或空气400~700ml，持续3~5分钟后放空取出扩张器。水囊扩张器可以购买，但价格较贵，目前国内多为自制气囊（F16一次性硅胶尿管插入8号手套手掌部，7号线系紧两端，松紧度适中，可以在体外实验充气及放气效果），经济、实用。置入Trocar，由此插入腹腔镜镜头并建立CO_2气腹，气腹压力维持12~15mmHg。在髂嵴上缘或髂前上棘内上方2cm左右，直视下置入10mm Trocar（B点，置入观察镜）。腋前线与肋缘下2cm交界处，置入5mm Trocar（C点）。②于腋中线髂嵴上约2cm切开约2cm切口（A点，置入观察镜），钝性分离肌层，直达腹膜后间隙，置入水囊扩张器，扩张方法同前，建立腹膜后操作空间。第2个点选在第12肋下缘1~2cm与骶棘肌外侧缘1cm交界处（B点），第3个点位于肋下缘2cm与腋前线交叉点（C点）。一般进镜孔选择10mm Trocar，操作孔以右手优势的术者可以选择右手位10~12mm Trocar，左手位选择5mm Trocar，12mm Trocar的优势为可以通过直径较粗的器械如直线切割缝合器。第4个点在C点下方6cm腋前线处（D点），置入5mm Trocar。

2）手术操作步骤：腹腔镜下首先在腰大肌前缘打开肾筋膜（Gerota筋膜），然后按解剖层次在脂肪囊内紧贴肾脏被膜表面进行游离，超声刀或剪刀切断肾脏表面与肾脂肪囊间相连的纤维组织和小血管，游离的顺序一般为肾背侧、腹侧、上下极，紧贴腰大肌寻找肾血管，将肾动脉和肾静脉周围的纤维组织和淋巴组织尽可能分离干净，使肾动脉、肾静脉完全游离。游离出肾动脉、肾静脉先不切断，肾动脉尽量向腹主动脉方向游离，肾静脉尽量向下腔静脉方向游离，左肾静脉的腰静脉、生殖腺静脉和肾上腺中央静脉需要分离、离断。输尿管向下游离至距离肾脏下极7~8cm处，用Hem-o-lok或钛夹夹闭远端输尿管，再用剪刀剪断输尿管。在肾脏完全游离，输尿管切断后，为缩短肾脏热缺血时间，在切断肾血管之前预先切开皮肤切口至肌层。肾血管的处理可使用Hemo-lok,分别于血管近心端上2个,远心端不上,以保留足够长度的血管,也可使用直线切割缝合器,其缺点是会导致肾血管缩短0.3~0.5cm。先夹闭动脉,再夹闭静脉,然后再迅速剪断肾血管,直接迅速切开长约5cm的小切口取出肾脏。置入引流管,逐层缝合各个切口。

（3）改良术式：针对腹腔镜活体供肾切取术可能影响移植肾的近期及远期效果,减少对供者的损伤,对手术步骤进行了改进。

1）减少腔镜器械（超声刀、电钩等）对供肾的热损伤。分离肾脏时,应用剪刀快速进行肾被膜外与肾周脂肪囊间锐性分离,减少超声刀对肾脏的热损伤。由于腹腔镜视野清晰,可以看到肾被膜与脂肪囊之间疏松的结缔组织,血管很少,利用剪刀可以快速分离,而且无热损伤,偶尔遇到小的血管可以用超声刀等止血。

2）改良取肾切口。在腹腔镜C、D两点取切口（图14-3）,切开皮肤及皮下,肌层予以钝性分离,沿腹外斜肌、腹内斜肌、腹横肌的肌纤维走行钝性分离,几乎不需切断肌肉和神经（图14-4）。这种方式可减少供者术后疼痛不适,提高其生活质量。

3）手辅助离断肾蒂,减少热缺血时间。腹腔镜下充分游离肾动静脉及其属支,暂时不切断肾蒂。切开操作孔C、D两点皮肤,钝性分离肌层至腹膜后手术区域,经切口伸入左手,掌心托住肾脏,使血管呈紧张状态,重建气腹。由于切口较小,手与切口结合非常紧密,气腹重新建立后并无明显漏气现象,术区视野显示良好。术者在腹腔

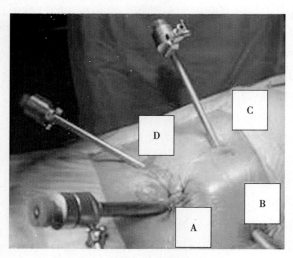

图14-3 切口取C、D两点连线

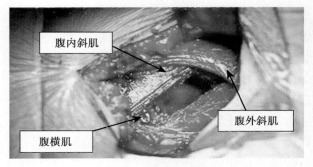

图14-4 手术切口

镜直视下用Hem-o-lok于肾动脉近心端夹闭,共2个,之后切断动脉,注意应保证切缘到Hem-o-lok的距离应大于2mm。同样方法夹闭及切断肾静脉。准备3~4把钳夹先上好Hem-o-lock,以减少换钳后临时上夹的时间。快速取出肾脏,置入冷的器官保存液中,快速进行冷灌洗及肾脏修整。

（4）注意事项

1）CO_2气腹压不超过15mmHg,因气腹压可引起肾血流量减少,影响肾脏功能,并导致尿量减少。实验证明,腹内压的增大与尿量的减少及GFR的降低呈正相关,15mmHg的腹内压,维持4小时,可导致肾脏的血流量降至正常标准的70%。因此手术过程应注意扩充血容量,常规给予5~7L晶体溶液,静脉给予12.5g甘露醇或40mg呋塞米以利尿。

2）各个Trocar的位置不是一成不变的,可以根据个体差异适当调整位置。可选择性应用第4个Trocar,利于助手用器械为术者暴露更好的手术视野,减少副损伤发生率,节省手术时间。虽然在供者体表增加一个直径约5mm的伤口,但其切口较小,并不明显增加患者的疼痛及影响其美观。

3）分离输尿管时,避免过多游离输尿管表面的组织及输尿管的营养支血管,保证输尿管的血供,避免出现移植肾输尿管坏死。切断输尿管时应用剪刀,超声刀切断输尿管容易影响输尿管末端血供,增加移植后漏尿的机会。

4）为防止血管痉挛,局部可喷洒罂粟碱。处理左肾静脉时,需先夹闭、切断相关属支,避免出血。

5）推荐在缝合伤口时可用0.5%的罗哌卡因局部浸润麻醉以减少术后疼痛。

4. 术后处理

（1）吸氧，测血压及心电监护，保持引流管通畅，注意引流量，观察有无出血情况，密切观察生命体征变化，若情况稳定，6小时后可撤除心电监护。

（2）供肾者可应用抗生素预防感染，应避免过多的静脉补液，以减少肠道水肿。供者术后6小时即可尝试少量饮水，促进胃肠功能的恢复，术后当天待肌力恢复后，即可鼓励患者尝试坐起或床旁下地站立。术后当天适量补液，可鼓励患者少量多次饮用含有糖类及电解质的液体，以保证生理需要的液量。术后第2天拔除导尿管，鼓励患者尽早下地活动，当天仍需适量静脉补液，如无明显消化道症状，可鼓励患者进流食，并根据胃肠道功能恢复情况逐渐向普通饮食过渡。术后2~3天左右根据引流情况可拔除引流管。

（3）术后第1天查血生化及血细胞分析，观察血肌酐变化，术后7天复查，注意化验结果。7天左右切口拆线，推荐使用可吸收缝线，以减少术后拆线带来的损伤。

5. 并发症及其相关评价

（1）术后并发症：腹腔镜应用于供肾切取术初期，文献中报道手术相关并发症较开放手术高，包括输尿管损伤、器官丢失等，但是随着手术经验的积累和技术不断提高，近期文献报道并发症发生率及死亡率与开放手术相似。

（2）手术时间和失血量：LLDN组相对于OLDN组技术要求较高，学习曲线较长。腹腔镜手术技巧需要一定的熟悉过程，在开展腹腔镜手术初期，一般操作时间较长，而随着腔镜手术技能的不断提高，手术时间与开放手术相比，无显著性差异。术中出血量方面，LLDN组一般出血不多，很多文献均证实LLDN组的出血量与OLDN组相似，甚至更少。

（3）微创的相关特征：不同文献报道术后镇痛剂的应用时间和剂量不同，但是结果均证实LLDN组相对于OLDN组应用的镇痛剂剂量和时间明显减少。LLDN组供者术后恢复更快，平均住院时间、恢复正常体力活动及恢复工作时间均较短，切口美观。

（4）移植肾功能的影响：腹腔镜手术中的气腹压及器械的热损伤等可造成移植肾功能的影响，术中避免过高的气腹压及器械热损伤，可减少移植肾功能延迟恢复发生率。LLDN组和OLDN组移植肾功能延迟恢复发生率、移植肾1年血肌酐水平、急性排斥反应发生率、移植肾存活率均无明显差异。

（5）供肾热缺血时间：热缺血时间直接影响移植肾术后早期肾功能的恢复情况以及移植肾长期存活。不同文献中LLDN组的平均热缺血时间不同，波动在2.9~8.7分钟，高于开放手术组的1.4~3分钟，但是LLDN和OLDN两组受者术后肾功能恢复和长期存活相似。

6. 手辅助腹腔镜活体供肾切取术

多采用经腹腔途径。术者通过特殊手辅助腹腔镜器械，将一只手（通常为左手）经切口伸进术区，配合其他器械完成手术。此方法增加了手触诊与协助手术操作的灵活性，有利于使术者在手术操作工程中产生三维立体感，从而降低了手术难度，与LLDN相比，手辅助腹腔镜活体供肾切取术学习曲线短，较易被临床医师掌握。此方法在国内应用不多，主要受其需要特殊的、昂贵的手辅助腹腔镜器械限制，而且达到学习曲线后并没有显示出较常规腹腔镜更好的优势。

7. 单孔及自然腔道腹腔镜活体供肾切取术

经脐入路单孔腹腔镜手术（laparoendoscopic single-site surgery，LESS）已应用于供肾切取术，手术可以通过脐部的一个小切口完成，并取出肾脏，美容效果优于传统腹腔镜手术。经自然腔道内镜手术（natural orifice translumenal endoscopic surgery，NOTES）供肾切取术也是一种选择，经阴道置入器械完成手术，同时经阴道取出肾脏，体表无切口和瘢痕。这两种术式还处于初始阶段，各种手术器械操作均受到限制，局限性明显。

8. 机器人辅助活体供肾切取术

自2002年HORGAN等报道了第1例机器人辅助活体供肾切取术后，越来越多的中心开始尝试此种手术方式，其有效性和可行性得到认可。我国机器人手术开展较晚，但近年来发展非常迅速。有学者认为，机器人技术与腹腔镜技术相比没有明显的优势。但更多的学者认为，机器人手术至少有以下5方面的优势：更高级的解剖设备、缝合和打结更容易操作、更准确的移植物保护、外科医生学习曲线更快，以及手术医生更舒适。除此之外，机器人技术器械操作更灵活、3D放大术野更清晰,这也是腹腔镜无法比拟的。但对肾血管长度的保留不如开放手术,特别是右肾的获取,肾静脉预留的长度过短会增加植肾时的难度。再有就是高昂的手术费用,很多家庭难以接受,这也是制约该技术在活体供肾获取中的主要问题之一。

(六)活体供肾者的不良事件

1. 活体肾移植的供者死亡情况 由于活体肾移植的供者为健康人,同时,他们又是为了救治终末期肾功能衰竭的患者,因此,在捐献肾脏的过程中死亡使人感到极为失望和异常痛心。这也违背了活体肾移植治疗行为的初衷。根据伊朗的活体肾移植研究报告,2003年全伊朗完成活体肾移植15 000余例,手术期间供者死亡3人,死亡率0.02%。来自美国3个较大的研究报告和很多单中心报道的活体肾移植供者死亡率为1/3 000,其中,导致死亡的最常见原因有肺栓塞、心梗、心律失常和肝炎等。

2. 供者并发症 活体肾移植供者的手术并发症(包括各种)发生率约32%,但围手术期并发症约4.4%,其中,危及生命的严重并发症约0.2%。文献报道的围手术期并发症情况见表14-1。供肾切除术后供者近期并发症包括出血、肺梗死、感染、肝炎、心肌梗死等,发生率1.8%。远期并发症较常见的有高血压,对供者10年以上随访显示:约25%发生高血压,男性供者发生率高于女性,但与普通人群相比无统计学差异;捐肾以后不会引起肾功能进行性恶化倾向,发生尿毒症的机会跟正常人群相比无明显增加。

活体肾移植供者的手术并发症根据其严重程度分为5个等级:Ⅰ级并发症轻微无需治疗;Ⅱ级需要药物治疗;Ⅲ级需要手术治疗,其中,无需全麻手术的属Ⅲ-a,需全麻手术的属Ⅲ-b;Ⅳ级有严重的生命危险,需ICU监护或致残;Ⅴ级并发症导致死亡。

此外,尚有捐献肾脏后供者出现对侧肾功能下降,甚至自己需要透析的病例。还有个别供者出现高血压和对侧肾脏肿瘤的报道。尽管这些病例的数量极少,但也应引起重视。

(七)活体供肾者随访

肾切除后,因残留肾的高滤过率导致GFR代偿升高至原有双肾的75%~80%。代偿程度直接取决于年龄依赖的肾脏储备功能。一项肾切除后长达35年的随访证实了该手术的安全性。肾功能的降低与那些同龄健康人的肾功能下降有相同趋势。伴随肾脏高滤过率,尿白蛋白分泌可升高,但幅度小,不会引起肾功能的损害。肾切除后高血压的发生,随着年龄增大有所增高,但多数研究表明其发生率在不同年龄群体中有差异。活体供肾者远期存活率并无明显降低,实际上还较正常死亡率低。造成这一结果最可能的原因是只有那些身体健康的人才能成为供者。

术后应对供者进行长期随访,建立随访登记系统。按照供者的意愿于当地或者在接受手术的医院进行。活体供肾术后随访重点观察供者远期肾功能、血压、血糖及尿蛋白。一旦出现相关并发症应予以积极治疗。尽量避免由于饮食、生活习惯、医疗及日常活动中存在的对肾脏有损伤的危

表14-1 围手术期并发症情况

并发症	开放手术($n=5\ 660$,%)	手辅助腹腔镜($n=2\ 239$,%)	完全腹腔镜($n=2\ 929$,%)
再次手术	0.4	1.0	0.9
不需要再次手术的并发症	0.3	1.0	0.8
出血	0.15	0.18	0.45
肠梗阻	0.05	0.27	0.01
肠损伤	–	0.1	0.14
疝气	0.18	0.5	0.03
深静脉血栓形成和肺栓塞	0.02	0.09	0.1
气胸	0.09	0.05	–
横纹肌溶解症	–	0.09	0.13

险因素。

（八）活体器官捐献移植的伦理学问题

1. 医生 必须遵守上述移植伦理学原则。以患者的利益为出发点，认真审查各个环节。

2. 受者 首先保证能履行生命自主权。无论家属和医生出于何种考虑，都不应该替患者本人做出选择（处于昏迷的或无判断力者除外）。无论是器官移植的前期准备，还是术后的抗排斥治疗都需要患者的充分理解和配合。对器官移植治疗后病情的转归及可能出现的并发症都需要患者有足够的思想准备，因而必须由患者自己来选择。医务人员应向所有准备移植的患者详细说明移植的风险及益处，并与其讨论所有常见并发症、某些特殊受者可能具有的额外风险及可能的并发症（即使发生率相当低），并记录成文字。移植后感染以及患恶性肿瘤的风险都远大于正常人群，应事先和患者进行交谈。

3. 活体器官捐献者 活体器官移植有其特定的定义：指在不直接威胁供者生命安全和不对健康造成持续性损害的前提下，由健康的成人个体自愿提供生理及技术上可以承受的、可供切取的部分器官移植给他人。决不以牺牲一个健康的生命来换取另一个生命的健康。如何对待活体器官捐献者，这是整个现代器官移植伦理学中的核心。

首先是生命自主原则，他们有权知道，而且也必须知道自己捐出器官后，对现在和以后的生活会有何种影响。这样他们才不至于做出使自己后悔的决定。

其次是绝对自愿原则。供者是否愿意捐献出自己的器官，这完全是个人问题，应由他（她）本人做出决定，任何个人都不能对其施加压力，更不能诱导其做出不符合自己意愿的决定。更不能因为当事人在智力或生理方面存在某种缺陷而强迫其捐出器官。

在准备亲属活体供器官的过程中进行一系列的谈话，签署一定的协议是必要的程序。但签署了协议，并不意味着不能反悔。原则上说，只要手术没有开始，供者随时都有权退出捐献程序。但希望尽量不要出现这种在最后时刻退出捐献的尴尬局面。因为有些捐献者之所以反悔，仅仅只是出于对自身体验到的医疗环境、医务人员以及手术本身的恐惧感，而并非真的不想用自己的器官来救助他人生命。对于这样的捐献者，医务人员应该与其充分交流，努力培养彼此之间的信任。术前向其讲明整个手术过程、术后并发症及手术对机体造成的近期和远期的影响，尽量使他（她）适应医院内的环境和气氛。必要时可让其熟悉手术室环境，或对其进行适当的心理辅导。

4. 活体肾移植中子代捐给亲代问题 父母捐献给子女容易接受，子女捐献器官给父母则应慎重。因为子代相对亲代而言，有更漫长的人生道路需要完成，而在此道路上充满各种机遇和挑战（如继续教育、工作竞争、医疗保险等），其健康状况更为重要，非不得已不宜推荐子代给亲代的捐献模式。如：①感情极度相依；②父（或母）亲是捐献者家庭中唯一的法定监护人，担负监护多名未成年子女的责任，而且是家庭中的唯一精神和经济支柱。

5. 非亲属活体器官捐献 根据我国《人体器官移植条例》规定，现阶段不可实施非亲属活体肾捐献。否则极易给器官买卖以可乘之机。我国禁止器官买卖、中介、交易。医务人员不得参与这类活动并从中获利，不得将来历不明的肾脏植入人体。

6. 对捐献者年龄的限制 我国《人体器官移植条例》第九条规定："任何组织或者个人不得获取未满18周岁公民的活体器官用于移植。"

由于技术的发展以及器官需要的日益增加，现在对于捐献者年龄的上限不断放宽。

7. 活体肾移植中的特别隐私问题 ①接受者对捐献者的持续"内疚感"有时会导致终身的心理压抑。②捐献者对接受者的"重大施舍感"，严重时会发展到企图完全控制受者的个人行为，甚至人身自由。③配偶间的捐献时，捐献方一但发现接受方对婚姻有所不忠，可能是心理上的致命打击。世界上不乏"受害方"向"不忠方"起诉要求索回所捐肾脏的案例。因此，术前应单独询问接受方是否存有个人隐私。④此外，子代向亲代捐献时，也有查出子代血型并非出自亲代原配的案例，从而导致家庭崩溃。启动术前检查方案前应进行亲代双方的单独谈话，排除相关隐私。专业术语为："无隐私承诺：若有隐私，后果自负。"

三、交叉和跨血型肾移植

活体器官捐献肾移植中供受者选配最常见的生物学 – 免疫学障碍为：①ABO 血型不相同或不相容；②交叉配型不相容；③HLA 全错配（相对障碍）。

为了解决以供受者 ABO 血型不相容和交叉配型不相容等问题，使更多的活体捐献肾脏可用于移植，1997 年，ROSS 等提出了在两对供受者之间进行配对交换。目前，以欧、美为代表的一些国家普遍采用"配对交换移植方案"；而以日本为代表部分移植中心则采用经过特别设计的"跨血型移植方案"。现将两种方案介绍如下。

（一）配对交换移植

配对交换移植的目的是通过供肾的相互交换，不相容的供受者找到与之相容的供者，从而使多个受者都能完成 ABO 相容的肾移植。

配对交换肾移植又因交换的对象和方式不同分为两类：

1. 两对和 / 或两对以上相互交差配对交换

（1）两对 ABO 血型不相容或交叉配型不相容：

例如，A 型供者 –B 型受者同 B 型供者 –A 型受者交换（图 14-5）。

（2）一对 ABO 血型不相容或交叉配型不相容，另一对相符：

例如，一对是 A 供者 –O 型受者（不相符）另外一对相符但不一致（如 O 型供者 –A 型受者）（图 14-6）。

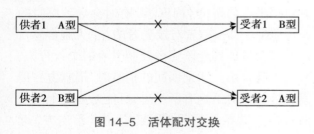

图 14-5 活体配对交换

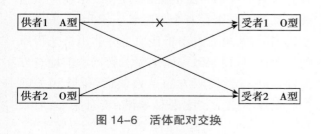

图 14-6 活体配对交换

（3）两对以上组配型交叉捐献移植（图 14-7）。

（4）多对复杂型交差捐献移植（图 14-8）。

（5）多对复杂型交差捐献移植（图 14-9）。

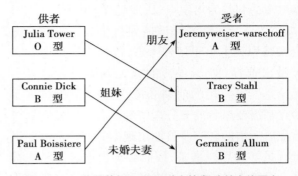

图 14-7 世界首例三重配对交换肾移植（美国）

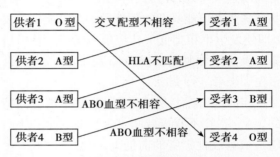

图 14-8 世界首例四重配对交换肾移植（罗马尼亚）

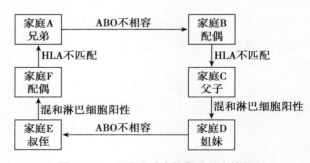

图 14-9 六重配对交换肾移植（韩国）

2. 等待名单配对交换

（1）ABO 血型不相容等待名单配对交换（图 14-10）。

（2）交叉配型不相容等待名单配对交换（图 14-11）。

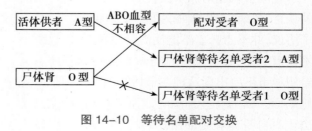

图 14-10 等待名单配对交换

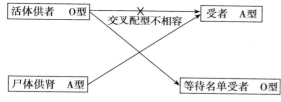

图 14-11 等待名单配对交换

交换计划有助于减少患者等待供者的时间，让患者及时接受肾移植手术而重获健康，然而由于它的可行性以及引起的伦理学争议，使得在应用这一计划时必须有相应的严格措施保证。

扩展阅读

中国首例夫妻交叉肾移植

2006 年 4 月，华中科技大学同济医学院附属同济医院成功完成了中国首对夫妻交叉肾移植。受者一：男，O 型血，48 岁，因慢性肾小球肾炎、慢性肾功能不全、尿毒症进行血液透析 4 个月。供者一为受者一的妻子，A 型血，46 岁，身体健康，自愿无偿捐献肾脏给丈夫，但血型不容，主动提出捐献一侧肾脏给医院以交换合适供肾给丈夫。受者二为女性，A 型血，48 岁。2001 年出现尿毒症，2004 年行首次肾移植术，2005 年移植肾功能衰竭。曾于 1996 年接受直肠癌根治术。供者二为受者二的丈夫，O 型血，48 岁，身体健康，自愿无偿捐肾给妻子行再次肾移植术，血型相容但不相同。2 对夫妻于 2006 年 4 月 12 日在全麻下同时行供肾切取和交叉肾移植术，经过顺利。

供者情况：供者一术后恢复顺利，5 天出院，无手术并发症。出院后早期自诉有抑郁症状，每天需口服地西泮入睡，后在家庭关怀下逐步好转。供者二于术后 6 天顺利出院，无手术并发症。二例供者术后随访至今 6 年余，均身体健康。

对潜在的受者来说关键问题是找到一个与之 ABO 血型和交叉配型都相容的供者。对于那些有供者捐献但是与之血型不相容的受者，有 3 种选择：①加入尸体肾等待名单；②实施 ABO 血型不相容的活体供肾移植；③加入配对交换计划。但是在大多数情况下，O 型供者 A 型受体这一对通过交换而得到益处的可能性是不大的，除非他们出于人道主义原因，不然很少有热情参加这种配对交换。

伦理学上非常关注由此带给人们的压力。通过配对交换这种担心会更大，因为对于那些不情愿或者犹豫不定的供者来说，再也不能因为 ABO 血型不相容或者交叉配型不相容而请求放弃捐献。因此为了最大限度减低供者这种压力，移植专家必须从伦理学的角度确保每一个潜在的活体供者是完全出于自主，自愿的并且是不带任何压力的。

由于 O 型和 B 型患者等待尸体肾的平均时间超过 3~5 年，ABO 血型不相容的活体供肾移植开展仍然存在许多未解决的问题，所以开展配对交换计划对于解决供受者不相容有着重要的作用，通过交换计划提高本来就短缺活体供者的利用，这对于还没有接受脑死亡的国家来说更为重要。

然而活体配对交换从最初提出到现在，在全球范围内并没有大量实施，这其中有很多原因，主要是因为缺少系统性的方案，使得找到能同时进行配对交换的供受者的数量非常有限。

（二）ABO 血型不相容肾移植

1. 有关概念 人类与同种器官移植有关的主要抗原系统大致分为两大类：①人类白细胞抗原（HLA）系统；②ABO 血型抗原系统及 Rh 血型抗原系统。ABO 血型即人类血型抗原，分为 A 型、B 型、AB 型和 O 型。其中 A 型可进一步分为 A1 和 A2 亚型，在 A1 亚型的红细胞上含有 A、A1 和 H 抗原。而本小节所讨论的 ABO 血型抗原，尤其是血管内皮细胞表面的 ABO 抗原，在诱导器官移植排斥反应中的权重远大于 HLA。这就是为什么血型相同或相容原则，一直以来都是选择供受者的第一原则。其选配原则与临床输血基本一致。违背这一原则的器官移植将极易发生强烈的免疫排斥反应。因此，临床上常规将 ABO 血型不容列为肾移植的禁忌证;除非有准备的"跨血型移植方案",否则应谨慎实施。由此可见,跨血型肾移植技术是一项非常规的特殊治疗方案。同时也是一项较复杂的、需要精心策划和严密监测的治疗方案。

2. **相关背景** 供肾短缺一直是困扰移植学界的难题。患者等待肾移植的时间越长,健康状况也越差。在美国,O 型受者平均等待时间为 1 337 天。20 世纪 70 年代,为了拓宽供肾来源,有个别移植中心开始尝试在血型不相容的供受者间开展肾移植,但大多数因为超急性排斥反应而失败。此后,血型相容被认为是肾移植的先决条件和首要原则。20 世纪 80 年代中后期,随着双滤过血浆分离置换技术及免疫吸附技术的逐渐成熟,临床已能有效清除人体中的天然抗 A、抗 B 抗体。同时,得益于一系列新型强力免疫抑制剂的先后推出。血型不相容肾移植近年又在日本及欧美的一些移植中心恢复,并有一批受者术后肾功能长期稳定,其中东京女子医科大学实施案例相对较多。

3. **针对 ABO 血型抗原的特殊处理及治疗**

（1）B 细胞消耗剂利妥昔单抗是避免同种凝集素滴度反弹、阻止抗体介导的排斥反应和提高移植物生成率的关键性制剂。

1）优点:不用切除脾脏和 / 或并用环磷酰胺类制剂。

2）缺点:利妥昔单抗可导致持续性 B 细胞耗竭,因而可能增加感染风险。

（2）抗体去除技术

1）双滤过血浆分离置换术。

2）半选择性或抗原特异性免疫免疫球蛋白吸附,清除现有的 ABO 血型抗体,能有效地减少同种凝集素滴度。

（3）补体抑制剂可以促进同种异体适应状态。

4. 其他参照肾移植后常规免疫抑制治疗的"三联方案",建议不停用激素。

扩展阅读

多米诺肾移植

2011 年 12 月 19 日,经过各移植中心 4 个月的合作,如同多米诺骨牌般连续的

---

30 次活体取肾手术和 30 次肾移植手术,最终完成了美国迄今为止最长的肾移植链条。这个链条共维系着 30 名肾脏捐献者和 30 名幸运的移植受者。这个链条的原理是:有捐肾意愿的人如果不能跟患病的亲人相配对,他可以选择把肾捐给能够配型成功的陌生人,而陌生人须承诺他们的亲属也会在配型成功的时候捐出自己的肾,延续下去,最终形成一个完整的环。由于供肾短缺,患者等待移植的时间逐渐延长。很多患者的亲友愿意捐献肾脏,但是因为交叉配型阳性或 ABO 血型不相容而难以实现直接移植,通过建立供肾交换是可行的解决办法。在美国,第一次供肾交换发生于 1999 年。随后,供肾交换越来越被大众所接受,交换数量也从 2006 年的 93 例迅速增加到了 2010 年的 553 例。研究表明,如果美国各移植中心开展更多的肾脏交换计划,每年将增加 1 000 例患者可以获得可移植肾脏。因此,活体供肾交换计划不仅可有效扩大活体供肾移植的数量,而且是绝大多数因 ABO 血型不相容或交叉配型阳性而难以寻找相容性供者的首选。

结　语

1997 年诺贝尔经济学奖获得者理查德·H. 泰勒(Richard H Thaler),为现代行为经济学先锋经济学家,他不仅倡导合作博弈理论,同时也从理论上阐述"推定同意"对提高器官捐献率的意义。此外,其团队还针对"N 对 ABO 血型不合供受者"设计出一套多因素自动匹配软件系统,并多次应邀在美国和国际器官移植大会上做相关的主题演讲。目前我国现行的器官移植条例和相关的行政法规将活体器官捐献和移植严格限在三等亲以内。对于交叉配对解决 ABO 不相容器官捐献与移植的临床方案并没有明文规定是否能够实施。

（林　涛　田　野　陈忠华）

第五节　小儿肾移植

肾移植是小儿终末期肾病（end-stage renal disease, ESRD）的有效治疗手段。成功的移植不仅能改善尿毒症症状，而且能显著改善生长发育迟缓、认知能力和心理功能等。与血液净化治疗相比，患儿的生活质量将显著提高。

既往由于小儿肾移植手术难度大、围手术期并发症的发生率高，小儿肾移植的人/肾存活率低于成人肾移植。近年来，随着新型免疫抑制剂的发展、手术技术的提高以及围手术期治疗方案的改进，小儿肾移植的预后得到了显著改善，移植数量也显著增加。国外的研究显示，在过去50余年里，小儿肾移植的成功率已取得显著改善，目前，尸体肾移植移植物1年、5年、10年存活率分别可达92%、76%和57%，活体肾移植移植物1年、5年、10年存活率分别可达96%、85%和78%，患儿1年存活率可达97%，5年、10年存活率均可达96%。

一、小儿肾病病因与治疗现状

根据美国肾脏数据系统（USRDS）最新年度报告显示，近年来，小儿ESRD的发病率逐渐下降。截至2016年底共有ESRD患儿9 721例，发病率为99.1/100万人。我国目前尚无ESRD患儿的全国性统计资料。

（一）小儿肾病病因

小儿ESRD病因与成人特点不同，例如高血压、糖尿病等成人中常见病因在小儿中较少见。此外，不同国家和地区小儿ESRD的病因也存在较大差异。美国小儿ESRD最常见病因为先天性泌尿系统发育异常，其次为遗传性肾病和肾小球肾炎。而根据抽样调查显示，我国2007—2011年小儿ESRD主要病因为慢性肾小球肾炎和肾病综合征，占48.1%，而先天/遗传性疾病仅占20%左右，以泌尿系统畸形和遗传性肾病为主。

（二）肾替代治疗现状

肾替代治疗包括血液透析、腹膜透析和肾移植。

血液透析是目前我国ESRD患儿中大龄患儿最主要的肾替代治疗方法。然而，血液透析具有一定局限性，由于患儿血管较细，血液透析时血流量受到限制，影响了透析效果，同时还会导致营养不良、骨代谢异常及生长激素分泌障碍等并发症，严重影响患儿的生长发育及存活。

与血液透析相比，腹膜透析生化指标波动小，内环境相对稳定，心血管系统负荷较小，因此我国低龄患儿一般以腹膜透析为主。然而腹膜透析也存在一定缺点，比如透析清除量有限、易并发腹膜炎等，也会影响患儿的生长发育及存活。

由于血液透析和腹膜透析仅可部分替代肾脏的排泄功能，而不能替代其内分泌和代谢等功能，因此目前国内外均认为肾移植是治疗患儿ESRD的最佳方式。与透析相比，肾移植更利于患儿的生理、心理发育，能明显提高患儿的生活质量及生存率。美国USRDS的数据显示，小儿肾移植5年存活率为95%，而血液透析和腹膜透析仅为82%。

二、小儿肾移植手术适应证和禁忌证

（一）适应证

由于各种原因导致的小儿终末期肾病均有手术适应证（表14-2）。1998年，美国移植协会儿童移植分会定义的小儿肾移植适应证主要包括：①常规治疗无效的终末期肾病；②营养支持治疗无效的进行性生长障碍；③精神运动型发育迟缓；④治疗无效的进行性肾性骨营养不良等。

表14-2　肾移植适应证

肾小球肾炎	包括膜性肾病、膜增生性肾小球肾炎、系膜毛细血管性肾小球肾炎、微小病变型肾病、IgA肾病、抗基底膜肾小球肾炎、局灶节段性肾小球硬化等
慢性肾盂肾炎	
遗传性疾病	包括多囊肾、肾单位肾痨、Alport综合征等
代谢性疾病	糖尿病、高草酸尿症、痛风、卟啉病等
梗阻性肾病	
药物性肾损伤	
系统性疾病	包括系统性红斑狼疮、血管炎、进行性系统性硬化等
溶血尿毒综合征	
其他先天性疾病	包括马蹄肾、先天肾发育不全等
不可逆的急性肾功能衰竭	
严重创伤	

（二）禁忌证

对于 ESRD 患儿来说，接受肾移植的获益远大于维持透析治疗的风险，对于以下情况的患儿，实施肾移植应慎重（表 14-3）。

表 14-3 肾移植禁忌证

绝对禁忌证	①广泛转移或未治愈的恶性肿瘤 ②严重精神性疾病及存在难以解决的社会心理问题 ③不可逆的多器官功能衰竭而无条件进行多器官联合移植 ④不可逆脑损伤等严重神经系统损害 ⑤药物滥用者 ⑥急性活动性肝炎
相对禁忌证	①达到治愈的肿瘤 ②慢性肝病，如慢性乙型病毒性肝炎或慢性丙型病毒性肝炎 ③HIV 感染 ④ABO 血型不相容或者预存 HLA 抗体 ⑤曾有药物滥用史 ⑥泌尿系统严重畸形，神经源性膀胱等 ⑦严重营养不良或者恶病质 ⑧患者依从性差 ⑨缺乏家庭及社会支持 ⑩活动性感染 ⑪终末期肾病原发病处于活动期 ⑫严重且难以控制的蛋白尿 ⑬腹主动脉及髂动脉疾病

三、小儿肾移植手术时机及特点

凡是慢性肾病进入尿毒症期，且经保守治疗无效的患儿均适合接受同种异体肾移植手术。相对于长期血液透析治疗，接受肾移植的患儿具有更高的生存率和更好的生活质量，同时可以避免血液透析相关并发症。因此普遍认为，只要存在手术机会，终末期肾病患儿应尽快接受肾移植手术，以免错过患儿生长发育的最佳时期。对于低龄患儿常存在髂窝空间狭小的问题，国外移植中心多采用亲属成人供肾，将成人供肾放置于受者腹腔。但是，在我国，低龄尿毒症患儿通常进行腹膜透析，所以无法将移植肾放入儿童腹腔，往往等到患儿长大以后，将成人供肾放入髂窝。这不仅延长了尿毒症患儿的等待时间，更制约了我国小儿肾移植的发展。根据中国肾移植科学登记系统数据显示，我国小儿肾移植的数量远远少于同期

美国的数量。总之，终末期肾病患儿无论是否已接受血液净化治疗，只要有配型合适的供体，应尽快接受肾移植手术，这是最理想的手术时机。

随着我国器官捐献事业的发展，儿童供肾比例增加，且目前我国相关规定要求分配系统中儿童供肾优先分配儿童肾脏移植等待者，以此推动我国儿童肾移植工作的发展。

四、术前评估

ESRD 患儿在接受肾移植之前需要进行全面术前评估，通过评估明确患儿的生长发育及营养状况、重要脏器结构和功能、内环境状态、解剖结构、神经和精神状况等，对围手术期治疗方案的制定、手术方式的选择和术后免疫抑制治疗方案的制定等有重要意义。一般术前评估分为医学生理评估、社会心理评估两部分。

（一）医学生理评估

患儿的一般性医学生理评估与成人相似，但是具有特殊性。首先，ESRD 患儿存在明显的生长发育障碍，营养状况较差，常合并肾性贫血和肾性骨营养不良，需根据评估结果于术前予以纠正和改善，从而提高手术的安全性和效果，减少围手术期并发症的发生。其次，由于我国小儿 ESRD 约 17% 由先天性泌尿系统畸形引起，比如梗阻性肾病、反流性肾病、神经源性膀胱等，均会影响术后移植肾功能。术前评估应详细询问病史，并结合超声、影像学检查等方法，明确有无合并症，从而可以在术前及早处理。对于因高草酸尿症导致双肾结石梗阻性肾病的患儿，应避免单纯肾移植。此外，术前需要评估患儿的凝血功能，北美儿科肾移植合作研究（NAPRTCS）数据显示血管栓塞是早期移植肾功能丧失的最主要原因，及早发现患儿的高凝状态有利于术后抗凝方案的制定。最后，需重视患儿的病原体筛查，如 CMV、EB 病毒等，因为部分患儿体内缺乏相关抗体，会导致移植后感染风险增加。

（二）社会心理评估

尿毒症除了严重影响患儿的生理健康外，对患儿的神经、精神系统也有不良影响，部分患儿表现出认知功能发育障碍、智力低下、癫痫等，长期透析还会引起患儿不同程度的心理障碍，如抑郁、烦躁易怒、情绪不稳定等，对移植预后会有不同程

度的影响。因此,术前应通过详细询问病史、问卷评估等方法,对患儿的神经、精神状况进行评估,并及早干预治疗。

与成人相比,小儿对治疗的依从性较差,而依从性是决定小儿肾移植预后的重要因素。此外,部分患儿对侵入性治疗和检查有非常强烈的抗拒心理,常影响术后诊疗的正常进行,也需引起重视。除了依从性评估,患儿的家庭支持情况也是一项重要的评估内容,良好的家庭支持可以弥补患儿在依从性方面的不足,因此应特别重视术前对患儿家庭的评估和家属的宣教工作。

五、供肾选择

由于小儿在生理、解剖方面的特殊性,小儿肾移植的供肾选择不同于成人肾移植。合理的供肾选择对于提高供肾利用率、减少手术风险、提高手术成功率及改善移植预后有重要意义。

(一)成人供肾

1. **活体供肾** 据统计,美国 2002 年活体供肾移植占小儿移植的 62%,其中 80% 来自于患儿父母。但随着 2005 年美国器官分配政策的实施,即小儿优先获得 35 岁以下供者的尸体供肾,活体供肾移植的比例减少到 50% 左右。研究表明活体供肾由于冷缺血时间短,移植效果好,更适用于婴幼儿受者。美国 NAPRTCS 数据显示,不同年龄段小儿肾移植,活体供肾移植的 5 年存活率均高于尸体供肾移植,其中,0~1 岁小儿肾移植,活体供肾移植 5 年存活率为 84.2%,而尸体供肾移植仅为 62.5%。

2. **尸体供肾** 在美国,由于器官分配政策的改变,尸体供肾小儿肾移植的比例有所增加,而我国随着公民逝世后器官捐献的开展,尸体供肾在小儿供肾移植中的应用也逐年增加。目前成人尸体供肾主要应用于青少年受者,为了保证移植质量,边缘供肾一般不用于小儿肾移植。

值得注意的是,无论是活体供肾还是尸体供肾,对于低龄患儿来说接受成人供肾存在较大的技术性困难,包括低龄患儿髂窝空间狭小,成人供肾难以放置,以及患儿血管纤细、循环血容量低等问题,影响移植预后。因此,低龄患儿在选择成人供肾时应慎重。此外,由于我国尿毒症患儿普遍接受腹膜透析,为了维持腹膜的完整性,成人肾脏在低龄低体重患儿中难以得到广泛使用。

(二)小儿供肾

既往研究曾认为小儿供肾为边缘供肾,应用于小儿肾移植会显著增加围手术期并发症特别是血管栓塞的发生率,导致移植肾功能丧失,因此不建议应用于小儿肾移植。然而随着手术技术及围手术期治疗的不断改进,小儿供肾移植的预后得到明显改善,因此在临床上得到越来越广泛的应用。与成人相比,小儿供肾可无张力地放置于患儿髂窝,而不影响腹膜透析的进行,同时小儿供者与患儿无论是体内环境还是血管条件均较匹配,有利于术后肾功能的恢复,且小儿供肾可随小儿受者的生长发育而同步生长。此外,小儿供肾的应用可有效缓解我国器官资源短缺的问题,减少患儿等待移植的时间。对于低龄低体重的小儿供肾,则可以通过双肾整体移植的方式改善受者预后。我国报道了 6 例成功应用 10 个月以下婴儿供肾行双肾整体移植,说明低龄低体重小儿供肾可以安全用于小儿肾移植,而不必遵循以往小儿供肾优先分配给成人的原则,这样扩展了小儿供肾的来源,使大量尿毒症患儿得到更多的手术机会,缩短等待时间,避免错过正常生长发育的阶段。

与成人肾脏不同,小儿供肾在体积、血管管径等方面存在较大差异。婴幼儿供肾往往需要行双肾整体移植,而青少年供肾则已基本发育完全,大小与成人供肾相似,可行单肾移植。然而,目前对于术式的选择标准尚不统一,国际上比较公认的标准是对于长度大于 6cm 的肾脏可行单肾移植,而小于 6cm 的肾脏则行双肾整体移植。但是这个标准并不是绝对的,各移植中心可根据供受者实际情况,并结合自身经验,选择合适的手术方式。

六、围手术期管理

(一)术前管理

ESRD 患儿在接受肾移植之前,通常需要血液透析或腹膜透析过渡,以调整机体内环境、代谢和营养状况等问题,增加手术安全性。同时应重视患儿的免疫接种问题,由于术后免疫抑制剂的应用会影响接种效果,因此应在移植前完成患儿的免疫接种。抢先移植可减少尿毒症时间,减少尿毒症相关并发症,并避免透析相关并发症,提高患儿存活率。

尽量避免移植术前切除原肾,一是避免多次手术创伤,二是切除原肾可能会影响腹膜透析效果,不利于维持体液平衡。原肾切除的适应证包括:①疗效不佳的顽固性高血压;②伴有大量蛋白尿的肾病综合征,大量蛋白尿可引起患儿出现水肿、营养不良和高脂血症,而继发的高凝状态会增加术后移植肾血栓的风险,原肾切除术后需在移植前充分改善低蛋白血症及高凝状态,以保证移植效果;③肾盂积水和膀胱-输尿管反流等尿路畸形导致的难治性尿路感染;④巨大多囊肾引起的肺损害、进食障碍等消化道症状或多囊肾合并感染出血;⑤其他,如严重多尿症、XY 型性腺发育不全和 Denys-Drash 综合征等。

术前供受者之间还需进行组织配型和淋巴细胞毒试验,受者需完善群体反应性抗体检查。对于高致敏患儿,术前需进行预处理,如血浆置换、免疫球蛋白、抗 CD20 单克隆抗体等,处理后需复查抗体水平。

（二）术中管理

目前小儿肾移植一般采用全身麻醉,术中常规的监测内容包括:无创和有创动脉血压、ECG、呼气末二氧化碳（etCO$_2$）、SpO$_2$ 和 CVP 等。术中血压和血容量的监测管理对移植成功至关重要。对于小儿供肾,应保持收缩压在 100~130mmHg,避免血压过高导致的动脉痉挛,CVP 一般维持在 8~12cmH$_2$O。对于成人供肾移植,考虑到患儿血容量相对不足,开放血流后有效血容量突然下降会导致肾灌注不足,因此在开放血流前应通过补液扩容,使 CVP 维持在 10~15cmH$_2$O,收缩压一般维持在 120~140mmHg。需注意升压药物可选择多巴胺,不推荐使用去甲肾上腺素。此外,术中需监测动脉血气,及时纠正酸中毒。

目前成人供肾移植手术方式主要分为经腹腔途径和经腹膜外途径,而小儿供肾移植一般选择经腹膜外途径。根据供肾又可分为单肾移植和双肾整体移植两种方式。一般来讲,受者体重小于 10kg 则选择经腹腔途径,成人供肾动静脉分别与受者的腹主动脉和下腔静脉作端侧吻合。受者体重大于 30kg 则选择经腹膜外途径,血管吻合一般选择髂外动静脉。而体重在 10~30kg 者则根据

实际情况选择合适的手术方式,动脉可选择髂总动脉或腹主动脉,静脉可选择髂总静脉、髂总静脉与下腔静脉交接处或下腔静脉。对于双肾整体移植,供肾修整时需保留完整的腹主动脉和下腔静脉,近心端分别予以缝扎,供肾腹主动脉远心端与受者髂内动脉端端吻合或与髂外动脉端侧吻合,供肾腔静脉远心端与受者髂外静脉端侧吻合（图 14-12）。需注意,双肾整体移植时供肾血管易发生扭曲,在供肾修整时应避免将其骨骼化,以减少血管的活动度。此外,可对供肾进行外固定,以避免血管扭曲。对于术中是否留置输尿管支架的问题,一部分移植中心认为留置支架管可减少术后输尿管相关并发症,而另一部分中心则认为输尿管支架会增加泌尿系感染风险,目前尚存在争议。

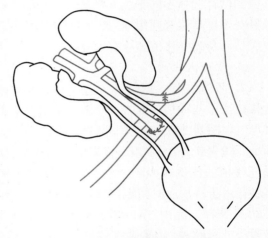

图 14-12 双肾整体移植示意图

（三）术后管理

首先,术后需监测患儿的血压、心率、SpO$_2$ 等指标,合理控制血压,并记录每小时尿量、24 小时尿量和引流量,监测血尿常规、肝肾功能、电解质和凝血功能等,适时应用彩色多普勒超声观察移植肾形态和血流情况。其次,维持水、电解质平衡是小儿肾移植术后管理的关键问题,要坚持量出为入的原则,根据血压、心率、尿量、CVP 和电解质结果等补充液体和电解质,同时注意补充隐性失水。此外,术后免疫抑制治疗方案常规采用三联免疫抑制剂,需要注意的是,部分患儿术后早期会出现吞咽困难或者药物吸收障碍,此时应给予 24 小时持续静脉输注免疫抑制剂,以快速提升药物浓度,避免排斥反应的发生。最后,术后还需进行预防性抗感染、补液、抑酸、纠酸、解痉、活血保

护肝肾等对症支持治疗,必要时酌情予抗凝、抗血小板预防血栓形成。

七、免疫抑制治疗方案

与成人相比,小儿的免疫状态与药物代谢具有特殊性。一方面,小儿细胞免疫防御功能更强,排斥反应发生率较成人肾移植更高。另一方面,小儿对药物吸收较差,代谢更快,要达到相同药物浓度时所需药物剂量更大。但是,小儿对免疫抑制剂的耐受性较差,因此,制定免疫抑制治疗方案时需同时兼顾预防排斥反应和减轻药物毒性。

目前小儿肾移植中的免疫诱导治疗一般选用抗胸腺细胞免疫球蛋白或 IL-2 受体拮抗剂,术后急性排斥发生率明显降低。此外,CD20 单克隆抗体作为一种 B 细胞清除性抗体,在小儿肾移植中的应用也逐渐增加。

钙调磷酸酶抑制剂(CNI)是小儿肾移植的基础免疫抑制剂,主要包括环孢素 A(CsA)和他克莫司(Tac)。由于 Tac 能迅速达到治疗窗,对难治性排斥反应疗效显著,并且可以减少多毛症、齿龈增生、皮肤粗糙、生长迟滞等并发症,故在临床中较 CsA 应用更为广泛。由于小儿 Tac 的清除率快于成人,需要高于成人的剂量才能达到相同的血药浓度。小儿肾移植受者的 Tac 口服起始剂量一般为 0.15~0.2mg/(kg·d),分两次给药,根据血药浓度调整剂量。目前,Tac 缓释剂型的出现,提高了患者服药依从性,此外,研究表明 Tac 缓释剂型在小儿肾移植中可完全替代普通剂型。为了减少 CNI 药物的毒性,有学者建议用 mTOR 抑制剂替代 CNI 或联合小剂量 CNI 应用于小儿肾移植,效果良好。

抗增殖类药物是三联免疫抑制治疗方案的重要组成部分,目前吗替麦考酚酯(MMF)已取代硫唑嘌呤(AZA)成为与 CNI 药物联合应用的重要免疫抑制剂。研究显示相同剂量下小儿 MMF 的曲线下面积(AUC)大于成人,更易引起消化道和血液系统不良反应,但对于是否必须监测 MMF 浓度和其浓度正常值尚无定论。

目前对于激素的用量有逐渐减少的趋势,但是否可在小儿肾移植中完全撤除仍存在争议。长期服用激素可能导致显著的不良反应,如代谢紊乱、心血管疾病和影响生长发育。既往研究认为,撤除激素并不能改善移植肾的长期存活,但会增加排斥反应的风险。但是最新的研究显示,早期撤除激素并不增加排斥风险,且能够显著改善受者的生长发育状况。也有学者应用 mTOR 抑制剂联合小剂量 CNI,从而早期撤除激素,取得了良好的效果。目前,在小儿肾移植中越来越倾向于早期撤除激素,但是对于原发病为慢性肾小球肾炎的患儿停用激素仍需谨慎。

八、术后生长发育

生长迟缓是慢性肾脏病(CKD)患儿中的常见问题,原因主要包括肾性骨营养不良、钙磷代谢紊乱、酸中毒、肾性贫血和营养不良等。生长迟缓的严重程度与 CKD 的发病年龄密切相关,发病年龄越小,生长迟缓越严重。

肾移植可以改善患儿的生长发育状况,影响因素主要包括移植时年龄、移植肾功能和激素的应用。移植时间越早,获得的生长改善越明显。激素的应用也是影响移植后患儿生长的重要因素,对于撤除激素的患儿,其生长率显著高于维持激素治疗的患儿。此外,应用重组人生长激素、纠正酸中毒、积极的营养支持等均有利于移植后患儿生长发育状况的改善。

结　语

对于 ESRD 患儿,小儿肾移植可以有效延长预期寿命,改善生活质量,是最有效的肾替代治疗方式。近年来,随着我国器官捐献和器官移植事业的发展,我国小儿肾移植的技术不断成熟,规模逐渐增加。目前,移植物的短期存活率已经有了显著提高,但长期存活问题仍是小儿肾移植的未来研究重点。

（田　野）

第六节　肾移植术后管理

一、术后早期管理

尿毒症患者术前全身状态较差,加之手术创伤、围手术期大剂量激素及其他免疫抑制药物的应用,使患者处于免疫抑制状态,术后早期可能出现多种内科及外科并发症,影响移植肾的早期恢复。因此,肾移植术后早期应注意观察患者生命体征,维持水电解质、酸碱平衡,合理使用免疫抑制剂,注意各引流管的管理并进行合理的营养支持治疗。

(一)保护性隔离

肾移植术后早期由于免疫抑制药物的应用,患者处于免疫抑制状态,易罹患各种感染。因此受者术后应在专科病房监护 7~10 天,期间采取保护性隔离措施。尽量减少移植病区人员流动,禁止探视或允许家属固定时间探视,禁止非移植病区工作人员随意出入,避免交叉感染。进入移植病区需换鞋或鞋套,戴口罩、帽子。保持隔离区循环通风,定时室内空气消毒。

(二)术后监护

1. 早期重症监护 术后早期应安排专人给予受者重症监护,严密观察病情,包括持续心电监护,监测体温、脉搏、呼吸、血压等生命体征,记录中心静脉压。术后早期,由于麻醉后刚刚苏醒、水电解质酸碱代谢紊乱、移植肾多尿或少尿等原因,患者生命体征不平稳或易波动,因而应严密观察生命体征的变化。如患者出现难以控制的高血压,应静脉使用降压药物,注意发现心律失常并及时处理,以防止出现患者心脑血管意外、伤口内渗血及移植肾破裂。同时也应重视呼吸监测,呼吸频率、氧饱和度监测可以反映患者有无肺部感染、肺不张等呼吸道病变。

2. 准确记录出入液量 肾移植术后患者可能迅速进入多尿期,也可能因为一些原因发生少尿甚至无尿,个体差异大,变化快,因而准确记录出入液量非常重要。此外,患者体重也是反映患者出入液量的指标之一,特别是对于难以估计不显性失水而无法判断出入量是否平衡的患者,体重是良好的判断指标,可根据患者体重变化及时调整补液量,并根据体重调整免疫抑制药物剂量。

3. 记录尿量及颜色 尿量及尿液颜色是反映移植肾功能的主要指标之一,有助于进行免疫反应及内外科并发症的诊断及鉴别诊断。肾移植术后早期,由于手术麻醉以及卧床等因素,需留置导尿管以防止尿潴留,并可通过尿袋引流记录每小时尿量,及时了解尿量动态变化情况。大多数患者术后早期会出现多尿现象,多者每小时可达 1 000ml 以上,应适当合理补液。当尿量少于 100ml/h 时,应注意检查导尿管是否通畅、有无血块阻塞、液体出入量是否平衡、血压是否稳定、有无肺水肿发生等,在保证足够的入液量前提下,排除了入液量不足的可能后,可适当用 20~80mg 呋塞米利尿,但 24 小时总量应小于 200mg。除了尿量,通过尿液颜色可观察出血等情况。手术早期有血尿或出现血块,易造成尿管梗阻,引起患者不适,应及时解除。肾移植术后少尿和无尿是常见的临床表现,其原因是多方面的。常见的原因有供肾冷、热缺血时间过长、低血压、排斥反应、急性肾小管坏死、外科因素等。少尿期短者数小时,长者可达数周,甚至 1~2 个月后才开始排尿。通常少尿期越长,表明病情越重,预后越差。此外,肾移植术后早期少尿伴有移植部位肿胀、疼痛加重,还应考虑是否有尿外渗或移植肾周血肿压迫,为了明确原因,应行 B 超或穿刺检查,必要时手术探查。

(三)移植肾区切口及引流管的处理

1. 切口 切口敷料根据病情随时更换,注意观察切口有无出血及异常分泌物,发现异常时随时诊治。更换敷料时要注意无菌操作,保持伤口清洁干燥。切口常规给予腹带加压保护,以防止腹压增大导致伤口裂开。随着外科技术的成熟和常规术后预防措施,伤口感染情况很少出现,但在一些老年和糖尿病肾病患者中,由于术后大量激素的应用,出现血糖升高,影响伤口愈合,除应用胰岛素控制血糖外应加强支持治疗,以利伤口愈合。另外,应注意免疫抑制药物对伤口愈合的影响。移植肾区观察也不容忽视,观察移植肾区有无膨隆、压痛以及移植肾的质地,从而判断移植肾是否存在排斥反应等并发症。移植肾区的观察主要通过触诊及听诊观察移植肾的质地、大小及血管杂音等情况,用于诊断排斥反应、肾周出血等并发症。术后 7~10 天应每天进行移植肾查体,此后可根据情况减至每周 2 次。

2. 引流 目前肾移植手术切创口内常规放置负压球引流管,根据引流量和性质可及时了解术后切口内的变化情况,有助于术后外科并发症的诊断。除了保持引流通畅,还应每天监测引流量至引流管拔除。当引流量较多时,要注意切口是否有出血、尿漏或淋巴瘘等，一旦明确原因需给予相应的处理。根据引流量一般于术后3~5天拔除。引流量多或发生漏液（尿）时可延长放置时间。

3. **留置尿管** 一般留置5~7天，留置尿管期间，应对患者进行尿道口擦洗，防止尿路感染，一般每天2次，待患者可自行排尿后，尽早拔除尿管。有漏尿时可延长留置时间，但泌尿系感染的发生与留置导尿管的时间成正比。

4. **输尿管支架管** 输尿管放置支架管可能有利于防止漏尿、吻合口狭窄和输尿管梗阻的发生。但也有不支持的观点，认为支架管毕竟是异物，增加了感染的机会，同时也可能引起输尿管梗阻、出血、支架管移位、患者不适等，另外，需要二次拔除支架，给患者带来不适和痛苦。一般应在手术后4周内拔除。发生漏尿时留置时间可适当延长，但不应超过3个月。

（四）维持水、电解质及酸碱平衡

肾移植术后早期绝大多数患者会出现多尿，尿量可达每小时500~1 000ml。多尿的原因可能有：①移植肾的缺血再灌注损伤，导致肾小管重吸收功能下降，原尿浓缩不足，尿生成增多；②蓄积于体内的尿素氮等代谢产物大量排出并随之产生渗透性利尿作用；③术中使用利尿药物，均可能导致受者出现水电解质紊乱、酸碱失衡。在多尿期，排出的尿液中含有高浓度的钠、钾离子。此期如处理不当，必然会引起低血钾或低钠以及严重脱水、酸碱失衡等并发症，严重的可危及患者生命。因此，维持水、电解质及酸碱平衡是肾移植术后的主要治疗措施之一。

术后早期强调充分水化。按照"量出为入"的原则，根据尿量、血压、病情予以调节，保证24小时出入量误差不超过1 000ml。第一个24小时尿量<200ml/h时，应控制补液速度。尿量<100ml/h时，结合血压、中心静脉压及患者口唇、皮肤情况控制补液速度。补液种类可以按照林格液与5%葡萄糖液以2：1比例搭配。尿量大于每小时500ml时，比例可改为3：1。此外，每日补充10%氯化钾40~100ml，可预防低钾血症。当尿量小于每小时500ml，给予与尿量相当的补液量，尿量大于每小时500ml时，补液量控制在排尿量的80%~90%。若肾移植术后患者尿量较多，也可以

按循环输液表（表14-4）依次输入各种液体，每12小时统计1次，可以简化程序，提高效率。

表14-4 肾移植术后多尿期循环输液表

补液顺序	液体名称	补液量/ml
1	复方乳酸钠葡萄糖	500
2	10%葡萄糖液	500
3	复方氯化钠	500
4	5%葡萄糖盐水	500
5	复方乳酸钠葡萄糖	500
6	5%葡萄糖+10%葡萄糖酸钙	500+10
7	复方氯化钠	500
8	5%碳酸氢钠	125
9	复方乳酸钠葡萄糖	500
10	10%葡萄糖	500
11	复方氯化钠	500
12	复方电解质葡萄糖MG3	500

（五）消化道及营养支持

1. **注意胃肠功能的恢复情况** 术后早期由于大量激素的应用，可使用质子泵抑制剂等预防溃疡病及消化道穿孔的发生。吗替麦考酚酯（MMF）可引起胃肠道反应如腹痛、腹泻，如有类似的不良反应可减量或暂停使用，但应同时密切监测肾功能。同时注意观察肝功能和血常规变化情况，如出现胆红素和转氨酶升高、骨髓抑制等现象，需仔细查找病因和对症处理，同时注意术后应用大剂量激素可导致反应性精神障碍等副作用。

2. **移植术后营养支持** 肾移植患者由于手术应激，感染消耗等作用，早期需加强营养支持，促进患者一般状况的恢复。

（1）肠功能恢复后的饮食即可依次过渡到半流食和普食。

（2）在术后恢复阶段应强调高蛋白、高热量饮食，尽量避免高脂饮食。

（3）术后应根据患者肾功能恢复情况制定不同的营养支持方案。

（4）一般状况恢复后应适当控制饮食，以免体重过快增长。

（六）实验室监测

1. **常规项目** 术后监测肝肾功能、电解质、血常规、尿常规和凝血功能，每天1次，连续检

测3天,待移植肾功能恢复正常后,调整为每周2次,若结果稳定可酌情减少检测次数。环孢素(cyclosporin,CsA)或他克莫司(tacrolimus,Tac)浓度测定每周2次,1个月后可改为每周1次。

2. **感染学监测** 随着DCD供肾的肾移植的广泛开展,要重视对受者感染学检测,细菌、真菌培养(痰、咽拭子、中段尿)应每周1次。

3. **免疫状态监测** 监测患者免疫状态可对排斥反应及感染等并发症起到预警作用,常用的免疫状态监测指标有:群体反应性抗体(panel reaction antibody,PRA)、供者特异性抗体(donor-specific antibody,DSA),淋巴细胞亚群及细胞因子等。

(1)PRA和DSA:由于HLA错配的存在,肾脏移植受者术后的任何时期都有可能产生PRA和DSA,介导排斥反应,引起移植肾损伤,特别是对于致敏的患者,由于其体内预存抗体,术后更易导致抗体介导的排斥反应,因为肾移植术后需要监测PRA及DSA,术后1个月内应每周监测1次,非致敏或者无新生抗体的患者,一般术后3个月、6个月分别监测1次,以后可每半年监测1次。对于致敏或有新生抗体的患者,应当加强监测频率,早期建议每月监测1次,如抗体强度维持在6 000以下,且无排斥反应症状者可暂不处理,继续观察。根据抗体强度变化决定是否行移植肾穿刺活检等检查以明确有无抗体介导排斥反应并给予相应处理。

(2)淋巴细胞亚群及细胞因子:根据患者病情,术后早期一般每周检测1次,如病情变化,例如感染或者排斥反应,应随时检测。

二、免疫抑制治疗

免疫抑制治疗是肾移植成败的关键。理想的免疫抑制治疗应该既保证移植肾不被排斥,同时对受者免疫系统的影响尽可能小,而且药物的毒副作用也要尽可能的少。由于不同个体对药物的吸收和反应不同,故应采取个体化治疗,并且随着移植时间不同,免疫抑制剂的剂量和种类也应不断调整。免疫抑制治疗的基本原则是联合用药,以减少单一药物的剂量,在增加免疫抑制协同效应的同时减轻其毒副作用。免疫抑制治疗包括免疫诱导治疗和免疫维持治疗。

(一)免疫诱导治疗

诱导治疗主要在肾移植术中及术后早期应用。常用免疫抑制方案包括:

1. **糖皮质激素** 目前常用的甲泼尼龙,一般为大剂量静脉使用,每天250~500mg,疗程一般为3~5天。

2. **抗淋巴细胞抗体** 包括单克隆抗体和多克隆抗体。

(1)单克隆抗体:①抗CD3单克隆抗体(OKT3),标准剂量为每天5mg,静脉给药,每天1次,一般7~14天为1个疗程;②抗CD25单克隆抗体,目前已在临床应用的此类产品有两种,巴利昔单抗(simulect,basiliximab)和抗Tac单抗(zenapax,daclizumab)。一般分2次给药,首次给药在移植前2小时,第2次给药在移植后14天。

(2)多克隆抗体:①抗淋巴细胞球蛋白(antilymphocyte globulin,ALG),剂量一般为10~20mg/kg,缓慢静脉滴注(6~8小时),连续使用5~7天;②抗胸腺细胞球蛋白(antithymocyte globulin,ATG),作用靶点主要为T细胞,相对ALG作用更具针对性,剂量为2~3mg/kg,连用3~5天。

(二)免疫维持治疗

移植排斥反应机制复杂,免疫抑制药物作用又有限,并且不同的免疫抑制药物作用机制和环节各不相同,即使最大剂量的单一药物也不可能完全防止排斥反应。因此,维持期免疫抑制治疗通常是多种免疫抑制剂联合应用,在发挥免疫抑制药效的同时尽量减少药物毒副作用。目前,常用的免疫抑制方案有以下几种。

1. **三联免疫抑制方案** 是目前应用最为广泛的免疫抑制方案。

钙调磷酸酶抑制剂(calcineurin inhibitor,CNI)+MMF+泼尼松(prednisone,Pred)组成的三联免疫抑制剂是目前最常用的方案,该方案有利于移植肾功的早期恢复、移植肾功的长期稳定及有效防治急性排斥反应的发生。MMF的临床应用使CNI用量显著减少,肾毒性明显减少。

1)CsA+MMF+Pred三联免疫抑制方案:CsA在肾功恢复正常或接近正常后应用,起始量4.0~5.0mg/(kg·d);MMF术后开始应用,用量1.5~2.0g/d(根据患者体重);Pred在冲击治疗停止后应用,维持量10~20mg/d。

2）Tac+MMF+Pred 三联免疫抑制方案：Tac 在肾功恢复正常或接近正常后应用，起始量 0.06~0.08mg/（kg·d），MMF 原则同 CsA+MMF+Pred 三联；Pred 用量减低，维持期用量 5~10mg/d。

2. 其他维持免疫抑制方案 当患者无法耐受三联免疫抑制方案时，可考虑撤除或使用其他一种或者多种免疫抑制剂替代，从而形成新的维持免疫抑制方案。

1）CNI+Pred 二联免疫抑制方案：在原有 CNI+MMF+Pred 三联方案中撤除 MMF，多用于严重感染或者无法耐受 MMF 的患者。

2）SRL+MMF+Pred 三联免疫抑制方案：主要用于患者无法耐受 CNI 药物时的免疫抑制方案。

3）CNI+ 西罗莫司（sirolimus，SRL）+Pred 三联免疫抑制方案：主要用于患者无法耐受 MMF 药物时的免疫抑制方案。

4）CNI+ 咪唑立宾（MRZ）+Pred 三联免疫抑制方案：不能耐受 MMF 的患者，如腹泻、BKV 感染，可将 MMF 更换为 MRZ。

5）CNI+MMF+SRL+Pred 四联免疫制方案：在原有 CNI+MMF+Pred 三联方案中减少 CNI 的用量，加用 SRL，构成低剂量的四联方案，该方案有利于降低 CNI 肾毒性，多用于药物性肾损害。

（三）免疫抑制药物浓度监测

由于机体对免疫抑制药物吸收、体内分布、代谢和排泄都有很大个体差异，即使患者服用相同剂量的免疫抑制药物，其血浓度也有较大的差异，而浓度更直接地反映了免疫抑制剂的量效关系和量毒关系。因此，在肾移植后治疗过程中监测患者免疫抑制药物血药浓度具有重要的临床价值。

1. CsA 浓度的监测 移植后早期每周监测 2~3 次。移植 3 个月后如血药浓度稳定，可逐渐过渡到每月监测 1 次。移植后近期内，倾向于在 CsA 谷浓度（C_0）监测的基础上同时进行 C_2 的监测，以后则有选择地进行 C_0 或 C_2 监测。CsA 的目标浓度范围见表 14-5。

表 14-5 中国肾移植受者应用 CsA 目标浓度参考值

术后时间/月	0~1	1~3	3~6	6~12	>12
C_0/（ng/ml）	200~350	150~300	150~250	100~200	>50
C_2/（ng/ml）	1 200~1 500	1 000~1 200	800~1 000	700~900	>400

2. Tac 浓度的监测 移植后初期每周监测 2~3 次。移植 3 个月后如血药浓度稳定，可逐渐过渡到每月监测 1 次。一般监测服药前谷值浓度。治疗窗谷值浓度：移植后 3 个月内 8~15ng/ml；3~6 个月 7~12ng/ml；6 个月后 5~9ng/ml。

3. MMF 浓度的监测 越来越多的研究指出 MMF 的药效与药代动力学特性之间存在关系，因此监测药代动力学可能具有临床价值，MMF 的药代动力学也逐渐受到重视。MPA 谷值浓度变异大，与 MPA-AUC 相关性差，因而临床应用的可靠性差，有必要监测 MPA-AUC。一般是通过 3~4 个时间点的取样，测得其浓度后代入计算公式，得到简化 AUC 估算值。

监测频率：移植后 1 周、1 个月和 3 个月；免疫抑制方案有重要改变，如药物减量或转换；出现主要的临床不良事件，如排斥反应、感染、腹泻等；怀疑受者依从性差。

MPA-AUC（麦考酚药时曲线下面积）范围：

肾移植受者联合应用 CsA 时，推荐 MPA-AUC 目标范围为 40~60mg·h/L。移植后近期调整 MMF 剂量，使 AUC 接近 45mg·h/L。在维持期应根据 CNI 和 Pred 的剂量以及患者的具体情况，调整 MMF 剂量，使之达到目标暴露范围。

4. SRL 浓度的监测 服药后 1 个月内，每周监测服药前血药浓度 1~2 次，达到浓度稳定状态后可减少检测频率。肝功能异常者，维持剂量减少约 1/3。肾功能不全者一般不需调整剂量。建议治疗窗谷值浓度：5~12ng/ml。

（四）个体化用药原则

个体化治疗方案是理想的临床治疗方法。影响个体化治疗方案制定的影响因素有多种，主要包括体重、体表面积、基因多态性、年龄、性别等，其中体重和体液容积与药物分布及浓度之间关系密切。个体化治疗剂量应依据药物时量曲线和表观分布容积来确定，但由于计算和影响因素复杂且不易校正，不能检测实际组织中药物分布浓度等原因,临床工作中多采用药物血浆或全血浓度来替代。血药浓度可受多种医学、遗传背景及代谢因素影响,主要包括肝脏药物代谢酶的功能和基因多态性、消化系统吸收和排泄功能、其他药物对肝药酶的药物间相互作用,尤其是合并有肝胆系统疾病及其他系统并存疾病等病理状态。近来有学者提出根据患者免疫状态决定免疫抑制剂的组合和用药,然而目前仍未找到能完全反映肾移植受者免疫状况或免疫水平的明确标志,因此该理论虽然合理却仍难应用。总之,目前临床上制定个体化治疗方案需根据患者实际应用效果和临床检测结果来摸索。

三、随访

重视肾移植术后随访工作,对于提高肾移植受者的长期存活及生活质量有着十分重要的意义。由于器官来源匮乏,如何使有限的资源最大限度地发挥功能,加强随访显得尤为重要。另外,肾脏移植受者是一个特殊的群体,需要终身服用免疫抑制药物,在移植后不同的时间段,免疫抑制药物也需要进行相应的调整。受者能否按照医生的医嘱进行自我监测、自我管理对于控制疾病进展、预防疾病复发、预防并发症具有极其重要的作用,对于提高肾移植受者的长期存活及生活质量有着十分重要的意义。

(一)提高肾移植受者依从性的策略和随访教育

掌握不同时期受者的心态变化和关注重点。受者在接受肾脏移植前后的不同时期存在着不同心态,要根据其不同的特点进行不同的教育。对刚刚接受移植手术后的住院患者,除要教育患者及时和准确地反映病情变化外,要强调服药对移植肾的重要性,严格遵守服药的时间和准确的服药剂量。出院的患者早期有谨小慎微害怕的心态;要教育患者按医护人员的要求按时进行检查和随诊,有病情变化及时与自己的随诊医师联系,以便能得到及时的诊治。移植时间较长的患者容易产生马虎大意情绪,应经常督促其定期做相关的检查,以便及早发现与移植相关的疾病。

(二)随访时间间隔及方式

术后随访是受者长期存活的有力保障。随访的次数视术后时间长短而定,原则上是先密后疏。一般情况下,手术后 2~4 周需要每周复查 1~2 次;2~3 个月内可每周随访 1 次;4~6 个月是每 2~3 周随诊 1 次;7~12 个月时 1~2 月可就近进行化验后,与随访的医师联系以便得到及时的治疗指导;1 年以上患者可每个季度来医院随诊;对移植时间大于 5 年以上的患者,最低应每年随访 1~2 次。对病情不稳定患者的随访要视情况而定,适当的增加随访的密度。关键是要建立患者与随访医师的联系方式,确保有病情变化时,能与随访医师及时联系取得治疗方面的指导。

随访的方式很多,重要的是要及时更新与患者或家属进行联系的信息包括电话、住址和电子邮箱,以便能及时与患者保持联系。随访有门诊、书信、电话、网上沟通和视频。最常用的方式是门诊随访,可直接询问与患者相关的情况,指导用药和提出注意事项。随着通信和网络的发展,可以电话或网上进行沟通和咨询。

(三)随访的检查项目

1. **一般检查项目** 随访的一般检查项目应包括血常规、尿常规、血生化和相应的影像学检查。血常规除要看血红蛋白、白细胞和血小板外,还要观察其分类情况。生化检查的内容包括定期的肝功能、肾功能、血糖,血脂除总胆固醇和甘油三酯外,还要包括高密度脂蛋白胆固醇和低密度脂蛋白胆固醇,以及电解质等。影像学包括:胸片、腹部和泌尿系统 B 超。根据性别不同进行相应的跟踪检查。

2. **药物的浓度监测** 为预防排斥反应的发生,受者需终生服用免疫抑制剂,目前临床上免疫抑制剂种类较多,且有不同剂型,需要定期复查免疫抑制剂的血药浓度,以免出现免疫抑制不足或过度。根据检验结果,在移植医生的指导下严格调整用药方案。常用免疫抑制剂需要检测血药浓度的药物:CsA、Tac、MMF 和 SRL。

3. **免疫(排斥)监测项目** 对早期受者除要重视急性排斥反应的临床监测外,可进行免疫状态方面的检测,包括进行淋巴细胞亚群、B 细胞和 NK 细胞以及 PRA,如 PRA 阳性患者,应进一步复查 DSA。对于致敏患者接受肾脏移植或者术后早期发生排斥反应者,术后应定期检测 PRA 及

DSA，一般术后早期每月 1 次，3 个月后可延长至 3 个月 1 次，远期可半年检测 1 次。

4. 特殊项目 对长期随访受者要进行肿瘤相关方面的监测。要增加影像学如肺部胸片或 CT 平扫、腹部和泌尿系统 B 超；进行肿瘤标志物的检查如癌胚抗原（CEA）、甲胎蛋白（AFP）、CA19、CA15、CA724 等；男性需要进行前列腺癌特异性抗原（PSA）和肿瘤相关性标志物的检测；女性需要进行乳腺和妇科方面的体检。

（四）肾移植后随访重点

术后早期应以及时发现和处理急性排斥反应和监测感染情况为随诊的重点；而后期随访的重点包括：发现和处理非免疫因素如高血压、高血脂、高血糖、肥胖、高尿酸血症、肿瘤的早期发现等。

1. 术后 3 个月 ~1 年 在此时间段随访的重点是对感染的监测和急性排斥反应的早期发现和处理。应对所服用的免疫抑制药物进行血药浓度检测，及时调整药物的剂量，以免因药物浓度过高可能造成的免疫抑制过度和药物的副作用而诱发感染或药物中毒；或因药物浓度过低可能造成免疫抑制不足而诱发急性排斥反应。

2. 术后 1~5 年 在此时间段随访的重点是监测移植肾功能、药物副作用及术后并发症。

3. 术后 5 年以上 在此时间段随访应重点关注非免疫因素方面和肿瘤。对高血压患者要将血压控制在相对理想的水平；对高血脂患者要进行干预性治疗；对高血糖患者要将血糖控制在接近正常水平，尤其是控制好餐后血糖；要每年进行 1~2 次全面体检，早期发现肿瘤，早期治疗可取得满意的疗效。

4. 生活、工作指导 肾移植受者及移植肾存活率并不完全说明移植后的生活质量，移植受者的康复率才能真正代表其生活质量。欧洲移植中心对康复情况有 6 种分类：第一类为恢复全日工作；第二类为恢复部分工作时间；第三类医学上认为可恢复工作，但未能找到工作；第四类医学上认为可工作，但患者保险收入高于工作收入；第五和第六类患者均不能工作，在家或在医院。目前国内无明确分类，一般认为术后 3 个月可恢复半日工作，6 个月后恢复全日工作。

结 语

肾移植术后管理是肾移植能否取得圆满成功的关键，包括围手术期水、电解质和酸碱平衡的管理，早期内外科并发症的诊断和治疗，诱导期和维持期免疫抑制剂的运用均需要在这一阶段完成，此后才能定期对肾移植患者进行定期的随访。

（薛武军）

第七节 肾移植术后并发症

肾脏移植作为终末期肾病最为有效的治疗手段，随着医疗技术水平的提高及新型免疫抑制剂的不断发展和临床应用，术后早期并发症发病率已明显下降，移植肾短期存活有了明显提高。但是根据美国器官移植共享网络（UNOS）的数据显示肾移植术后长期人 / 肾存活尤其是 10 年移植肾存活率也只有 49.8%。肾移植术后存活率与移植术后是否发生并发症密切相关，肾移植术后并发症包括各种内科或外科的近期及远期并发症等。如何预防、诊断和治疗各种并发症是临床医师关注的重点。

首先，在肾移植手术前需要对受者进行充分和全面评估，严格掌握受者的手术适应证，尽可能排除各种禁忌证。全面评估受者一般情况、重要脏器功能、原发疾病和伴随疾病等。

其次，需要尽可能减少术后各种外科并发症的发生，尽管肾移植外科技术已相对成熟，但是外科并发症可直接导致移植物失活甚至患者死亡，因此仍然需要引起临床医师高度重视。一般而言，肾移植外科并发症可归纳为：血管并发症、尿路并发症、淋巴系统并发症、切口并发症，除了尿毒症受者本身体质差、凝血机制障碍、动脉粥样硬化、血管钙化、免疫抑制剂影响等客观原因外，取肾、修肾、移植时误伤或经验技术不足等因素也需引起重视，绝大多数的外科并发症可以通过熟练精细的手术操作和仔细完善的围手术期管理来实现预防和治疗。

再次，患者接受肾移植术后早期，急性排斥反应和感染为肾脏移植围手术期最常见的并发症，免疫抑制剂的合理应用，应达到既能预防和治疗急性排斥反应又能减少免疫抑制剂相关副作用的目的,如何选择合适的免疫抑制方案、如何对高敏及高危患者进行预处理、如何处理移植肾延迟复功、如何熟悉和掌握各种免疫抑制剂的作用机制和毒副反应等都一直是我们探索和研究的热点问题。

此外,肾移植术后远期并发症还包括感染、心血管疾病、慢性移植肾肾病、新发/复发移植肾肾炎、胃肠道并发症、尿路并发症、内分泌异常、肿瘤及骨质疏松等。这些并发症部分发生于围手术期,而大部分在肾移植术后远期发生,多数属于内科并发症,临床医师如何早期诊断和治疗是提高移植肾长期存活的关键。

总之,完善的术前准备、熟练的外科操作、术后密切的随访观察及定期监测相应指标,选择合适的个体化免疫抑制剂方案对于预防和治疗各种肾移植术后并发症均显得非常重要。而针对各种不同的并发症,诊治方案需要全面细致,并注意考虑到肾移植术后这一特殊免疫抑制状态,合理用药,适时调整治疗方案,从而达到更好的治疗效果以延缓移植肾功能的进展,最终达到改善并延长移植肾和患者的长期存活。下面就肾移植术后可能出现的各种内科或外科并发症分别进行阐述。

一、原发性移植物功能不全和移植物功能延迟恢复

(一)原发性移植物功能不全

原发性移植物功能不全(primary graft dysfunction, PGD)是器官移植后短期内发生的严重并发症,在不同器官移植中的具体定义不尽相同。根据器官来源的不同,PGD的发生率在1.5%~8.3%。原发性移植肾无功能定义:肾移植术后72小时内血肌酐没有下降,肾功能没有恢复,需要血透支持。

造成PGD的原因:最常见原因是器官保存过程中的损伤、缺血再灌注损失以及术后发生急性肾小管坏死,也包括移植肾血管急性栓塞、急性排斥反应、移植肾灌注不足、尿液外渗和输尿管梗阻等,如果能够找到明确的导致移植肾功能异常的继发性原因,则不能诊断为PGD。发生PGD的危险因素包括供体年龄偏大、有高血压病史、血清肌酐水平升高、器官缺血时间过长等。

目前尚无成熟的监测PGD发生的指标,但有一些和炎症反应、凝血机制相关的细胞因子、趋化因子已被研究证实可用于监测PGD。

(二)移植物功能恢复延迟

肾移植手术是个系统工程,有多种因素影响着移植肾功能的恢复,造成移植肾功能延迟(delayed renal graft function, DGF)。这些影响因素包括供体因素、供肾因素和受体因素。随着边缘供者(expanded criteria donor, ECD)和心脏死亡后供者(donor of cardiac death, DCD)的使用增加,DGF的发生率也随之上升。尸体肾移植术后DGF的发生率为10%~50%,亲属活体肾移植中DGF的发生率大约为6%。

1. DGF定义 一般指肾移植术后一周内血肌酐未恢复正常,至少需要进行一次透析治疗为标准。因此DGF是根据临床表现进行的诊断,实际上根据病因进行分类可分为狭义和广义DGF,前者一般指急性肾小管损伤或坏死造成移植肾功能延迟恢复;后者是指各种原因造成的移植肾功能延迟恢复。

2. 造成DGF的原因

(1)供者因素:包括供者性别、年龄,原有基础疾病如高血压、糖尿病等。由于供者器官的短缺,将有越来越多的边缘供者提供肾源。

(2)供肾因素:供肾摘取前低血压、低灌注,供肾缺血再灌注损伤,供肾热、冷缺血时间较长,供肾原有慢性肾病基础等。

(3)受者因素:围手术期血容量不足、低血压导致移植肾灌注不足,术前受者PRA较高,术后急性肾小管坏死、各种排斥反应、感染、药物毒性反应、肾血管血栓性病变、移植肾肾小球病,术后尿漏、尿路梗阻等因素。

3. DGF的病理表现 狭义DGF的病理改变主要表现为移植肾肾小管上皮的坏死,肾小管上皮细胞刷状缘消失,细胞核消失,较为严重的可见肾小管上皮细胞明显的水样变性,形成空泡,细胞核完全消失,更严重者可见肾小管上皮全层坏死,大量脱落在肾小管管腔内,坏死的小管上皮细胞核消失。临床表现为术后少尿或无尿。排除排斥反应等其他因素,一般在数天至数周,少数患者可达数月才恢复功能,尿量恢复一般在肾小管上皮细胞再生修复后出现,多尿期过后肾功能逐渐恢复。

4. DGF 的诊断与鉴别诊断 目前 DGF 的诊断主要根据临床表现、实验室检查、影像学资料初步诊断,最终需要移植肾穿刺病理活检来明确。

(1)临床表现:主要表现为肾移植术后少尿或无尿,部分患者表现为早期尿量较多,而后尿量突然减少,血清肌酐不降反升,经过血液净化治疗后尿量逐渐恢复正常,血肌酐进行性下降至稳定水平。临床症状可伴有低血压或高血压、水肿、胸闷等容量过多的症状。

(2)实验室检查:血清肌酐下降缓慢或先降后升的 U 形变化。如未透析血钾呈逐渐上升。

(3)影像学检查:彩超可见移植肾肿胀、肾皮髓质界面模糊、髓质锥体明显低回声和阻力指数增高等。CT 及 MRI 对移植肾和肾周的情况判断同样具有一定帮助。

(4)移植肾活检:经皮移植肾穿刺活组织病理检查是诊断 DGF 和鉴别诊断的"金标准"。

根据 DGF 的临床表现和病理检查,绝大多数属于急性肾小管坏死(ATN),也就是狭义 DGF。广义 DGF 还包括术后早期加速性排斥或急性排斥反应、药物肾毒性、移植肾动静脉血栓、肾小球肾炎复发、输尿管梗阻等。

5. DGF 的预防与治疗

(1)预防:一般来说,DGF 的预防比治疗更重要。主要针对可能存在的危险因素加强预防,减少 DGF 的发生。

1)尽量避免应用高龄供体,减少边缘供肾机会,尤其是亲属父母亲活体供肾时更明显。

2)摘取供肾时应注意保持适当的灌注压、灌注量和灌注时间。灌注压力过低易造成供肾灌注不充分,压力过高可造成供肾灌注损伤。灌注时应尽快将整个肾脏的温度降低至 0~4℃。尽量减少热缺血和冷缺血时间,在冷缺血时供肾温度应保持在 0~4℃,温度过低、过高均可对供肾造成一定损伤,目前已有使用机器持续低温或常温灌注保护移植肾,可进一步减少术后 DGF 的发生。

3)肾移植前尽量使受者的身体状况得到充分改善,对于 PRA 较高的致敏患者,应预先进行处理,HLA 配型时应尽可能避开致敏位点,同时使用敏感性更好的流式细胞配型方法进行评估术后排斥风险。

4)维持移植肾的充分灌注非常重要。由于尿毒症患者一般都有肾性高血压,手术中开放移植肾血供之前将血压维持在相对较高的水平,中心静脉压保持在 8~12cmH_2O,可相对保证移植肾的灌注。

5)合理有效的免疫抑制剂方案可有效减少急性排斥反应的发生。

6)其他:包括缺血预处理、使用血管扩张剂、应用抗炎制剂和诱导免疫抑制治疗等。

(2)DGF 的治疗包括移植肾功能延迟恢复的常规治疗及针对 DGF 的病因治疗。常规治疗如下:

1)透析治疗:移植肾发生 DGF 后出现少尿或无尿,需记录 24 小时出入量,量出为入,行血液净化过渡治疗。维持患者体内水、电解质和酸碱平衡,清除体内的炎症介质,减轻水钠潴留,防止心衰,可使用细胞膜稳定剂促进移植肾小管的再生与功能的恢复。等待移植肾功能恢复过程中需要注意维持血压稳定,避免脱水过度,如有出血倾向,血液透析时应减少抗凝剂使用剂量或无肝素透析。

2)免疫抑制剂的调整:在透析过渡期间,免疫抑制剂需做调整,可使用相对较大量的激素和吗替麦考酚酯,钙调磷酸酶抑制剂(CNI)如无特殊禁忌可优先选择他克莫司,可维持浓度在 4~6ng/ml。急性排斥反应风险较大者可考虑抗胸腺细胞球蛋白(ATG)、抗淋巴细胞球蛋白(ALG)或抗 CD3 单克隆抗体抗排斥治疗,必要时可应用免疫球蛋白静滴。肾穿提示有急性排斥时应尽早使用 ALG、ATG 或 OKT3,抗体介导的排斥反应需要采用血浆置换或免疫吸附和/或免疫球蛋白治疗。

3)其他药物治疗:必要时可应用利尿剂和改善微循环的药物例如前列腺素 E 等以促进移植肾功能恢复。

4)预防感染及支持治疗:发生 DGF 时患者仍处于尿毒症状态,加上肾移植后为防止急性排斥发生仍需使用免疫抑制剂,体内抵抗力较差。如患者进食少、营养较差者,易发生低蛋白血症,更增加感染机会,可在透析过程中输注白蛋白或血浆,注意预防感染发生。

原发性移植物功能不全(PGD)是器官移植

后短期内发生的严重并发症,加强对供体肾脏的筛选,以及移植后患者的密切监测是预防 PGD 的有效措施;移植物功能恢复延迟(DGF)在肾移植术后较为常见,可增加移植物早、晚期丢失的风险,缺血再灌注过程中多种基因表达的上调或下调与移植物功能恢复延迟的出现密切相关,因此减少缺血再灌注损伤是预防 DGF 的重要措施。

扩展阅读

DGF 和慢性移植物肾病

移植物功能延迟恢复与慢性移植物肾病(CAN):DGF 可以增加 CAN 的发生率。在 DGF 的恢复过程中,肾组织细胞再生,再生细胞除分化为肾脏实质细胞还可转分化为成纤维细胞。从而出现细胞基质合成增多,出现慢性纤维化。同时,DGF 的过程中不可避免地出现肾单位的毁损,最终造成慢性移植物肾病。在 DGF 缺血再灌注的过程中,细胞表面分子表达增加,宿主免疫应答持续激活,均是造成 CAN 的原因。目前,在动物实验中已有一些药物证实可以预防 DGF,如心房利钠肽、内皮素受体拮抗剂、热休克蛋白等,但离正式运用于临床还有一定的距离。

二、外科相关并发症

随着肾移植手术的不断成熟,术后外科并发症的发生率正在逐年降低,目前肾移植后外科并发症发生率为 2%~20%,这些并发症可直接影响移植肾功能,甚至危及移植受者的生命,因此越来越引起临床的重视。导致外科并发症的原因有供受者因素及外科技术因素。一般来说,可能导致外科并发症的供者因素包括:多支肾动脉、动脉内径过细以及修剪输尿管时管周组织剥离过多。而对于移植受者来说,肥胖受者发生切口感染及裂开的危险性较高;由于内在疾病或者药物引起凝血功能障碍、血小板功能障碍的受者,术后出血风险增加。外科技术因素包括:外科技巧、移植肾放置及手术经验。

外科并发症的短期影响包括移植肾失功或丢失、围手术期发病率和死亡率增加、住院时间延长、住院相关医疗费用明显增加等。因此术前积极预防、术中认真避免外科并发症的发生对于移植患者的健康存活相当重要。

肾移植外科并发症根据发生的时间可分为早期并发症和晚期并发症。早期并发症可出现在手术后数小时或数天内,一旦发生一般后果较为严重,例如术后出血、术后感染,移植肾破裂、移植肾动静脉吻合口破裂等,需要及时诊断和紧急处理。晚期并发症发生于术后数天、数月或数年后,通常以肾动脉狭窄、输尿管狭窄等多见。下面将对临床常见的肾移植术后外科并发症的临床特征、诊治要点及预防措施进行简要阐述。

(一)血管并发症

肾移植术后血管并发症后果非常严重,可直接影响移植肾和患者存活。这些并发症包括:术后大出血、移植肾动静脉血栓形成或狭窄、移植肾动脉瘤等。据报道,血管并发症的发生率为 0.1%~8.3%。一般来说,由于活体肾移植时能控制多种不利因素,因此,血管并发症发生率较尸体肾移植要低。

1. **移植后出血** 移植术后出血是常见的血管并发症,一般来说主要有两大原因。一个是受体本身凝血功能障碍(如术前长期服用抗凝或抗血小板药物、血小板病、血管性血友病及凝血因子缺乏等),另一个是移植肾动静脉破裂(包括动静脉吻合口破裂、肾动脉假性动脉瘤破裂、感染导致血管破裂等)。肾移植术后出血的发生率为 1.9%~8.3%。

术后出血发生时,患者一般会主诉移植肾区疼痛、肿胀感,同时下腹部、膀胱直肠区有便意和下坠感。对于一些术后早期的急性大出血,移植肾区可突然隆起并伴肌紧张和压痛、反跳痛等急腹症表现,出血量大的患者还会有全身发冷、烦躁不安、血压下降、脉搏细数等失血性休克的征象。在引流管尚未拔除的患者中,还可见术后引流管内大量血性液体流出。B 超检查可发现移植肾周有大量积液。

对于有出血高危因素的受者,手术前应停用所有抗凝及抗血小板药物,术中及术后可输入凝血因子、新鲜血浆或者血小板等,减少出血的发生。同时术中要仔细解剖、精细止血,尤其在血管吻合过程中必须暴露良好,必要时使用放大镜协助操作。术后早期软化大便,避免排便时腹压过高。对于术后 24 小时内发生的急性大出血,一般需要紧急剖腹探查,查找出血原因,及时修补缝扎出血点。对于一些伴有严重感染导致动脉破裂的患者,必要时应行移植肾切除手术,保证患者的生命安全。对于一些出血量较少的肾周及后腹膜血肿,如果血红蛋白保持稳定,血肿较小并且无压迫症状时,可保守观察直至血肿完全吸收。

2. **移植肾血管血栓形成** 肾动脉或者肾静脉血栓的发生率为 0.3%~6%,它会导致移植肾血液供应差,直接影响移植肾功能及预后。通常认为冷缺血时间延长、血管管径过小、供肾为右肾、移植肾放置后血管扭曲变形、移植肾多支血管、血管吻合不良、肾动脉灌注时内膜损伤、术后低血压,以及肾周血肿压迫等都是术后移植肾血管血栓形成的高危因素。一般多见于术后 1~2 周内,儿童供肾或者儿童受体由于供体或受体动静脉血管纤细,更容易发生移植肾动脉或静脉血栓形成,发生率可高达 12%。

移植肾血栓形成的典型临床表现为:突发无尿或者少尿,伴随肾功能急剧恶化,患者主诉移植肾区急性疼痛及血尿,同时体检可发现移植肾区压痛。彩色多普勒检查可见移植肾血管阻力指数增高、舒张期逆向血流及血液灌注减少。核素灌注扫描可显示灌注延迟和减少、示踪剂摄取受损或几乎无示踪剂清除的情况。

临床上一旦发现有移植肾动脉主干栓塞,应尽快行手术探查。对于肾动脉血栓形成早期,可行溶栓或者切开血管,取出血栓。并用低温肝素溶液进行冲洗,必要时可切除原吻合口,重新行血管吻合。对于移植肾已无法挽回的患者,应尽早行移植肾切除手术。

早期诊断和干预可能是挽救移植肾的唯一机会,对于一些不能解释的无尿、血尿症状应保持高度警惕。对于术前有血栓形成倾向或者高凝状态的受者,围手术期全身肝素化可能对患者有益。此外,取肾和供肾动脉插管时要避免动脉内膜损伤、提高血管吻合技巧、术中精细操作、肾静脉无扭曲等方面也是预防移植肾血管血栓发生的关键要点。

3. **移植肾动脉狭窄** 移植肾动脉狭窄可导致移植后肾性高血压,最终导致移植肾失功或者受者死亡。它是肾移植术后较为常见的血管并发症,发生率为 1%~23%。移植肾动脉狭窄通常发生在吻合口附近,并且在术后 3 个月~2 年内最易发生。取肾及供肾灌洗时肾动脉内膜损伤、血管吻合或者移植肾安放时肾动脉扭曲成角、供肾血管或者受者髂血管内有动脉粥样斑块,及肾动脉周围血肿等压迫都是引发移植肾动脉狭窄的高危因素。

移植肾动脉狭窄的最常见临床表现是恶性高血压或者难治性高血压,伴随移植肾功能逐渐丧失。移植肾区可闻及血管杂音。彩色多普勒检查可见狭窄处血流速度变快(收缩期最大速度可 >2m/s)、血流变窄变细,亮度增强,小叶间动脉及弓形动脉的阻力指数均下降。非常高的收缩峰血流速度或者低阻力指数说明存在动脉狭窄。此外,肾动脉造影、CTA 三维血管成像及磁共振血管成像也是诊断移植肾动脉狭窄的检查方法,使用造影剂临床需要注意预防对比剂肾病的发生。

临床上如果移植肾功能稳定,彩超提示峰收缩期流速 <180cm/s,阻力指数 >0.5,移植肾动脉狭窄小于 60%,则可采取保守治疗,应用血管紧张素转换酶抑制剂(ACEI)和 / 或血管紧张素受体拮抗剂(ARB)降压药可取得较好的临床疗效,使用期间注意监测肾功能变化。而对于肾功能恶化、移植肾动脉狭窄 >70% 或者狭窄进行性发展的患者,是行经皮腔内肾动脉成形术(percutaneous transluminal renal angioplasty,PTRA)的指征。据报道,该手术的成功率为 70%~90%,这取决于医疗中心的经验以及肾动脉狭窄的类型。总体来说,PTRA 对于远离吻合口的小狭窄较有效,术后再次狭窄的发生率为 10%~33%,如果成形同时置入血管支架,则可降低复发率。对于血管成形失败的患者,可采取开放手术。一般行狭窄段切除、血管重新吻合,有报道手术成功率为 33%~76%,术后复发率约 12%。对于复杂的狭窄,还可采取移植肾自体移植。开放手术的危险性较高,如移植肾无法低温处理易导致移植肾功能损伤甚至失功、输尿管损伤等。

对于肾动脉狭窄的最佳治疗方法仍然是积极预防其发生。在供肾切取及植入过程中,必须使供肾及受者血管的损伤最小化。尽量减少对血管不必要的钳夹,从而减少因钳夹导致的内膜损伤及内膜瘢痕形成。外科操作必须精细,保证吻合口通畅,同时积极控制心血管疾病发生的危险因素,以减少粥样斑块的形成。

4. 动脉瘤和动静脉瘘 术后发生的动脉瘤大多是假性动脉瘤,往往由吻合口处动脉部分的破裂所造成。患者可能无症状,在行常规超声检查时发现。但是,当动脉瘤破裂时,患者表现为低血压和腹痛。超声对诊断动脉瘤很有价值,但是最终必须行血管造影。如患者动脉瘤发生破裂则必须行修补手术,手术方式取决于是否存在感染和出血程度。如有存在感染或发生大出血,挽救移植肾的希望不大。最佳选择就是切除移植肾,同时用自体静脉修补破裂的血管。如未发生感染和大出血,修补动脉瘤后挽救移植肾有一定可能。

动静脉瘘可能发生于肾穿刺活检后,通过超声检查较易诊断。无症状的动静脉瘘可简单的观察,因为大多数动静脉瘘会自愈。造成显著出血的动静脉瘘可行选择性动脉插管栓塞。

（二）尿路并发症

肾移植的尿路重建方法,经过多年不断的探索和改进,目前已成为一种定型的标准手术,即膀胱外-输尿管膀胱吻合黏膜下抗反流措施。肾移植术后尿路并发症的发生率为4%~20%,主要包括尿漏及输尿管狭窄,偶见输尿管坏死。尿路并发症的发生可能与移植术中是否常规留置输尿管支架相关。国外一项201名肾移植受者的前瞻性、随机性试验中,留置输尿管支架组尿漏的发生率为0.9%,远低于未留置输尿管支架组的8.9%。并且留置输尿管支架组的输尿管梗阻发生率也远低于未留置输尿管支架组,但是需要注意放置输尿管支架尿路感染的发生率将明显增加。肾移植术后输尿管并发症是肾移植早期失败的重要原因,且直接影响到患者的长期存活,需要引起临床移植医师的重视。

1. 尿漏 术后48小时内的尿漏主要原因是输尿管较短与膀胱缝合时张力较大或者输尿管与膀胱吻合不严密所致。吻合口裂开而发生的尿漏通常在肾移植后第5天左右,吻合口裂开的主要原因是:取肾及修肾时损伤输尿管远端供应血管,导致输尿管部分和全段坏死。尿漏一般在肾移植术后1周内出现,以吻合口漏及膀胱漏多见。

发生尿漏时临床表现为伤口引流量增加(清

亮或淡血性液体),患者血肌酐升高,自行排尿减少,伴有低热。对于已拔除伤口引流管的患者,可见移植肾区皮肤水肿、胀痛和压痛。临床检测引流液肌酐值超过血肌酐的两倍以上,同时B超检查可见移植肾周液性暗区。

对于术后早期的尿漏一般以吻合口及膀胱漏居多,多为部分漏,如果尿漏较少,无脓毒血症症状,已经留置了输尿管支架管,一般不需手术修补,可予保守治疗。只要保持引流液通畅,充分有效膀胱引流,多能自行愈合。但愈合时间长短不一,少则几天,多则可达数周。对于保守治疗无效、尿漏程度较重的患者,可根据需要进行外科手术修补。目前修补的方法有:输尿管膀胱再吻合术,移植肾输尿管受者输尿管吻合术及膀胱瓣替代缺损输尿管吻合术。

目前临床上尿漏发生仍有一定比例,因此术中精细操作,强调取肾、修肾及植肾时保护好供肾输尿管血供、术中合理选取输尿管长度,避免过短及过长、输尿管-膀胱黏膜吻合口应均匀整齐,避免膀胱黏膜裂开,上述几点对于预防肾移植术后尿漏至关重要。

2. 输尿管狭窄 肾移植术后输尿管狭窄的病因复杂,其发生率为0.5%~6%,大多数输尿管梗阻发生在术后1年内。术后早期发生输尿管梗阻多与手术吻合过程中的技术因素相关,包括:肾盂输尿管出血,凝血块堵塞输尿管膀胱吻合口;术中输尿管-膀胱吻合过于紧密,导致吻合口狭窄;输尿管过长,术后扭曲所致;腹壁下动静脉及精索压迫输尿管等。术后3个月以后发生的输尿管狭窄多见于:供肾输尿管远端血液供应不佳导致输尿管缺血坏死、纤维化;BK病毒感染致输尿管周围炎症形成纤维瘢痕狭窄;肾盂、输尿管反复感染导致输尿管壁增厚形成的狭窄等。

肾移植受者发生输尿管狭窄、梗阻时,患者可出现少尿、无尿,血肌酐缓慢上升,移植肾区胀满感,B超等影像检查可见肾盂输尿管扩张。静脉尿路造影可显示梗阻的位置及长度和原因。

根据梗阻的原因及进展速度,一般来说,对于术后早期由于手术技术原因导致的急性梗阻,应当首先考虑手术治疗。可行输尿管膀胱重新吻合术去除梗阻原因。对于缺血导致的晚期梗阻,首先考虑经皮及内镜处理。输尿管远端和较短的狭窄可应用顺行支架植入或经皮扩张术。经皮或者内镜治疗失败需进行外科手术干预，近端梗阻可行自身肾盂输尿管吻合术或者肾盂形成术。远端及较小范围的梗阻可通过再次植入修复。

术中保证供肾输尿管长度合适、远端血供正常且供肾位置放置合适、术中完善吻合技术、防止输尿管膀胱吻合口狭窄、术后积极预防感染仍是目前减少肾移植术后移植肾输尿管狭窄的有效方法。

（三）切口并发症

肾移植术后切口并发症的发生率为 5%~10%。手术切口感染可能导致切口裂开，长期发展可能会发生切口疝。淋巴囊肿会影响到切口愈合，并与受体应用抗增殖免疫抑制剂如西罗莫司等相关。其他可能导致切口愈合的因素，例如老年受者、糖尿病及肥胖受者和再次手术。

1. 切口感染 切口感染一般发生在术后 5 天左右。通常由切口内血肿、尿漏和淋巴囊肿所致。严重感染可能威胁移植肾功能，甚至发生败血症危及患者生命。

切口发生浅部感染时，受者可出现局部红肿、疼痛，可伴随发热，切口或者引流管可出现脓液。深部切口感染早期不易发现，病情进展可导致严重败血症和全身感染。致病菌多为革兰氏阴性杆菌，尤其是大肠埃希菌多见，其他有葡萄球菌及肠球菌。临床上 B 超及 CT 扫描可以帮助明确诊断。

切口感染的处理原则为：早期诊断、有效引流、合理用药。发生切口感染时，需行抗感染治疗及伤口引流，并且及时应用针对皮肤及泌尿系感染的一线抗生素。对于浅表的感染灶，可对切口进行填塞和包扎，加强消毒换药，同时适当应用抗生素。如果在深部的脓肿，则需在局麻下行切口探查和引流，局部可予 3% 过氧化氢水、生理盐水反复冲洗，同时根据药敏结果选择抗生素抗感染治疗，如怀疑真菌感染者，还需加用抗真菌类药物。对于深部肾周脓肿，保证引流通畅是治疗能否成功的关键，同时还需警惕有无肾周积液沿腹膜外扩散至膈下和盆腔。

预防切口感染的最根本措施还是取决于良好的外科技术和取肾过程术中严格无菌操作。同时术前充分透析，加强受者的营养支持治疗，纠正低

蛋白血症及贫血，对于预防术后切口感染的发生也是大有益处的。

2. 切口裂开 由于移植受者长期贫血及低蛋白血症状态，并且术后有可能大剂量使用糖皮质激素及西罗莫司等免疫抑制剂，同时尿毒症患者手术切口易于渗血、渗液，导致切口积液，愈合不良，上述因素均可导致移植受者术后发生切口愈合不佳、切口裂开可能。

因此，术前、术后积极改善受者营养状况，加强支持治疗，纠正贫血及低蛋白血症以及术中仔细的手术操作，切口分层严密缝合对于预防移植受者术后切口裂开的发生有重要意义。

3. 切口内神经损伤 肾移植手术在分离髂血管及腹股沟韧带近端时，拉钩及血肿压迫或者术中电凝止血有时会损伤股浅神经或股神经皮支。股浅神经损伤时，术后移植受者会出现股四头肌无力、活动受限，同侧小腿伸直障碍，一般术后 2~5 天恢复。股神经皮支损伤时，股侧方麻木、皮肤感觉障碍，一般术后 3~6 个月恢复。临床上患者如出现上述症状，可予维生素 B 族类药物进行对症治疗，可加快神经恢复，同时术中精细分离也是避免发生相关神经损伤的最重要方面。

（四）淋巴漏及淋巴囊肿

肾移植术后淋巴系统并发症主要有淋巴漏及淋巴囊肿，大多数淋巴液从肾移植术中被切断的淋巴管和淋巴结处溢出、积聚形成。

淋巴漏主要是术中分离髂血管时切断的淋巴管未予结扎或者结扎线脱落造成。术后早期漏出的淋巴液可从引流管中引出，一旦拔除引流管后，继续漏出的淋巴液即在髂窝处积聚形成淋巴囊肿，较大的囊肿还可压迫移植肾及输尿管。

淋巴漏一般发生在术后 1 周至数周内，偶见发生在 1 年以上者。早期的淋巴漏表现为术后伤口引流管持续引出透明或乳糜色或淡黄色液体，移植肾区可出现逐渐增大的囊性包块。囊肿压迫输尿管可引起肾脏积水，压迫髂血管可造成静脉血栓及双下肢肿胀。压迫膀胱可出现尿频、尿急。精索受压可出现阴囊肿大。引流液或者穿刺液化验蛋白含量高，乳糜试验阳性，而引流液肌酐浓度明显低于尿液，与血肌酐水平相当。B 超检查可发现圆形、孤立的液性暗区。

一般情况下因手术疏忽而漏扎被离断的淋

巴管,淋巴漏不会很多,只要引流通畅、不发生感染,随着创面的愈合,淋巴漏会自行愈合;如果术后数天伤口淋巴液引流较多且无减少趋势,则可在术后 1 个月窦道形成后,通过引流管注入红霉素 500mg 加 50% 葡萄糖 20ml,使其局部淋巴管发生无菌性粘连而控制淋巴漏。对于较大的淋巴囊肿,可行囊肿穿刺或者切开引流,囊内注射硬化剂。

术中精细操作,分离髂血管时仔细缝扎髂血管周围细小淋巴管,修肾时仔细结扎肾门处淋巴管对于预防术后发生淋巴漏及淋巴囊肿有较大帮助。

扩展阅读

放置输尿管双 J 支架管的利弊和争议

输尿管双 J 支架管最早于 1978 年被 Finney 首次应用于临床,至今已有 30 余年历史。双 J 管具有支架和内引流作用,能解除输尿管因炎症、水肿造成的暂时性梗阻,可以预防术后漏尿和输尿管狭窄。目前,对肾移植术后双 J 管留置时间的长短并无定论。长期留置可能导致生物材料表面细菌定植、生物膜形成、盐类及生物大分子沉积等,从而诱发感染,国内外研究者近年希望设计新型的生物降解材料输尿管支架,在完成其内引流和支撑作用后能自行降解并随尿液排出体外,目前临床应用的生物降解材料多为脂肪族环酯和环氧烷烃以及氨基酸的无规和嵌段共聚物,此类聚合物具有良好的生物相容性,可形成一系列降解速度可控的产品。随着科技的进步,一些新型医用生物材料、新的制作工艺不断涌现,开发良好的涂层、引入具有生物活性的药物可能是今后一段时期的主要研究方向。

与肾移植术后内科并发症相比,外科并发症发生率相对较低,但仍应得到肾移植医生的重视,因为外科并发症一旦发生,容易引起移植肾失功甚至威胁患者生命。绝大多数外科并发症都是可以预防的,移植肾修整和手术过程中密切注意可能发生的外科并发症,以及仔细完善的围手术期管理是预防和避免其发生的关键。随着超声影像等医学技术的不断发展,血管、输尿管等外科并发症的诊断水平也有相应的提高,为医生尽早做出临床判断和决策提供依据,避免早期移植肾的丢失。

三、排斥反应

当终末期肾病患者(受者)接受了不同遗传背景(供者)的肾脏,由于供、受者移植抗原不同,在不使用免疫抑制剂的情况下移植肾可能受到体内淋巴细胞为主的免疫活性细胞和抗体的"攻击",这就是肾移植排斥反应,它是影响移植肾早期存活的主要原因。排斥反应根据发生的时间、机制和移植肾病理有不同的分类方法。根据排斥反应发生的时间,通常可分为超急性、加速性、急性和慢性排斥反应;根据排斥反应发生的机制不同,分为细胞性和体液性排斥反应;根据移植肾病理形态的不同,可分为小管间质性排斥反应和血管性排斥反应,不同排斥反应的临床表现、治疗方法以及预后大不相同。随着新型免疫抑制剂不断在临床应用,肾移植术后排斥反应发生率逐年下降,国内外主要的移植中心急性排斥反应发生率为 5%~25%,但是排斥反应仍然是肾移植术后早期最主要的并发症之一,也是导致移植肾失功的主要原因。虽然移植肾排斥反应的发生机制和详细过程并不完全清楚,但一般认为排斥反应主要是由 T 细胞介导的免疫应答反应。近十年来,抗体介导的排斥反应越来越受到重视,超急性和加速性排斥反应主要以抗体介导为主,急性和慢性排斥反应除了淋巴细胞以外,抗体介导也起了重要的作用,尤其对于激素冲击治疗无效的急性排斥反应,抗体介导的排斥反应往往起了主要作用。

(一)发病机制

目前已知的移植肾排斥反应的发生机制主要包括:移植肾损伤,抗原的递呈、识别和 T 细胞的活化和免疫应答。

1. **移植肾损伤** 移植肾局部组织损伤可以使大量趋化因子和炎症介质表达以及单个核细胞的聚集,促使抗原递呈细胞的数量和活性明显增强,诱导局部组织细胞表面主要组织相容性复合物(MHC)分子的大量表达,介导免疫反应。在肾移植的过程中,无论肾脏的切取、灌注、保存,还是移植手术，由于缺血、缺氧不可避免造成移植肾的损伤，为淋巴细胞的活化提供了有利的局部环境，除了可以诱导急性排斥反应以外，还与慢性排斥反应及慢性移植肾损伤密切相关。损伤一旦诱导免疫反应发生，可进一步加重移植肾损伤，造成恶性循环。

2. 抗原的递呈、识别和 T 细胞的活化　移植肾植入受者体内以后，受体 T 细胞通过直接识别，即识别供者的同种异基因 MHC 分子，以及经供体抗原递呈细胞加工处理并与 MHC 分子结合的多肽抗原。直接识别引起的淋巴细胞的活化主要导致移植后早期排斥反应的发生。另一种间接识别是由受体的抗原递呈细胞随血液进入移植肾，或外周免疫器官将移植肾细胞表面脱落的 MHC 抗原分子捕获，经加工处理与受者的 MHC 分子结合表达于细胞膜表面，再由受体的淋巴细胞识别。间接识别与移植后期的慢性排斥反应密切相关。

3. 免疫应答　包括细胞免疫应答和体液免疫应答。T 细胞经过抗原识别和活化，大量表达和分泌各种免疫分子，同时其自身也不断地分裂和增殖，除了细胞毒性 T 细胞直接针对移植肾细胞产生破坏效应，活化的 T 细胞还通过分泌免疫因子介导非抗原特异性的免疫应答。具备抗原特异性的细胞毒性 T 细胞直接与移植肾细胞表面的 MHC I 类分子结合，通过分泌穿孔素和颗粒酶 B，造成移植肾细胞破裂和溶解。体液免疫应答通过预存的和新产生的抗体介导。超急性和加速性排斥反应主要由预存抗体引起，而急性和慢性排斥反应的体液免疫应答依赖 T 淋巴细胞的协同作用，诱导 B 细胞活化、增殖成为浆细胞，产生和分泌大量针对移植肾抗原的特异性抗体，在补体的协助下，引起移植肾损伤。在病理上，肾组织补体 C4d 阳性是抗体介导的体液免疫应答的一个主要标记。

（二）排斥反应分类

1. 超急性排斥反应（hyperacute rejection，HAR）　是急性抗体介导的排斥反应的一种特殊类型，是受体对移植肾发生迅速和剧烈的免疫应答，它发生的主要原因是肾移植术前多次妊娠、反复输血、再次移植、长期透析，以及与肾移植抗原有交叉反应的微生物感染等，诱导受体体内预先存在针对供体的特异性抗体（例如 ABO 血型抗体、HLA 相关抗体及抗供者血管内皮抗体），通过攻击移植肾内皮细胞以及补体系统的活化来损伤移植肾，属于 II 型变态反应，发生率为 1%~3%。近年来随着术前完善的免疫学检查和配型技术，超急性排斥反应发生率已经明显下降。

超急性排斥反应一般发生在移植肾手术血管开放后即刻至 24 小时内，也有延迟到 48 小时发生的报道，供肾血供恢复后数分钟内移植肾从开始充盈饱满、色泽红润、输尿管间隙性蠕动逐渐变软，移植肾可呈现暗红色至紫色，颜色逐渐加深，并出现花斑，肾动脉搏动减弱甚至搏动完全消失，移植肾呈现高度肿胀，甚至会出现破裂，肾表面可见细小血栓形成，输尿管蠕动消失，尿液呈明显血尿且分泌减少直到停止。其病理表现为肾内大量中性粒细胞弥漫浸润，肾小球毛细血管和微小动脉血栓形成，肾小球及间质血管坏死，随后发生广泛肾皮质坏死，最终供肾动脉、静脉内均有血栓形成，在免疫组化中可见管周毛细血管 C4d 染色阳性，电镜下可见肾小球毛细血管内皮细胞脱落、血栓形成，上述病理改变可见于同一个肾脏中，不同活检区域的病变程度也不尽相同。根据术后早期突发血尿、少尿或无尿，移植肾彩超显示皮质血流无灌注伴有明显肿胀，在除外移植肾急性肾小管坏死、移植肾动静脉栓塞及输尿管梗阻外，肾活检显示典型改变者可明确诊断。

对于超急性排斥反应目前尚无有效的治疗，一旦发生多数患者都不可逆，确诊后就应行移植肾切除术。对于超急性排斥反应关键在预防。移植术前要对供、受体进行良好组织配型，包括 ABO 血型、HLA 配型、淋巴细胞毒试验、淋巴细胞流式交叉配型以及群体反应性抗体（PRA）的检测，可以检出受体体内预存的抗供体抗体，预测体内 HLA 抗体和致敏程度，从而最大限度地避免超急性排斥反应的发生。一般认为群体反应性抗体在 20%~30% 以上，认为是高敏受者，需要通过多种方法预处理，包括全身淋巴组织照射、血浆置换、免疫吸附、特异性的单克隆抗体、大剂量丙种球蛋白输注等方法，降低超急性排斥反应的发生。当然避免术前反复大量输血、多次妊娠、长期的血液透析以及微生物的感染，也是预防抗体产生的有效手段。

2. **加速性排斥反应（accelerated rejection, ACR）** 通常发生在移植术后 24 小时至 7 天内，其反应剧烈，进展快，移植肾功能常迅速丧失，其发生机制和病理改变与超急性排斥反应相似，多由于体内预存较低滴度的 HLA 抗体或预先有致敏因素存在，有人把加速性排斥反应也称为延迟性超急性排斥反应。抗体与移植肾抗原结合引起细胞浸润，导致 T 细胞介导的由相同抗原再次刺激引起的再次免疫应答，诱导新的抗体产生并攻击血管内皮细胞，表现为小血管炎症和纤维素样坏死，因此除了体液性因素以外，细胞性因素也在加速性排斥反应中起了重要的作用。

移植肾加速性排斥反应发生时间绝大多数在术后前 4 周内，临床表现为肾移植术后肾功能在恢复过程中尿量突然减少，移植肾功能迅速丧失，移植肾肿胀、压痛，常伴有体温及血压升高，同时还可以出现恶心、腹胀等消化道症状，该类排斥反应较剧烈，病程进展快，血肌酐急速升高。发生时间越早，排斥反应程度就越重，全身症状越明显。发生加速性排斥反应时彩色多普勒超声一般提示移植肾血管阻力指数会增高，肾脏体积会明显增大。病理上该类排斥反应以肾小球和间质小动脉的血管病变为主，可表现为坏死性血管炎，淋巴细胞浸润血管内皮细胞，血栓形成，重者可发生血管壁纤维素样坏死，间质出血有肾皮质坏死，免疫组化可发现肾小管周围毛细血管 C4d 沉积，电镜下可见小动脉膜有纤维蛋白及电子致密物的沉积。加速性排斥反应的诊断还需与急性肾小管坏死、肾动脉栓塞、肾静脉血栓形成等鉴别，移植肾活检有助于明确诊断。

加速性排斥反应总体治疗困难，效果较差，目前临床上常用的治疗方法有：①尽早使用抗胸腺细胞球蛋白（ATG）、抗淋巴细胞球蛋白（ALG）或抗 CD3 单克隆抗体等，疗程一般 5~10 天；②大剂量丙种球蛋白，0.4mg/（kg·d），一般使用 7~10 天；③血浆置换、免疫吸附去除抗体。虽经积极治疗仍有大部分加速性排斥反应无法得到缓解，对治疗无反应或有短暂反应但最终不能逆转排斥反应。如果加速性排斥反应治疗无效时应尽早切除移植肾，恢复透析状态，以避免感染、充血性心力衰竭和消化道出血等并发症发生。

3. **急性排斥反应（acute rejection, AR）** 是临床最常见的排斥反应，发生率为 10%~30%，可发生在移植后任何阶段，但多发生在肾移植术后 1~3 个月内，随着移植后时间延长，其发生率逐渐下降。对急性排斥反应进行有效的预防、准确的诊断和及时的治疗是延长移植肾/患者长期存活的关键。急性排斥反应危险因素包括：①供者因素，供者年龄大，肾脏缺血时间长，HLA-DR 不匹配，边缘供肾等；②受者因素，青少年、病毒感染、某些基因多态性；③移植肾功能延迟复功；④免疫抑制药物的选择，围手术期采用抗体诱导治疗和新型免疫抑制剂他克莫司 + 吗替麦考酚酯 + 激素的联合治疗，更有利于预防早期急性排斥反应的发生。

急性排斥反应临床主要表现为尿量减少，体重增加，轻中度发热，血压上升，可伴有移植肾肿胀，并有移植肾压痛，还可以伴有乏力、腹部不适、胃纳减退等症状，近年来随着新型免疫抑制剂的大量运用，典型的排斥反应已不多见。发生急性排斥时患者血肌酐会显著上升，尿液中蛋白及红细胞也会显著增多，彩色多普勒超声往往提示移植肾胀大，皮髓质交界不清，移植肾动脉阻力系数明显升高等，血常规中有时可见中性粒细胞升高、贫血及血小板减少，近年来一些诸如血氧水平依赖的功能磁共振成像（blood oxygenation level dependent magnetic resonance imaging，BOLD MRI）也开始应用于无创性急性排斥的诊断。急性排斥反应的病理穿刺提示间质和肾小管上皮细胞单核细胞浸润（小管炎），在较为严重的急性血管性排斥中亦可见单核细胞在血管内皮细胞浸润（血管内膜炎），伴有间质水肿等。1991 年，由肾脏病理学家、肾脏病学家和肾移植外科学家在加拿大的 Banff 首次提出了移植肾排斥反应的诊断标准（Banff 标准），为临床诊断、治疗、估计预后提供了重要依据，目前在国际上已被广泛接受，Banff 病理诊断标准每 2 年更新一次。临床上诊断急性排斥反应虽然不是很复杂，但是我们还需排除急性肾小管坏死、肾后性梗阻、肾动脉狭窄、肾静脉栓塞、环孢素中毒、多瘤病毒感染、移植肾肾盂肾炎等情况，尽早行移植肾活检有助于鉴别。

急性排斥反应根据发生机制的不同，可分为淋巴细胞介导的急性细胞性排斥反应和抗体介导的急性体液性排斥反应。前者与 T 细胞的活化增殖有关,而后者主要为 B 细胞的作用。这两者在发生机制、病理表现、免疫检测和治疗方法上均存在较大差异,因此将分别论述。

（1）急性细胞性排斥反应（acute cellular rejection,ACR）

1）免疫学机制

ACR 发生的主要免疫学机制包括:

①T 细胞的活化与增殖:T 细胞受到移植物抗原刺激而致敏,其中致敏的 CD8（CTL）可直接攻击移植物,致敏的 CD4（Th1）可释放多种细胞因子（IL-2、IL-6、INF-γ）直接（具有杀伤活性的亚群）或间接（辅助 CD8、NK 和 B 细胞）损伤移植物;T 细胞的活化增殖有赖于 IL-2 和 IL-2R,否则将转化为抑制细胞、无功能细胞甚至细胞凋亡。

②T 细胞抗原识别的直接和间接途径:T 细胞识别同种移植抗原有两种途径:其一是直接识别,即由供体的抗原递呈细胞（APC）递呈外来抗原,包括 CD4⁺T 细胞直接识别供体 APC-MHC Ⅱ 类分子结合的Ⅱ类抗原,非 CD4⁺T 细胞依赖的 CD8⁺T 细胞直接识别同种 MHC Ⅰ类抗原;其二是间接识别,即宿主 APC 加工和递呈供体特异性抗原肽,结合于宿主细胞表面 MHC Ⅱ类分子抗原槽内,供 T 细胞识别。

③共刺激分子:T 细胞的活化和增殖依赖于 T 细胞受体（TCR）和共刺激双信号,目前认为 CD28/CTLA4 与 B7、CD40 与 CD40L（CD154）分子间的相互作用是最重要的共刺激通路。

④细胞因子:IL-2、INF-γ 介导强烈的细胞免疫应答,主要由 CD4⁺Th1 亚群和 CD8Tc1 分泌,而 IL-4、IL-5、IL-10 主要由 CD4⁺Th2 亚群和 CD8⁺Tc2 分泌,促进体液免疫应答并可通过负性调节机制抑制细胞介导的免疫反应,Th3 则主要分泌 TGF-β 和 / 或 IL-10,可下调 APC 及 Th1 活性,在诱导免疫耐受中起主要作用。

⑤黏附分子:免疫应答过程中,APC 与 T 细胞间的相互作用依赖于黏附分子的参与,重要的黏附分子包括 T 细胞表面的 LFA-3（CD58）与 APC 表面的 LFA-2（CD2）及 T 细胞表面的 ICAM-1（CD54,gP39）与 APC 表面的 LFA-1（CD11a/CD18,gP50）。

2）组织病理学改变:ACR 的病理表现以间质水肿和局限性（主要在毛细血管和肾小管周围）炎症细胞浸润最为突出,可造成内皮细胞的变性和坏死（详见移植病理章节）。

3）治疗

①皮质类固醇冲击治疗:大剂量皮质类固醇冲击是治疗急性排斥反应首选和最常用的方法,一般应用甲泼尼龙（MP）0.5~1.0g 静脉滴注,连续 3 天,可根据排斥反应的程度适当增减剂量。对于排斥反应较轻或使用激素风险较大的患者也可使用较小剂量的冲击治疗,如 MP 120~250mg（2mg/kg·d）,连续 3~5 天。

②抗体治疗:对皮质类固醇冲击治疗无效的急性排斥反应称为耐皮质类固醇的急性排斥反应,占急性排斥反应的 20%~40%。对于激素治疗不敏感的急性细胞性排斥反应需要使用单克隆或多克隆抗体。目前常用的主要有抗淋巴细胞球蛋白（ALG）、抗胸腺细胞球蛋白（ATG）和抗 CD3 单克隆抗体（OKT3）等:A. ALG 作用机制在于抑制经抗原识别后的淋巴细胞激活过程,从而特异性地破坏淋巴细胞,其使淋巴细胞耗竭的机制包括直接的淋巴细胞毒性、补体依赖性的细胞溶解、调理素作用等。一般应用剂量为 2.5~5mg/（kg·d）,5~10 天为一疗程。B. ATG 是一种主要作用于 T 细胞的选择性免疫抑制剂,可识别排斥反应时出现的绝大多数种类的 T 细胞表面活性物质如 CD2、CD3、CD4、CD8、CD11a、CD25、HLA-DR 等,通过补体依赖的细胞溶解和 Fc 依赖的调理素作用使 T 细胞耗竭。ATG 的治疗剂量为 1~1.5mg/（kg·d）,疗程为 5~10 天。C. OKT3 是一种针对人体 T 细胞表面 T3 抗原的鼠源性抗体,其通过作用于 T 细胞表面的 T3 抗原识别结构,不仅能清除 CD3⁺ 细胞,阻断 T 细胞识别抗原的功能,还能阻断已产生的杀伤性 T 细胞的功能和细胞介导的细胞毒性。治疗剂量为 5mg/d,疗程为 5~10 天。

对于反复发作的急性排斥反应,是否再次使用皮质类固醇冲击治疗,可根据治疗反应和患者全身情况而定。如果排斥程度较轻,或者是首次急性排斥数周后再次发生的急性排斥,可以考虑再次皮质类固醇冲击治疗。如果发生耐皮质类固醇的排斥反应,或在使用皮质类固醇治疗的同时肾功能仍未改善,建议改用单克隆或多克隆抗体治疗。

（2）急性体液性排斥反应（acute humoral rejection,AHR）

1）免疫学机制

AHR 发生的主要免疫学机制包括：

①同种异型抗体主要通过 4 种不同途径损伤移植物血管内皮细胞：A. 通过激活补体经典途径，形成膜攻击复合体；B. 通过可溶性补体片段募集炎症细胞产生炎症反应；C. 通过补体裂解片段与移植物内皮细胞表面受体作用激活吞噬细胞的吞噬作用；D. 通过抗体依赖细胞介导的细胞毒作用（ADCC）。前三条途径均依赖补体，补体片段 C4d 在肾小管周围毛细血管（peritubular capillary，PTC）上的沉积是非常有力的证据。目前，病理检测 C4d 的存在已经成为诊断急性体液性排斥的重要标准。

②继发于血管内皮损伤的体液性排斥机制包括：血小板的活化和血栓形成；移植物血管内皮细胞和成纤维细胞增生；细胞性和 / 或体液性免疫应答引起的免疫细胞浸润。急性体液性排斥反应中并不发生像超急性排斥反应那样的血栓形成，而是一个渐进性的移植物损伤—修复—损伤的过程。

2）组织病理学改变：AHR 的病理表现以急性或亚急性排斥性血管炎为主，镜下可见血管内皮细胞水肿、增生肥大和空泡变性、内皮从基底膜分离坏死、肾小球基底膜破坏、微血栓形成并由小血管向大血管蔓延。免疫荧光还能发现受损血管壁上含有多种免疫球蛋白、补体和纤维蛋白沉积物（详见移植病理章节）。

3）治疗：抑制和清除产生同种异体抗体的免疫细胞，B 细胞（更确切应为浆细胞，正常情况下量少）是最主要分泌抗体的细胞，因此在治疗体液性排斥反应过程中，抑制或清除 B 细胞以阻止和减少同种异型抗体的产生非常重要。目前相关的治疗药物和方法有静脉注射免疫球蛋白、抗淋巴细胞抗体、血浆置换和免疫吸附。

①静脉注射免疫球蛋白（intravenous immunoglobulin，IVIg）：IVIg 能迅速降低肾移植受者外周血中同种异体抗体水平，其抑制体液性排斥反应的作用机制包括，阻断巨噬细胞表面的 Fc 受体；通过 IgG 与 C3b 和 C4b 结合，抑制补体介导的移植物血管内皮的损伤；调节细胞因子及细胞因子拮抗剂的产生；IVIg（即抗独特型抗体）可中和循环自身抗体；选择性刺激某些表达抗原受体的 B 细胞克隆或 T 细胞，对免疫系统进行整体上的调节；通过阻断 T 细胞受体 / 抗原递呈细胞的相互作用而抑制 T 细胞激活。IVIg 的治疗剂量为 0.4~2g/（kg·d）较为合适，一般 7 天为一疗程，同时联合血浆置换或免疫吸附治疗。

②抗淋巴细胞抗体：单克隆抗体通过结合淋巴细胞表面受体清除特定的淋巴细胞亚群和抑制淋巴细胞功能。利妥昔单抗（rituximab）可特异性靶向作用于 B 细胞表面 CD20 分子的单克隆抗体。近年来，越来越多的证据表明利妥昔单抗能明显延长发生激素抵抗体液性排斥反应的移植肾功能。利妥昔单抗的推荐使用剂量一般为 375mg/m^2，每周 1 次，共 2~4 次。

③血浆置换（plasma exchange）：PE 是将血浆中的异常成分去除分离，然后将细胞成分加入置换液共同输回体内，以清除体内致病物质（自身抗体、同种异型抗原、免疫复合物等），通过 PE 清除受者血液中同种异体抗体和其他血浆因子，是一种有效治疗体液性排斥反应的方法。血浆置换应每天或隔天一次，可结合 IVIg 同时应用。

④免疫吸附（immunoadsorption，IA）：是在血浆置换的基础上发展而来的，通过免疫手段高度选择性地吸附某种物质的血浆置换方式。它是将抗原、抗体或某些具有特定物理化学亲和力的物质作为配基与载体结合，制成吸附柱，利用其特异性吸附性能，选择性或特异性地清除患者血中内源性致病因子，从而达到净化血液、缓解病情的目的。在肾移植受者中，IA 是一种体外特异性清除受者外周血中免疫球蛋白的方法，最初用来预防和治疗 ABO 血型不相符或高致敏受者的体液性排斥反应，近年来则越来越多地应用于治疗和逆转抗 HLA 抗体引起的体液性排斥反应。

4. 慢性排斥反应（chronic rejection，CR）　一般发生在移植术后 3~6 个月以后，据报道慢性排斥反应以每年 3%~5% 的速度增加，肾移植术后 10 年约有一半的患者发生慢性排斥反应，它是影响移植肾长期存活的主要因素。慢性排斥反应主要是由体液免疫和细胞免疫共同介导的慢性进行性免疫损伤，有时候也是急性排斥反应未有效逆转的后续反应。其病因包括免疫因素和非免疫因素，如供受体 HLA 匹配不佳、免疫抑制剂不足、供肾缺血再灌注损伤、急性排斥的程度和次数、病毒感染、高血压、高脂血症等。临床表现为蛋白尿、高血压、移植肾功能逐渐减退以及贫血等，彩色多普勒超声检查可表现为移植肾体积变小或异常增大，皮质回声增强，阻力指数增高。慢性排斥反应主要通过移植肾病理穿刺活检诊断，其病理表现为间质广泛纤维化，肾小管萎缩，肾小球基底膜增厚硬化并逐渐透明样变最终肾小球硬化，同时伴有小动脉内膜增厚，狭窄直至闭塞。在诊断慢性排斥时，我们同时应排除急性排斥反应、免疫抑制剂毒性损伤、肾动脉狭窄及移植肾复发性 / 新发肾炎等情况。

目前对于慢性排斥反应无特别有效的治疗方法，处理原则为早期预防慢性排斥反应的发生及保护残存肾功能。在预防方面，我们应尽量减少肾脏缺血时间、减少 HLA 错配、减少边缘供肾的利用、避免免疫抑制剂中毒发生、积极预防 CMV 感染等；在减慢肾功能损害的进展速度方面，我们应积极对症处理高血压、高脂血症及蛋白尿，使用 ACEI 或 ARB 制剂、他汀类药物等，此外，可以根据移植肾的病理情况，如果免疫活动明显，可适当增加免疫抑制剂，优化治疗方案。如无明显的蛋白尿，也可考虑 mTOR 抑制剂（西罗莫司等）治疗，而对于 C4d 阳性诊断抗体介导的慢性排斥反应可考虑适当强化免疫抑制治疗，包括血浆置换、免疫吸附和使用丙种球蛋白。

扩展阅读

同种异体器官移植是目前治疗各种不可逆终末期器官衰竭的好方法，但排斥反应和长期服用全身免疫抑制剂的副作用仍然限制移植器官的长期存活。因此，人们在致力于寻找一种有效的方法，使得移植器官在不应用免疫抑制剂的情况下能够长期、有功能的存活。这种理想的方法就是免疫耐受，即移植物抗宿主和宿主抗移植物反应的性质得到调和，机体将移植物作为自我或类自我加以接受。研究者们在诱导免疫耐受方面做了大量的工作，但是常常存在局限性。采用骨髓或外周血干细胞移植诱导免疫耐受的方法已在动物模型和少数临床病例中进行了较深入的研究，是目前达到临床免疫耐受最有望取得突破的方法。

肾移植排斥反应是受者体内对移植肾抗原发生的一系列细胞和体液免疫反应。根据其出现的时间、病理机制、临床和组织病理学特征，排斥反应可分为超急性排斥反应、加速性排斥反应、急性排斥反应和慢性排斥反应。诊断需要根据临床表现、影像学资料、实验室检查进行综合判断，通过肾脏组织病理活检可基本确诊。对肾移植后排斥反应应做到早期发现、及时准确诊断和有效治疗，从而提高移植肾的长期存活。

四、慢性移植物肾病

慢性移植物肾病（chronic allograft nephropathy，CAN）是移植肾远期失功最重要的原因之一。认识慢性移植物肾病的发生机制及危险因素，然后进行相关的治疗干预，对促进和改善移植肾的长期存活十分重要。

（一）CAN 的发展和诊断

1991 年首次提出慢性移植物肾病概念。1992 年，第 4 次 Alexis Carrel 移植器官慢性排斥反应和动脉硬化讨论会确立了 Banff 分类标准，将传统的移植肾慢性排斥反应定义为慢性移植物肾病。目前认为，慢性移植物肾病（chronic allograft nephropathy，CAN）是指肾移植术后出现的一组以肾功能进行性减退，同时伴有蛋白尿增多、逐渐恶化的高血压为主要表现的临床综合征；组织学表现为以慢性移植肾间质纤维化、肾小管萎缩及进行性动脉血管内膜纤维性增厚等为特点的非特异性病理改变；其最终结果是慢性移植肾功能衰竭。

Banff 97 标准中，将 CAN 进行了明确的定义和分级，CAN 的严重性按照组织病理学所见的肾小管和间质严重程度分为Ⅰ级（轻度）、Ⅱ级（中度）和Ⅲ级（重度），分级以间质纤维化（Ci0 到 Ci3）和小管萎缩（Ct0 到 Ct3）的程度来确定，并认为 CAN 可以伴有或不伴有血管的改变。因为 CAN 包括所有原因引起的有纤维化的慢性移植物功能障碍，妨碍了准确的病因诊断和合适的有效治疗，2005 年，第 8 次 Banff 会议有专家提议不再使用这一名称，而以间质纤维化 - 小管萎缩 - 非特异性病变（interstitial fibrosis and tubular atrophy not otherwise specified，IF-TA-NOS）来替代 CAN，但由于移植界临床医师广泛使用 CAN，

2007 年，西班牙国际移植病理大会 Banff 07 会议上仍然决定继续使用这一名称。

（二）CAN 的病因

引起 CAN 的原因众多，但大致可以分为免疫源性因素和非免疫源性因素两大类：

1. **免疫源性因素** 包括供受体 HLA 匹配、急性排斥反应、亚临床型排斥反应、慢性体液性排斥反应、缺血再灌注损伤等。

HLA 作为人体组织细胞的遗传学标志，是导致移植物排斥反应的主要抗原。虽然近年来新型免疫抑制剂应用使得急性排斥反应发生率明显下降，移植肾短期生存率明显升高，但是越来越多的临床研究显示：供受体之间的 HLA 匹配程度仍然是影响移植肾长期存活的重要因素之一。不同 HLA 位点错配数的患者移植肾远期生存率有显著差异。

有研究发现，如果急性排斥反应在移植后早期发生并且能完全逆转，其长期存活率与未发生者没有明显差异，但反复发生急性排斥反应及血管性排斥反应者、排斥反应经治疗后移植肾功能未完全逆转者移植物晚期失功的可能性较高，且移植肾长期存活率较低，显示急性排斥反应也是 CAN 的致病因素。亚临床型急性排斥反应（SCR）是指移植肾功能稳定、没有临床症状的受者通过肾穿刺活检发现移植肾小管间质大量炎症细胞浸润，其病理表现与急性排斥反应相似。据报道，10%~30% 的程序性活检可出现 SCR。与未发生 SCR 者相比，反复发生 SCR 的患者的肌酐清除率下降快、移植肾长期存活率明显降低。慢性体液性排斥反应（CHR）是由同种异体抗原依赖的免疫性因素引起的移植肾慢性损伤。众多研究显示，供者特异性抗体（donor specific antibody，DSA）在 CAN 的发病中起了重要作用。

缺血再灌注损伤是指移植肾恢复血供后，由于缺血细胞内钙的超负荷和氧自由基消除功能的减退，使得缺血细胞损伤进一步加重的现象。由于缺血再灌注损伤后细胞完整性遭到破坏，趋化因子、黏附分子等大量细胞因子集中释放，激发宿主的免疫反应，引起一系列免疫反应。移植肾冷、热缺血时间的长短是缺血再灌注损伤轻重的关键因素，过长的冷、热缺血时间可引起严重的缺血再灌注损伤，是造成移植肾延迟复功的主要因素。

根据文献报道，移植肾延迟复功者其 3 年的移植肾存活率较无移植肾延迟复功者低 16%。较长的移植肾冷、热缺血时间，可引起严重的移植肾延迟复功，造成肾小球基底膜破坏，肾小管上皮细胞坏死、脱落，无法修复，导致广泛纤维化，大量肾单位丧失功能，残余的肾单位由于高灌注、高囊内压、高滤过进一步加重纤维化，最终导致移植肾功能完全丧失。

尽管已有不少有关免疫性因素引起 CAN 的研究，但对其确切的发病机制并不清楚，一般的观点是基于 Ross 提出的"损伤反应"假说。根据这一假说，免疫性因素引起血管内膜损伤，启动并最终导致移植物血管病变和间质纤维化的炎症反应。免疫反应被认为是起始和主要的损伤。

2. **非免疫源性因素** 包括供肾质量、钙调磷酸酶免疫抑制剂的使用、病毒感染、移植后高血压、高血脂等诸多因素。

供肾质量：运输、应激、损伤所导致的供肾病变及供肾获取和移植肾手术中对供肾的损伤，均可增加移植物功能延迟恢复（delayed graft function，DGF）的发生率，进而增加 CAN 的风险。此外移植肾功能受移植肾质量与受者代谢需要比值的影响，质量越大者其代谢需要也越高，因此移植时应考虑到供肾质量和受者质量的匹配。

钙调磷酸酶抑制剂（CNI）主要指环孢素与他克莫司。CNI 的肾毒性包括急性和慢性，CAN 主要与慢性 CNI 肾毒性有关。CNI 一方面通过抑制急性排斥反应来提高移植物生存率，另一方面可以引起入球小动脉内皮细胞表面血管紧张素受体表达上调，改变花生四烯酸代谢，提高血栓素和内皮素水平，减少 NO 合成，导致入球小动脉持续收缩，从而引起肾小球缺血及萎缩，最终导致慢性肾间质纤维化和肾功能不全。早在 1984 年就有学者报道，心脏移植受者长期使用环孢素不仅发生了可逆性的肾小球滤过率降低（急性肾毒性），还伴有不可逆的、进行性肾小管、间质损伤和肾小球硬化，引起了不可逆转的肾功能恶化（慢性肾毒性）。此后在更多详细的组织学分析中发现了环孢素和他克莫司治疗可引起肾小动脉玻璃样变、肾小管萎缩和间质纤维化以及肾小球 Bowman's 囊（肾小囊）增厚、纤维化与局灶节段性或球性肾小球硬化。慢性 CNI 肾毒性随移植后时间的延长而逐渐进展,到移植后第10年,几乎所有患者均可出现慢性CNI肾毒性引起的损伤。

环孢素和他克莫司虽然引起CNI肾毒性机制相似,但有大量证据显示他克莫司的肾毒性低于环孢素。动物实验表明他克莫司的缩血管作用比环孢素弱,这在人体试验中也得到证实。另外,他克莫司的致纤维化作用也相对较低,尽管这些结果在最近的研究中未得到证实。对于肾脏之外的实体器官移植,单中心和多中心研究显示他克莫司在肾功能方面比环孢素有优势。当肾移植中他克莫司和环孢素的效果相似时(急性排斥发生率相似),可观察到与环孢素相比,他克莫司治疗时血清肌酐水平更低,肾小球滤过率更高,甚至有更好的移植物存活率。肾功能不全的患者从环孢素转为他克莫司后肾功能显著改善。SYMPHONY研究比较了不同的免疫方案,结果显示低剂量他克莫司为主的免疫抑制方案,其移植肾功能和移植肾存活率均显著优于以环孢素为主的方案。

肾移植术后,患者免疫功能下降,抗病毒免疫机制削弱,机会性病毒感染可明显增加,较为常见的有巨细胞病毒(CMV)、人类疱疹病毒(HHV)和多瘤病毒(BKV)。CMV是一种常见的病原体,肾移植受者由于术后早期应用大剂量免疫抑制剂,活动性CMV感染率可高达50%~75%。研究显示,持续CMV感染的肾移植受者,肾活检组织中细胞因子表达显著升高,引起血管通透性增加,血管内皮损伤和动脉内膜增厚,也有诱发急性排斥反应的报道。多瘤病毒(BKV)是DNA病毒。流行病学调查显示90%以上健康成人暴露于BKV。研究表明,约5%肾移植受者出现移植肾BKV相关性肾病,它常导致输尿管溃疡、输尿管狭窄、膀胱炎和移植物肾病。即使减少免疫抑制剂,仍约有45%的患者会出现移植肾失功。

高血压是肾移植术后常见并发症。高血压引起肾小球入球小动脉压力升高,刺激血管紧张素Ⅱ生成,促进TGF-β分泌,导致肾小球纤维化,从而加速CAN发展。此外,多种因素(免疫抑制剂应用、饮食、肾功能减退等)均可引起高脂血症。CAN的血管损伤与动脉粥样硬化有类似的病理改变,提示高脂血症与CAN的发生可能有关。有

学者对706例患者的回顾性调查发现,高甘油三酯是移植物失功的独立危险因素。

3. CAN的防治 CAN是影响移植肾长期存活最重要的因素。针对各种可能引起CAN的原因和危险因素采取相应的措施,进行积极预防和治疗极为重要。针对不同CAN的病因,其治疗手段包括免疫干预治疗和非免疫干预治疗。

(1)免疫干预治疗:尽量减少HLA错配,尽量缩短冷/热缺血时间,避免边缘供肾;预防急性排斥反应,一旦发生急性排斥反应应力求完全逆转;提倡程序活检,早期发现和治疗亚临床排斥和慢性排斥反应以及调整免疫抑制剂方案等。

CNI是目前广泛应用的免疫抑制剂,由于CNI在CAN的发生发展中起着重要作用,循证医学数据表明,一旦临床或移植肾穿刺活检提示CNI的肾毒性,可实施低肾毒性免疫抑制剂方案的转换,以控制CAN的发展,改善移植肾的长期预后。但应注意结合患者移植后的时间以及个体排斥风险作出合理评价,来决定是否完全停用CNI。

低肾毒性免疫抑制剂方案转换的具体措施包括:①调整CNI剂量,加强监测环孢素和他克莫司的血药浓度,及时调整剂量,尽可能减少药物引起的肾毒性。②环孢素切换为他克莫司,环孢素抑制T细胞的作用较他克莫司弱,但对TGF-β的上调作用较强,易引起肾组织的纤维化。因此CAN患者可用他克莫司替代环孢素。③使用非CNI免疫抑制剂,目前常用的非CNI免疫抑制剂有吗替麦考酚酯(MMF)、西罗莫司等。MMF既能抑制T细胞增殖,又能抑制单核细胞的浸润和细胞间黏附分子-1的表达。此外,CAN中的血管内膜增厚和纤维素样坏死与抗原抗体复合物、补体、免疫球蛋白及抗内皮细胞抗体等因素有关,而MMF能抑制抗体的形成,减少CAN的风险。西罗莫司本身没有肾毒性,它可阻断哺乳动物雷帕霉素靶蛋白(mTOR)及蛋白质的合成和转导,抑制调控细胞周期的关键性细胞因子,具有抗增殖作用的特点,也是替代CNI的重要免疫抑制剂。

(2)非免疫干预治疗:包括预防和治疗肾移植术后高血压、高血脂,改善肾小球内的"三高"现象,延缓和避免肾小球硬化和间质纤维化等。

CAN 患者均有不同程度的高血压。高血压可以加重移植肾损伤,加快移植肾功能衰竭的进程,因此严格控制血压十分重要。降压治疗首先要改善生活习惯(戒酒、低盐饮食、运动、控制体重等)。其次,要合理选择降压药物。血管紧张素转换酶抑制剂(ACEI)和血管紧张素Ⅱ受体拮抗剂(ARB)有明确的肾脏保护作用,可以降低入球肾小动脉的血压,还可以抑制 TGF-β1 的表达,减少蛋白尿量,常常作为 CAN 患者降压治疗的基础用药。对 147 例使用 ACEI 或 ARB 的肾移植患者的评估发现这些药物是有效和安全的。不少研究发现 ACEI 和 ARB 能延缓 CAN 患者的肌酐升高。需要注意的是,使用 ACEI 或 ARB 前应首先排除移植肾动脉狭窄,并在用药后的前几周严密监测肾功能变化。

对脂质代谢紊乱的患者,除饮食控制外,应使用他汀类调脂药,使血脂达到满意控制水平。多中心试验证实氟伐他汀对肾移植后血脂异常疗效明显,且对环孢素血药浓度无影响。无横纹肌溶解等不良反应,安全性良好。

总之,CAN 目前仍然是移植物失功的主要原因。但 CAN 病因复杂,需明确其不同病因,给予针对性的治疗。相信随着对 CAN 更深入的认识、早期干预,将会给肾移植患者带来更大福音。

扩展阅读

移植肾活检的类型和意义

移植肾活检是诊断移植肾病变的重要手段。临床工作中,移植肾活检分为两种类型,一种为指征性活检(indicated biopsy),另一种为程序性活检(protocol biopsy)。前者是指患者出现明显的病情改变或实验室指标异常(如血肌酐进行性升高、新发或加重的蛋白尿等)时所进行的活检;而后者是指无论移植肾功能如何,肾移植术后某一时间段内在预定的几个时间点对受者进行常规活检。移植肾活检的结果有助于提示移植肾功能丧失的原因、发现亚临床排斥反应、预测慢性化病变以及指导治疗方案的调整,从而改善移植肾的长期预后。

CAN 仍然是目前移植物失功的主要原因。但 CAN 病因复杂,需要根据患者的具体情况分析其不同病因,给予个体化、针对性的治疗方案。相信随着对 CAN 认识的深入和早期干预措施的应用,将减少 CAN 的发病机会并提高 CAN 的治疗成功率。

五、其他内科并发症

(一)心内科并发症

心血管系统

(1)肾移植术后高血压:肾移植术后高血压(post-transplantation hypertension,PTHT)是肾移植术后常见并发症,PTHT 的诊断参照原发性高血压的诊断标准。在环孢素(CsA)应用前发生率为 40%~50%,环孢素治疗者中发生率更高,可达 70%~90%。不同移植中心报道的 PTHT 发生率均大于 50%。术后 1 个月高血压的发生率为 70%,术后 2 年为 58%~73%。

PTHT 的常见病因如下:①移植前因素,移植前存在的高血压和左室肥厚,体重指数,原发肾病类型;②供体相关性因素,老年、女性供肾,供体高血压,右侧供肾;③移植相关因素,缺血时间延长,延迟复功,急性排斥反应(AR)与环孢素(CsA)中毒,慢性排斥反应,移植肾动脉狭窄,移植肾梗阻(淋巴囊肿、输尿管狭窄),移植肾失功;④药物相关因素,钙调磷酸酶抑制剂,激素。

PTHT 的治疗包括病因治疗、降压药及肾功能的维护。对于可去除的 PTHT 病因,针对性的病因治疗可以治愈 PTHT。应用降压药治疗的基本原则,根据 PTHT 的原因与病理生理特点用药,以保护移植肾功能为基点。常用药物包括钙通道阻滞剂(CCB)、利尿剂、血管紧张素转换酶抑制剂(ACEI)、β- 肾上腺素能受体阻断剂。CCB 是 PTHT 治疗中最常用的降压药,被大多数肾移植中心作为首选降压药。ACEI 对肾小球高滤过和肾单位不足引起的高血压能有效地降低血压,改善肾血流动力学,同时能够抑制被认为在慢性损伤中起重要作用的 TGF-β 的活性,延缓慢性移植物肾病的进展。目前的高血压指南明确提出一般高血压患者降压目标为 140/90mmHg,伴有糖尿病的高血压患者降压目标为 130/80mmHg。在肾移植患者中,部分术后患者存在较顽固的高血压,此时往往需要应用 2 种或 2 种以上的药物以使血压达到目标水平。若患者在联用 2 种药物后血压仍未得到控制，则需要联用 3 种或 3 种以上的药物。临床医师应熟悉各种降压药物的优缺点进行合理和最优化的组合。临床常用抗高血压药在肾移植受者中应用的优缺点比较见表 14-6。

（2）缺血性心脏病：心血管疾病是肾移植后患者早期和晚期死亡的主要原因之一，占 25%~50%。肾移植受者发生心血管疾病的危险因素包括男性患者、肥胖（BMI>28kg/m^2）、蛋白尿（>3.0g/24h）、低 HDL-C 水平（1.04mmol/L）、年龄（男性 >45 岁，女性 >55 岁）、肾移植前原有心血管疾病、糖尿病、高血压或接受降压药物治疗、高血脂、吸烟，以及移植肾功能不全。因此，对于准备进行肾移植的患者进行心血管疾病筛查十分重要。确定患者有无存在缺血性心脏病的危险因素，阻断和减少危险因素，根据危险因素和冠脉疾病的存在与否，控制血脂水平到相应的目标（表 14-7），从而降低缺血性心脏病的发生率。目前提倡对有潜在心血管疾病表现的患者进行移植前常规冠状血管造影。

（二）代谢性疾病

包括移植后糖尿病、高尿酸血症、高脂血症等，具体内容见"第九章 第二节移植术后代谢性疾病"。此外还包括甲状旁腺功能亢进症。

肾移植术后甲状旁腺功能亢进症是肾功能衰竭甲状旁腺肥大引起的后遗症，发生率为 33%，表现为高钙血症，常发生于移植后的第 1 周，也可延迟至移植后 6 个月或更长时间出现。高钙血症与甲状旁腺腺体大小相关。肾移植成功后，肾功能接近正常，大多数患者腺体开始缩小，增多的细胞不再分泌激素。但如果腺体很大，而甲状旁腺细胞代谢率低，缺乏细胞清除机制，腺体缩小至正常大小需几个月或几年时间。短暂高钙血症通常在肾移植后 1 年内缓解，血钙浓度一般为 2.6~3.1mmol/L。一些患者可持续较长时间。大多数情况下高钙血症和低磷血症无并发症，自行缓解率高，对甲状旁腺功能亢进症的治疗可以暂时采用保守疗法。轻度甲状旁腺功能亢进症者控制血磷至正常，通常足以防止症状性高钙血症，直至腺体恢复。持续高钙血症或血钙无法降至 3.1mmol/L 以下，可考虑切除甲状旁腺。出现骨质脱钙、骨痛和移植肾丧失功能时，应行甲状旁腺切除术。手术后早期严重的症状性高钙血症保守治疗无反应时亦应考虑甲状旁腺切除术。

（三）消化系统并发症

1. 肝功能异常 丙型肝炎病毒（HCV）、乙型肝炎病毒（HBV）和巨细胞病毒（CMV）是造成

表 14-6 临床常用抗高血压药优缺点比较

种类	优点	缺点
小剂量噻嗪类利尿剂	费用低、减轻水肿、降血钾	升高肌酐
β-肾上腺素能受体阻断剂	费用低、提高冠心病患者的生存率	高血脂
ACEI	减少蛋白尿、减少红细胞增多症	升高肌酐、贫血、咳嗽、血钾升高
ARB	减少蛋白尿、减少红细胞增多症	升高肌酐、贫血
钙通道阻滞剂	升高 CsA 浓度、增加肾血流量	水肿
血管扩张剂	减轻充血性心衰的后负荷	心率增快

ACEI：血管紧张素转化酶抑制剂；ARB：血管紧张素受体拮抗剂

表 14-7 肾移植患者中血清低密度脂蛋白的饮食调节和药物治疗水平与控制目标

状态	饮食调节	药物治疗	治疗目标
没有冠脉疾病，危险因素 <2 个	≥160mg/dl（4.1mmol/L）	≥190mg/dl（5.0mmol/L）	<160mg/dl（4.1mmol/L）
没有冠脉疾病，危险因素 >2 个	≥130mg/dl（3.4mmol/L）	≥160mg/dl（4.1mmol/L）	<130mg/dl（3.4mmol/L）
有冠脉疾病	≥100mg/dl（2.6mmol/L）	≥130mg/dl（3.4mmol/L）	<100mg/dl（2.6mmol/L）

持续性肝功能异常的主要原因。在肾移植后的免疫抑制状态下，它们再次活化。其他原因包括药物（如抗排斥反应药物、抗真菌药物、降脂药物）和酗酒。

HCV 感染在肾移植患者中的发生率为 5%~45%，抗 HCV 抗体的存在是肾移植中死亡和移植物功能衰竭的一项独立危险因子。一般认为所有 HCV RNA 阳性的患者，只要有治疗意愿，无治疗禁忌证，均应接受抗病毒治疗。PEG-IFN-α 联合利巴韦林方案是现阶段 HCV 感染者抗病毒治疗的主要方案，由于在肾移植患者中应用 IFN-α 可诱导急性排斥反应，因此需要谨慎评估权衡利弊。近年来直接抗病毒药物（DAA）的出现为移植患者抗丙肝治疗提供了安全有效的治疗方法，绝大多数患者获得完全缓解，但 DAA 药物治疗的长期有效性和安全性问题仍有待评估。

由于 HBV 阳性移植患者存在较高的肝衰竭发生率，因此目前主张肾移植术后需要终生服用抗病毒药物，目前抗病毒药物包括：拉米夫定、阿德福韦和恩替卡韦等，由于恩替卡韦对病毒治疗有非常低的病毒变异率，目前已作为一线抗乙肝病毒药物。这些抗病毒药物使用的剂量应根据肾功能进行调整。使用过程注意随访乙肝病毒的 DNA 拷贝数和药物本身可能产生的病毒变异和肾毒性等问题。需要通过定期肝功能和肝炎血清学检测，对慢性肝脏疾病患者进行随访，因为肝功能的减退可能并不伴有临床表现。当出现肝功能异常时，临床医师应积极寻找病因，并相应调整有关药物的剂量。必要时需要减少甚至撤除具有潜在肝脏毒性的抗排斥药物如他克莫司和 CsA 等。

2. **胃肠道并发症** 肾移植受者中最常见的胃肠道并发症包括口腔损害、食管炎、腹泻、消化性溃疡、结肠出血和穿孔。肾移植后 10%~16% 的患者可出现严重的胃肠道并发症，其中 10% 的并发症可危及生命，大部分并发症与免疫抑制剂的使用有关。治疗应参照非移植患者相关疾病的指南标准，但需注意避免使用对肾功能有损害的药物，并需要尽可能保护移植肾的功能。

3. **胰腺并发症** 肾移植受者中急性胰腺炎的发病率约为 2%，而死亡率则超过 60%。危险因素包括：甲状旁腺功能亢进症（可发生于移植前，并在此后持续存在）、胆石症、免疫抑制药物（包括皮质类固醇、硫唑嘌呤）、高甘油三酯血症和 CMV 感染，患者可不出现明显的急性胰腺炎征象。临床医师必须对这一病症保持高度的警惕，并根据血淀粉酶、脂肪酶的升高以及异常的影像学检查结果作出诊断。CT 扫描显示，胰腺和 / 或周围组织出现水肿及炎症性改变。ERCP 检查可发现胰腺实质内因坏死所致的渗出性改变。患者可呈暴发性病程，并出现全身炎症反应综合征（SIRS），细胞因子及补体系统的广泛激活可导致多系统器官衰竭和死亡。幸存者可出现胰腺假性囊肿、胰腺脓肿或慢性胰腺炎等并发症。胰腺并发症的死亡率极高，治疗包括经鼻胃管胃肠减压、胃肠外或肠内营养支持。无菌性急性胰腺炎应予药物治疗，而感染性坏死性胰腺炎需早期外科清创，切除坏死组织。

（四）血液系统并发症

1. **移植后红细胞增多症**（post-transplantation erythrocytosis，PTE） 肾移植患者中，移植后红细胞增多症的发病率为 10%~15%，且常发生于移植后 2 年内。男性患者及移植物功能良好的患者中更为多见。30%~40% 的 PTE 病例可自行缓解。

PTE 患者可表现为多血质、头痛、不适及困倦。血栓栓塞性疾病、高血压和心血管并发症的发生率高于对照组。

PTE 的病因包括：原位肾脏的获得性囊性肾病或多囊性肾病，以及同种异体移植物中的移植物动脉硬化或肾积水。确切的病理机制仍不清楚。由于 PTE 仅出现于肾移植受者中，所以某些肾脏相关的因素可能在发病机制中起到一定作用。

PTE 治疗的目标为将红细胞比容降低至 45%。在排除移植物存在肾动脉硬化症后，可应用血管紧张素转换酶抑制剂（ACEI）治疗 PTE。血管紧张素受体拮抗剂（ARB）也有效。应建议患者戒烟，并且避免应用利尿剂。对于 ACEI 治疗无效的患者，必要时可采用反复静脉放血治疗。

2. **白细胞减少与血小板减少** 肾移植患者的白细胞减少与血小板减少可能为药源性或与感染相关。硫唑嘌呤和吗替麦考酚酯（MMF）可诱发白细胞减少症。当存在低白蛋白血症和肾功能不全时，患者循环中的游离 MMF 浓度升高，导致 MMF 诱发白细胞减少症的危险也随之增加。

MMF 还能与缬更昔洛韦相互作用,并引发白细胞减少症。

应用抗淋巴细胞抗体如抗胸腺细胞球蛋白(ATG)、抗 CD3 单克隆抗体(OKT3)、抗 CD52 单克隆抗体(如 Campath-1H)和抗 CD20 单克隆抗体后,可导致淋巴细胞减少。

临床治疗前应对导致白细胞减少的病因作细致全面的检查,然后再进行针对性治疗。对于接受硫唑嘌呤和 MMF 治疗的患者,应监测白细胞计数,若出现白细胞减少,则应停用这些药物。在绝大多数情况下,白细胞减少是可逆性的。

血小板减少症可发生于硫唑嘌呤、抗 mTOR 制剂、ATG、抗 CD3 单克隆抗体和 Campath-1H 应用后,或与 CMV 感染相关。血小板减少症是溶血尿毒综合征(HUS)的标志,此外,血栓性微血管病变、噬血细胞综合征也有发生。临床应积极查找原因,治疗包括停用有关药物(若为药物诱发)和应用抗病毒药物(治疗 CMV 感染)。

3. 贫血 肾移植后贫血的发病率为 30%~40%。可能是由于红细胞生成素(EPO)缺乏或由于以下情况所造成的对 EPO 抵抗,包括:移植物失功、铁缺乏、恶性肿瘤、骨髓抑制、氧化应激/炎症、自体免疫性溶血性贫血、HUS、甲状旁腺功能亢进症、药物、噬血细胞综合征和病毒感染(包括 CMV 和微小病毒 B19)。

各种原因引起的铁缺乏(如消化道溃疡和恶性肿瘤等)也是肾移植术后贫血的主要原因。

硫唑嘌呤与 MMF 可造成骨髓抑制从而造成贫血,同时可伴有白细胞减少和血小板减少症,巨红细胞症是常见特征。其他可造成贫血的药物有西罗莫司、ACEI、ARB 和抗病毒药物(如更昔洛韦)。

贫血可能对全因死亡和心血管性死亡有不利影响。对每例患者而言,应根据贫血的病因而进行针对性治疗。

(五)移植术后肿瘤

移植术后并发肿瘤的类别不仅与患者的年龄、性别、术前所患疾病的种类以及病程有关,而且与术后免疫抑制剂的类型、时间、某些病原体(特别是 EB 病毒)、乙肝病毒(HBV)等密切相关。移植术后患者恶性肿瘤的发生率与普通人群相比明显升高。有 15%~37% 的移植术后患者死于肿瘤;更多患者死于其他原因,如排斥反应、感染等。病死率较高的肿瘤有肝癌、脑部肿瘤、头颈部肿瘤及白血病等。累及内脏的 Kaposi 肉瘤病死率也非常高。

移植后肿瘤的发生与免疫抑制和病毒感染密切相关。低剂量且有效的免疫抑制剂和抗病毒治疗是预防移植术后肿瘤的关键。移植术后肿瘤发生时,应减少免疫抑制剂的剂量。对于部位较深、不宜进行手术切除的肿瘤,可采取局部放疗,或手术切除 + 局部放疗,亦可进行化疗,并注意化疗药物的选择,尽可能减轻化疗药物对移植器官功能的损害。在所有治疗措施中,应始终把保全患者生命作为首要原则,其他肿瘤治疗方法包括中西医结合治疗、肿瘤的生物学治疗、导向治疗等。

(六)中枢神经并发症

器官移植的受者,在移植后各个时期均可发生中枢神经系统并发症,包括中枢神经系统感染和免疫抑制剂毒副作用中枢并发症。

(七)骨骼系统并发症

常见并发症包括骨软化、骨质疏松和骨坏死。

1. 骨软化 骨软化是一种低转运性骨病,特点是骨质样基质积聚增加。常见于慢性肾脏疾病时,肾脏 1,25- 二羟维生素 D_3 合成能力降低。慢性酸中毒的去矿物质作用在发病中也起一定作用。骨中铝积聚产生骨软化,成功移植后,随着酸中毒纠正,维生素 D_3 代谢改善,骨代谢环境改变,可有效地排出铝。可染色的骨铝降低,骨组织病变改善,骨软化程度减轻。保持功能正常的移植肾比去铁胺治疗更有效。

2. 骨质疏松 激素引起的骨质疏松和其后的变化是移植远期发病的常见原因。移植时和移植后 6 个月对腰椎和髋骨进行双能 X 线的骨密度测定。有密度降低的患者可口服钙剂和维生素 D。绝经后的女性患者仍可以从激素替代治疗中获得好处。双膦酸盐可以抑制破骨活性,可被用来治疗移植后骨质疏松。然而,膦酸盐不适合用于有低转运性骨病的患者。低转运只能通过骨活检证实。对于高危患者有必要减少甚至停用激素。当然,骨质疏松的治疗应在移植前有效控制高磷血症和高 PTH。

3. 骨坏死 骨坏死,尤其是股骨头坏死,是肾移植术后的严重并发症之一,影响肾移植受者的康复和生活质量。其发生率最高可达 40%,目前大多数肾移植中心的发生率低于10%。由于肾移植前血透已将钙和磷控制在较好的水平,且因CsA等的应用减少了排斥反应而使皮质类固醇用量减少,骨坏死发生率降低至2%。骨坏死的发病机制还不十分清楚,激素治疗是一个主要的致病因素,甲状旁腺功能亢进和肾性骨营养不良也可引起骨坏死。股骨头坏死开始发生的时间平均在移植后12.2个月,髋部受累者80%为双侧性,14%的患者膝受累,14%肩受累。一般表现为髋部疼痛和运动受限,疼痛可涉及膝部,骨坏死可单独影响膝和肩。症状在X线片改变前数月即已出现,磁共振成像是最敏感的早期诊断技术,放射性核素骨扫描可能有帮助,但假阴性率很高。经皮穿刺髓内压测定可显示压力升高和静脉流出受阻,这种异常早于结构性骨坏死。股骨头坏死的治疗较棘手,首先考虑减少或停用激素,在股骨头萎陷前行核心减压可缓解疼痛,但不改变病程。当髋臼软骨明显破坏和股骨头萎陷时,需行全髋关节成形或置换术,以便更好地恢复功能。

扩展阅读

mTOR 免疫抑制剂与肿瘤

近年来关于哺乳动物雷帕霉素靶蛋白(mammalian target of rapamycin, mTOR)的研究已涉及多学科、多领域。mTOR是一种丝/苏氨酸蛋白激酶,在细胞生长、增殖、分化、细胞周期调控等多个方面起到重要作用。mTOR相关信号通路多个元素的调控异常与肿瘤的发生密切相关,对mTOR信号通路的深入研究对肿瘤的靶向性治疗具有重要意义。mTOR抑制剂如西罗莫司、依维莫司等能够抑制由于该信号通路异常引起的癌基因转化、肿瘤生长和肿瘤血管生成。因此器官移植术后已发生肿瘤或具有肿瘤发生高危因素的受者提早使用mTOR免疫抑制剂可以减少肿瘤的发生和提高肿瘤的治愈比例。

肾移植术后各种内科并发症可以严重影响肾移植受者的人/肾长期存活和生活质量,其中感染、心血管疾病和肿瘤常常导致肾移植受者死亡,多数内科并发症与术后免疫抑制剂的长期使用有关。因此,合理应用免疫抑制方案并在早期及时诊断和干预治疗各种内科并发症才能提高肾移植受者的人/肾长期存活。

结　语

肾脏移植已成为治疗终末期肾病最为有效的治疗手段,同时在实体器官移植中,肾脏移植数量最多、技术最为成熟。但是肾移植术后长期人/肾存活尤其是10年以上的长期存活如何进一步提高仍然是临床医师研究和探索的热点课题。

术前严格掌握肾移植适应证和禁忌证,完善的术前准备、熟练的外科操作、术后密切的随访观察及定期监测相应指标,选择合适的个体化免疫抑制剂方案对于预防和治疗各种肾移植术后并发症均显得非常重要。此外,肾移植术后远期并发症主要包括感染、心血管疾病、慢性移植物肾病、新发/复发移植肾肾炎等。这些并发症多数属于内科并发症,临床医师在早期通过药物及生活方式调整等各种措施来预防一些并发症的发生,此外可以定期随访化验,及时诊断和处理已发生的并发症。

而针对各种不同内外科并发症,诊治方案需要全面细致,并注意考虑到肾移植术后这一特殊免疫抑制状态,合理用药,适时调整治疗方案,从而达到更好的治疗效果以延缓移植肾功能的进展,最终达到改善并延长患者的长期存活。

(陈江华)

参 考 文 献

［1］石炳毅.继往开来,中国器官移植的发展现状——在2018年中华医学会器官移植学年会上的报告.器官移植,2019,10（1）:32-35.

［2］Mathew JM, Ansari MJ, Gallon L, et al. Cellular and functional biomarkers of clinical transplant tolerance. Hum Immunol, 2018, 79（5）:322-333.

［3］Carbone J, del Pozo N, Gallego A, et al. Immunological risk factors for infection after immunosuppressive and biologic therapies. Expert Rev Anti Infect Ther, 2011, 9（4）:405-413.

［4］Yamada K, Sykes M, Sachs DH. Tolerance in xenotransplantation. Curr Opin Organ Transplant, 2017, 22（6）:522-528.

［5］Vijayavenkataraman S, Yan WC, Lu WF, et al.3D bioprinting of tissues and organs for regenerative medicine. Adv Drug Deliv Rev, 2018, 132:296-332.

［6］Song JJ, Guyette JP, Gilpin SE, et al. Regeneration and experimental orthotopic transplantation of a bioengineered kidney. Nat Med, 2013, 19（5）:646-651.

［7］Vanikar AV, Trivedi HL, Kumar A, et al. Mesenchymal stem cells and transplant tolerance. Nephrology（Carlton）, 2014, 19（7）:369-374.

［8］Aalten J, Christiaans MH, de Fijter H, et al. The influence of obesity on short-and long-term graft and patient survival after renal transplantation. Transpl Int, 2006, 19（11）:901-907.

［9］Berger J. Recurrence of IgA nephropathy in renal allografts. Am J Kidney Dis, 1988, 12（5）:371-372.

［10］Briganti EM, Russ GR, McNeil JJ, et al. Risk of renal allograft loss from recurrent glomerulonephritis. Engl J Med, 2002, 347（2）:103-109.

［11］Canaud G, Audard V, Kofman T, et al. Recurrence from primary and secondary glomerulopathy after renal transplant. Transpl Int, 2012, 25（8）:812-824.

［12］Debiec H, Martin L, Jouanneau C, et al. Autoantibodies specific for the phospholipase A2 receptor in recurrent and De Novo membranous nephropathy. Am J Transplant, 2011, 11（10）:2144-2152.

［13］de Mattos AM, Prather J, Olyaei AJ, et al. Cardiovascular events following renal transplantation: role of traditional and transplant-specific risk factors. Kidney Int, 2006, 70（4）:757-764.

［14］Gane E, Pilmore H. Management of chronic viral hepatitis before and after renal transplantation. Transplantation, 2002, 74（4）:427-437.

［15］Geetha D, Seo P, Specks U, et al. Successful induction of remission with rituximab for relapse of ANCA-associated vasculitis post-kidney transplant: report of two cases. Am J Transplant, 2007, 7（12）:2821-2825.

［16］Göbel J, Olbricht CJ, Offner G, et al. Kidney transplantation in Alport's syndrome: long-term outcome and allograft anti-GBM nephritis. Clin Nephrol, 1992, 38（6）:299-304.

［17］Kanaan N, Mourad G, Thervet E, et al. Recurrence and graft loss after kidney transplantation for henoch-schonlein purpura nephritis: a multicenter analysis. Clin J Am Soc Nephrol, 2011, 6（7）:1768-1772.

［18］Nyberg G, Akesson P, Nordén G, et al. Systemic vasculitis in a kidney transplant population. Transplantation, 1997, 63（9）:1273-1277.

［19］Paramesh AS, Davis JY, Mallikarjun C, et al. Kidney transplantation alone in ESRD patients with hepatitis C cirrhosis. Transplantation, 2012, 94（3）:250-254.

［20］Park KS, Yang WS, Han DJ, et al. Long-term impact of prophylactic antiviral treatment in Hepatitis B surface antigen positive renal allograft recipients. Clin Nephrol, 2012, 78（4）:303-311.

［21］Vajdic CM, McDonald SP, McCredie MR, et al. Cancer incidence before and after kidney transplantation. JAMA, 2006, 296（23）:2823-2831.

［22］Wei C, El Hindi S, Li J, et al. Circulating urokinase receptor as a cause of focal segmental glomerulosclerosis. Nat Med, 2011, 17（8）:952-960.

［23］Merion RM, Ashby VB, Wolfe RA, et al. Deceased-donor characteristics and the survival benefit of kidney transplantation. JAMA, 2005, 294（21）:2726-2733.

［24］Batabyal P, Chapman JR, Wong G, et al. Clinical practice guidelines on wait-listing for kidney transplantation: consistent and equitable? Transplantation, 2012, 94（7）:703-713.

［25］Rudow DL. The living donor advocate: a team approach to educate, evaluate, and manage donors across the continuum. Prog Transplant, 2009, 19（1）:64-70.

［26］Robbins KC. The independent living donor advocate: an essential role for living kidney donation. Nephrol Nurs J, 2014, 41（6）:569-573, 586.

［27］Duerinckx N, Timmerman L, Van Gogh J, et al. Predonation psychosocial evaluation of living kidney and liver donor candidates: a systematic literature review. Transpl Int, 2014, 27 (1): 2-18.

[28] Ahmadi AR, Lafranca JA, Claessens LA, et al. Shifting paradigms in eligibility criteria for live kidney donation: a systematic review. Kidney Int, 2015, 87 (1): 31-45.

[29] Huang N, Foster MC, Lentine KL, et al. Estimated GFR for living kidney donor evaluation. Am J Transplant, 2016, 16 (1): 171-180.

[30] Lentine KL, Kasiske BL, Levey AS, et al. KDIGO clinical practice guideline on the evaluation and care of living kidney donors. Transplantation, 2017, 101 (8S Suppl 1): S1-S109.

[31] Nalesnik MA, Woodle ES, Dimaio JM, et al. Donor-transmittedmalignancies in organ transplantation: assessment of clinical risk. Am J Transplant, 2011, 11 (6): 1140-1147.

[32] Didsbury M, McGee RG, Tong A, et al. Exercise training in solid organ transplant recipients: a systematic review and metaanalysis. Transplantation, 2013, 95 (5): 679-687.

[33] Horgan S, Vanuno D, Sileri P, et al. Robotic-assisted laparoscopic donor nephrectomy for kidney transplantation. Transplantation, 2002, 73 (9): 1474-1479.

[34] Galcani CA, Garza U, Leeds M, et al. Single-incision robotic-assisted living donor nephrectomy: case report anddescription of surgical technique. Transpl Int, 2012, 25 (8): e89-e92.

[35] Liu XS, Narins HW, Maley WR, et al. Robotic-assistance does not enhance standard laparoscopic technique for right-sided donor nephrectomy. JSLS, 2012, 16 (2): 202-207.

[36] 中华医学会器官移植学分会, 中国医师协会器官移植医师分会. 中国活体供肾移植临床指南 (2016 版). 器官移植, 2016, 7 (6): 417-426.

[37] Özdemir-van Brunschot DM, Koning GG, van Laarhoven KC, et al. A comparison of technique modifications in laparoscopic donor nephrectomy: a systematic review and meta-analysis. PLoS One, 2015, 10 (3): e0121131.

[38] Giacomoni A, Di Sandro S, Lauterio A, et al. Evolution of robotic nephrectomy for living donation: from hand-assisted to totally robotic technique. Int J Med Robot, 2014, 10 (3): 286-293.

[39] Giacomoni A, Di Sandro S, Lauterio A, et al. Roboticne-phrectomy for living donation: surgical technique and literature systematic review. Am J Surg, 2016, 211 (6): 1135-1142.

[40] Chinnakotla S, Verghese P, Chavers B, et al. Outcomes and risk factors for graft loss: lessons learned from 1, 056 Pediatric kidney transplants at the university of minnesota. J Am Coll Surg, 2017, 224 (4): 473-486.

[41] Rusai K, Szabo AJ. Recent developments in kidney transplantation in children. Curr Opin Organ Transplant, 2014, 19 (4): 381-386.

[42] van Heurn E, de Vries EE. Kidney transplantation and donation in children. Pediatr Surg Int, 2009, 25 (5): 385-393.

[43] Salvatierra O Jr, Millan M, Concepcion W. Pediatric renal transplantation with considerations for successful outcomes. Semin Pediatr Surg, 2006, 15 (3): 208-217.

[44] Yazigi NA. Adherence and the pediatric transplant patient. Semin Pediatr Surg, 2017, 26 (4): 267-271.

[45] Kraenbring MM, Zelikovsky N, Meyers KEC. Medication adherence in pediatric renal transplant patients: The role of family functioning and parent health locus of control. Pediatr Transplant, 2019, 23 (2): e13346.

[46] Wang HY, Li J, Liu LS, et al. En bloc kidney transplan-tation from infant donors younger than 10 months into pediatric recipients. Pediatr Transplant, 2017, 21 (2).

[47] Amaral S, Sayed BA, Kutner N, et al. Preemptive kidney transplantation is associated with survival benefits among pediatric patients with end-stage renal disease. Kidney Int, 2016, 90 (5): 1100-1108.

[48] Mincham CM, Wong G, Teixeira-Pinto A, et al. Induction therapy, rejection, and graft outcomes in pediatric and adolescent kidney transplant recipients. Transplantation, 2017, 101 (9): 2146-2151.

[49] Crowson CN, Reed RD, Shelton BA, et al. Lymphocyte-depleting induction therapy lowers the risk of acute rejection in African American pediatric kidney transplant recipients. Pediatr Transplant, 2017, 21 (1).

[50] Dharnidharka VR, Fiorina P, Harmon WE. Kidney transplantation in children. N Engl J Med, 2014, 371 (6): 549-558.

[51] Rubik J, Debray D, Iserin F, et al. Comparative pharmaco-kinetics of tacrolimus in stable pediatric allograft recipients converted from immediate-release tacrolimus to prolonged-release tacrolimus formulation. Pediatr Transplant, 2019, 23 (4): e13391.

[52] Ferraresso M, Belingheri M, Ginevri F, et al. Three-yr safety and efficacy of everolimus and low-dose cyclosporine in de novo pediatric kidney transplant patients. Pediatr Transplant, 2014, 18 (4): 350-356.

[53] Pape L, Ahlenstiel T. mTOR inhibitors in pediatric kidney transplantation. Pediatr Nephrol, 2014, 29 (7): 1119-1129.

[54] Zhang H, Zheng Y, Liu L, et al. Steroid avoidance or withdrawal regimens in paediatric kidney transplantation:

a meta-analysis of randomised controlled trials. PLoS One, 2016, 11（3）: e0146523.

［55］Tönshoff B, Ettenger R, Dello Strologo L, et al. Early conversion of pediatric kidney transplant patients to everolimus with reduced tacrolimus and steroid elimination: results of a randomized trial. Am J Transplant, 2019, 19（3）: 811-822.

［56］Cochat P, Harambat J. Maximizing growth in children after renal transplantation. Transplantation, 2009, 88（12）: 1321-1322.

［57］李炎唐, 张玉海. 新世纪肾脏移植学. 北京: 军事医学科学出版社, 2001.

［58］李黔生, 曹伟, 靳凤烁. 临床肾移植围手术期治疗学. 北京: 军事医科出版社, 2006.

［59］Danovitch, Gabriel M. Kidney Transplantation. Philadelphia: Lippincott Williams & Wilkins, 2005.

［60］中华医学会. 临川技术操作规范. 北京: 人民军医出版社, 2008.

［61］陈孝平. 器官移植临床指南. 北京: 科学出版社, 2013.

［62］薛武军. 肾移植手册. 北京: 科学出版社, 2008.

［63］廖婧, 张晓萍, 张佩芳. 肾移植患者术后多尿期补液方法的护理研究. 中国实用护理杂志, 2008, 24（9）: 74-76.

［64］Wiebe C, Gibson IW, Blydt-Hansen TD, et al. Evolution and clinical pathologic correlations of de novo donor-specific HLA antibody post kidney transplant. Am J Transplant, 2012, 12（5）: 1157-1167.

［65］Nankivell BJ, Kuypers DR. Diagnosis and prevention of chronic kidney allograft loss. Lancet, 2011, 378（9800）: 1428-1437.

［66］Webber A, Hambleton J. Mean arterial blood pressure while awaiting kidney transplantation is associated with the risk of primary nonfunction. Transplantation, 2012, 93（1）: 54-60

［67］Lee JC, Christie JD. Primary graft dysfunction. Clin Chest Med, 2011, 32（2）: 279-293.

［68］Hart A, Smith JM, Skeans MA, et al. OPTN/SRTR 2017 Annual Data Report: Kidney. Am J Transplant, 2019, 19（Suppl 2）: 19-123.

［69］Kristo B, Phelan MW, Gritsch HA, et al. Treatment of renal transplant ureterovesical strictures using antegrade balloon dilation with or without holmium: YAG laser endoureterotomy. Urology, 2003, 62（5）: 831-834.

［70］Scandling JD, Busque S, Shizuru JA, et al. Chimerism, graft survival, and withdrawal of immunosuppressive drugs in HLA matched and mismatched patients after living donor kidney and hematopoietic cell transplantation. Am J Transplant, 2015, 15（3）: 695-704.

［71］Pietrzyk M, Hoffman U, Kramer BK. Chronic allograft nephropathy. N Engl J Med, 2004, 350（12）: 1254-1256.

［72］Ekberg H, Bernasconi C, Tedesco-Silva H, et al. Calcineurin inhibitor minimization in the symphony study: observational results 3 years after transplantation. Am J Transplant, 2009, 9（8）: 1876-1885.

［73］Jaime D, Alan W, Jacques D, et al. New-onset diabetes after transplantation. Transplantation, 2003, 75（10）: s3-s24.

［74］Sperchneider H, Srein G. Bone disease after renal transplantation. Nephrol Dial Transplant, 2003, 18: 874-877.

［75］Kasiske B, Cosio FG, Beto J, et al. Clinical practice guidelines for managing dyslipidemias in kidney transplant patients: a report from the managing dyslipidemias in chronic kidney disease work group of the national kidney foundation kidney disease outcomes quality intitiative. Am J Transplant, 2004, 4（s7）: 13-53.

［76］Sarkio S, Halme L, Kyllönen L, et al. Severe gastrointestinal complications after 1, 515 adult kidney transplantations. Transpl Int, 2004, 17（9）: 505-510.

［77］Moloney FJ, Keane S, O'Kelly P, et al. The impact of skin disease following renal transplantation on quality of life. Br J Dermatol, 2005, 153（3）: 574-578.

［78］Huang H, Tang H, Deng H, et al. Treatment of chronic hepatitis C viral infection with sofosbuvir and daclatasvir in kidney transplant recipients. Transpl Infect Dis, 2019, 21（1）: e13018.

第十五章　肝移植

学习目标

1. 了解肝移植的历史与现状
2. 掌握肝移植适应证、手术时机与禁忌证
3. 初步掌握肝移植的各种术式
4. 了解肝移植围手术期管理与随访
5. 了解肝移植术后并发症的诊治

自 1963 年 Starzl 完成世界首例肝移植以来，临床肝移植（liver transplantation，LT）历经半个多世纪的发展，随着外科技术、影像学及介入技术的不断进展，新型免疫抑制剂的问世，围手术期管理水平的提高，肝移植取得了令人满意的效果，成为常规治疗终末期肝病的有效手段。扩大"供肝池"、免疫抑制剂合理化及个体化应用、原发病复发和肝癌肝移植术后肿瘤复发综合防治将始终是今后移植工作者面临的巨大挑战。

第一节　概　　述

一、肝移植现状

作为 21 世纪"医学之巅"的器官移植，自古以来即是人类梦寐以求的愿望，并已经取得了举世瞩目的成就。肝移植（liver transplantation，LT）较其他移植技术开始较晚，难度较大，但其发展迅速，疗效肯定，被誉为器官移植这个皇冠上最璀璨的明珠。

1955 年，肝移植的概念在医学文献中被首次提出。面对肝移植这个全新的概念，当时的质疑和困惑很多。1956 年，美国加州大学的 Jack Cannon 教授首先提出了肝移植的最初设想并进行动物试验。但由于当时移植的手术技术

不够完善，同时也不能很好地克服排斥反应的问题，移植不能确保成功，故而很难在临床上推广应用。1963 年，自肝移植的先驱者美国医生 Starzl 成功实施全球首例人体肝移植以来，肝移植已经成为公认的治疗终末期肝病的有效手段。来自美国器官资源共享网络（United Network for Organ Sharing，UNOS）的最新数据显示，2017 年全美肝移植例数为 8 082 例，其中尸体肝移植 7 715 例，活体肝移植 367 例。来自欧洲肝移植注册（European Liver Transplant Registry，ELTR）的最新数据显示，截至 2016 年 12 月，欧洲肝移植总例数达 146 782 例。

中国肝脏移植起步于 20 世纪 70 年代，限于当时的条件，在此后 10 余年均处于停滞状态。自 20 世纪 90 年代初掀起肝移植第二次高潮之后，我国肝移植迅猛发展。而自 2015 年 1 月 1 日公民逝世后自愿捐赠器官成为中国器官移植使用的唯一渠道后，中国肝移植进入了蓬勃、有序发展的新阶段。据中国肝移植注册中心（CLTR）和国家肝脏移植医疗质量控制中心提供的数据显示，2015 年 1 月 1 日至 2018 年 12 月 31 日，全国共实施肝移植手术 17 330 例，包括 DCD 肝移植 15 099 例（87.1%），活体肝移植 2 231 例（12.9%）和儿童肝移植 2 807 例（16.2%）（图 15-1）。

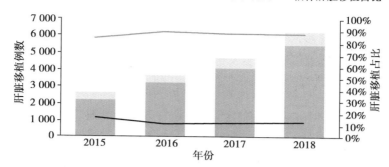

图 15-1 2015—2018 中国肝移植年度分布

美国成人肝移植中，23.5% 的患者为丙型肝炎，其次为肝脏恶性肿瘤，占 20.9%，酒精性肝病则占 17.6%。根据《2018 中国肝脏移植医疗质量报告》显示，2018 年我国成人肝移植中，72.27% 的患者为乙肝相关性疾病，这与我国乙型肝炎发病率高相关。肝癌肝移植 1 955 例，肝癌肝移植患者中，符合米兰标准的肝癌患者占 37.6%。儿童肝移植中胆道闭锁和先天性遗传代谢障碍为主要病因类型，分别占 77.13% 和 11.95%。

现阶段我国肝移植的整体手术效果明显改善，术后生存率已接近国外先进水平，肝移植围手术期死亡率已降至 5% 以下，肝移植受者术后 1 年、3 年、5 年累积生存率分别为 77.97%、65.38%、60.53%。其中儿童活体肝移植受者术后 1 年、3 年和 5 年生存率分别为 90.2%、88.8% 和 81.4%。对不同年份的术后移植物生存率分析发现，自 2007 年起，移植物的 1 年生存率 >80%。肝癌肝移植受者术后 1 年、3 年、5 年累积生存率分别为 76.57%、57.00%、49.80%，无瘤生存率分别为 67.73%、51.15%、44.87%。随着核苷酸类药物及乙型肝炎免疫球蛋白的使用，肝移植后乙型肝炎的复发得到有效控制，其术后第 1 年、3 年和 5 年的复发率分别为 1.67%、3.18%、4.23%。

二、肝移植面临的挑战

（一）解决供肝短缺瓶颈

过去的 10 年中，等待移植的患者数量稳步增长，而用于移植的器官数量却没有得到相应增加。供体短缺是当前全世界肝移植所面临的共同难题，随着受体的不断增多，供体短缺的矛盾越发突出。如何扩大供体池成为目前移植界面临的最大挑战之一。

1989 年，Strong 等利用成人左肝外侧叶对一个胆道闭锁的患儿成功实施了世界首例活体供者肝移植（living donor liver transplantation，LDLT），成为肝移植发展史的又一里程碑。LDLT 在东亚地区开展最多，全世界近 70% 的 LDLT 分布于日本、韩国和中国香港、中国台湾地区。临床经验证明 LDLT 不仅安全，而且也完全可以达到尸体全肝移植的效果。截至 2011 年，CLTR 公布的数据显示，无论是成人还是儿童，LDLT 的 1 年、3 年、5 年生存率均超过尸体肝移植。随着供体缺乏、受体增多矛盾的日益突出及 LDLT 技术的日趋成熟，制定适合中国国情的伦理制度和法律法规以推动 LDLT 的有序进行显得尤为重要。

脑死亡供体（donor of brain death，DBD）是欧美国家最主要的供体来源，但中国医学界和公众对脑死亡的认识与接受程度均较低，采用 DBD 预期还有很长的路要走。在我国脑死亡尚未立法的情况下，心脏死亡供体（donor of cardiac death，DCD）已经成为我国供器官唯一合法来源。但是 DCD 供肝肝移植术后较易发生胆道缺血性并发症、肝动脉栓塞、原发性移植物无功能等，且术后 1 年的移植物生存率略低于 DBD，因此如何改善 DCD 供肝肝移植的预后将是今后研究的方向。

此外，近年来，边缘供肝的使用也成为扩大供肝来源的方法，关于边缘供肝的定义尚无统一的标准。广义上所谓边缘供肝，一般是指在肝移植术后存在原发性移植物无功能（PNF）、早期功能差（initial poor function，IPF）以及迟发性移植物失活风险的供肝。边缘供肝可分为两类：一类为存有移植肝功能不良高风险的供肝，如脂肪变性、老年供肝、劈裂供肝、缺血时间延长等。另一类为存有疾病传播高风险的供肝,如 HBV 阳性、HCV 阳性、恶性肿瘤、感染或死亡原因不明等。边缘供肝的应用势必增加肝移植术后并发症,包括 PNF、IPF、排斥反应、血管及胆道并发症、HBV 复发等。研究边缘供肝危险因素及其预防策略有助于临床肝脏移植的发展。

除了发展活体肝移植、DCD 供肝及采用边缘供肝之外,建立有效的移植前病情评估体系,根据疾病轻重缓急对供体器官进行合理的统一分配,对实现供体的合理应用十分重要。如 UNOS 根据患者终末期肝病模型(MELD)评分、年龄、等待时间、血型、是否有肝癌及肝癌分期等综合因素进行排序,提高肝脏分配的公平和有效性。目前,我国已建立中国人体器官分配与共享计算机系统(China Organ Transplantation Response System,COTRS),COTRS 将严格遵循器官分配政策,实行自动化器官匹配,以患者病情的紧急程度和供受体器官匹配的程度等国际公认医学需要、指标对患者进行排序,通过技术手段最大限度地排除和监控人为因素的干扰。

(二)进一步改善远期预后

1. 完善肝癌肝移植受者选择标准　当前紧缺的供肝资源和术后高复发转移率是影响肝癌肝移植开展的主要障碍。在我国,近年来随着公民逝世后器官捐献的不断发展,供肝短缺的问题略有缓解。但供肝数量仍远不能满足患者需求,故应将宝贵的供肝资源优先分配给肝移植的最大获益者。1996 年,意大利的 Mazzaferro 等率先提出选择合并肝硬化的小肝癌患者进行肝移植,建立了米兰标准。该标准要求单一癌灶直径不大于 5cm 或多发癌灶数目不多于 3 个,且最大直径不大于 3cm;此外,肿瘤无肝内大血管侵犯及远处转移。符合米兰标准的肝癌肝移植受者获得了长期存活。但米兰标准对肝癌大小和数目的限制过于严格,如果根据米兰标准,很多肝癌患者将失去肝移植机会。基于此,国际上出现了一些新的肝癌肝移植受者选择标准,如加州大学旧金山分校标准(UCSF 标准)、Up-to-Seven 标准等。这些新标准经临床验证,不仅扩大了受者人群,并取得与米兰标准相似的移植生存率。但上述标准都忽略了肿瘤的生物学特性。2008 年,中国提出的杭州标准首次引入肿瘤生物学特性和病理学特

征作为移植受者选择标准,这是对以往标准局限于肿瘤形态学的突破。多项临床研究证实,符合杭州标准的肝癌受者均获得满意的术后生存率。根据全国多中心临床研究结果,杭州标准受者又可细分为两类,A 类受者为肿瘤直径不大于 8cm 或肿瘤直径大于 8cm,但甲胎蛋白≤100ng/ml 者;B 类受者为肿瘤直径大于 8cm,但甲胎蛋白为 100~400ng/ml 者。其中 A 组受者的 5 年无瘤生存率明显优于 B 组受者,可优先考虑行肝移植。对于肝癌切除术后复发者,如符合肝癌肝移植纳入标准,可行补救性肝移植。对于超出标准的肝癌患者,通过经导管动脉化疗栓塞(TACE)、射频消融(RFA)等术前降期治疗,达到符合肝癌肝移植标准的,可以再行肝移植术,5 年生存率与米兰标准接近。杭州标准的建立,突破了肿瘤直径 5cm 的限制,并增加甲胎蛋白和肿瘤组织学分级作为条件限制,扩大了肝癌肝移植手术指征,降低了术后肿瘤复发的风险,是中国肝移植发展史上的一个里程碑。

2. 建立有效的肝移植术后乙肝复发防治体系　慢性乙型肝炎患者行肝移植面临最大问题是肝移植后短期内乙肝高复发率,目前认为,肝移植术后乙肝的复发与以下因素有关:①术前 HBV 病毒复制状态,多数学者认为术前 HBV DNA 阳性患者术后乙肝复发率高;②抗病毒治疗;③免疫抑制治疗,HBV 基因组中存在糖皮质激素反应元件,可与糖皮质激素受者结合,增强 HBV 基因转录水平,加速移植肝再感染的进程;④是否同时合并丙、丁型肝炎病毒感染。另外,供肝或血液制品来源、质量及组织配型差异对乙肝再感染也有重要影响。防治措施:最初是应用人乙型肝炎免疫球蛋白(HBIG),但需长期注射,价格昂贵,长期应用可能发生汞中毒。后来改用拉米夫定,它是一种胞嘧啶双脱氧核苷类似物,除对 HBV DNA 的反转录有竞争性抑制作用外,还具有链终止作用,用药后早期 HBV DNA 的滴度可下降 100 倍。但长期应用后可引起 HBV 基因突变,使病毒耐药,肝炎复发。目前公认的预防和治疗肝移植后 HBV 再感染的方法是高效价 HBIG 联合拉米夫定。HBIG 注射是一种被动免疫方法,它含有针对 HBV 的多抗,可以结合、中和 HBV,限制 HBV 扩散,其疗效受 HBV DNA 水

平影响,对低水平复制者效果较好。因此,理论上讲 HBIG 与拉米夫定联合使用,拉米夫定抑制 HBV DNA 复制,使病毒处于低水平的复制状态,HBIG 结合、中和 HBV、限制 HBV 扩散,两者联合应用比单一治疗更为有效。2008 年,浙江大学医学院附属第一医院(浙大一院)肝移植中心率先提出小剂量 HBIG 联合拉米夫定预防乙肝复发方案,同样可有效降低肝移植后乙肝复发率,并在国际多个中心获得应用推广。相比国外大剂量 HBIG 静脉注射的治疗方案,小剂量药物治疗方法可大幅降低医疗费用。除此之外,对肝移植术后乙肝复发进行早期预警也非常重要,浙大一院肝移植中心结合 20 余年研究经验,在国际上首次制定肝移植术后乙肝复发预测模型(MERB)= $-4.378+1.493 \times$ HCC$+1.286 \times$ DNA$-2.426 \times$ AVT,该模型对于肝移植术后乙肝复发具有优异的预测性能。其中,MERB(model for evaluating the risk of hepatitis B recurrence)为乙肝复发预测模型;HCC(hepatocelluar carcinoma)为术前肝细胞癌情况;AVT(antiviral treatment)代表术前抗病毒治疗情况;DNA 代表术前乙肝血清 DNA 的水平。

3. **完善肝移植围手术期管理** 由于供者器官缺乏,等待肝移植的患者绝大多数在等待过程中因为肝功能衰竭而死亡或丧失最佳移植时机。如何在移植术前稳定肝功能、缓解肝功能衰竭、为移植患者争取宝贵的等待时间和提供尽可能理想的术前准备,是进一步提高手术成功率和受者存活率的重要手段。人工肝支持系统(artificial liver support system,ALSS)是发挥这种桥梁作用最有效的过渡性方法。ALSS 可以有效清除有毒代谢产物和内毒素,降低胆红素血症,改善肝功能,同时清除细胞因子,调节氨基酸代谢,稳定内环境,为缓解病情进展起积极作用。

围手术期肾功能不全[血清肌酐(SCr)>132.6μmol/L(1.5mg/dl)或肌酐清除率(CCR)<80ml/min]关系到手术成功和患者存活,并直接影响免疫抑制方案的选择,在一些大的移植中心越来越引起关注。研究表明,术后急性肾功能不全的发生率为 39%~56%,有接近 1/4 的受者系中度到重度的肾衰竭,需肾替代治疗者的病死率升高近 10 倍。众多因素影响移植受者的肾脏功能,比如终末期肝病、有肾毒性的抗排斥药物和抗感染药物的应用、脓毒症等感染并发症、移植术中的血流动力学改变、术后移植肝功能不良,同时急性肾功能损伤(AKI)作为移植后较为严重的并发症一直是肝移植界比较棘手的问题。浙大一院肝移植中心于 2008 年将胱抑素 C(半胱氨酸蛋白酶抑制剂 C)引入肝移植领域,并确立了肝移植术后急性肾功能损伤标准,同时提出以肌酐 >1.0mg/dl、以胱抑素 C>1.57mg/L 作为 AKI 的诊断标准,此标准大幅度提高 AKI 诊断灵敏度和准确度。

影响肝移植近期疗效及长期存活的重要因素是术后出现的各种并发症,而由于受到众多术中、术后因素影响,术前病情程度相近的患者移植后转归往往不一,有部分受者术后短时间内迅速发生肾功能衰竭或严重感染,而一旦出现明显临床症状再予以针对性救治为时已晚。如果能够在术后早期(24 小时~1 周)根据受体的重要参数变化来预测转归并且及时指导治疗策略选择,那么就可以较成功地早期预防各种严重并发症的出现。近年来国外研究建立了不少模型来预测受体生存率,但多着眼于用术前指标去预测预后,效果往往欠理想或模型结构比较复杂,著名的 MELD 评分也被证明预测术后生存率效果不理想。浙大一院肝移植中心通过大宗肝移植样本的研究,基于术后 24 小时肾功能和肝功能,建立肝移植术后预后预测危险评分(PMPM)= $-5.359+1.988 \times$ ln[肌酐(mg/dl)]$+1.089 \times$ ln[胆红素(mg/dl)],该模型较 MELD 评分预测性能更佳,可早期有效评估预后,为及时干预提供量化参考。

肝肾综合征(hepatorenal syndrome,HRS)是继发于肝硬化、重型肝炎等严重肝病肝功能失代偿情况下的肾功能衰竭综合征,其死亡率很高,目前仍缺乏确切有效的治疗方法,肝移植为根治 HRS 的唯一有效方法。然而术前肾功能衰竭本身就可导致肝移植术后高死亡率。因此在供肝资源有效的前提下,对于术前合并有 HRS 的患者,是否值得行肝移植术仍然存在争论。2009 年,*Transplantation* 报道了浙大一院肝移植中心制定的肝移植预后预测评分 = $0.161 \times$ MELD 评分 $-0.263 \times$ 血清钠(mEq/L),根据提出评分 >-27.2 为预后差组,并以评分 <-27.2 为 HRS 肝移植受者的准入标准,充分利用有限供肝资源并有效提高肝移植疗效。

肝移植在半个世纪的发展中已经取得了相当大的成就,对人类健康事业的贡献与日俱增。特别是近年来,中国的肝移植发展迅猛,不仅在数量上仅次于美国,而且预后也接近国际水平,但仍旧面临着供体短缺、肝癌肝移植、原发病复发等巨大挑战,相信在一代代移植工作者的共同努力下,肝移植一定会给晚期肝病患者带来更大的福音!

（郑树森）

第二节　肝移植适应证、手术时机与禁忌证

肝移植是治疗急性肝衰竭和慢性终末期肝病的有效方法。成功的肝移植需要达到两个主要目标:一是延长患者的生存时间,二是提高患者的生活质量。当前各肝移植中心普遍面临着严重的器官短缺问题,为了合理分配这些稀缺的器官以得到最佳的移植效果,需要严格评估移植候选者,筛选具有适应证且没有禁忌证的患者,选择合适的手术时机进行移植。肝移植的适应证也不是一成不变的,随着肝移植新技术的发展、麻醉相关技术和围手术期管理的进步,肝移植的适应证和禁忌证也在不断演进。

一、肝移植适应证及手术时机

1. **急性肝衰竭**　通常也称为暴发性肝衰竭,指既往没有慢性肝病病史而出现的急性肝功能恶化,包括急性肝衰竭和亚急性肝衰竭。急性肝衰竭病情凶险,在2周内即出现黄疸、凝血障碍,继而发展至脑水肿、肝性脑病、代谢性酸中毒、肾功能不全等。如果这些患者不接受肝移植,死亡率将是100%,死因是肝衰竭本身或败血症及多脏器功能衰竭。亚急性肝衰竭的预后也很差,往往在2周后逐渐出现复杂的临床进展,在发病8周内出现黄疸、凝血障碍等,如果不接受肝移植,这些患者的死亡率亦接近100%。在我国,甲肝、乙肝、丙肝和血清反应阴性的肝炎是常见的导致急性肝衰竭的病原学因素。在西方国家,对乙酰氨基酚中毒是急性肝衰竭的主要原因。而亚急性肝衰竭大都是因服用特殊药物而诱发的严重肝损伤。妊娠期急性脂肪肝又称产科急性假性黄色肝萎缩,可以发生急性肝衰竭,是妊娠晚期特有的少见致命性疾病。

由于很难预测这部分患者有哪些会自行恢复,加之患者的病情可能会突然发生恶化,诊断为急性肝衰竭的患者应尽早转诊到肝移植中心进行移植前评估,做好充分准备,随时进行肝移植手术。而一旦患者因脑水肿引发脑干的不可逆改变,包括肝移植在内的任何手段都无法挽救患者。

2. **慢性肝病引起的肝硬化、门静脉高压症**　广义上讲,各种慢性肝病引起的肝硬化、门静脉高压症都是肝移植的适应证,因为只有肝移植是根治这些疾病的方法。但是这类患者的病情差别很大,并非所有患者一经诊断肝硬化、门静脉高压症就需要进行肝移植手术,需要严格根据患者的病史、体征及辅助检查结果进行评价,合理选择肝移植的手术时机。

在我国现阶段,慢性乙型病毒性肝炎是导致肝硬化、门静脉高压症的最主要原因,丙肝后肝硬化也呈逐年增多趋势。对于没有发生过门静脉高压症食管胃底静脉曲张破裂出血的患者,主要依据有无黄疸、肝性脑病、腹水以及 Child-Turcotte Pugh(CTP)评分和 MELD 评分评价有无肝移植手术的适应证。CTP 评分≥7, MELD 评分>10,肝功能恶化或出现门静脉高压症的并发症如腹水、门静脉高压性胃肠道出血、黄疸或脑病等,即应考虑进行肝移植手术。对于发生过门静脉高压症食管胃底静脉曲张破裂出血的肝硬化患者,即使肝功能处于代偿期,也应积极考虑接受肝移植治疗。

酒精性肝病也是导致肝硬化、肝功能失代偿的重要原因。长期酗酒会导致肝硬化、肝功能失代偿。这些患者可同时合并乙肝或丙肝感染相关性慢性肝病,更易进展至肝功能失代偿期。戒酒可有效阻止疾病进展,而移植后继续饮酒会导致移植物功能受损。因此大多数移植中心要求酒精性肝病患者至少戒酒3~6个月,CTP 评分≥7、存在门静脉高压症出血或者自发性细菌性腹膜炎患者可进入移植等待名单(表 15-1)。

表 15-1　Child–Turcotte Pugh（CTP）评分

因素	1分	2分	3分
肝性脑病	无	中度	重度
腹水	无	轻度	中度
胆红素 /（mg/dl）	<2	2~3	>3
白蛋白 /（g/dl）	>3.5	2.8~3.5	<2.8
PT（延长，/s）	<4	4~6	>6
INR	<1.7	1.7~2.3	>2.3

CTP 评分：A=5~6，B=7~9，C=10~15

MELD 评分 =0.957 × ln（肌酐，mg/dl）+0.378 × ln（胆红素，mg/dl）+1.120 × ln（INR）+0.643

3. **病毒性肝炎**　慢性乙型肝炎感染是亚洲及非洲慢性肝脏疾病流行地区最常见病因，也是全球肝炎死亡最常见的原因。在我国，乙型肝炎相关性慢性肝病是肝移植的常见适应证。目前，乙肝疫苗已在全世界范围内广泛应用，乙肝疫苗可有效地诱导抗体形成、防止乙型肝炎感染。我们可以预见，随着时间的推移，乙型肝炎的感染率会逐渐减少。肝移植术后早期乙型肝炎复发导致移植物功能受损是移植术后困扰临床医生的问题，但目前有效的核苷类抗病毒药物和 HBIG 能很大程度上防止移植术后乙肝复发。但是，HBIG 和口服抗病毒治疗的持续时间仍未达成共识，个别移植中心仅术后应用 HBIG 一年，而大部分中心推荐终生用药。

丙型肝炎相关性慢性肝病是西方国家中最常见的肝移植适应证。美国大约有 500 万人感染了丙型肝炎，其中近 20% 有慢性炎症损伤，并逐渐进展至肝硬化和肝衰竭。丙肝相关性慢性肝病在美国是最佳肝移植适应证。了解移植前的丙肝病毒载量及其基因型是很重要的，因为这可以帮助预测移植预后。失代偿性丙肝相关性慢性肝病无法耐受干扰素治疗，高病毒载量的患者将有很高的移植物丙肝复发风险。根据国际肝移植协会（ILTS）指南，丙肝患者在等待肝源期间，如果 CTP 评分在 8~11 分可考虑抗病毒治疗，但是，其副作用发生率很高。因为移植期间存在病毒血症的患者，移植术后血清学上呈现丙肝复发很常见。慢性丙型肝炎感染另一个重要的风险是进展为肝细胞癌（HCC）。美国统计表明，目前肝癌发病率的上升是 20 世纪 60 到 70 年代美国丙型肝炎大流行的结果。

4. **胆汁淤积性肝病**　原发性胆汁性肝硬化（primary biliary cirrhosis, PBC）是一种胆汁淤积、胆管炎症损伤的自身免疫性肝病，是导致慢性肝功能衰竭的原因之一，表现为自身免疫指标阳性和免疫抑制剂治疗有效，多见于女性，肝移植数年后可复发，但疾病一般进展不到需二次移植程度。原发性硬化性胆管炎（primary sclerosing cholangitis, PSC）也是自身免疫性疾病，多见于男性，进展缓慢，胆汁淤积数年后可见肝内和肝外胆管瘢痕形成。约 90% 溃疡性结肠炎患者合并原发性硬化性胆管炎，少部分（<10%）患者会恶变发生胆管癌。如果反复发作的胆管炎症状影响了患者的生活质量，需要反复经内镜或经皮胆汁引流，或者存在胆汁淤积性神经病变及严重的代谢性骨病，即可考虑进行肝移植治疗。

在儿童中，胆道闭锁和硬化性胆管炎是需要移植的胆汁淤积性肝病的最常见原因，胆道闭锁是儿童肝移植的首要病因（60%~70%）。无论既往是否有肝十二指肠吻合术（Kasai 手术）史，此类患者大部分需接受肝移植。其他可以导致肝硬化、肝功能失代偿的需行肝移植的疾病包括 Alagille 综合征（先天性肝内胆管发育不良征）和 Byler 病（致死性肝内胆汁淤积综合征）。

5. **肝脏恶性肿瘤**　肝硬化患者每年有 2%~8% 发生肝细胞癌。肝移植已经成为早期肝细胞癌的主要治疗手段，因为肝移植不仅治疗肝癌，还能降低肝癌复发的风险，以及治疗肝硬化相关的并发症。对于肝癌患者实施肝移植的适应证仍存在争议：米兰标准的肝癌肝移植适应证是，早期肝癌单个病灶直径小于 5cm 或 2~3 个病灶且直径均小于 3cm，无血管侵犯及转移；UCSF 标准提出单个病灶小于 6.5cm 或 2~3 个病灶均小于 4.5cm，且总的肿瘤直径小于 8cm 进行肝移植，可取得与符合米兰标准患者相似的移植结果。此外，我国学者也提出了杭州标准和复旦标准等。鉴于任何程度的肝癌患者都可以通过肝移植获益的临床结果和器官短缺的临床现状，我们建议根据器官短缺的严重程度界定肝癌肝移植的适应证，即在供体充足的情况下，肝癌肝移植标准可适当放宽，在供体短缺时，应遵循更为严格的筛选标准。

由于大多数适于肝移植的肝癌患者其肝功能尚好，如果单纯依据肝功能状态分配移植物，会导致肝癌患者无法及时接受肝移植手术。目前国际上公认的做法是根据肿瘤分期的不同可以给予不同程度的优先，例如美国的 UNOS 系统对 T1 期患者的 MELD 评分增加 20 分，T2 期增加 24 分。在等待肝移植的同时，可行 TACE 或射频消融对肿瘤进行治疗，以达到更好的疗效。

其他适用肝移植的不常见肝脏原发肿瘤包括上皮样血管内皮细胞瘤和肝母细胞瘤。由于肝脏转移瘤预后差，一般不作为肝移植的适应证。但是，切除原发灶后的神经内分泌瘤可能有较好的移植预后。

6. 代谢性肝病　代谢性肝病可导致肝功能失代偿和不可逆损害，是肝移植适应证之一，包括 Wilson 病（肝豆状核变性）、遗传性血色病、α1- 抗胰蛋白酶缺乏症等。由于这类疾病还影响其他器官系统，因此肝移植前需评估有关的系统，以排除妨碍肝移植的系统性疾病。其他影响肝外器官而肝脏功能合成功能仍完好的代谢性疾病，例如 I 型高草酸尿症或家族性高胆固醇血症也是肝移植适应证，移植后有关的代谢障碍将得到纠正。在儿童中，具备肝移植适应证的代谢性疾病是尿素循环缺陷、Crigler-Najjar 综合征、高酪氨酸血症和囊性纤维化等。因患者多为儿童，适合做活体肝移植或劈裂式肝移植。

7. 其他疾病　复杂多囊肝（伴或不伴肾病）伴发出血、感染、疼痛、巨大囊性扩张、门静脉高压症、胆道梗阻和恶变也是肝移植适应证，此类患者可能有完好的肝脏合成功能。单发的自身免疫性肝炎或叠加 PSC/PBC 也是肝移植适应证。非酒精性脂肪性肝炎（non-alcoholic steatohepatitis，NASH）是肝硬化的另一个原因，其组织学特征表现为脂肪浸润、炎症反应和与之相关的肝脏损伤和纤维化。近年来，我国 NASH 的发病率也有所升高，成为了肝移植适应证之一。

表 15-2 总结了肝移植的适应证。

表 15-2　肝移植适应证

急性肝衰竭
急性甲型肝炎
急性乙型肝炎
急性丙型肝炎
急性丁型肝炎
急性戊型肝炎
自身免疫性肝炎
对乙酰氨基酚中毒
药物性肝炎
妊娠急性脂肪肝

慢性肝病引起的肝硬化、门静脉高压症
血吸虫病性肝硬化
乙肝后肝硬化
丙肝后肝硬化
布 - 加综合征
酒精性肝病
自身免疫性肝病
隐源性肝病

胆汁淤积性肝病
原发性胆汁性肝硬化
原发性硬化性胆管炎
继发性胆汁性肝硬化
胆道闭锁
Alagille 综合征
Byler 病

肝脏恶性肿瘤
肝细胞癌
上皮样血管内皮细胞瘤
肝母细胞瘤
神经内分泌肿瘤（原发灶已切除）
胆管细胞癌

代谢性肝病
Wilson 病
遗传性血色病
α1- 抗胰蛋白酶缺乏症
I 型高草酸尿症
家族性高胆固醇血症
糖原贮积症
半乳糖血症
Crigler-Najjar 综合征
高酪氨酸血症
囊性纤维化

其他
复杂多囊肝
非酒精性脂肪性肝炎

二、肝移植禁忌证

1. **严重心肺疾病**　肝肺综合征（HPS）导致的严重肺动脉高压或低氧血症会给肝移植造成巨大风险。平均肺动脉压（PAP）≥50mmHg术后死亡率100%，是肝移植的绝对禁忌证。PAP在35~50mmHg移植后死亡率为50%左右。PAP<35mmHg的轻度肺动脉高压者适合肝移植。HPS患者合并低氧血症（PaO_2<50mmHg）术后死亡率可升高30%。氧气依赖的慢性阻塞性气道疾病和晚期肺纤维化是肝移植禁忌证。但是反应性气道疾病、肝性胸水、肌肉萎缩和感染是可逆性的，为相对禁忌证。

有症状的冠心病、严重的心室功能障碍、晚期心肌病、严重的心脏瓣膜疾病和主动脉瓣狭窄者心室功能差，是肝移植禁忌证。但接受心脏搭桥手术或血管再生和血管成形术使心肌缺血得以改善后，可进入移植等待名单。

2. **酗酒和药物滥用**　酗酒和药物滥用是肝移植绝对禁忌证。对于大多数移植中心，移植前戒酒是排队的必要条件，至少戒酒3~6个月。戒酒可能使肝脏急性损伤得以恢复，它还为精神评估和准备提供了机会，以减少移植后再次酗酒。20%~26%的患者在移植后4.5年再次酗酒，这将严重影响移植物的存活期。在绝大多数肝移植中心，急性酒精性肝炎是移植禁忌证。滥用阿片类、镇静剂和大麻类药物的患者是移植相对禁忌证，这些患者需要全面的精神评估和治疗。

3. **年龄**　由于高龄伴随着更大的心肺风险，因此年龄是肝移植的相对禁忌证。老年患者需要全面的术前评估以排除绝对禁忌证，如严重心肺疾病和恶性肿瘤。65岁以上的患者移植术后1年和5年存活率与年轻患者相比明显降低。

4. **肥胖**　由于病态肥胖患者（体重指数>40）相关的心血管疾病发生率明显升高，导致移植后长期生存率降低，体重指数>35的肥胖患者在不同的移植中心有个体化的处理方法。肥胖是肝移植的相对禁忌证。

5. **获得性免疫缺陷综合征（AIDS）**　早期，由于担心HIV感染患者应用免疫抑制剂后可能导致艾滋病进展，艾滋病曾经是肝移植绝对禁忌证；但是，随着高效抗逆转录病毒药物的应用，病毒控制率得以提高，艾滋病患者现在可以有选择地接受肝移植。艾滋病患者的肝移植绝对禁忌证包括多种药物耐受的不可控艾滋病毒、脑白质病、重度营养不良、需要生命支持和存在机会性感染者。艾滋病患者行肝移植需要与艾滋病专家协作进行。

6. **其他感染**　除肝脏感染如胆管炎外，系统性感染、无法控制的细菌和真菌感染是肝移植禁忌证。肺炎、败血症、菌血症、骨髓炎和真菌感染应该在移植前彻底治愈，否则属于肝移植绝对禁忌证。

7. **其他疾病**　既往腹部手术病史将会延长肝移植手术时间、增加失血量和手术相关并发症，但本身不属于禁忌证。门静脉血栓形成曾经被认为是禁忌证，现已成为肝移植的相对禁忌证。肝外恶性肿瘤患者至少需要5年无瘤期才可考虑行肝移植。胆管细胞癌曾是肝移植适应证，但因为预后差已被视为相对禁忌证，尤其是对于晚期患者。

表15-3总结了肝移植的禁忌证。

表 15-3　肝移植禁忌证

绝对禁忌证
严重心肺疾病
酗酒和滥用药物
急性酒精性肝炎
活动性感染
未控制的菌血症
肝外恶性肿瘤

相对禁忌证
年龄
肥胖
获得性免疫缺陷综合征
胆管细胞癌
门静脉血栓形成

扩展阅读

肝豆状核变性（hepatolenticular degeneration, HLD）由 Wilson 在 1912 年首先描述，故又称为 Wilson 病（Wilson disease, WD）。肝豆状核变性是一种常染色体隐性遗传性疾病，以铜代谢障碍引起的肝硬化、基底节损害为主的脑变性疾病为特点。本病通常发生于儿童和青少年，少数成年期发病。发病年龄多在 5~35 岁，男性多于女性。病情缓慢发展，可有阶段性缓解或加重，亦有进展迅速者。根据青少年起病、典型的锥体外系症状、肝病体征、角膜 K-F 环和阳性家族史等诊断不难。如果 CT 及 MRI 有双侧豆状核区对称性影像改变，血清铜蓝蛋白显著降低和尿铜排出量增高则更支持本病。对于诊断困难者，可行肝脏穿刺做肝铜检测。

（朱继业）

第三节　尸体供肝肝移植

尸体供肝肝移植是临床最常见的肝移植类型，根据供肝完整性的差别，可进一步分为全肝移植、减体积肝移植、劈离式肝移植。

一、全肝移植

全肝移植是指移植物为结构完整的整个肝脏，肝脏为人体内最大的单个实质器官，从伦理学立场出发，全肝移植必定属于尸体肝移植，是开展最早、应用最广的移植。绝大多数的全肝移植为原位肝移植，即在切除受者原有病损肝脏基础上重新植入一完整供肝，故此，全肝移植的医学技术属性可概括为同种异体原位尸体全肝移植；根据是否保留受者原有肝后下腔静脉，其又可分为经典式肝移植和背驮式肝移植两种术式。

1963 年 3 月 1 日，Starzl 施行了人类首例经典原位肝移植，患者为患先天性胆管闭锁的 3 岁男孩，其于手术完成前死亡；此后 4 年间，Starzl 共施行 7 例临床肝移植，受者最长存活时间仅有 23 天；1967 年，Starzl 终于成功完成了 1 例肝移植并使患者获得长期存活。其后，经典原位肝移植长时间作为标准肝移植技术，1983 年前临床肝移植均采用该经典技术；1989 年，Tzakis 教授才系统描述了背驮式肝移植技术。

随着外科技术的不断进步、新型免疫抑制剂的应用和器官保存技术的发展，目前良性疾病全肝移植 1 年存活率超过 85%，5 年存活率超过 70%，其已成为治疗众多肝脏疾病的有效手段。在半个世纪中，肝移植经历了尝试、确立、发展与成熟的艰苦历程，最终凝练成了如今的肝移植技术。

（一）术前评估与术前准备

1. 术前评估　肝移植受者多伴发肝功能失代偿及全身多脏器功能受累，且病情时有突发或急进性变化，详尽、动态的术前评估既是术前诊疗的需要，也是提高手术安全性的客观要求。肝移植受者术前评估应包括：原发疾病的诊断与功能评价、手术适应性评价及手术解剖学评价；其评价方法包括：病史、体格检查、实验室检查、影像学检查、内镜检查及功能性检查等。

（1）原发疾病的诊断与功能评价：肝移植适应证疾病种类可概括为：急性肝衰竭、慢性肝病引起的肝硬化、门静脉高压症、病毒性肝炎、胆汁淤积性肝病、肝脏恶性肿瘤、代谢性肝病及其他疾病。临床诊疗中，应对肝移植候选受者的原发肝脏疾病进行缜密诊断，并评价病损肝脏的功能状态。病毒性肝炎是我国肝移植最主要的适应性疾病，对此类患者应动态监测其病毒学标识、复制水平及疾病进展态势，予以必要的干预或治疗，例如，乙肝感染者术前 HBV DNA 呈高复制水平为肝移植术后乙肝复发的危险因素，移植等待期间采用适当的抗 HBV 核苷类似物治疗则有助于降低复发风险。各种慢性肝病并发的原发性肝癌病例约占我国肝移植总数的 40%，移植术前应对其仔细评估与妥善治疗，治疗应注意把握安全性、有效性与功能性的统一。

（2）全身状态评估：全身各脏器受累是晚期肝病的重要临床特征，移植候选受者多应接受胃肠、心、肺、肾、脑等重要器官的疾病筛查及功能评价，而营养状态、内分泌功能（胰岛、甲状腺等）的评价亦常不可或缺。感染是肝功能衰竭的常见并发症及肝移植受者术后早期死亡的最主要原因，因此，应对合并感染的移植受者进行病原学及感染病情的全面评价。应依据患者病情施行有序、递进式排查。

（3）社会心理评估：在原发疾病的诊断与功能评价基础上，应对移植候选受者进行系统的手术适应性评价。从伦理与公众利益角度看，供器官（直接或间接）属于社会资源，因此，在手术适应性评价时应既考虑适应要素,又考虑禁忌要素,充分考量手术禁忌证是确保手术成功与疗效的重要前提。例如,对酒精性肝病患者,需要评价其酒精依赖程度及戒断时间等,以预测患者回归社会的可能性及移植肝丢失风险。在我国,针对移植候选受者开展社会心理评价及经济状况评估易被忽视,应予以重视。

（4）手术解剖学评价:肝移植是一种复杂的高侵袭性腹部手术,针对移植候选受者进行解剖学评价是顺利、成功施行手术的关键。四期强化薄层 CT 扫描与重建是准确施行解剖学评价的常用方法,对比剂过敏者可选用 MRI 检查。外科医师应对影像学检查资料进行认真判别与分析,与影像医师联合阅片有助于获得更多、更准确的解剖学信息,而外科团队的集体讨论有助于制定更合理的手术预案。

对移植候选受者应仔细进行身体测量（胸围、腹围及上腹前后、左右径）,以评估其接受供肝的允许容积。对曾接受过上腹部手术的移植候选者应仔细询问病史,调阅病历资料,预判肝移植手术难度及病肝切除完成时间;对曾接受肝切除者还应综合预判接受供肝的允许容积。

2. **术前准备** 全肝移植属亚急诊手术,其供肝来源于脑死亡或心脏死亡的供者,一旦确定合适供者,即应启动移植受者的术前准备,为缩短冷保存时间,其术前准备应务求联动、快速与高效。

术前准备包括受者术前准备和手术相关事项准备两个方面。前者主要内容包括:禁食水、清洁皮肤与肠道、必要的检查与评价（备血、血气分析、凝血功能检查、感染评价或筛查,以及必要的紧急会诊等）;后者包括:组建手术团队（通知与人员调集）、药品、血液及血液制品的准备、设备与手术器材准备（转流设备与耗材、血液回收设备、特殊器械等）。

（二）全肝移植术

1. **经典原位肝移植（classical orthotopic liver transplantation）** 经典原位肝移植是将肝后下腔静脉连同受者病肝一起完整切除,将供肝肝上、肝下下腔静脉与受者下腔静脉残端吻合的手术方式。

（1）体位及切口选择:患者取仰卧位,胸背部可置放扁枕以改善开腹后肝脏的暴露。沿两侧肋缘下做弧形切口,切口右侧端达右侧腋中线,切口左侧端达左侧腹直肌外侧缘或左侧腋前线,附加上腹正中切口并与上述弧形切口交汇,因其形似 Mercedes-Benz 汽车车标而惯称为"奔驰"切口（图 15-2）。该切口可获肝脏区域的充分暴露,最常采用;为保证术者对肝上下腔静脉有良好视野,常需切除部分或全部剑突。为避免切口特别是交汇区血运不良,弧形切口不宜过于靠近肋弓,且宜将切口交汇点降低;为此,某些移植中心已将"奔驰"切口转换为倒"T"形切口。

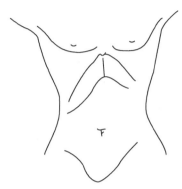

图 15-2 肝移植手术常用的"Mercedes-Benz"切口

手术切口应依据患者情况与手术需求妥善选取。对于便于显露的病例或供肝容积较小情况,也可尝试采用反"L"切口;肝移植受者或曾接受过上腹的肝脾手术,此时应结合原手术切痕设计手术切口,且应努力借用原手术切口;对接受多次肝脏手术的患者,偶需采用右上腹胸腹联合切口。

（2）病肝切除:受者病损肝脏全部切除是原位肝移植术的基本组成和关键环节。术前应根据患者病情与病变性质或特点认真设计手术方案,术中应从始至终认真控制出血,肝切除离断部位的保留侧与切除侧应有区别地予以妥善处理,以提高手术的安全性及其效率。对于解剖困难的复杂病例更应有序完成手术操作,做到由浅入深、由易到难、由简单到复杂、由危险到不危险;对于肝脏恶性肿瘤的肝移植手术操作应有别于良性肝病病例,减少对肝脏的搬动及对肿瘤区域的挤压。

肝移植全肝切除术主要包括两组操作:①全肝周韧带或间隙的切断与分离;②第一、第二肝门区功能结构的解剖与切断。换言之,全肝切除术需要分离切断肝脏的所有固定装置。肝脏的固定装置包括机械性支持组织和功能性脉管结构,具体见图 15-3。

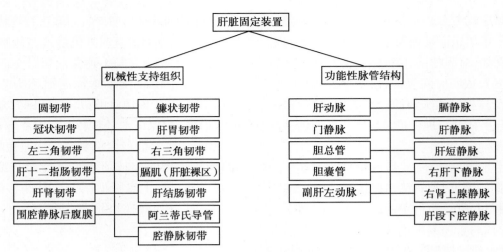

图 15-3　常见的肝脏固定装置

不同术者针对不同病例的具体操作有所差别，但宜有序进行。通常的操作程序多由肝前、肝左间隙入手（A），然后过渡至右肝上、右肝下及肝后间隙（B），进而施行第一、第二肝门区解剖及重要管道的处理（C）。施行 A、B 步骤后即完成了全肝游离。对于肝癌病例，推荐选用 A、C、B 顺序，以减少操作时肿瘤区的血流灌注。具体操作步骤如下：

以电刀切开镰状韧带直到肝上下腔静脉水平，切断左冠状韧带、左三角韧带及肝胃韧带以使左半肝完全游离。解剖第一肝门，依次切断肝左动脉、肝右动脉和胆总管。充分游离门静脉主干，汇入门静脉的细小属支须结扎切断。完成第一肝门解剖后，助手将肝脏移向左侧，离断右冠状韧带、右三角韧带、肝结肠韧带及肝肾韧带，结扎并切断右肾上腺静脉。切开下腔静脉表面的腹膜，将肝后下腔静脉自腹膜后完全游离，至此，肝脏已完全游离。由于肝移植受者往往存在凝血功能障碍、血小板水平低且肝周韧带内可能存在大量扩张的侧支血管，游离时应非常小心以免出血过多。

（3）体外门体转流：无肝期静脉转流技术可减轻体循环及门静脉系统的淤血，解决了无肝期肠道及下腔静脉的血液回流问题，对肝移植的发展起到了极大的推动作用。早期的肝移植手术均采用这一技术，但静脉转流本身也存在延长手术时间、对血小板的机械性破坏、加重全身凝血功能障碍、增加感染风险和增加医疗费用等缺点。随着外科技术的不断完善和成熟，有经验的外科医师行经典式肝移植时可将无肝期控制在 30~40 分钟，目前多数移植中心已采用不转流的肝移植技术。但是，对于术前伴有严重肝肾综合征、活动性消化道出血、心脏疾病、阻断试验血流动力学不稳定、肝脏周围粘连广泛而游离困难和预计无肝期较长的病例，应用静脉转流技术仍会给患者带来好处。

体外静脉 – 静脉门体转流的方法：分别于股静脉、门静脉和腋静脉置管，通过离心泵将门静脉和下腔静脉的血液转流至腋静脉，回流入心脏（图 15-4）。也可通过右颈内静脉插管代替腋静脉插管。

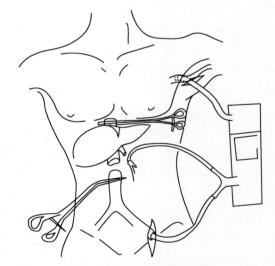

图 15-4　体外静脉 – 静脉转流

（4）移植肝植入：依次钳夹门静脉、肝下下腔静脉、肝上下腔静脉，注意使血管处于正常的解剖位置，避免血管扭转，在靠近肝脏处切断血管，移除病肝。对于腹膜后的出血可予以缝合止血。分别以 3-0、4-0、5-0 Prolene 缝线依次吻合肝上下腔静脉、肝下下腔静脉和门静脉，吻合方式采用两点固定连续外翻缝合（图 15-5）。行肝下下腔静脉吻合时需用每升含 25g 白蛋白的生理盐水或林格液灌洗门静脉，以排出移植肝中的空气并稀释血管内的高钾保存液。门静脉吻合完毕打结时应保留门静脉直径 3/4 的长度作为生长因子，以避免门静脉狭窄。之后开放移植肝血流，开放移植肝血流的顺序目前仍存在争论，迄今为止，尚无随机对照试验表明哪种开放方法最佳，可减轻再灌注综合征的严重程度。需要注意的是，开放门静脉应缓慢进行，注意观察心电图的监测结果，以避免心搏骤停。

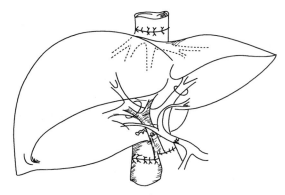

图 15-5　经典式原位肝移植示意图

虽然肝动脉只提供肝脏约 25% 的血流，但胆管的血供完全来自肝动脉系统，因此肝动脉重建的成功与否对于保证移植肝功能至关重要。最常用的肝动脉重建方式是将供者肝总动脉与脾动脉的分叉修剪成 Carrel 补片，受者肝总动脉发出胃十二指肠动脉和肝固有动脉的分叉成形为 Carrel 补片，以 7-0 Prolene 缝线将两个补片行端端连续外翻缝合。

肝动脉的解剖变异比较常见，最常见的解剖变异是起源于胃左动脉的变异肝左动脉和起源于肠系膜上动脉的变异肝右动脉。当供肝存在变异肝左动脉时，仅需将供肝的腹腔动脉干与受者肝动脉吻合即可，并不增加动脉吻合口的数量，但在供肝修整时要注意仔细分离供肝的胃左动脉和变异肝左动脉，小心结扎其细小分支，避免损伤血管壁，以免恢复动脉血流后出血或形成血栓。供肝存在变异肝右动脉时往往需要重建，可采用肠系膜上动脉形成的 Carrel 补片，根据其口径将其与

供者脾动脉或胃十二指肠动脉吻合，吻合可在供肝修整时进行或再灌注后进行均可，吻合时注意血管的方向避免扭曲，以防止术后肝动脉血栓形成。此外，肝动脉还存在其他多种少见的变异情况，如肝右动脉起源于胃十二指肠动脉、肝左动脉起源于腹主动脉等，应根据具体情况灵活选用动脉重建方式，原则上要保证整个肝脏的动脉血液供应。

有些情况下受者肝动脉不能被利用，如肝动脉血栓形成所致的再次肝移植、术前多次栓塞治疗导致肝动脉狭窄或闭塞、术中操作不当所致的肝动脉损伤等，此时可根据具体情况选择受者腹腔干、脾动脉、腹腔干上方的腹主动脉或肾动脉开口以下的腹主动脉与供者肝动脉做吻合，血管长度不够时可间置供者髂动脉作为动脉通道。无论采用上述哪种方式进行动脉重建，均会增加手术的复杂性和手术时间，因此术前通过 CT 或 MRI 详细评估受者的血管条件，制定详细的手术方案极其重要。

胆道重建一般采用供受者胆管对端吻合，注意对胆管周围组织不要做过多游离，以免破坏胆管供血，将胆管修剪至合适的长度也非常重要，胆管过长容易造成术后早期胆管阻塞，过短容易导致胆漏或胆管狭窄，另外供者侧胆管不宜保留过长。当受者原发疾病为肝门部胆管癌、原发性硬化性胆管炎、先天性胆管闭锁或其他各种原因导致的受者胆管不能利用时，通常需采用胆管空肠 Roux-en-Y 吻合术（鲁氏 Y 形吻合术），距 Treitz 韧带远端约 20cm 切断空肠，建立一段约 40cm 的空肠 Roux-en-Y 臂，行胆管空肠端侧吻合，一般不需要放置胆管引流。

是否需要留置"T"形管存在争论，使用"T"形管将胆汁引流出体外，医生可直接观察胆汁的分泌量、颜色、性状，协助判断移植肝功能，可使胆管减压从而降低胆漏的发生率。但目前绝大多数学者认为不需要使用"T"形管，因为"T"形管本身会引起脱出、移位、阻塞胆管、导致 Oddi 括约肌痉挛、拔出"T"形管时胆漏等并发症，增加了胆管并发症的发生率。

胆管吻合可采用间断吻合、连续吻合、后壁连续前壁间断吻合的吻合方式，缝线可以选择 6-0 或 7-0 的 PDS 缝线或 Prolene 缝线，迄今尚无可靠的证据表明哪种吻合方式、哪种缝线具有明显

的优势,目前多选择 6-0 Prolene 缝线做间断吻合或后壁连续前壁间断吻合。

如果供者或受者胆管直径较小,可以对较细的胆管进行侧切。如果两者直径均较小,可对两段都进行侧切,然后再行端端吻合,这样可以补偿缝合时造成的管腔损失,防止缝线的狭窄效应。如果供者或受者胆管的直径过大,可将其以 6-0 Prolene 缝线间断或连续缝合,关闭部分管腔,然后行常规端端吻合。

2. **背驮式肝移植**(piggyback liver transplantation) 其与经典肝移植术的不同之处在于切除病肝时保留肝后下腔静脉,将供肝的肝上下腔静脉与受者肝静脉吻合或供受者下腔静脉侧侧吻合。该术式简化了供肝植入的手术操作,术中仅部分阻断下腔静脉,对患者无肝期血流动力学影响较小,不需要静脉转流,肾功能损害较轻。

(1)病肝切除:其基本步骤与经典肝移植术相同,区别在于游离下腔静脉时不是自下腔静脉后方将其与腹膜后组织游离,而是于下腔静脉前方解剖第三肝门,结扎切断所有的肝短静脉直至第二肝门三支肝静脉根部,将肝脏与下腔静脉完全分离。当整个肝脏或者尾状叶巨大,或者患者既往有上腹部手术史时,游离第三肝门时可能会遇到困难,此时可先切断门静脉再进行分离,这样可以简化操作并减少出血,为避免长时间门静脉阻断造成的严重胃肠道淤血,可切断门静脉后行临时性门腔分流术。此外,也可以选择结扎门静脉左支或右支,同时离断同侧肝静脉,然后游离肝短静脉,这样可以避免肠道严重淤血。

(2)供肝植入:与经典肝移植术式的区别在于流出道重建方式不同。传统的背驮式肝移植是将受者肝静脉成形,然后将其与供者肝上下腔静脉吻合,根据受者肝静脉的解剖特点可选择肝左、中、右静脉,肝左中静脉或肝右中静脉用于吻合(图 15-6)。供肝肝下下腔静脉结扎或缝扎。

传统的背驮式肝移植采用受者肝静脉与供者肝上下腔静脉端端吻合的方式,术后易发生吻合口扭曲、血栓形成等并发症。近年来发展了多种背驮式肝移植的改良术式:①附加腔静脉成形,根据患者肝静脉解剖,将肝静脉修剪为共同开口,并沿下腔静脉向远端延伸 3~4cm,同时纵行切开供者肝上下腔静脉后壁,修剪成类似的三角形开口,

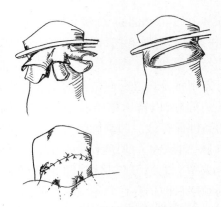

图 15-6 受者三支肝静脉成形与供者肝上下腔静脉吻合

以 3-0 或 4-0 Prolene 缝线将其吻合(图 15-7);②供受者下腔静脉侧侧吻合,关闭供者肝上及肝下下腔静脉,切开供者下腔静脉后壁,缝合闭锁受者肝静脉,切开受者下腔静脉前壁,将供受者下腔静脉侧侧吻合。改良术式的主要目的是扩大流出道吻合口,避免吻合口扭转,降低术后流出道梗阻的发生率。背驮式肝移植的门静脉、肝动脉及胆道重建与经典肝移植完全相同(图 15-8)。

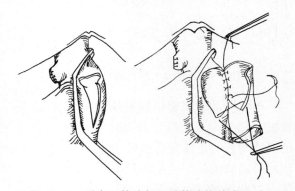

图 15-7 受者肝静脉与下腔静脉修剪成形后,与成形后的供者肝上下腔静脉吻合

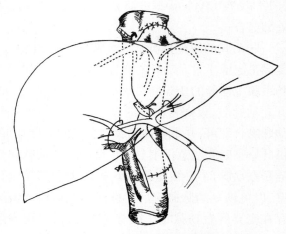

图 15-8 完成血管重建的背驮式肝移植

（三）肝移植术中的复杂问题

1. **门静脉血栓** 10%~15% 的肝硬化患者合并门静脉血栓，其危险因素包括高龄、男性、隐源性肝硬化、酒精性肝硬化、自身免疫性肝炎、既往门腔分流术、既往消化道出血史、血小板减少症、门静脉血流速度低、既往脾切除术等，尤其是曾行脾切除术的患者门静脉血栓更为常见。行肝移植的患者中 6%~11% 合并门静脉血栓，门静脉血栓的存在增加了肝移植手术的风险，同时也增加了肝移植术后门静脉血栓再形成的概率。肝移植发展的早期门静脉血栓曾被视为肝移植手术的绝对禁忌，Shaw 于 1985 年首先成功地为一位合并门静脉血栓的患者施行了肝移植手术，之后，随着外科技术的不断进步和手术方式的多样化，门静脉血栓已不再是肝移植的手术禁忌证，但其风险仍然存在，详细的术前评估、精心的麻醉准备以及外科医生精湛的手术技术和丰富的临床经验是保证手术成功实施的关键。

门静脉血栓有多种分级方法。对于肝移植而言，最常用的是 Yerdel 于 2000 年提出的分级方法，根据血栓累及门静脉管腔的大小和范围将门静脉血栓分为 4 级：1 级，血栓占门静脉内径 <50%，未累及或仅轻微累及肠系膜上静脉；2 级，血栓占门静脉内径 >50%，未累及或仅轻微累及肠系膜上静脉；3 级，门静脉及肠系膜上静脉近端完全阻塞；4 级，门静脉及肠系膜上静脉完全阻塞。这种分级方法可指导肝移植手术方式的选择并估计预后。

肝移植术中门静脉血栓的处理有多种方法，如血栓切除术、血栓静脉内膜剥离术、供者门静脉与受者肠系膜上静脉间置血管吻合术、供者门静脉与受者左肾静脉吻合术、门腔静脉半转位术、肝小肠联合移植或上腹部器官簇移植术等，应根据血栓的程度及范围选择相应的处理方法。对于 1 级血栓，绝大多数情况下可行血栓切除术或血栓静脉内膜剥离术后行门静脉对端吻合（图 15-9），此方法最符合门静脉的生理，处理门静脉血栓应尽可能采用此种手术方式。部分 2 级和 3 级血栓也可采用此种方式处理，如取栓不成功，可将供者门静脉与受者粗大的冠状静脉、曲张静脉吻合或间置血管与受者肠系膜上静脉吻合（图 15-10）。门静脉 4 级血栓处理往往比较困难，取栓常难以成功或取栓后门静脉血流量不足，最好的处理方法是将供者门静脉与受者粗大的冠状静脉或曲张静脉吻合。门静脉血流量不足时可通过结扎分流静脉、结扎左肾静脉或门静脉动脉化等方式增加门静脉血流量，但门静脉动脉化会加重门静脉高压，增加术后消化道出血的风险。如果受者没有粗大的静脉可供吻合，脾肾之间存在广泛分流时可将供者门静脉与受者左肾静脉吻合，肠系膜上静脉在腹膜后与下腔静脉存在广泛交通时可行门腔静脉半转位手术（图 15-11）。近年来，有肝小肠联合移植治疗门静脉肠系膜上静脉广泛血栓形成的报道，但其疗效尚需进一步观察。

需要注意的是，门静脉血栓的处理应格外小心，任何粗暴的操作都可能造成血管壁的撕裂，从而导致致命的大出血。

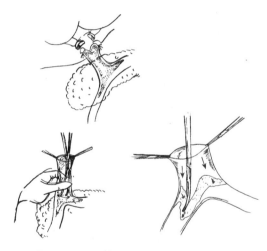

图 15-9 门静脉血栓静脉内膜剥离术

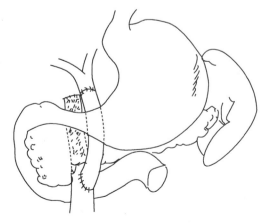

图 15-10 供者门静脉通过间置血管与受者肠系膜上静脉吻合

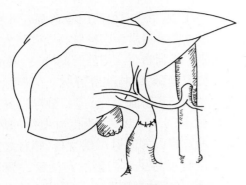

图 15-11 门腔静脉半转位手术

2. 下腔静脉异常 下腔静脉异常的情况在肝移植受者中较为少见,这些异常包括肝静脉血栓形成、布-加综合征伴血栓形成、TIPS(经颈静脉肝内门体分流术)支架移位至下腔静脉、下腔静脉缺失、肝后下腔静脉中断、肝静脉直接回流至右心房等。多数情况下伴有下腔静脉异常的肝移植手术并不复杂,将供者肝上下腔静脉与受者肝静脉作端端吻合即可,但也有些手术难度极大。保证供肝静脉回流通畅是手术成功的关键。

布-加综合征伴有下腔静脉狭窄时,必须将狭窄的下腔静脉切除,如果狭窄段的位置较高,有时需要沿下腔静脉向上分离至心包,在心包腔内行下腔静脉吻合。肝移植受者术前曾行 TIPS 治疗时,支架有可能向上移位至下腔静脉,此时应尽量完整取出支架,分离下腔静脉至支架水平以上,在支架上方钳夹下腔静脉并完整取出支架。如果支架移位位置较高,超出可钳夹的下腔静脉范围,可打开心包腔,直接钳夹右心耳后取出支架,或者钳夹下腔静脉后横断支架,再小心取出剩余支架,然后行肝上下腔静脉吻合,但此操作风险极高,一旦失误可导致严重的大出血。一些极为罕见的情况可将供者肝上下腔静脉与受者右心房直接吻合。

3. 再次肝移植 尽管近年来肝移植技术已经获得巨大成功,但接受肝移植的患者仍有可能发生移植肝衰竭而需要再次移植。美国 1999—2008 年进行的肝移植术中再次移植的比例为 10.2%,肝移植物功能丧失而需要再次肝移植的主要原因为原发性移植肝无功能、肝动脉血栓形成、慢性排斥反应、胆管并发症、原发疾病复发等。

再次肝移植的手术明显要比初次肝移植复杂,病肝切除和移植肝的血管重建均比初次肝移植要困难得多,再次肝移植术后患者和移植肝的存活率也要低于初次肝移植。再次肝移植患者术后主要死亡原因为败血症和多器官功能衰竭,其他少见原因包括动脉或门静脉血栓形成、颅内出血、持续存在的肝功能衰竭等。

受者肝切除的难度根据首次移植与再次移植的时间间隔不同而有明显差别,早期再次手术相对简单,而后期再次移植,由于腹腔内广泛致密粘连和瘢痕形成,难度明显增加,即使是最有经验的外科医师也会面临严峻的考验。分离时尽可能避免使用钝性分离,用电刀沿解剖平面进行锐性分离,可减少出血并避免副损伤。第一肝门的游离必须紧贴肝脏表面在原来的供肝侧进行,以避开瘢痕最严重的吻合口部分并避免损伤粘连于肝脏脏面的十二指肠、结肠等重要脏器。如果原门静脉吻合口没有狭窄,无需切除原吻合口,因解剖原吻合口时很容易撕破门静脉从而导致难以控制的大出血。当有太多的瘢痕和侧支静脉形成而造成分离异常困难时,可提前行体外静脉-静脉转流,这样可以减少术中出血量。另外,采用背驮式肝移植技术有时可简化再次肝移植手术操作。

移植肝植入的步骤与初次肝移植相同。吻合肝上下腔静脉时应保留原有的吻合口,以便提供足够的长度进行新的吻合,但缝合时至少部分缝入原腔静脉以避免出血(图 15-12)。同样,肝下下腔静脉和门静脉也可保留原来的吻合口以简化手术操作。

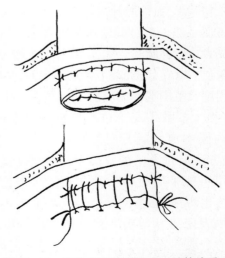

图 15-12 再次肝移植时肝上下腔静脉重建

应用原移植肝的肝动脉重建动脉有发生动脉血栓形成或破裂的风险，一般不予采用，分离时应解剖出原吻合口近端的受者侧肝动脉，如果瘢痕严重或再次肝移植是由于肝动脉血栓形成所致时，可越过吻合口直接解剖受者肝总动脉、腹腔动脉干、脾动脉或腹主动脉以供吻合，这些位置瘢痕组织相对较轻，解剖比较容易。

胆道重建时必须切除原胆管吻合口，保留原供者胆管会明显增加术后胆管狭窄或胆漏的发生率。吻合前仔细评估受者胆管是否可用，尤其是因胆管并发症行再次肝移植的患者胆管多存在感染，向下游离胆管直至看到正常的胆管黏膜。受者胆管质量可疑或胆管对端吻合存在张力时，必须采用胆管空肠 Roux-en-Y 吻合术，避免强行做胆管端端吻合。

4. 肝小肠联合移植和器官簇移植 肝脏与其他消化器官的联合移植主要用于治疗短肠综合征长期胃肠外营养导致的肝功能衰竭患者，其他适应证包括肝胰联合移植治疗合并严重糖尿病的终末期肝病患者，也有上腹部器官簇移植治疗上腹部恶性肿瘤的报道，但这并非常规手术。

肝小肠联合移植可作为一个整体进行或者分开进行。近来肝小肠整体移植的技术已很少应用，取而代之的是包含肝、胰、十二指肠和小肠的多器官联合移植或肝小肠分开移植。肝小肠分开移植可减少移植物的体积，而且当一个移植物出现问题时可对其单独处理而不影响另外一个器官，但分开移植延长了手术时间。带有胰、十二指肠的肝肠联合移植简化了手术操作，避免了胆道重建，已经为许多移植中心采用。有关多器官联合移植的内容在本书其他章节详细讨论。

扩展阅读

内脏反位与肝移植

内脏反位是一种内脏相对人体正中线呈镜像定位的情况，其病因不清，发病率非常低，多见于儿童，常合并血管畸形和胆管闭锁。内脏反位大大增加了手术的复杂性，既往内脏反位明确为肝移植的手术禁忌证，随着肝移植技术的不断进步，逐渐积累了内脏反位肝移植的手术经验。

内脏反位不存在标准的手术技术，应根据实际情况确定手术计划，所以需要经验丰富的医生来完成。术前准备与其他患者基本相同，注意要通过影像学检查详细了解各种可能存在的解剖变异。供肝选择上建议使用稍小一点的肝脏，这样会有更大的操作空间。将正常的肝脏植入内脏反位的受者体内，最重要的是确定移植肝在体内的位置和方向，多数病例将移植肝置于中线稍偏右的位置，使移植肝的右叶位于患者右上腹。也有其他方法可以选择，如将供者肝脏沿纵轴旋转180°，使其右叶位于受者的左上腹，或将移植肝旋转90°，使其左叶指向受者左髂窝。近年来，使用部分肝移植，尤其是左外叶的移植也较常见。

另外一种情况是供者存在内脏反位，这种情况更为罕见，迄今为止有关的报道不足10例，其手术方式与受者内脏反位的情况类似。

二、减体积肝移植

（一）概述

当原位肝移植术逐渐成为挽救终末期肝病患者的标准治疗方法后，临床肝移植学家发现这一崭新技术尚不能充分满足儿童和一些小体重成人肝移植需求，其原因是儿童及小体重成人腹腔无法容纳超体积肝脏。相对于成人供肝数量，儿童供肝数量特别有限，肝移植早期20%~25%儿童和小体重成人缺乏合适的供肝，导致20%~45%的患儿及小体重成人在等待供肝的过程中死亡。这种残酷的现实迫使外科医生开始寻找新的解决方法。因肝脏的各肝段具有独立的脉管系统，Bismuth 等人提出将肝脏切成所需大小后再移植到儿童或小体重成人的腹腔内，并将这种技术称为减体积肝移植（reduced-size liver transplantation, RLT）。广义的减体积肝移植分类包括减体积尸体肝移植、劈裂式肝移植和部分活体肝移植；而狭义的减体积肝移植主要指减体积尸体肝移植。减体积肝移植重新分布了儿童肝移植供者池,解决儿童及小体重成人缺乏供肝的情况。但这种技术并没有增加器官移植的总数,实际上相应减少了成人的肝移植数量,浪费了供器官。因此近年来,小儿肝移植更多地被活体肝移植或尸体供肝劈裂式肝移植取代。

（二）国内外现状

1984年,著名的法国移植学家Bismuth首先为一名10岁的患有先天性胆道闭锁的儿童实施了减体积肝移植。同年,美国移植学家Broelsch亦实施减体积肝移植并获得成功。随后这项技术就逐渐在欧美移植中心开展,其相关技术细节不断成熟更新和完善。2002年,上海交通大学医学院附属瑞金医院彭承宏等报道了国内首例劈裂式肝移植手术。截至2010年,除暂未实施肝移植手术的西藏地区外,中国30个省市地区86个移植中心均不同程度开展了减体积肝移植手术。儿童减体积肝移植总数已达到457例,其中儿童活体肝移植占儿童肝移植的66.3%。儿童肝移植受者1年、3年和5年存活率分别是87.63%,77.73%和61.04%。

（三）供者的选择

儿童减体积肝移植供肝主要为左侧肝(左半肝或左外侧叶)。肝脏的再生能力也使得减体积供肝随着儿童生长发育得以再生。如何达到合理的供受者体积匹配成为很重要的问题。若供肝体积过大可致关腹困难,有时被迫行脾脏切除术以增加腹腔有效容积,延迟关腹,或人工材料暂时性关腹。但仍可能存在供肝受压静脉回流障碍,引起移植肝坏死,甚至造成移植肝无功能以及血栓形成等严重并发症。受者个体肝脏解剖构成、受者状态、有无腹水等均是影响供受者肝体积匹配的重要参数。一般来讲,右半肝移植物供受者体重比(donor/recipient ratio, D/R ratio)约为2:1,左半肝移植物D/R约为4:1,而左外叶移植物D/R值通常为10:1,甚至一些移植中心报道最高可达14:1。然而,供肝的选择术中应视供者肝脏实际大小、受者肝窝及腹腔容积后再确定。近年来随着影像学科的发展,术前可通过CT或MRI及近年来兴起的三维成像重建技术等评估供肝大小及受者容积比关系,进而可更加科学而又准确决定供受者体重比。目前根据经验,当D/R超过6时,选择左外侧叶作为供肝是比较合适的。当

D/R小于6时,则应可根据具体情况来合理地选择减体积移植方法(表15-4)。

表15-4 减体积肝移植的体积匹配

供受者体重比 （D/R）	减体积供肝	下腔静脉保留	
		供者	受者
0.5~2	全肝	+	-/+
1~2	右半肝	+	-/+
1.5~4	左半肝	+	-/+
3~6	左内叶+左外叶	-	+
5~10	左外叶	-	+

减体积供肝通常包括右半肝(Ⅴ、Ⅵ、Ⅶ和Ⅷ+Ⅰ),左半肝(Ⅱ、Ⅲ和Ⅳ+Ⅰ),左外叶肝(Ⅱ+Ⅲ)和扩大右半肝(Ⅰ、Ⅳ、Ⅴ、Ⅵ、Ⅶ和Ⅷ)。儿童肝移植供肝取左外叶供肝较为常见(65%),然后依次为左半肝(19%),右半肝(12.5%)和扩大右半肝。

（四）手术技术

通常在获取供者肝脏后,用0~4℃ UW液浸泡并获取减体积供肝。可结合术前评估和术中情况决定供者肝脏的减体积类型。减体积过程中合理选择肝实质切面,并获得合适的供受者肝体积匹配。确认肝门血管及胆道走行途径仔细解剖,然后切面可用钳夹法或超声刀(cavitron ultrasonic surgical aspirator, CUSA)分离肝实质,途经脉管及胆道给予仔细结扎或缝扎,以免复流后出现断面出血或胆汁漏。左半或右半肝供者移植物应尽量保留下腔静脉及肝中静脉以免移植肝淤血;而左外叶供肝若需保留,肝左静脉应予以保留。一般不对第一肝门处进行过度的解剖分离,以免造成胆道缺血,增加其并发症。

成年受者通常移植右侧供肝,移植方法与经典原位全肝移植基本相同。第一肝门血管重建时,若门静脉主干或肝总动脉/腹腔干保留于右侧,其方法与全肝移入基本相同。左侧供肝一般用于儿童(左外侧叶)和小体重成人(左半肝),移植受者需要保留其肝后下腔静脉,即采用"背驮式肝移植",左肝静脉与受者肝上下静脉端侧吻合。若供受者胆管较粗且足够长,能确保吻合口无张力亦可选择行胆管端端吻合。至于是否放置T形管各有理论和病例支持,目前仍有争议。肝管空肠吻合Roux-en-Y吻合术亦是可选方法。

减体积肝移植技术的创新与成熟较好地解决了儿童和小体重成人缺乏匹配体积供肝的情况,有效增加了肝移植供者池,使得术前等待供肝时间缩短,移植前死亡率明显降低,其临床效果同于全肝移植。

三、劈离式肝移植

(一)劈离式肝移植概述

1. 劈离式肝移植的概念 劈离式肝移植(split liver transplantation, SLT)是指将一个成人尸体供肝通过劈离技术分离成两个具有独立结构和功能的移植肝,分别移植给两个受者。常规方法是沿 Cantlie 线劈离肝脏,分别获取完整的右半肝(即Ⅴ、Ⅵ、Ⅶ、Ⅷ肝段)和左半肝(即Ⅰ、Ⅱ、Ⅲ、Ⅳ肝段)。

2. 劈离式肝移植的发展简史 将一个尸体供肝移植给两个受者,即"一肝二用"最早是由德国 Pichlmayr R 于 1988 年报道,将劈离的右半肝和左半肝分别移植给一个成人和儿童。次年,法国 Bismuth H 开创性地实施了一个供肝移植给两个成人的 SLT。Colledanm M 于 1990 年报道了将肝中静脉保留在左半肝的 SLT。1996 年,Rogiers 等率先报道了体内劈离式肝移植技术。体内劈离式肝移植技术是对体外劈离技术的一种改进,其胆道并发症、腹腔内出血、右肝移植物早期移植物功能不良(IPF)和 PNF 发生率均低于体外劈离技术。M Gundlach 于 2000 年报道了腔静脉劈离技术,DC Broering 于 2005 年报道了肝中静脉劈离技术。

我国自 2015 年全面进入中国公民逝世后器官捐献(CDCD)时代,近几年以来我国器官移植事业发展迅速,但供肝匮乏仍是肝移植健康发展的主要瓶颈。为了拓展供肝来源,我国 SLT 和儿童亲属活体肝移植(living donor liver transplantation, LDLT)新技术得到长足发展,SLT 和 LDLT 技术发展为缓解供肝短缺开辟了新径路。

(二)劈离式肝移植供、受者选择

1. 劈离式肝移植供者选择 SLT 供者一般标准为:年龄为 15~60 岁,体重的下限一般为 40kg,肝功能正常,电解质正常,血钠 <160mmol/L,重症监护住院 5~7 天,血流动力学稳定(不需要使用高剂量的升压药),无严重感染及败血症(白细胞计数 10 000/mm³ 以内,中性白细胞≤80%,血培养无细菌生长),无艾滋病,无恶性肿瘤(脑、皮肤除外),无感染和传染性疾病,肝脏外观及质地正常,允许轻度脂肪肝。而供肝有严重灌注性损伤、肝纤维化、肝硬化、活动性肝炎、HBV DNA 复制数≥100 拷贝数 /ml 应以排除。

近年来,大于 60 岁供者肝脏成功应用于移植,取得良好临床疗效。2014 年,Ghinofi 分析了 409 例高龄供肝肝移植(供者年龄 60~80 岁)数据,其移植术后 1 年、5 年生存率与 348 例 60 岁以下供肝肝移植相比较,无统计学差异。2018 年,意大利一项回顾性研究表明,该中心 2001—2014 年实施的 963 例肝移植,其中供者年龄 18~69 岁组 448 例,70 岁以上组 515 例,比较两组肝移植术后血管并发症、胆道并发症的发生率和术后 5 年生存率分别为 5.8% 与 5.0%,16.5% 与 18.6%,7.6% 与 8.7%,两组统计学无显著差异。2014 年,法国学者报道了 380 例供者肝移植的回顾性研究同样显示,70~80 岁以上供肝与 60 岁以下供肝术后生存率相当。根据供者不同年龄与风险因素的相关性进行研究,Dasari BV 与 Mils R 认为,高龄供者若 ICU 停留时间短、并无血液及体内感染、血流动力学稳定、使用升压药不超过两种、体重指数(BMI)<(20±2)kg/m²、冷缺血时间 <8 小时等条件下,供体年龄一般不会影响移植预后。

2. 劈离式肝移植受者选择 SLT 受者选择是影响供肝及移植预后的重要因素,高危受者 SLT 的结果不理想。暴发性肝功能衰竭和危急的慢性患者及合并有多脏器损害的受者接受小体积的供肝时,预后较差。病情越重,需要的供肝体积越大。因而,此类患者应排除在 SLT 之外。SLT 受者应选择无腹部多次手术史、无多次肝动脉插管化疗栓塞、无多次肿瘤射频和微波消融及乙醇多次肿瘤注射的患者,亦应避免门静脉多次化疗栓塞的受者。

SLT 受者的体重是重要的考虑指数,因为 SLT 所劈离的两个供肝体积较全肝移植小,再加上缺血再灌注损伤因素。因此,移植物受者体重比率(graft recipient weight ratio, GRWR)较活体肝移植要求的 0.8%~1% 更高,尤其是成人受者,

体重不宜过重。

（三）劈离式肝移植外科技术

SLT 外科技术包括体外供肝劈离技术（ex vivo split technique, EVST）、原位供肝劈离技术（in situ split technique, ISST）、腔静脉劈离技术（split cave vena technique, SCVT）和肝中静脉劈离技术（split middle hepatic vein technique, SMHVT），按照肝叶劈离的常用方法包括左外叶/扩大右半肝劈离技术和左/右半肝劈离技术。以下分别叙述：

1. 体外供肝劈离技术（EVST） 按标准的经典式原位多器官快速重力灌注切取技术获取供肝，并以 0~4℃ UW（或 HTK）液保存供肝，将供肝置于 UW 液冰浴的容器内完成左、右两侧供肝的劈离。

首先切取 0.5~0.8cm³ 供肝送病检，然后进行供肝胆道造影、肝动脉造影，明确供肝肝内胆道和动脉解剖结构，确定供肝劈离平面。术者应首先判断供肝劈离成两半应用于适宜的受者，特别是按体积匹配问题。在没有进行解剖和劈离前，通过目测，或以软质可塑性金属导管（探条）检查肝静脉在肝后下腔静脉内开口情况，并经开口探查肝左、中、右静脉合干情况，然后再轻柔探查胆道、肝动脉、门静脉的解剖、肝内走向、有无变异。仔细解剖肝门结构，分离肝动脉、左右肝管和门静脉直至进入肝实质内。于肝蒂后方解剖门静脉至左、右分叉处，对近肝实质的血管胆管鞘不进行解剖和分离。①门静脉主干可保留于左半肝或右半肝；若门静脉分叉成 3 支，则离断门静脉左支，术者亦可根据受者门静脉病理改变因素决定门静脉主干保留在左侧或右侧；离断侧的门静脉通常通过供肝获取时适合的供者血管如腔静脉、肠系膜上静脉、髂总或髂外静脉，亦可利用适合的脾动脉、肠系膜上静脉、髂总动脉或髂外动脉进行延长架桥。②肝动脉为终末动脉，每支均支配肝实质某一特定区域，变异很常见，左侧动脉细小且变异更常见，多数状况下肝右动脉只有一条，而肝Ⅳ段的动脉血供可由肝左或肝右动脉支配，如左、右半肝没有单一动脉支配就不能行劈离（约 86% 的供肝适宜劈离）；由于肝左动脉较长，多数术者习惯于离断左肝动脉、将肝动脉主干保留在右半肝（图 15-13）。离断的肝左动脉如长度不够，可选用适宜的动脉在显微外科技术的支撑下行动脉延

长或架桥术。③胆管一般也引流肝实质某一特定区域，变异较大且多见于右侧，肝Ⅳ段很少有独立的胆汁引流系统，胆管造影或探查如无左右单独的胆管蒂视为 SLT 的禁忌。由于左肝管较长，仅有少数患者左肝管缺如，即便是左肝管缺如的患者，仍存在引流肝Ⅱ、Ⅲ、Ⅳ段的肝管，可较容易地在肝实质断面找到肝管；30%~50% 的供者存在右前和右后两支肝管，单一右肝管不常见，所以术者常规将胆总管保留于右肝管，以防断后重建胆道困难。但在常规显微外科技术的支配下，右肝管的重建并不困难。各移植中心可根据自己的常规和习惯决定离断左或右肝管。

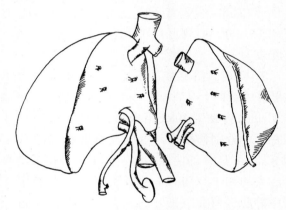

图 15-13 劈离式肝脏——尸体供者

肝实质的劈离线通常与"Couinaud 肝分段法"的主肝裂平行，至于分离线偏左或右侧，取决于将肝中静脉保留在左半或右半肝。通常自肝左静脉和肝中静脉的汇合部开始，沿肝膈面下行，在脏面距肝脐裂 0.5~1cm 处上行至肝板。肝实质劈离一般应用超声刀，也可用精细的血管钳小心分离，对肝实质内门静脉、肝动脉、胆管三联结构应一一仔细结扎、切断。也可应用染料（如亚甲蓝）自三支管道分别注入，见创面有染料渗出，将创面一一缝扎，或应用纤维蛋白胶、胶原物、止血纱布封闭覆盖创面，减少肝创面出血和胆汁漏。至于肝中静脉保留在何侧，术者可根据自己的经验取舍。如将供肝分与两个成人共享，则需将肝中静脉保留在左半肝，如供肝与成人和儿童共享，则肝中静脉保留在右半肝。

2. 原位供肝劈离技术（ISST） ISST 类似活体肝移植的供肝劈离，供者一般来源于有心跳的脑死亡捐献患者，即在 DBD 基础上按活体供肝获取技术劈离的两个供肝。ISST 可在供肝获取时

将肝实质劈离的断面一一止血,可缩短移植肝修整及植入时间,并缩短供肝热缺血、冷缺血和再灌注损伤的问题。ISST 劈离的供肝功能良好,可应用于高风险的受者,供肝处于灌流状况,肝创面出血与胆漏易发现并可一一结扎或缝扎,术后出血、胆漏、胆道并发症、早期功能延迟恢复和原发性无功能均较 EVST 少。

3. **腔静脉劈离技术（SCVT）** SCVT 与 ISST 比较,可进一步减少流入道和流出道不畅的弊端,能更好维持双侧供肝引流,减少继发性缺血和梗阻性损伤。供者要求同 ISST,在供肝切取和劈离时要求降低中心静脉压（center venous pressure, CVP）,一般要求 CVP 在 6~8cmH₂O。

在入腹探查后,游离供者肾下腹主动脉、下腔静脉至髂外动脉和静脉,切除胆囊后,经胆囊管造影,了解右侧胆管离断的最佳水平,并以钛夹标记;然后游离肝右动脉、门静脉右支,分离肝右叶周围韧带。第三肝门肝短静脉一一分离并保留。包绕下腔静脉（IVC）周围的肝组织桥一一离断止血。肝右静脉分离并以静脉吊带悬吊牵引,吊带另一端自引流肝右叶的肝短静脉后穿过,再从肝右动脉、门静脉右支的前面穿出,这样就标志了从肝动脉和门静脉分叉到肝右静脉和肝中静脉之间的肝脏劈离平面,术者按此标志施行肝实质劈离直到 IVC 前壁,并保护汇入肝右叶和肝左叶的肝短静脉。在肝实质离断和右侧胆管分离后,再常规进行腹主动脉、门静脉灌注,灌注完毕迅速切取供肝。

将供肝置入 0~4℃冰浴容器内,置供肝于修整手术台,将肝右动脉和门静脉右支切断,将 IVC 从前后壁纵行劈开,这样,左右供肝均含有主肝静脉（左半含肝左、肝中静脉,右半含肝右静脉）和其他肝短静脉引流的腔静脉瓣（图 15-14）。移植时采用供受者腔静脉 - 腔静脉吻合非常方便,亦不会致静脉回流不畅。

4. **肝中静脉劈离技术（SMHVT）** SMHVT 可使 IVC 和肝中静脉均匀地劈离给左、右半肝,实际上是在 SCVT 基础上的创新。尽管 SCVT 将肝中静脉保留在左半肝,但可致右侧供肝Ⅷ段静脉引流障碍,甚至引起术后长期腹水、严重肝功能障碍。将肝中静脉保留在右侧半肝,技术复杂且又导致左侧供肝体积缩小,不利于将两个供肝与两个成人分享。

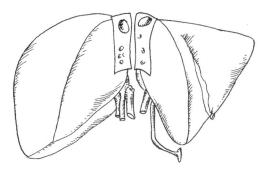

图 15-14 下腔静脉纵行劈离
可见两侧下腔静脉瓣上肝短静脉开口

SMHVT 实际上是 EVST,只有在供肝常规低温灌注获取后于手术室供肝修整手术台上进行。为了避免供肝复温,供肝尽可能在 0~4℃的冰浴容器内进行劈离。劈离开始前,探查肝脏的血管、胆管,胆道和动脉造影评估肝脏是否存在动脉和胆道变异,决定施行左、右半肝两成人共享的劈离或改行扩大右半肝和左外叶成人与儿童共享的劈离。

5. **左外叶／扩大右半肝劈离技术** 经典的左外叶／扩大右半肝劈离技术实际上是提供了一个带有 IVC 的右肝（Ⅰ、Ⅴ~Ⅷ肝段）移植给成人受者,而左外叶（Ⅱ、Ⅲ肝段）移植给儿童,肝脏的劈离面需在镰状韧带和静脉韧带之间进行。一般视供者情况而定,可采用 ISST 或 EVST。

6. **左半／右半肝劈离技术** 当应用一个供肝为两个成人共享时,受者来源至关重要,如为尸体肝,缺血再灌注损伤的风险大,受者所需的供肝体积比活体肝移植多,供肝体积必须超过受者体重的 0.8%~1.0%,即 GRWR>0.8%~1.0%,受者的体重不宜过重。借助成人活体肝移植的成熟经验,SLT 已可成功用于两个成人受者。

左半肝（Ⅱ、Ⅲ、Ⅳ肝段）包含有肝左静脉、肝中静脉、腹腔动脉干、门静脉左支、左肝管;而右半肝（Ⅴ、Ⅵ、Ⅶ、Ⅷ肝段）包含有 IVC、门静脉主干、肝右动脉、胆总管。所获取的供肝体积接近最低生理需求,选择体重较轻和病情较轻的受者。如采用 ISST 可减少供肝冷缺血时间,并减小受者术后风险。

（四）劈离式移植受者手术

1. **劈离式肝移植受者病肝切除技术选择原则** 劈离式肝移植受者病肝切除视左、右肝劈离的技术而定,可采用经典原位肝移植（classical

orthotopic liver transplantation，COLT）病肝切除方式，也可采用背驮式肝移植（PBLT）的病肝切除方式。前者切肝时连同肝后 IVC 一并切除。而采用 PBLT 的病肝切除技术，保留了受者肝后 IVC，也保留了肝左、肝中和肝右静脉，因而 PBLT 的病肝切除后，适宜各种方法的劈离式肝移植的供肝再植。如果劈离的右半肝带有完整的 IVC，则受者的病肝切除可采用 COLT 切肝法，而接受劈离的左半肝或左外叶的受者必须采用 PBLT 的病肝切除法。采用腔静脉和肝中静脉劈离的左半肝和右半肝，其受者肝切除亦必须采用 PBLT 技术，保留 IVC 和肝左、中、右静脉，以利肝静脉回流吻合口的重建。

2. **含有 IVC 的右半肝 / 扩大右半肝的供肝再植术** 含有肝后 IVC 的右半肝、扩大右半肝的供肝再植，其受者采用 COLT 技术切除病肝，供肝肝上与肝下 IVC 分别与受者同名 IVC 进行端端吻合。含有 IVC 的右半肝 / 扩大右半肝的静脉回流重建也可在 PBLT 的病肝切除基础上将肝上 IVC 与受者成形的肝静脉行端端吻合，即经典式背驮式肝移植（classical piggyback liver transplantation，CPBLT）也可应用供肝的 IVC 与受者 IVC 行侧侧吻合，即改良式背驮式肝移植（ameliorative piggyback liver transplantation，APBLT）。供肝门静脉与受者门静脉行端侧吻合，也可行端端吻合。如腹腔干或腹主动脉袖片保留在右半肝，可与受者的同名动脉行端端吻合，也可与受者肾动脉平面下的腹主动脉行端侧吻合。如供肝胆总管保留在右半肝，可将其与受者胆总管行端端吻合，或与受者的空肠行 Roux-en-Y 胆肠重建。胆管吻合口和胆肠吻合口是否置支架管，视各中心术者的经验和习惯而定。

3. **左半肝 / 左外叶的供肝再植术** 左半肝（Ⅱ、Ⅲ、Ⅳ 肝段）/ 左外叶（Ⅱ、Ⅲ 肝段）一般不带 IVC 或 IVC 袖片，受者的病肝切除均采用 PBLT 技术。其左肝静脉或左中肝静脉可先成形，与受者成形的左、中肝静脉或三支成形的肝静脉行端端吻合（PBLT 技术），注意吻合口不要狭窄、扭曲，流出道不要过长（一般 2~3cm）；也可将左半肝成形的肝静脉与受者的 IVC 适宜切口行端侧吻合。左半肝门静脉与受者门静脉主干行端侧吻合，或供肝门静脉左支修剪成 V 形与受者门静脉

行端端吻合。左半肝肝动脉左支与受者肝动脉行端端吻合或端侧吻合。供肝左肝管与受者胆总管行端端吻合，亦可与受者空肠行胆肠重建。

4. **腔静脉劈离 / 肝中静脉劈离的供肝再植** 腔静脉劈离和肝中静脉劈离的供肝再植，其两个供肝均以 IVC 袖片为特点，受者的病肝切除必须采用 PBLT，技术的关键是供、受者 IVC 重建，要求将受者 IVC 在适宜的部位开口成形为与供肝 IVC 袖片相匹配的切口，然后将供肝的 IVC 袖片与受者 IVC 重建，技术上不会导致静脉回流受阻，是较理想的"一肝二受"技术。其供肝门静脉左、右支，肝动脉左、右支和胆管左、右重建同左半肝 / 右半肝同名管吻合方法相似，各移植中心依术者的经验、习惯和各管道变异情况选择吻合技术，要求肝动脉、胆道的重建在显微外科技术支撑下完成。

结　语

　　随着肝移植麻醉、手术技术和围手术期监护水平的不断提高，尸体供肝肝移植的围手术期并发症和死亡率大幅降低，受者预后明显改善。但是针对目前器官短缺的状况，如何针对不同适应证、不同术前状态、不同生理解剖的受者选择最合适的尸体肝移植方式仍需要不断地摸索和总结经验。

（沈中阳　温　浩　叶啟发）

第四节　活体肝移植

　　长期以来，器官短缺是严重制约肝脏移植发展的瓶颈，而活体肝移植的发展在很大程度上缓解了供肝的匮乏。1988 年，巴西医生 Raia S 等首先开展了活体肝移植（living donor liver transplantation，LDLT）。1989 年，澳大利亚医生 Russell Strong 等首先成功地将一位母亲的左外叶肝移植给其儿子，从而开创了活体肝移植的崭新篇章。1992 年，Mori K 等率先提倡使用手术显微镜，使直径在 2mm 左右的动脉吻合通畅率达到 99%，从而很大程度上提高了活体肝移植的成功率，也成为活体肝移植历史上具有里程碑意义的

浓厚一笔。1996 年，我国香港大学玛丽医院和日本学者分别完成成人间活体右半肝移植。浙江大学医学院附属第一医院于 2001 年成功开展中国大陆首例成人扩大右半肝活体肝移植和国内年龄最小的儿童活体肝移植。

一、供者与供肝评估

在肝移植手术时，获取一个新鲜健康的供肝及保证供者的安全至关重要，这需要对供者与供肝进行严格的评估与选择。

（一）活体肝移植供者与供肝评估的原则

供者的选择是活体肝移植中首先要面对的问题。目前世界各大移植中心关于供者与供肝的选择和评估原则已基本达成共识：①供肝的获取手术应保证供者安全；②供者捐出的部分肝脏应能满足受者代谢需要。有关供者与供肝评估内容大致可分为供者纳入的初步筛选、供者的进一步综合评估、供者潜在疾病的排除和伦理委员会评估三步。

1. 供者纳入的初步筛选　第一步的目的是评价潜在供者是否符合供肝捐献的纳入标准，评估内容包括：血型、年龄、体重，与受者的关系。潜在供者适宜年龄为 18~65 岁，具有与受者相同或相容的血型，并且既往无重大疾病或手术史。另外，身高、体重以及简要的医疗和精神病史都将被记录存档。相关的捐献禁忌证主要包括：高血压、心脏疾病、肥胖、精神疾病以及既往重大腹部手术史等。根据《人体器官移植条例》，活体器官捐献应当遵循自愿、无偿的原则，完全符合国家法律法规要求。供者应当具有完全民事行为能力，并且与受体仅限于以下关系：配偶，仅限于结婚 3 年以上或者婚后已育有子女的；直系血亲或者三代以内旁系血亲；因帮扶等形成亲情关系，仅限于养父母和养子女之间的关系、继父母与继子女之间的关系。

2. 供者的进一步综合评估　经过初步筛选，满足要求的潜在供者将进行进一步评估，评估的内容包括详细的病史回顾、体格检查、麻醉评估、重要脏器功能及影像学评估和社会心理学评估。

在该部分中，有关供肝的体积、质量评估和脉管系统解剖结构评估最为重要，将在影像学评估部分中详细阐述。

3. 供者潜在疾病的排除和伦理委员会评估　在上述检查中发现的异常或潜在疾病，如胆道结石或占位性疾病、肝血管解剖异常、脂肪肝、心脏疾病等，则应行进一步的专科检查排除潜在疾病。之后完善各项临床资料综合评估并获得供者同意捐献肝脏的意愿后，最终上报伦理委员会评估审核并批准后，将相关材料上报省级卫生行政部门，根据回复意见实施。并且在移植实施前，必须再次评估受者是否有接受活体器官移植手术的必要性、适应证以及因活体器官移植传播疾病的风险等。

由于供者安全和健康是活体肝移植中的首要问题，因此在术前筛查中应按以上原则对每个潜在供者进行细致的评估。事实上，潜在的供者经过筛选后仅有不到 50% 能满足活体肝捐献。其中供受者血型不合以及潜在供者存在明显的健康问题（如 HBV 感染、严重肥胖、药物滥用等）是主要原因。

（二）术前影像学评估

活体肝移植顺利开展的前提是供肝能同时满足供受者双方对肝功能的需要，且能解剖分离成两部分，包括肝实质、血管系统及胆道系统，在供受者体内保留或重建的血管和胆管能够保持通畅。既往研究表明，大约 30% 正常肝组织量即能满足人体的代谢需要，正常肝部分切除后能迅速再生到原有肝体积的水平。因此，仅从肝组织量考虑，一个正常人肝脏能够满足两个人的代谢需要；然而在实际情况中，部分供者肝血管和胆道系统存在解剖变异，不能或很难分割成满足代谢要求的两部分。综合分析肝脏体积、质量、血管和胆道系统通畅性是制定活体肝移植手术方案的重点，而在术前获得并认识这些方面的信息，都离不开影像学检查。

活体肝移植供者术前影像学评估的原则是先完成对供者肝脏的体积、肝实质质量及有无病变、肝血管系统的变异、胆道系统变异等检查，综合分析来决定能否作为供者，并要确保供者术后残留肝脏能满足自身的生理需要，保证供者的安全。下文详细介绍活体肝移植供肝的术前影像学检查要点，主要包括肝体积测量、供肝质量的评估和供肝脉管系统的评估等。

1. 供肝体积测量　供肝体积测量是活体肝

移植术前的必要条件，尤其是成人间开展的活体肝移植。供者相对较受者矮小的活体右半肝移植中，选择包括肝中静脉的扩大右半肝或是不包括肝中静脉的右半肝移植，关键在于准确测量全肝体积及各肝叶体积，以同时满足供者及受者对肝体积的需要，这是制定供肝分割手术方案、提高活体肝移植手术成功率的重要前提条件。

大部分肝移植中心采用增强多层螺旋CT（multi-slice spiral CT, MSCT）及3D技术来测量肝体积，也有少量采用MRI进行测量的报道。在横断位图像上，标准的右半肝切面位于肝中静脉右侧大致1cm，采用数字化虚拟肝脏软件重建全肝及右半肝3D模型，自动计算相应体积。MSCT及MRI测量肝体积与手术中移植肝重量比较，均具有较高的准确性。但在实际操作中，预测值与实际肝体积存在一定差距，其可能原因包括：手术医师依据术中所见左右肝体积少取或多取部分肝脏；CT测量时将较多大血管计入，但手术中大血管中血液流失；高渗灌注液导致肝缩水；内脏运动的影响，来自心脏、胃的运动导致肝顶、底部体积测量不准；部分容积效应，左右肝与扫描层面倾斜成角，部分容积效应影响肝体积测量的准确性。此外，影像学测得的是肝体积，而在移植时测得的是肝重量，相互之间存在换算关系，一般认为是1g/ml，也有文献报道采用1.15g/ml。

目前研究公认供者保留30%的正常肝组织即能维持正常代谢需要，但出于保证供者安全考虑，最好能保留正常肝体积40%及以上、移植肝占受者体重比（GRWR）的0.8%~1.0%或理想肝体积（estimated liver volume, ELV）的40%及以上。为了能充分保障供者残留的肝体积，根据多个移植中心经验，基本采用不含肝中静脉的手术方式，以保证供者安全。

当供肝大小无法满足受者的代谢需求时，可能会发生以胆汁淤积、凝血功能紊乱、门静脉高压、腹水以及感染为主要表现的综合征，影响移植肝预后，重者危及生命，称之为小肝综合征（small for size syndrome, SFSS）。

早期的学者认为供肝体积过小（GRWR<0.8%）是小肝综合征发生的主要原因，不过目前的研究显示肝脏循环改变、门静脉压力（portal vein pressure, PVP）过高、移植物接受过量门静脉血流（portal vein flow, PVF）灌注是导致SFSS的重要原因。Ogura等的一项回顾性研究显示，PVP小于15mmHg的受者移植术后2年生存率显著高于PVP>15mmHg组（93.0% vs 66.3%）。有研究认为当PVF>260ml/（min·100g）移植肝预后较差。

目前小肝综合征的防治方法有：①外科方法，减少门静脉血流降低门静脉压力，如移植术中行门体分流术、脾动脉结扎以及脾脏切除等；②SFSS发现早期行脾动脉栓塞；③药物治疗，降低门静脉血流，如生长抑素以及选择性β受体阻滞剂等。但门静脉血流一旦再通，就可能立即发生供肝损伤，此时门静脉血流量的调整可能无法完全有效地挽救小体积供肝，必须预先实施这些方法。也有临床研究发现并不是所有接受小体积供肝［移植物/标准肝体积比（GV/SV）<40%或PVF>260ml/（min·100g）］的患者都会发生供肝功能丧失。影响肝移植结局的因素除供肝体积外，还与静脉流出道的通畅性、供肝质量和缺血时间等因素有关，如果在有流出道梗阻或供肝损伤已形成的情况下调节入肝血流（如脾动脉结扎、脾切除或分流手术），不但无效甚至会造成更严重的并发症（门静脉血栓形成）。因此，供肝体积和质量、流出道、受者MELD评分、移植物最佳的PVF等参数及相互关系目前尚未完全确定，有关SFSS的产生机制及其防治仍需进一步的临床和实验研究。

2. 供肝质量的评估 影像学筛查可以发现活体供肝多种良性病变及偶发恶性病变，而存在恶性病变、活动性结核、炎症等的潜在供者将失去供肝机会。单纯肝良性病变，且病灶体积不大时较少会改变肝移植手术方案，但当病变体积较大时，计算全肝体积及供肝体积时需注意去除病变体积并综合考虑供肝的条件。Shroeder等使用MSCT研究250例供肝候选者，共发现61例（24.4%）良性肝病变：53例肝囊肿，16例血管瘤，2例肝腺瘤，1例肝脏局灶性结节性增生，5例明显的脂肪肝，6例胆结石，1例胆囊炎，另发现肾癌1例。在该项研究中，只有62例供者完成供肝捐献（24.8%），捐献失败原因除了上述各种良恶性疾病，还包括脉管系统变异、供肝体积受限等原因。因CT对比剂过敏而不能接受增强CT检查的患者，MRI检查是其最佳选择。多时相MRI全肝动态增强扫描既能反映全肝情况,有利于病灶的检出,也能反映病灶的增强规律或血供特征,特别有助于鉴别早期的肝细胞肝癌和再生结节或退变结节。

良性病变中,肝脂肪变较为多见,是指肝内脂肪含量超过肝实重的5%。据报道,供肝中有13%~26%存在脂肪变性,多元分析报告显示肝脂肪变是影响供肝存活的重要因素,故术前评估活体供肝脂肪变性,特别是大泡性脂肪变性,对供者筛选有重要意义。活体供肝为重度大泡性脂肪变性(>60%),移植后原发性无功能发生风险大于60%;中度大泡性脂肪变性(30%~60%)的供肝也可以引起原发性肝功能不全、肝再生障碍等。因此,临床普遍认为大泡性脂肪变性<30%的供肝可作为边缘供肝来拓展供肝来源。目前普遍认为肝针吸活检是肝脂肪变性的诊断"金标准",但其存在有创风险、抽样误差等不足。现有学者应用影像学手段进行肝脂肪变的无创性评价。

3. **供肝的肝动脉评估** 肝动脉变异非常多见,发生率高达23%~45%。最常见的肝动脉变异包括:①左肝动脉起自胃左动脉,约16%的人群

存在上述变异。②右肝动脉起自肠系膜上动脉,约17%的人群存在上述变异。上述两种变异是在活体肝移植过程中最常见的变异(图15-15)。其他的少见变异如起自肠系膜上动脉甚至胃左动脉或主动脉的肝动脉,这样的患者肝门部的动脉解剖变异也往往较大,以至于部分病例无法实施供肝手术。显著的肝动脉变异将导致动脉重建困难和术后肝动脉并发症发生率增高,严重者甚至需行再次移植。传统的肝动脉数字减影血管造影(DSA)是显示肝动脉解剖结构的"金标准",但其有创性、费用高、容易受造影者技术影响等因素限制了其应用。目前无创性检查如CT及MR的血管成像(CTA,MRA)在肝移植领域应用日益广泛,利用CTA、MRA高空间分辨力和时间分辨力,能较好显示左右肝动脉及肝段动脉小分支走行,结果与DSA相似(图15-16)。Schroeder等用CTA筛查250例供者血管,动脉变异率40%,副左肝动脉(40例)或替代左肝动脉(10例)来自胃左动脉,副右肝动脉(2例)或替代右肝动脉(21例)来自肠系膜上动脉,替代左肝动脉来自胃左动脉及替代右肝动脉来自肠系膜上动脉(9例)。

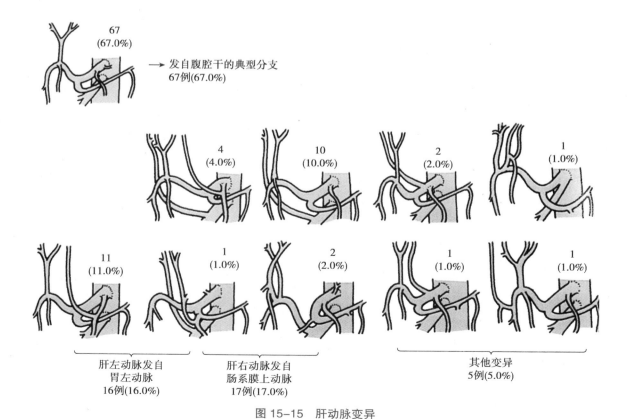

图 15-15 肝动脉变异

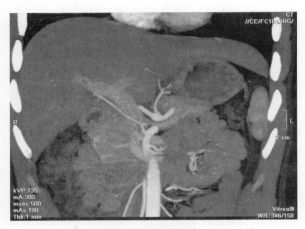

图 15-16 CTA 显示供肝右肝动脉变异，
起源于肠系膜上动脉

确定Ⅳ段（方叶）优势供血动脉（有时称肝中动脉）的解剖结构是供者筛查的重要环节。当行右半肝移植时，如Ⅳ段优势动脉源自右肝动脉，则需要测量它的起点与右肝动脉起点的距离，以避免肝中动脉的损伤。通常肝中动脉在以肝门为中心的冠状面或斜面的最大密度投影（MIP）上显示最清晰。Lee SS 等认为使用足够薄的层厚（1mm）、足够量的对比剂和足够大的注射速度（150ml，5ml/s）时，几乎所有的肝中动脉都能清楚显影。

4. 供肝门静脉解剖的评估 近年来活体肝移植的广泛开展和影像学技术的发展，加深了对门静脉解剖的认识，研究表明，门静脉的变异率为21%~35%。典型的门静脉变异包括双门静脉、门静脉缺失、主要分支缺失、门静脉三分支、门静脉四分支、门静脉主干发出右后支、门静脉主干发出右后上（Ⅶ段）分支、门静脉主干发出右后下（Ⅵ段）分支等。CTA 和 MRA 可清晰显示正常门静脉解剖走行（图 15-17）。

术前掌握门静脉变异对设计手术方案有非常重要的临床意义。如门静脉三分支、门静脉主干发出右后支的供肝，植入受者需要吻合重建两支门静脉血管（图 15-18）。对门静脉主干发出右后支的变异，如术前未认识到这一点而不进行相应分支吻合，供肝切除后可导致部分右肝组织无门静脉血供。

5. 肝静脉解剖的评估 肝静脉按汇入下腔静脉方式主要分 2 种类型：Ⅰ型，肝右静脉单独汇入下腔静脉，肝中静脉和肝左静脉先汇合后再注

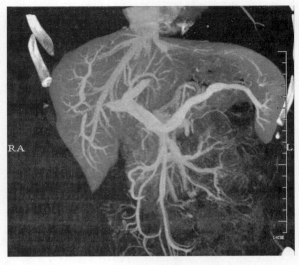

图 15-17 CTA 显示供肝门静脉解剖结构

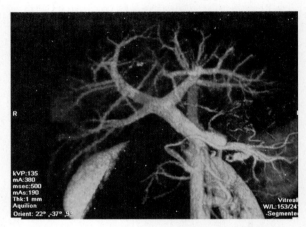

图 15-18 CTA 显示供肝门静脉变异，呈三分叉结构

入下腔静脉；Ⅱ型，肝右静脉、肝中静脉和肝左静脉分别汇入下腔静脉（图 15-19）。按 Nakamura 分型，肝静脉又可以分为 3 种类型：Ⅰ型，有粗大的肝右静脉引流肝右叶的大部分，伴有小的右肝副静脉或缺失；Ⅱ型，有中等大小的肝右静脉和直径 0.5~1.0cm 的右肝副静脉；Ⅲ型，只有引流Ⅶ段的短小的肝右静脉，伴随较粗大的肝中静脉和粗大的右肝副静脉。活体肝移植中肝中静脉的走行特别重要，因为供肝的分割切面位于它的边缘。文献报道应用 MSCT 检查发现 7.5% 供者存在肝中静脉早期分支，其对于供者术前评估有重要价值，因其直接影响切面位置而可能导致移植肝体积缩小，从而无法满足供受者的代谢需要。肝静脉变异非常多见，最常见的是出现右肝副静脉，发生率可高达 47%（图 15-20）；第二种有外科手术意义的肝静脉变异是出现粗大的Ⅴ段和/或Ⅷ段

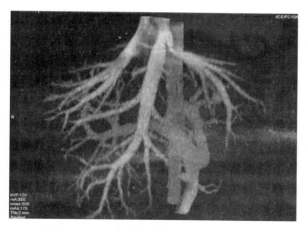

图 15-19 CTA 显示供肝正常肝静脉结构

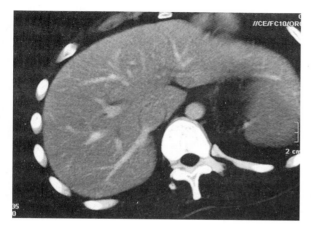

图 15-20 CTA 显示供肝变异的粗大右肝副静脉

静脉,甚至Ⅶ段静脉汇入肝中静脉。这些变异静脉的存在影响供肝切面的选择,增加手术难度,在供肝植入受者时需行血管搭桥而重建流出道。右肝静脉粗大,没有比较大的Ⅴ段和Ⅷ段静脉的供肝,适合选择不含肝中静脉的右半肝移植;右肝静脉细小,有粗大的Ⅴ段和Ⅷ段静脉汇入肝中静脉的供肝,适合选择包括肝中静脉的扩大右半肝移植。多数中心认为,右肝副静脉、右半肝切面上Ⅴ段和/或Ⅷ段静脉直径大于或等于 0.5cm 时,肝移植时必须进行血管重建。行右肝移植时还应考虑左肝内侧叶(Ⅳ段)的肝静脉回流情况,以免手术后引起肝Ⅳ段淤血,影响Ⅳ段的再生。

6. 供肝胆道解剖的评估 人群中胆道变异率相当高,约 45%。胆道二级分支的变异将影响胆道重建方式,潜在供者可因显著胆道变异而被排除。胆道结构分型常采用修改后的 Huang 法,共分为 6 型:A,正常胆道结构,由左右肝管汇合成肝总管;B,右后肝管、右前肝管及左肝管共同汇合成肝总管,形成胆道三分叉结构;C,右后肝管汇入左肝管;D,右后肝管汇入肝总管;E,右后肝管汇入胆囊管;F,以上未提及的其他胆道变异。胆道变异的存在,意味着供肝切面存在多胆管口,供肝植入时胆道重建需多次吻合。

近年来多种新型影像技术应用于胆道成像的研究,但作为“金标准”的胆管显影方式仍是经典的内镜逆行胆胰管造影(ERCP)和术中胆道造影。前者有创,而且有一定的失败率,以及一定的并发症发生率,在肝移植供者评估中基本不用。后者则被广泛采用:手术打开供者腹腔后首先切除胆囊,经胆囊管插管行胆道造影,用 C 臂 X 线机从右侧、正位、左侧位摄片,可清晰显示胆道树结构、二级胆道分支变异情况。虽然术中胆道造影有以上优点,但它是在手术中进行的,不能术前筛选。

目前阶段术前无创性胆道成像技术主要是利用重 T_2 加权脉冲序列的磁共振胰胆管成像(MRCP)。实质性器官如肝脏、脾脏和胰腺的 T_2 弛豫时间短,在重 T_2 加权序列上表现为低信号。脂肪组织具有中等长度的 T_2 弛豫时间,可通过运用各种脂肪抑制技术(如频率选择或反转抑制)对脂肪信号进行抑制。快速流动的液体如门静脉或肝静脉内的血流,由于流空现象在影像上表现为信号缺失,只有静止或相对静止的液体表现为高信号。而胆管系统内的胆汁属于相对静止的液体,因此 MRCP 可清晰显示胆管系统的形态结构(图 15-21,图 15-22)。MRCP 的价值已得到公认,

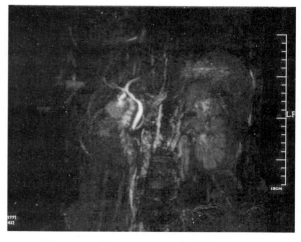

图 15-21 MRCP 显示正常胆管解剖结构

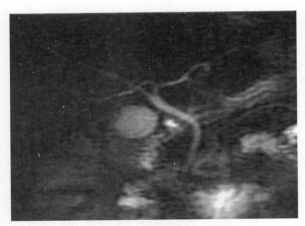

图 15-22　MRCP 显示胆管解剖变异，
右前下胆管直接汇入左肝管

但对正常人群不扩张的胆道小分支及胆道变异显示的准确性仍不能令人满意，研究显示，与术中胆道造影结果比较，术前 MRCP 准确预测胆道分型的比例为 85.6%（101/118）。

7. 供肝脂肪变性的评估　肝脏穿刺活检是诊断肝脂肪变性的"金标准"，但其为有创性操作，可导致出血、胆漏等并发症。随着研究进展，影像学无创性评价肝脂肪变性的优势逐渐显示。超声显示脂肪肝表现为回声较周围右肾或脾增强，脂肪肝程度增加，敏感性增加。轻度脂肪肝回声轻度增加，中度肝回声增强以致肝门静脉显示不清，出现后方声影可认为重度。脂肪肝在普通 CT 平扫中表现为肝实质密度下降，因脾脏 CT 值相对固定，以肝 / 脾 CT 值的比值作为诊断脂肪肝的参考标准。中华医学会肝病学分会认为肝 / 脾 CT 值的比值 <1.0 为轻度，<0.7 为中度，<0.5 为重度。MRI 因多参数成像而被认为是评价脂肪肝最敏感的检查方法，化学位移成像诊断脂肪肝被认为较为可靠。部分肝移植中心进行肝脏 T_1WI 双时相 FLASH 扫描得到正相、负相图像，根据一个复杂公式计算负相肝脾信号下降的相对比值（RISD）来评价脂肪肝程度，RSID 20% 为标准剔除供者时，敏感性、特异性、准确性分别为 100%、92.3%、93%；因此 RSID<20% 可明确符合供肝要求，避免不必要的创伤性活检及取样误差。少量研究开始应用磁共振波谱成像（MRS）评价脂肪肝程度，随着研究进展可能会有更多应用。

二、左外叶供肝（Ⅱ+Ⅲ段）活体肝移植

左外叶或左半肝供肝的活体肝移植现主要用于成人 - 儿童的亲属活体肝移植，是解决儿童肝移植供肝短缺的有效措施。临床首例左外叶供肝活体肝移植术由巴西的 Raia 等于 1989 年报道，术后供者完全康复，但受者在术后 1 个月内死亡。澳大利亚的 Strong 和 Lynch 等也于 1989 年首次成功地实施了左外叶活体肝移植术。在亚洲，由于尸体供肝的缺乏，小儿活体肝移植发展较快。日本的 Ozawa 等于 1990 年成功实施了活体肝移植手术，并把显微外科血管重建技术用于肝动脉的吻合，明显减少了术后肝动脉血栓的发生率，提高了存活率。中国香港地区的 Yeung 等于 1993 年完成了首例儿童活体肝移植术。1994 年，中国台湾地区的陈肇隆和韩国的 Lee 等也成功实施了首例该类手术。1995 年，中国大陆首先实施了成人间活体左半肝移植，但受者于术后第 12 天死于因腹膜炎并发的心搏骤停。这些手术中，供肝大多取自供者的左外叶或左半肝。由于左外叶或左半肝体积较小，成人间的左半肝移植术后出现"小肝综合征"发生率较高，明显影响受者的存活率。近年来，随着活体肝移植技术的进步及对"小肝综合征"的发生机制的深入研究，成人间的左半肝活体移植数量正逐渐增多。

（一）供者手术

1. 体位和切口　供者取仰卧位，注意枕部和双侧踝部等突出部位的保护，下肢穿弹力袜预防下肢深静脉血栓。常规采用右肋缘下"反 L 形"切口或双侧肋缘下切口。

2. 左肝动脉游离　解剖肝门显露左肝动脉，禁止钳夹左肝动脉。左肝动脉的主干应充分游离，近脐切迹处的左肝动脉周围组织应予以保留，以保护左肝管的血供。

3. 门静脉左支游离　解剖显露门静脉主干，游离门静脉左支至与门静脉右支的汇合处，小心结扎、离断发自门静脉左、右支汇合处的细小尾叶分支。

4. 肝周韧带游离及静脉韧带的分离　离断左三角韧带，沿膈肌表面游离肝左叶外侧部；分离肝上下腔静脉表面的疏松组织，显露左肝静脉和中肝静脉的共干及其与下腔静脉的汇合处。根据术前影像学检查并触摸小网膜确认是否存在变异的左肝动脉，若无则离断肝胃韧带。向上提起左外叶，显露静脉韧带，在其与下腔静脉的汇合处

结扎、离断静脉韧带。

5. 左外叶肝切取标志线 将左肝动脉、门静脉左支以无损伤血管夹暂时阻断，左半肝缺血颜色晦暗形成左右肝之间明显的分界线。左外叶供肝的离断平面通常在镰状韧带左侧，接近脐裂时离断平面偏向右侧，并与左肝管拟切断点汇合，避免损伤Ⅱ、Ⅲ段的肝蒂，以电凝在肝脏表面标记。

6. 肝实质离断 在不阻断入肝血流状态下采用 CUSA 配合电凝、氩气刀离断肝实质组织。CUSA 的应用参数一般调节至振幅 60%，负压吸引为最大值的 20%，4~6ml/min 生理盐水冲洗状态。管径 1mm 以下的可直接电凝止血，较大的管道尤其是肝静脉小属支则用丝线结扎或用 5-0 的 Prolene 缝线缝扎止血。

7. 左肝管的精确定位及离断 术前影像学检查应充分了解胆道解剖及变异情况，有时右肝管前支或后支在靠近脐裂处汇入左肝管；Ⅳ段肝管汇入胆管的位置变异也较常见，可能在脐裂、左肝管、左右肝管汇合处或肝总管。若能预先掌握胆管的变异情况，则可在解剖肝门或肝实质离断过程中有助于判断胆道的走行，避免损伤。术中胆道造影有助于精确定位左肝管的离断位置，确保供肝只有一个肝管开口，而且又不损伤右肝管。

左肝管离断面确定后，可用锋利的手术剪或手术刀锐性切开左肝管的前壁，如肝门板和胆管壁有活动性出血，应暂停切断左肝管，及时采用 6-0 的 Prolene 线缝扎止血，保持术野清晰，防止因出血而匆忙离断左肝管，导致离断平面偏移。控制出血后继续离断左肝管后壁，分离结扎肝门板周围组织并离断肝门板。肝总管侧断端开口用 6-0 的 PDS 可吸收线连续缝合关闭。

8. 左外叶供肝的切取 左肝管完全离断后，左外叶仅剩静脉韧带裂及其上的一薄层肝组织、左肝蒂和左肝静脉与供者相连。此时可用一把直角分离钳挑起静脉韧带，或用左手拇指和示指捏住左肝蒂向上轻提，继续向头侧离断肝实质至中肝静脉和左肝静脉的汇合处。

无损伤动脉钳夹闭、锐性切断左肝动脉，其断端予以缝扎。邻近左门静脉主干汇合处垂直夹闭门静脉左支，注意夹闭的上方静脉应留有足够长度以便于缝合，避免残余的门静脉分叉处或门静脉右支的狭窄。供肝侧门静脉左支用无损伤血管夹夹闭，锐性切断门静脉左支。无损伤血管扁钳夹闭左肝静脉，在供肝侧离断，将获取的供肝立即置入装有碎冰屑的盆内进行灌注。也可用血管吻合器夹闭左肝静脉并离断，但需注意吻合器的刀片厚约 4mm，应用血管吻合器不能太靠近左肝静脉与中肝静脉的共干或汇合处，以免引起中肝静脉的回流障碍；若太靠供肝左肝静脉侧则会使用于肝静脉吻合的左肝静脉长度缩短，应事先预测好便于吻合的左肝静脉的长度。

9. 供肝后台修整 供肝切取后，迅速置于后台以 1 500~2 000ml 4℃保存液经门静脉左支灌洗，直至肝静脉流出的液体变清。用 24G 软导管插入左肝动脉深约 1cm，利用重力滴入 HTK 液冲洗，左肝管也以少量 HTK 液冲洗。探查肝静脉开口，如Ⅱ、Ⅲ段静脉分开成 2 个开口（后壁可部分相连）可成形为一个大三角形开口。供肝称重，计算 GRWR。

10. 供者右肝的处理 左外叶供肝移除后，以 6-0 的 Prolene 线连续缝合供者门静脉左支断端，仔细检查肝断面或肝门部是否存在胆汁渗漏，最常见的胆漏部位位于尾叶、肝蒂和肝断面。若发现有胆漏，必须用 6-0 的 PDS 可吸收线仔细缝合。彻底检查有无出血点，确定无误后关腹。

（二）受者手术

1. 受者的病肝切除 紧贴肝实质解剖分离第一肝门，尽可能地保留所有肝门管道结构及其分支。首先游离与暴露出肝十二指肠韧带，靠近肝实质用电刀小心切开肝十二指肠韧带表面的腹膜，标出分离平面，其后的管道分离主要控制在此分离线的附近，可用精细的无损伤镊钳夹血管、胆管周围的组织，轻柔地提起后以小功率电刀进行分离，较大的管道分支予以结扎，如此可精准地解剖出肝动脉分支，远端用无损伤的微血管夹夹闭。继续分离出门静脉至左右分支，结扎离断门静脉尾状叶的细小分支。切断左右三角韧带游离肝脏，然后在下腔静脉前游离第三肝门，结扎并切断多支肝短静脉，将下腔静脉与尾状叶分离。接着分离、缝扎和切断右侧腔静脉韧带。右侧腔静脉韧带打开后即可显露出右肝静脉，小心钝性分离后血管带悬吊右肝静脉。在左侧同法处理腔静脉韧带，在静脉导管与下腔静脉的汇合处，切断

Arantius 管，即可清楚地显露下腔静脉与左肝静脉之间的空隙，钝直角钳分离后血管带悬吊中肝静脉和左肝静脉的合干。当供肝准备好后，离断门静脉左右支，肝右静脉、中肝静脉和左肝静脉共干，切除全肝。缝合肝右静脉断端。肝下下腔静脉的阻断可采用血管阻断带阻断，可为术者的操作留出充分的空间。

2. **移植肝的植入** 腔静脉阻断钳阻断肝上下腔静脉，移去控制中肝静脉和左肝静脉的血管夹，切开两者之间的间隔，先横向再纵向切开下腔静脉前壁，同时将其后壁也适当向内修剪，使下腔静脉整形成弯度朝向左侧的"新月形"开口，大小与供肝的肝静脉开口相当。使用 5-0 或 6-0 的 Prolene 缝线连续缝合，打结时可预留较短的"生长因子"。门静脉重建受者侧的吻合平面一般在门静脉左右分支的汇合处，可利用血管分叉将吻合口整形成较大的开口，注意门静脉不可过长以免造成扭结和血栓形成。如果小儿受者因先天性胆道闭锁或门静脉发育不良致其口径细小、不宜吻合时，可在受者的脾静脉水平进行吻合，或采用静脉移植物、静脉补片等方法来进行静脉成形术重建门静脉。小儿门静脉重建要注意防止血栓形成，若移植前门静脉血流缓慢则更易形成血栓。因供肝的门静脉左支口径一般较受者门静脉粗，当门静脉血流进入供肝时，在门静脉左支的脐部会形成许多涡流，导致供肝灌注压降低，可引起供肝灌注不良或灌注不均。有时门静脉血流减少与冠状静脉血分流有关，可采用结扎冠状静脉的方法增加门静脉血流量。应用显微外科技术吻合肝动脉，可采用 8-0 或 9-0 的 Prolene 线间断缝合，动脉吻合时注意供肝的位置，不可旋转置入右侧膈下，以免造成流出道和门静脉的扭结。胆道重建方法可根据胆管的口径选择，如患儿年龄较大、胆管口径相对较粗时可采用胆管对端吻合，后壁采用 6-0 的 PDS 或 Prolene 线连续缝合，前壁采用间断缝合，一般不放支架，如吻合口直径小于 2mm，可考虑放支架管。如是胆管闭锁或胆管口径较细的患儿，可考虑采用肝管 - 空肠吻合重建胆道。再次行多普勒超声检查确认门静脉、肝动脉和肝静脉的血流是否正常，将供肝与前腹壁缝合固定以防其扭转。

三、左半肝供肝肝移植

（一）包括中肝静脉的左半肝供肝切取手术（Ⅱ+Ⅲ+Ⅳ段，不包括尾叶）

1. **体位和切口** 同左外叶供肝切取术。

2. **左肝动脉游离** 解剖肝门显露左肝动脉，分离时要轻柔避免动脉损伤或痉挛，左肝动脉需解剖至肝固有动脉的汇合处，但近脐裂处不作解剖，以免损伤左肝管的血供。如果左右肝动脉分叉较低，则游离的左肝动脉较长；若左右肝动脉分叉较高，贴近肝门，则左肝动脉一般较细而且肝外段也很短，这会明显增加受者肝动脉重建的难度，增加动脉并发症的风险。可采用截断肝右动脉和肝固有动脉、切取包含左肝动脉的部分肝固有动脉的方法，供者肝右动脉与肝固有动脉行端端吻合重建，受者则可利用肝固有动脉重建，其长度和口径均较适宜。

3. **门静脉左支的游离** 同左外叶供肝切取。

4. **肝周韧带游离及静脉韧带的分离** 同左外叶供肝切取。

5. **左半肝切取标志线** 将左肝动脉、门静脉左支以无损伤血管夹暂时阻断，左半肝缺血颜色晦暗形成左右肝之间明显的分界线，以电凝在肝脏表面标记。Ⅳ段的脏面切线沿胆囊窝向下，偏向肝门板左侧，与左肝管拟切断点汇合。注意保留右侧肝门板的完整性。

6. **肝实质离断** 以术中超声定位中肝静脉，在其右侧约 1cm 处开始断肝，同左外叶供肝切取。

7. **中肝静脉的判断** 利用中肝静脉的走向引导和确定肝实质的离断平面，可采用术中超声精确定位肝中静脉，在Ⅳa段肝静脉汇入Ⅴ段肝静脉或中肝静脉主干处即可见到中肝静脉。沿中肝静脉右侧缘分离肝实质，直至其汇入下腔静脉处。有时Ⅷ段肝静脉（V8）在靠近下腔静脉处汇入中肝静脉，此时可在 V8 汇入中肝静脉前切断中肝静脉，将中肝静脉根部保留给供者，以保证供者右前叶的静脉回流。虽然此法会导致中肝静脉长度较短，但在采用适当的流出道成形后不会增加受者流出道重建的困难。

8. **左肝管的精确定位及离断** 同左外叶供肝的切取。

9. **左半供肝的切取** 无损伤动脉钳夹闭、锐性切断左肝动脉,其断端予以缝扎。邻近左门静脉主干汇合处垂直夹闭门静脉左支,注意夹闭的上方静脉应留有足够的长度以便于缝合,避免残余的门静脉分叉处或门静脉右支的狭窄。供肝侧门静脉左支用无损伤血管夹夹闭,锐性切断门静脉左支。应用无损伤血管扁钳夹闭中肝静脉和左肝静脉后分别离断,将左半肝立即置入装有冰碎屑的冰盆内。

10. **供肝后台修整** 供肝切取后灌洗同外叶供肝。探查肝静脉开口并进行必要的静脉成形,虽然中肝静脉与左肝静脉存在共干的概率较高,但一般会在 V8 汇入前切断中肝静脉,将中肝静脉根部留于供者,保证右前叶的回流。这样中肝静脉与左肝静脉之间相距就会增大(>2.5cm),可采用受者门静脉作补片整形、重建中肝静脉和左肝静脉流出道共干。

11. **供者右肝的处理** 同左外叶供肝切取。

12. **受者移植肝的植入** 同左外叶供肝植入。

(二)包括中肝静脉、包含尾叶的左半肝切取

附加尾状叶的左半肝活体肝移植可使供肝的重量增加约9%,可应用于小体积的成人受者,扩大了供者的适用范围。基本步骤同前,游离左尾叶与下腔静脉间的静脉韧带,注意缝合 Arantius 管。离断左肝管后,从中肝静脉右侧缘伸入一细潘氏管作绕肝带,自左门静脉和左肝动脉的内侧穿出,适当向上方抬起肝实质,断肝时可保护肝后下腔静脉,同时可减少肝断面的出血。

(三)不包括中肝静脉、不含尾叶的左半肝切取

根据术中超声在中肝静脉左缘约1cm标记出肝表面的离断线,基本步骤同前述。

(四)左外叶或左半肝活体肝移植的手术技巧

1. **左外叶供肝供者Ⅰ、Ⅳ段的处理** 因入肝血管被离断,供肝切取后Ⅰ、Ⅳ段肝脏会因缺血而变暗,是否需要切除现仍有争议。支持切除者认为可能会继发严重的肝脓肿,但临床观察左外叶供者发生肝脓肿极为罕见。由于尚有完整的静脉回流,肝静脉的反流和肝内交通支仍可维持Ⅰ、Ⅳ段的活力。因此,Ⅰ、Ⅳ段无需切除,这部分肝脏随后将会萎缩。

2. 左肝动脉变异较多,可能存在副左肝动脉或替代左肝动脉。同时由于左内叶肝管的血供可能来自发自肝右动脉的中肝动脉,术前必须精确评估,防止损伤中肝动脉。起源于胃左动脉的副肝左动脉如口径较细,术中可尝试阻断,如无明显肝组织缺血,或开放后回血明显,则可放弃重建;但也有中心常规重建副左肝动脉。

3. 左肝管多为 1 支,但离断前必须造影以明确切线左侧没有右后肝管,不能因左肝管较长而放松警惕。

4. 保留尾叶移植时需注意保护尾叶肝短静脉回流。多数情况下,尾叶有一优势的回流静脉。若术前评估的移植肝体积较小,须进行尾叶肝短静脉的重建。

(五)术后监护和管理要点

1. **供者术后处理**

(1)供者清醒后拔管送回 ICU,经鼻导管给氧,持续监测心律/率、血压、呼吸频率、血氧饱和度,准确记录液体出入量(尿量、胃液、腹腔引流液颜色及量)。

(2)保持出入量平衡,除非有明显的血容量不足,否则应限制液体摄入,过高的中心静脉压会影响剩余肝的静脉回流,引起肝功能损害。

即刻化验包括动脉血气分析、肝肾功能、血电解质、血糖、凝血功能、血常规等。

(3)常规预防性抗感染、制酸剂及镇痛治疗,同时应连续 3 天给予小剂量的糖皮质激素。

(4)无特殊性情况下应尽早拔除胃管、腹腔引流管、尿管等,鼓励患者早期下床活动以利恢复。

2. **受者术后处理**

(1)受者术后在 ICU 中接受各项生命体征的监测,直到血流动力学稳定、呼吸功能恢复、肝功能恢复,方可停止镇静药和机械通气;并尽早去除肺动脉导管和中心静脉导管,以减少导管感染的风险。

(2)保持出入量平衡,除非有明显的体液缺失,否则应限制液体摄入,因术前和术中往往存在液体潴留。

(3)定期化验动脉血气、肝肾功能、血电解质、血糖、凝血功能、血常规等；常规每天行移植肝多普勒超声检查以便早期发现肝动脉血栓并注意肝静脉和门静脉吻合口是否通畅。

（4）常规预防性抗感染（细菌、CMV 及真菌等）治疗，若是乙肝相关肝病的肝移植，还需抗乙肝病毒治疗；常规抑酸剂、高渗白蛋白等治疗，一般不给予新鲜冰冻血浆，除非 INR 高于 2.5；血红蛋白不低于 70g/L 尽量避免输血；血小板计数减少往往不予处理，酌情给予抗凝或改善微循环药物治疗。

（5）激素、Tac（或 CsA）、MMF 三联免疫抑制治疗，激素约一周减至口服，密切监测 Tac 或 CsA 血药浓度。

（6）肛门排气后应尽早拔除胃管，无特殊性情况下尽早拔除腹腔引流管、尿管等；早期恢复肠内营养以促进肝再生、预防肠道菌群移位；鼓励患者早期活动以利恢复。

（六）左半肝或左外叶供肝活体肝移植术后并发症

1. **血管并发症**　左半肝或左外叶活体肝移植的受者大多是儿童或婴幼儿，其血管如门静脉和肝动脉均较纤细且血管壁较薄弱，而供肝大多来自于成人，其血管口径及长度与小儿的血管大多不匹配；加之小儿受者血管畸形或发育不良的概率要明显高于成人（如先天性胆道闭锁患儿伴有门静脉发育不良的概率较高），更增加了其血管重建的难度和术后并发症的发生率。因此，小儿活体肝移植术后门静脉及肝动脉血栓或狭窄的发生率要明显高于成人的活体肝移植。另外，成人体型已定形，小儿或婴幼儿体型会随着生长发育不断增大，供肝体积不断再生增大，而左半肝或左外叶所处的位置具有较右半肝更大的活动度和空间变形能力，造成相应的供肝血管如门静脉及肝静脉的解剖位置移位而扭曲，出现流出道梗阻或门静脉狭窄等并发症。而且，肝再生的同时其相应的血管口径是否也同步增长，尚未证实。因此，临床上小儿或婴幼儿的活体肝移植术后门静脉或肝静脉的并发症均较成人活体肝移植高。

门静脉血栓形成主要见于受者术前就存在门静脉病变者，如门静脉发育不良、纤细，虽经整形重建，但术后发生门静脉血栓的可能性仍较大；

另外，如重建的门静脉过长，也易发生扭曲而形成血栓。

门静脉狭窄多位于门静脉吻合口，可见于门静脉"架桥"移植受者，也见于吻合时"生长因子"预留不足或门静脉未能充分扩张等情况。在一定程度上影响肝功能或形成一定程度的门静脉高压，超声及 CTA 可明确诊断。对于狭窄程度较轻、形成较晚而无肝功损害及明显门静脉高压的患者，可持续观察，暂不做处理。对于早期发现的严重狭窄，明显影响肝功或引起明显门静脉高压，或对于处于成长发育中的儿童患者应及时积极治疗。一般可采用经皮经门静脉放置血管扩张支架或经皮门静脉造影球囊扩张的方法进行治疗。

为了减少小儿活体肝移植后的血管并发症，有学者提出小儿肝静脉和门静脉重建时，应采用后壁连续、前壁间断缝合的方法，使血管对生长发育有一定的预留量，但其疗效尚有待于长期的观察和随访。

2. **胆道并发症**　移植后左半肝或左外叶的解剖位置改变也会使重建的胆管发生变形，出现相应的并发症。关于左肝再生导致肝脏的旋转移位而引起左肝管与肝总管角度的变化对胆道并发症发生的影响目前仍不清楚。正常国人左肝管与肝总管延长线的夹角平均为 $38.4° ± 2.7°$（$34° \sim 45°$）；而右肝管与肝总管延长线的夹角平均为 $50.8° ± 3.8°$（$45° \sim 62°$）。日本学者曾报道，供者残余左肝再生后，当左肝管与肝总管角度较大时，远期不易出现胆道并发症；而当肝再生后左肝管与肝总管成锐角时，则远期易出现胆管狭窄、胆泥 / 胆石等胆道并发症（图 15-23）。Tekin A 等也有类似报道，右肝切除后残余左肝向右 - 后 - 上旋转，引起肝门扭曲，肝门变高、变深并扭向右侧，从而造成胆管狭窄。关于肝再生对肝内胆道系统的影响现仍未完全清楚，除影响大胆管树的角度外，再生的肝脏其肝内小胆管体系是否与正常的完全一致，有待证实。有动物实验提示脂变肝脏 70% 肝切除后，肝再生过程中出现胆小管网络持续的空间紊乱，并与术后淤胆延长有关。因此，左半肝或左外叶活体肝移植术后肝再生引起的相关并发症仍是一个值得深入研究的课题。

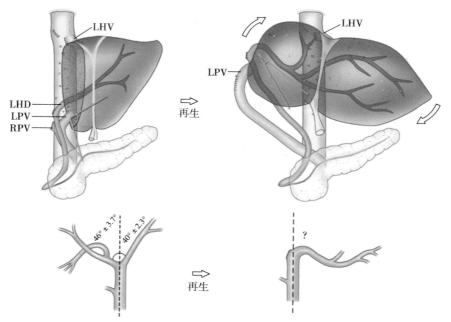

图 15-23　肝再生后的左肝管与肝总管的角度变小，增加胆道并发症的发生率

供体残余左肝再生后可向右后上顺时针方向旋转，使肝门位置变高、变深并扭向右后侧，左肝管与肝总管之间由钝角变成锐角，增加胆道并发症的发生率。LHV，左肝静脉；LHD，左肝管；LPV，左门静脉；RPV，右门静脉

扩展阅读

腹腔镜活体供肝切取术

供者的最小损伤原则是开展活体肝移植手术的先决条件，因此，采用微创的腹腔镜技术切取活体供肝具有重要的现实意义。目前腹腔镜辅助下的左外叶或左半肝的切取已较安全。取截石位，在中上腹放置 5 个穿刺套管，建立气腹后游离左半肝，分离左肝动脉、左门静脉和左肝胆管，分离肝左静脉。在肝圆韧带和镰状韧带右侧用超声刀切断肝实质，对通向肝尾叶的血管进行夹闭，锐性切断左肝管。使移植肝与剩余肝只有血管相连，由下腹做 10cm 小横行切口，快速夹闭并离断左肝动脉、左门静脉和肝左静脉后用标本袋将移植肝取出。在体外进行供肝的灌注。移植肝均按常规方法移植给受者。腹腔镜活体供肝切取微创外科技术有可能成为儿童肝移植活体供肝切取术的一项新选择。

四、右半肝供肝肝移植

1996 年，我国香港大学玛丽医院开展了首例成人活体右半肝移植，从而掀开了活体肝移植崭新的一页。进入 21 世纪后，成人活体肝移植，尤其是活体右半肝移植在全球范围内得到迅猛发展，目前全球已经有数百家器官移植中心能开展此类手术，也扩展了供肝来源，一定程度上能缓解器官来源短缺的局面，为无脑死亡立法的国家和地区开展成人肝移植开辟了一条新路。

相对于尸体供肝移植，活体肝移植对外科技术的要求更高，供、受者双方都面临手术风险和发生并发症的可能，且从伦理学角度来看供者的安全尤为重要。一些 MELD 评分很高的患者，多为肝硬化、慢性乙型病毒性肝炎急性发作以及暴发性肝衰竭等，研究显示这类患者行右半肝活体肝移植后长期存活率与尸体肝移植后的存活率相似。

成功的活体肝移植手术要点包括：①足够的移植物体积，应达到 GRWR>1% 或 GRWR>0.8%+ 供体年龄 <35 岁或 GRWR>0.7%+ 供体年龄 <35 岁 + 受体 MELD 评分 <20；②通畅的流出道；③充足的入肝血流灌注；④良好的供肝质量。

（一）供者手术

1. 手术切口的选择　手术切口一般采用右侧肋缘下斜切口或反 "L" 形切口。进腹后行肝周、腹腔内探查，并各取左右肝小块组织行快速病理，评估完成后开始肝脏解剖游离。

2. **解剖第一肝门** 首先切除供者胆囊,切除胆囊的过程中对肝外胆管,包括胆总管及左右肝管的分布、肝外部分是否已经分叉等情况进行初步了解。在胆囊切除的最后步骤时施行经胆囊管插管,置管完成后即行第一次胆道造影了解有无胆道变异情况。

3. **游离肝右动脉** 肝右动脉从肝固有动脉分出后经胆总管背侧进入右肝,一般位于胆总管右侧,约67%的人属正常无变异的解剖结构。肝动脉系统的解剖变异为肝门结构最多见的,对于活体肝移植的供者手术来说是极大的挑战。无论何种变异,对于供肝手术而言,其原则包括:①右侧肝动脉必须保留完整、长度管径合适的动脉;②供肝获取后不损伤供者剩余肝的动脉血供;③对于变异的供肝动脉要尽量给予保留,因为每一条肝动脉均支配肝特定的区域,作为动脉的终末支,往往很少存在肝内的交通。

4. **游离门静脉** 门静脉系统的解剖变异与其他管道系统相比要少得多,并且较易处理,所以可以认为供肝切除手术方案基本不受门静脉变异的影响。门静脉最常见的变异是:①门静脉主干在肝门处呈三叉状直接分为左支、右前支和右后支;②门静脉主干先发出右后支,继续向右上行分为左支和右前支;③右侧门静脉缺失。门静脉变异对于在右供肝切取后会出现两个门静脉开口,在供肝修剪时需要将其整形成一支以便吻合。另外一种解决办法是将两个开口分别与受者的左右门静脉分支吻合。

5. **肝实质离断** 用无损伤血管夹依次阻断右侧门静脉、肝动脉后,在肝表面可见左右肝的界线,在此分界线基础上开始断肝。现在最常见的是用CUSA离断肝实质,断面两边的管道分别用钛夹夹闭后离断,大大减少肝实质离断过程中的出血量(图15-24)。

6. **供者胆管离断** 在活体肝移植过程中,供者胆管离断的时机是很重要的。国内大部分肝移植中心采用肝实质大部分离断、胆管造影并离断、离断肝动脉与门静脉,最后离断肝静脉的顺序,这样做的好处是胆管分开后可以较好地暴露后方的门静脉与肝动脉,同时容易锐性切断肝管周围的肝板组织,保证肝管的血供及理想的开口断面。

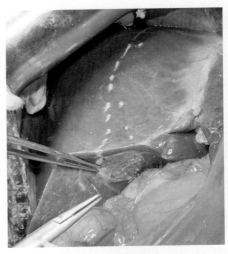

图 15-24 右半肝供肝切除路径

(二)供者手术的热点问题

供肝的评估获取一直是移植界的关注焦点,目前世界各大移植中心对此逐渐形成统一的操作规范,然而关于供肝大小选择、小肝综合征、肝中静脉取舍以及右肝静脉流出道重建等热点问题一直未有定论。

1. **供肝大小选择** 随着影像学技术的发展进步,现在已可通过三维CT来重建肝脏的管道系统,包括门静脉、肝动脉、肝静脉及胆管,了解管道系统的变异情况,同时也能做到对移植肝大小进行影像学测定。右半肝移植的重要伦理学前提是保证捐献者的健康不受危害及受者的长期存活,术前影像学检查对供肝体积及残余肝脏体积的精确评估将直接影响手术方案以及供受者预后。有关移植肝大小的选择,目前以GRWR为参照标准,推荐安全的供肝切除标准:①供者年龄≤35岁,无脂肪变性,剩余肝体积应至少达到30%;②供者年龄≤35岁,脂肪变性≤15%,剩余肝体积应至少达到30%~35%;③供者年龄≤35岁,脂肪变性≤30%,剩余肝体积应≥35%;④供者年龄35~55岁,脂肪变性≤15%,剩余肝体积应至少>35%。

2. **肝中静脉取舍** 即使在移植物大小足够的前提下,也存在一定的发生小肝综合征(SFSS)风险。对于是否应在右半肝移植物中包含肝中静脉仍有争议,目前普遍认为,包含肝中静脉的右半肝移植物在为受者提供更多肝体积的同时也增大了供者潜在风险,但缺乏充分的研究依据证明受者术后的并发症发生率增加;不包含肝中静脉的右半供肝可能存在右肝前叶潜在静脉回流障碍和淤血可能,影响移植肝及受者远期预后(图15-25)。因此是否含肝中静脉必须综合考虑供受者双方的安全因素。一项荟萃分析显示,包含肝中静脉的移植肝切除后供者并发症的发生概率无显著性提高,认为当供肝剩余肝脏体积/总肝脏体积(RLV/TLV)大于35%的时候,包含肝中静脉的移植肝切除可以认为是安全的。此外,若移植肝V、Ⅷ段是肝右静脉回流,则无需行合并肝中静脉切除。香港大学玛丽医院于1996年首次进行了包含肝中静脉的右半供肝成人活体肝移植,取得了良好的预后,从而降低了受者小肝综合征的发生风险,建议常规行含肝中静脉的右半肝供肝切除,这样能给受者提供足够大小的肝脏以及良好的移植肝静脉回流,能够满足受者高代谢的需求。尤其是在暴发性肝功能衰竭的受者中,含肝中静脉的右半供肝能提供足够的肝脏体积及保证良好的预后。

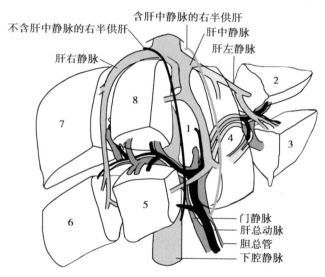

图 15-25 包含肝中静脉与不含
肝中静脉的右半肝供肝

若不合并肝中静脉切除将导致移植肝的V、Ⅷ段淤血,移植肝功能异常的风险增大,目前在欧美以及日韩等许多移植中心并未常规采用包含肝中静脉的右半肝获取技术。在中国大陆和台湾地区等中心,一般也根据移植肝大小和供肝静脉解剖结构来对肝中静脉进行取舍。Villa等提出是否含肝中静脉应该取决于GRWR、供肝体积与受者标准肝脏体积比,以及肝中静脉属支情况来决定是否进行扩大右半供肝切除。日本的移植中心在移植术前采用三维肝脏血管成像将右半供肝分

成两种类型:肝右静脉回流为主型(右半肝回流至肝中静脉的血流小于40%)和肝中静脉回流为主型,肝中静脉切除与否取决于右半供肝主要回流静脉、GRWR以及残留肝脏体积。

3. 右半肝流出道重建 供肝的体积大小是活体肝移植成功的一个重要因素,但足够的供肝体积依然无法完全避免小肝综合征的发生风险,因此对于不包含肝中静脉的右半供肝移植,右肝前叶静脉回流的通畅与否是影响术后肝功能恢复和肝组织再生的重要因素。为取得满意的移植疗效,维持移植肝功能,重建流出道以保证右肝前叶静脉回流通畅已在各大移植中心得到公认。Lee等在2002年首先提出右供肝V、Ⅷ段肝中静脉属支直径大于5mm的都应行流出道重建,这一观点得到了多家移植中心的认可。目前国内外移植中心主要通过在右半供肝V和Ⅷ段属支断端和受者肝静脉或下腔静脉之间行自体或异体静脉搭桥的方法对不包含肝中静脉的右半供肝进行流出道重建。静脉移植物可包括自体大隐静脉、脐静脉和冰冻异体髂血管等。

(三)供肝的后台灌注和修整

供肝切取后,迅速置于后台予以4℃ HTK保存液开始门静脉灌注。灌注结束后,通常需要在冰盆中行肝静脉整形。

(四)移植肝植入

1. 肝静脉重建 首先行供者肝静脉与受者肝静脉的吻合,此时务必保证供者与受者肝静脉正确对接,避免扭曲;同时注意避免受者或者供者的肝静脉保留过长、吻合后发生屈曲,引起肝静脉回流受阻;肝静脉吻合分别对合受者下腔静脉肝静脉开口处以及供肝肝静脉分支的左侧和右侧2个结点,检查无吻合口扭转后,以Prolene线进行打结。从这2个结点开始,先后连续缝合静脉吻合口的后壁和前壁,缝合时尽量使静脉内膜外翻。吻合完成后暂不开放流出道。

活体肝移植手术中,右半肝供肝方式分为包括肝中静脉的扩大右半肝供肝和不包括肝中静脉的标准右半肝供肝两种。右半肝活体肝移植中有关肝V、Ⅷ段的肝中静脉属支是否应该重建一直存在争议,全球各移植中心有各自不同的肝静脉重建标准。

文献报道应用术中短暂阻断肝动脉和肝静脉结合术中B超检查来评估右半肝供者淤血的情况。肝中静脉的重建标准包括:①当去除淤

血区域面积后，剩余移植肝体积小于受者标准肝体积的 40%；②当阻断肝动脉和肝中静脉属支后，供肝淤血区域的面积大于右前叶面积的一半；③无淤血移植肝与受者体重比率小于 0.65。

肝中静脉属支的直径大小也是判断重建与否的标准之一。日韩等肝移植中心提出当Ⅴ段和Ⅷ段的肝中静脉属支直径大于 5mm 时，这些肝中静脉的属支就需要进行重建，同时他们力争使淤血区域的面积小于移植肝总体积的 10%。

在不含肝中静脉的活体肝移植中，静脉重建采用的血管移植物来自受者自身的门静脉、大隐静脉、股浅静脉、脐静脉、人工血管、异体冻存的髂静脉或髂动脉，也有采用静脉补片来重建肝中静脉属支引流。有研究认为，在Ⅴ段和Ⅷ段肝静脉属支直径超过 5mm 或静脉属支阻断后肝右前叶淤血面积超过右前叶面积 30% 时，需要静脉属支重建。移植肝Ⅴ段和Ⅷ段肝静脉属支的重建可以避免右前叶严重淤血并减少肝细胞淤血性损伤，避免小肝综合征的发生，有利于患者术后早期恢复。

2. **门静脉重建**　修整供肝及受者的门静脉至两者口径和长度相配后行端端吻合。当受者存在门静脉海绵样变致硬化或者细小时，可以将供肝的门静脉直接吻合到受者的脾静脉和肠系膜上静脉汇合处，如果供肝的门静脉长度不够，可以作门静脉移植术。吻合时，留取适当长度的受者门静脉，分别对合受者门静脉及供肝门静脉属支左侧和右侧的 2 个结点，检查无吻合口扭转后，以 Prolene 线进行打结。从这 2 个结点开始，先后连续缝合门静脉吻合口的后壁和前壁，注意尽量使内膜外翻。为避免门静脉吻合口狭窄，吻合完成前的打结不可过紧。方法即在闭合右侧结点的线结下，打线结处与血管壁外缘之间留有大约等于血管半径的空隙，使血管恢复充盈后吻合口得以扩张，即"生长因子"。待门静脉血流开放并充盈后，线结即可自行绷紧。另一种方法为吻合完成前暂不打结，待门静脉血流开放、自身充盈饱满后，予以打结完成整个吻合过程。完成肝静脉和门静脉的重建后，先后开放门静脉和肝上下腔静脉，移植肝再灌注，此时血供恢复应均匀，肝质地柔软。如果肝质地偏硬，应考虑到可能由于中心静脉压过高或者肝静脉吻合口狭窄、扭曲导致肝静脉血回流受阻所致。

3. **肝动脉重建**　活体肝移植的肝动脉重建是活体肝移植成败的关键。活体肝移植中一旦发生动脉并发症，例如血栓形成、吻合口狭窄、假性动脉瘤，将导致移植物失功和不可逆的胆道损伤。活体肝移植中供肝动脉管径仅为 2~3mm，需采用显微镜进行肝动脉的吻合。

供者手术过程中，应遵循不触碰原则，尽量避免对供肝动脉的牵拉、钳夹，避免动脉内膜损伤。充分游离肝门板，在保证供者残余肝动脉血供的前提下，保留尽量长的供肝动脉，利于吻合。

受者动脉的分离对动脉的吻合影响巨大，应由具有显微外科经验的移植外科医师来完成。在紧贴肝实质处离断肝动脉分支，保证足够的动脉长度和合适的管径。紧贴血管使用剪刀等锐性分离，避免电刀电灼伤。将每支肝动脉分支游离约 1cm，注意避免过多分离肝动脉与胆总管间组织，保护胆管的血供。

活体肝移植肝动脉重建应在放大 3~10 倍的手术显微镜下进行。根据肝动脉及其分支的血管质量、动脉搏动、管径匹配程度和血管位置，选择最合适的受者动脉分支进行吻合。无损伤微血管阻断夹阻断受者动脉，动脉剪修剪动脉开口，至动脉内膜与外膜齐整，吻合前需开放阻断夹，检查射血是否良好。如发现动脉内广泛血栓形成、夹层或动脉内膜严重剥脱，则应及时更换其他备选血管。受者动脉长度应修剪恰当，避免吻合完成后血管张力过大或扭曲。

目前大多数移植中心在动脉吻合过程中，应用配对微血管阻断夹，即同时阻断供受者动脉，先进行前壁的间断吻合，完成后翻转配对阻断夹，间断吻合动脉后壁。这种配对血管夹的吻合方法，提供了一个稳定的无血手术视野，在多数情况下可行。但当供肝动脉有两个开口，或者肝中动脉起源于右肝动脉时，供者动脉长度较短，甚至供肝动脉紧贴肝实质，没有足够空间安置供肝动脉阻断夹时，强行阻断会加重内膜损伤，翻转血管过程中更可能导致内膜撕裂。配对阻断方法在缝合后壁时因管腔塌陷，进针时易误穿对侧管壁，开放血供后导致血栓形成。

活体肝移植的动脉吻合经常遇到供受者动脉管径不匹配的情况，绝大多数为受者动脉管径大于供者的 1/2 以内，可通过供受者血管针距的调整和 / 或将供者动脉修剪为鱼口状或斜面，仍可顺利完成端端吻合。管径差异在 1/2 以上者需考虑行端侧吻合。重建完成后应仔细检查各个针距，发现较大针距或一侧内膜外翻存在漏血风险者，可用 9-0 Prolene 线间断修补。吻合术者对侧后壁时，如遇进针困难，可选用双针法，即供受者动脉进针均为内进外出，可有效减少内膜的牵拉，避免重复进针及误穿对侧管壁。另外，保持合适的供受者动脉间的距离、深度和方向，将吻合口稳定固定是吻合顺利完成的关键，特别是在最初的 3 针，需由显微外科经验丰富的助手利用左手控制肝十二指肠韧带来达到术野的稳定。如发现受者动脉长度不足、动脉内广泛血栓形成、动脉夹层等，可行大隐静脉或同种异体血管与肾动脉下腹主动脉搭桥。

利用彩色多普勒 B 超分别于动脉吻合完成后、胆管吻合完成后、关腹前、关腹后，检测动脉的流速和阻力指数等指标。并于术后 1 周内，每天 2 次 B 超；术后 1~2 周，每天 1 次 B 超，每周 1 次 CT 监测动脉吻合口的通畅。

4. 胆道重建

（1）胆管端端吻合：在病肝切除过程中，尽量减少胆道周围组织的游离，保留胆道足够的血供是非常重要的。尽量紧贴肝实质离断胆道，这一过程中，先钝性分离胆道与门静脉之间的潜在间隙，然后用无损伤阻断钳阻断近端胆道，用刀片或者剪刀锐性离断胆道，切不可用电刀烧灼。在肝硬化的患者中，胆道周围经常会有较多的曲张静脉，这些曲张静脉要用较细的无损伤缝线仔细地间断缝扎，减少术后出血。

胆道整形：相邻肝管开口相距在 5mm 以内，可考虑邻近肝管开口的合并整形，但原则是绝对不能产生张力及胆管开口变形。整形须在手术显微镜下进行，可在 2.5~10 倍放大倍数下操作，相邻肝管吻合口间采用间断无损伤缝线进行合并缝合，采用外进内出的行针方向，在胆管壁外作结，一般 2~4 针即可完成，针距宜均匀，忌过密及反复进针出针。缝线的型号一般采用 6-0 PDS 线为宜。必要时，可在胆管腔内作结，并不影响吻合效果，不增加术后并发症。如果相邻肝管开口相距在 5mm 以上，一般宜分别作肝管属支吻合或肝管空肠吻合，不可勉强整形，否则术后会产生严重的胆道并发症，影响预后。

胆管端端吻合方法主要分为全部间断缝合和后壁连续前壁间断缝合，前者对后壁的显露较为困难，耗时较多，尤其对胆道位置较深，或前部有静脉架桥或动脉吻合口阻挡的情况下，后壁重建相当困难，容易导致撕裂、胆漏，而后者的后壁连续相对容易，且不留小间隙，前壁间断则保证了吻合口的扩张性，不易产生术后狭窄，即使出现狭窄，通过内镜治疗也能大部分解决问题。后壁缝合长度可少于前壁，占整个缝合周圈的 1/3~1/2，既做到后壁缝合的简化与稳定，同时也扩大前壁间断缝合的优点。

在供者手术过程中，尤其是在胆管离断的环节中，保证供肝胆道的血供非常关键。受者手术一般贴近肝门部，在左右肝管分叉处以上离断胆道。在此有几点必须注意，胆道离断必须采用锐性离断，由于移植受者一般都有门静脉高压及胆管周围的曲张血管，直接离断可导致局部大量出血，反而可能在止血过程中损伤胆管。可用低压力的无损伤夹暂时阻断受者肝管近端，防止曲张血管出血，离断后缝闭远端胆管。之后开放无损伤夹，再仔细用 6-0 Prolene 线处理受者侧胆管开口处的血管。一般不用结扎或钛夹等有损伤的封闭手段，以确保胆管开口的完整性，并且完成对胆管血供的评估。如果开口处在无损伤夹开放后无明显出血，则断面必须向受者近端继续离断，直到出现明显的动脉血供为止，一般可见胆管色泽红润，表面可见充盈的细小血管网，血管断端有鲜红的搏动性喷血或渗血，都是胆道血供良好的表现。值得指出的是，仅有暗红的静脉渗血尚无法代表完整的血供。一般来讲，对于首次手术的肝移植受者，如果动脉未被过度分离，左右肝管分叉处的完整血供是可以确保的，但是对于多次手术的患者，由于粘连、瘢痕、大量曲张静脉、缝扎止血等原因，对保留肝管的汇合部必须相当谨慎，在部分情况下，这一部位的完整血供会在分离过程中丧失，表现为胆管开口处晦暗、菲薄、缺乏张力，切忌使用这样的胆道进行直接吻合。另外，有时由于靠近肝门的动脉较细或质地差，血管向近侧（肝固有动脉或肝总动脉）处分离，这一步骤有可能剥离胆管来自肝右动脉的直接血供，从而导致胆管坏死。因此在分离肝动脉的过程中，一般尽量减少对右肝动脉的过度游离，以减少对胆管血供的影响。活体肝移植胆道重建在手术显微镜下进行是改善吻合方法,提高吻合成功率的重要步骤。

（2）肝管十二指肠吻合法:德国的 Campsent 等尝试了肝管十二指肠吻合法,对一些无法作胆管端端吻合的患者,肝管空肠吻合是比较合适的方法,但这一方法也有它的弊端,最主要的原因是,胆肠吻合往往会造成术后内镜治疗的困难,由于胃肠道改道使内镜无法进入到胆管肠道吻合口部位。出于此考虑,结合以往尸体肝移植中胆管与十二指肠吻合的经验,Campsent 等在活体肝移植采用了肝管十二指肠吻合技术。他们的报道中,共有 7 例肝管十二指肠吻合,其中 6 例均为 2 支肝管以上的病例,所有吻合均安放支架防止狭窄。术后平均随访 1 年,没有重大的并发症产生,唯有 1 例轻度的胆管炎,经内镜治疗,去除吻合口支架,上述症状解除。虽是一篇小样本的病例报道,但也提示我们,活体肝移植中肝管十二指肠吻合也是未尝不可的一种方法。虽然在普通的肝胆外科手术中,肝胆管十二指肠吻合已是一种趋于淘汰的方式,但在活体肝移植中肝管十二指肠吻合仍不失为一种选择的手段。因为普通外科中的肝内外胆管结石的患者,由于长期的胆管梗阻及病变,往往会产生明显的胆道动力学紊乱,在此基础上,肝胆管与十二指肠吻合经常造成严重的反流,从而产生频繁的胆管炎症状。从理论上讲,肝管十二指肠吻合由于食物与大量的消化液经过吻合口,在没有括约肌调节的状态下,反流的发生率及严重程度肯定要高于肝管空肠的 Roux-en-Y 吻合,原因在于后者没有食物及肠道内容物经过吻合口,且即使发生吻合口漏,漏出物量也相对较少,易于控制。综合以上看法,肝管十二指肠吻合技术在活体肝移植中要谨慎采用。

（3）高位胆管吻合法:K.W.Lee 2004 年报道了这一在活体肝移植中的胆道重建方法,其原则仍是肝管的端端吻合重建方法。特点是采用受者二级以上的肝管与移植肝的胆管进行吻合,以确保吻合的无张力及充分的血供。

具体的手术方法:在受者手术时首先分离病肝周围的韧带,包括左右三角韧带、冠状韧带,解剖第二、第三肝门,将肝与下腔静脉周围的间隙完全游离,即仅剩下肝十二指肠韧带尚未解剖。之后在肝十二指肠靠近十二指肠处迅速阻断第一肝门,采用钝性与锐性分离结合的方法,将第一肝门在肝实质内离断。然后仔细从中分离出左右门静脉,并用无损伤血管钳阻断。仔细分离出左肝动脉,用于之后的动脉重建,不分离右肝动脉,保证其对胆道系统的血供。最后整理左右二、三级胆管,选取可能用于吻合的胆道开口,予以妥善保留,开放肝十二指肠韧带的阻断带,用连续缝合法仔细处理胆管开口处的出血点,留出适当口径的胆管开口用于最终的胆道重建。这一手术方法的特点在于:①胆管的长度与血供得到了充分保证,从而使胆道的吻合口没有张力且有完整的血供。②一般采用受者左肝动脉作为动脉重建的受者侧,后者可以在通往左肝门的肝十二指肠韧带中较容易找到,且长度与管径尚可,而右肝动脉一般紧贴胆管走行,对胆管血供有重要作用,一般不在肝门部过度分离。③第一肝门阻断后再分离,方法较为特殊。笔者认为这一方法显然有其可取之处,对保留胆道血供有较好的帮助,但其局限性在于,对粘连较为严重或第一肝门有手术史、变形的受者,手术较为困难。另外,对有显著门静脉高压或脾脏切除、断流手术后的受者,肝周韧带的首先分离会导致较多的出血,对手术的成功有影响。对于肝肿瘤患者,尤其是肿瘤位于近肝门的实质内的,这一分离方法的局限性也是显而易见的。再者,左肝动脉用于与受者右肝进行重建也不是在所有患者中得以实现的,在动脉重建中,事实上采用右肝动脉是最符合解剖学位置的方法,管径匹配且不易扭转。减少胆管吻合口的张力完全可以通过将移植肝静脉吻合口下移等方法实现,同时充分去除无血供的受者胆管部分。

胆道的重建方式还包括肝胆管空肠 Roux-en-Y 吻合术,大约 30% 的移植肝因有多个胆道断面而需要行二级肝管与空肠吻合。

（五）术后管理

术后管理同左半肝活体肝移植。对于供者更应严格监测,确保供者安全。

近 10 年来,右半肝活体肝移植在世界范围内尤其在供者来源相对困难的亚洲国家有了很大的发展。右半肝活体肝移植的成功开展有赖于供者的严格筛选、仔细的术前评估、精细的外科技术,以及术后完善的护理和对并发症的妥善处理。提高供肝的有效利用度和保证供者的安全性是一对矛盾的统一体,指引着外科医生不断探索和改进活体肝移植技术。相对于已较为成熟的尸体肝移植,活体肝移植不仅在器官捐献方面仍面临社会学、伦理学和法律等诸多问题,活体肝移植手术过程更为复杂、技术难度更高,既要确保剩余肝脏足以满足供者自身需要(供者安全性),又要保证获得的供肝移植后发挥足够的功能(供肝有效性),这需要外科医生精益求精,不断改良外科技术。

五、右后叶供肝肝移植

肝脏右后叶移植物主要用于成人受者。对于成人受者使用左半肝移植供肝时,多因为左半肝移植物对于受者来讲过小可导致 SFSS;如果切取右半肝,遇到供者剩余左侧肝脏过小时,又会危及到供者的安全,目前认为供者剩余肝脏组织不得少于全肝体积的 30%。因此,使用右后叶移植物(Ⅵ段及Ⅶ段并包含右肝静脉)时,能明显缓解这部分供受者间的矛盾,而且还可以降低供者的风险。2001 年,日本东京大学报道了第一例使用右后叶移植物的肝移植,但是截至目前,此类型移植物的应用并不广泛,全球报道的右后叶移植物肝移植仅几十例,其中主要报道都是来自日本、韩国及亚洲地区,国内也有少量报道。阻碍其在临床上广泛开展的因素有很多,其中最为重要的有两点:首先是其对手术技术的要求极高,因为第一肝门肝蒂的解剖是在二级分支水平进行的;其次是目前对于右后叶肝移植术后供受者术后恢复和并发症存在顾虑。

(一)右后叶供者的选择

使用右后叶移植物是有严格要求的:门静脉、胆管、肝动脉必须要满足适当的条件。肝脏门静脉根据解剖情况可以分为 3 种类型:Ⅰ,两支分支型占 79.7%;Ⅱ,三支分支型占 7.6%;Ⅲ,右后支门静脉独立起始于门静脉主干型占 12.7%。第一肝门的肝动脉、门静脉及胆管的分支类型可以根据门静脉的分布相应分为以上 3 种类型。大部分的右后叶移植物来自Ⅲ型,大部分第一种及第二种的门静脉类型不适合做右后叶供肝。但是在实际运用过程中,如果所有管道系统(动脉、门静脉和胆管)的分支都是在肝外,其切取过程就类似于正常的右肝移植物供者切取。但是如果任何二级管道系统分支位于肝内,那么切取右后叶移植物

则会变得异常困难。

右肝动脉继续分为右前和右后动脉,可分别位于肝内及肝外。如果右前、右后肝动脉分支位于肝内,获取右后动脉则非常困难,因而切取右后叶移植物的难度会明显增大;如果肝动脉分支位于肝外,其获取右后动脉将较容易。而术前影像学评估中鉴别这两者情况较困难,通常只有在术中方能得到确认。术中鉴别两者是依据解剖右后肝动脉的难度,如其可以较容易解剖,则可认为是肝外类型,否则就是肝内类型。

术前 MRI 及术中胆道造影可确定右肝胆管分支类型,一般分为 4 种:A. 常见的两支肝门胆管;B. 三支肝门胆管;C. 起源于左肝管并走行于右前肝管后方;D. 独立低位开口的右后胆管。

(二)供者的术前筛选

肝脏各叶或段体积的测量对于使用何种成人活体肝移植移植物至关重要,目前成人间活体肝移植时首选右半肝移植物(含或不含肝中静脉),当供者的剩余左肝过小时,则考虑使用左半肝(含或不含Ⅰ段)作为供者,但是当供者左半肝的体积对于受者来讲过小,而右后叶移植物体积介于左半肝与右半肝体积之间时,则可以考虑使用右后叶移植物。如果单纯考虑右后叶移植物体积,约有 18% 的供者可以作为右后叶移植物供者。

术前通过肝脏的三维重建增强扫描 CT 及 MRI 等检查对供者进行影像学评估,肝脏的血管及胆管的走行和分支,肝脏各肝叶、肝段的体积也可以得到较准确的估计。正如之前所述,第Ⅱ类及第Ⅲ类门静脉分支常常在术前难以鉴别,CT 三维重建可用于鉴别两者。当右前支门静脉及右后支门静脉成三角形分叉时,其属于第Ⅱ种类型;当两者为直角时,为第Ⅲ种类型。

供者的其他纳入标准同成人间活体肝移植的一般标准。

(三)手术

1. 右后叶移植物的切取　肝脏右后叶的解剖对手术者的手术技巧要求较高。其手术过程与活体右半肝供者移植物切取相似:

(1)供者取仰卧位,取右肋缘下"J"形切口进腹。

(2)离断肝圆韧带、右三角韧带,游离右肝。

（3）使用术中彩超进一步明确肝内门静脉、动脉及肝静脉的分支类型及走行。

（4）切除胆囊：使用胆囊管残端进行胆道造影，以明确胆管的分支及走行，通常需获得不同角度的图像。术中胆道造影对于确定胆道的走行及分支极其重要。

（5）解剖右侧肝门：解剖右后肝门时需要小心进行，其周围时常有很多短小的血管。将右后叶肝蒂解剖并给予预阻断以判断右后叶的范围，术中决定是否采用右后叶移植物，主要是根据右后叶相对于左肝的大小及胆管的分支；因为动脉、门静脉及肝静脉的分支走行在术前已经用 CT 或 MRI 明确。只有当右后叶肝容积明显大于左肝加尾叶方能实施。当肝脏实质组织离断完成后，位于肝内的右后叶 Glisson 系统就会暴露出来，再次进行胆道造影对胆管的分支及走行进行确认。

（6）依次离断右后叶的胆管、肝动脉、门静脉及肝静脉，之后的手术步骤与右半肝移植物的切取相同。

相对于右半肝移植物的切取，右后叶移植物切取所用的时间会明显延长，且术中出血也会明显增多，这与第一肝门解剖难度大，且离断的肝脏实质面积更大有关。在肝内解剖离断右后叶胆管最为安全，能在肝外离断右后叶肝管只适用于右后叶胆管正常开口于肝总管的情况，不适合于其他胆管解剖分支类型，如右后胆管分支开口位于右肝管或左肝管。在这种情况下，右后支胆管位置深，且在右前肝管的后方，此时先离断肝脏实质后，再离断胆管就显得更加方便安全。

2. 修肝　为缩短冷缺血时间，右后叶移植物主要血管应在受者准备完成后再予以离断，切取的移植物常规使用 3 倍体积的保存液在 4℃冰水中进行持续灌注。

对于肝静脉流出道：右肝静脉的整形在右后叶移植物肝移植中尤为重要，要保证流出道开口足够大。首先在右肝静脉的前壁剪出一条长约 2cm 的切口，做适当的修剪成形，然后使用补片给予缝合整形，血管补片多采用低温保存的血管或受者的自体大隐静脉。

3. 受者手术

（1）患者取仰卧位，采用经典的肝移植腹部切口进腹，离断肝圆韧带、镰状韧带、肝胃韧带、冠状韧带，从而充分游离整个肝脏。

（2）游离胆囊管、胆囊动脉，并分别双重结扎离断。

（3）解剖第一肝门：一般先解剖动脉，然后解剖胆管，最后解剖门静脉，解剖第一肝门时要保护好胆管血供，避免过度骨骼化胆管。

（4）游离肝脏上下腔静脉，在阻断肝上下腔静脉后，切除掉受者的整个肝脏，保留下腔静脉。

（5）右后叶肝移植物在受者上的植入技术与活体右半肝移植相似。

1）肝静脉重建：将受者位于下腔静脉的左、中静脉残端缝闭。将右肝静脉残端开口进行整形扩大，然后用 5-0 Prolene 线连续缝合。

2）门静脉用 6-0 Prolene 线连续缝合。

3）动脉使用 8-0 或 9-0 Prolene 线在放大镜下予以间断缝合，动脉缝合完成之后，使用动脉超声探头判断吻合口动脉的通畅程度。

4）胆管的端端吻合优于 Roux-en-Y 吻合，使用 7-0 Prolene 线予以缝合，一般采用后壁连续、前壁间断的缝合方法。之后再次进行胆管造影来判断胆管是否通畅，亚甲蓝溶液注入检测是否存在胆漏。

（6）吻合完成后，检查是否存在活动性出血，并常规放置引流管，完成手术。

（四）术后管理

术后供、受者的管理与活体右半肝相同：需密切监测供、受者的血流动力学变化、心血管功能、呼吸功能，感染性疾病的管理和治疗，神经心理监护，液体及电解质管理，内分泌管理，免疫排斥监护，移植肝功监测。但相对于右半肝供者来讲，右后叶供者手术时间明显延长，出血也明显增多，肝脏离断面明显增大，术后供、受者的并发症，如供、受者肝断面胆漏；受者动脉栓塞的发生率也会增高，受者胆管狭窄的可能性将明显增大。因此，术后腹部超声波检查和评判血管通畅情况在右后叶肝移植受者中尤为重要。

（五）右后叶肝移植存在问题与展望

尽管右后叶移植物的使用可以缓解供者紧张，但也存在一定的问题：

1. 右后叶移植物对于手术技术要求高，以致目前全世界开展例数仅为几十例，且大部分集中在日本、韩国，国内亦有个案开展。

2. 大部分供者的肝门解剖条件不适合作为右后叶供者,其独特的解剖要求限制了其在临床上的广泛应用。

3. 主要还是作为备选方案:当左半肝过小,而右后叶大于左半肝时才考虑使用。

4. 需要离断的肝脏断面较右半肝要大,手术时间也明显延长,术中失血多,术后并发症发生率高。

尽管右后叶肝移植存在诸多问题,但其作为一种新兴的、替代性的方案,在临床中可以作为一种后备方案考虑使用,特别是左半肝过小,而右后叶体积大于左半肝的情况下,同时供者的第一肝门解剖结构又具备满足右后叶移植物供者的条件时可以考虑使用。随着肝移植技术的日益成熟与医疗技术的发展,右后叶肝移植将突破种种阻碍,而得到广泛的发展与应用。

六、肝段供肝肝移植

儿童肝移植具有受者体重和腹腔容量小等特点,在一定程度上限制了儿童肝移植的发展。早期的减体积肝移植,后期的劈离式肝移植以及单肝段移植,因减小供肝体积所以一定程度上解决了受者体腔过小问题,特别是活体肝段移植为终末期小体重肝病婴儿患者带来了希望。

常规的移植物,即使是左外叶(Ⅱ、Ⅲ段),对于婴儿来说也是过大的,过大的移植物将导致不能关腹,此外,还有大体积肝脏植入后受压而致血流灌注不足、移植物受挤压等问题,并且会引起术后血管并发症及急性排斥反应发生的概率增加。目前用于单肝段移植物常规采用Ⅱ段。

(一)适应证

肝段供肝肝移植一般针对婴儿。婴儿的肝移植指征相对较为宽松,除了要满足小儿肝移植适应证与禁忌证的要求外,接受肝段肝移植的受者婴儿一般体重小于5kg;当供者左外叶相对受者体腔来讲过大时,就应考虑要行单肝段移植。单一肝段肝移植的适应证为术前CT评估供肝左外叶(Ⅱ、Ⅲ段)GRWR超过4.0%的婴儿患者。

(二)供受者术前评估

肝段肝移植供受者的术前评估与其他活体肝移植供者的术前评估相同,唯一不同在于:成人活体肝移植术前CT需测定右半肝(含或不含肝中静脉)或左半肝(含或不含Ⅰ段)的体积,而肝段肝移植需要测定左外叶的体积,当左外叶的预测重量超过了受者体重的4%时,需要考虑行肝段移植。

(三)手术

1. 供者手术

(1)采用上腹部"J"形切口。

(2)进腹腔后切断肝圆韧带、镰状韧带、左三角韧带及肝胃韧带。

(3)经肝圆韧带根部入路解剖显露出门静脉左支、左肝动脉及左肝管。在肝上膈下显露出左、中肝静脉汇合部。

(4)为减少创伤,不必切除胆囊,亦不必行术中胆道造影。

(5)须使用Ⅱ段作为移植物,切除Ⅲ段可以在供者腹腔内或修肝台进行。可在供肝切取前先切除Ⅲ段,再行移植物的切取,亦可先切取整个左外叶灌注后在修肝台上再行切除。

(6)采取的Ⅱ段供肝应仔细检查,保证取到左肝静脉根部、门静脉左支主干及左肝动脉起始部,胆管取左肝管主干才能获得移植物有较粗管道进行吻合,保证移植成功。

从解剖上看,门静脉是先分出Ⅱ段分支,远端分出Ⅲ段分支,保留门静脉左支主干作为移植肝供血比较合理。左肝静脉亦可从根部切取,其近端引流Ⅱ段,远端引流Ⅲ段,从回流角度亦宜切除Ⅲ段(图15-26)。

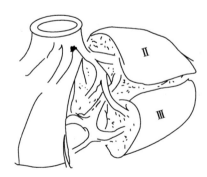

图15-26 模拟的Ⅱ段和Ⅲ段间的分界线的肝左外叶

(7)取出移植物后,迅速用1:100含肝素的保存液通过门静脉分支对移植物进行灌洗,直至灌洗液清亮为止,修肝过程同成人活体右半肝肝移植相似。

(8)确切止血后放置引流管。

（9）逐层关腹。

2. **修肝过程** Ⅱ段肝脏从供者体内取出后，移植肝迅速置于4℃保存液中，门静脉分支使用灌注液给予持续灌注，直至肝静脉流出液变为清亮，同时也要对动脉及胆管进行冲洗。检查肝静脉，使用Ⅱ段时常可见Ⅱ和Ⅲ段肝静脉，可以将2支肝静脉进行缝合整形成为一个共同开口，以方便与受者肝静脉进行缝合。同时探查动脉及胆管有无损伤，如发现动脉内膜有损伤，应切除受损段动脉。

3. **受者手术**

（1）婴幼儿受者通常选择上腹部横切口，利于充分暴露肝上下腔静脉。

（2）进腹后，婴儿体内有时可发现合并其他解剖畸形，应充分探查和评估后再行肝移植手术。

（3）当考虑可行肝移植时，要告知供者手术团队开始切取移植肝；受者也开始游离肝脏，游离时要注意有无副肝左动脉，避免不必要的出血，游离第三肝门时，要结扎并离断可以处理的肝短血管。

（4）因婴幼儿体重小，第一肝门解剖时必须耐心、细致。对于曾有手术史的患儿，更应当注意避免损伤。解剖第一肝门过程中应避免过度分离、牵拉动脉，以防止动脉内膜夹层的形成。解剖过程中离断左右胆管及动脉，仅保留门静脉供血即可。

（5）肝段肝移植时受者需要保留下腔静脉以保障移植物流出道的通畅，当病肝游离后，仅有门静脉及下腔静脉相连，门静脉需在左右分叉以上结扎并离断。用血管阻断钳分别阻断肝上和肝下下腔静脉，之后迅速将肝脏从腔静脉上剪下，后仔细检查下腔静脉前的肝短静脉破口，并用5-0 Prolene线给予缝闭。

（6）受者左、中、右肝静脉整形为一个共同开口，因患儿极小，需要一个大的腔静脉开口进行吻合，在共同开口近端放置一把阻断钳进行阻断，开放肝上及肝下腔静脉阻断钳恢复腔静脉回流。

（7）反复检查腹腔内有无可疑出血并给予止血。

（8）植入肝段移植肝之前，需评估受者门静脉的管径与质量，若门静脉因门静脉高压而扩张，则门静脉血流及血管可直接进行吻合。如果门静脉分支无扩张或门静脉全段细小且无充足的血流，则要进行门静脉整形以扩大管腔，增加血流量后进行吻合。

（9）将移植肝从4℃保存液中取出进行植入。采用左肝静脉开口作为流出道，用4-0 Prolene线吻合于腔静脉整形后的开口上，门静脉的重建采用6-0 Prolene线端端连续吻合，缝合完成后分别开放肝静脉和门静脉。

（10）动脉的重建采用供肝左肝静脉与受者肝固有动脉或肝总动脉吻合。需要在显微镜下用8-0 Prolene线行间断缝合，必要时取供体大隐静脉进行架桥，以保证动脉吻合的绝对通畅。

（11）胆道的重建一般采用供肝左肝肝管与受者小肠行肝管-空肠Roux-en-Y吻合。

（12）仔细检查腹腔有无出血，用超声探头再次检查门静脉、肝动脉及肝静脉的通畅程度。

（13）关腹：如果关腹时发现移植肝可能受压，可考虑使用Gore-tex补片减张，以后再行二期关腹。

（四）术后管理

由于肝段移植一般应用于婴儿，其术后管理及护理与儿童肝移植相似，鉴于婴幼儿肝段肝移植术后血管并发症发生率较高，需要从术后第1天开始每天行彩色多普勒检查血管情况，一般持续4~5天。

（五）肝段肝移植存在问题与展望

1. 目前使用的肝段肝移植种类为Ⅱ段。其余类型的肝段，如右肝肝段由于其解剖的特殊性，实施起来难度很大，目前尚无有关右肝肝段肝移植的报道。

2. 肝段肝移植术后受者并发症发生率比使用左外叶供者并发症要高，主要是血管并发症，因为婴儿血管特点是动脉直径很细，门静脉等常需要整形或做扭曲，对于手术技术要求很高，因此，术后发生血管并发症的风险增大。

3. 胆道并发症发生的风险也较高，有报道显示肝段肝移植术后胆道并发症的发生率为100%。但也有单位报道的血管及胆管并发症为0，导致报道差异较大的原因可能有两点：一是目前全世界开展的肝段肝移植并不多，大多中心只有几例，统计分析缺乏可靠性；二是肝段肝移植对于手术技术的要求高，各中心的技术水平存在差异。目前报道例数最多的单位是日本东京大学,国内报道较少。

4. 由于肝段肝移植仅开展 10 余年,并且其主要应用于婴儿,因为婴儿伴随着年龄的增长其体重及其他结构也在发生变化,肝段肝移植对其远期,甚至成年后的影响目前尚无大宗病例的报道,其远期效果仍有待于进一步观察。

尽管肝段肝移植目前仍存在着诸多未能解决的问题,但其对于婴儿,特别是移植物体重比超过 4% 的婴儿患者,是主要的移植方式,伴随着医疗技术的进步,肝段肝移植将会更加安全、可靠。对于体重过小的婴儿受者,肝段肝移植是其可靠的选择,但由于其对技术的要求高,术后胆管及血管并发症发生率较高,普遍的开展仍存在一定的限制,但伴随着显微外科技术与婴儿肝移植的日益发展,未来肝段肝移植将得到广泛的发展。

七、双供者活体肝移植

在活体肝移植的开展过程中,最核心的问题是为受者提供足够大小的供肝并为供者保留足够大小的肝脏,如何处理好两者的平衡是成功的关键。近年来发生的极少数供者安全性问题,使得活体肝移植带来的供者安全问题受到了越来越多的关注,如何保证供者的安全成为活体肝移植实施过程中的重点。

为了尽量减少供者切除的肝脏体积从而提高其安全性,2000 年,韩国学者 Lee 等首先成功实施了一例"双供者活体肝移植"。他们在两位供者身上各获取一份左半肝作为供肝,然后移植给同一个受者。既避免了由于肝脏太大而发生的供者安全性问题,又为受者提供了足够的供肝容积。目前,双供者活体肝移植在韩国已经获得较大发展,成功实施例数超过 200 例。但在世界范围内,能够开展双供者活体肝移植的中心数量还非常少。我国只有杭州、北京、上海、广州、成都、昆明和台湾地区等部分中心曾经做过成功尝试,并有少量个案报道。

Fan 等认为,一般来说,受者需要至少 50% 的标准肝脏体积才能够维持基本的代谢需求。如果供肝为肝脏左叶,往往无法满足体型较大的受者。如果供肝为肝脏右叶,由于肝脏右叶理论上占总肝脏体积的 60%~70%,供者安全性又受到挑战。在这种情况下,双左叶活体供肝成为一个不错的解决之道,既提供了足够的供者容积,又最大限度地提高了供者的安全。此外,如果受者所需肝脏体积大于两个活体供肝的左叶总和,在保证供者安全的前提下,可考虑在一位供者上获取右半肝,在另一位供者上获取左半肝,从而避免小肝综合征的发生。与单供者活体肝移植相比,双供者活体肝移植由于供者数量的增加,带来的风险随之增加。由于给两位健康的供者带来风险,双供者活体肝移植在伦理上还存在一些疑问,但在尸体供肝严重匮乏的地区,这个方案毫无疑问给那些希望兼顾供者安全和受者移植效果的病例带去了希望。

尽管活体肝移植供者的死亡率非常低,但供者的死亡给活体肝移植的开展带来了极大的冲击。这其中尤以捐赠右半肝的供者死亡率更高,据报道可达 0.4%~0.5%。为了兼顾供者安全性和受者移植疗效,双供者活体肝移植成为新的选择。当然双供者的体积总和必须大于受者标准肝体积的 50%。截至目前,各国尚无双供者活体肝移植的供者因为供肝获取而发生死亡的报道。

双供者活体肝移植大都采用双左半肝或左半肝 + 左外叶的组合。这种情况下,双供肝移植因其有一个左侧肝脏要异位置于受者的右侧肝脏位置,且双侧供肝均需重建,因此其手术重建难度明显增加,且肝脏植入顺序与常规手术方式明显不同。左半供肝异位植入时由于肝门部结构的旋转,胆管会位于肝动脉和门静脉深面,往往需要首先重建胆道,将异位左半肝的胆管和受者胆管行端端吻合。而原位植入的左半肝往往行胆道空肠吻合。在吻合肝静脉和肝动脉时通常需要架桥。由于这些情况增加了手术的复杂程度,带来了极大的操作难度,对手术技术的要求极高。当然,如果双供者活体肝移植的组合是右半肝 + 左半肝,两个部分都可以植入理想的位置,其手术操作的复杂程度就会明显降低(图 15-27)。

需要指出的是,移植后由于两部分供肝的血流分配存在差异,可能会发生部分供肝的萎缩。同时,双供者活体肝移植后的免疫环境也更加错综复杂,不仅受者和供肝之间可能发生排斥,两个供肝之间同样可能发生排斥,这是有别于单一肝移植的一个新特点。

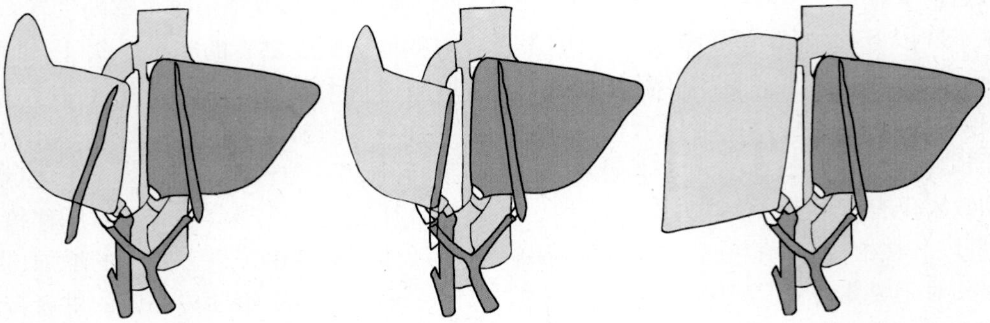

图 15-27 双供肝肝移植常见类型

左半肝　左半肝　左外叶　左半肝　右半肝　左半肝

扩展阅读

ABO 血型不相容的双供者活体肝移植

ABO 血型不相容的供肝行双供者活体肝移植也是近年来学术界探讨的问题。有报道指出，利妥昔单抗的应用和血浆置换的开展使 ABO 血型不合的活体肝移植获得良好效果，并得以广泛开展。据报道，在这些新型药物和技术的支持下，双供者活体肝移植应用一个 ABO 血型相容的供肝和一个 ABO 血型不容的供肝同样可以取得满意的效果。

结　语

活体肝移植的发展在很大程度上拓展了供肝来源，缓解了供肝匮乏的矛盾。对活体肝移植而言，保障供者的安全应放在首要位置，术前认真评估供者情况、精确计算供肝体积、了解血管和胆道系统解剖是成功进行活体肝移植必不可少的步骤。目前最常采用术式为成人右半肝活体肝移植，由于手术技术难度大，且涉及供、受者的安全，而且临床上仍存在一些亟待解决的技术问题和并发症，如脉管变异的显微重建、小肝综合征等，因此，右半肝活体肝移植技术仍需不断完善。此外，活体左外叶或左半肝移植技术在小儿或婴幼儿受者中已经开展，双供者活体肝移植作为一种新的尝试为给我们提供了更多选择。

（郑树森　董家鸿　严律南）

第五节　小儿肝移植

肝移植的出现和创新最初源于对儿童疾病的治疗。1963 年，Starzl 教授对 1 名儿童受者实施了第一例成功的肝移植，1964 年，Absolon 教授对 1 名儿童受者实施了首例辅助性肝移植，此外，劈离式肝移植、活体肝移植等技术均首先应用于儿童受者。2015—2018 年，我国完成的儿童肝脏移植以 3 岁以下儿童为主，1 岁以下小儿肝移植病例约占全部儿童病例的 61.48%，1~3 岁小儿肝移植病例约占全部儿童肝移植病例的 18.60%。婴儿和幼儿由于身体结构、发育状态和疾病类型的特点，已经构成了特定的肝移植人群。本节所涉及的儿童肝移植主要针对婴儿和幼儿的肝脏移植。年龄较大的儿童和青春期的受者处置和治疗更近于成人受者。

一、小儿肝移植的发展现状

儿童受者年龄小、生长发育的潜能较大，因此儿童肝移植被认为有着更好的远期生存预期。但是儿童肝脏移植手术技术复杂，儿童围手术期处置和术后管理方面与成人患者存在显著差异。外科医生常常缺乏儿童病例的管理经验，这些问题均对儿童肝移植的预后造成影响。

随着儿童肝移植病例的累积，儿童肝移植的手术技术也在不断进步。儿童病例的影像评估、重症监护、免疫抑制药物调整和并发症防治经验不断增加。根据 2013 年的美国器官获取与移植网络（UNOS）和移植受者登记网（SRTR）年度数据报告显示，尸体供肝肝移植的受者 1 年、5 年、

10年累积生存率分别为89.3%、78.1%和68.4%。而活体供肝肝移植的相应生存率依次为93.1%、85.7%和67.5%。中国肝移植注册中心（CLTR）发布的《2018中国肝脏移植医疗质量报告》显示，中国儿童肝移植的3年累积生存率已经达到90.17%，儿童肝移植的整体预后明显优于同期完成的成人肝移植。除技术和经验因素外，小儿肝移植受者更倾向于接受活体肝移植，这是因为小儿需要的肝体积少，成人活体供者仅需捐献肝左外叶，损伤较小更容易被接受。活体肝移植技术相对复杂，而供肝的功能和解剖学评估更为全面，缺血时间更短，因此小儿肝移植受者可能因为接受活体供肝而获得了更为理想的进步。

尽管数据显示儿童肝移植的预后明显改善，但因为儿童肝移植是一种复杂的手术，儿童肝移植术后并发症的发生率仍不乐观，美国文献认为大约40%的儿童接受了肝移植后会出现不同严重程度的并发症。早期诊断这些并发症对患者的生存至关重要，在儿童肝移植并发症的治疗和远期用药指导方面，移植外科、移植内科、放射科和病理科医生需要密切配合。

二、小儿肝移植的适应证

小儿肝移植受者的主要适应证多为相对短期内导致肝衰竭或严重器官功能障碍的疾病。病因与成人受者差异显著，可粗略的划分为：肝外胆汁淤积（如胆道闭锁），肝内胆汁淤积（如进行性家族性肝内胆汁淤积、Alagille综合征等），代谢缺陷（如尿素循环缺陷、威尔逊病、酪氨酸血症、α1-抗胰蛋白酶缺乏症等），急性肝功能衰竭（如解热镇痛药物导致的肝衰竭）；原发性肝脏恶性肿瘤（如肝母细胞瘤、肝细胞癌）。多数适应证在本章第二节已经讲述，这里不再详述。

胆道闭锁是儿童肝移植的最常见病因，2018年，中国完成的儿童肝移植中，胆道闭锁患儿占全部儿童肝移植病例的77.13%。先天性胆道闭锁是一种先天性、纤维闭塞性梗阻性胆道疾病，导致小儿高胆红素血症。胆汁淤积迅速导致肝硬化，继而出现门静脉高压和肝脏合成功能障碍最终危及生命。葛西手术可用于治疗尚未出现肝硬化的患儿，及时行葛西手术可在一部分患儿中取得疗效。英国的研究显示，5%的胆道闭锁儿童首选肝移植，葛西手术后有50%的患儿接受肝移植。胆道闭锁儿童出生后6周内为葛西手术的最佳时期，6~10周肝脏已逐渐纤维化。如果患儿诊断时已经有肝硬化，肝功能失代偿，应直接选择行肝脏移植。首选肝移植手术，可减少不必要的治疗，降低肝移植的手术风险。

2018年，中国先天遗传性代谢异常占全部儿童肝移植病例的11.95%，成为儿童肝移植的第二大适应证。代谢缺陷儿童不一定伴有肝脏主要功能和结构的异常，常常仅存在单一代谢途径障碍，而代谢缺陷可能短期内并不危及生命，但能产生严重的不可恢复的器官损害，如鸟氨酸氨甲酰转移酶缺乏症（OTCD）可导致神经系统受损。这使得适应证的判定变得十分复杂。既往小儿内科代谢缺陷的保守治疗原则中并未将肝移植定位为代谢缺陷的最终治疗方法，尤其是代谢缺陷导致的肝脏以外的器官损害时，肝移植常常被忽略。此外也存在诊断技术和患儿依从性等问题，使得诊断本身也成为一个难题。例如高草酸尿症的患者仅表现为肾脏损害，部分患者在接受肾移植后再次出现肾结石和肾衰竭，才意识到患者存在草酸相关的代谢缺陷。一些代谢性疾病如甲基丙二酸血症、丙酸血症等，虽然通过肝移植可大幅度改善病情，但并不能彻底纠正全身的代谢异常，这使得手术时机的判定也存在困难。此外，一些代谢疾病如蛋氨酸血症可以通过饮食控制和保守治疗得到控制，而血友病可以通过凝血因子的补充得到纠正，这些问题虽然也可通过肝移植进行治疗，适应证和手术时机的把握更加困难，需要代谢缺陷疾病内科专家与移植医生共同进行讨论。

三、小儿肝移植的禁忌证

儿童肝移植的禁忌证与成人相似，但由于具体适应证和病情的差异，对于很多具体情况判断应该依据相关疾病的病因、发生发展规律和转归，不能简单依据症状和检查结果进行判定。

1. 不能通过肝移植纠正的器官功能衰竭 小儿的一些器官功能障碍可能与原发疾病有关，经过肝移植治疗和小儿后期的发育仍然能够很大程度改善，如甲基丙二酸血症导致的严重酸中毒、尿素循环障碍导致的严重脑病，甚至肝豆状核变性导致的神经系统改变也可能在一定程度好转，这些并不构成小儿肝移植的绝对禁忌。然而小儿患者可能存在合并其他器官畸形,如严重的心脏结构异常、高胆固醇血症导致严重血管粥样硬化等可在短期内导致不良预后,且不能通过肝移植得到纠正,故应该视作禁忌证。

2. 不可切除的肝外恶性肿瘤转移 小儿的肝脏恶性肿瘤适应证中,肝母细胞瘤排在首位。肝母细胞瘤对化疗较为敏感,因此如通过手术切除肝外转移病灶,且联合化疗可有效控制肝母细胞瘤的继续转移,肝移植仍然可以作为有效的根治手段。

3. 没有得到控制的严重感染 儿童易感疾病、院内感染和误吸等因素导致的感染容易在短期内迅速出现,等待肝移植的小儿患者,沟通、自理能力缺乏,而且症状可能不典型。患儿由于脑病、躯体不适和遗传疾病导致的喂养困难,出现反应迟钝或频繁哭闹,常常掩盖病情。因此肝移植术前即刻进行感染再评估是有必要的。

四、小儿肝移植的术前评估

由于小儿肝移植适应证更加多样,临床问题涉及多个系统,小儿的护理、处置与成人存在较大的差异,影像、麻醉和移植医生在处理小儿病例时也会遇到许多具体问题,因此移植评估需要一个多学科的团队,包括主要的儿科消化和肝脏疾病医师和移植团队。评估的主要目的包括进一步明确诊断,尽可能确认所有可能的原因,排除所有移植的绝对禁忌证。同时通过内科治疗尽量改善患儿情况,缓解并发症,如果条件允许给予必要的疫苗接种,与患儿家庭成员接触进行宣教,使得家庭成员中参与患儿护理的人员有必要的心理准备,并能够配合医生的各项治疗,对肝移植的风险和预后有清楚的认识。

胆汁淤积性肝硬化可以作为肝移植的适应证,胆汁淤积性疾病也存在相似的症状和影像表现。但需要特别注意的是,除胆道闭锁外进行性家族性胆汁淤积症和 Alagille 综合征等均可能为胆汁淤积的原因。但进一步明确病因可能会对治疗产生很大的帮助。其中进行性家族性胆汁淤积症 I 型(Byler 病)可影响身体多个器官,如胰腺、肠道、肺、耳等,多出现水样腹泻,肝移植术后腹泻仍可能存在,明确诊断对肝移植围手术期处置、手术方案和远期管理均有帮助。而遗传代谢性疾病常可累积肝外器官,明确具体缺陷有助于明确保守治疗的方式,评估治疗的效果和预后,判定肝移植适应证和肝移植术后仍然存在的问题。对代谢性疾病损害的靶器官应该进一步评估,如高草酸尿症患者肾脏受损的情况,肝豆状核变性和尿素循环障碍患者神经系统受损情况,家族性淀粉样多神经病损害患者心脏和神经系统受损的情况。靶器官受损的情况可作为肝移植适应证判定的依据,靶器官损害的可逆性和对肝移植手术的影响也需要明确。

目前多数先天性遗传性疾病均可找到明确的致病基因。通过基因组学检测可以全面筛查致病基因。除明确诊断外,基因检测结果也可以粗略地推测疾病的严重程度和进展的可能性。基因与临床表现也可能不完全一致,基因检测结果不能作为唯一的依据。由于先天性疾病的患儿常接受活体肝移植,而在目前法律框架下,只有患儿的直系亲属可作为合法的捐献者。因此,活体肝移植供者很可能是致病基因的携带者。需要根据文献资料和具体疾病的严重程度推测,供受者双方在捐献或肝移植后,致病基因诱发的临床缺陷是否可能表现出来,拒绝高危供者的捐献。

PELD 评分(儿童终末期肝病模型)被用于评价等待肝移植的小儿患者,可以作为肝脏移植手术急迫性的指标。目前包括中国在内多个国家均采用 PELD 评分作为供体肝脏分配依据。儿童 PELD 评分与成人 MELD 评分的主要差异,是将儿童的生长发育情况考虑在内。机体对肝脏功能的需求与身高、体重存在相关性。儿童在生长发育停滞的情况下,即使肝脏功能仍然稳定,也应该被视作肝脏功能的缺陷。PELD 评分虽然考虑到了生长发育因素,但没能考虑到代谢性疾病对靶器官的损伤。不能被保守治疗纠正的快速进行性器官器质性或功能性损害也应该作为急迫性的指标,例如尿素循环障碍导致的神经系统损害。这些问题需要通过加分进行校正。

在确定肝移植适应证后,需要对小儿患者进行详细的解剖学评价。小儿患者腹部空间有限,因此在对尸体或活体供肝进行选择时,供肝的体积和前后径常常作为重要参数。当供肝体积过大,无法顺利关闭腹腔或者移植物和下腔静脉受压时,可能发生"腹腔间室综合征"。在成人受者中,GRWR>0.8% 被认为是重量较为理想的供肝。

而在健康儿童中,自体肝-体重比例随年龄的减小而增大。因此婴幼儿受者的供肝 GRWR 标准需要增加,目前认为 GRWR 在 2% 和 4% 之间最为理想。不论是活体供肝,还是劈离的尸体供肝,左外叶的体积和重量常常超出婴幼儿的需求。当 GRWR 大于 4% 时,由于供肝体积过大,门静脉供血相对不足,可能出现所谓的"大肝综合征"。由于肝硬化后,门-腔交通支开放的情况不一,每个病例发生"大肝综合征"的概率不同。因此除 GRWR 外,门静脉血流量和门-腔交通支开放情况也应该综合考虑。

扩展阅读

肝脏移植等待名单排序规则:肝移植等待者不符合超紧急状态的,依据终末期肝病模型/小儿终末期肝病模型评分(MELD/PELD 评分)进行排序。MELD 评分 >25 分、19~24 分、11~18 分、<10 分,有效期分别为 7 天、1 个月、3 个月、12 个月。PELD 评分 >25 分、19~24 分、11~18 分、<10 分,有效期分别为 14 天、1 个月、3 个月、12 个月。移植医院应当在有效期内更新分配系统中肝脏移植等待者的相关检查结果。

MELD/PELD 特例评分:家族性淀粉样多神经病(FAP)、肝动脉血栓形成(HAT)、早期肝细胞癌(HCC)、无法手术切除具备移植指征的肝血管瘤、肝血管平滑肌瘤或多囊肝引起的严重腹胀、广泛肝内胆管结石、肝肺综合征(HPS)、儿童代谢性疾病、门脉性肺动脉高压、原发性高草酸尿症的肝脏移植等待者可申请 MELD/PELD 特例评分。

五、儿童肝脏移植的移植物类型和手术方式

成人尸体供肝为目前临床中主要的供肝类型,然而只有儿童受者年龄较大时(体重 >40kg),才可以使用体积较小的成人全肝。多数儿童受者需要接受劈离式肝移植,该术式在前面章节中已有详细的叙述。劈离式肝移植可以增加器官的利用率,左外叶或者左半肝用于儿童患者的同时,右半肝仍可以移植给成人患者。然而劈离过程存在多种导致移植损伤的因素,如延长冷保存时间、操作时供肝短暂的升温和离开保存液,死亡供者无法预先进行详细的肝脏解剖评估,因而可导致劈离时的意外损伤。这成为劈离式肝移植的主要问题。根据 44 个北美中心数据显示,儿童劈离式肝移植术后远期存活明显低于儿童活体肝移植。

儿童活体肝移植相对尸体肝移植来说,其主要特点是供肝质量更有保障,可以缩短等待时间,2006 年,中国台湾地区报道 100 例活体肝移植患儿 5 年存活率为 100%。首都医科大学附属北京友谊医院儿童肝移植患者(2013 年 6 月至 2018 年 12 月 516 例)活体肝移植组 5 年存活率为 96%,尸体肝移植组 5 年存活率为 91%。这些数据充分证实了儿童活体肝移植的预后优势。

儿童死亡捐献供肝也存在一定的优势,这些供肝不需要行减体积,不会出现右侧腹腔空虚、结肠填充导致的粘连。可以避免成人左外叶供肝对胃的压迫。这些供肝在患儿生长发育过程中,不会因为肝脏形态变化导致血管扭曲,因而减少了远期血管并发症的风险。

儿童肝移植患者手术方式与成人肝移植相似,但是儿童的年龄及体重变化幅度很大,对于其手术方式的选择应遵循个体化。低体重患儿(体重小于 5kg)需要避免"大肝综合征",而体重较大(大于 25kg)患儿使用左外叶供肝,可能会出现供肝过小,而导致"小肝综合征"。可以根据受者的体重及供肝的解剖选择左外叶供肝、左半肝供肝、右半肝供肝肝移植,如果有特殊解剖变异的患者甚至可选择右后叶供肝,对于低体重患儿,可以选择单段移植及减体积的单段移植。

日本统计了 2 224 例儿童肝移植,按移植物类型,其中左外叶供肝为 1 549 例(70%)、左叶供肝为 500 例(23%)、减体积的左外叶为 96 例(4%)、右半肝供肝 76 例(3%)、右前叶供肝 3 例(0.1%),各种移植物类型供肝术后存活没有差别,但是 1 岁以下,GRWR 大于 4% 的患儿术后移植物存活明显低于其他患儿,这可能与大体积移植物有关。

供肝过大(GRWR>6%)时,可能会导致关腹困难及门静脉灌注不足,需要行减体积。供肝前后径明显大于受者腹腔前后径时,可以减除右后叶,甚至右半肝,减体积不同于劈离式肝移植,肝脏断面可避开第一肝门和第二肝门,减少了血管、胆道的

损伤。对于低体重儿童，为了使移植物与患者体重更匹配，可行单段移植、减体积单段移植等。

左外叶移植物主要包括按 Couinaud 分段的 S2 段和 S3 段，当移植物偏大时，可以采取单段移植，Strong 于 1995 年首次报道。如果完全按照解剖上的 S2 段和 S3 段来切除相对烦琐，Strong 和英国的 Srinivasan 教授均使用探针确定 S2 段和 S3 段肝静脉的位置。目前单段移植最多的日本京都大学，采用术中注射无菌亚甲蓝稀释液来确定 S2 段和 S3 段分界。随着医学的发展，在活体肝移植供者评估时可以采用 3D 重建，充分了解 S2 段和 S3 段，配合术中超声亦可以不用探针和亚甲蓝。

有学者认为在保证肝脏供血血管和流出道血管以及胆道完整的前提下，没有必要严格按照解剖学上的单段定义，充分考虑受者腹腔容积，切除多余的肝组织，只要功能肝体积够用即可，也可以认为是单段移植（图 15-28）。

如果行单段移植，移植物仍然偏大，可以考虑行减体积单段移植，就是在以上基础上再减去部分三段肝组织（图 15-29）。

对于极低体重的患儿，以上方法可以缩短供肝上下径和左右径，由于患儿前后径较小，关腹仍然很困难，可以考虑将肝脏减得更"薄"一些（图 15-30）。

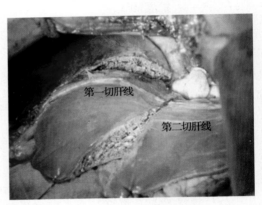

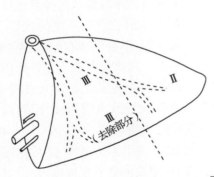

图 15-28　单段移植示意图

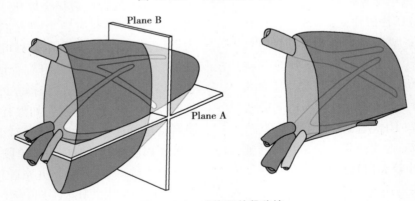

图 15-29　减体积单段移植

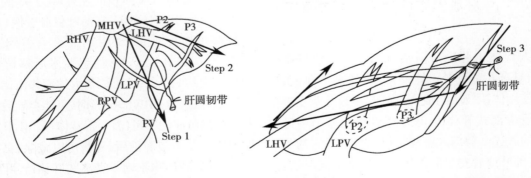

图 15-30　超级减体积肝移植

六、小儿肝移植的特殊并发症与合并症

小儿肝移植的一般并发症与活体肝移植和成人肝移植较为相似。小儿患者常可出现一些特殊的问题。在这里进行说明。

(一)门静脉血栓形成或狭窄

胆道闭锁患儿肝移植术前可能存在反复发作的胆管炎,这使得门静脉周围炎症增加,门静脉壁增厚失去弹性,成为这些患儿门静脉狭窄的高危因素。左外叶肝移植术后,如果门静脉狭窄段较长,可考虑采用自体颈内静脉重建门静脉。

(二)新发乙型肝炎

接受活体肝移植的患儿,其父母经常表现为 HBsAb 和 HBcAb 阳性。这些供肝内可能存在 HBV DNA,需要采用核苷(酸)类药物进行长期预防。根据 HBV 感染的风险可加用乙型肝炎免疫球蛋白。部分患儿肝移植术后,待情况稳定后,可尝试接种乙型肝炎疫苗,最终成功诱导出 HBsAb。此时停用核苷(酸)类药物仍然存在出现新发 HBV 感染的风险(实际为 HBV 复发)。甚至在 HBsAb 滴度较高的情况下出现 HBsAg 变异的 HBV 感染。因此停用核苷(酸)类药物应该慎重,如果停用核苷(酸)类药物,应该通过强化接种,保持 HBsAb 在较高的水平。

(三)EB 病毒感染与移植后淋巴增殖性疾病

移植后淋巴增殖性疾病(PTLD)是器官移植受者的一种严重并发症,在小儿肝移植受者中相对高发。PTLD 的发病机制与 EB 病毒(EBV)感染有关。EBV 是一种常见的疱疹病毒,可以特异性感染 B 细胞。在免疫力正常的人群中,EBV 感染常不表现症状,或者呈良性疾病表现。然而,肝移植受者由于长期使用免疫抑制药物,T 细胞功能受到抑制,EBV 活跃最终可能导致恶性 B 细胞增殖,如 PTLD。绝大多数肝移植后 PTLD 表现为 EBV 感染的 B 细胞异常增加或形成病灶,其他形式的 PTLD 也可表现为 T 细胞或 NK 细胞的增殖。

PTLD 可在 EBV 新发感染后出现,如 EBV 阴性受体接受来自 EBV 阳性供体的肝脏,或者在移植期间新发 EBV 感染;PTLD 也可能是既往感染 EBV,肝移植后 EBV 重新活化的结果。由于新发

EBV 感染的肝移植受者缺乏对病毒的免疫反应,移植后早期这些受者发生 PTLD 的风险最高。供受者围手术期筛查 EBV 水平,高危病例可适当减少免疫抑制药物剂量,同时较为密集地监测外周血淋巴细胞计数和胸腹部淋巴结的变化。

PTLD 的临床症状不典型,患者常常在肝移植后复查时发现。根据受累部位和器官的不同,可表现出相应症状。部分患者可出现不明原因的发热、盗汗、体重减轻等症状。影像检查发现的淋巴结增大、脏器浸润性肿块是最重要的诊断依据,但仍需要进一步活组织检查确定诊断,同时也可明确细胞来源和病理分型。一些特殊部位的 PTLD 活检困难,如肝内接近肝门处的 PTLD,肿物表面内部常有纤维组织,质地硬且不均匀,肿物包绕血管和胆道,即使采取手术切取病理组织,也难以获得理想的标本。肿物持续增大可压迫胆道和门静脉,这些病例可经 PET-CT 等方法确定病变性质,孤立病灶可考虑放射治疗。对于 EBV 感染相关的多克隆 PTLD 可通过减少免疫抑制剂剂量改善病情。B 细胞常常是 PTLD 的主要细胞类型,组织染色 CD20 阳性的 PTLD 可通过 CD20 单克隆抗体治疗,也可作为化疗的联合用药。大剂量的静脉免疫球蛋白也可作为联合治疗的药物。对于单克隆恶性度较高的 PTLD,根据病理类型选择敏感的化疗药物。过继性免疫治疗也可尝试使用。

扩展阅读

PTLD 亚型

2016 年修订的世界卫生组织分类,淋巴样肿瘤中描述了 6 种类型的 PTLD:浆细胞增生样 PTLD、旺炽性淋巴滤泡增生样 PTLD、传染性单核细胞增多症样 PTLD、多形性 PTLD、单形性 PTLD 和经典霍奇金淋巴瘤 PTLD。前 3 种类型被称作"早期的 PTLD",这并不意味着它们一定是 PTLD 早期病变,主要是指:淋巴组织结构的保留,典型的病变是多克隆的,几乎全部与 EBV 有关,呈多形性表现,为浆细胞和其他 B 细胞增殖形成。多形性 PTLD 通常是单克隆的,但也可能发生多克隆性病变。单形性 PTLD 以 B 细胞来源的淋巴瘤最常见,组织

学上与弥漫性大 B 细胞淋巴瘤（DLBCL）无明显区别。其他类型的淋巴瘤还包括伯基特淋巴瘤、NK/T 细胞淋巴瘤等。肝移植受者的霍奇金淋巴瘤在组织学和免疫组织学表现上与非移植患者的经典霍奇金淋巴瘤无明显差别。CD20 的表达和 EBV 感染更常见一些。

结　语

小儿肝移植在适应证的选择、肝移植评估、手术操作和术后管理方面与成人肝移植存在很大差异。这是由于小儿在疾病发生、生理特点、身体结构、认知与依从性方面存在自身特点。肝移植是一个复杂的综合治疗过程，只有在肝移植的各个环节考虑到小儿的特点，在临床实践中制定针对性方案，才能有效地预防和应对小儿肝移植的特殊风险和问题。

（朱志军）

第六节　特殊类型肝移植

一、多米诺肝移植

多米诺肝移植（domino liver transplantation，DLT）也称为连续性肝移植（sequential liver transplantation），是指某些需要进行肝移植的疾病中，肝脏仅仅因为某种遗传缺陷导致全身系统性疾病，但是肝脏本身解剖结构正常，功能良好，不存在其他疾病；将其切除的肝脏作为供肝，移植给另一受者的手术。这个过程类似多米诺骨牌，因此得名（图 15-31）。DLT 是近年来新兴起的一种新型肝移植术式，也是解决供者器官缺乏的一种新方法。1995 年，葡萄牙首先实施了首例尸体供肝的 DLT，一例家族性淀粉样多神经病变（familial amyloid polyneuropathy，FAP）患者接受了尸体肝移植，其自身切除的肝脏同时移植给一位患有乙状结肠癌肝转移的患者。1999 年，日本成功实施了首例活体供肝的 DLT。由于 DLT 具有扩大供者器官来源、可采用活体作为供者、供肝质量好、热缺血时间短等优点，因此，全世界多个国家和地区的移植中心陆续报道了 DLT，并且 DLT 开展的数目逐年增多。

（一）多米诺供肝的条件和主要来源

多米诺肝移植供体必须满足以下条件：①存在肝脏以外器官的病变；②所要切除的多米诺供肝必须具有良好的形态与功能；③所患先天性代谢缺陷疾病的发生具有相当长的发病潜伏期。

FAP 患者是 DLT 较为合适的供肝来源。FAP是一种神经退行性常染色体显性遗传疾病，多发于葡萄牙、瑞典和日本，是遗传性淀粉样变性中最常见的一种，与甲状腺素转运蛋白（transthyretin，TTR）基因变异产生变异 TTR 有关。正常情况下，90% 的 TTR 由肝脏产生，而少量由脉络膜网

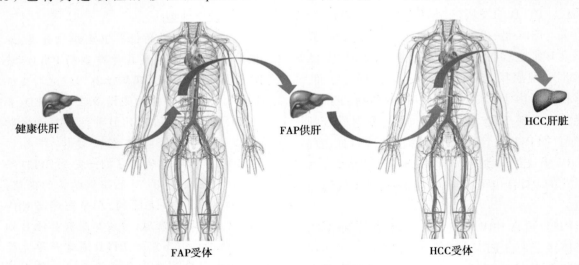

健康供肝　　　　　　　　　FAP供肝　　　　　　　　　HCC肝脏

FAP受体　　　　　　　　　HCC受体

图 15-31　多米诺肝移植示意图
FAP：家族性淀粉样多神经病变；HCC：肝细胞癌

状组织产生。变异的 TTR 有多种形式，最常见的是 TTR Met30，其中蛋氨酸取代了正常 TTR 的缬氨酸。含有变异 TTR 的不溶性纤淀粉样蛋白沉积于末梢神经、胃肠道、心脏、脑等组织器官的细胞间质，引起以末梢神经、自主神经感觉障碍为主的临床综合征。虽然 FAP 患者存在多器官的淀粉沉积，但其肝脏并不受累，其肝脏的解剖结构是正常的，只存在产生变异的 TTR 这一异常功能，而且 FAP 需要 20~30 年才出现神经系统症状，其后患者多在 10~15 年内死亡。

鉴于以上 FAP 的疾病演变过程和其肝脏本身的功能，接受 FAP 患者肝脏的多米诺受者最终也会发展为 FAP，其发病过程可能与遗传性的 FAP 发病相同，这也就是说，接受 FAP 患者肝脏的多米诺受者至少在 25 年内不会出现 FAP 症状，因为 FAP 复发而引起死亡的可能性很小。自第 1 例 FAP 供肝 DLT 实施以来，许多国家的移植中心已成功开展。FAP 患者供肝可以是左叶、右叶和全肝，也可劈离成两部分移植入 2 例受者，供肝来源不仅可以是尸肝，也可以为活体供肝。

除了 FAP 患者的肝脏可作为多米诺供肝以外，其他由于肝脏功能缺陷引起的代谢紊乱疾病，如家族性高胆固醇血症（familial hypercholesterolemia, FHC）、枫糖尿症（maple syrup urine disease, MSUD）、甲基丙二酸尿症（methylmalonic aciduria, MMA）、蛋白 C 缺乏症等也可以作为多米诺供肝的来源。原发性高草酸尿症因术后较早出现肾功能不全已经逐渐被人们放弃。

2001 年，Popescu 等完成第一例 FHC 作为供者的多米诺肝移植。手术后接受 FHC 肝脏的患儿恢复顺利，在辛伐他汀治疗下，血清胆固醇稍高于正常水平。我国学者于 2005 年完成 1 例两儿童间的多米诺肝移植，多米诺供者为 3 岁男性 FHC 患儿。多米诺受者为 4 个月女性先天性胆道闭锁患儿。受者术后 3 个月口服辛伐他汀治疗，目前已随访 6 年，效果良好。我国学者还发明了双多米诺供肝交叉辅助式肝移植术式，多米诺供者 1 为肝豆状核变性患者，多米诺供者 2 为鸟氨酸氨甲酰基转移酶缺乏症患者，两者肝脏代谢互补，共植入 FAP 患者体内。

（二）多米诺供肝的切取

目前 DLT 已经成为一种缓解肝移植供者来源短缺的重要方法。但作为一种技术而言，DLT 具有其自身的特点：既要保留足够长度的血管给供者，又要保证切除的肝脏可以作为供肝给另一个受者，因此供者手术是整个 DLT 的关键。

目前 FAP 是多米诺供肝的主要来源。FAP 患者供肝可以是左叶、右叶和全肝，也可行劈离式肝移植将供肝分成两部分，分别植入 2 例受者体内；供肝来源不仅可以是尸肝，也可以为活体供肝。多米诺供肝切取前要进行血管造影，了解 FAP 患者门静脉和肝动脉发出的部位，以及肝静脉汇入下腔静脉的部位、血管的走行有哪些分支、有无变异等。在尸体供肝的全肝 DLT 时，由于 FAP 患者的血流动力学相当不稳定，容易出现心律失常。多米诺供肝的切取应该包括肝后下腔静脉，术中需采用静脉 – 静脉转流装置，以保证肝切除过程中 FAP 患者安全。但对于活体供肝 FAP 患者的肝移植来说，活体来源的供肝一般为肝左叶，带有肝中、左静脉共干，肝左动脉，左肝管。需要强调的是，在活体供肝 DLT，需要保留足够的血管长度以供吻合，还要注意切取的部分肝移植物有足够的体积，保证移植后有良好的功能。在这种情况下，FAP 患者的肝切除必须保留其肝后下腔静脉，以便供肝的肝左、中静脉共干与下腔静脉吻合，术中不需要采用静脉 – 静脉转流。

多米诺供肝切除后 FAP 患者应保留足够的血管长度与将要植入的供肝吻合，而且切除的 FAP 肝脏还要有足够的血管长度作为多米诺再植入供肝。Hemming 等通过切断膈静脉和下腔静脉周围的膈肌纤维环，将肝上下腔静脉分离至心包内部分，肝动脉于胃十二指肠动脉水平切断，门静脉于主干距左右分支 1cm 处切断，以保证 DLT 的成功实施。

将 FAP 患者的肝脏劈离成两部分实施 DLT 时，FAP 患者肝脏的劈离是在肝脏切取离体以后还是在未切除之前在体进行呢？由于在体情况下劈离肝脏的危险性较小，移植以后的胆道并发症较少，切取和植入之前可以观察已经劈离成两部分肝脏的血液灌注情况，而且缩短了热缺血时间，因此大多数观点支持在体的情况下劈离肝脏，并且保证劈离成的两部分肝脏有足够的体积和以供吻合的管道长度。

（三）DLT 与其他肝移植术式结合

为了更大限度地利用供肝，DLT 可以与其他肝移植术式结合,如活体部分肝移植、劈离式肝移植等。充分利用供肝,使更多的终末期肝病患者获得肝移植的机会,从而做到一肝多受。Stangou等将一尸体供肝劈离为两部分,将肝左叶移植给一先天性胆道闭锁的儿童,肝右叶移植给一患有变异 TTR Met30 的 FAP 女性,该 FAP 患者切除的肝脏同时植入一肝细胞癌患者,从而做到一肝三受。Inomsta 等报道 2 例 FAP 患者接受肝移植,分别采用离体和在体的方法将 FAP 患者的肝脏劈离为两部分,然后同时植入 4 例非 FAP 患者,也可做到一肝三受。

(四)DLT 的效果

多米诺肝移植作为一种扩大肝移植供者来源的方法,已经在许多中心开展,并且在一些特殊的地区发挥着重要作用,成为临床肝移植的一部分。根据国际多米诺肝移植登记处(domino liver transplantation registry, DLTR)的统计,截至 2017 年底,全球共完成 1 254 例多米诺肝移植。Geyer 等对 2002—2016 年的 126 名 DLT 受体与匹配尸体供肝移植患者比较分析发现,与尸体供肝移植患者相比,DLT 没有增加死亡率或移植失败的风险。由于 DLT 的受者多为老年体弱、晚期肿瘤的患者,因而影响了 DLT 的远期临床效果。Vollmar 等在一项前瞻性单中心队列研究中跟踪观察了供体和 DLT 移植受者中 TTR 淀粉样变性的进展。在1998—2016 年的 18 年间,他们跟踪了 24 名接受肝移植的 FAP 患者和 23 名 FAP-DLT 受者,其前瞻性研究内容包括神经传导速度、定量感觉测试、心率变异性、交感神经皮肤反应和直立性反应,对于怀疑淀粉样变性病例进行多部位活组织检查,10 年后,23 例 DLT 受者中有 4 例出现活检证实的新生淀粉样变性。Sebagh M 等分析比较了 17 例DLT 和 38 例常规肝移植的效果,发现两者在急性排斥、血管和胆道并发症上无差别。DLTR 的最新结果显示 DLT 的 1 年、5 年、8 年生存率分别为79.9%、65.3% 和 61.6%,提示 DLT 均取得了良好的效果,但是,由于多米诺供肝本身存在异常,并且已经导致供者不得不接受肝移植手术,将其移植给新的个体后,对其产生的影响需要谨慎地评估。

二、辅助性肝移植

辅助性肝移植(auxiliary liver transplantation,

ALT)是肝移植技术的重要组成部分,是指保留患者肝脏或部分肝脏,将全部或部分供肝原位或异位植入受体,使肝功能衰竭患者得到生命支持或使缺失的肝脏代谢功能得到代偿。对于先天性代谢性肝病患者,由于其肝功能仅部分缺失且肝细胞可再生,因而仅需辅助性植入少量新肝即可解决代谢异常和肝功代偿问题。与全肝移植相比,辅助性肝移植具有所需供肝少、没有无肝期等优势;且供肝可采取活体或劈离式肝移植获得,可缩短患者等待时间,缓解供肝短缺压力。

辅助性肝移植按照供肝植入部位分为原位辅助性肝移植和异位辅助性肝移植。原位辅助性肝移植是切除部分受体肝,腾出空间和出入肝脏的血管和胆管,将供肝按照生理状态重新植入该部位。异位辅助性肝移植则不切除受体的肝脏,而将供肝植入受体肝下方、髂窝或者脾窝等部位,出入肝脏的胆管和血管需要以非正常生理状态重建。此外,辅助性肝移植也可按照与原位肝移植相同的分类标准分类,按照供体来源可以分为尸体供体和活体供体辅助性肝移植;按照供肝完整性可以分为全肝移植和部分肝移植。在 20 世纪60 和 70 年代,主要术式是辅助性异位全肝移植。由于全肝体积大,难以在腹腔内找到大小合适的植入位置,所以 20 世纪 80 年代以后施行的手术方式主要为辅助性异位部分肝移植和辅助性原位部分肝移植。

辅助性肝移植具有如下优点:①急性肝功能衰竭的患者可度过危险期,并保留宿主肝。宿主肝功能恢复后可切除移植肝,患者避免了终生应用免疫抑制剂。②对先天性代谢性肝病,植入少量肝即能满足患者代谢需要,同时保留原肝功能。③手术创伤小,受者没有无肝期。④所需供肝体积小,增加了移植肝的来源。⑤对于某些不能耐受原位肝移植的患者,可先施行辅助性肝移植,在机体肝功能恢复后再考虑是否行原位肝移植。虽然目前辅助性肝移植研究进展缓慢,但是辅助性肝移植具有的上述优点,使得其在特定情况下的应用具有独特的优势。

(一)辅助性肝移植的发展历史

辅助性肝移植的探索最早始于 1955 年Welch 在以狗为模型的动物实验中开展的研究。他们将新肝植入急性肝功能衰竭期的狗的下腹部,期望该移植肝能支持受体的生理功能,直到病肝恢复。随后,在世界范围内开展了辅助性肝移植的临床前研究。在此基础上,Absolone 于1964 年开展了世界首例临床异位辅助性肝移植(auxiliary heterotopic liver transplantation, AHLT)。到 1978 年,国内也开展了临床辅助性肝移植。这些早期尝试,由于免疫抑制和器官保存方面的问题,与其他所有肝移植的临床结果一样均不理想,而异位辅助性肝移植更是由于肝移植技术不成熟和血流动力学等方面仍存在不少问题,发展非常缓慢。但从 20 世纪 80 年代末到 90 年代,由于临床肝移植技术的进步和成熟、高效免疫抑制剂的出现和临床某些患者病情的需要,辅助性肝移植再次引起临床关注。

(二)辅助性肝移植的发展现状

20 世纪 80 到 90 年代,由于高效免疫抑制剂的出现、临床肝脏外科的发展、器官移植理论和技术的进步,辅助性肝移植再次引起临床关注。

1. **原位辅助性部分肝移植** 1985 年,Bismuth 等开创性地实施了世界首例临床原位辅助性部分肝移植(auxiliary partial orthotopic liver transplantation, APOLT)。原位辅助性部分肝移植的技术要点是保留受者的部分肝脏而不是全部肝脏,将减体积后的供肝植入受者被切除的那部分肝脏的位置。由于原位辅助性部分肝移植兼有原位移植和异位辅助性肝移植的优点,较好地解决了异位辅助性肝移植遇到的腹腔空间和血流动力学问题,符合正常的生理解剖要求,使患者有较高的长期存活率和生活质量。

原位辅助性部分肝移植技术日趋成熟。Paul Brousse 医院的学者对比了 2001 年以前该医院接受了 APOLT 的 12 名患者后发现,APOLT 患者术后并发症、二次移植概率、神经系统并发症发生率均高于 OLT 组。只有 2 个患者成功撤除了免疫抑制剂。来自 King's College 医院的数据显示,在进行 APOLT 的 20 个患儿中,10 年生存率达到85%,其中 65% 在术后 23 个月可成功撤除免疫抑制剂;最新的报道中,13 名儿童 APOLT 术后生存率可达 100%,10 名患儿成功脱离免疫抑制剂。APOLT 技术日趋成熟,在特定的疾病中,其应用可大大提高患者术后生存质量。

原位辅助性部分肝移植治疗急性肝衰竭的

长期存活率达 50%~60%,可与全肝移植的疗效相媲美,更理想的是,在原位辅助性部分肝移植存活患者,特别是年轻患者中有超过半数在受者肝功能恢复正常后,可以通过切除移植肝,或者逐渐有计划地减少免疫抑制剂用量使移植肝因排斥而萎缩,最终完全摆脱免疫抑制剂,获得真正意义上的治愈。原位辅助性部分肝移植因而成为辅助性肝移植的主流技术,并推动了辅助性肝移植临床研究的再次发展。

原位辅助性部分肝移植手术的供肝可来自于活体供体或脑死亡供体,也可来自体外劈离式的供肝,供肝可以为左外叶(Ⅰ 段、Ⅲ 段)、左半肝(Ⅱ~Ⅳ 段)或右半肝(Ⅴ~Ⅷ 段)。为方便吻合,供肝动脉可带有腹主动脉的袖片。先切除受体的部分肝脏(左外叶、左半肝或右半肝),随后相应供肝原位植入受体内。供肝肝静脉同受体相应的肝静脉端端吻合或供肝肝静脉与受体肝上下腔静脉端侧吻合;供肝门静脉同受体相应的门静脉分支端端吻合或供肝门静脉同受体门静脉主干端侧吻合;带有袖片的供肝动脉同受体肾动脉下方之腹主动脉端侧吻合,如供肝动脉不带袖片,则同受体相应肝动脉分支端端吻合,胆道重建采用胆管 - 空肠(Roux-en-Y)吻合。在儿童患者中,左外侧或左肝叶经常用来作为肝移植供肝,左侧叶的体积对儿童来说已经足够,因此,虽然左外叶肝脏切除操作更简易,但切除后的空间不足以将成人的左外叶植入,儿童患者一般进行左肝叶切除,然后将左侧肝或左外叶肝脏植入。

原位辅助性部分肝移植在临床实践中取得了良好效果,但也存在缺陷,包括需要切除部分原有肝脏、手术技术复杂、并发症发生率较高、门静脉血供的分配处理很难掌握、受体肝和供肝之间的功能竞争可导致供肝萎缩,及受体肝部分切除在一定程度上限制了其功能的恢复。

2. **异位辅助性肝移植** 异位辅助性肝移植可分为异位辅助性全肝移植和异位辅助性部分肝移植(auxiliary partial heterotopic liver transplantation, APHLT)。

AHLT 最初的术式采用异位辅助性全肝移植,也就是在保留受体肝的基础上,将供体全部肝脏移植入受体腹腔其他部位(肝下、盆腔、脊柱旁等)的方式。其初期将供肝门静脉与受体髂血管作端侧吻合，之后多将供肝门静脉与受体肠系膜上静脉作端侧吻合，供肝肝动脉与受体腹主动脉行端侧吻合，供肝肝上下腔静脉与受体肝下下腔静脉作端侧吻合，胆道重建则行胆管-空肠（Roux-en-Y）吻合。这种异位辅助性全肝移植，由于移植肝体积大，腹腔内容积有限，植入新肝后腹壁切口的张力甚大，难以关腹，即使勉强缝合，亦常迫使膈肌上升，极易引起肺部并发症。而且各吻合血管容易受到挤压而扭曲，血管栓塞发生率高，因此总体临床疗效不佳。

随着肝脏外科理论和技术的发展，在 AHLT 的基础上移植医师开始实施 APHLT。针对辅助性肝移植中存在的植床空间小、入肝血供少、手术复杂、并发症多的问题，国内学者窦科峰等设计并实施了辅助性肝移植新术式——脾窝异位辅助性肝移植术，即切取供体肝脏左外叶作为供肝。切除受体肿大脾脏，以脾窝作为植床，将供肝植入受体。首先，将受体脾静脉与移植肝门静脉进行吻合，重建入肝门脉血流；在重建出肝血流时，因供肝肝静脉与下腔静脉的距离较远，选择左肾静脉作为对接血管。最后，将受体脾动脉与移植肝动脉进行吻合，重建入肝动脉血流，完成移植肝的血流重建。吻合结束后，检测各血管压力，必要时行门静脉动脉化，将受体脾动脉的分支搭建到脾静脉或门静脉上，使门静脉血流动脉化，以增加门静脉血流压力，保证移植肝血流动力学稳定，确保符合肝脏血流动力学要求。最后行胆肠吻合术，重建胆汁流出道。

自 2007 年开展首例脾窝异位辅助性肝移植术后，窦科峰等共成功完成该术式 14 例，其中 9 例为活体供肝，5 例为劈离式"两人异位"辅助性肝移植，手术成功率达 100%。与原有辅助性肝移植术式相比，该术式切除受体肿大的脾脏后将脾窝作为辅助性供肝的植床，既解决了脾功能亢进，又为供肝提供了充足的移植空间，解决了原有术式"空间不足"和"血流压力过高"的问题；此外，脾功能亢进、门静脉高压状态的患者常伴有门脉系统血管扩张，该术式保证了移植肝的有效灌注量，有利于移植肝血流的重建，同时可起到相当于分流的作用；脾窝异位辅助性肝移植无需切除受体原肝，简化手术操作，缩短手术时间，减少术中出血量和输血量，降低并发症发生率；且由于

完全保留受体原肝的肝脏结构和肝功能，有利于受体术后肝功能的恢复与代偿；所需供肝体积小，仅需成人 20% 的健康肝脏组织即可满足代谢需要，保证活体供体的安全；供肝还可采用劈离式肝移植的方式获取，有效缓解供肝短缺矛盾；移植肝功能代偿良好，可逆转先天性代谢性肝病的神经系统损伤等症状，降低原肝内病理性物质的沉积量，延缓或减轻原肝的肝硬化或纤维化程度。

与其他的辅助性肝移植相比，该术式以脾窝为植床，移植空间充足，采用的血管重建方式保证了供肝稳定的血流动力学状态，且手术相对简单，对原肝影响小，在特定情况下应用具有独特优势。该术式的创建，是对异位辅助性部分肝移植术的革新，随着相关技术的成熟，及近远期经验的积累，有望获得更广泛应用。

（三）辅助性肝移植的适应证

可逆性急性肝衰竭和遗传代谢性肝病是辅助性肝移植的主要适应证。在可获得的供肝重量小于所需安全移植肝重量时辅助性肝移植也是一种选择。辅助性肝移植也曾作为一种过渡治疗措施用于终末期肝病患者接受全肝移植前的肝功能支持措施。

1. 可逆性急性肝衰竭 各种病因所致的急性肝衰竭，由于没有完全有效的肝功能替代治疗措施，病情严重的患者会死亡，但是如果患者能继续生存，则一定时间后肝脏内各种细胞可以通过再生和修复机制恢复肝脏的结构和功能。此类患者通常病情进展迅猛，需要在 ICU 中维持生命，因此在实施常规原位肝移植后，预后通常会差于慢性肝病患者。急性肝衰竭患者大部分年龄较小，术后必须维持终生免疫抑制治疗，相关并发症也明显增多。辅助性肝移植可以作为一种短期内支持的治疗方法，目的是使患者能够平稳度过肝衰竭期，让受者肝的肝细胞再生，肝脏结构和生理功能恢复正常之后可以去除移植肝，不需要长期服用免疫抑制剂，患者可获得真正意义上的完全康复，在理论上具有显著的优势。符合下列条件的患者其肝脏的再生率较高：年龄 <40 岁；病毒性肝炎或对乙酰氨基酚服用过量导致的肝衰竭；出现黄疸到发生肝性脑病的间隔 <7 天者。通过肝穿刺病理活组织检查，获得受体肝坏死肝细胞所占百分比及肝细胞坏死分布形式来判断预后则

尚未取得确定性的结论。

2. 先天性代谢性肝病 这是基因缺陷所致的遗传病。一类伴有肝脏自身结构病变,包括α1-抗胰蛋白酶缺乏症、肝豆状核变性(Wilson病)、UDP-葡萄糖醛酸转换酶缺乏症等;另一类不伴有肝脏本身结构损害,包括家族性高胆固醇血症、C-蛋白缺乏症等。这些疾病通常只是肝脏复杂生理功能的某一个方面存在障碍,而其他生理功能正常。因此常不需要切除原有全部肝脏,而只要移植少量正常肝脏组织就能解决代谢异常的问题,故此类患者可行 ALT,而不必行原位全肝移植。

3. 小体积供肝肝移植 移植肝体积与受体肝标准体积之比(graft volume/standard liver volume, GV/SLV)应不少于 35% 或 GRWR 应大于 0.8%,供肝体积或重量低于上述标准时即为小体积供肝(small-for-size graft, SG)。SG 是活体肝移植的一个突出问题,增加供肝量必将以增加供体手术风险为代价,供肝量不足将导致受体发生小肝综合征。ALT 中保留的受体自身肝脏可以发挥部分功能,故 ALT 能在一定程度上解决供肝量不足的问题,扩大可利用供体范围。

4. 终末期肝病的过渡性治疗 辅助性肝移植可以作为肝硬化或者其他良性慢性终末期肝病的过渡治疗措施,在病情紧迫但短期内无法等到用于全肝移植的肝脏或者病情特殊不适合行全肝移植时,可以通过辅助性肝移植作为一个桥梁,暂时提供肝功能支持,帮助患者最终过渡到完成全肝移植;或者辅助性的那部分移植肝增生,体积增大,最终在一定时间后完全替代受者肝提供完全的肝功能代偿。

5. 肝肾或肝肠联合移植 一些研究表明,联合移植来自同一供体的肝脏,将对移植肾脏或移植小肠起免疫保护作用。联合移植后不仅可以减少术后急性排斥反应,而且减少慢性排斥反应的发生。

高致敏性尿毒症患者体内存在高浓度群体反应性抗体(PRA>30%),肾移植后极易发生超急性排斥导致移植失败,是肾移植绝对禁忌证。据欧洲 32 个移植中心统计,15% 的尿毒症患者为高致敏性受体,不能行肾移植、只能终生透析。西京医院肝胆外科窦科峰教授和陶开山教授领导的团队,利用肝脏是"免疫特惠"器官,与其他器官联合移植时可发挥免疫调节功能的理论,设计实施国际首例脾窝异位辅助性肝移植联合肾移植术,治疗高致敏性尿毒症患者。该术式是切取供肝左外叶,切除受体脾脏并将供肝植入脾窝,待移植肝血流开放、充分发挥免疫吸附功能后再行肾移植术。术后 72 小时,患者体内极高的 PRA 水平从94% 迅速降至 10%,外周血 B 细胞自 96% 降至21%,尿量、肌酐和尿素氮恢复正常,移植肝肾功能良好,未发生超急性或急性免疫排斥。术后病检发现移植肝内有 PRA 明显沉积(图 15-32),证实移植肝通过免疫吸附清除 PRA、阻断超急性免疫排斥。目前患者已完全脱离透析治疗,至今健康存活。

(四)辅助性肝移植的禁忌证

1. 肝脏恶性肿瘤 辅助性肝移植需保留受者肝,若原肝为恶性肿瘤,其根治性治疗效果不佳,移植术后的免疫抑制治疗更可加快肿瘤复发和转移,患者一般预后不良。

2. 某些遗传代谢性肝病 有一类遗传代谢性肝病是由于肝脏合成病理性蛋白导致肝内外器官损害,辅助性肝移植患者的受者肝会持续释放病理性代谢产物,原发病因持续存在,除了紧急情况下为挽救生命外,一般不适合行辅助性肝移植,例如家族性淀粉样多神经病变和原发性高草酸尿症等。

3. 有明显肝纤维化或肝硬化的急性肝衰竭 经皮肝穿刺活检发现明显肝纤维化甚至硬化的急性肝衰竭患者,通常移植后受者肝不能完全再生修复,一般需要行原位肝移植,故列为辅助性肝移植的禁忌证。

4. 其他禁忌证 全身状况以及心、肺等肝外重要器官功能障碍或者衰竭,经评估无法耐受手术者;存在尚未得到控制的细菌、真菌以及其他病原微生物感染等情况。

(五)辅助性肝移植术后移植肝功能评价方法

辅助性肝移植受体体内有两个肝脏,而常规肝功能的血清学检测只能代表两个肝脏的整体功能,无法区分肝功能好转是由于原肝功能的恢复还是移植肝发挥了良好的代偿功能。如何正确评价移植肝功能,对确定辅助性肝移植手术的疗效

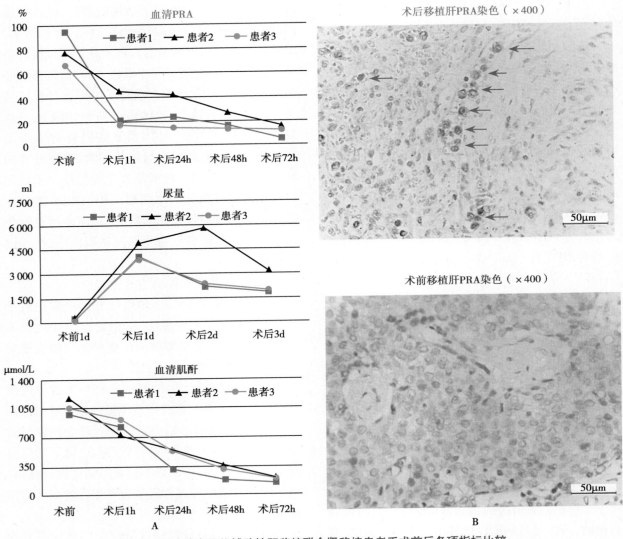

图 15-32　脾窝异位辅助性肝移植联合肾移植患者手术前后各项指标比较
A. 术后 72 小时受体血清 PRA、尿量和肌酐恢复正常；B. 免疫组化显示移植肝内有 PRA 明显沉积（箭头）

及术后并发症的防治极为重要。目前可以形态观察、胆汁监测、实验室检查、影像学检查和组织学检查等手段，对移植肝功能进行全面、正确的评估。

1. 术中形态观察　移植肝脏的大体形态是判断其功能的首要指标。灌洗、保存良好的供肝，其表面和断面呈均匀淡黄色，质地柔软而有弹性，表面光滑，边缘锐利。复流后移植肝迅速变为均匀鲜红色，并立即开始分泌胆汁。若移植肝脏复流后表面呈花斑状，或肝脏肿胀明显，肝表面出现裂隙并不断渗血，则提示移植肝脏功能不良。对可疑病例，立即行快速冰冻切片，如肝细胞坏死超过 50%，则移植后肝脏多无功能。

2. 胆汁分泌情况　直接反映移植肝脏合成三磷酸腺苷（adenosine triphosphate，ATP）的能力，是观察移植肝功能恢复的最好指标。移植肝脏功能良好，术中可立即观察到清亮胆汁流出，术后胆道引流管有清亮的金黄色胆汁流出，一般为 150~200ml/d。如术中分泌胆汁量少，胆汁颜色较浅，提示移植肝功能不良；而术后胆汁引流量突然减少或出现质的变化，应警惕并发症发生。

3. 血生化检查　患者缺失的肝脏代谢功能恢复，体内异常聚集的物质含量逐渐减少是移植肝功能良好的直接证据。血钾是判断移植肝功能的间接证据。移植受体在术中常表现为高血钾,但随着血管吻合的逐渐进行,血钾应逐渐恢复至正常水平。此外,ALT、AST、碱性磷酸酶、肌酐、总胆红素、凝血酶原时间和抗凝血酶-Ⅲ等指标的变化对于评价移植肝功能恢复也有一定的价值。

4. 放射性核素显像 ^{99m}Tc 植酸钠肝胆闪烁成像方法安全无创,是较为理想的移植肝监测方法。术后定期检查,动态观察移植肝功能、血流和胆汁排泄情况。根据核素吸收量,可分别定量分析移植肝和受体原肝的功能状态。若移植肝功能不良,其摄取和清除放射性核素的时间明显延迟,肠管显像时间也会发生明显变化。

5. CT 利用 CT 对受体原肝和移植肝进行三维形态重建,观察两者形态变化,并对体积进行准确测量。

6. 多普勒超声检查 可明确移植肝的血流情况,判断吻合口是否有狭窄或血栓形成。

7. 磁共振成像 磁共振胰胆管成像(magnetic resonance cholangiopancreatography, MRCP)对于了解移植肝胆道系统的情况有重要价值。

8. 肝脏活组织检查 术后连续定期对受体原肝和移植肝进行病理活检,明确原肝病变和移植肝修复再生的情况。移植肝再生能力良好表现为肝细胞再生活跃,出现较多的多核细胞,无细胞坏死或凋亡,无炎性细胞浸润。原肝病变程度减轻或无明显加重,病理性物质沉积减少或消失。

辅助性肝移植在短短几十年内经历了起步—发展—停滞—再发展几个阶段,取得了一定成就,也遇到了很多困难,仍有很多棘手的问题尚待解决:①建立对辅助性肝移植疗效的客观评价体系,既不能夸大辅助性肝移植的优势,更不能因为目前存在的一些问题抛弃这一术式;②适应证的把握与扩展,目前已经充分认识到急性肝衰竭、部分先天性代谢性疾病、小体积供肝肝移植等是其适应证,但尚无确实可行的辅助性肝移植纳入与排除标准;③辅助性肝移植术后血流动力学的基础及临床研究;④术式的改进;⑤原发性移植肝无功能及血管并发症的防治。

三、自体肝移植

自体肝移植全称为离体全肝切除加自体肝再植术(ex vivo liver resection autotransplantation, ELRA),由德国汉诺威器官移植中心的 Pichlmayr 教授首先提出,其于 1988 年为 1 例胃平滑肌肉瘤肝脏巨灶转移的患者实施了全球首例 ELRA。其后 Hannoun 和 Sauvanet 等进行手术改良,即术中不离断第一肝门三联结构,仅离断肝后下腔静脉或肝静脉,将肝脏翻出切口切除病灶,这种术式称为半离体自体肝移植。自体肝移植技术的基本原理是利用肝移植手术中的低温灌注和静脉转流术,克服了肝脏缺血损伤和病变特殊部位不可切除的限制,兼有现代肝切除和肝移植两大技术融合特征。临床证明其能够安全、有效地对隐匿于肝脏背部、侵犯肝后段腔静脉而采用各种常规方法不能切除的肝内病灶进行根治性切除,同时对受累的主要脉管,尤其是肝后下腔静脉进行修复和重建。自体肝移植突破了中央型肝内病灶侵犯肝静脉主干和肝后下腔静脉手术所无法切除的现状,是肝脏外科的革新技术。

(一)手术适应证

自体肝移植适用于位于肝脏深部、严重压迫和侵犯肝静脉汇入下腔静脉,尤其肝后段下腔静脉的病灶。该技术初期主要针对位于肝门区、侵犯肝静脉根部和/或肝后段下腔静脉的肝细胞癌、转移性肝癌和肝门部胆管癌等肝胆恶性肿瘤。近年来,也相继有用于治疗肝脏良性病灶(如肝巨大血管瘤、肝泡型包虫病)和严重外伤性肝破裂的文献报道。应当指出,对于伴有弥漫性肝实质病变的肝脏占位性者,采用全肝血液转流和低温灌注下离体肝切除,术后易发生肝功能衰竭而导致手术失败,则不适用于自体肝移植术。

(二)自体肝移植关键技术

自体肝移植手术操作复杂,技术难度极大,需要扎实的肝移植技术和体外转流技术基础。要求术者能依据 CT、MRI 以及三维肝脏重建技术,精确定位病灶、判断主要脉管受侵程度和范围,计算健侧余肝体积和功能,术前准确评估手术的可行性和风险。手术操作主要分为三部分:肝脏的游离与切除,体外肝切除及主要脉管保留和修整,以及自体余肝再植入。与异体肝移植相比,自体肝移植的无肝期时限较长(3~5 小时),如何维持无肝期血流动力学的稳定,以及如何整形、修补和重建自体余肝受损的肝后下腔静脉、肝静脉主干、门静脉、肝动脉和胆道,是自体肝移植手术成功的关键。

(三)自体肝移植现状与展望

尽管自体肝移植技术问世已二十余年,但国外各医疗中心所报道的自体肝移植仍以个案为多。新疆医科大学第一附属医院于2005年9月为1例肝门部高位胆管癌患者实施了我国首例自体肝移植术,获得成功。全世界共报道约200例患者接受自体肝移植术,以来自中国、德国、英国、日本等国家的移植团队报道病例数最多。其中这些患者因不同原因接受自体肝移植术,例数由多到少依次为:肝泡型包虫病(肝AE)、肝细胞癌、结直肠癌肝脏转移、肝门部胆管癌、平滑肌肉瘤、局灶性结节增生和肝脏血管瘤等。新疆医科大学第一附属医院温浩教授于2010年对1例患有终末期肝泡型包虫病的患者实施世界首例自体肝移植术获得成功。到目前为止,其成功为94例终末期肝泡型包虫病患者实施自体肝移植手术并取得良好疗效,并根据肝泡型包虫病的生长和临床特点提出终末期肝泡型包虫病是自体肝脏移植技术的良好适应证。肝AE呈侵袭性生长,但病程相对缓慢,一般初始感染发展至晚期为8~10年,健侧余肝则有充分的代偿性增生,泡型棘球蚴感染人体后进入消化道,经门静脉系统进入肝脏,由于解剖特点,门静脉左支横部较门静脉右支与主干成角大,来自十二指肠的泡型棘球蚴幼虫多经门静脉右支在肝右叶寄生,肝左内叶常受病灶浸润性侵袭而受累,肝左外叶多代偿性增生。肝左叶有完整的脉管系统,在解剖结构上相对独立,故可作为理想的自体肝移植物。自体肝移植术后患者无需服用免疫抑制药物、无需等待移植供肝、不受病灶转移的影响。基于前期大量的临床研究,目前我们认为终末期肝泡型包虫病患者行自体肝脏移植术的适应证为:肝后下腔静脉受严重压迫,浸润甚至堵塞者(长度 >1.5cm,周径 >120°);压迫、侵犯或闭塞肝后下腔静脉、肝静脉汇合处、第一肝门处;自体移植肝容积应 >40% 估计的标准肝体积(ESLV)并功能正常;合并梗阻性黄疸患者需行经皮肝穿刺胆道引流术(PTCD)或其他措施以减轻或降低 TBIL 至 <60μmol/L(正常水平的2倍);肝外转移者可服用抗包虫药物达到治疗或有效控制的目的。

近年来,国内报道的自体肝移植病例数呈现明显增长趋势,其中新疆医科大学第一附属医院成功为94例终末期肝泡型包虫病患者实施自体肝移植手术,成为全球最大自体肝脏移植中心,四川大学华西医院、湖南中南大学湘雅三医院和陆军军医大学西南医院报道的病例数也较多。目前终末期肝泡型包虫病被认为是该术式理想适应证,对于肝胆恶性肿瘤,术后高复发率仍是导致死亡的重要原因,严重限制了该技术的推广应用。总之,自体肝移植可有效扩大供肝来源,术后无需免疫抑制治疗,远期费用较低,为常规术式难以切除的肝内病灶提供了一种可行的手术方案。但适应证较窄,手术难度大,风险高,因而面临一系列问题亟待解决:①术前余肝功能的评估手段匮乏,精准度不足;②肝后下腔静脉及主要肝静脉等重要脉管受累范围较大,整形较为困难,若应用人工血管则风险较高,预后不确定;③小肝综合征的预防及处理问题;④余肝的再生及扭转问题;⑤终末期肝泡型包虫病可作为主要适应证,而肝内恶性肿瘤可作为自体肝移植的次要手术适应证,术后易复发,中、远期疗效欠佳,已严重限制了该技术在恶性肿瘤治疗中的发展及推广应用。

扩展阅读

肝泡型包虫病本质上为一种肝脏寄生虫性良性病变,但又有类似于恶性肿瘤局部侵袭性浸润和远隔脏器(肺、脑)转移特征。一般认为肝泡型包虫病发展至终末期,常规手术若无法根治,肝移植将是唯一根治性治疗的有效手段,即便有肺或脑等肝外转移也不视为绝对禁忌证。鉴于肝恶性肿瘤实施自体肝移植,术后肿瘤易复发且疗效差,以及泡型棘球蚴慢性感染诱发健侧肝组织增生的生物学特性,肝泡型包虫病或可视为自体肝移植的理想手术适应证。终末期肝泡型包虫病灶常同时侵犯第一、第二肝门和肝后段下腔静脉,多需完全重建移植肝流入道和流出道,在外科技术上更为复杂,术前需细致评估,制定个体化手术方案。

四、血型不相容肝移植

血型不相容肝移植包括 ABO 血型不相容肝移植（ABO-incompatible liver transplantation，ABO-ILT）和 Rh 血型不相容肝移植。

人类 ABO 抗原不仅存在于红细胞表面，也存在于移植肝脏的血管内皮、胆管上皮和肝血窦内皮细胞表面。因此，肝移植供、受体 ABO 血型相容最为理想。但是由于供者短缺，ABO-ILT 也逐渐开展。随着围手术期一系列新措施的开展，ABO-ILT 长期存活率已得到明显改善。最新荟萃分析的结果表明，与 ABO 血型相容肝移植（ABO-compatible liver transplantation，ABO-CLT）比较，ABO-ILT 的术后 1 年、3 年、5 年受体存活率及移植肝存活率均无差异，但排斥反应、肝动脉栓塞和胆道并发症发生率升高。目前，ABO-ILT 的适应证为儿童受体肝移植及紧急情况下无合适供体的成人肝移植。

Rh 血型不相容肝移植包含两种类型：①Rh 阳性供体对 Rh 阴性受体。肝脏血管内皮、胆管上皮和肝血窦内皮细胞表面均不表达 Rh 抗原，Rh 阴性受体若无血型不相容的输血史、体内无 Rh 抗体，只要冲洗充分 Rh 阳性供体的肝脏血管及血窦中红细胞，Rh 阳性供体的肝脏可应用于 Rh 阴性受体。②Rh 阴性供体对 Rh 阳性受体。受体淋巴细胞激活，产生抗体介导的细胞免疫和体液免疫的排斥反应，胆道容易受到损伤，引起胆道并发症。

我国汉族人群 Rh 阴性仅占 0.3%~0.4%，Rh 血型不相容肝移植发生率低。下文重点介绍 ABO 血型不相容肝移植。

（一）ABO-ILT 面临的挑战

1. 抗体介导的排斥反应（antibody mediated rejection，AMR） AMR 本质上是由于抗体抗原反应引起内皮损伤而导致的微循环紊乱。当 ABO-ILT 的供肝植入受体后，受体的 A、B 凝集素作为天然抗体，可直接结合移植肝脏血管内皮细胞、肝血窦内皮细胞和胆管上皮细胞上的抗原而形成抗原抗体复合物，主要激活血液补体系统，破坏移植肝内的血管网，引起广泛血栓形成，导致移植肝失功。AMR 在病理上主要表现为汇管区的小叶间静脉和小叶间胆管大量出血性渗出，

肝内动静脉内皮细胞和肝窦上皮细胞内有明显的 IgM、补体 C1q 和纤维蛋白原沉积。临床上典型的 AMR 主要表现为暴发性肝衰竭和肝内胆管损伤。临床表现和预后，也与受者的年龄和免疫状态相关，1 岁以内的儿童可以出现肝内胆管损伤但不会出现暴发性肝衰竭，可能与儿童的免疫系统还不完善、不会产生大量天然抗体有关；年龄小于 1 岁、1~7 岁、8~15 岁以及超过 16 岁的 ABO-ILT 的 5 年存活率分别为 76%、68%、53% 和 22%。

2. 感染 ABO-ILT 的最常见死因是感染，包括细菌、真菌及病毒感染。引起感染的原因可能有：①ABO-ILT 通常是在急诊情况下进行，患者（受体）一般情况较差；②ABO-ILT 受体术前、术后均要进行多次血浆置换以降低其抗血型抗体滴度，该有创性操作增加了感染的机会；③ABO-ILT 受体围术期需联合使用大剂量免疫抑制剂，免疫状态受到很大程度的抑制，对感染的抵抗能力明显降低。

（二）跨越 ABO 血型屏障的干预策略

跨越 ABO 血型屏障的临床处理，关键是在围手术期对预存 ABO 抗体及可能发生的并发症进行及时、有效的预防性治疗。

1. 预防策略 包括：①降低抗血型抗体，实施血液净化（血浆置换或免疫吸附）、脾切除术，联合使用选择性作用于 B 细胞和 T 细胞的免疫抑制剂（利普妥单抗、联合免疫抑制治疗）；②预防和降低内皮细胞炎症反应，肝脏灌注疗法、静脉滴注免疫球蛋白中和 ABO 血型抗体。

2. 常用的预防方案 血浆置换+联合免疫抑制、血浆置换+联合免疫抑制+肝脏灌注、血浆置换+肝脏灌注+利普妥单抗+联合免疫抑制。

3. 具体方法

（1）血浆置换和免疫吸附：AMR 的发生与术前高滴度的抗血型抗体有密切关系，因此降低预先形成的抗血型抗体滴度是 ABO-ILT 成功的关键。血浆置换通常选用与供体血型相同或 AB 血型的新鲜冰冻血浆（FFP）。全血浆置换可去除 67% 的抗体，双倍体积全血浆置换可去除 90% 的抗体。全血浆置换持续的时间和频率因个体而异，主要基于抗体水平的变化和个体对血浆置换

的反应。目标是将 ABO-ILT 术前及术后 2 周抗 A、抗 B 滴度低于 1 : 16。血浆置换能增加感染和出血发生的机会。因此,对于全身状况较差、凝血功能障碍的患者需谨慎。

免疫吸附是将血液引出体外,通过特异性吸附装置清除抗体后回输体内,具有特异性结合抗体、选择性高、不需血浆等优点。

(2)利妥昔单抗治疗:ABO-ILT 术后 AMR 大部分发生在移植后 2~7 天,随后其发生率降低。虽然抗体会长期存在,但 AMR 在移植 1 个月后基本不会发生。这种现象被称为“免疫适应”。在“免疫适应”建立前,为了避免排斥反应的发生,应尽可能地抑制抗体产生或清除已产生的抗体。

利妥昔单抗(rituximab)是人鼠嵌合的抗 CD20 单克隆抗体,能抑制 B 细胞分化成浆细胞,抑制抗体的产生和体液免疫反应,主要应用于治疗自身免疫性疾病、复发或顽固性非霍奇金淋巴瘤。自 2002 年以来,利妥昔单抗已经广泛应用于 ABO-ILT 来预防 AMR。多个移植中心在 ABO-ILT 术前使用利妥昔单抗,取得了较好效果。利妥昔单抗与肝脏灌注法协同应用,可以将 ABO-ILT 受体的 3 年生存率提高至 80%,与 ABO-CLT 移植效果相当。但利妥昔单抗用药时机及用量尚无理想的最佳方案,利妥昔单抗主要的副作用有白细胞减少(2.8%)、肾功能不全(0.9%)、肺水肿(0.9%)和低血压(0.9%)。

(3)联合免疫抑制治疗:免疫抑制治疗多采用在常规三联免疫抑制剂(他克莫司或环孢素 + 吗替麦考酚酯 + 肾上腺皮质激素)的基础上,加用 IL-2R 拮抗剂等,可有效抑制 ABO-ILT 后发生 AMR。他克莫司血药谷浓度,术后 1~7 天维持在 15ng/ml,术后 8~21 天维持在 10~15ng/ml,然后维持在 5~10ng/ml;环孢素血药谷浓度,术后 1 个月维持在 200~250ng/ml。移植前 4~7 天开始使用吗替麦考酚酯 1 000~1 500mg/d。甲泼尼龙自术前 3 天开始使用,并在术后 1 个月内逐渐减至 10mg/d。免疫抑制剂的维持剂量与 ABO-CLT 相同。

(4)经肝动脉或门静脉的肝脏灌注疗法:1998 年,门静脉灌注治疗(portal vein infusion therapy,PVIT)首次应用并用该方法成功实施了两例成人 ABO-ILT。该方法是在移植后经门静脉输入甲泼尼龙、前列腺素 E1 和甲磺酸加贝酯。甲泼尼龙有广泛的抗炎作用和免疫抑制作用;前列腺素 E1 通过改善微循环抑制血小板聚集;甲磺酸加贝酯是用于治疗全身 DIC 的一种蛋白酶抑制剂,可以抑制血小板聚集,抑制凝血酶和其他凝血因子的活性。以上 3 种药物的组合可以抑制 ABO-ILT 的排斥反应,将 ABO-ILT 的 2 年生存率由 40% 提高至 70%。

肝动脉灌注治疗(hepatic arterial infusion therapy,HAIT)是 PVIT 的延伸,可避免由 PVIT 造成的门静脉血栓形成。此外,因为 ABO-ILT 中排斥反应的主要靶标——肝内胆管是由肝动脉供血的,从理论意义上来说,HAIT 能获得更好的疗效。回顾性研究发现,HAIT 和 PVIT 对于提高移植肝的存活率方面没有明显差别。HAIT 导管相关的并发症发病率比 PVIT 低。但是 HAIT 一旦发生出血或者血栓形成,对于患者是致命的。

(5)脾切除:脾是人体内最大的免疫器官。目前,对于 ABO 血型不相容的器官移植患者是否进行脾切除尚存争议。有报道认为术前或术中行脾切除可以减少血型相关抗体的产生,可能减少术后 AMR 的发生,提高患者和移植肝的存活率;应用血浆置换和四联免疫抑制剂替代脾切除术,仍有 30% 的病例发生 AMR,说明联合应用免疫抑制剂等也不能代替脾切除;应用脾切除和利妥昔单抗的联合治疗,未发生 AMR 和细胞介导的排斥反应,提示即使应用利妥昔单抗,脾切除仍然是有意义的。但是,脾切除本身是一个创伤,对于术前高度黄疸、存在严重凝血功能障碍或后腹膜侧支血管重度曲张的情况下有大出血的危险;另外,对术前已存在显性或隐性感染灶者,脾切除无疑会增加感染的可能。越来越多的学者支持对成人 ABO-ILT 行脾切除术,但对于小儿,多不主张常规行脾切除术。

(6)其他方法:应用静脉注射免疫球蛋白(intravenous immunoglobulin,IVIg)可以防治 AMR。IVIg 的机制包括封闭单核吞噬细胞的 Fc 受体,直接中和同种抗体,抑制活化 B 细胞 CD19 的表达,抑制补体和同种反应性 T 细胞。研究报道 ABO-ILT 的受体成功应用血浆置换、利妥昔单抗、脾切除和 IVIg(0.8g/kg),4 个病例中仅发生 1 例可逆转的 AMR。

此外，术后改善氧供、抗凝治疗、预防真菌及病毒治疗、尽早撤除各种管道，以及减少侵入性操作均有利于减少患者感染机会，提高患者的生存率。

（三）跨越 ABO 血型屏障的排斥反应的治疗

ABO-ILT 排斥反应常用处理方法包括推注皮质类固醇，使用血浆置换、利妥昔单抗、静脉滴注免疫球蛋白。针对 ABO-ILT 的 AMR，日本学者提出以下治疗方案，已被大部分肝脏移植中心接受和采用：在移植前 3 周，进行血浆置换，使用利妥昔单抗；在移植前 1 周，服用激素和一些抗代谢的药物；在移植中可以进行脾切除，以减少排斥反应；在移植术后进行门静脉灌洗，一直到移植术后 3 周；期间服用激素类药物、抗代谢药物和钙调磷酸酶抑制剂以减少排斥反应。

围手术期处理方案研究的进展，尤其是血浆置换、利妥昔单抗和肝脏灌注疗法的应用，减少了 ABO-ILT AMR 的发生，提高了 ABO-ILT 的生存率，使 ABO-ILT 效果已经接近 ABO-CLT，但感染成为影响移植预后的主要因素。因此评价患者的免疫状态，有效调整免疫抑制方案是未来研究的方向。

（窦科峰　温　浩　张水军）

第七节　肝移植围手术期管理与随访

终末期肝病患者病情危重，常伴有严重电解质紊乱、肝性脑病、肾衰竭等并发症，肝移植是目前治疗终末期肝病的最有效方法，然而移植术后发生的系统感染、肾功能不全、移植肝无功能等非手术并发症具有较高的发病率和死亡率，尤其是重要器官功能衰竭严重威胁受者生存，因此合理的围手术期管理，对受者进行正确有效的脏器功能维护和支持，对提高移植成功率至关重要。

一、肝移植与人工肝

人工肝（artificial liver，AL）是借助一个体外的机械、化学或生物反应装置，清除因肝衰竭而产生或增加的各种有害物质，补充需肝脏合成或代谢的蛋白质等必需物质，改善患者水、电解质及酸碱平衡等内环境，暂时辅助或替代肝脏相应的主要功能，直至自体肝细胞再生、肝功能得以恢复或等待机会进行肝移植，从而提高患者的生存率。

人工肝目前一般分为三个主要类型：①非生物型人工肝；②生物型人工肝；③混合型生物人工肝（表 15-5）。非生物型人工肝包括在肝衰竭治疗中能清除体内有害物质，补充有益物质，暂时替代肝脏功能的各类血液净化装置，如血浆置换（plasma exchange，PE）、血浆灌流（plasma perfusion，PP）、血液滤过（hemofiltration，HF）、血浆胆红素吸附（plasma bilirubin absorption，PBA）、连续性血液透析滤过（continuous hemodiafiltration，CHDF）等。我国学者创建了新一代个体化的非生物型人工肝支持系统，针对不同病因、不同病情、不同分期的肝衰竭患者，对以上技术选择不同的组合，在肝衰竭患者治疗中取得了显著疗效，统称为李氏人工肝系统（Li's artificial liver system，Li-ALS）。生物型及混合型生物人工肝支持系统不仅具有解毒功能，而且还具备部分合成和代谢功能，是人工肝发展的方向。国内外生物型/混合型生物人工肝尚处于临床试验阶段，部分系统完成了 II/III 期临床试验并证明了其对部分肝衰竭患者的有效性，具体可见第十三章第七节。

表 15-5　人工肝的分型

分型	主要技术和装置	功能
非生物型	系统地应用和发展了血浆置换、血浆灌流、血液滤过、血液透析等血液净化技术的 Li-NBAL、MARS、普罗米修斯系统等	以清除有害物质为主，其中血浆置换还能补充生物活性物质
生物型	以体外培养肝细胞为基础所构建的体外生物反应装置，主要有 Li-BAL 系统、ELAD 系统、BLSS、RFB 系统等	具有肝脏特异性解毒、生物合成及转化功能
混合型	将非生物型和生物型人工肝装置结合应用，主要有 Li-HAL 系统、HepatAssist 系统、MELS、AMC 系统等	兼具非生物型人工肝高效的解毒功能和生物型人工肝的代谢功能

人工肝支持系统治疗的并发症有出血、凝血障碍、低血压、继发感染、过敏反应、低血钙、失衡

综合征等，需要在人工肝支持系统治疗前充分评估并预防并发症的发生，在人工肝支持系统治疗中和治疗后要严密观察并发症，随着人工肝技术的发展，并发症发生率将进一步下降。鉴于目前人工肝发展现状，本节主要介绍非生物型人工肝在肝移植围手术期的应用。

（一）人工肝在肝移植手术前的应用

肝移植技术的不断成熟和发展，使越来越多的终末期肝病患者通过肝移植治疗挽回了生命。但是，由于供肝的不确定性，不少重症患者在等待期间由于原发疾病的恶化或继发其他系统的严重并发症而死亡，即使勉强接受肝移植，其围手术期死亡率也较高，尤其是对于术前持续高 MELD 评分（>30）的患者，已被国内外多个研究证实术后较易出现诸如严重感染、肾功能不全等直接危及生命的并发症，严重影响肝移植术预后。因此，如何降低等待期间的受者死亡率、降低术前 MELD 评分，为更多危重患者争取肝移植机会，并进一步提高危重受者肝移植术后存活率，越来越受到国内外移植界的关注。

出于此目的，国内外学者开始在肝移植术前对终末期肝病患者尝试应用人工肝技术。国内外研究证明，术前行人工肝治疗的肝衰竭患者肝移植围手术期死亡率低于术前未行人工肝治疗患者，术后诸如严重感染、肾功能不全、颅内出血等严重并发症的发生率也显著低于后者。随着人工肝技术在世界范围内的推广应用，近年来，全球多家肝移植中心均对终末期肝病患者行肝移植术前人工肝治疗，取得了较好的疗效。人工肝为肝移植的顺利实施提供了有效保障。

人工肝支持治疗不仅可以改善患者全身情况、改善肝功能与肾功能、纠正凝血功能异常、纠正高胆红素血症、降低 MELD 评分，还可以有效降低患者内毒素及其他多种炎症因子的水平，并纠正水、电解质、酸碱紊乱，减轻肝性脑病患者脑水肿程度，从而增强患者手术耐受力，为手术降低风险，同时也为这些潜在受者延长等待时间，缓解各种终末期肝病尤其是急性肝衰竭患者在供肝等待时间上的压力，创造更多移植机会，也使手术的其他准备工作更加完善。所以，人工肝支持治疗是为重症肝病患者与肝移植之间所架起的桥梁，可以在病情和时间上为肝移植创造有利条件。

对于诸如急性肝衰竭的重症患者，我们应将人工肝作为肝移植术前积极准备的重要组成部分。当由于供肝缺乏而无条件行紧急移植时，应积极实施抢救性人工肝治疗来替代肝功能，为等待适宜供肝赢得宝贵时间。

浙江大学医学院附属第一医院对 171 例乙肝相关性慢加急性肝衰竭患者接受人工肝联合肝移植治疗与接受急诊肝移植的存活状况回顾性分析显示，肝移植术前行人工肝治疗可以有效改善患者肝功能，降低血清胆红素水平，缩短血浆凝血酶原时间，有效改善患者临床症状，并能显著减少术中出血量，缩短术后气管插管时间。同时，与行急诊肝移植组比较，两组患者 1 年和 5 年生存率无显著性差异。由此可见，人工肝治疗能显著改善晚期重症肝病患者的病情，发挥顺利过渡到肝移植的桥梁作用。

另一方面，由于人工肝治疗可有效降低肝移植围手术期死亡率和各种并发症发生率，从这个意义上说，人工肝治疗也在一定程度上拓宽了肝衰竭肝移植的指征，为更多的危重患者创造了通过肝移植而获得新生的机会。

综上所述，成熟的人工肝技术改善了危重症肝病患者等待肝移植期间的病情，在时间上为更多危重患者创造了肝移植机会。

与此同时，我们也应该意识到，对于终末期肝病患者，目前只有肝移植可达到根治性效果。因此，临床医生需通过临床经验分析和预测患者可以通过人工肝治疗彻底恢复的可能性，进一步探索人工肝对于肝衰竭患者的治疗方案，若不能通过人工肝治疗及时好转，各种指标只是一过性改善，患者自身肝细胞修复困难，临床指标和症状反复，仍需及时行肝移植治疗。

（二）人工肝在肝移植手术后的应用

虽然肝移植挽救了无数重症肝病患者的生命，但术后由于各种原因导致移植肝功能恢复迟缓、移植肝功能不全甚至移植肝无功能成为影响肝移植术后人 / 肝存活率的重要原因之一。移植肝功能恢复是否顺利、肝功能是否能长期保持正常范围是评价肝移植成功与否的最基本、最重要的条件。因此，当出现上述问题后，人工肝仍然可以作为有效的治疗手段之一，为肝移植保驾护航。

1. 移植肝功能恢复迟缓 由于肝移植属大器官移植、手术技术复杂、手术时间长、创伤严重、术中失血量大,术中和术后易发生应激、休克、感染、肾功能不全甚至多器官功能不全,继而影响到移植肝功能的恢复,出现移植肝功能恢复缓慢,而移植肝功能的恢复不良又可以影响到患者全身状况的改善,因此出现恶性循环而加重病情。对于此种情况,积极有效的人工肝治疗,可以显著改善患者的移植肝功能,加快移植肝功能恢复时间,帮助患者平稳度过术后早期的高危时期,降低各种严重并发症的发生率,改善人肝存活率。

2. **原发性移植肝无功能** 原发性移植物无功能(PNF)是肝移植术后最凶险的少见并发症之一,由于缺乏公认、客观的诊断标准,文献所报道的 PNF 发病率很不一致,大多为 2%~10%,可能的影响原因包括边缘性供肝、供肝冷热缺血时间等。PNF 常发生在术后数小时至数日内。简单来说,PNF 代表了无明确病因的血管再通后不久发生的移植肝功能衰竭。PNF 不同于某些可逆转的移植肝功能恢复不良,PNF 无法逆转且会不断恶化而危及患者生命。临床表现为急性起病、血清转氨酶及胆红素水平迅速上升、移植肝分泌白胆汁或分泌胆汁量稀少,并继发严重的凝血功能异常,以及神经系统、肾功能和呼吸系统等多脏器功能紊乱,并出现严重的水、电解质、酸碱平衡紊乱,死亡率极高。在排除了急性排斥反应、血管并发症、胆道并发症等常见原因后,出现上述不明原因的移植肝功能急剧恶化,就应考虑到 PNF 的可能性。目前绝大多数研究表明,除了再次移植,PNF 的治疗方法十分有限,及时进行再次肝移植是唯一可能挽救患者生命的方法。人工肝在这类患者等待再次移植期间,同样可以发挥重要作用,通过改善患者全身状况,为再次肝移植创造时间和更有利的身体条件,提高再次肝移植成功率。

3. **移植肝排斥反应** 根据排斥反应发生时间,肝移植术后排斥反应可分为超急性排斥反应、急性排斥反应和慢性排斥反应;根据不同的免疫激活机制,又可以分为体液性排斥反应和细胞性排斥反应。无论何种排斥反应,在常规抗排斥治疗无法好转时,均可以通过人工肝治疗改善患者的肝功能及一般情况。少部分患者由于排斥反应严重且迁延不愈,如激素耐药性排斥反应,往往需要行再次肝移植治疗,在等待再次肝移植期间人工肝仍然不失为可以选择的治疗手段,为再次肝移植创造时间条件,提高患者再次肝移植术后的存活率。

二、急性肾损伤的防治

肾损伤是失代偿期肝硬化和肝衰竭的严重并发症之一,在等待肝移植的受者中并不少见。随着肝病的发展,高胆红素血症、重度腹水、上消化道出血等并发症的出现均是导致肾损伤加重乃至肾衰竭的高危因素。这类肝移植受者在肝移植术后随着肝功能的改善,肾功能大部分情况下能恢复,但也有部分受者的肾损伤在术后继续加重,这与多重因素相关。而部分肝移植术前肾功能正常的受者在术后也会出现急性肾损伤(acute kidney injury,AKI)。因此,急性肾损伤是肝移植术后早期最常见的并发症之一。尽管近年来围手术期管理水平明显提高、低肾毒性药物广泛应用及各种肾脏替代治疗方法的出现,AKI 的发生率仍居高不下,并显著影响术后早期存活率,同时肾损伤不仅延长受者住院时间、增加治疗费用,且可能进展为慢性肾病,继而引起感染、高血压、营养不良、贫血、电解质紊乱、骨质疏松等慢性并发症,影响受者的长期生活质量,甚至发展为终末期肾病而需肾移植治疗。

(一)AKI 的发生率,定义及评估

据报道,AKI 的发生率为 17%~95%。如此巨大的发生率差异可能与研究人群的暴露因素及不同的诊断标准相关。基于血清肌酐(serum creatinine,SCr)估算的肾小球滤过率(estimated glomerular filtration rate,eGFR)作为一个反映肾小球滤过率的较好指标,长期以来被广泛应用于临床肾功能评估。KDIGO 2012 年《AKI 评估与管理临床实践指南》对 AKI 的定义和分级标准进行了统一,更有利于 AKI 的诊断、治疗、预防和研究。根据该指南,凡符合以下任意 1 条,即可诊断 AKI:①48 小时内血清肌酐(SCr)升高值 $\geq 26.5\mu mol/L$;②7 天内 SCr 上升至 ≥ 1.5 倍基线值;③连续 6 小时尿量 $<0.5ml/(kg\cdot h)$。但 SCr 的影响因素较多,如肝病患者肌肉组织减少、肌酐合成减少、肾小管排出增多及高胆红素浓度干扰等,均使 SCr 不能反映真实的 GFR。浙江大学医学院附属第一医院肝移植中心研究认为 SCr 水平反映肾功能损伤存在滞后效应,建议 SCr>88.4μmol/L 即应警惕

AKI 的发生。近年的一系列研究显示新型标志物血清胱抑素 C（cystatin C，CysC）可良好地预测肾损伤程度，胱抑素 C 单纯由 GFR 决定，不受性别、年龄、饮食、炎症、感染、恶性肿瘤、肝脏疾病等病理生理因素影响，对于等待肝移植的受者，胱抑素 C 是反映和评估真实 GFR 的更理想指标。来自中国肝移植受者的数据也显示：基于胱抑素 C 计算的 eGFR 与真实的 GFR 非常接近。因此，《中国肝移植受者肾损伤管理专家共识（2017 版）》建议：肝移植受者肾功能评估推荐采用基于胱抑素 C 计算的评估方程。

大部分 AKI 发生在肝移植术后早期。研究发现肝移植术后 1 周内 AKI 发生率为 38%，1~2 周发生率降至 11%，2 周 ~1 个月降至 7%，3 个月后仅为 3%。AKI 的发生将显著延长 ICU 治疗时间及总住院时间，并降低肝移植受者生存率。研究发现 10% 的 AKI 患者需要在肝移植术后 1 周内接受肾脏替代治疗，每延迟 1 天治疗时间即增加 20% 的死亡风险。因此，对于 AKI 的临床防治工作应尽早进行，术前进行高危因素的评估，术后早期应立刻进行再次评估并给予及时积极治疗。

（二）AKI 发生的危险因素

AKI 主要发生于肝移植术后早期，因此其影响因素主要来自术前、术中和术后早期。

1. **术前肾功能** 肝病诱发的肾功能损伤主要分为两类：一类为肝肾综合征（hepatorenal syndrome，HRS），即在进行性肝功能衰竭和门静脉高压的基础上，内源性血管活性物质异常增加，动脉循环血流动力学改变诱发了一组表现为急性肾衰竭的临床综合征；另一类指与各种肝脏疾病相关的肾小球肾炎，主要表现为水肿、血尿、蛋白尿和 / 或进行性肾功能受损等以肾小球病变为主的临床表现，其中以乙型肝炎病毒、丙型肝炎病毒相关的 IgA 肾病和肾小球硬化较为多见。术前肾损伤程度和持续时间是术后 AKI 发生的独立危险因素。当 GFR<60ml/（min·1.73m²）时，术后肾损伤继续进展的可能性大，应引起重视。而肝移植术前肾损伤的持续时间与术后 6 个月、12 个月的 SCr 水平也显著相关。

2. **肝病严重程度** Child-Pugh 评分和 MELD 评分是反映终末期肝病严重程度的两项经典评分系统。Child-Pugh 评分由白蛋白、胆红素、凝血酶原时间、腹水及肝性脑病 5 项指标组成，反映肝脏储备功能。文献报道，Child-Pugh 评分 C 级为肝移植术后 AKI 的独立危险因素。近年来广泛应用于临床的 MELD 评分由 SCr、胆红素、国际标准化比值 3 项指标组成，能比 Child-Pugh 评分更恰当地评价终末期肝病的严重程度，更有效地预测移植受者在等待移植期间的死亡率，且能更合理地指导供肝分配。MELD 评分 >21 是肝移植术后 AKI 发生的重要危险因素。我国的一项研究结果显示：MELD 评分结合血清钠可准确预测合并 HRS 的等待肝移植受者术后结局，其预测效果优于单独采用 MELD 评分，其中无高 MELD 评分和术前低钠血症的受者可从肝移植中获益，这部分患者的 AKI 在术后有望恢复。

3. **年龄** 老年人多系统器官功能发生退行性变，生理贮备能力降低，对手术和围手术期应激承受能力差，伴有不同程度的肾小球硬化和潜在的肾功能减退。有研究发现年龄≥50 岁是肝移植术后肾脏衰竭的唯一独立危险因素，在年龄≥50 岁的受者中不仅术后早期 AKI 发生率明显增高，而且肾功能继续恶化的危险性更高。

4. **代谢疾病** 高血压肾损伤是一个长期、持续、进行性发展过程，其主要病理改变是肾细小动脉硬化，且高血压病的严重程度以及持续时间与肾脏病变的严重程度成正比。糖尿病通过高血糖状态影响了肾血流量，形成的糖化血红蛋白可改变肾脏内部结构，造成的神经细胞内渗透物质改变可引起细胞高渗肿胀、破坏、基底膜增厚，并可通过肾小球细胞产生某些细胞因子如 TGF-β 使基底膜增殖等。可见，高血压、糖尿病受者术前已存在肾脏病变，再经历肝移植手术创伤和术后药物、循环改变等多重打击后比其他受者更易发生肾损伤，且更容易发展至终末期肾病。《中国肝移植受者代谢病管理专家共识（2017 版）》建议：尤其对术前合并糖尿病的肝移植受者，术后需特别重视 AKI 的防治。

5. **手术方式** 经典原位肝移植术式完全阻断下腔静脉，无肝期肾脏血流量减少、灌注压下降，肾小球滤过率下降，对肾功能影响较大。经典原位肝移植术式目前已经基本被摒弃。取而代之的背驮式肝移植在预防肝移植后 AKI 方面有优势。

无肝前期血流动力学的改变、肾交感神经活性增高和肾灌注不佳可能导致急性肾小管坏死。此外，严重肝病所致的肾脏血流动力学变化更加重了该期的肾脏低灌注损伤。有报道认为术中静脉转流能降低肾淤血，稳定血流动力学指标，维持一定尿量，能降低术后 AKI 的发生率。但这一次操作增加了肝移植手术的复杂性，临床应用并不普遍。

6. 术中失血和输血 失血量多势必造成有效循环血容量减少，自体血液的再分布及升压药使肾脏处于低灌注、低血压、低滤过率状态；肾动脉血压超过自动调控限度不能维持，在内皮素、腺苷及血管紧张素等缩血管因子作用下，肾血管阻力增加，并使肾小球滤过率进一步减少。大量报道认为术中大量输血和失血是肝移植术后 AKI 的独立危险因素。

7. 缺血再灌注损伤综合征 当肾脏处于再灌注期，氧自由基不仅直接损害细胞，而且能增强源于内皮中一氧化氮的降解过程，间接促进肾血管收缩。当缺血、缺氧或毒素损伤内皮细胞时，内皮素生成增多致血管持续收缩，加重肾脏缺血、缺氧，促使小管上皮脱落，导致小管梗阻，进而引起肾小管坏死，同时缺血再灌注损伤后的炎症反应，导致白细胞浸润、水肿和微血管血流下降，加重缺血再灌注损伤。

8. 药物 术中麻醉药物、血管活性药物的使用也是导致 AKI 的原因之一。免疫抑制剂也是常见的具有肾毒性的药物。CNI 是肝移植术后使用最广泛的免疫抑制剂，包括环孢素和他克莫司，两者均可引起肝移植术后 AKI，且发生率无统计学差别。相比环孢素，虽然他克莫司显著降低了移植受者死亡、器官丢失、急性排斥、肾衰竭的可能性，但 AKI 的发生率未见明显下降。CNI 相关的肾毒性部分可逆，但大量研究结果显示：已发生 AKI 的肝移植受者，即使 CNI 减量后，早期 AKI 也会对后期肾功能存在严重不良影响。抗生素引起肾脏损害包括急性肾小管坏死、急性小管间质性肾炎、急性过敏性肾损害、急性肾小管梗阻等。常见的可引起急性肾小管坏死的抗生素有氨基糖苷类、头孢菌素类、四环素和多肽类；可引起急性小管间质性肾炎的抗生素有青霉素类、利福霉素类和头孢菌素类；其他如非甾体抗炎药、血管紧张素转换酶抑制剂等药物可影响肾血管，金属制剂、干扰素、丙硫氧嘧啶等可影响肾小球，顺铂等可影响近端肾小管，马兜铃酸类药物可影响肾间质，非那西汀类药物可致肾乳头坏死等。

9. 其他 肝移植术后可能引起 AKI 的其他危险因素包括术后休克、感染、酒精、移植物失功、排斥反应、肝炎复发、再移植等。

（三）AKI 的预防

预防肝移植术后 AKI 的发生，对提高移植受者近期、长期生存率，改善生活质量有着重大意义。

1. 严格把握肝移植适应证 术前对潜在发生 AKI 的受者进行筛查，携带有高危因素如肝肾综合征、难治性腹水、严重感染等受者应给予及时治疗。对于长期肾功能严重受损的终末期肝病受者应考虑肝肾联合移植的可能性。研究发现，肝肾综合征受者若合并术前 MELD>36 或血清钠 ≤126mmol/L，则术后早期死亡率极高；根据多因素回归分析建立肝肾综合征患者肝移植准入评分：$0.161 \times MELD - 0.263 \times$ 血清钠 [mmol/L]，若评分 ≤-27.2，方可考虑肝移植术；若评分 >-27.2，则应考虑是否行肝肾联合移植。

2. 提高手术技术 手术技术的提高对预防肾功能不全的发生也有一定的作用，背驮式肝移植有助于维持血流动力学及凝血机制的稳定，可以有效改善术中肾灌注并降低术后肾功能不全的发生率。术中仔细操作，谨防大出血。维持适宜的血容量、心输出量和动脉血压对保证肾脏血流灌注至关重要。合理使用血管活性药物，使血压维持在一定水平，同时纠正酸碱、电解质平衡紊乱。去甲肾上腺素不仅可升高血压，而且无脏器损伤作用，在终末期肝病患者的"高排低阻状态"下可改善肾功能，但大剂量使用血管活性药物会对肾功能产生不良影响，使用心房钠尿肽也可能有效预防肾损伤的发生。

3. 优化免疫抑制方案 麦考酚酸类药物（mycophenolic acid，MPA）和抗体类药物对肾功能没有不良影响。因此，围手术期早期使用巴利昔单克隆抗体诱导，联合 MPA 类药物，可延迟 CNI 的使用，或使 CNI 减量使用得以实现。根据《中国肝移植受者肾损伤管理专家共识（2017 版）》的建议，巴利昔单抗和 MPA 联合 CNI 减量或 CNI

延迟使用并减量方案可在不增加急性排斥反应风险、患者病死率及移植肝丢失率的情况下,减少肝移植受者术后 AKI 的发生,有效减少需要行肾脏替代治疗的病例,尤其对术前已合并肾功能不全的受者是合适的选择。

4. 术后密切监护 术后早期应配备经验丰富的医护人员,早期发现并及时纠正各种并发症,维持内环境的稳定。免疫抑制剂的使用应个体化,剂量最小化。抗感染治疗时应注意抗生素的肾毒性,使用时要注意肾功能的监测。此外,还应注意药物之间的相互作用。

(四)AKI 的治疗

肝移植术后 AKI 的治疗包括一般治疗、药物治疗、肾脏替代治疗和肾移植。

1. 一般治疗 保证充足的有效循环血量,保证肾脏的灌流,严密监测血压、中心静脉压、尿比重、尿钠、SCr 等临床及检验指标,并针对病因进行积极有效的治疗。术后活动性出血是导致低血容量最主要的因素,若保守治疗无效,应立即手术止血。肝移植患者术后早期大量蛋白丢失及创面渗血导致胶体量不足,应早期补充蛋白等胶体并适量补充血液制品。如果在大量补液后患者尿量仍无明显增加,说明已经发展为肾实质性功能衰竭。

2. 药物治疗 目前研究表明小剂量多巴胺对重症患者或肝移植受者并无明显肾脏保护作用,不推荐常规用于临床。前列腺素 E1 是一种血管扩张药,它可以直接作用于血管平滑肌,使其对缩血管刺激的反应减弱、可抑制血小板的聚集与抗纤维蛋白溶解活性、保护内皮细胞,从而维持脏器功能。目前用于肝移植的术中及术后治疗,目的在于减轻肝脏的缺血再灌注损伤、改善肝血流、防止肝动脉血栓形成。但是对肾功能的改善报道不一。乌司他丁是一种高效广谱的酶抑制剂,可稳定溶酶体膜、清除氧自由基和抑制炎症递质释放,最早用于胰腺炎和循环性休克的治疗,有研究表明其对肝移植后肾功能有一定的保护作用。血管升压素可选择性收缩内脏血管,增加体循环阻力,而不收缩肾脏血管,从而增加肾脏灌流量。有研究表明血管升压素治疗肝移植术后肾损伤有一定效果。其他还包括内皮素–A 受体拮抗剂、心房钠尿肽、一氧化氮合成酶抑制剂等,均在动物实验中证明了其肾脏保护作用。

3. 肾脏替代治疗 在保守治疗无效的情况下,可考虑行肾脏替代治疗。对肝移植受者以连续性肾脏替代治疗(continuous renal replacement therapy, CRRT)为主。需要肾脏替代治疗的肝移植受者预后极差,但是 CRRT 可以明显提高这部分受者的生存率。CRRT 是一种新的肾脏替代治疗方法,由于其稳定的血流动力学,持续、稳定的控制氮质血症和水盐代谢,不断清除体内毒素及炎症因子,保证营养补充等优点,为重症患者的救治提供了重要的、赖以生存的内环境平衡,成为大器官移植术中、术后以肾功能损害为主的多器官功能衰竭患者的重要治疗方法。操作中应注意根据血栓弹力图调整肝素用量,避免肝移植术区出血。如患者本身存在低凝状态,应尽量不用肝素。肝移植受者应密切监测血液生化,及时调整治疗方案。

4. 肾移植 在常规疗法无效,患者无法耐受肾脏替代治疗的情况下,肾移植是唯一的选择。肝移植后肾移植患者排斥反应发生的概率明显低于单独行肾移植的患者,似乎移植肝对其他移植物有保护作用。但这种保护作用随着行肾移植时间的推迟而减弱。因此,一旦确定肝移植受者肾脏已出现难以逆转的实质性损害,应尽快行肾移植。

三、免疫抑制治疗

(一)免疫抑制概念

即通过药物等方法影响体液免疫和细胞免疫来抑制机体的免疫反应。在预防肝移植术后免疫排斥的同时,要避免机会性感染和新生肿瘤等药物毒副作用。

1. 诱导治疗 肝移植术后最初数周甚至数月急性排斥反应发生率高,故需要使用大剂量的免疫抑制药物,即诱导期。通常用抗 T 细胞抗体或大剂量激素。

2. 维持治疗 诱导期过后免疫抑制剂逐渐减量,长期维持,即维持期。维持期免疫抑制治疗通常采用"三联治疗"或"两联治疗"等方案。

(二)常用的免疫抑制药物

1. 肾上腺皮质激素 临床上诱导期最常用的免疫抑制剂,超生理剂量的激素有免疫抑制作用。目前常用的免疫方案中,根据患者情况不同调整激素用量。

（1）甲泼尼龙（甲基强的松龙,甲强龙,methylprednisolone）:常规肝移植术中给予500~1 000mg快速静脉滴注,术后逐渐减量后开始口服泼尼松治疗。当急性排斥反应诊断明确时,可冲击治疗,对激素治疗敏感者往往用药后48~96小时可见明显效果。短期使用会导致血糖升高、水钠潴留、机会性感染增加等;严重的全身性感染者应慎用。

（2）泼尼松（强的松,prednisone）:泼尼松在肝内转化为泼尼松龙发挥药理作用。通常口服,根据原发病不同减药速度有所调整,肝癌、乙型肝炎、丙型肝炎肝移植患者减药快;原发性硬化性胆管炎、肝肾联合移植等患者减药慢。长期应用会导致白内障、糖尿病、高血压、骨质疏松、消化道溃疡、库欣病、生长抑制、精神改变等。与非甾体类药物合用会增加致溃疡作用,增加乙酰氨基酚的肝毒性。

2. **抗代谢药物**　在移植术后的免疫抑制方案中应该与CNI、激素或mTOR抑制剂同时应用,可降低其他免疫抑制剂的使用剂量和副作用。

（1）麦考酚酸（MPA）类药物:器官移植中抑制细胞增殖的常用药物,口服后在体内转化为活性代谢产物MPA,临床上应用的MPA类药物有麦考酚钠、吗替麦考酚酯、吗替麦考酚酯分散片等。常见副作用为胃肠道反应和骨髓抑制。胃肠道反应呈剂量依赖性,当胃肠道反应重而且排除其他原因时,可将药物使用频率增加到3~4次/d而总量保持不变,胃肠道反应常能得到改善。当中性粒细胞低于1.3×10^9/L时应减量或停药。MPA具有致畸作用,有生殖需求者应避免使用。MPA无肾毒性或神经毒性,多用于三联免疫抑制方案和肾损伤肝移植受者的免疫抑制方案。

（2）AZA:目前较少应用,用量个体差异较大,根据临床需要和机体耐受情况选择1~4mg/（kg·d）的剂量,此后通常用维持剂量1~2mg/（kg·d）。主要副作用是骨髓抑制、感染、致癌作用、皮肤损害、致突变及致畸作用,消化道副作用较少。在MMF出现难以耐受的胃肠道副作用时可作为替代剂使用。骨髓抑制作用与剂量有关,当白细胞低于3×10^9/L应减量或停用。

3. **CNI**　目前临床上维持期最常用的抗排斥反应药物。CNI吸收差异大,且安全范围窄,应定期监测血药浓度。

（1）CsA:起始剂量10~15mg/（kg·d）,分两次口服,连用1~2周。再根据血药浓度减量至2~6mg/（kg·d）,分两次口服。用药过程中应监测血药谷浓度,术后3个月内为200~250ng/ml,3个月后为100~200ng/ml。主要副作用是肾毒性、高血压和神经毒性,与肾毒性药物合用时应慎重。

（2）Tac:口服初始剂量应为按体重每次0.05~0.1mg/（kg·d）,一天两次,建议空腹,或者餐前1小时或餐后2小时服用。根据血药浓度调整剂量,早期目标血药谷浓度为10ng/ml左右,术后前3个月为8~10ng/ml,维持期为4~8ng/ml。若由CsA改用本药,通常在停用CsA 12~24小时开始使用。Tac是维持免疫抑制最常用和最主要的药物,其副作用有肾毒性和神经毒性,但较CsA轻。

4. **mTOR抑制剂**　有西罗莫司（SRL）和依维莫司,在活体小鼠模型上表现出抑制肿瘤生长和血管生成的能力,提示其可能具有抗肿瘤作用,但未列入肝癌肝移植的适应证;肝癌肝移植采用包含mTOR抑制剂的免疫抑制方案亦可能预防肿瘤复发,提高生存率,但尚需多中心随机临床研究的进一步证实。mTOR抑制剂无肾毒性、神经毒性、高血压、糖尿病等副作用。在肝移植中,主要用于肾功能损伤或不能使用CNI的患者,可以使用SRL+MMF+皮质类固醇三联用药方案或SRL+MMF等方案。与CNI合用时,可以减少激素或CNI的用量。主要副作用包括白细胞减少、血小板减少、高脂血症、关节疼痛、伤口延迟愈合等。

5. **T细胞导向的免疫抑制剂**

（1）多克隆抗体:包括抗胸腺细胞球蛋白（ATG）和抗淋巴细胞球蛋白（ALG）,是针对人淋巴细胞不同抗原决定簇的多样抗体。目前仅用于诱导方案或激素治疗无效的排斥反应。副作用主要包括发热、寒战、过敏反应以及白细胞和血小板减少等。

（2）单克隆抗体:是针对某一抗原决定簇的高特异性单克隆抗体,包括OKT3、巴利昔单抗、达利珠单抗。

1）OKT3:最早用于大器官移植的单克隆抗

体。主要用于治疗激素治疗无效的排斥反应、特殊情况下排斥反应的预防和移植期间的诱导治疗。主要不良反应是细胞因子释放综合征，主要表现为发热、恶心、呼吸困难、呕吐、腹泻、寒战等，多发生在用药后的前2~3周。

2）IL-2R阻断剂：巴利昔单抗和达利珠单抗均为嵌合型单克隆抗体，这种抗体的嵌合结构可以在延长半衰期的同时降低其免疫源性，不会造成细胞因子释放或骨髓移植。对于肾功能不全的受者，可采用IL-2R阻断剂联合MMF和皮质类固醇的诱导方案，推迟CNI类药物的使用。

（三）特殊肝移植患者的免疫抑制方案

联合用药已成为肝移植免疫抑制治疗的标准用药方案，通常采用"二联"或"三联"的免疫抑制方案。目前多数移植中心以CNI+MMF或CNI+MMF+皮质类固醇为主，可在此基础上加用单克隆抗体的用药方案。此外还有无激素免疫抑制方案，其目的是减少免疫抑制剂的并发症和不良反应及感染等。总之，目前尚无适用于所有肝移植受者的标准免疫抑制方案，具体方案需要个体化实施。

因此，移植术后需要根据患者病情及原发病选择适当的免疫抑制治疗策略。以下是特殊患者的个体化免疫抑制方案。

1. **肾功能不全** 在终末期肝病患者中，术前常合并肾功能不全或肝肾综合征，再加上手术创伤、术中出血、无肝期肾淤血及再灌注损伤等因素，术后易出现肾功能不全或肾损伤加重。移植术后肾功能不全会降低患者和移植肝的存活率，因此术后应尽快恢复肾功能。尽量减少CNI类药物的剂量，延迟CNI的使用时间，控制高危因素，同时辅以血管活性物质。选用无肾毒性的免疫抑制剂方案，同时给予可耐受的较大剂量的MMF以降低肾损害。在使用单克隆抗体进行免疫诱导时，仍不能不用Tac或CsA，只是延迟使用，但一般也应在术后1周内应用。mTOR抑制剂因为无肾毒性，适用于对Tac和CsA耐受性较差的患者，需要与MMF或皮质类固醇联合应用。

2. **暴发性肝衰竭** 暴发性肝衰竭患者术前病情危重，合并有严重的肝性脑病、肾功能不全、感染等。术后易发生多脏器功能不全、弥散性血管内凝血、感染等严重并发症，并对神经毒性和肾毒性药物耐受性差。术后可采用抗体诱导治疗，待病情好转后加用低剂量CNI。与慢性肝病患者相比，暴发性肝衰竭的患者尤其是青壮年患者处于高免疫反应的状态下，因此术后需注意维持稍高的免疫抑制剂浓度，以免发生急性排斥反应。

3. **丙型病毒性肝炎** 移植术后丙肝复发率很高，移植术后5年，肝组织活检发现HCV复发率高达80%。在移植术后免疫抑制的患者，HCV的病情进展也比正常人快，约30%的移植术后HCV复发患者在5年内即可出现肝硬化。如果既往有过应用激素或单克隆抗体药物进行抗排斥治疗，常常会导致免疫抑制过度，HCV复发率增高。目前直接抗病毒药物已经在临床应用，具有持续病毒学应答率高、疗程短、不良反应发生率低等优点，使得治愈HCV感染成为现实。丙肝患者移植后可采用索磷布韦联合达拉他韦或维帕他韦的全基因型药物方案进行抗病毒治疗，可与Tac、CsA等常用免疫抑制剂同时使用且不影响其抗病毒效果。

4. **恶性肿瘤** 原发性肝癌患者移植术后约半数死于肿瘤复发，术后肿瘤高复发率的原因之一是免疫抑制治疗。因此，在不增加急性排斥反应的同时尽可能减少免疫抑制剂的用量，有助于延长肿瘤患者的生存期。对于糖皮质激素早期撤除或无糖皮质激素方案，建议白介素-2受体阻滞剂免疫诱导治疗，并延迟使用和减少CNI剂量。也可在术后4~6周转换为以mTOR抑制剂为基础的免疫抑制方案，并联合MMF或低剂量CNI。对肝移植术后肝癌复发的受者，建议应用以mTOR抑制剂为基础的免疫抑制方案。

5. **自身免疫性肝病** 这类患者肝移植术后发生排斥反应的可能性更大，应用高浓度Tac、皮质类固醇、MMF或SRL更有益。术后第1年自身免疫性疾病复发率高，建议术后第1年维持使用皮质类固醇。

6. **老年患者** 年龄大于60岁的老年受者肾功能不全、感染、精神症状的发生率高于60岁以下受者，排斥反应发生率低于60岁以下受者，建议免疫抑制剂浓度维持在较低水平。

四、长期随访

肝移植受者定期随访可动态观察其康复情况、心理状态和用药情况,并给予必要的指导和健康教育。同时可以发现并及时处理肝移植术后各种并发症,提高生活质量,延长术后生存期。另外,定期随访能完整地收集受者信息,为临床和科研积累宝贵的经验。

(一)随访时间

术后3个月内,应1~2周随访1次。术后3~6个月,应2~4周随访1次。6个月以后,1~3个月随访1次。如有身体不适或检验异常,应增加随访频率,病情变化需要严密观察,必要时入院治疗。

(二)随访内容

1. **血清学检测** 血常规、血生化、免疫抑制剂(Tac、CsA、MMF、SRL)血药浓度、HBV DNA或HCV RNA定量、乙型肝炎免疫球蛋白(HBIg)滴度、甲胎蛋白(AFP)、巨细胞病毒DNA定量等。

2. **影像学检查** 移植肝彩超、CT及MRCP,了解肝血流、肝再生情况、肿瘤有无复发、胆管有无狭窄等,肺部CT平扫可了解是否存在肺部感染、肿瘤复发转移情况等。对于少数患者出现头部和腰部疼痛,要考虑肿瘤在脑部和脊柱的转移,可行骨ECT或全身PET-CT检查。

3. **其他内容** 包括患者睡眠情况、饮食是否合理、心理状态是否健康、生活自理能力是否良好、是否遵嘱服药等,以及移植相关的血管并发症、胆道并发症和移植后代谢综合征等。

(三)随访方法

随访可以通过门诊随访、电话随访、网络随访、信件随访等方式进行,具体参见第十章。

(四)健康教育与指导

随访工作人员应不定期给予移植受者提供各种康复信息、医保信息等,通过交谈、书面、网络、短信等方式进行健康教育。

1. **饮食指导** 恢复期宜选择优质蛋白、低脂肪、高维生素、易消化、新鲜清洁食物,避免服用辛辣刺激性、油炸及生冷食物。

2. **服药指导** 遵医嘱按时服用免疫抑制剂,勿漏服多服,不能擅自调整剂量。抽血检查免疫抑制剂浓度应在服药前。尽量避免使用会引起血药浓度波动的食物和药物,有些药物会增加免疫抑制剂血药浓度,如:地尔硫䓬、红霉素、氟康唑、维拉帕米、奥美拉唑、咪达唑仑、甲基睾丸酮、口服避孕药等。有些药物会降低免疫抑制剂血液浓度,如:利福平、异烟肼、苯巴比妥、苯妥英钠、卡马西平、安乃近等。注意观察药物毒副作用并及时与随访医生取得联系,出现呕吐、腹泻以及体重变化时要在医生指导下调整免疫抑制剂方案。

3. **运动和作息** 移植术后运动应循序渐进,从散步开始,根据身体情况和个人爱好可逐渐过渡到慢跑、太极拳等。术后6~12个月随着病情稳定,可允许外出旅行度假。有规律的活动和良好的营养能帮助患者尽快恢复,并回归到正常的生活、工作。

4. **预防感染** 术后早期应尽量减少到人群集中且通风差的场所,避免接触流感或呼吸道感染的患者,避免与宠物亲密接触等。

5. **心理调适** 移植术后大多数受者生活质量较术前有明显改善,但也有因为失去工作机会而依赖家庭,或因为手术费用、后续治疗费用、术后并发症等导致一系列心理问题的出现。常见的有焦虑、抑郁、自闭等。因此需要医生及时与患者及其家属进行沟通,并帮助他们建立一个良好的生活环境。

(五)供者随访

随着活体肝移植手术的大量开展,为了更好地保障供者安全,医务人员应充分了解供者的手术安全性、术后恢复、肝再生及术后长期生活质量情况,并完善移植术后供者随访制度和资料的收集管理。供者出院后建议术后3个月、6个月及1年随访,包括:血常规、肝功能、肾功能、乙肝五项、凝血功能、肝脏彩超或CT。随访人员按随访制度通过门诊随访、电话或微信等新媒介定期联系供者,并登记相关信息。

肝移植围手术期的管理和长期随访与移植术后患者的生存质量息息相关。移植手术的成功不代表患者长期生存,而应建立起移植外科、综合内科、重症医学科、营养科、药剂科等多学科共同参与的围手术期管理和随访体系,及时发现各种移植术后并发症并采取及时、有效的措施,全面提高移植肝和受者的存活时间和生存质量。

(郑树森 徐 骁 郭文治)

第八节 肝移植术后并发症

随着肝移植技术的提高，新型免疫抑制剂的问世和移植免疫机制研究的不断深入，肝移植的疗效已有明显提高。目前肝移植的手术成功率已超过 90%，5 年生存率大于 70%。然而，肝移植术后的各种并发症仍然是阻碍受者及移植肝存活率进一步提高的重要因素。肝移植术后可能发生的五大并发症是：①原发性移植肝无功能；②腹腔内出血与血管并发症、胆道并发症；③排斥反应；④肝炎或肝癌等原发病复发；⑤代谢异常等其他并发症。本节简述这些并发症的临床表现、发生原因和防治策略。

一、原发性移植物无功能和早期移植物功能不良

原发性移植物无功能（PNF）是肝移植后最严重的并发症之一，一般发生于移植术后数小时至数日内，病程凶险，往往危及患者生命。表现为黄疸持续升高，无胆汁或极少量的胆汁分泌，继发性全身各部位混合性感染，心、肺、肾、消化道、凝血功能等多器官功能障碍。PNF 实质上是一个从潜在可逆性的功能不良到完全确定的功能衰竭的连续过程。病理上表现为中央静脉周围肝细胞空泡变性、淤胆、肝窦状隙中性粒细胞浸润及片状肝细胞坏死。再次肝移植是唯一的挽救措施。

早期移植物功能不良（poor early graft function，PEGF）也称为初期功能不良（initial poor function，IPF），是指肝移植后初期出现不同程度的昏迷、肾功能衰竭伴乳酸血症、持续凝血功能异常、胆汁分泌量少、谷丙转氨酶和谷草转氨酶明显升高等临床表现。其原因可能为供者本身的肝脏疾病，也可能是肝移植手术过程中的技术失误、缺血性损害以及免疫损伤。大部分 PEGF 可以恢复，小部分严重者演变为 PNF。

（一）PNF 发病机制及相关因素

PNF 发病机制比较复杂，其中供者相关因素、冷保存相关因素和受者相关因素在其发病机制中起着重要作用。

1. 供者因素 引起 PNF 的常见因素为高龄、脂肪变性、供者血流动力学异常、酒精或药物成瘾、肝脏疾病基础和病毒感染。UNOS 通过对 20 023 例肝移植研究发现，供者年龄 >40 岁肝移植受者 PNF 发生率明显高于供者年龄 <40 岁的受者。供肝的脂肪浸润被认为是 PNF 的潜在危险因素，脂肪浸润的程度分为轻度（<30%）、中度（30%~60%）和重度（>60%）。由于供肝的缺乏，是否应用有中度脂肪浸润的供肝成为争论的焦点，目前 Pittsburgh 的观点是：若脂肪变性为小泡样，该供肝仍可采用，其 PNF 发生率与脂肪浸润程度无明显相关性；若病理呈现为大泡样脂肪变性，PNF 发生率明显上升。供者重症监护室停留时间 >4 天、多巴胺用量 >14μg/（kg·min）、收缩压 <60mmHg 持续时间 >1 小时、血钠浓度 >155mmol/L、总胆红素 >34.2μmol/L、谷丙转氨酶 >150U/L 可定义为边缘性供肝，使用时应该更慎重。对于携带肝炎病毒的供者，目前认为来自 HCV 阳性的供者移植给 HCV 阳性受者是安全的，与使用 HCV 阴性供者的结果相比无明显差异。抗 -HBc 阳性供者可安全给予 HBsAg 阳性患者移植，而 HBsAg 阳性供者在供者严重匮乏情况下也可移植给 HBsAg 阳性患者，但要注意供者肝质地和乙肝病毒有无活动。

2. 器官保存 低温时的代谢变化是血糖无氧酵解引起乳酸堆积，导致酸中毒；同时低温抑制钠钾 ATP 酶，使细胞内 Na^+ 堆积，导致细胞肿胀和死亡。超过 16 小时的过长冷缺血时间常引起窦状隙内皮细胞损伤和激活 Kupffer 细胞，引起微循环变化，使血流速度下降和粒细胞、血小板黏附能力增强。研究表明，移植后 PNF 发生率在保存时间 >18 小时组为 11%，保存时间 <18 小时组为 6%。

3. 缺血再灌注损伤 肝移植后缺血再灌注损伤的机制十分复杂，移植肝的腺苷含量减少、保存引起肝微循环结构的损伤、再灌注时氧自由基损伤等诸多因素参与其中。另外，研究认为心脏死亡供者、减体积供者和活体肝移植中的小肝供者更容易发生严重的再灌注损伤。

4. 受者因素 受者免疫因素引起移植肝损伤的关系尚不明确。早期免疫介导反应在严重移植肝损伤和 PNF 发生中起作用，交叉配型阳性对肝移植明显有害，提示免疫成分在 PNF 中起作用，因此认为部分 PNF 发生是由免疫介导的。肝

毒性物质尤其内毒素可能影响移植肝线粒体功能导致移植肝功能不良,受者的原发病如自身免疫性肝炎、重症肝炎、晚期恶性肿瘤均对移植后肝脏PNF的发生构成潜在的影响。

(二)PNF的早期预警及诊断

1. **PNF发生的高危因素** 供者相关因素:肝炎病毒感染、脂肪肝、年龄过大、血流动力学不稳定、使用大剂量血管收缩剂、小肝综合征、药物毒性和某些未知疾病。冷保存相关因素:冷缺血时间过长、灌注液失效、移植肝灌注不良等。受者相关因素:免疫反应、药物毒性、内毒素和隐源性疾病等。

2. **供肝功能的判断和PNF的诊断** 目前供肝功能的判断采用传统的肝功能和凝血酶原时间(PT),虽有价值但缺乏敏感性和特异性。单乙基甘氨酰二甲苯胺(monoethylglycinexylidide,MEGX)和吲哚菁绿(indocyanine green,ICG)清除率是判断供肝有无良好功能的较可靠的指标,MEGX通过细胞色素P450活性测定利多卡因清除率,但易受药物的影响,认为MEGX值>90ng/ml表明供肝具有良好功能,肝移植后24小时内若ICG清除率低于200mg/ml往往提示移植肝功能不佳。ICG排泄试验能客观反映肝储备功能,但它主要反映肝血流因素,而PNF既有肝血流因素也有肝细胞代谢能力减弱和数量减少因素,因此,其对PNF诊断具有局限性。

术前通过对保存液中肝酶的分析,对术后肝功能的恢复情况作出大致的估计。肝脏冷缺血后,如果保存液中乳酸脱氢酶、谷草转氨酶、谷丙转氨酶和谷氨酸脱氢酶均升高,且超过血清正常值2倍以上,即使病理检查肝组织正常,也说明肝脏存在损害。这些酶越高,术后原发性移植肝无功能或移植肝功能恢复延迟的可能性越大。

PNF目前尚无统一的诊断标准。肝移植术后需对移植肝进行功能判断。术中胆汁分泌量少,胆汁颜色淡,反映了肝脏ATP合成能力差。肝移植术后难以控制的凝血机制障碍、血流动力学不稳定、呼吸机依赖、早期肾功能衰竭、Ⅲ~Ⅳ期昏迷、进行性酸中毒,以及逐步升高的黄疸都预示PNF的发生。PNF的诊断是排他性诊断,首先排除肝动脉栓塞或门静脉血栓形成等手术技术导致的肝功能衰竭。

病理检查是PNF诊断的重要内容。小泡性脂肪变与缺血再灌注损伤有关;大泡性脂肪变属原发性病变,两者混合存在时则要比较优势群体。当供肝的大泡性脂肪变累及30%~60%肝实质,加之存在冷缺血时间>10小时、供者年龄>60岁、受者健康状况不良、受供者之间ABO血型不匹配、急诊肝移植和再次肝移植等危险因素时,则处于"边缘供肝"状态。

冷缺血主要引起非肝实质细胞的损伤,包括血窦内皮细胞损伤、Kupffer细胞肥大和增生、中性粒细胞和血小板黏附窦壁及微循环障碍等,由此引发一系列病理生理改变又加重了肝实质细胞随后发生的再灌注损伤。与肝细胞比较,胆管树对再灌注损伤的敏感性更高,损伤也更重,因而修复所需要的时间也更长。轻度保存损伤不需特殊处理即可自行消失,组织学修复通常在15~30天完成;重度保存损伤则要持续数月,临床病程延长。

小叶中央区坏死是以中央静脉内皮炎、周围肝细胞脱失和活动性坏死为特征,可有或无小叶炎性细胞浸润。Allen等按小叶中央区坏死在中央静脉到汇管区之间所占面积分为:轻度,≤10%;中度,10%~50%;重度,>50%。发生PNF时可见中央静脉周围肝细胞空泡变性、淤胆、肝窦状隙中性粒细胞浸润及灶片状肝细胞坏死。

(三)PNF的预防

PNF一旦发生,再次移植是治疗的唯一有效的办法。PNF发生的确切机制不清楚,只能从避免PNF发生的危险因素入手。

1. **供肝保存存在的问题及预防** 虽然UW液保存供肝的时间允许超过24小时,但若冷保存时间超过12小时,PNF发生率常明显上升,缩短冷缺血时间是预防PNF的重要措施。此外,可在器官保存液中添加有效成分,保护移植物。别嘌醇和谷氨酰胺是反应性氧中间物(ROI)的清除剂。而磷酸钾和乳酸钾则通过细胞膜通透性来维持渗透压和防止细胞肿胀。钙通道阻滞剂能改善移植肝的功能,其机制是抑制磷脂酶、阻滞钙通道和稳定细胞膜。Iazaroid U74006F(21-氨基类固醇)是依赖铁过氧化作用的抑制剂,降低过氧化物阴离子活性,加入UW液中能显著地降低移植术后转氨酶升高。Tac通过恢复组织中ATP使热缺血对细胞的损伤降低,从而保护细胞。前列腺素 E 通过抑制内皮细胞和中性粒细胞的黏附作用和 ROI 的产生,避免肝脏缺血再灌注损伤。术后早期使用前列腺素 E,可明显改善移植供肝的功能。

2. 再灌注损伤的预防 对于移植后再灌注损伤,现仍缺乏有效的预防手段。尽管有报道前列腺素 E 能改善已发生 PNF 患者的肝功能和延长生存时间。动物实验证实抗氧化剂如别嘌呤、N- 乙酰半胱氨酸和 S- 腺苷蛋氨酸能明显预防再灌注损伤,临床价值有待进一步考证,其中抗氧化剂的有效性和安全性是目前制约其临床广泛使用的难点。

总之,肝移植术后 PNF 是最严重的移植并发症之一,常导致移植失败。其发生是多因素的,是许多病理过程的共同结果,目前很难作出准确的预判,缺乏切实有效的治疗办法,对其发生危险相关因素的甄别是临床应对的关键。

二、外科相关并发症

(一)出血及血管相关并发症

1. 出血 腹腔内出血较常见,是术后早期主要死因,多发生在术后 1~3 天。原因有肝硬化致凝血功能差,后腹膜等侧支循环创面渗血,移植肝小血管分支未被结扎出血,血管吻合口漏血,膈肌血管出血,原发性移植肝无功能或功能不良,外源性凝血因子补充不足,残留肝素的作用,引流管戳孔处腹壁血管出血等。临床表现为持续性腹腔血性引流液,患者高度腹胀及进行性血压下降。部分患者因血块堵塞可表现为腹腔引流管无排出。若诊断为腹腔活动性出血,应果断进行剖腹止血。

消化道出血多为胃十二指肠黏膜糜烂或应激性溃疡所致,曲张静脉破裂出血不多见。

2. 血管相关并发症 包括肝流入道狭窄或血栓形成,流出道(肝静脉、肝上下腔静脉)及肝后下腔静脉的梗阻。罕见的并发症有吻合性、霉菌性和与穿刺活检有关的假性动脉瘤。肝移植术后肝动脉并发症的发生率最高,为 4%~25%,常见的有肝动脉血栓形成(hepatic artery thrombosis,HAT)和肝动脉吻合口狭窄(hepatic artery stenosis,HAS),较少见的有出血、肝动脉夹层动脉瘤等。早期血管并发症的出现往往导致供肝的丢失,发

生多与手术技术相关。

(1)肝动脉血栓形成及狭窄

1)原因:肝动脉管腔小,吻合技术要求高,容易出现并发症。原因多为供受者动脉之间的口径相差过大造成吻合困难,血管变异需要复杂动脉重建及留取血管过长等,导致吻合口不顺畅或者成角扭曲而狭窄。另外,内膜损伤,非标准性血管吻合技术,修整供者和解剖受者肝动脉时,过度牵拉及夹持肝动脉,形成附壁血栓也可导致狭窄。

2)临床表现:HAT 的临床症状与移植术后发生时间密切相关。术后早期发生可导致 PNF,死亡率达 50%。多表现为暴发性肝脏缺血坏死、转氨酶急剧升高伴有发热、低血压、神志改变及凝血异常。实验室数据显示白细胞升高、凝血时间延长、血培养阳性、肝局灶性坏死感染等结果。少数可表现为分支血管的缺血并引起胆管急性缺血坏死,出现胆瘘或胆道狭窄。晚期发生可不出现症状或表现为肝功能轻度异常。

3)诊断:血管并发症治疗的关键是早期诊断,只有立即治疗才能避免移植肝丢失。彩色多普勒或血管造影对肝动脉血栓形成或狭窄有很高的诊断价值,可检测到肝动脉主干甚至肝内分支血流缺失,但特异性和敏感性与操作者有很大关系。诊断 HAT 的"金标准"是肝动脉造影。CTA 也可达到同样诊断效果。

4)治疗:根据发生 HAT 后诊断时期的早晚,其主要有 3 种治疗方式:血管再通、再次肝移植、临床观察。在早期移植肝功能损伤不严重时,通常行紧急血管介入溶栓或者立即手术重新吻合具有一定疗效。如果诊断时间较晚,此时肝动脉缺血通常已伴随胆道损伤及肝功能异常,行介入溶栓治疗无效果,再次肝移植是治疗的首选。轻度肝动脉狭窄多无临床表现,不需特殊处理。肝动脉狭窄引起肝功能异常者,可行介入球囊扩张。

(2)门静脉血栓形成或狭窄:原因有术前门静脉血栓形成、门静脉体静脉分流术后、术中门静脉过长成角扭曲等。主要表现为肝功能异常乃至衰竭、大量腹水、食管胃底血管曲张等。对于早期发现的新生血栓多可采用介入溶栓或者手术取栓治疗,晚期发现治疗困难。

(3)肝静脉血栓:肝静脉血栓形成与回流障碍多与肝上下腔静脉吻合口成角扭曲狭窄有关。

供者血管的长度不适当、供受者肝脏体积相差太大、部分肝移植时供肝游走移动等均可致流出道受阻,使肝静脉压力升高,血流减慢,继发血栓形成。术中立即发生的可见肝淤血、质韧,处理上应检查吻合口情况,正确放置肝脏,必要时重新吻合。晚期发生的则可介入放置扩张支架。

(二)胆道并发症

胆道并发症被称为肝移植的阿喀琉斯文踵,是术后最常见并发症之一。80% 的胆管并发症发生于术后 6 个月内。按部位分为胆管吻合口和非吻合口并发症,具体表现为胆汁漏、胆管狭窄、梗阻和胆管铸型综合征等。病因包括外科吻合技术不当、胆管缺血性损伤、保存性损伤、免疫性损伤和感染。

1. 胆汁漏 常见的胆汁漏部位为吻合口,少见部位包括胆囊管残端、活体或劈离式肝移植供肝断面、被疏漏的供肝迷走胆管、T 形管瘘口、胆肠吻合口。发生胆汁漏的首要原因是外科技术不当,其次是胆管血供障碍。临床表现为术后腹腔引流液含胆汁成分,患者出现右上腹疼痛、腹胀、腹膜刺激征、发热、腹腔感染等。胆汁漏若是继发于肝动脉栓塞所致胆管缺血,移植肝丢失率超过 25%。诊断首选超声检查,同时了解有无肝动脉栓塞。对于超声不能明确者,可采用 MRCP。ERCP 是确诊胆管并发症最为可靠的方法,可兼顾治疗,但缺点是有创性而且不适于胆肠吻合患者。

避免该类并发症的关键是提高外科技术水平。胆道重建方式首选供–受者胆管端端吻合,尽量不放置 T 形管或其他内支架管。吻合前观察胆管末端血供,避免过分游离胆管周围组织,避免胆管周围使用电凝止血。胆管吻合时始终保持管壁外翻,避免管腔内残存线结等异物。避免胆管吻合口张力高。关腹前仔细探查除胆管吻合口外其他部位有无胆汁渗漏。

吻合口胆汁漏若量少,可通过充分腹腔引流而逐步自愈。对于胆汁漏量较大者,若早期发现可考虑重建胆管吻合口,否则首选内镜治疗,包括 ERCP 下放置胆管支架、鼻胆管引流等方法。大多数胆汁漏通过内镜治疗可愈合。若内镜治疗无效,应考虑胆肠 Roux-en-Y 吻合二次重建胆管。对于继发于肝动脉栓塞的胆汁漏患者,胆管壁缺损处多无法愈合,内镜治疗或二次胆道重建疗效甚微,应及早考虑再次肝移植。

2. 胆管吻合口狭窄 平均确诊时间为术后 5~8 个月。发生原因与外科吻合技术不当和胆管血供障碍密切相关,少数病例是胆管吻合口水肿所致。临床表现为梗阻性黄疸,患者血清胆红素、碱性磷酸酶和 γ- 谷氨酰转肽酶水平进行性上升,可继发胆道感染和胆管结石。

肝移植患者出现梗阻性黄疸表现时应考虑胆管狭窄可能。确诊的影像学方法与诊断胆汁漏相同。需要注意的是,不能因肝内外胆管不扩张而轻易排除胆管狭窄。

提高外科吻合水平和保护胆管末端血供是预防胆管吻合口狭窄的主要措施。此外,对于胆管吻合口胆汁漏者,应充分引流肝下聚集的胆汁,否则约 30% 患者在胆汁漏治愈后会继发吻合口狭窄。

一旦确诊胆管吻合口狭窄,70% 以上的患者可通过 ERCP 治疗而治愈。仅采用球囊扩张吻合口狭窄处 1 次,疗效多不明显,通常在球囊扩张狭窄处后放置胆管内支架,8~12 周后再次球囊扩张并置换更大的内支架,如此 3~4 次 ERCP 治疗后狭窄可基本消除。对于 ERCP 导丝不能越过狭窄处或者胆肠 Roux-en-Y 吻合者,可选择经皮穿刺肝胆道成像(percutaneous transhepatic cholangiography,PTC)。一般而言,肝移植术后 3~6 个月内发生的胆管吻合口狭窄者内镜或介入治疗疗效最佳,6 个月后发病者内镜或介入治疗疗效相对较差。若内镜或介入治疗无效,应及早考虑胆肠 Roux-en-Y 吻合二次重建胆管。既往有无内镜治疗史对重建手术不构成影响,手术远期效果良好。目前,绝大多数胆管吻合口狭窄的肝移植患者通过内镜或介入治疗、胆道重建手术等方式得以治愈,其远期生存率与未发生者相似。

3. 胆管非吻合口狭窄 致病因素广泛,大致分为 3 类:①肝动脉栓塞或狭窄,是非吻合口狭窄的最常见病因。肝动脉是供者胆管的唯一血供来源,其通畅与否直接决定发病风险。②胆管微循环障碍。供肝缺血时间过长、无心跳供者、器官保存液黏滞度过高、受者长时间接受缩血管药物治疗、高龄供肝等,这些因素可促使胆管周围血管丛微血栓形成,引起胆管缺血性狭窄。③胆管免疫性损伤,如供受者 ABO 血型不相容、急慢性排斥、巨细胞病毒感染、自身免疫性肝炎或原发性硬化性胆管炎原发病复发等。胆管上皮细胞因富集 HLA 分子而成为免疫损伤靶位,反复免疫性损伤后胆管壁易纤维化而形成狭窄。此外,近年来肝移植后胆汁内疏水性胆汁酸损伤胆管上皮被认为可能参与非吻合口狭窄的发病。

胆管非吻合口狭窄发生率为 5%~15%,多见于术后 3~6 个月。术后 1 年内发生者多为胆管缺血所致,而 1 年后发生者多为免疫性损伤所致。临床表现为进行性加重的梗阻性黄疸,易继发反复胆道感染和胆石铸型,后期可发展为胆汁淤积性肝硬化乃至移植肝丢失。胆管狭窄部分可单发,也可能是多发,狭窄位置可在肝外胆管、肝内胆管或兼而有之。MRCP 或者 ERCP 影像学特征是胆管黏膜紊乱、管腔狭窄、近端胆管扩张,部分病例可呈"串珠样"改变。

高危患者出现梗阻性黄疸的临床和生化表现时,应警惕胆管非吻合口狭窄。首选超声检查,最为敏感和特异的非创伤性检查是 MRCP。ERCP 或 PTC 是确诊的"金标准",亦是主要治疗手段。

目前尚无统一的胆管非吻合口治疗方案,所以强调个体化原则。相对于吻合口并发症而言,非吻合口狭窄所需内镜或介入治疗次数更多、时间更长。内镜或介入治疗的成功率取决于狭窄程度、数量和位置。多数非吻合口狭窄发生于左右肝管分叉附近或肝外胆管处,因此超过 50% 的患者内镜或介入治疗有效。发生于肝内的狭窄者不仅难以进行球囊扩张和放置内支架,而且对内镜和介入治疗反应差。对于左右肝管分叉及远端发生狭窄且肝动脉通畅者,若内镜和介入治疗无效,可考虑胆肠 Roux-en-Y 吻合重建胆管。不过,内镜和介入治疗或手术重建胆管多数情况下仅能延长移植肝存活期,难以逆转病程发展,最终约 50% 的患者因反复胆管感染、胆汁淤积性肝硬化而死亡或接受再次肝移植。

因此,对胆管非吻合口狭窄重在预防。应尽可能避免上述致病因素,提高肝动脉吻合技术和术后积极抗凝、缩短供肝热缺血和冷缺血时间、避免使用高龄供肝、避免血型不相容肝移植、加强免疫抑制治疗、预防巨细胞病毒感染等。对于肝移植后早期肝动脉栓塞者,应紧急肝动脉重建或者再次移植,可避免后期发生非吻合口狭窄。

4. 胆管铸型综合征（biliary cast syndrome） 胆泥是黏液、胆红素钙和胆固醇的混合物,在胆管中与成石性物质结合可形成具有胆管形态的胆管铸型,若继续发展最终形成胆管结石。由于三者影像学特征相似,临床上统称为"胆管充盈缺损"。其发病机制不明,理论上凡可导致胆汁黏滞度上升或胆汁流速缓慢的因素都可能促成该类并发症。胆管缺血和狭窄是主要的高危因素,其他高危因素包括胆汁中胆固醇含量过高、胆肠 Roux-en-Y 吻合、胆道感染、放置胆管内支架。

其发生率为 2%~18%。胆泥和胆管铸型通常见于肝移植后第 1 年内,而胆管结石多见于第 1 年后。临床呈梗阻性黄疸表现,可合并反复胆道感染。多数患者合并胆管狭窄,但少数患者除"胆管充盈缺损"外无其他胆管异常。若"胆管充盈缺损"不能及早去除,移植肝脏多因胆汁淤积性肝硬化或严重的胆道感染而丢失。

肝脏超声和 CT 检查多难以早期发现"胆管充盈缺损",较为可靠的无创方法是 MRCP。ERCP 与 PTC 是诊断和治疗该类并发症的主要手段。

降低胆汁黏滞度、提高胆汁流速是预防该类并发症的基本原则。及早发现和处理胆管狭窄能有效预防该类并发症。早期发现和去除胆泥及胆管铸型,亦能避免其发展为胆管结石。对于胆泥量少且无胆管狭窄者,可首先口服熊去氧胆酸溶石治疗,据报道有效率可达 40%。溶石治疗无效者,1~2 次 ERCP 或 PTC 治疗如 Oddi 括约肌切开、碎石术和网篮取石术可基本清除异物。若合并胆管狭窄,应同时予以相应治疗以避免胆泥再生。若内镜和介入治疗无效,应考虑手术清除胆管异物并胆肠 Roux-en-Y 吻合重建胆管。对于广泛分布的"胆管充盈缺损",上述措施往往无效,应及早考虑再次肝移植。

5. Oddi 括约肌功能失调 发病基础是受者胆总管和 Oddi 括约肌因病肝切除而去神经化,使得胆管壁基底层压力上升、括约肌收缩,远端胆管管腔压力因此上升。仅见于供受者胆管端端吻合者,发生率为 3%~5%。一般见于术后 6 个月内。临床表现为轻度的梗阻性黄疸,胆管造影可见包括受者远端胆管在内的肝外胆管扩张而无任何狭窄,对比剂排入十二指肠亦明显延迟。确诊依赖 Oddi 括约肌测压法,但易引发胰腺炎等并发症,不建议常规应用。对于该类并发症的治疗,以往首选胆肠 Roux-en-Y 吻合,目前更倾向于 ERCP 下放置胆管内支架和 / 或 Oddi 括约肌切开,有效率接近 100%。

三、排斥反应

(一)肝移植免疫排斥机制

肝移植免疫排斥由天然免疫和获得性免疫两部分组成。天然免疫包括细胞成分(例如中性粒细胞、巨噬细胞、树突状细胞、自然杀伤细胞等)和分子成分(Toll 样受体、补体蛋白、趋化因子和细胞因子等)。获得性免疫为针对主要组织相容性复合物(MHC)产生的 T 细胞活化,包括直接识别和间接识别两种途径。

1. **天然免疫** 天然免疫发生迅速,具有有限的特异性,而无记忆性。肝移植手术创伤和缺血再灌注损伤均会触发天然免疫系统,导致补体激活。补体产生一系列下游效应将导致移植肝功能延迟恢复,并放大获得性免疫反应。例如补体可结合 B 细胞上的补体受体 CR2,从而活化 B 细胞;并能共刺激 T 细胞介导的急性排斥。补体还是 DC 细胞激活 T 细胞的必需成分,因为 DC 细胞自分泌的 C3 可以维持供者抗原的提呈。较其他实体器官移植,在肝移植免疫排斥中补体系统可能发挥更大的作用。因为 80% 补体 C3 是在肝脏合成,而且补体活化的三条途径均汇集到 C3。

2. **获得性免疫** 获得性免疫包括产生抗体的 B 细胞和 T 细胞,比天然免疫反应形成慢,但更具特异性,且有记忆性。供者 APC 细胞表面高密度移植肝 MHC 分子能直接激活受者 T 细胞(直接识别)。通过直接途径激活的 T 细胞反应会导致急性和慢性移植物损伤。

T 细胞也可以通过所谓的间接途径识别移植抗原(间接识别),即供者的移植细胞被受者 APC 所吞噬,结果使供者的蛋白质加工成抗原肽表达于受者 APC 表面。间接识别是移植器官内的主导效应途径。由于移植物是抗原肽的来源,刺激的延续时间可以和移植物存活时间一样长,因而间接识别主要引起慢性排斥。

(二)排斥反应诊断与治疗

1. **超急性排斥反应** 受者体内预存抗供者抗体和补体,超急性排斥在数小时内发生。例如术前输血、多次怀孕、ABO 不相容移植、异种移植或曾发生过排斥患者。典型的肝移植超急性排斥反应较少见。主要损伤血管内皮细胞,导致细胞和液体渗漏,血小板聚集堵塞微循环,阻断移植物的血液供应。

一旦发生超急性排斥反应,意味着移植失败,唯一有效的治疗手段是再次移植。

2. **急性排斥反应** 尽管使用免疫抑制剂,仍有约 60% 的患者至少发生一次急性排斥反应。急性排斥反应通常发生在术后第 1~6 周。排斥反应的早期临床表现包括发热、乏力、嗜睡、食欲不振、肝区压痛、腹水增加;胆汁引流可见胆汁变稀薄、色变浅、量减少;血液生化见胆红素升高、转氨酶和碱性磷酸酶升高,外周血和移植肝嗜酸性细胞及淋巴细胞增多。血清 neopterin(新蝶呤)、sIL-2 受体、鸟嘌呤脱氢酶、淀粉样蛋白 A 和 α-微球蛋白增加。经皮肝穿刺活检可确诊。临床一般使用弹射式组织活检枪,采取无负压快速切割技术(17m/s),进行肝包膜下穿刺。急性排斥组织学特征为汇管区炎细胞浸润、叶间胆管上皮异常、汇管区和 / 或中央静脉内膜炎。

如果诊断及时,治疗恰当,多数急性排斥反应可以逆转。轻到中度急性排斥反应则适当提高免疫抑制药物剂量即可,对于重度急性排斥反应方考虑激素冲击治疗,耐激素的急性排斥,考虑使用多克隆抗体抗淋巴细胞球蛋白(ALG)如 OKT3。

3. **慢性排斥反应** 大约 10% 的患者多次急性排斥后可发展为慢性排斥反应,亦称胆管消失综合征(vanishing bile duct sydrome,VBDS)。多在数月甚至数年内发生,与移植供受者间遗传差异以及应用免疫抑制剂有关。其临床表现为进行性胆汁淤积、胆红素增高、碱性磷酸酶升高,白蛋白和凝血酶原时间可正常。移植肝常增大变硬,但罕见门静脉高压。肝脏组织学特征是:叶间胆管破坏、进行性纤维增生、汇管区细胞浸润消失、第二和第三级肝动脉分支的进行性内膜和内膜下炎症出现,导致闭塞性动脉内膜炎。慢性排斥反应的机制目前尚不明了,可能包括免疫和非免疫性损伤多种因素。

慢性排斥反应免疫抑制剂治疗无效,胆管消失综合征几乎不可逆转,最终需要再次肝移植。

四、原发病复发

肝移植术后原发病复发主要包括乙型肝炎复发和肝癌复发,也可见丙型肝炎、自身免疫性肝病(autoimmune hepatitis, AIH)、原发性胆汁性肝硬化(PBC)和原发性硬化性胆管炎(PSC)复发。原发病复发会导致移植肝功能损害,最终出现肝功能衰竭,严重影响患者的生存质量和生存时间。肝移植术后定期复查,对于预防肝移植术后原发病复发,特别是病毒性肝炎和肝脏恶性肿瘤的复发具有十分重要的意义。

(一)乙型肝炎复发

在我国特殊肝病背景下,约80%肝移植受者为乙肝相关性终末期肝病患者。肝移植术后即使在规范抗病毒治疗下,仍然有5%~10%的乙肝相关性终末期肝病患者在接受肝移植后发生乙肝复发。乙肝复发是肝移植术后严重并发症之一,其会逐步发展为肝硬化,最终出现肝功能衰竭,导致移植肝功能丧失。因此肝移植后乙肝复发的早期预防、早期诊断和治疗具有重要的现实和指导意义。

1. 移植术后乙肝复发相关因素 大量的研究表明,肝移植后乙肝复发主要与下列因素有关:①移植前乙型肝炎病毒(HBV)的复制状态和复制水平,术前HBV DNA浓度越高,血液循环中残存的HBV病毒颗粒就会越多,则术后乙肝复发的机会也就越大;②肝炎病毒感染类型,伴发丙型肝炎病毒(HCV)感染患者复发率较高,伴发丁型肝炎病毒(HDV)感染患者复发率较低;③乙肝的分型,相对于慢性乙肝,暴发性乙肝移植后乙肝复发率更低、预后更好;④术后免疫抑制剂的使用,免疫抑制剂会降低机体免疫功能,从而有利于HBV复制和乙型肝炎的复发。因此在保证不出现器官排斥的前提下,应尽量减少免疫抑制剂的剂量。

2. 移植术后乙肝复发诊断 肝移植患者出现HBV再感染的时间不一而同,且表现各异,密切监测肝功能、定期复查乙型肝炎血清标志物和血清HBV DNA水平有助于早期发现乙肝复发。①发生HBV再感染,移植术后血清中乙型肝炎表面抗原(HBsAg)再次转阳;②患者临床表现为肝功能异常,同时有病毒性肝炎的症状与体征,但应注意排除引起肝功能异常的其他原因;③肝脏穿刺活检符合病毒性肝炎改变,同时进行乙型肝炎标志物(HBsAg、HBeAg)免疫组化检测。符合上述改变可诊断为移植术后乙肝复发。

3. 移植术后乙肝复发预防与治疗 肝移植术前乙肝复发的风险评估可帮助实现早期干预,如术前快速降低HBV DNA水平,及时使用恩替卡韦等方法使术后HBV复发率降低。同时,移植术后对肝移植受者进行乙肝疫苗注射也可增强受者对HBV的免疫能力,达到预防乙肝复发的效果。如果移植类型为活体肝移植,术前还可给供者注射疫苗以增强肝移植后机体的免疫反应。目前常用的抗病毒药物包括核苷类似药物、乙型肝炎免疫球蛋白和干扰素。

(1)核苷类似药物:核苷类似药物主要抑制HBV的复制,但容易产生多药耐药且停药后HBV容易复发。目前临床应用于抗乙肝病毒治疗的核苷类似药物主要包括拉米夫定、阿德福韦酯、替比夫定和恩替卡韦。拉米夫定、替比夫定和恩替卡韦都属于核苷类药物。拉米夫定为早期常用的抑制乙肝病毒复制的药物,其耐受性及安全性良好。阿德福韦酯属于无环腺嘌呤核苷酸类似物,与拉米夫定无交叉耐药位点。替比夫定是一种强效、特异抑制HBV复制的核苷类似物。恩替卡韦治疗效果最好,具有较高的基因耐药屏障,常为首选口服抗病毒药物。长期服用核苷类似药物,乙肝病毒极易发生变异从而产生耐药现象。因此有必要同时进行乙肝病毒株的变异检测,便于制定针对性的治疗方案(表15-6)。HBV载量高的等待肝移植患者应采用恩替卡韦、替诺福韦等强效、高耐药屏障核苷类似物。

(2)乙型肝炎免疫球蛋白(hepatitis B immunoglobulin, HBIG):自20世纪90年代以来,HBIG便被应用于肝移植术后乙肝复发的防治。HBIG可以中和HBV颗粒并能激活补体系统,增强体液免疫。但现有研究结果表明术后单独使用HBIG预防乙肝复发效果不佳,而HBIG和抗病毒药物合用,提升乙型肝炎表面抗体(HBsAb)水平的同时可使乙肝复发的概率降至5%以下。因其价格昂贵,使用HBIG的剂量与疗程因不同治疗

表 15-6　乙型肝炎抗病毒耐药变异位点及交叉耐药模式

耐药变异位点	LAM	阿德福韦	LdT	ETV	替诺福韦
未突变	S	S	S	S	S
M204I/V	R	S	R	I	S
N236T	S	R	S	S	I
A181T/V	R	R	R	S	I
A181T/V+236T	R	R	R	S	R
L181M+M204V/I	R	S	R	R	S

注：I，中等敏感；R，耐药；S，敏感；LAM，拉米夫定；LdT，替比夫定；ETV，恩替卡韦

中心而异。一般采取 HBIG 同时配合口服核苷类药物降低移植术后乙肝复发的治疗策略。但也有越来越多的研究认为，在新型抗病毒药物规范治疗的前提下，不联用 HBIG 同样可以有效预防移植术后乙肝复发。

（3）干扰素（interferon，IFN）：干扰素抗乙肝病毒的作用机制为促进机体的抗病毒免疫。相对于核苷类似物，其疗效较低，增加剂量和延长疗程似乎可提高免疫应答，但不良反应也会随之增多，会引起骨髓抑制或诱发自身免疫性疾病和导致中性粒细胞减少等副作用。

肝移植术后乙肝复发涉及多种因素，不同个体间存在较大差异。可单用核苷类似物，也可联合用药，具体选用哪一类药物治疗或何种治疗方案，应根据患者的具体情况，综合考虑疗效、安全性和性价比制定合理的个性化治疗方案。坚持长期抗病毒治疗的同时，注意定期检查 HBV 变异情况，发生耐药后及时更改抗病毒治疗方案。

（二）肝癌复发

肝移植是中晚期肝癌患者的有效治疗手段。对于小肝癌，肝移植的预后甚至高于一般的肝癌根治性切除。但是肝癌肝移植术后肿瘤的复发和转移严重制约了肝移植的治疗效果，是影响受者长期生存率的最主要原因。

1. 移植术后肝癌复发类型　肝移植术后肿瘤复发和转移的主要原因可能为术前肝癌侵犯门静脉系统微小癌栓脱落或体内残存的循环癌细胞引起血行性肝内或肝外播散。可分为肝内复发和肝癌远处转移。其中远处转移又包括肺转移、骨转移和全身多脏器转移等。

2. 移植术后肝癌复发相关因素　肝移植术后肿瘤复发主要与下列因素有关：①原发肿瘤的生物学特性，肝癌结节直径、微血管侵犯和大血管浸润均为影响移植术后肝癌复发的重要因素；②移植术后抗 HBV 规范化治疗，对于移植前存在 HBV 感染的受者，术后接受核苷类似物治疗，可有效减小 HCC 复发风险；③免疫抑制剂应用，肝移植术后受者长期服用免疫抑制剂，机体抵抗力减弱，也会促使微转移的肿瘤迅速生长，从而导致肿瘤移植术后的复发。

适度的肝癌肝移植受者准入标准无疑可有效降低移植术后肝癌的复发率。目前国际上常用的移植标准有 Milan 标准、UCSF 标准、匹兹堡改良 TNM 标准和杭州标准。杭州标准在考虑了影响预后的多个危险因素的基础上安全地拓展了 Milan 标准，不仅更多的肝细胞癌患者能接受肝移植治疗，且取得了和符合 Milan 标准患者相似的长期生存率。

3. 移植术后肝癌复发诊断　移植术后肝癌复发由于临床症状不明显而难以早期诊断，甚至许多患者在术后出现 AFP 升高后的很长时间内，影像学检查均无法发现肿瘤复发的病灶和部位。移植术后肝癌复发的诊断主要依靠血清 AFP 检测、影像学检查和患者临床表现。研究表明肝移植术后肝癌复发情况与术前血清 AFP 水平密切相关。术前 AFP 水平 >400ng/ml 的肝癌肝移植患者术后复发率明显高于 AFP<400ng/ml 的患者。术后血清 AFP 水平未能在 2 个月内降至正常水平者复发率显著高于术后 2 个月内恢复正常者。因此，移植后血清 AFP 的动态变化对预测 HCC 复发有重要价值。对于 AFP 阴性的肝癌患者，肝移植术后更应进行常规随访，应重视其他辅助检查，包括超声和 CT 等，以便早期发现复发病灶，进行及时有效的治疗。

4. 移植术后肝癌复发治疗 目前尚无有效的可预防肝移植术后肝癌复发的系统性治疗手段,到目前为止,肝移植术后复发肝癌的治疗也无统一的标准,临床应用的方法也较多。肝移植术后复发肝癌的治疗手段主要包括:外科治疗、TACE、RFA 和分子靶向治疗等。外科治疗应是目前移植术后复发性肝癌的首选治疗手段。选择合适病例行复发灶手术切除可最大限度地改善预后。但是并非所有的移植术后转移性肝癌均适合手术切除。更加积极的治疗手段如 TACE 和 RFA 等可有效应用于肝移植术后肝癌的移植肝复发,但对于远处转移灶的治疗往往无能为力。索拉非尼(sorafenib)作为肝癌分子靶向治疗药物,也可有效抑制肿瘤血管生成和肿瘤生长。新近应用的 PD-1 抑制剂,包括 PD-1 抗体和 PD-L1 抗体,是一类免疫治疗的新药,主要阻断 PD-1 和 PD-L1 之间的相互作用发挥抗肿瘤作用。因为肝移植患者在使用 PD-1 抑制剂时会出现急性排斥反应,故要经专科医生评估后慎重使用。

5. 移植术后肝癌复发标志物研究进展 移植术后肝癌复发分子标志物的发现与鉴定是极其重要的研究方向和研究热点。肝癌肝移植预后分子标志物的发现和鉴定,有助于筛选移植术后肝癌复发高危患者并给予及早有效的干预。但目前针对肝移植后肝癌复发的早期预测仍然缺乏敏感特异的标志物。较高的血清 C 反应蛋白水平(CRP≥1mg/L)被认为与肝癌肝移植术后肿瘤复发密切相关。磷脂酰肌醇蛋白聚糖 3(GPC3)的过度表达可用于肝癌患者肝移植术后肝癌复发的风险预测。系统性炎症标志物,如中性粒细胞和淋巴细胞比例,也可作为肝癌患者肝移植术后重要的预后预测指标。最近在许多研究中发现长链非编码 RNA(lncRNA)与肿瘤的转移及复发密切相关,有文献显示,长链非编码 RNA HOTAIR(同源基因转录反义 RNA)的表达水平增高会增加移植后肿瘤复发的风险,因此,检测患者体内 HOTAIR 的表达水平可以作为预测肝癌患者肝移植术后复发的标志物。要实现已有候选分子标志物到临床工作实际应用的转化,还需积极开展多中心大样本的临床验证与评估。

(三)其他原发病复发

1. 丙型肝炎复发 丙肝患者肝移植术后丙肝复发率很高,肝移植后第 1 年 50%~80% 患者会出现丙肝复发。丙肝复发主要取决于移植术前 HCV 基因型、病毒载量和术后免疫抑制剂的应用。移植后血清转氨酶升高,HCV RNA 呈阳性且组织学活检证实有肝炎表现可视为丙肝复发。聚乙二醇干扰素联合利巴韦林是过去治疗丙型肝炎的标准治疗方案,WTO 也不再推荐使用替拉瑞韦和波普瑞韦这两种药物。目前针对 HCV 生活周期中病毒蛋白靶向特异性治疗的许多小分子化合物的研究得到了迅速发展,这些药物被统一命名为直接抗病毒药物(direct-acting antivirals,DAAs),包括非结构蛋白(non-structural,NS)3/4A 蛋白酶抑制剂、NS5A 蛋白抑制剂和 NS5B 聚合酶抑制剂等。主要通过检测 HCV RNA 监测疗效。

2. 自身免疫性肝病(AIH)复发 AIH 肝移植术后复发较为常见,有研究报道其复发率为 41%,但 AIH 复发率因免疫抑制剂应用方案和随访期不同而报道不一。AIH 复发的危险因素主要包括原发病的类型、严重程度和免疫抑制剂的使用。移植术后 AIH 复发诊断主要依靠临床症状、免疫血清学自身抗体检查和肝脏组织活检。组织学可表现为肝组织淋巴细胞或浆细胞浸润。AIH 患者肝移植后需要较强的免疫抑制,单独应用糖皮质激素或联合硫唑嘌呤治疗是目前 AIH 的标准治疗方案。

3. 原发性胆汁性肝硬变(PBC)复发 移植术后 PBC 复发率较低,文献报告的复发率为 10.9%~35%。术后 5 年生存率可达到 80%,而且有些患者终身不会复发。移植术后 PBC 复发主要应与术后排斥反应相鉴别,其复发诊断主要依靠肝脏活组织病理学检查,常表现为存在明显的胆管损害或破坏性淋巴细胞性胆管炎伴密集的门脉浸润。术后 PBC 复发患者可采用 Tac+MMF+激素的三联免疫抑制方案,并加用熊去氧胆酸进行利胆治疗。

4. 原发性硬化性胆管炎(PSC)复发 肝移植术后患者 1 年、5 年和 10 年的无 PSC 复发生存率可达到 100%、95% 和 95%。受者年龄、性别、术中缺血时间、巨细胞病毒感染和急性排斥反应均为移植术后 PSC 复发的高危因素。还有研究指出,移植术前或术中接受结肠切除术的患者比移植术后接受或从未接受结肠切除术的患者,PSC 的复发率相对较低。其诊断主要依靠病理诊断和肝内胆管影像检查。肝脏活检可发现纤维性胆管炎和/或纤维化闭塞、胆汁性肝硬化。对于移植术后复发的 PSC,目前还缺乏特异性的治疗手段。熊去氧胆酸治疗可改善硬化性胆管炎临床症状。

5. 酒精性肝病(alcoholic liver disease, ALD)复发

目前欧美等西方发达国家的肝移植患者中酒精性肝病所占比率逐年上升。现有报道中患者术后 ALD 复发率差异较大,波动于 10%~70%。移植术后的酒精依赖被认为是影响患者长期生存的主要危险因素。其复发诊断主要依靠病史、血生化、影像学表现及肝脏组织活检。组织学变化主要表现为肝细胞明显肿胀呈气球样变,以小结节性肝硬化为主,少数混有大结节。预防酒精性肝病复发的主要手段是戒酒及营养支持。近期也有研究表明,移植术后医疗团队对患者的密切随访及心理支持可有效减少 ALD 复发,提高患者生存率。

五、代谢异常等其他并发症

代谢病与免疫抑制剂,心血管疾病、肾病和感染等并发症关系密切,是肝移植受者远期死亡的主要原因之一,近年来逐渐得到重视。综合国内外研究结果,肝移植术后代谢病的发病率为 50%~60%,其中糖尿病发病率为 10%~64%,高血压病为 40%~85%,高脂血症为 40%~66%。

随着肝移植术后时间的延长,代谢病发病率也逐渐升高。术前基础疾病、肥胖、高龄和供者基因多态性等均是肝移植术后发生代谢病的危险因素。而免疫抑制剂与代谢病的关系也早已得到公认,长期免疫抑制剂治疗是导致代谢病的重要原因之一。糖皮质激素、钙调磷酸酶抑制剂、哺乳动物雷帕霉素靶蛋白抑制剂(mTORi)等药物均可在不同程度上导致肝移植术后糖尿病、高血压病和高脂血症的发生。

(一)移植受者代谢病的防治

1. 糖尿病的防治 改变生活方式、调整免疫抑制方案和正确使用降糖药物。目标糖化血红蛋白水平 <7.0%。糖尿病高风险肝移植受者应早期撤除激素,使用含 MMF 的联合用药方案,他克莫司更换为环孢素是可行的。肝移植术前已存在糖尿病的受者,需谨慎使用他克莫司,并严密监测血糖指标。

2. 高血压病的防治 肝移植术后高血压病应通过改变生活方式、调整免疫抑制方案,以及合理应用降压药物治疗。目标血压水平 <130/80mmHg。糖皮质激素最小化及 CNI 减量方案有助于减少肝移植术后高血压病的发生。钙通道阻滞剂、ACEI 和 ARB 应作为一线降压药物。ACEI 和 ARB 适合存在蛋白尿的肝移植受者。

3. 高脂血症的防治 高脂血症是指血液中总胆固醇(total cholesterol, Tc)、甘油三酯(triglyceride, TG)、低密度脂蛋白胆固醇(low density lipoprotein cholesterol, LDL-C)含量超过正常标准,或高密度脂蛋白胆固醇(high density lipoprotein cholesterol, HDL-C)含量低于正常标准。肝移植术后使用免疫抑制剂是致高脂血症的主要因素,尤其是 mTORi、CNI 以及糖皮质激素的使用。肝移植术后高脂血症的治疗包括改变生活方式和饮食习惯、调整免疫抑制方案和合理使用降血脂药物,目标 LDL-C 水平 <100mg/dl。肝移植术前已存在高脂血症或术后发生高脂血症的受者,需谨慎使用 mTORi。高胆固醇血症药物治疗首选他汀类,单纯高甘油三酯血症首选鱼油,需注意药物不良反应。

(二)肝移植受者代谢病的监测

肝移植术后需将血糖、血压和血脂等代谢指标作为常规随访监测的项目。对已诊断糖尿病、高血压病或高脂血症的肝移植受者,除上述基础监测项目外,还需根据情况进一步进行心电图、24 小时动态血压、冠状动脉 CT 血管造影、颈动脉 B 超、尿蛋白和检眼镜等检查。这些针对靶器官功能的检查,可及时发现和诊断代谢病可能继发的心脑血管疾病、慢性肾病和视网膜病变,从而改善肝移植受者的长期生存。

───── 扩展阅读 ─────

肝移植术后乙型肝炎复发预测模型（model for evaluating the risk of hepatitis B recurrence，MERB）

乙型肝炎复发是影响肝移植受者长期生存的重要危险因素，因此肝移植术前进行乙肝复发的风险评估十分必要，可实行早期干预，如术前快速降低 HBV DNA 水平，及时联合使用阿德福韦等方法使术后 HBV 复发率降低。有研究学者对接受肝移植的 185 例乙肝相关终末期肝病患者的术前检查、治疗方案和术后复发情况进行综合分析后建立了肝移植术后乙型肝炎复发预测模型（MERB 评分）。该评估模型的主要参数包括移植术前肝癌的有无、移植前血清 HBV DNA 水平和移植术前抗病毒治疗的有无。其计算公式为：HBV 复发风险 $=-4.378+1.493 \times HCC+1.286 \times DNA-2.426 \times AVT$（移植术前存在肝癌，1；移植术前不存在肝癌，0；移植术前血清 HBV DNA$\geq 10^5$ 拷贝 /ml，2；$10^5 >$ 移植术前血清 HBV DNA$\geq 10^3$ 拷贝 /ml，1；移植术前血清 HBV DNA$<10^3$ 拷贝 /ml，0；术前接受抗病毒治疗，1；术前未接受抗病毒治疗，0）。其最佳临界分值为 -2.8，当受者评分 >-2.8 时，肝移植受者为 HBV 复发高危状态，其 1 年、2 年、3 年复发率分别为 1.8%、12.3% 和 6.1%，当受者评分 ≤ -2.8 时，肝移植受者为 HBV 复发低危状态，其 1 年、2 年、3 年复发率分别为 0、2.1% 和 2.1%。MERB 评分在预测肝移植术后乙型肝炎的复发方面具有高度特异性（72.2%）和敏感性（87.5%）。

───── 结　语 ─────

肝移植术后并发症发生在肝移植手术后的各个时间段，涉及全身各个系统，应该认真分析和研究各种并发症的特征，做到早发现、早诊断、早治疗，同时对于各种时间段易发生的并发症应针对发病原因加强预防，最大限度地提高移植肝和受者的存活率。

（彭志海　郭文治）

参 考 文 献

［1］Kim WR, Lake JR, Smith JM, et al. OPTN/SRTR 2017 annual data report：liver. Am J Transplant, 2019, 19（Suppl 2）：184-283.

［2］Adam R, Karam V, Cailliez V, et al. 2018 annual report of the European liver transplant registry（ELTR）-50-year evolution of liver transplantation. Transpl Int, 2018, 31（12）：1293-1317.

［3］中国肝移植注册中心, 国家肝脏移植医疗质量控制中心 . 2018 中国肝脏移植医疗质量报告 . 中国肝移植注册中心, 2018.

［4］Zheng SS, Xu X, Wu J, et al. Liver transplantation for hepatocellular carcinoma：hangzhou experiences. Transplantation, 2008, 85：1726-1732.

［5］Xu X, Tu Z, Wang B, et al. A novel model for evaluating the risk of hepatitis B recurrence after liver transplantation. Liver Int, 2011, 31（10）：1477-1484.

［6］Ahmed, Keeffe EB. Current indications and contraindications for liver transplantation. Clinics in Liver Disease, 2007, 11（2）：227-247.

［7］Lee WM. Etiologies of acute liver failure. Semin Liver Dis, 2008, 28（2）：142-152.

［8］Marudanayagam R, Shanmugam V, Gunson B, et al. Aetiology and outcome of acute liver failure. HPB（Oxford）, 2009, 11（5）：429-434.

［9］Fink SA, Brown RS. Current indications, contraindications, delisting criteria, and timing for liver transplantation.// Busuttil RW, Klintmalm GB, Liver Transplantation. 2nd ed, New York：Elsevier, 2009.

［10］Younossi ZM. Current management of nonalcoholic fatty liver disease and non-alcoholic steatohepatitis. Aliment Pharmacol Ther, 2008, 28（1）：2-12.

［11］DiMartini A, Day N, Dew MA, et al. Alcohol consumption patterns and predictors of use following liver transplantation for alcoholic liver disease. Liver Transplantation, 2006, 12（5）：813-820.

［12］Cardoso L, Moreira LFP, Pinto MA, et al. Domino

hepatocyte transplantation: a therapeutic alternative for the treatment of acute liver failure. Can J Gastroenterol Hepatol, 2018, 2018: 2593745.

[13] Geyer ED, Burrier C, Tumin D, et al. Outcomes of domino liver transplantation compared to deceased donor liver transplantation: a propensity-matching approach. Transpl Int, 2018, 31 (11): 1200-1206.

[14] De la Serna S, Llado L, Ramos E, et al. Technical options for outflow reconstruction in domino liver transplantation: a single European center experience. Liver Transpl, 2015, 21 (8): 1051-1055.

[15] Kasahara M, Sakamoto S, Horikawa R, et al. Auxiliary partial orthotopic liver transplantation for noncirrhotic metabolic liver disease: reigniting interest in an old but new technique. Liver Transplantation, 2019, 25 (1): 12-13.

[16] Wang SF, Chen XP Chen ZS, et al. Left lobe auxiliary liver transplantation for end-stage hepatitis B liver cirrhosis. Am J Transplant, 2017, 17 (6): 1606-1612.

[17] Navarro-Alvarez N, Machaidze Z, Schuetz C, et al. Xenogeneic Heterotopic Auxiliary Liver transplantation (XHALT) promotes native liver regeneration in a post-hepatectomy liver failure model. PLoS One, 2018, 13 (11): e0207272.

[18] 窦科峰, 张水军. 特殊类型的肝移植 – 血型不相容肝移植. // 刘永锋, 郑树森. 器官移植学. 北京: 人民卫生出版社, 2014: 262-264.

[19] 中国肝移植注册. 1980—2010 年中国肝移植总体情况. 中华移植杂志(电子版), 2011, 5 (4): 267-269.

[20] Kitchens WH. Domino liver transplantation: indications, techniques, and outcomes. Transplantation Reviews, 2011, 25 (4): 167-177.

[21] 黄洁夫. 中国肝移植. 北京: 人民卫生出版社, 2008.

第十六章　心脏移植

学习目标

1. 掌握心脏移植的适应证、禁忌证和手术时机
2. 了解供心的评估和选择
3. 了解心脏移植手术的术式和各自的优缺点
4. 了解心脏移植术后早期管理目标
5. 了解移植心脏排斥反应的诊断与治疗
6. 了解心脏移植短期和中长期并发症的处理

心力衰竭（简称心衰）是一种进行性疾病，目前已经影响到约 500 万中国人。据最新估计，其中 5%~10% 的患者已经进入终末期，即心衰 D 期。这些患者不但生活质量极差，而且死亡率高。心脏移植一直是大多数 D 期心衰患者改善生存和生活质量的最有效治疗手段。

第一节　概　述

1967 年，南非医生 Christian Barnard 成功实施了全球第一例心脏移植手术。但在早期阶段（1975—1981 年）心脏移植 3 年生存率仅为 40%，自 20 世纪 80 年代，随着 CsA 问世，心脏移植长期生存率得到了明显的改善。据国际心肺移植协会（the International Society for Heart and Lung Transplantation, ISHLT）统计 2009—2015 年全球心脏移植 1 年和 5 年生存率分别达到 85.0% 和 73.7%；1982—2005 年各种心脏移植病因的患者中位生存时间分别为先天性心脏病 15 年，非缺血性心脏病 11.9 年，瓣膜病 11.0 年，缺血性心脏病 9.6 年。目前全世界心脏移植的数量稳定在每年 4 500 例左右，没有进一步提升，主要原因是捐献心脏的数量受限。

2015 年以来，我国心脏移植手术取得长足发展，根据中国心脏移植注册登记的数据显示，2015—2017 年我国心脏移植例数稳定增长，从 2015 年的 289 例发展到 2017 年的 446 例，现居世界第 3 位。目前国内最大的心脏移植中心每年完成心脏移植 90 例左右。国内单中心总数最大量的中国医学科院阜外医院 800 余例心脏移植受者的统计显示：1 年、3 年、5 年和 10 年的生存率分别是 93.8%、90.3%、85.2%、78.6%、72.7%；中长期生产率分别高于 ISHLT 报告的同期平均生存率 10%~15%。在心脏移植的病因方面，我国和亚洲多年来均是心肌病占比显著高于冠心病。

（胡盛寿）

第二节　心脏移植适应证和禁忌证

随着心脏移植患者生存率的提高，国内越来越多的患者愿意及时进入心脏移植的准备阶段。非卧床的心衰患者进入到终末期心衰阶段通常表现为一个隐匿的过程，因此由专科医生进行随访，及时发现一些影响心脏移植术后生存的术前危险

因素（如肺动脉高压和肾功能不全等），适时进行心脏移植术前评估对提高心脏移植术后近期和远期生存率至关重要。

心脏移植的选择通常根据心脏移植获益（入选标准或适应证标准）和面临的死亡风险（禁忌证或相对禁忌证标准）两个方面决定。临床上，这两方面有所重叠。经过多年来心脏移植临床经验的积累，虽然绝对和相对排除标准已经不像以前那样严格，但是各种合并症（如严重肾功能不全或肺动脉高压）和负面社会心理因素等，仍然导致围手术期风险增加或长期生存率降低。

一、心脏移植适应证与手术时机

（一）心脏移植适应证

心脏移植总的适应证是终末期心脏病，并且估计心脏移植后预期生存时间长于不接受移植的生存时间。

1. 心源性休克、对静脉正性肌力药物依赖或对机械辅助装置依赖（包括主动脉内球囊反搏装置和心室辅助装置）的患者是目前最明确的适应证。这些患者虽然最有可能通过移植获益，但同时术前和手术死亡的风险也很高。一项对西班牙15个中心704例紧急心脏移植患者的研究显示，心源性休克或心衰急剧恶化植入机械辅助装置过渡至心脏移植患者的院内死亡率分别为43%和27%；依赖静脉正性肌力药和休息时间有心衰症状而植入机械辅助装置患者的院内死亡率为18%；后者明显低于术前病情危重的前两组患者（$p<0.001$）。国际心肺移植协会（ISHLT）的年报显示，ECMO过渡至心脏移植患者的围手术期生存率如图16-1。

2. 持续心功能Ⅲ~Ⅳ级（NYHA分级），虽然经过最佳药物治疗，但症状改善不明显；建议应用心肺运动试验、西雅图评分和心力衰竭评分来评估心衰患者的预后，决定患者是否需心脏移植。文献报道，最大氧耗量10ml/（kg·min）时发生无氧代谢患者2年生存率为69%，是心脏移植的绝对适应证。因可耐受β受体阻滞剂的患者生存率提高，入选指征由 <14ml/（kg·min）变为 <12ml/（kg·min）（或小于55%预计值），可以接受为相对适应证。最大氧耗量在 >14ml/（kg·min），文献报道1年生存率 >90%，不应该是心脏移植适应证。

3. 反复发作的药物治疗效果不佳的难治性心绞痛，并且无法进行内、外科冠状动脉成形术治疗，且估计短期预后差。

4. 反复发作危及生命的心律失常，对药物治疗，导管消融和/或植入除颤起搏器治疗无效。

在临床实践中，心脏移植的适应证主要是终末期心力衰竭，不可逆的心律失常和严重心绞痛需要心脏移植的比例低于5%。

（二）再次心脏移植指征

1. 存在至少中度移植心脏收缩功能障碍和/或严重的舒张功能障碍和至少中度心脏移植后血管病（cardiac allograft vasculopathy，CAV）的儿童有再次心脏移植的指征。

2. 对内、外科治疗反应差的严重CAV和有症状的心衰或缺血的成人；非急性排斥反应所致的移植心脏功能不全和症状性心衰的成人；严重CAV，但移植心脏功能正常的儿童。

3. 严重的CAV合并无症状的中至重度左室功能不全，且对内、外科治疗反应差的成人。

4. 由于急性排斥反应导致的移植心脏功能

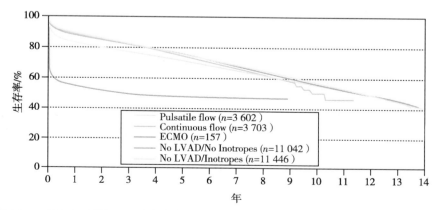

图16-1 ECMO过渡至心脏移植术后早期死亡率高于未使用和使用左心辅助装置患者

衰竭或在第一次移植 6 个月内发生血流动力学不稳定的患者一般认为不适宜进行再次移植。

（三）评估

心脏移植的目的是延长寿命,提高整体生活质量。尽管有许多的预后评估因子和多个评分系统可以用于发病率和死亡率的预测,但就个体而言,尚无一个独立的临床预后计算方法能正确判定哪些高危患者若不进行心脏移植,将在短期内死亡。如何确定非卧床心衰患者的风险一直存在争议。2010 年,美国心脏病协会（AHA）为此制定了心脏移植患者筛选流程指南（图 16-2,图 16-3）。

考虑患者是否需要心脏移植首先需要评价是否确属药物、手术和心肌再同步化治疗无效。心脏移植的适应证绝不能仅仅是因为有过严重心衰发作或仅孤立地解读射血分数。在移植前,所有患者（除休克或对静脉正性肌力药物依赖外）均应该是使用 β 受体阻滞剂禁忌或试验治疗失败的患者。临床上的确可以见到个别已确定为心脏移植的患者,先前曾经尝试应用 β 受体阻滞剂失败,但仍有可能在严密监控下逐渐加量,直至目标剂量,随后安全地从"等待名单"中去除。进行初步评估时,首先需要寻找有无潜在的、可逆转心衰的因素存在;同时还应该评估目前是否已经对心衰进行了规范的治疗。

对缺血性心肌病存活心肌的识别是确定能否进行冠脉再血管化的关键。目前常用的方法主要包括:①核素心肌显像,A. 正电子发射断层显像（PET）,用于检测存活心肌的糖代谢;B. 铊-201 单光子断层显像和锝-99m 甲氧基异丁异腈用于检测存活心肌细胞膜的完整性。②超声心动图药物负荷试验用以检测存活心肌收缩功能储备,包括小剂量多巴酚丁胺单用及合用硝酸酯负荷二维超声心动图试验。③磁共振技术发展迅速,且有较高的空间分辨率和较快的成像速度,可以从形态灌注,甚至代谢水平（频谱）等对目标心肌进行存活性准确评价。

对于心脏射血分数严重减低的瓣膜性心脏病"无法手术"的患者,只要治疗后有稳定或改善机会,仍应该先考虑有无行血管成形术和/或瓣膜手术的可能。这类高风险的外科手术应该在有移植中心的医院进行,以便必要时可进行心室辅助装置治疗或直接进行心脏移植术。

心律失常的处理应该予以重视。房颤患者应该控制室率和/或恢复窦性心律。同样,室性心律失常的治疗应该考虑植入除颤起搏器和/或抗心律失常药物治疗和/或导管射频消融治疗。宽 QRS 患者应考虑植入心肌再同步起搏器。需注意患者若存在酗酒、使用毒品、服用有水钠潴留作

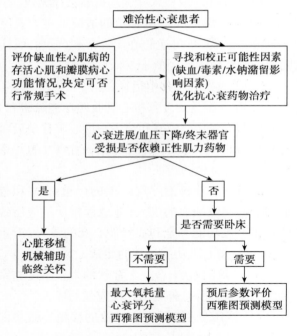

图 16-2 心脏移植患者筛选流程 A

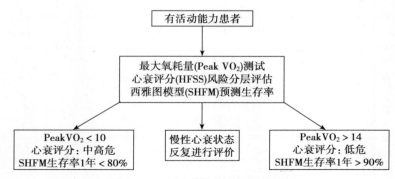

图 16-3 心脏移植患者筛选流程 B

用的药物（如非甾体抗炎药），应该停止使用。最优化的治疗包括上调血管活性药和利尿剂剂量，进行标准的抗心衰药物治疗，根据适应证使用双心室起搏器治疗。如果病情允许，可以经几个月的规范治疗后观察治疗效果。如果患者不存在可逆的因素，且已经接受了最佳治疗，仍然处于ⅢB/Ⅳ级心功能，就应该开始进入进一步的心脏移植评价程序。如果患者在此期间发生心源性休克，或静脉血管活性药因为低血压、终末器官功能障碍或症状严重不允许加量，那么只能选择心脏移植、机械辅助支持或姑息治疗。对于不依赖正性肌力药物的患者，要求收集一些预后评估所需的参数，包括心肺运动试验中的最大氧耗量，以及进行西雅图评分（SHFM）和心力衰竭生存评分（HFSS）所需的各项指标。

心脏移植团队中的循环内科医生负责尽可能维持等待移植的患者处于最佳健康状态。在加强心衰患者的管理上，密切随访和早期住院观察可以降低病情恶化造成的移植手术风险。等待移植的患者，经常会发生病情恶化，以致依赖静脉正性肌力药物和β受体阻滞剂治疗无效。心脏移植患者术前肺动脉平均压是影响术后1年存活的主要危险因素。Mancini等建议肺血管阻力持续增高的患者除了接受静脉抗心衰药物治疗外，应该考虑持续静脉应用磷酸二酯酶抑制剂（米力农）联合或不联合肺血管扩张剂，并根据一系列右心导管或Swan-Ganz导管检查的数据调整药物剂量。如仍为持续性肺动脉高压，可以考虑应用主动脉球囊反搏或心室辅助装置卸负荷。因为肝肾功能不全可增加机械辅助手术风险并影响心脏移植术后长期存活，因此静脉正性肌力药物依赖的患者，在出现严重肝肾功能不全前，即应尽早考虑应用机械循环辅助。

进入等待名单的非卧床型心衰患者每3~6个月应重复运动代谢测试和用常规右心导管或Swan-Ganz导管行"危险分层"，以便发现有极高恶化风险患者，并在产生固定性肺动脉高压或高风险肺动脉压前进行积极治疗。同时某些病情改善患者可以从等待名单上去除。

二、心脏移植的禁忌证

大多数移植禁忌证常常被分为"绝对"和"相对"（表16-1）。但是，即便不是全部，至少一

表 16-1　心脏移植禁忌证 [*]

绝对禁忌证

存在系统性疾病，预计生存期<2年，包括5年内活动的/近期发现实体器官/血液系统的恶性肿瘤（白血病，PSA持续增高的低度恶性前列腺肿瘤）

频繁机会性感染的AIDS

活动性系统性红斑狼疮，结节病或淀粉样变性累及全身多系统

不可恢复的肝、肾功能衰竭，而无法联合移植的患者

明确的阻塞性肺疾病（FEV_1<1L/min）

固定的肺动脉高压
　　肺动脉收缩压>60mmHg
　　平均跨肺动脉压力梯度>15mmHg
　　肺血管阻力>6Wood单位

相对禁忌证

年龄>72岁

活动性感染（心室辅助装置导致的器械相关性感染除外）

活动性消化性溃疡

严重糖尿病伴有终末器官损伤（糖尿病肾病，糖尿病神经病变/视网膜病变）

严重外周血管/中枢血管疾病，不能介入/手术治疗的外周血管疾病

有症状的颈动脉狭窄；踝臂指数<0.7；未矫正的腹主动脉瘤>6cm

病理性肥胖（体重指数>35kg/m²）或者恶病质（体重指数<18kg/m²）

肌酐>2.5mg/dl，或者肌酐清除率<25ml/min（心肾联合移植）

胆红素>2.5mg/dl，血清转氨酶增高3倍以上，未使用华法林时INR>1.5

严重肺功能不全，FEV_1<正常值的40%

6~8周内发生的肺梗死

难以控制的高血压

不可逆的神经或者神经肌肉疾病

活动性精神疾病/社会心理的不利因素

6个月内药物、烟草或者酒精滥用史

100天内有肝素诱导的血小板减少史

[*]2006年国际心肺移植学会（ISHLT）指南：入选心脏移植候选者的标准

部分所谓的禁忌证在个案中已经被成功打破。因此将这些排除标准称为"相对"禁忌证更合理。候选者的入选资格是由心衰专家委员会和移植专家在仔细衡量风险和获益后决定的。国外心脏移植伦理委员会成员通常包括：心内科医生、心外科医生、麻醉科医生、社会工作者、移植专业护士、心理医生、精神病医生和伦理学家。

结　语

目前,心脏移植是治疗终末期心脏病的最有效方法。术后患者生活质量可得到很大程度改善,生存期明显延长。但与肝肾移植相比,全国除几个大型中心以外,大多数中心移植例数较少。制约我国心脏移植发展的主要原因是各中心未形成强有力的心脏移植团队支持术前心衰患者的生存评估和影响心脏移植术后生存的危险因素的控制,致使大部分心力衰竭患者未在合适的时机得到心脏移植的治疗。全国范围的心血管专业医生掌握心脏移植适应证和禁忌证,熟悉心脏移植术前评估流程,对我国心脏移植整体数量的提升具有重大意义。

（胡盛寿）

第三节　心脏移植手术

目前主要有 3 种心脏移植术式。原位心脏移植采取标准法（双房吻合）和双腔法（双腔静脉吻合）。异位心脏移植采取"背驮式"。由于传统的双房法可导致三尖瓣反流进行性加重、窦房结功能不全和房性心律失常,已经逐渐被双腔法所替代。

一、标准法原位心脏移植术式

（一）手术步骤

1. **受者准备**　除心脏手术的常规准备以外,在麻醉诱导后,一般经左颈内静脉放置大口径三腔静脉导管。右颈内静脉应尽可能不进行操作,以备将来心内膜心肌活检（endomyocardial biopsy，EMB）所需。气管插管后,经食管放入超声心动图探头,为供者心脏复跳之后监测心腔内

排气和评估心脏功能做准备。正中切口开胸显露心脏。当供者心脏即将到来时,游离上、下腔静脉及升主动脉并插管建立体外循环。余下的时间充分游离毗邻组织。阻断升主动脉并切除心脏,修剪左、右心房成套袖状,并游离大血管近端（图 16-4）。应精确游离大血管间隙以便于大血管之间的吻合。

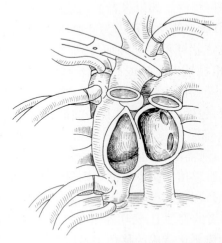

图 16-4　完整切除受体心脏为标准法
原位心脏移植术做准备

2. **供心修整**　将供者心脏从贮藏罐中取出,并将内袋中的液体送培养。在左、右肺动脉分叉后方游离左房顶,如不需额外的肺动脉血管重建,游离主动脉及肺动脉间隔至左、右肺动脉分叉近端即可。修剪左房肺静脉开口成套袖状（图 16-5）。通过下腔静脉切口并延长至右心耳基底部,切线长度大约与房室间沟和界沟等长（图 16-6）。

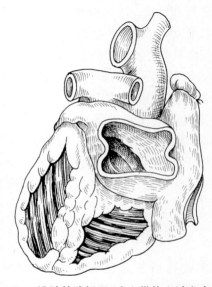

图 16-5　沿肺静脉切开,建立供体心脏左房袖口

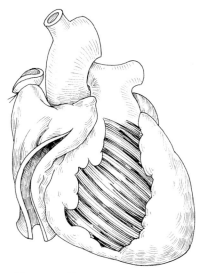

图 16-6　修剪供体心脏的右房袖
切口从下腔静脉开口开始,沿房室沟和
房间沟的中线至右心耳

3. 供心植入　移植过程中,血液灌注温度通常为 28℃,同时 4℃盐水间断浇灌心肌局部表面降温。不需要灌注额外的心脏停搏液。首先使用 3-0 Prolene 缝线连续吻合左心房(图 16-7)。在开始吻合左心房时,先缝合数针再将供者心脏置入心包腔内,然后拉紧缝线,连续外翻缝合左心房其余部分,实现心内膜 - 心内膜吻合,以期减少缝合线处血栓形成的可能。通常将供者心脏升主动脉通过牵引线向下牵拉(沿左肺静脉)缝合以利于最左侧部分的吻合。同样应用 3-0 Prolene 缝线连续吻合右心房。房间隔部分的缝合线部分重叠(图 16-8)。在缝合线打结前,每个心腔应充满冰盐水。

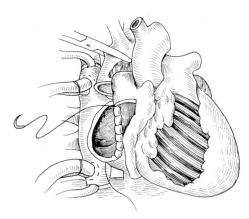

图 16-8　从房间隔开始吻合右心房,房间隔
部分的缝合线与左心房吻合线部分重叠

将供者和受者的主动脉修剪至合适的长度后,使用 4/0 Prolene 缝线连续吻合主动脉。在供者升主动脉插入排气针头用来引流并排除空气。通过升主动脉吻合口处排出空气后缝线打结,同时加大排气针头的抽吸作用,并去除升主动脉阻断钳,这是供者心脏在长时间缺血后进行再灌注的一个关键过程。大多数情况下,供者心脏在去除升主动脉阻断钳后 1~3 分钟开始节律性收缩。如果出现室颤或室速,应迅速进行除颤。当监测到轻微的窦性节律后,继续吻合肺动脉(一些外科医生倾向于在去除升主动脉阻断钳之前完成肺动脉吻合)。将肺动脉修剪至合适长度,通常使用 5-0 Prolene 缝线进行吻合(图 16-9)。

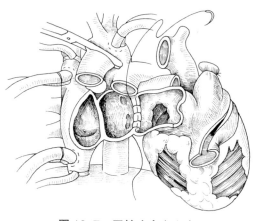

图 16-7　开始吻合左心房

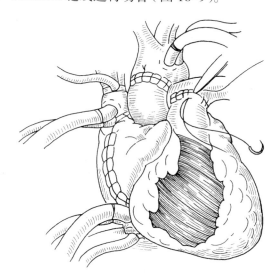

图 16-9　主动脉和肺动脉吻合完成

其余手术操作通常在复温时进行,通过主动脉排气针头彻底排气并经食管超声心动图检查确

认后,可逐渐停机。在停机前后,应通过食管超声心动图评估左、右心室功能,必要时采取合理措施改善心室功能。

(二)特别关注事项

对于既往接受过开胸手术,特别是既往接受冠状动脉旁路移植手术的患者,由于心脏常与胸骨后粘连,如果无意间损伤了患者大隐静脉或乳内动脉桥血管,有发生急性严重心脏失代偿的可能。因此该种情况下采用经皮插入股动脉导管来监测血压更有利。一旦发生失代偿,便于快速通过导丝安装主动脉内球囊反搏或经皮行股动脉插管建立体外循环。高危开胸手术患者,可经皮穿刺放置股静脉导管以便必要时行股静脉插管。

准备植入供者心脏前,需仔细检查卵圆窝区域。如果确认卵圆孔未闭,则应将其缝合。否则心脏移植术后早期一旦发生右心室功能异常,可通过右向左分流导致严重的低氧血症,特别是存在肺动脉高压的受者其表现将尤为显著。

标准法原位心脏移植后作多普勒超声心动图检查时,经常发现三尖瓣关闭不全。这可能是由于重建的右心房发生几何形状改变所致,同时亦与供者右心房尺寸较大导致三尖瓣关闭不全有一定相关性。因此,在术中应尽量切除多余的,特别是吻合口下部的心房组织(注意勿伤及房室结)。尽管标准法原位心脏移植术后较少出现二尖瓣反流,但一旦发生就可能出现供受者左心房吻合形成"雪人样"结构。

左心房吻合时应注意检查左肺静脉开口。内翻缝合时过多组织突出可能妨碍肺静脉血液回流,同时可能引起血栓形成。严重者甚至继发左心房吻合后肺静脉梗阻,出现三房心现象。

标准法原位心脏移植术后偶尔可见窦房结功能障碍。因此,在移植心脏取材和植入过程中应注意避免损伤窦房结。应在上腔静脉与右心房连接处以上1~2cm处结扎上腔静脉。心房切口应保持在界沟以上,避免在吻合右心房下部时损伤窦房结。

重建的肺动脉一旦过长,有可能发生主肺动脉扭转。因此,吻合时应恰当修剪供者和受者的肺动脉。若供者心脏过大,移植后心包过紧,则重建的肺动脉极易受损伤。主肺动脉扭曲或肺动脉吻合口压力阶差均可导致严重的右心室后负荷过重。

原位心脏移植术后神经系统不良事件偶有发生。内翻的吻合组织可形成附壁血栓,尤其在左心房吻合部位易发生。有效和完全的心脏排气十分重要,可以减少颅内气栓发生的风险。当心脏移植术后全身血管阻力很低时,必须保证足够的体外循环血流速率。虽然尚无公认的避免神经系统不良事件所需的灌注压和流速准确水平,但一般多在复温期保持全身平均灌注压≥40mmHg,灌注流速在儿童为 2.5L/(min·m²),成人为 4.2~4.5L/(min·m²)。

二、双腔静脉法原位心脏移植术式

虽然在心脏移植早期实验阶段即开始应用双腔静脉吻合术式,但是直到1991年该术式才由 Dreyfus 及其同事进行了临床应用报道。此后,一些研究显示标准法原位心脏移植术式因心房异常影响心室充盈,容易导致三尖瓣关闭不全和二尖瓣关闭不全,而这些并发症可在应用双腔静脉术时有所减少。目前在国内心脏移植中心,除婴儿和儿童心脏移植外,基本选择双腔静脉吻合法术式。

1. **受者准备** 在建立体外循环后,阻断升主动脉。将下腔静脉和右下肺静脉之间的心包反折部位充分打开。游离上腔静脉与右心房交界处,并将上腔静脉横断,同时需注意避免损伤邻近的膈神经。正如标准的二尖瓣手术入径一样,通过肺静脉前方进入左心房。左心房切口范围上至上腔静脉,下至下腔静脉(图16-10)。在右心房与上腔静脉连接处的心房侧,将右心房分离1~2cm,以便留下较宽大的套袖状右心房壁用于吻合。在右下肺动脉部位进行下腔静脉和右心房残余部分的游离,将下腔静脉入右心房处向上游离2~3cm,分离右心房并将其横断(图16-11),留下一个较大的套袖状右心房更利于与供者心脏吻合。特别是在共同获取多个器官时,如需同时获取肝脏,就很难为获取的心脏保留一个较长的下腔静脉。如果供者心脏小于受者心脏,就必须在下腔静脉入口处留有足够的受者右心房组织,以保证与供者心脏吻合时没有张力。游离大血管和切除受者心脏同前述标准法原位心脏移植术式。

2. **供心修整** 按常规方法准备供者左心房。不在右心房上做任何切口。通过下腔静脉口对房间隔进行检查,以发现是否有卵圆孔未闭。通常保留供者心脏较长的上腔静脉以便于作双腔静脉吻合。准备主动脉和肺动脉同标准法原位移植术式。

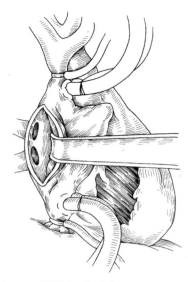

图 16-10 开始切除受者心脏,为双腔法原位心脏移植术做准备。通过肺静脉前方进入左心房,左心房切口范围上至上腔静脉,下至下腔静脉

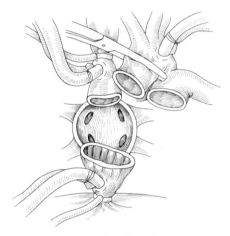

图 16-11 分离右心房并横断上、下腔静脉,为双腔法原位心脏移植做准备,大血管分离同标准法术式

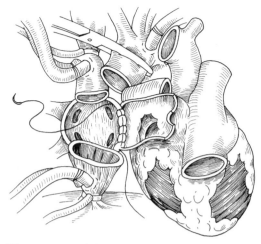

图 16-12 双腔法原位心脏移植术从吻合左心房开始(左心房的吻合同标准法原位心脏移植术)

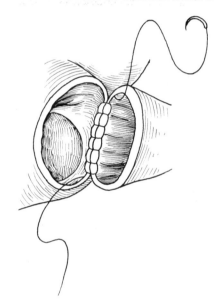

图 16-13 吻合下腔静脉

3. **供心植入** 左心房的吻合同标准法原位移植术式(图 16-12)。值得注意的是,双腔静脉法术式因保留了房间隔,使得左心房开口较标准法原位心脏移植术式时更大。在供者心脏较小且需同时获取双肺时,留给供者心脏左心房开口的周长可能比受者左心房短,此时有必要扩大切口至左心耳以进行弥补。

通常在左心房吻合之后吻合下腔静脉。使用 4-0 Prolene 缝线斜行连续吻合下腔静脉(图 16-13)。通常情况下,供者下腔静脉开口前部必须轻度剪开以扩大吻合口。

通常在复温期吻合上腔静脉(在肺动脉吻合之前),此时心脏再灌注后开始跳动。修剪供者和受者的上腔静脉并避免过长。否则可使重建的上腔静脉有角度,产生压力阶差或给 EMB 增加难度。使用 5-0 Prolene 缝线连续吻合。手术操作的其他步骤同标准法原位移植术式(图 16-14)。

三、异位心脏移植术式

"异位心脏移植"是指移植的心脏不在体内的正常解剖位置(与原位相对应)。虽然在临床实践中,这个词已经等同于将供者心脏置于胸腔内与原位心脏并列,但在早期的出版物中曾将这一术式称为"辅助"和"并列"心脏移植。早在

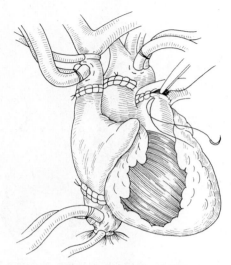

图16-14 腔静脉、下腔静脉、主动脉和肺动脉
吻合后双腔法原位心脏移植手术完成

20世纪60年代就有异位移植心脏作为辅助泵的描述。从那时开始，异位心脏移植在实验动物模型中和临床实践中扮演了不同的角色。现在这项术式已少见，下面将讨论该式的适应证、手术步骤和效果。

1974年，异位心脏移植第一次在南非应用于临床。最初的临床应用包括单纯右心辅助。将供者肺动脉与受者右心房吻合以利于供者心脏冠状静脉窦血液回流（图16-15），随后更多地用于双心室辅助。相对于原位心脏移植，这项术式的优

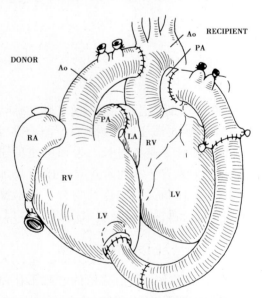

图16-15 作为右室辅助装置应用的
异位心脏移植示意图
DONOR,供者；RECIPIENT,受者；Ao,主动脉；PA,肺动脉；
LA,左心房；RA,右心房；RV,右心室；LV,左心室

点包括：①保留患者自身心脏残存功能够支持由缺血时间过长等原因导致功能异常的供者心脏，直至供者心脏功能恢复；②由于自体心脏右心室在术后可以继续发挥右心循环的功能，使得异位心脏较容易适应增高的肺血管阻力；③可以克服移植供者心脏相对于受者心脏过小将出现的问题；④在急性排斥反应严重，产生有意义的血流动力学变化时充当一个"植入性辅助装置"；⑤在供者心脏发生急性冠脉综合征时，自体心脏的存在可避免患者发生心源性猝死，并坚持到再次心脏移植；⑥极少见的情况下，自身心脏因一些可逆的原因如心肌炎发生心力衰竭时，异位心脏移植应用得当，待自体心脏功能恢复后即可切除异位心脏。

（一）异位心脏移植适应证

尽管应用异位心脏移植进行右心辅助（特别是对于那些单心室Fontan手术存在禁忌者）似乎很有吸引力，但是现今仍然处于试验阶段。

当前异位心脏移植有两个主要适应证。第一，可考虑用于有显著增高的肺血管阻力，肺动脉收缩压大于60mmHg且对药物干预几乎没有反应的受者。在肺动脉收缩压持续超过55mmHg，肺毛细血管楔压小于20mmHg，原位心脏移植风险极大，可以考虑异位心脏移植。第二，当供者心脏明显小于受者心脏（通过体重/体表面积测量）时，可考虑应用异位心脏移植术式。虽然较大体重受者接受较小体重供者安全进行原位心脏移植手术的最低体重范围完全尚未明确，但是体重较小的女性供者心脏移植给体重较大的男性受者，以及较小的儿童供者心脏移植给体重较大的成年男性受者手术风险增加已得到公认。

扩展阅读

理论上来说，异位心脏移植作为生物学桥梁帮助自体心脏恢复功能是可行的，但鉴于体外膜氧合和心室辅助装置的存在，及供者心脏短缺，应用异位心脏移植来支持自身心脏疾病恢复的治疗十分罕见。尽管如此，对于那些如果不进行异位心脏移植就不能接受常规治疗的缺血性心脏病（伴或不伴室壁瘤切除的冠状动脉搭桥手术）患者，异位心脏移植有令人满意

的效果。中国医学科学院阜外医院7例缺血性心脏病患者,术前估计冠脉搭桥和左心室室壁瘤切除手术后心功能不能及时恢复,于是将异位心脏移植作为心室辅助长期植入受者右侧胸腔内。全部患者均长期存活。

(二)手术步骤

1. 供者和受者心脏准备

(1)供者心脏准备:通过常规术式获取供者心脏,除升主动脉以外,还需要切取整个主动脉弓。用5-0 Prolene缝线连续缝合右肺静脉口。下腔静脉也需要缝合,同时应避免损伤冠状窦。将左上、下肺静脉之间切开,延伸至左心耳,创建一个类似二尖瓣大小的开口。将一个标记线缝在此开口后极。此外,获取完整的上腔静脉和近端无名静脉备用。

(2)受者心脏准备:采用标准的正中切口开胸。右侧胸膜腔充分打开用以放置供者心脏。正中切开心包,在距右侧膈神经2cm处做两个垂直切口制成心包皮瓣对移植心脏进行支撑。需对此心包皮瓣进行仔细止血,因为移植心脏放入后,此部位难以触及。同时应避免在膈神经附近形成血凝块。对于心包切口的小出血点可应用合适的Prolene缝线进行止血。

2. 建立异位移植循环

分别行上、下腔静脉插管建立体外循环,保持25~28℃灌注。术中自体心脏心肌保护相当重要,因为肺和右心循环功能主要由自体右心室完成,并且自体左心室要在移植后早期支持体循环。同标准心脏手术一样,阻断升主动脉,并对自身心脏使用大剂量停搏液。间断应用冰盐水进行心肌局部降温。如标准二尖瓣手术一样,在房间沟左心房侧切开左心房,切口不应延伸至上、下腔静脉下部。使用3-0 Prolene缝线连续吻合供者和对应自体心脏的左心房开口,在心房切口后缘中部开始吻合(图16-16)。

将供者上腔静脉与受者右锁骨下静脉和无名静脉连接处附近的上腔静脉前外侧进行端侧吻合。吻合口大小应与供者上腔静脉周长一致并使用5-0 Prolene缝线进行连续吻合(图16-17),使之能为供者心脏右心室EMB提供路径。随后使

用4-0 Prolene缝线将供者主动脉与受者主动脉前外侧之间进行连续端侧吻合(图16-18)。将两心腔中的空气排出后去除升主动脉阻断钳,移植心脏再灌注过程的注意事项同原位心脏移植。

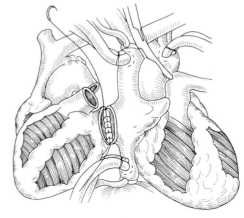

图 16-16 异位心脏移植
将供者和受者心脏从心房切口后缘中部开始吻合

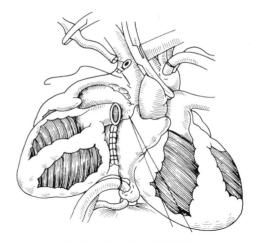

图 16-17 异位心脏移植
将供者上腔静脉与受者上腔静脉前外侧进行端侧吻合

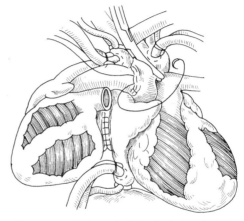

图 16-18 异位心脏移植,主动脉吻合完成

复温过程中,使用合适长度的人造血管延长供者肺动脉,随后与受者肺动脉前部进行端侧吻合(图 16-19)。余下部分手术按常规进行,注意在心房和心室放置起搏导线以备术后需要。

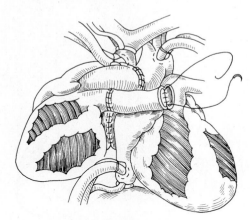

图 16-19 异位心脏移植
需要人造血管延长供者肺动脉进行吻合

上腔静脉之间的直接吻合简化了 EMB 钳进入供者右心室的路径。采用此方法进行异位心脏移植,肺动脉管道感染是潜在的危险因素。曾有报道发生并发症后去除肺动脉管道并以异体主动脉替代。一种避免使用肺动脉管道的术式是直接将供者肺动脉与受者右肺动脉吻合,便于受者上腔静脉与供者上腔静脉间的吻合,或者采用供者右心房与受者下腔静脉间吻合。

异位心脏移植后需要终身服用抗凝药,因为尽管充分抗凝,来源于自体心脏的血栓,仍可能随血流通过主动脉瓣,发生体循环栓塞。自身心脏如有机械瓣则血栓形成风险加大,视为异位心脏移植的禁忌证。

异位心脏移植术后患者的管理与原位心脏移植患者一样,包括使用免疫抑制剂以及急性心脏排斥反应的监测和治疗。可通过右侧颈内静脉途径进入上腔静脉吻合口,进行 EMB。也可通过右股静脉等其他途径。对于右心房采用侧侧吻合者,通过右股静脉途径可更直接操控活检钳头部。吻合口处放置 X 线透视下可见的手术夹,可直观地引导活检钳从受者右心房进入供者右心房。

术前有肺动脉高压的异位心脏移植患者其随访结果表明,术后通常肺动脉高压状况能够得到逆转。这就使供者右心室接管肺循环成为可能。异位移植后每个心室对于循环贡献程度所依赖的因素包括受者心脏左右心室的收缩功能、顺应性以及肺血管阻力。那些术前左心功能极差的患者,移植心脏承担几乎整个双心室辅助工作,而那些术前左心功能尚可的患者,移植心脏只承担一部分辅助工作。

(三)异位心脏移植的效果

早年的异位和原位心脏移植的术后生存率相似。现在异位心脏移植的效果通常较原位心脏移植差,故已经很少使用。

异位心脏移植有很多缺点和并发症。置于右侧胸腔内的供者心脏可能引起右中、下肺叶阻塞性塌陷,增加肺部感染的风险。缺血性心脏病患者接受异位心脏移植后,自体心脏可能复发心绞痛。异位心脏移植远期可能出现自体心脏二、三尖瓣反流,供者心脏也可出现重度二尖瓣反流。自体心脏发生恶性心律失常时可能会影响移植心脏。但有报道显示,自体心脏发生室性心动过速时,血流动力学可通过供者心脏维持满意的状态。临床上对受者和供者心脏复合节律的鉴别是通过定位左右胸的胸前心电图导联来实现的。

在异位心脏移植术后进行其他心脏手术,包括自体心脏切除(严重的自体心脏主动脉瓣和二尖瓣反流)、异位心脏的替换(不可逆的急性排斥反应和冠状动脉血管病变)、切除自体和异位心脏的同时行原位心脏移植,以及切除自体心脏同时行原位心脏移植(患者拥有两颗异体心脏)临床上不太常见。

近年来异位心脏移植例数低于心脏移植手术总量的 1%。体外膜氧合(ECMO)和左心辅助装置的应用使得供、受者体重差异显著情况下仍可行原位心脏移植手术。同时许多降低肺动脉高压药物的使用缩小了异位心脏移植的适用人群。然而,对于固定不可逆的高肺血管阻力患者,异位心脏移植仍然是绝对适应证。在需要移植的心脏与供者心脏之间存在较大差异时,小供者心脏作为辅助泵仍值得考虑。

结 语

传统的原位心脏移植术式双房法可导致一系列并发症,已经逐渐被双腔法所替代。异位心脏移植手术较复杂,效果通常较原位心脏移植差,仅在有限的适应证下应用。虽然心脏移植技术已经非常成熟，但是对心脏移植供者的选择、供者摘取过程细节的把握、灌注保存液保存技术的完善、冷缺血时间的限制，是提高心脏移植受者长期存活的保证。

（胡盛寿）

第四节　心脏移植术后管理

一、术后早期管理

心脏移植术后早期的管理目标是：①维持供心功能；②维持受者血流动力学稳定，保证除心脏以外的器官功能的恢复；③为移植心脏建立可接受的免疫环境；④预防和治疗早期感染并发症；⑤进行心理及健康教育以促进术后康复，提高依从性。

尽管供心在脱离体外循环后很快就能对受者进行供血，然而在术后一段时间内大部分患者仍需应用血管活性药物，甚至机械辅助进行血流动力学支持。具体的支持方式和持续时间取决于供心质量、保存方法以及移植患者的术前状态等。受者的血管张力、肺动脉高压严重程度及可逆性、肺功能、术前体液超负荷情况、肾功能、术后出血程度，以及组织相容性方面等因素都将影响术后早期的监测和治疗。其他的因素，如移植外科手术术式（双房法、双腔法、异位移植）以及供者/受者大小匹配等因素也会影响到术后的管理策略。

（一）心脏功能的监测和管理

心脏移植受者术后早期需要：①持续心电监测；②术后12导联心电图监测；③有创动脉血压监测；④监测直接测量的右房压或中心静脉压；⑤监测左心房或者肺动脉楔压；⑥间断测量心输出量；⑦持续监测动脉氧饱和度；⑧术中经食管超声心动图监测；⑨持续监测尿量。

心脏移植受者术后心脏功能取决于手术前供心功能、供者正性肌力/血管收缩药物的应用、供者心脏缺血时间、心脏保存技术的效果和心脏去神经支配作用等。由于缺血损伤造成明显的舒张功

能不全，供心脏需要高于正常的心脏充盈压来维持足够的心输出量。当心脏较小实际收缩储备有限，不能维持足够的心输出量时，应用临时起搏器或正性变时的药物来维持心率在100~130次/min，可以有效地提高心输出量。为了保持移植术后受者血流动力学稳定，通常需要持续泵入静脉正性肌力药物，但是在术后第3至5天后药物易产生耐受，应该注意及时停用。静脉正性肌力药物推荐使用的最低有效剂量：①异丙肾上腺素1~10μg/min或多巴酚丁胺1~10μg/（kg·min）±多巴胺1~10μg/（kg·min）或异丙肾上腺素1~10μg/min±多巴胺1~10μg/（kg·min）或米力农0.375~0.75μg/（kg·min）；②持续泵入α受体激动剂（去氧肾上腺素、去甲肾上腺素、肾上腺素）用以维持合适的体循环血压；③低剂量的血管升压素（0.03~0.1U/min）或者亚甲蓝可加入到α受体激动剂中治疗血管扩张性休克。

机械循环装置治疗原发性移植物衰竭（PGF）源于20世纪60年代。机械循环装置包括心室辅助装置、体外膜氧合（ECMO）、轴流泵和离心泵设备等。主动脉内球囊反搏（IABP）是其中创伤性最小的，因此作为药物治疗无效的PGF首选辅助方法。在大多数有关机械循环装置治疗PGF报告中，多涉及IABP与其他装置的联合使用，单独使用IABP者高达66%~70%，联合使用者占22%~29%，使用ECMO者占7%~10%。ECMO用于那些不能脱离体外循环的PGF，有助于患者脱离体外循环。有些研究推荐将ECMO作为一线支持。然而国外最新研究认为应用心室辅助装置优于ECMO。国内限于经济的原因，不能脱离体外循环的PGF患者几乎全部应用ECMO。

ISHLT推荐的围手术期机械循环辅助装置使用适应证为：

1. Ⅰ类适应证

（1）当移植后患者不能脱离体外循环或脱离体外循环后出现其他的诸如依赖多种大剂量正性肌力药物等移植物功能衰竭证据时，需要尽早开始机械循环辅助（MCS）装置治疗（证据水平B）。

（2）当出现持续的或逐渐加重的血流动力学不稳定时，比如出现了心脏指数下降、不能恢复的混合静脉血氧饱和度下降（M_VO_2）或$M_VO_2<50\%$时，应当考虑使用机械循环装置（证据水平B）。

（3）对于左心室或右心室衰竭的支持应该先经过药物治疗，再上升到使用 IABP 等机械循环装置（证据水平 B）。

2. Ⅱa 类适应证

（1）当出现血流动力学不稳定时，应该直接进行外科探查以排除心脏压塞。同样，出现亚急性或抗体介导的排斥反应时也应该使用外科手术排除心脏压塞。如果血流动力学不稳定不伴有心脏压塞时可以考虑使用机械循环装置（证据水平 C）。

（2）机械循环装置的中断时机需要根据移植物功能恢复情况而定。如果 3~4 天仍未见移植物功能恢复证据，应当考虑排除亚急性及抗体介导的排斥反应，并且将再次心脏移植计划应提上日程（证据水平 C）。

（二）液体平衡和肾功能的管理

术后早期保持患者液体平衡很重要，因为低血容量将加重肾功能不全，液体过量移植患者心脏难以耐受。一般中心静脉压保持在 5~12mmHg 既能保证心脏足够的充盈压，又不会引起右心超负荷。术后 24 小时内通常宜补充胶体溶液，首选输血，可安全地输注血液制品，不会增加排斥反应的风险。

由于心脏移植术中和术后可能出现长期低灌注状态、潜在的肾功能不全、大剂量利尿药物，以及 CsA 的使用均能够导致肾功能受损。对心血管系统进行适当的支持能够最大化降低严重肾功能不全的发生。术后可常规应用多巴胺 $2.5\mu g/(kg \cdot min)$ 来保证最大的肾脏血流灌注。术后早期出现少尿（尿量 <50ml/h）时，需要进行扩容治疗以增加前负荷，提高中心静脉压或增高左房压至 12~13mmHg。若术前存在明确的肾功能不全或者术后出现少尿、无尿或 48 小时内血肌酐迅速上升（尤其当 >1.7mg/dl）时，则考虑延迟应用 CNI 类抗排斥反应药物，并建议先使用免疫诱导治疗。如果尿量持续较少，应使用呋塞米，初始用量为 20~40mg（或儿童患者 1mg/kg），除了间断静脉推注袢利尿剂外，还可以采用持续静脉泵入，必要时可以考虑加用噻嗪类利尿剂或醛固酮拮抗剂。如果尿素氮和肌酐升高（BUN>40mg/dl 和 / 或血肌酐 >1.6mg/dl），在使用利尿药物时，应特别注意保持血管内血容量。如果出现了严重的难治性肾衰，在心功能正常且患者可以耐受的情况下，可以考虑使用短时间的透析或血液滤过治疗。血液透析治疗肾衰竭应尽早开始，可同时起到容量控制和肾脏替代的作用。当受者出现无尿、少尿或者血清肌酐在移植后 2~4 小时内快速上升，或在充分药物治疗条件下，右房压（RAP）仍升高（尤其是 >20mmHg），血液透析是非常必要的。早期的肾功能障碍若能够逆转，通常不会对术后长期的肾功能产生影响。

（三）移植后感染的管理

感染仍是心脏移植术后早期发病率和死亡率的主要原因。心脏移植术后的最初 2 个月，约有 25% 的患者发生一种或以上的主要感染。感染死亡分别占心脏移植术后 30 天和 1 年内死亡的 13.4% 和 29.4%，移植术后早期，细菌感染是占首位的感染原因，发生的高峰时间通常在术后的几周内。对于存在慢性器械（如心室辅助装置或起搏器）感染，需要根据培养药敏结果给受者选择抗感染药物。若供者存在持续性细菌感染，受者需合理应用抗生素治疗一段时间。

二、免疫抑制治疗

（一）诱导治疗

ISHLT 的数据显示诱导治疗在心脏移植围手术期应用比例不断上升，从 1997 年的 37% 上升到 2012 年的 52%，其中 2012 年 IL-2 受体拮抗剂应用比例为 29%，多克隆抗体为 21%，而 OKT3 下降至 1.4%。我国近 3 年的心脏移植注册数据显示，诱导治疗在国内心脏移植围手术期应用率接近 100%。

巴利昔单抗被许多心脏移植中心用于诱导治疗。Mehra 最早报道了 56 例心脏移植患者随机、双盲、安慰剂对照临床试验的结果，巴利昔单抗的不良反应事件和感染发生率与安慰剂相似；第一次发生排斥反应的时间巴利昔单抗组（73.7 天 ±59.68 天）比安慰剂组（40.6 天 ±53.30 天）延长，但未达到统计学意义。国内中国医学科学院阜外医院 250 例心脏移植患者全部用巴利昔单抗诱导治疗，术后 1 年内常规在术后 3 周，3 个月，6 个月和 12 个月行 EMB 监测，Ⅱ级和Ⅲ级细胞排斥的发生率分别为 4.9% 和 0.9%，15.2% 和 3.1%，9.9% 和 3.7%，8.9% 和 1.8%；在术后 3 个月仅1例发生Ⅳ级细胞排斥,治疗无效死亡,其余患者术后1年内按医嘱服用免疫抑制剂无因排斥反应或感染而死亡的病例。一项比较巴利昔单抗和ATG在肾功能不全(血肌酐>200μmol/L)的心脏移植患者中应用的安全性和有效性研究结果显示,在肾功能保护和排斥反应方面两组没有显著差别。在巴利昔单抗组CsA从术后平均7.3天开始使用,术前血肌酐平均为(243.28±48.09)μmol/L,术后1周为(180.71±39.79)μmol/L(p=0.02),术后1个月为(166.43±57.91)μmol/L(p=0.019),术后6个月为(179.0±45.04)μmol/L(p=0.024)。

(二)维持免疫抑制治疗

维持免疫抑制治疗的目标是为了取得宿主对异体器官的适应,同时最小程度减少感染和癌症的风险。心脏移植最常用的免疫抑制方案仍是所谓的三联疗法,即包括以下三类药的组合:①CNI,CsA或Tac;②增生抑制剂,MMF或硫唑嘌呤;③糖皮质激素,泼尼松或泼尼松龙。

2012年ISHLT数据显示:心脏移植术后1年Tac(73%)的应用率已经超过CsA(18%),成为最常用的CNI;MMF仍然是最常用的增生抑制剂,术后1年应用率87%;西罗莫司术后1年和5年应用率分别为8.9%和20.2%;泼尼松术后1年应用率83.2%,术后5年应用率49.1%。来自中国心脏移植的注册数据显示2012年,我国心脏移植患者出院时免疫抑制剂应用率Tac为63%,CsA为37%;MMF为76%,硫唑嘌呤为24%,西罗莫司为5%;糖皮质激素为91.4%。

1. CsA与Tac

(1)临床试验:美国和欧洲的两个前瞻性、多中心随机临床试验比较了Tac或CsA与硫唑嘌呤和糖皮质激素合用在心脏移植中的作用,结果表明两个CNI在术后1年内对于预防排斥反应和死亡发生方面发挥着相同的作用。许多中心将Tac作为CNI在可能发生排斥反应的高危人群中的第一选择,主要认为它可以减少严重排斥反应的发生。虽然从CsA转换为Tac治疗排斥反应可能是一种有前途的选择,但是目前的数据都是基于病例报道和非随机临床试验的结果。简而言之,单中心和多中心的临床试验结果一致表明Tac抗排斥的作用至少等于或优于CsA,而引起

高血脂、多毛和高血压的不良反应明显少于CsA。肾功能不全的发生率两药无显著差别。而Tac引起的新发糖尿病和糖尿病加重的发生率略高于CsA。目前在两个CNI中选择哪种主要是基于各中心经验和对个体疗效及不良反应的考虑。

(2)浓度监测:2010年,ISHLT指南指出如果不用免疫诱导治疗的心脏移植患者,CsA的平均目标谷浓度在术后6周内宜为325(275~375)ng/ml,术后6~12周为275(200~350)ng/ml,术后3~6个月为225(150~300)ng/ml,术后6个月以上为200(150~250)ng/ml。中国医学科学院阜外医院对近300例心脏移植术后服用CsA患者的回顾性分析表明,术后0~1个月、2~3个月、4~6个月和7~12个月各时间段维持CsA的谷浓度在(253.6±63.6)ng/ml、(235.9±62.0)ng/ml、(201.8±60.9)ng/ml水平时,EMB证实的病理分级在Ⅲa级的细胞排斥反应均低于5%。

建议常规监测Tac谷浓度。其治疗浓度允许范围取决于联合使用的药物、药物不良反应和移植后时间。总体来说,联合应用硫唑嘌呤或MMF类药物时,Tac目标谷浓度在术后近期阶段(0~60天)维持在(10~15)ng/ml,其后3~6个月为(8~12)ng/ml,6个月后情况稳定的患者维持在(5~10)ng/ml。

目前,当CsA或Tac联合使用增生抑制剂时,CsA或Tac的目标治疗谷浓度值尚未明确。当服用西罗莫司和依维莫司时,建议监测药物谷浓度。在药物调整剂量后至少连续监测5天,直至达到新的稳态浓度。当与CsA联合使用时,依维莫司的理想谷浓度为(3~8)ng/ml,而西罗莫司的理想谷浓度为(4~12)ng/ml。

(3)药代动力学和药物相互作用:对成人心脏移植受者,不论其胆固醇水平如何,指南建议在心脏移植1~2周后开始应用他汀类药物治疗,考虑到与CNI类药物的药效学相互作用及不良反应风险,他汀类药物的起始剂量应低于治疗高脂血症的推荐剂量。阿托伐他汀、辛伐他汀和洛伐他汀都是细胞色素酶P450 3A4作用底物,有可能与CsA和Tac发生药物相互作用导致肌病和横纹肌溶解。氟伐他汀主要从CYP2C9代谢,而普伐他汀通过多通道,不完全限制于细胞色素酶P450系统。新近上市的瑞舒伐他汀具有最小

程度通过细胞色素系统代谢 P450 的特点。虽然机制不清楚,但是,他汀类药物肌毒性的发生率随着剂量加大而增加。Tac 与他汀有关的肌溶解报道有限。在器官移植的患者中,CsA 与洛伐他汀、辛伐他汀、氟伐他汀、阿托伐他汀或瑞舒伐他汀合用与基线比较增加他汀类药物浓度的曲线下面积 3~20 倍。与其他的他汀类药物抑制剂比较,普伐他汀与 CsA 合用有最小的多剂药物累积效应。在肝和小肠,Tac 与细胞色素酶 P450-3A 的亲和力与洛伐他汀和辛伐他汀的亲和力相当;因此相互作用有可能存在。

研究已证实细胞色素 P450 3A5 基因多态性与他克莫司药物代谢密切相关,文献报道中国心脏移植受者中该基因突变率为 80.5%,其中快代谢基因型受者比例为 4.4%,高于白种人(0~2.6%);快代谢基因型受者移植术后 1 年内达到目标血药浓度所需要的他克莫司剂量约为慢代谢基因型受者的 2.2~2.6 倍。因此,快代谢基因型黄种人受者服用环孢素更易以较低剂量达到目标血药浓度。一旦发现心脏移植受者服用较大剂量的他克莫司血药浓度仍难以达到目标浓度时,应该考虑换用环孢素。

2. MMF 与硫唑嘌呤

临床试验:心脏移植术后随访 3 年的多中心、随机、双盲的硫唑嘌呤和 MMF 对照临床试验显示,MMF 能减少死亡率和移植心脏功能障碍(11.8% vs 18.3%,$p<0.01$),死亡和需要再移植的时间 MMF 组显著短于硫唑嘌呤组,硫唑嘌呤组术后心衰、房性心律失常和白细胞减少症多于 MMF 组,而 MMF 组腹泻、食管炎、单纯疱疹病毒和侵犯组织的巨细胞病毒感染多于硫唑嘌呤组。随后其他几个临床研究也得出同样结论。此外,临床研究还表明 MMF 能够减少 CAV 发生和减缓 CAV 进展。Kaczmarek 等研究发现 CsA/ 硫唑嘌呤组心脏移植后 5 年无 CAV 发生率为 47%,CsA/MMF 组为 66%,Tac/ 硫唑嘌呤组为 60%,Tac/MMF 组合为 70%。无 CAV 发生率 Tac/MMF 组合明显高于 CsA/ 硫唑嘌呤组合(p=0.005 9)。因此有理由认为在预防 CAV 发生上 MMF 要优于硫唑嘌呤。

3. 西罗莫司和依维莫司

(1)临床试验:西罗莫司和依维莫司具有减少心脏移植术后急性排斥反应和 CAV 发生的作用。随机、开放的多中心的合用 CsA、糖皮质激素和西罗莫司 / 硫唑嘌呤对照研究表明,在心脏移植后 6 个月,≥3A 级的排斥反应在硫唑嘌呤组为 56.8%,而西罗莫司 3mg/d 组为 32.4%(p=0.027),西罗莫司 5mg/d 组为 32.8%。虽然 12 个月时的死亡率各组无差别,但是在 6 周、6 个月和 2 年时的冠状动脉血管内超声(IVUS)结果表明硫唑嘌呤组的 CAV 进展明显加快。值得注意的是,尚无西罗莫司或依维莫司与 MMF 对照临床试验证实哪种药物对 CAV 的防治更有效。近期的一个临床试验结果显示,用依维莫司 + 低剂量的 CsA 与标准剂量的 CsA 比较,并未延缓 CAV 发展,而同时联合应用的免疫抑制剂依维莫司与硫唑嘌呤合用比依维莫司与 MMF 合用对延缓 CAV 发展及降低炎性标志物更加有效。临床研究显示,EMB 证实的 ≥3A 级(ISHLT)排斥反应依维莫司谷值浓度 <3ng/ml 组发生率为 47%,谷值浓度(3~8)ng/ml 和 ≥8ng/ml 组发生率分别为 24% 和 17%,因此建议最低有效浓度为 3ng/ml。

(2)不良反应:虽然与 CNI 比较西罗莫司发生恶性肿瘤的危险性较低,但是由于西罗莫司和依维莫司的一些不良反应限制了其广泛应用。一个大的随机、双盲、前瞻性多中心临床研究比较了依维莫司 2 个剂量组(3.0mg/d 和 1.5mg/d)与硫唑嘌呤[1~3mg/(kg·d)]在心脏移植患者中应用的安全性。结果显示依维莫司 2 个剂量组提前退出试验的患者多于硫唑嘌呤组。主要原因为肾脏疾病、感染、白细胞减少症、胃肠道疾病、神经系统疾病、贫血和血小板减少症。依维莫司 3.0mg/d 剂量组的平均血小板计数在服药 12 个月时低于依维莫司 1.5mg/d 剂量组和硫唑嘌呤组。依维莫司 2 个剂量组的甘油三酯和胆固醇均高于硫唑嘌呤组。依维莫司组病毒感染发生的频率较低,而细菌感染的发生频率在依维莫司组高于硫唑嘌呤组。

4. 糖皮质激素的维持治疗

临床试验:尚无大规模临床对照试验来定论糖皮质激素对于心脏移植患者在维持免疫治疗中的作用,但确有一些中心报道了在亚组人群中撤除激素的维持免疫治疗方案。目前常用的两种方案包括早期和晚期激素撤除方案。早期糖皮质撤除方案是指采用 ATG 或 OKT3 诱导治疗的心脏移植患者在术后 1 个月内撤除糖皮质激素。临床研究表明长期撤除成功率达 48%~70%。晚期撤除方案是指心脏移植 6 个月后撤除糖皮质激素，临床研究显示其长期撤除成功率达 80%，且一般不需诱导治疗。已报道的撤除或不撤除糖皮质激素的维持免疫治疗患者的长期存活结果不一致。Keogh 等报道心脏移植患者 5 年生存率在服用泼尼松组为 82%，而未服用泼尼松组为 80%。而 Felkel 等报道了在术后随访平均 13 个月时，137 例未用过诱导治疗的存活时间大于 1 年的心脏移植患者，52.5% 成功撤除糖皮质激素；撤除糖皮质激素患者 5 年预测存活率为 92.9%，未成功撤除者为 72.3%（$p<0.01$）。成功撤除糖皮质激素的白人生存率将明显改善，而黑人撤除糖皮质激素生存率受到影响，其原因有待进一步研究。术后第 1 年很少或没有发生过排斥的患者预示能够安全撤除激素。另外，建议糖皮质激素撤除后长期用 EMB 监测排斥反应。

三、长期存活受者的管理

（一）心脏移植受者的常规检查和随访

随着心脏移植围手术期死亡率的降低，长期存活受者的数量明显增加。心脏移植受者的规范管理，是保证其长期存活的关键。对于存活受者的管理不仅仅限于最开始的对于排斥反应的关注，心脏移植专家更需要对影响移植受者长期生存的移植物衰竭、感染、恶性肿瘤和 CAV 进行管理并积累治疗经验。

建议移植中心需对心脏移植患者进行终身随访，原因如下：①有发生急性或慢性排斥反应的可能；②免疫抑制剂长期应用的毒性和药物间的相互作用，以及与之相关的感染和恶性肿瘤发生的危险；③存在需要特殊监测和处理的并发症。心脏移植患者随访频率应依术后时间和临床表现而定。若患者恢复顺利，术后随访第一个月最好每 7~10 天进行 1 次，第二个月每 14 天进行 1 次，术后第一年每月进行 1 次。此后，每 3~6 个月进行一次随访。如果出现并发症，特别是对于存在棘手的医学或社会心理异常的患者，则随访的频率应随之增加。除了常规门诊随访以外，心脏移植患者还应每 1~2 年进行更进一步的临床评估。

随访目的是监测排斥反应和不良事件的发生。随访项目包括：①完整的体格检查；②根据结果分析进行药物调整；③血液检查；④超声心动图；⑤冠脉造影和血管内超声或冠状动脉 CT 检查（每 1~2 年）；⑥根据各移植中心制定的流程进行 EMB；⑦与上述多领域团队成员进行沟通，并对患者进行补充教育。

如出现了下列情况，患者或当地医生应告知移植中心：①任何原因的住院；②改变药物，包括对确认的或可能的感染所应用的抗细菌、抗真菌、抗病毒治疗；③低血压或无法解释的收缩压从基线下降≥20mmHg；④静息心率从基线上升 >10 次 /min；⑤发热≥38℃，或不能解释的发热≥38℃，持续 48 小时；⑥一周内体重上升≥0.9kg；⑦无法解释的体重下降 >2.3kg；⑧择期性手术；⑨气短加重；⑩肺炎或任何呼吸系统感染；⑪晕厥；⑫排除肌肉骨骼症状的胸痛；⑬第一秒用力呼气量下降 >10%；⑭腹痛；⑮恶心、呕吐或腹泻；⑯脑血管事件、癫痫或精神状态改变。

（二）心脏移植后心理问题

每次门诊随访时应常规对心脏移植患者的依从性进行评估。由于心脏移植患者依从性的评估尚无"金标准"，故建议联合多种方法以提高评估的准确性，例如结合患者自己报告和家人报告、药物浓度水平评估以及临床判断进行综合评估。依从性评估不仅限于免疫抑制剂，还应包括其他所有适合心脏移植患者的健康建议。随访时，应就患者依从性的障碍与其在开放的没有威胁的环境下进行交流。在与心脏移植患者及其家属密切合作的基础上，考虑采取某些特定的措施并探索这些措施的效果。最有效的措施包括反复教育、使药物治疗方案简单化、听取患者的反馈意见以及多种策略的联合。每个心脏移植中心最好与专业护士或心理学家密切合作，后者能监测和发现心脏移植患者不依从治疗的迹象。引进这方面的专业人员能提高移植的远期预后。

应在随访中定期评估心脏移植患者的心理状态。评估者可通过使用熟练的、切实有效的评分手段进行。所有相关评分不佳的患者均应接受专业的治疗。每个心脏移植团队最好纳入一位能熟练发现抑郁状态并进行治疗的心理医生。多领域治疗团队最好能为心脏移植后预后差的患者寻找一些社会心理因素。5-羟色胺再摄取抑制剂(特别是西酞普兰)和新一代抗抑郁药(米氮平)可能是心脏移植患者的最好选择,因为它们对血压、心率或心脏传导系统没有明显影响。能通过细胞色素 P450 系统影响 CsA 和 Tac 代谢的药物(如氟伏沙明、奈法唑酮)应避免使用。三环类抗抑郁药(如马普替林、地昔帕明、阿米替林和氯米帕明)与心脏毒性有关(传导阻滞、直立性低血压和抗胆碱能反应)并能降低癫痫发作阈值,因此这类药物只能在心脏移植患者伴有严重抑郁症且其他治疗无效时应用。应避免使用单胺氧化酶抑制剂,因为其有低血压反应、与麻醉和兴奋药物相互作用以及需饮食限制的副作用。草药贯叶连翘是有害的,因为它能降低 CsA 水平。

(三)心脏移植后运动和身体康复

心脏移植患者应该日常进行有氧运动训练来恢复心脏功能。短期获益包括可能提高运动能力,纠正部分心血管危险因素(如肥胖、高血压和糖耐量异常)。同样建议心脏移植患者进行增加运动耐力的锻炼,可恢复骨密度并预防皮质醇和 CNI 治疗对骨骼肌肉系统产生的副作用。尽管尚无长期获益的证据,但仍鼓励儿童心脏移植患者进行运动。因为运动能够短期提高心脏功能,同时可能降低肥胖相关并发症的出现。有特殊需要和合并某些并发症的心脏移植患者应该为其制定个体化的运动项目。

(四)心脏移植后其他外科治疗的处理原则

非心脏外科手术相关的危险性决定于移植心脏的状态。除非正发生排斥反应、有明显的冠状动脉病变和左心功能不全,一般的心脏移植的患者实施常规外科手术的风险很低。事实上,由于严格频繁的 EMB、超声心动图和心导管检查筛选评价,移植受者的心脏潜在并发症少于一般患者。

术前需要进行充分评估,对于需要全麻或局麻的大型手术尤其如此。通常需要常规预防性应用抗生素。最好避免使用氨基糖苷类抗生素和红霉素,因为它们与 CsA 或 Tac 合用时有加重肾功能不全的危险。当需要用血制品时,应该去除白细胞。注意患者液体平衡很重要,因为低血容量将加重肾功能不全,液体过量使移植患者心脏难以耐受。大型手术进行过程中必须监测中心静脉压。麻醉过程中应该在充分了解心脏去神经支配的基础上控制心率,治疗心律失常,保证麻醉诱导安全进行。通常心脏移植患者静息心率较高。尽管大多数移植心脏的静息心率在 90 次/min 左右,仍有一些静息下窦性心律高达 130 次/min 的情况是不需要特殊处理的。谨记阿托品对移植心的症状性心动过缓无效。注射异丙肾上腺素和起搏治疗是心脏移植后缓慢性心律失常的常规方法。尽管并不常见,最有可能发生的房性心律失常是房扑(心房扑动)。去神经支配的心脏对腺苷非常敏感,治疗房性快速心律失常的常规剂量即有可能导致长时间心搏停止。建议使用胺碘酮治疗心脏移植患者快速性心律失常。

若未与移植团队进行讨论,则不能终止免疫抑制治疗。但是,如在早晨手术,可停用 CNI 以防止脱水对肾功能造成的潜在不利影响。在此之后,免疫抑制治疗应按正常剂量继续应用。如果 CsA 不能口服,则应静脉注射每日口服剂量的 1/3;Tac 静脉注射剂量应为每日口服剂量的 1/5;硫唑嘌呤和 MMF 静脉注射剂量均与口服剂量相同。在此前的 9 个月内应用糖皮质激素的患者术前需要强化应用糖皮质激素。

结　语

　　心脏移植的术后管理是一个系统工程,需要多学科共同合作。借助于机械辅助设施和现代 ICU 治疗方法有效地提高了心脏移植围手术期生存率。心脏移植受者出院后,必须根据具体情况制定和不断完善受者管理流程,保证足够的人力投入,总结积累治疗经验,方能达到令人满意的整体长期存活率。

(胡盛寿)

第五节　心脏移植的并发症

一、外科相关并发症

(一)出血和心包积液

心脏移植术后时常会出现因出血而需要二次开胸止血的情况。大多数接受心脏移植手术患者存在较高的出血风险,包括既往多次开胸手术、机械循环辅助治疗、肝淤血导致的凝血功能异常及心衰引起的组织水肿。二次开胸手术的指征是连续观察胸腔引流量（通常是1小时大于400ml，连续3小时大于300ml或连续4小时大于200ml），因出血或超声心动图、胸片检查证实有血栓存在致使引流管堵塞引起循环不稳定都是二次开胸手术的指征。

通常接受心脏移植的患者有一个大的心包腔，植入一个相对较小的供者心脏，易出现大量心包积液，文献报道心包积液发生率最高达30%。如果预料到会出现心包积液（大心包腔内植入一个小的供者心脏），在心包腔后方放置心包引流管，可留置5~6天，尽可能引流出心包积液，直至24小时引流量小于40ml后拔除。如果出现大量心包积液，即使超声心动图检查没有心包填塞的证据，建议经剑突下途径进行心包引流。

（二）围手术期三尖瓣反流

三尖瓣反流（tricuspid regurgitation，TR）是原位心脏移植后最常见的瓣膜异常。由于各中心定义、诊断时间以及外科移植术式不同，报道的发生率为19%~84%。TR的发生率及严重性随着时间的推移逐渐降低，严重进展的三尖瓣反流与其并发症将增加死亡率。尽管多数患者使用药物治疗效果良好，然而仍有小部分患者需要外科干预治疗。多数情况下，发生在围手术期早期的TR通常为功能性的，且多呈中心性，并且与三尖瓣瓣环解剖畸形及扩张、瓣叶脱垂有关。原因包括双房法吻合，移植物排斥伴有右心室功能障碍或供者与受者心脏大小不匹配。保护心房及三尖瓣瓣环解剖结构对于预防显著TR的发生起关键作用。其余的原因还有心房重塑、心房扩大，以及移植物排斥>ISHLT2级、术前肺动脉高压等均能独立地预测早期TR发生。术中TR严重程度与右心室功能障碍、围手术期死亡率以及晚期死亡的风险明显相关。如果在术中发现存在中度或者重度（>2+）TR，应该在心脏移植术后24小时内采用经胸超声心动图（TTE）再评估，并且在移植术后早期进行紧密监测。根据临床和血流动力学变化决定随访期间的监测频率。

对于严重症状性TR的主要治疗方法是使用利尿剂。在难治性病例中，应当根据三尖瓣瓣膜装置的解剖形态来决定进行三尖瓣瓣膜成形、修补或置换等外科手术。对于三尖瓣瓣环扩张者，使用成形环能够有效地减小反流量。然而，对于瓣叶或腱索损伤者，需要进行瓣膜修复或置换来重新建立右心室完整的瓣膜结构。通常对于严重TR患者，在瓣膜功能恶化之前进行置换术能够取得最佳效果，使多数患者利尿药用量减少，肌酐水平下降，总蛋白升高以及胆红素下降。已证实在进行移植手术时对于供者心脏预防性进行三尖瓣成形术能够在移植术后即刻减轻TR，长期随访也同样证实了其有效性。

二、肺动脉高压和右心室功能不全

右心衰竭是手术后极为不好的征象，常是先前的受者存在肺动脉高压、急性手术后肺小动脉收缩或供者心脏缺血损伤的结果。薄壁的右心室更容易在缺血再灌注过程中受到损伤，因此对于心衰患者长期的左心房压力导致后负荷（肺血管阻力）增加的代偿能力较差。尽管肺动脉压力在心脏移植后会很快下降，但是通常需要1~2周的时间才能达到正常。右心室功能障碍发生的严重程度与移植术后早期受者的肺血管阻力高度相关。当右心室保护不当，同时存在较小的供者心脏植入较大的受者体内时更加容易发生右心室功能障碍。

对手术后右心室功能障碍最好的预防方法是手术前关注和治疗等待移植受者的肺动脉高压，避免供者心脏长时间缺血和较小的供者心脏植入于已存在肺动脉高压的受者。此外应术中仔细止血，以避免大量输血可能引起的急性肺动脉高压。

出现右心室功能障碍时应该排除可能存在的梗阻情况。如由于供者或受者的肺动脉出现扭转，或修剪后进行肺血管吻合时导致的肺动脉梗阻，其发生率较低，且可纠正。通常测量右心室和肺动脉压力阶差≥10mmHg时，提示需进行外科校正。

在肺动脉压力正常或接近正常，发生轻度的右心室功能不全时，应用硝酸甘油等扩血管，多巴酚丁胺、米力农等正性肌力药物改善右心室收缩力以及调节右室前负荷。如果扩血管药物引起体循环血压低，可以通过置入第二个左心房导管，静脉输入去氧肾上腺素、高剂量的多巴胺或去甲肾上腺素等具有交感肾上腺素效应的药物来维持体循环系统灌注压力,同时通过中心静脉导管来输注扩血管药物。经过中心静脉导管途径输注 α 肾上腺素受体激动剂,比经过左心房导管途径引起肺动脉高压的概率小。如果需要使用中等剂量以上的 α 肾上腺素受体激动剂来抵消硝酸甘油及米力农的扩血管作用,以维持体循环灌注压时,建议在使用高剂量扩血管药物治疗右心功能不全的过程中,应用主动脉内球囊反搏作为一种有效的干预手段,用以维持正常的冠脉灌注压。

若严重的右心室功能不全伴有肺动脉收缩压持续升高≥45mmHg,应该注重降低肺血管阻力的治疗。尽管静脉输注异丙肾上腺素、硝普钠、氨茶碱及硝酸甘油能够有益于降低中度升高的肺动脉压力,但静脉使用前列腺素 E1[0.01~0.1μg/(kg·min)]以及前列环素的效果更佳。吸入一氧化氮是有效降低肺血管阻力而不影响全身血管阻力的最特异性治疗。通常吸入一氧化氮的浓度为 20~60ppm(10^{-6}),同时需要注意监测高铁血红蛋白水平,当超过 4mg/dl 时应减量。若以上措施均无效,则可以考虑使用 ECMO 或右心室辅助装置(图 16-20)。

三、移植心脏左心功能不全

移植后最初的几个小时和几天内,移植心脏是否能够提供足够的心输出量是影响术后生存的决定因素。脑死亡过程、移植手术以及随后的再灌注均会导致术后早期供者心脏收缩或舒张功能障碍。虽然 30%~50% 的移植心脏在术后早期都会发生某种程度的心脏损伤,然而幸运的是随着心肌保护方法的改善,仅有少于 2% 的受者死于早期的移植心脏衰竭。大多数早期的供者心脏功能不全如果在恢复阶段能进行恰当的支持,通常心脏功能能够恢复正常。

(一)左心收缩功能不全

在心脏移植后早期需要使用儿茶酚胺类药物时,多巴胺、多巴酚丁胺、米力农等药物能够有效地增加心输出量,同时没有肾上腺素和去甲肾上腺素等产生的、有害的、严重的收缩外周血管作用。以往,异丙肾上腺素由于其对心脏的变力作用而作为一种常用药物。但目前,由于术后心房起搏技术的应用,此药物已经很少应用。当需要中等剂量以上的正性肌力药物合用时,通常推荐使用主动脉内球囊反搏作为循环辅助。在极少的

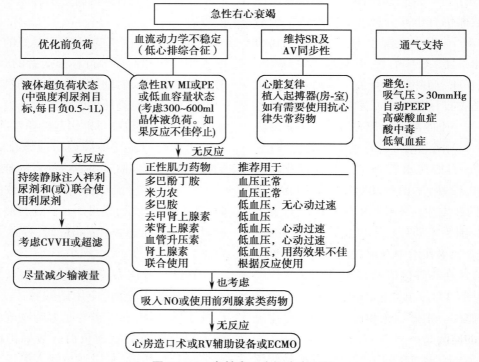

图 16-20 急性右心衰竭治疗流程

SR:窦性心律;AV:房室;CVVH:连续性静脉-静脉血液滤过;RV:右心室;MI:心肌梗死;PE:肺动脉栓塞;PEEP:呼气末正压通气

情况下,左心室功能严重抑制,需要机械循环辅助装置作为维持生命必需的动力来源。

极少数情况下,在心脏移植手术建立体外循环过程中或之后会出现极其严重的系统性血管阻力下降。产生这种现象的机制尚不清楚,可能与在治疗心衰时长期使用血管紧张素转换酶抑制剂(ACEI)等药物、暴露于体外循环导致的炎症反应下的循环低灌注状态,以及循环血中的血管升压素不足等因素有关。当全身血管阻力下降对于中等剂量的交感肾上腺素药物如肾上腺素或去甲肾上腺素无反应时,与中断体外循环相比,使用主动脉内球囊反搏通常更有效。因为后者能够通过建立有效的搏动压改善冠脉血流灌注以及心脏功能。由于重新建立了动脉血流,外周血管阻力能够明显改善。有时,尽管使用了上述干预措施,全身血管阻力仍然很低,此时,静脉输注精氨酸升压素(0.04~0.1U/min)或能有效地逆转儿茶酚胺抵抗的全身血管阻力低。在心功能较好的情况下,通常于移植后6~12小时全身血管阻力恢复正常,可以逐渐停用药物。

(二)左心舒张功能不全

孤立的左心室舒张功能障碍的标志是左心房压力升高,升高的左心房压力能够在心室收缩功能正常或接近正常的状态下保证有效的心输出量。在心脏移植术后由于缺血再灌注引发的可逆的心肌损伤会导致短暂的左心室或右心室舒张功能不全,通常于几天后能够恢复正常。尚不清楚这种现象与3个月之后出现的心脏限制性病理生理改变的关系,然而严重的心内膜下缺血损伤以及随后的心肌纤维化有可能导致移植心脏发生永久性舒张功能不全。获得性的心脏舒张功能障碍也可能与"较大体积"的供者心脏置于较小受者心包腔内或术后纵隔积血导致的心包填塞有关。

在手术中对于舒张功能障碍的治疗通常静脉应用硝酸甘油0.5~2μg/(kg·min)。密切监测液体的出入总量,限制静脉液体输入量以及采用利尿治疗通常有效。当全身血管阻力增加时应在术后最初的24~48小时静脉使用硝普钠来降低后负荷,随后可以用降低后负荷的口服药物替代。米力农等正性肌力药物能够在增加心脏输出的同时有效降低外周血管阻力。

在移植后的最初几天,如果突然出现明显的左室或右室功能不全,通常提示有纵隔积血导致的心包填塞。一旦伴有血流动力学改变,经胸超声心动图一般能够发现残存的血液。此时,应该进行紧急的外科手术来清除残存血肿。任何情况下,都应常规行超声心动图检查来评估心脏功能以及鉴定心脏周围是否存在渗漏。在渗漏液较多时,应该行外科手术加以引流。

四、排斥反应

通常根据排斥反应发生的时间,将排斥反应分为超急性排斥反应、急性排斥反应和慢性排斥反应。经过术前抗群体反应抗体的筛查以及供者与敏感个体特异交叉反应的筛选,目前由抗人白细胞抗原抗体介导的最凶险的移植心脏超急性排斥反应已经极为罕见。急性细胞性排斥反应可能发生在移植后的任何时候,以最初的3~6个月最常见。其实质是T细胞介导的淋巴细胞和巨噬细胞浸润,以及心肌组织的坏死。急性血管排斥反应较少见,有关机制涉及细胞免疫和体液免疫,常导致移植器官功能不全或死亡。不论受者的性别如何,发生急性排斥反应的最高危因素是供者为年轻女性。尽管85%的急性排斥反应发作能够被糖皮质激素单独治疗逆转,急性排斥反应目前仍然是心脏移植受者死亡的最主要原因。心脏移植的慢性排斥反应主要表现为移植心的冠状动脉严重硬化,又称为移植心脏血管病(CAV),与感染和急性排斥反应一样,是移植后1~3年死亡的主要原因之一。在移植后第3年及以后始终占总死亡病因的16%左右。

(一)排斥反应监测

1. EMB EMB一直被认为是诊断排斥反应的"金标准"。ISHLT指南认为成人心脏移植后的头6~12个月应该定期行EMB监测排斥反应。在移植1年之后,对具有远期发生急性排斥反应的高危受者,需延长EMB定期监测时间,可以每4~6个月1次,以降低发生血流动力学恶化的排斥反应的危险,同时降低特定人群(如黑人)的死亡风险。最后,对于移植后存活超过5年的成人受者,EMB监测频率无明确规定,主要取决于受者的临床状况和远期发生排斥反应风险的大小。

EMB最常应用的是活检钳经由右颈内静脉入径。按照ISHLT的移植心脏排斥反应组织学分级标准,判断排斥反应需要最少4块心内膜心肌组织,且每块的纤维组织、血栓或人为挤压的部分必须少于50%。活检标本一般都被固定在甲醛中,偶有需紧急诊断时可采用冰冻切片。熟练的EMB操作者进行操作,并发症发生率为0.5%~2%。并发症主要包括静脉血肿、误穿刺颈动脉、气胸、心律失常、右心室穿孔和三尖瓣受损。

2. 无创监测手段 首先,2010年的ISHLT指南认为具有心室诱发电位监测技术经验的移植中心,可运用远程起搏器非侵入性地记录心肌内心电图监测排斥反应低危受者;其次,心脏移植术后6个月至5年间,对于低危受者,可适当采用基因表达谱技术排除2级及以上级别的急性细胞性排斥反应。最后,指南不建议临床上常规使用心电图参数监测急性排斥反应;不建议以心脏超声检查或磁共振替代EMB监测急性排斥反应;不建议使用脑钠肽、肌钙蛋白I或肌钙蛋白T、C反应蛋白等全身炎症反应指标监测急性排斥反应。

(二)超急性排斥反应

超急性排斥反应一旦诊断明确,应立即开始治疗。最好是受者仍在手术室时就开始进行。可考虑治疗方法包括:①大剂量皮质类固醇冲击治疗;②血浆置换;③静脉注射免疫球蛋白;④应用抗胸腺细胞抗体;⑤静脉注射CsA或Tac和MMF;⑥静脉注射正性肌力药物和缩血管药物;⑦机械循环支持。术中需获取心肌组织标本,以明确超急性排斥反应的病理诊断。如果上述措施不能促使移植心脏的功能恢复至可接受的水平,则需考虑再次紧急心脏移植。但是,在超急性排斥反应情况下行再次移植术受者死亡率很高。

(三)急性排斥反应

1. 急性排斥反应诊断 在CsA时代,大多数的排斥反应发作具有隐匿而凶险的特征。患者可能没有迹象或症状,或往往出现轻微疲劳或气短症状,也可有颈内静脉压力升高等右心室功能不全的迹象。严重的排斥反应可有左心衰竭征兆。在排斥反应的早期,器官发生不可逆反应之前EMB是最有效的监测手段。

移植后的半年内,排斥反应的风险较大,需要较高频率的EMB监测。中国医学科学院阜外医院采用巴利昔单抗诱导治疗后,受者于术后3周、3个月、6个月和12个月常规各做一次EMB,术后1年内所有患者进行EMB监测平均4.2次/人。其中0.8%、9.8%和18.7%的患者分别发生过Ⅲb级、Ⅲa级和Ⅱ级排斥反应。活检阳性率Ⅲb级0.3%、Ⅲa级3.4%、Ⅱ级7.3%。

2004年,ISHLT的病理学委员会提出简化1990的诊断分级标准后,目前细胞性排斥反应分为轻、中和重度。细胞性排斥反应和抗体介导的排斥的组织学特征在第七章有详细描述。心脏排斥反应除了组织学分类,为了方便临床治疗,2004年的诊断标准还增加了有无血流动力学异常的分类。当临床出现心脏功能下降时,最大的可能是与排斥反应有关。有创血流动力学监测和超声心动图虽然有助于心功能的判断,但是排斥反应诊断的"金标准"仍然是根据EMB的组织学结果。

2. 急性排斥反应治疗

(1)有症状的急性细胞性排斥反应治疗:如果怀疑发生了有症状的急性排斥反应,需尽早行EMB。有症状的急性排斥反应应住院治疗。血流动力学不稳定者应在ICU治疗。无论EMB的ISHLT分级结果如何,有症状的急性细胞性排斥反应应首选静脉大剂量皮质类固醇冲击为治疗方案。当出现血流动力学不稳定时,特别是在静脉使用大剂量皮质类固醇12~24小时内未见临床症状改善时,需加用抗胸腺细胞抗体进行治疗。根据需要,可以给予静脉正性肌力药物及缩血管药物,以维持足够的心输出量和体循环血压,直至移植心脏功能恢复。当应用大量皮质类固醇和/或加用抗胸腺细胞抗体进行治疗时,需预防性使用抗生素防止机会性感染。免疫抑制治疗的维持方案也应该适当调整以减少排斥反应复发的风险。调整内容包括确认受者对现有治疗方案的依从性、增加现有免疫抑制剂的剂量、增加新的或转换成其他不同的免疫抑制药物。治疗急性细胞性排斥反应的过程中需要用超声心动图监测移植心脏功能,1~2周后应再次进行EMB判断治疗效果。对于急性细胞性排斥反应级别较低,但出现血流动力学不稳定的受者,应该考虑存在抗体介导的排斥反应的可能性。

(2)无症状的急性细胞性排斥反应治疗:对于EMB诊断的重度急性细胞性排斥反应即使没有临床症状或移植心脏功能不全的证据,也应该进行治疗。中度无症状的急性细胞性排斥反应,可选用静脉或口服皮质类固醇治疗。重度急性细胞性排斥反应首选静脉应用大剂量皮质类固醇治疗并调整免疫抑制维持治疗方案。当使用大剂量皮质类固醇和/或抗胸腺细胞抗体治疗排斥反应时,应预防性使用抗生素防治机会性感染。对中度或重度无症状急性细胞性排斥反应患者开始治疗后2~4周,也应随访EMB。无组织学好转表现的排斥反应,可考虑应用抗胸腺细胞抗体治疗。绝大多数轻度无症状细胞性排斥反应的病例无需治疗。中度无症状细胞性排斥反应患者,特别是发生在移植12个月以后的,可以不予治疗,但强烈建议严密随访监测(临床表现、心脏超声和EMB)这些未予治疗的患者。

(3)复发或激素耐受的急性细胞性排斥反应治疗:对于复发或激素耐受(激素负荷效果不佳)的急性细胞排斥反应,需考虑应用抗胸腺细胞抗体治疗,并应重新评估免疫抑制维持治疗方案。对于复发或激素耐受的急性细胞排斥反应患者即使持续无症状,仍建议反复应用超声心动图监测移植心脏的功能。对于此类患者也可考虑采用其他方法,包括甲氨蝶呤冲击治疗、光免疫化学疗法和全身淋巴结照射。此时,建议对EMB的病理结果进行再评估,确认是否合并抗体介导的排斥反应,并检测受者血浆内是否存在抗HLA抗体。

(4)抗体介导的排斥反应治疗:抗体介导的排斥反应治疗中,用于阻断抗体介导的移植心损伤的措施有静脉大剂量皮质类固醇冲击和溶细胞免疫治疗。消除血液循环中抗HLA抗体或减少其活性的措施包括:①血浆置换;②免疫吸附;③静脉注射免疫球蛋白。用于维持适当心输出量和体循环血压的方法有静脉应用正性肌力药物和缩血管药物、机械辅助。当怀疑抗体介导的排斥反应时,应对EMB标本进一步进行免疫组化染色,以检测补体裂解产物和可能存在的抗体。同时筛查受者血浆中是否存在抗HLA抗体,并对其进行定量和特异性检测。开始治疗1~4周后应再次进行EMB,标本仍需进行免疫组化辅助诊断。应进一步调整免疫抑制维持方案。为了减少移植心脏血管内的血栓形成可以考虑应用系统抗凝治疗。如果上述措施仍不能使心脏功能恢复至可接受的水平,可考虑急诊再次行心脏移植,但预后不佳的可能性大。

五、移植术后心律失常

移植心脏心律失常的发生机制复杂,手术所致的心脏去神经化、窦房结直接受损或缺血损伤、单心房或双心房扩大均可导致移植心脏发生心律失常,并加剧其发展。此外,排斥反应可以通过累及心脏传导系统,导致心肌电生理特性发生改变。移植后任何时期的心脏功能受损、心腔扩大都可导致心律失常的发生。CAV被认为是心律失常特别是移植6个月后心律失常发生的主要原因之一。

(一)心动过缓

移植心脏心动过缓发生率报道不一,在不同的病例组中最高可达50%以上。虽然可见房室传导阻滞,但是绝大多数心动过缓为窦性心动过缓。在术中对移植心脏进行再灌注后,大多数情况下可恢复正常的窦性节律。临床上,在移植后数周新出现严重心律失常的情况并不常见。然而,电生理研究显示25%~30%的心脏移植患者有窦房结功能障碍,其中包括窦房结复极时间延长($>1\,400ms$),校正的窦房结恢复时间($>520ms$)和房室传导时间异常。心脏移植后窦房结功能障碍的原因不完全清楚,可能与外科手术创伤、不完善的心肌保护、心脏去神经支配和供者潜在的窦房结功能障碍有关。少数临床研究显示双腔法术式与双房法术式相比,能降低窦房结功能障碍的发病率。术后前2周发生窦性心动过缓的原因可能是心脏缺血、排斥和药物作用。异丙肾上腺素和间羟胺可作为暂时的治疗措施,对不可逆的窦性心动过缓需要安装永久起搏器。有证据表明心脏移植术后近70%的窦性心动过缓可以自动缓解,且相关的风险并不增加,而安装永久起搏器会导致并发症发生率升高。因而对无症状的窦性心动过缓较少采用起搏器治疗。

(二)期前收缩

移植心脏房性期前收缩可见于半数以上的患者。对于6周后新出现的房性期前收缩需要评估是否有排斥反应发生。如果排斥反应不存在,没有必要行进一步检查。因为此时房性期前收缩与非移植患者一样,通常呈良性。移植心脏室性期前收缩,在移植术后早期几乎可见于所有患者。但是在术后数月或数年后新出现的室性心律失常,其原因可能是排斥反应或缺血。室上性心动过速、房性心动过速、心房扑动和其他室上性心律失常在心脏移植术后常见,在治疗方面尚无系统研究。

(三)心房颤动

心脏移植后心房颤动发生率在成人占5%~24%,在儿童占3%。其中50%~75%发生在移植术后2周内。除了常见的心脏手术因素外,与移植心脏有关的可能病因包括对儿茶酚胺高敏、局灶性排斥反应导致微折返、术后心房解剖结构异常、机械因素(EMB、导管检查)和CAV。与非移植心脏相比,移植心脏有较明显的舒张功能不良,对控制心率的药物具有较高的敏感性,且对抗心律失常药物的副作用具有不确定性。尽管β受体阻滞剂可引起明显的运动耐量下降,地尔硫䓬可导致CsA浓度升高,但是谨慎地增加β受体阻滞剂剂量和应用非二氢吡啶类钙离子拮抗药,常常能够有效控制心室率。在需紧急控制心室率时,普鲁卡因胺的成功率要高于胺碘酮和伊布利特。在长期的心室率控制方面,无CAV患者使用IC类药如氟卡尼的副作用最小,但仍须考虑患者以后可能发生的缺血,继而产生致心律失常作用。治疗左心功能不全或CAV患者用IA类药普鲁卡因胺或奎尼丁更安全。Ⅲ类抗心律失常药索他洛尔、胺碘酮、伊布利特、多非利特也可使用,但是移植后心脏对有减慢心率效应的β受体阻滞剂和胺碘酮高度敏感,使用时须小心。

(四)心房扑动

移植心脏的心房扑动发生率在成人为12%~30%,在儿童为6%。移植术后任何阶段发生心房扑动都应该高度警惕排斥反应或CAV的发生。临床上心房扑动通常与心房颤动并存,且治疗方法一致。进行EMB时使用起搏器超速抑制通常能使心房扑动转复为窦性心律。射频消融治疗心房扑动、房室结消融后用永久起搏器替代治疗心房扑动均有成功的病例报道。与心房颤动一样,心脏移植后心房扑动患者栓塞的危险性尚无评估,有人建议用抗凝治疗。

(五)其他室上性心动过速

心脏移植术后除了心房颤动和心房扑动以外的室上性心动过速的发生率成人为12%~17%,儿童为2.3%。文献报道的这些心律失常难以分类,其中有一些是明确的阵发性房室结内折返性心动过速或房室间旁路折返性心动过速。移植心脏的室上性心动过速治疗方法与非移植患者的相同。腺苷可有效用于诊断和治疗。但移植心脏对这一药物有高度敏感性,要求低剂量(1/3常规剂量)使用,且须特别谨慎地避免长的心跳间歇。虽然非移植心脏的折返和明确的异位兴奋灶常常能够被射频消融清除,但是移植心脏持续存在的心律失常,可能与心肌缺血、排斥反应、肺的病变或感染相关,因此,射频消融的疗效有待进一步评价。

(六)室性心动过速

CsA上市以后,原位心脏移植的持续性室性心动过速和心室颤动发生率低于2%。该类心律失常具有致命性的特征。虽然文献报道不多,但是心脏移植术后至少有10%的患者发生猝死和不明原因的死亡,其最主要的原因应该是持续性室性心动过速和心室颤动,其次是心动过缓。因此该类心律失常实际发生率很可能高于统计的数字。极少数经历持续性室性心动过速或室颤而存活下来者,应该进行积极的检查,确定其是否存在排斥反应或缺血因素。根据心律失常的原因,可以用植入型心律转复除颤器(ICD)进行治疗。如果心律失常发作频繁或移植心脏病理改变严重,应该考虑再次移植。

(七)非持续性室速

非持续性室速常见,意义尚不清楚。在一项对25例患者的队列研究中非持续性室速与早期排斥反应(平均移植后7天)的发作次数相关。尽管非心脏移植患者的非持续性室速是心脏性猝死的危险标志,安装ICD可以改善生存率。但是非心脏移植患者的数据是否可以推论到原位心脏移植的患者尚有争议。有关ICD植入移植心脏并发症的发生率还需进一步收集数据。

六、移植心脏血管病

移植心脏血管病(CAV)或称慢性排斥反应是一个涉及免疫损伤和血管纤维化的复杂过程,确切机制尚不清楚。CAV占心脏移植后5~10年主要死亡原因的10%以上。50%的供者心脏在移植后5年经冠状动脉造影可检查出CAV。到目前为止,不断进步的免疫抑制剂并不能明显降低CAV的发生。CAV可能发生于移植后的几周内,继而以隐蔽的方式快速进展至完全阻塞冠状动脉管腔,致使移植心脏因缺血而发生心功能不全。由于移植心脏是去神经的,CAV所致的移植心脏心肌缺血可以是无痛性的。室性心律失常、充血性心衰、猝死通常为CAV首发表现。

ISHLT指南建议在移植后4~6周和1年行冠状动脉造影结合冠脉血管内超声(IVUS)检查,用以排除供者术前冠状动脉血管病变和发展迅速的CAV,并提供预后信息。冠状动脉造影除了能够诊断冠脉狭窄外,还可检测冠脉血流储备,对评估CAV表现为小血管冠脉病的诊断有所帮助。IVUS提供了有关血管壁形态和内膜增厚程度的量化指标。成年受者存活1年后,需每年至少进行1次冠脉造影评估CAV的发展情况。心脏移植后3~5年内未出现CAV者,特别是合并肾功能不全者,可减少检查频率。CAV经皮冠脉介入治疗术后6个月需随访冠脉造影检查,因为心脏移植受者有较高的血管再狭窄率。由于敏感性和特异性有限,无创性检查(铊显像和多巴酚丁胺负荷超声心动图)筛查CAV的可靠性受到质疑。近年来多源CT有希望替代有创性方法来筛查CAV,但是一些心脏移植后静息心率过快的受者成像效果受到影响。

当前唯一确定的治疗严重CAV的方法是再移植。由于CAV具有远端血管弥漫性受累的特征,致使支架和血管重建效果明显差于非心脏移植患者,因此预防性治疗显得非常重要。移植前应该着重强调防止供者冠状动脉内膜损伤、缩短缺血时间和改善心肌保护。移植后需注意经验性的危险因素的控制。其中免疫因素包括组织相容性错配、急性排斥反应发作和慢性炎症反应等。非免疫因素包括供者脑死亡的原因、巨细胞病毒感染、年龄、女性、吸烟、肥胖、高脂血症、高同型半胱氨酸血症、糖尿病、高血压、吸烟和缺血再灌注损伤等。

高脂血症和胰岛素抵抗是最重要的非免疫因素。已有几项研究表明钙通道阻滞剂、ACEI和他汀类降脂药、西罗莫司在减少CAV发生和延缓CAV进展方面显示出疗效。不论移植受者血脂水平如何,已证实他汀类药物治疗可以减少CAV发生并改善其长期预后。因此所有心脏移植受者(包括成人和儿童)均应适用他汀类药物。CAV

患者可考虑增殖信号抑制剂(PSI)替代MMF或硫唑嘌呤。动物实验和心脏移植患者应用华法林和双嘧达莫对CAV的作用结果有对立。目前心脏移植患者是否应该继续用标准剂量的阿司匹林、大剂量阿司匹林、转换阿司匹林为氯吡格雷,或不用抗血小板制剂尚不确定。成人或儿童患有CAV者均建议使用经皮冠脉介入药物洗脱支架治疗,后者可在短时间内缓解较弥漫的冠状动脉病变。对于某些经严格选择,病变适合外科血管重建治疗的患者,可考虑行冠状动脉搭桥,对于严重CAV且无再次移植手术禁忌的患者,可考虑再次行心脏移植。

七、心脏移植后恶性肿瘤

目前,随着移植长期存活人数增多,服用免疫抑制剂多年的受者恶性肿瘤发生率也不断上升。2012年ISHLT的报道显示心脏移植受者术后5年20%以上的死亡源于恶性肿瘤。发生率最高的是皮肤癌,为3年5.7%,5年9.9%,10年19.8%。其次是PTLD,发生率为3年1.4%,5年2.1%,10年3.7%。其他恶性肿瘤总发生率为术后3年3.4%,5年6.5%,10年14.9%。皮肤癌早期发现并积极治疗,预后良好。PTLD的治疗效果也较前有所改善。有报道显示发生PTLD的心脏移植受者进行化疗后病死率仅为25%,存活患者均获得完全缓解,并在随后平均64个月的随访中无一人复发。心脏移植患者中其他部位恶性肿瘤,如前列腺、乳腺和肠道肿瘤与一般人群的发病率并无差别。虽然病毒介导相关肿瘤(如子宫颈癌和卡波西肉瘤)的发生率,在心脏移植术后患者稍高于正常人群,但是总体发生率仍然相对较低。常规的癌症筛查在心脏移植受者随诊过程中仍然是非常必要的。

八、其他并发症

(一)心脏移植后慢性肾功能不全

ISHLT报道心脏移植术后7年,肾功能不全(定义为血肌酐>2.5mg/dl)的累计发生率达36%。此外,2.5%的肾功能不全患者于术后5年需要进行透析治疗。虽然,一些心脏移植患者的肾功能不全与术前存在的肾脏疾病有关,但绝大多数为术后获得性的。CsA和Tac具有肾毒性,对术后患者的肾功能影响最大。新近发现一些基因与 CsA 和 Tac 所致的肾毒性相关，即一些有 *TGF-beta1Pro* 基因的个体对肾毒性的敏感性较高。临床上减少具有肾毒性药物的剂量，避免脱水，仔细寻找非免疫抑制剂相关的可逆性因素十分必要。动物实验表明普伐他汀能够减轻 CsA 所致的慢性肾间质炎症和纤维化。此外，醛固酮受体拮抗剂也被动物实验证实可以减轻 CsA 所致的肾损害。最后，在数个针对减轻 CsA 慢性肾损害的临床试验中，仅有钙通道阻滞剂硝苯地平被证实可延缓 CsA 所致肾间质纤维化的发展，从而减轻它对肾脏的长期毒性作用。非随机的临床试验证实从 CsA 或 Tac 转换为西罗莫司，继发的肾功能不全可以得到部分或全部恢复。国内也有成功经验。

心脏移植患者应该常规监测尿常规和即时尿蛋白/肌酐比。至少每年估测 1 次肾小球滤过率（GFR）。对于 GFR<60ml/（min·1.73m²）的患者和 GFR 曾快速下降[每年下降 >4ml/（min·1.73m²）]的患者，应增加检查频率。若受者 GFR<30ml/（min·1.73m²），尿蛋白 >500mg/d，或血肌酐迅速下降[>4ml/（min·1.73m²）]应转诊给肾脏病学专科医师处理，必要时考虑肾移植。

鉴于可能出现排斥反应，无 CNI 的免疫抑制方案仅慎用于 CNI 减量后仍存在肾功能不全的心脏移植受者。在普通人群中证实能延缓肾功能不全进展的措施均可用于心脏移植受者。其中包括严格的血糖和血压控制，使用 ACEI 或者血管紧张素Ⅱ受体阻滞剂。肾功能不全的移植患者应至少每年检查 1 次糖化血红蛋白水平，如检出贫血，应定期监测体内铁水平，并适时应用 EPO，使血红蛋白维持在 11~13g/L。对于患终末期肾病，适合肾移植的心脏移植患者，肾源应选择活体供者。当 ACEI 或血管紧张素Ⅱ受体阻滞剂不能有效控制高血压或有应用禁忌时，可使用钙通道阻滞剂替代。

（二）心脏移植后高血压

据 ISHLT 报道，心脏移植后 1 年和 5 年高血压患病率分别为 72% 和 95%。由于高血压常见于心脏移植后的成人和儿童，可以通过动态血压监测进行评估。尚无大规模随机临床试验评价抗高血压治疗对病死率和移植心脏存活的影响。一

般认为抗高血压治疗对心脏移植患者的益处至少等同于非移植患者。心脏移植后的高血压以昼夜节律紊乱和 24 小时血压负荷增加为特征。常规剂量的 ACEI 和钙通道阻滞剂单药治疗对多数患者有一定疗效。但需注意 CsA 或 Tac 与 ACEI 或血管紧张素Ⅱ受体阻滞剂合用可导致高钾血症和加重肾功能不全。许多二氢吡啶类钙通道阻滞剂，如地尔硫䓬、维拉帕米、氨氯地平、非洛地平和尼卡地平增加 CsA 浓度 23%~35%。在钙通道阻滞剂中地尔硫䓬最常被用于降压，主要是由于该药通过抑制肝脏细胞色素 P450 酶而升高 CsA 或 Tac 的血药浓度 1.5~6 倍，可降低 CsA 或 Tac 的用量以节省费用。而且有报道显示地尔硫䓬对 CAV 有益。移植后高血压有可能不易控制，需要几类降压药联合应用。已有报道非洛地平增加 Tac 浓度 >50%。虽然尼非地平对 CsA 的药代动力学无影响，但是任何二氢吡啶类钙通道阻滞剂药与 Tac 和 CsA 合用或停用时均需谨慎。利尿剂虽然对移植患者降血压有效，但很少单独使用。利尿剂与 CsA 或 Tac 合用时，应注意避免患者容量相对不足。α 受体阻滞剂、β 受体阻滞剂和直接血管扩张剂（肼屈嗪）均已被成功地应用于心脏移植患者。去神经化的心脏主要是靠循环中儿茶酚胺水平来调整对运动的正性肌力反应。β 受体阻滞剂能够明显限制体重大的心脏移植患者的运动耐量，一般在顽固性高血压或伴有 CAV 所致心肌梗死时才使用大剂量 β 受体阻滞剂。个别患者将 CsA 换成 Tac，降低 CsA 或皮质类固醇剂量有助于控制血压。

建议心脏移植后血压控制目标与一般人群相同。调整生活习惯可以协助药物治疗，以达到更有效地控制血压的目的。通常根据经验和治疗后的降压效果对心脏移植后患者高血压治疗药物进行选择。钙通道阻滞剂是最常用的药物，但 ACEI 和血管紧张素Ⅱ受体阻滞剂对合并糖尿病患者疗效更好。纠正糖尿病和高脂血症等危险因素应该作为对心脏移植患者高血压治疗的补充。适当对免疫抑制方案进行调整，尤其是停用皮质醇类药物，对于心脏移植后高血压的控制是有帮助的。

（三）心脏移植术后高脂血症

心脏移植患者高脂血症常见，原因是部分患者移植前存在血脂异常，其次是已知的 CsA 和皮

质类固醇对血脂代谢的影响。ISHLT 报道心脏移植后 1 年和 8 年分别有 50% 和 80% 的患者存在高脂血症。需要鼓励所有心脏移植患者限制胆固醇和其他脂肪的摄入，坚持锻炼，保持理想体重。如能够减少皮质类固醇也将有助于血脂的控制。个别患者从 CsA 转换为 Tac 有助于高脂血症的控制。目前尚无针对移植患者的血脂管理指南，一般认为将这类高危患者的低密度脂蛋白控制在低于 100mg/dl 似乎比较合理。他汀类药被数个临床研究证实能延长心脏移植患者短期和长期存活，减少 CAV 的发生，因此建议无论胆固醇水平如何，所有心脏移植患者都应该应用他汀类降脂药。然而应注意 CsA 和 Tac 与他汀类药合用会增加肌溶解的危险。抑制胆固醇在肠道内吸收的药物依折麦布（ezetimibe）与辛伐他汀（10mg/d 或 20mg/d）联合可用于对他汀类药物不耐受或尽管服用高剂量他汀类药物胆固醇仍控制不满意的患者。高甘油三酯血症可能是发生 CAV 的危险因素，但尚无随机试验证实在心脏移植受者中降低甘油三酯水平的确切作用。

结　语

在围手术期对心脏移植并发症进行药物及机械辅助治疗，能够有效提高心脏移植受者的近期生存率。心脏移植术后最主要的死亡原因及最严重并发症依次是移植心脏衰竭、感染、排斥反应、CAV 和恶性肿瘤。移植心脏排斥反应的有创性 EMB 和无创性监测方法始终是研究的热点。在心脏移植患者中，免疫抑制剂个体化应用经验的积累至关重要。专科医生和护士在随访中对心脏移植相关并发症和合并症的高度关注，有助于改善心脏移植受者的生存期限和生存质量。

（胡盛寿）

参 考 文 献

［1］Chambers DC, Yusen RD, Cherikh WS, et al. The registry of the international society for heart and lung transplantation：thirty-fourth adult lung and heart-lung transplant report-2017；focus theme：allograft ischemic time. J Heart Lung Transplant, 2017, 36（10）：1047-1059.

［2］Jessup M, Banner N, Brozena S, et al. Optimal pharmacologic and non-pharmacologic management of cardiac transplant candidates：approaches to be considered prior to transplant evaluation：international society for heart and lung transplantation guidelines for the care of cardiac transplant candidates—2006. J Heart Lung Transplant, 2006, 25（9）：1001-1178.

［3］Mehra MR, Canter CE, Hannan MM, et al. The 2016 international society for heart lung transplantation listing criteria for heart transplantation：a 10-year update. J Heart Lung Transplant, 2016, 35（1）：1-23.

［4］Jessup M, Drazner MH, Book W, et al. 2017 ACC/AHA/HFSA/ISHLT/ACP advanced training statement on advanced heart failure and transplant cardiology（revision of the ACCF/AHA/ACP/HFSA/ISHLT 2010 clinical competence statement on management of patients with advanced heart failure and cardiac transplant）：a report of the ACC competency management committee. J Am Coll Cardiol, 2017, 69（24）：2977-3001.

［5］Mancini D, Lietz K. Selection of cardiac transplantation candidates in 2010. Circulation, 2010, 122（2）：173-183.

［6］Feldman D, Pamboukian SV, Teuteberg JJ, et al. The 2013 international society for heart and lung transplantation guidelines for mechanical circulatory support：executive summary. Heart Lung Transplant, 2013, 32（2）：157-187.

［7］Costanzo MR, Dipchand A, Starling R, et al. The ISHLT guidelines for the care of heart transplant recipients J Heart Lung Transplant, 2010, 29（8）：914-956.

［8］Stehlik J, Edwards LB, Kucheryavaya AY, et al. The registry of the international society for heart and lung transplantation：29th official adult heart transplant report—2012. J Heart Lung Transplant, 2012, 31（10）：1052-1064.

［9］Costanzo MR, Dipchand A, Starling R, et al. The international society of heart and lung transplantation guidelines for the care of heart transplant recipients. J Heart Lung Transplant, 2010, 29（8）：914-956.

第十七章 肺移植

学习目标

1. 初步掌握肺移植适应证、禁忌证、手术时机及围手术期处理原则
2. 了解目前全球肺移植的发展情况
3. 了解肺移植术后主要并发症及处理原则
4. 了解心肺联合移植的进展

1983年,加拿大多伦多总医院的Cooper教授成功为一名58岁终末期肺纤维化男性患者作了右肺移植,此后肺移植在世界各地广泛开展,肺移植后生活质量和生存率的提高使肺移植术在治疗各种严重的肺疾病中被广泛接受,肺移植技术得到了长足的发展。随着移植技术的成熟,受者存活状况得到很大改善,肺移植术后能显著提高受者的生存质量,延长生存时间,为终末期肺病患者带来了更多生存的希望。

第一节 概 述

肺移植主要用于治疗慢性终末期肺疾病。如果慢性终末期肺疾病患者经过最优化、最合理治疗,肺功能仍进行性降低,无进一步的内科或外科治疗可能,2年内因肺部疾病致死的风险极高(>50%),即应考虑肺移植。

根据国际心肺移植协会(ISHLT)的最新统计,肺移植主要适应证包括:慢性阻塞性肺疾病、α1-抗胰蛋白酶缺乏/肺气肿、间质性肺疾病、囊性纤维化、支气管扩张、肺动脉高压等。其中间质性肺疾病包括特发性间质性肺炎和风湿免疫疾病或其他因素继发的间质性肺病。1990年以来,肺移植原发病构成比中特发性肺纤维化的比例呈明显增加趋势。

一、肺移植发展

1983年,加拿大多伦多肺移植中心成功实施肺移植,患者获得长期存活,30多年来,肺移植已在实验成功的基础上发展成为临床治疗终末期肺病的唯一方法,使越来越多的终末期肺病患者获得了新生。在欧美国家,肺移植已经相当成熟,截至2016年6月,全球256个肺移植中心已完成60 000多例肺移植手术,肺移植术后1年、3年、5年、8年的生存率分别为88.0%、80.0%、65.6%、52.1%。

我国的肺移植历史要追溯到1979年,北京结核病研究所辛育龄教授等尝试为2例肺结核患者进行肺移植,因急性排斥反应及感染无法控制,分别于术后第7天及第12天行移植肺切除。此后,临床肺移植长期处于停滞状态。1994年1月至1998年1月,北京、广州等地共开展了近20例肺移植术,但仅有北京安贞医院陈玉平报道的2例受者长期存活,其余受者均在术后短期内死亡。之后因术后并发症多,受者的存活率低,全国临床肺移植工作又停滞了5年。

2002年9月,无锡市人民医院在国内首次为肺气肿患者成功实施了肺移植,再次启动了我国临床肺移植。2002年以来,全国已有38家中心取得了肺移植资质。2015—2018年,全国肺移植

数量分别为147、204、299和403例。与肝、肾移植相比,我国肺移植的数量和质量还有待进一步提高。

二、肺移植技术待成熟

目前制约肺移植发展的主要障碍是受者死亡率高、术后早期移植肺无功能、早期感染、慢性排斥反应导致受者长期存活率低等,这也是目前国际肺移植研究的重点。不同于肝、肾等实体器官,肺是一个空腔脏器,虽然随着肺移植技术的发展,目前供肺冷缺血时间可以在12小时内,但还是容易发生严重的缺血再灌注损伤,导致早期移植肺水肿和肺功能丧失。因此,移植过程中对供肺的维护、获取、保存、植入、再灌注的要求较高。

由于肺是对外开放的器官,肺移植后的早期感染(包括细菌、病毒和真菌)极为常见,而且是受者死亡的主要原因之一。国内的肺移植受者术前身体条件普遍较差,多数曾使用过大量抗生素,耐药现象严重,加大了肺移植后感染控制的难度。此外,急性排斥反应作为肺移植后的常见并发症,也是影响肺移植发展的重要因素。尽管肺移植受者免疫抑制剂的用量和血药浓度水平均高于其他实体器官移植,但肺移植后的急性排斥反应要多于肝、肾移植。因此,肺移植受者的长期存活与包括外科医师、呼吸内科医师、麻醉科医师、重症监护医师、物理治疗师和护士等在内的多学科合作团队及围手术期管理密切相关。

三、我国肺移植面临的问题

除了技术原因之外,导致肺移植在我国发展相对滞后的一个重要原因在于,患者对肺移植的认识不够,不到万不得已一般不会选择肺移植。2015年,中国肺移植供体获取和国际移植接轨,全面停止使用死囚器官作为移植供体来源,公民心脑死亡器官捐献供体成为肺移植供肺的唯一来源。2017年,我国肝移植总数为5 149例,肾移植10 793例左右,而肺移植仅有299例,仅利用了不到5%的供肺资源,这和发达国家有所不同。在美国,因为供者缺乏,能得到供肺进行肺移植的患者控制在65岁以下,法律规定要将有限的肺脏资源分配给相对年轻的患者。当患者的预计存活期为2年时就开始排队等待肺移植。尽管如此,每

年还是有40%列入肺移植等候名单的患者因没有供肺而死亡。相比之下,在我国一方面大量的供肺都处于浪费状态,另一方面还有患者因等不到肺脏而死亡,原因是患者几乎到了濒死状态才来寻求肺移植。

此外,一般医务人员对肺移植进展并不了解,至少认为肺移植并不成熟,不愿推荐患者接受肺移植。1998年,美国和欧洲已经有了统一的"肺移植的选择标准",按此标准,我国至少有数万人是肺移植的潜在受者。我国目前接受肺移植的患者年龄偏大、基础条件差、高危因素多。很多患者直到呼吸机依赖才要求实施肺移植。国外的患者接受肺移植是为了改善生存质量,而在我国是为了拯救生命。

结　语

肺移植是治疗多种终末期肺疾病的唯一有效方法。肺移植术后患者生活质量可得到很大程度改善,生存期也可得到明显延长。与肝肾移植相比,虽然近年来肺移植取得了快速发展,部分肺移植中心的移植水平已达到或接近国际先进水平。但全国除几个大中心以外,大多数中心移植例数较少,严重制约了肺移植的进一步发展。完善术前评估、注重供体的维护及获取、提高手术的技巧和麻醉管理、加强术后管理,是各中心肺移植手术取得成功的关键。

（陈静瑜）

第二节　肺移植的
适应证、禁忌证

一、肺移植的适应证和手术时机

选择合适的受者是肺移植成功的重要决定因素之一。目前国际上肺移植发展的主要障碍是可利用供者的短缺,受者常常因等不到合适的供者而死亡。因此供者资源应最优化分配和使用,确保肺移植受者为终末期肺疾病,无其他可以替代措施时才能选入等候移植名单。国际心

肺移植协会（ISHLT）于 1998 年初步制定了肺移植指南，2006 年在此基础上进行了修订，2014 年进行了再次更新。要提高肺移植的手术成功率、肺移植术后近期和远期的生存率，术前有必要对每一例肺移植受者进行严格的评估和内科治疗。

（一）适应证

肺移植主要用于治疗慢性终末期肺疾病。如果慢性终末期肺疾病患者经过最优化、最合理治疗，肺功能仍进行性降低，无进一步的内科或外科治疗可能，2 年内因肺部疾病致死的风险极高（>50%），即应考虑肺移植。

肺移植主要适应证包括：慢性阻塞性肺疾病（COPD）、α1- 抗胰蛋白酶缺乏 / 肺气肿、间质性肺疾病（ILD）、囊性纤维化（CF）/ 支气管扩张、肺动脉高压（PAH）等。其中 ILD 包括特发性间质性肺炎和风湿免疫疾病或其他因素继发的间质性肺病。1990 年以来，肺移植原发病构成比中特发性肺纤维化（IPF）的比例呈明显增加趋势。我国国家肺移植质控中心数据显示，肺移植原发病中终末期 ILD 占首位，其中以 IPF 占比最高，其次为 COPD。

研究表明肺移植可以延长患者生存期，尤其是对于严重的囊性肺纤维化、特发性肺纤维化和原发性肺动脉高压患者。但关于肺气肿患者的报道比较矛盾，两份研究结果表明包括艾森门格综合征受者在内的肺移植术并未延长患者的生存时限。同时，研究表明不同时间对存活率的评价可以得到不同的结果，随着时间推移存活率将升高。

如何评价存活率是否得到提高是一个值得探讨的问题。肺移植术对大多数患者来说都是相对的姑息治疗，但可以改善生活质量。当评价肺移植效果时，患者的生活质量也是其中重要的一项。但是由于供器官的短缺，目前很难做到仅仅为了改善患者的生活质量而行肺移植术。

（二）手术时机的选择

根据终末期肺疾病患者的临床症状及实验室检查、肺功能和心脏超声等检查结果综合评估，预计 2~3 年内生存率 <50% 和 / 或纽约心脏协会（New York Heart Association，NYHA）心功能分级 Ⅲ~Ⅳ级者，应考虑进行肺移植评估。相对于肺气肿或艾森门格综合征患者，IPF、CF 或 IPAH 患者能够耐受等待供肺的时间更短，应更早进行肺移植评估。

1. COPD COPD 是肺移植原发病首位，占全球肺移植总数的 40%。只有当内科治疗（包括戒烟、充分的支气管扩张及糖皮质激素吸入、康复锻炼和长期氧疗等）和外科肺减容术等都无法阻止疾病进展、改善肺功能时，COPD 患者才可考虑行肺移植手术。因 COPD 急性加重伴高碳酸血症入院的患者大多预后不良，一般 2 年生存率约 49%；1 年内出现病情加重 3 次以上者，生存率进一步下降。行肺移植的患者生存率随着年龄增长而下降，并与低氧血症、高碳酸血症和 PAH 的严重程度以及第 1 秒用力呼气容积（forced expiratory volume in one second，FEV_1）、弥散功能和体重指数（body mass index，BMI）等因素密切相关。

2006 年 ISHLT 指南建议以 BODE 指数作为衡量 COPD 患者肺移植指征的有效参数。Lahzami 等对 BODE 指数在肺移植中的应用进行了评价，研究显示大部分 BODE 指数 ≥7 的患者能从肺移植中获益。2014 年 ISHLT 肺移植受者选择指南制定的 COPD 肺移植评估和移植标准见表 17-1。

表 17-1 COPD 肺移植评估和移植标准

肺移植评估标准
（1）给予最大限度的治疗（包括药物治疗、肺康复治疗和氧疗），疾病仍在进展
（2）不适合肺减容手术
（3）BODE 指数 5~6
（4）$PaCO_2$>50mmHg 和 / 或 PaO_2<60mmHg
（5）FEV_1<25% 预计值

肺移植标准
（1）BODE 指数 ≥7
（2）FEV_1<15%~20% 预计值
（3）每年出现病情加重 3 次或以上
（4）发生 1 次严重的急性呼吸衰竭伴高碳酸血症
（5）中至重度的肺动脉高压

注：COPD，慢性阻塞性肺疾病；$PaCO_2$，动脉血二氧化碳分压；PaO_2，动脉血氧分压；FEV_1，第 1 秒用力呼气容积；1mmHg=0.133kPa

2. IPF 和非特异性间质性肺炎 IPF 是一种罕见疾病，好发于老年人，其患病率和年发病率分别为（14.0~42.7）/10 万人口和（6.8~16.3）/10 万人口，近年来患病率呈上升趋势。我国缺乏相应

的流行病学资料,但临床实践中也发现近年来 IPF 病例呈明显增多趋势。IPF 预后极差,中位生存时间仅 2.5~3.5 年,5 年生存率低于 30%。

1983 年,加拿大多伦多肺移植中心 Cooper 教授成功为 1 例 IPF 患者实施单肺移植。目前,IPF 占全球肺移植原发病第二位,占美国肺移植原发病首位(52%)。IPF 患者在等待移植期间病死率非常高,故一经诊断,应立即开始对患者进行肺移植评估,在供肺分配时应优先考虑 IPF 患者。2014 年 ISHLT 肺移植受者选择指南制定的 ILD 肺移植评估和移植标准见表 17-2。

表 17-2　ILD 肺移植评估和移植标准

肺移植评估标准
(1) 无论肺功能如何,影像学或组织病理学存在寻常型间质性肺炎或纤维化型非特异性间质性肺炎表现
(2) 肺功能异常,FVC<80% 预计值或 DLCO<40% 预计值
(3) ILD 引起的任何呼吸困难或功能受限
(4) 用力活动时需要吸氧
(5) 炎症性间质性肺病经积极的临床治疗仍无法有效改善呼吸困难症状、降低氧需求和 / 或延缓肺功能下降

肺移植标准
(1) FVC 在 6 个月内下降超过 10%
(2) DLCO 在 6 个月内下降超过 15%
(3) 6 分钟步行试验中指氧饱和度下降至 88% 以下,或步行距离 <250m 或在随访 6 个月内行走距离下降超过 50m
(4) 右心导管或者超声心动图检查发现肺动脉高压
(5) 因呼吸困难、气胸或急性发作而住院治疗

注:ILD,间质性肺疾病;FVC,用力肺活量;DLCO,一氧化碳弥散量

3. CF 和其他原因引起的支气管扩张　CF 是一种常见于白种人的遗传性疾病,占全球肺移植原发病第三位,而在我国支气管扩张患者更常见。CF/ 支气管扩张患者常合并慢性感染,病原微生物定植于大气道、上呼吸道和鼻窦部,移植后应用免疫抑制可能会导致感染再发。另外,肺移植前的有创机械通气或合并糖尿病、骨质疏松、鼻窦炎和胃食管反流等也是增加术后死亡的危险因素。2014 年 ISHLT 肺移植受者选择指南制定的 CF/ 支气管扩张肺移植评估和移植标准见表 17-3。

表 17-3　CF/ 支气管扩张肺移植评估和移植标准

肺移植评估标准
(1) FEV_1≤30% 预计值或 FEV_1 迅速降低,尤其是年轻女性
(2) 6 分钟步行试验步行距离 <400m
(3) 因慢性缺氧导致肺动脉高压(肺动脉收缩压 >35mmHg、平均肺动脉压 >25mmHg)
(4) 临床发生以下任何一项:急性呼吸衰竭需要无创呼吸机辅助通气;抗生素耐药性增加和病情加重难以恢复;营养状况变差;顽固性和 / 或反复气胸;经支气管动脉栓塞仍不能控制的危及生命的咯血

肺移植标准
(1) 慢性呼吸衰竭,缺氧(PaO_2<60mmHg)和 / 或伴有高碳酸血症($PaCO_2$>50mmHg)
(2) 长期无创通气治疗
(3) 伴有肺动脉高压
(4) 频繁住院治疗
(5) 肺功能快速下降
(6) WHO 功能分级为 IV 级

注:CF,囊性纤维化;FEV_1,第 1 秒用力呼气容积;PaO_2,动脉血氧分压;$PaCO_2$,动脉血二氧化碳分压;WHO,世界卫生组织;1mmHg=0.133kPa

4. PAH/ 肺血管疾病　PAH 是由于肺循环血管阻力增高导致肺动脉压力增高、右心功能不全的心肺疾病,最终可导致患者右心衰竭,甚至死亡。20 世纪 90 年代以前,PAH 治疗主要包括以钙通道阻滞剂为基础的肺血管扩张治疗以及抗凝、利尿、强心和氧疗等,效果甚微,其中特发性肺动脉高压(IPAH)患者的中位生存期仅 2.8 年。肺移植可使 IPAH 患者 5 年生存率提高至 50% 左右,因此被视为 IPAH 唯一有效的治疗手段。在肺移植开展较为广泛的北美和欧洲,患者一旦被确诊为 IPAH,通常会立即被推荐到肺移植中心进行评估和等待。近年来,一系列 PAH 靶向药物,包括前列环素类、内皮素受体拮抗剂、磷酸二酯酶 V 型抑制剂和可溶性鸟苷酸环化酶激动剂等的出现,明显提高了 IPAH 治疗效果并改善患者预后,患者运动耐力和生活质量明显改善,中位生存期接近 6 年。以前列环素为代表的靶向药物已越来越多地替代了肺移植手术或作为肺移植术前的桥接治疗,使更多等待肺移植的 IPAH 患者推迟甚至免除肺移植,在保证生存质量的同时延长总体生存期。2014 年 ISHLT 肺移植受者选择指南制定的 PAH 肺移植评估和移植标准见表 17-4。

表 17-4 PAH 肺移植评估和移植标准

肺移植评估标准
（1）充分内科治疗后 NYHA 心功能分级仍为Ⅲ或Ⅳ级
（2）疾病迅速进展
（3）需使用胃肠外肺动脉高压靶向药物治疗
（4）已知或可疑的肺静脉闭塞病或肺毛细血管瘤样病

肺移植标准
（1）包括前列环素在内的药物联合治疗至少 3 个月，NYHA 心功能分级仍为Ⅲ或Ⅳ级
（2）心脏指数 <2L/（min·m²）
（3）右房压 >15mmHg
（4）6 分钟步行试验步行距离 <350m
（5）出现明显咯血、心包积液或进行性右心衰竭的迹象（如肾功能不全、胆红素升高和脑利钠肽升高等）

注：PAH，肺动脉高压；NYHA，纽约心脏协会；1mmHg= 0.133kPa

5. **结缔组织病相关间质性肺疾病（CTD-ILD）** 因 CTD-ILD 患者通常存在多系统受累，传统观点认为此类患者肺移植效果并不理想。据 ISHLT 统计，1995 年 1 月至 2009 年 6 月，全世界范围内因 CTD-ILD 行肺移植的患者仅占全部肺移植的 0.8%。针对 CTD-ILD 患者肺移植的研究较少，目前最大样本量的 CTD-ILD 肺移植相关研究纳入 1999—2009 年共 284 例患者，结果显示，CTD-ILD 组肺移植术后生存率与 IPF 组相似，未表现出更高的急性或慢性排斥反应风险。在美国，因 CTD-ILD 行肺移植的大部分为硬皮病患者，非硬皮病 CTD-ILD 肺移植研究甚少。非硬皮病 CTD-ILD 患者（如系统性红斑狼疮或干燥综合征）B 细胞活化程度更高，因此理论上肺移植术后发生体液性排斥反应的风险更高。但是，几项单中心研究结果显示，非硬皮病 CTD-ILD 患者肺移植术后短期和长期生存率与硬皮病及 IPF 患者相似；且经严格筛选和评估的病例，肺移植术后也未发生严重肺外脏器功能不全。

CTD-ILD 患者一旦发生 PAH 则病情更为凶险，存活率更低。CTD-ILD 相关 PAH 多见于系统性硬化、混合性结缔组织病和系统性红斑狼疮患者，发生率分别为 4.9%~38.0%、23%~29% 和 2%~14%。与 IPAH 相比，CTD-ILD 相关 PAH 对治疗的反应性及预后更差。

根据 2014 年 ISHLT 肺移植受者选择指南，当 CTD-ILD 患者对内科治疗反应不佳且无其他

手术禁忌证时，可考虑行肺移植。但目前尚无明确统一的评估和移植标准，通常情况下，对于系统性疾病处于静止或相对稳定状态，而肺部病变处于终末期的患者，才推荐进行肺移植，具体手术时机的选择可参照 IPF。

6. **结节病** 由于结节病常为慢性病程，并存在病情变化，因此很难确定推荐肺移植的合适时间。研究发现，结节病患者出现某些临床表现可提示预后不良，包括非裔美洲结节病患者出现低氧血症、PAH、心脏指数降低和右房压升高等；其中，右房压升高提示严重右心功能不全，是发生猝死的高危因素。等待肺移植的结节病患者病死率可达 30%~50%，与 ILD 患者接近。2006 年 ISHLT 肺移植受者选择指南制定的结节病肺移植评估标准为：NYHA 心功能分级Ⅲ或Ⅳ级。移植标准为：运动耐力下降，并符合静息状态存在低氧血症、PAH 和右房压 >15mmHg（1mmHg=0.133kPa）中任一项。

7. **淋巴管平滑肌瘤病（LAM）** LAM 是一种罕见病，在肺移植原发病中仅占 1.1%。早期研究显示，几乎所有的 LAM 患者都死于出现症状后 10 年内，最近研究显示其 10 年生存率为 40%~78%。预后不良的危险因素包括 FEV₁ 与用力肺活量（forced vital capacity，FVC）比值下降、肺总量（total lung capacity，TLC）增加和囊性病变为主的组织学改变。LAM 肺移植评估标准为：NYHA 心功能分级Ⅲ或Ⅳ级。移植标准为：①严重的肺功能损害和运动耐力下降（最大摄氧量 <50% 预计值）；②静息状态下存在低氧血症。

8. **肺朗格汉斯细胞组织细胞增生症（PLCH）** PLCH 发病率很低，且仅少数病例出现严重肺功能损害需进行肺移植，在肺移植原发病中仅占 0.2%。由于肺小动脉和肺小静脉受累，部分 PLCH 患者可出现严重的继发性 PAH。PLCH 患者中位生存期为 13 年，预后不良危险因素包括：高龄、FEV₁ 和 FEV₁/FVC 严重下降、残气量（residual volume，RV）增加、RV/TLC 增加、DLCO 和 PAH。PLCH 肺移植评估标准为：NYHA 心功能分级Ⅲ或Ⅳ级。移植标准为：①严重的肺功能损害和运动耐力下降；②静息状态下存在低氧血症。

二、肺移植的禁忌证

肺移植术后的治疗非常复杂，死亡风险高，因

此全面考虑手术禁忌证和并发症非常重要。

（一）绝对禁忌证

1. 难以纠正的心脏、肝脏和肾脏等重要器官功能不全（器官联合移植除外）。

2. 恶性肿瘤晚期。

3. 无法通过冠状动脉旁路移植术（CABG）和经皮冠脉介入术（PCI）缓解的冠心病或合并严重的左心功能不全（但部分患者经严格筛选后可考虑心肺联合移植）。

4. 生理状态不稳定，如败血症、急性心肌梗死和急性肝衰竭等。

5. 无法纠正的出血倾向。

6. 依从性差，不能配合治疗或定期随访。

7. 未治疗的精神疾病或心理状况无法配合治疗者。

8. 缺乏可靠的社会、家庭支持。

（二）相对禁忌证

1. 年龄 >75 岁（但年龄仅为一项参考条件，无绝对上限）。

2. 进行性或严重营养不良。

3. 严重骨质疏松。

4. 移植前使用机械通气支持和/或体外生命支持（需谨慎对待，排除其他重要器官的急性或慢性功能不全后可考虑行肺移植）。

5. 存在高毒力或高度耐药的细菌、真菌的定植或感染，或特定的分枝杆菌菌株定植或感染（如慢性肺部感染，且预期肺移植术后难以控制）。

6. HBV 或 HCV 感染（排除肝硬化和门静脉高压且病情稳定者可行肺移植）。

7. HIV 感染（HIV RNA 检测阴性并联合抗逆转录病毒治疗者，可考虑在 HIV 治疗经验丰富的移植中心行肺移植）。

8. 洋葱伯克霍尔德菌、唐菖蒲伯克霍尔德菌和多重耐药的分枝杆菌感染（得到充分治疗和控制者可在感染治疗经验丰富的移植中心行肺移植）。

9. 动脉粥样硬化性疾病（可在肺移植前予相应治疗，如冠心病患者应在肺移植术前行 PCI 或 CABG）。

10. 其他未达到终末期状态的疾病（如糖尿病、高血压、消化性溃疡或胃食管反流等，应在肺移植手术前积极处理）。

结　语

肺移植主要适应证包括：慢性阻塞性肺疾病、α1- 抗胰蛋白酶缺乏/肺气肿、间质性肺疾病、囊性纤维化/支气管扩张、肺动脉高压等。肺移植受者的选择有严格的标准，严格把握手术指征对于手术成功，围手术期肺移植患者的管理，以及术后长期随访有重要意义。对肺移植患者术前的评估很重要，应完善各项检查，了解熟悉患者病情，积极调整患者术前的基础情况，治疗和改善术前合并症，为手术提供基础保障。一旦发现患者有绝对禁忌证应立刻终止肺移植手术评估，行姑息性治疗。随着肺移植患者例数的逐渐增加，需更严格、谨慎地把握手术指征，有效提高肺移植术后生存率。

（陈静瑜）

第三节　肺移植手术

拟接受肺移植的终末期肺疾病患者往往病程长、病情重，由于呼吸衰竭、长期缺氧及高碳酸血症，部分患者甚至合并多器官功能不全。肺移植手术创伤大，且因肺与外界相通，围手术期感染风险较高；同时，肺富含免疫活性细胞，术后早期排斥反应的发生率高于其他实体器官移植。因此，肺移植对受者各器官功能状态及心理状态要求均较高，严格的术前评估及充分准备是获得满意疗效的关键。只有术前评估合格及准备充分，拟接受肺移植的受者才能真正进入等待名单，并开始供者匹配。对于濒危患者的抢救性肺移植，应在充分告知患者及家属手术风险的基础上，尽可能充分评估及准备，最大限度保证肺移植效果。

一、术前准备

肺移植常规术前准备主要包括以下几个方面：

1. 基本情况

（1）基本信息：性别、年龄、身高、体重和胸围。

（2）诊断：原发病、并发症及合并症诊断。

（3）生命体征：体温、脉搏、心率、血压和指氧饱和度。

（4）既往史：既往病史、手术史、药物过敏史、输血史和家族史等。

2. 实验室检查

（1）基本项目：①血、尿和粪便常规；②凝血指标，凝血因子活性（必要时）；③ABO/Rh 血型；④肝肾功能、电解质和心肌酶；⑤免疫球蛋白（IgG、IgA、IgD、IgM 和 IgE）、补体以及血清蛋白电泳和淋巴细胞亚群计数（必要时）；⑥血型复查及不规则抗体筛查；⑦内分泌相关检测，包括甲状腺功能、胰岛功能和下丘脑-垂体-肾上腺皮质轴（必要时）评估；⑧自身免疫相关指标及抗体筛查需由风湿免疫科专家根据患者的基础疾病和临床特征决定具体检测指标。

（2）感染相关检查和病原学检测：①痰涂片及细菌、真菌和分枝杆菌培养，鼻咽拭子培养（必要时），中段尿培养（必要时）；②粪便细菌、病毒和寄生虫检查；③血液传播疾病（如 HIV 和梅毒）相关指标；④乙型肝炎血清标志物六项、HAV 抗体、HCV 抗体，肝炎病毒核酸（必要时）；⑤CMV抗体、EB 病毒抗体和 CMV/EB 病毒核酸定量；⑥血清呼吸道常见病毒抗体；⑦血清支原体和衣原体抗体；⑧结核菌素试验、γ- 干扰素释放试验和 Gene-Xpert 检测；⑨1, 3-β-D- 葡聚糖试验，半乳甘露聚糖试验。

（3）配型：群体反应性抗体、HLA I 类和HLA II 类抗体（DR、DP 和 DQ）检测。

3. 影像学检查 正侧位胸部 X 线检查、CT肺动脉成像（存在 PAH 或怀疑肺栓塞时）、肺通气灌注扫描（V/Q 显像）、膈肌功能检查、腹部超声或 CT、血管超声（包括下肢动、静脉和颈部动、静脉）以及全身骨密度检测。

4. 重要器官功能检查

（1）肺功能：全面肺功能检查、动脉血气分析和 6 分钟步行试验。

（2）心脏功能：心电图、动态心电图（必要时）、心脏彩色多普勒超声、右心声学造影（必要时）、冠状动脉造影和 / 或 CT 血管成像（年龄 >50岁、怀疑冠心病患者），以及左、右心导管检查（年龄 >40 岁，必要时）。

（3）胃肠功能检查：胃镜、肠镜检查，必要时行食管测压及食管 24 小时 pH 监测。

5. 恶性肿瘤筛查 痰细胞学检查、肿瘤标志物、循环肿瘤细胞及循环肿瘤 DNA 检测（必要时）、宫颈癌巴氏涂片筛查（必要时）、乳腺钼靶 X线片（必要时）、肠镜（必要时）和 CT（必要时）。

6. 健康教育 重视患者、家庭成员和相关护理人员的健康教育。

只要患者病情允许，应尽可能完善上述辅助检查，进行充分的术前评估。但是，绝大多数肺移植候选者病情危重，可能无法耐受所有检查，尤其是某些有创检查。因此，在患者及家属知情理解并愿意承担相关风险的前提下，由临床医师权衡利弊，帮助患者对检查项目进行取舍，具体分为以下几种情况。

（1）能够完成基本检查的患者，根据肺源分配评分（lung allocation score，LAS）进行分配。LAS 最早源于美国，目前已在欧美普遍采用，我国自 2018 年开始试行。LAS 的核心理念是根据候选者的一般资料和临床特点，评估其移植的紧迫性和术后生存率，从而进行肺源分配。LAS 分值为 0~100 分，病情越重，评分越高；最大移植优先权一般给予 LAS 评分最高者。

（2）不能完善检查或需要紧急移植的危重患者，在家属知情理解并愿意承担未充分评估的弊端及风险后，可以接受紧急肺移植。

（3）已经列入肺移植等待名单的患者，在病情发生变化时，应随时进行针对性的复查及再评估。

（4）病情稳定、在等待名单中时间已经大于3~6 个月，应针对性复查相关指标并重新评估，更新临床资料和 LAS 分值。

二、肺移植手术

自 1983 年第一例肺移植成功以来，肺移植的外科技术在不断改进。整体双肺移植由于术后并发症较多（尤其是气管吻合口并发症），现在已经不再采用。最初采用的网膜覆盖技术虽能降低气道吻合口缺血并发症，但因手术复杂现也已弃用。支气管动脉血管重建现在亦很少采用。围手术期常规应用激素对气道吻合口的愈合未带来明显的副作用。随着临床经验的积累，支气管和血管吻合口缝合材料，单肺和双肺移植的切口选择都已得到进一步改良。目前国际上序贯式双肺移植得到了很大推广。2000年以来双肺移植的数量已与单肺移植的数量持平,目前已超过单肺移植。控制性白细胞滤过再灌注作为一项新技术,可预防缺血再灌注损伤,也得到了推广。

1. 供肺的获取及保存

(1)灌注保存液的准备:准备5℃左右的保存液6L,灌注压力保持在40cmH$_2$O,在灌注时可以用测压导管连接肺动脉灌注插管,以测定肺动脉压力,使其保持灌注压力15mmHg,防止压力过高,导致肺水肿。

(2)顺行灌注(anterograde flush):准备取肺时,供者静脉注射肝素3mg/kg,仰卧位,正中劈开胸骨进胸,充分打开心包,游离上、下腔静脉上阻断带,游离升主动脉和肺动脉圆锥,轻轻牵开上腔静脉和主动脉,升主动脉插入常规心脏停搏灌注管。在主肺动脉分叉处插入肺灌注管,将500μg前列腺素E1注入肺动脉。剪下下腔静脉、左心耳行双侧肺灌注,同时关闭升主动脉,共用4L LPD液交替进行双侧肺灌注50~60ml/kg。灌注时机械通气维持FiO$_2$ 0.5,VT 10ml/kg,PEEP 5cmH$_2$O,同时用冰屑覆盖肺表面降温,灌至双肺完全发白。在主动脉钳闭处下方切断主动脉,在结扎处离断上腔静脉,关闭气管,整体取下心肺后体外分离心脏。

(3)逆行灌注(retrograde flush):逆行灌注即从左房袖或肺静脉(PV)灌注液体,从肺动脉中流出。将1L LPD液连接一根带球囊的导尿管,球囊充盈4~5ml,以确保能插入上、下肺静脉内阻塞管口,从一侧上下肺静脉内分别灌注,大约使用LPD液250ml/PV,共需用LPD液1 000ml,逆行灌注时可以轻轻抚压肺组织,肺动脉朝下仍可见到有少量微小血块灌洗出。直至肺动脉流出的灌注液清晰为止。最后使用双层塑料袋以保证安全和保持无菌,将肺浸在3L 5℃ LPD液中,放入装有冰块的保温箱子中小心运送至医院,避免肺被冰块挤破,塑料袋中的空气必须尽量排除。在手术室移植前再次修剪供肺。

目前国内报道最常用的是肺动脉顺行灌注,其优点是方法简单可行,但它也有许多缺点,肺动脉顺行灌注仅仅增加肺实质的灌注,经常发生肺动脉血管收缩,而逆行灌注液同样能通过支气管动脉灌注支气管循环,增强气道的保护。由于肺静脉循环是低阻力高容量的循环,实验显示逆行灌注能到达肺段的血管,而顺行灌注达不到,在顺行灌注后立即进行逆行灌注,使顺行灌注后留下的血凝块、末梢血管床上的血栓均能被冲洗掉。另外逆行灌注能增强肺表面活性物质的功能,尤其是在无体外循环序贯式双肺移植时,逆行灌注可以延长第二个肺植入时临床缺血耐受时间,有助于加强顺行灌注的质量,减少术后肺水肿,改善术后肺的氧合,增强术后早期肺功能。

(4)肺灌注保存液:目前临床上使用的灌注液分为细胞内液型和细胞外液型。细胞内液型如改良EC液或UW液,为高钾溶液115mmol/L,我国大都使用该类灌注液。细胞外液型以低钾右旋糖酐(LPD)液和Celsior液为代表,为低钾溶液4mmol/L。LPD液是专为肺移植研发的保存液。研究表明LPD和EC液/UW液相比在肺冷缺血期间,能更好地抑制多形核细胞的趋化作用,对Ⅱ型肺泡细胞的细胞毒性更小,并能更好地保护肺泡内皮细胞钠钾ATP酶的功能,使缺血末期和再灌注后脂质过氧化更少,更好地保护肺表面活性物质。在LPD液中右旋糖酐和低钾是关键的因素,低钾对内皮细胞的结构和功能损伤较小,右旋糖酐维持渗透压,5%的浓度产生24mmHg的渗透压,保护红细胞不被破坏,另外可附着于内皮表面和血小板上防止血栓形成,这一作用可改善肺的微循环和保护内皮-上皮屏障,进一步防止无再灌现象和再灌注时水及蛋白的外渗程度。目前,LPD液已通过了FDA临床验证,多个中心已开始用LPD液作为临床肺移植的保存液。

2. 供肺植入术

(1)受者准备:仰卧位,肢体固定,双手置于身体两侧。术前常规放置Swan-Ganz导管监测肺动脉压力,桡动脉或股动脉置管,留置尿管,气管内放置双腔导管或单腔双囊导管以便于单肺通气,手术期间完善气管镜检查,及时吸出分泌物、清理气道及检查气管吻合口等。当移植的适应证是感染性肺部疾病时(肺囊性纤维化、支气管扩张症),可先插入大口径的单腔管,以便采用纤维支气管镜吸取脓性分泌物,保证单肺通气时有最佳的通气效果,减少术后体外循环的使用。

循环支持设备常规备用。根据受者术前或术

中情况决定是否行体外膜氧合（ECMO）或体外循环转流。当受者因肺动脉高压预计或证实无法耐受手术，或单肺通气氧合功能差，或移植肺恢复灌注后氧合差，则需置入 ECMO。

（2）切口选择

1）前外侧切口：经第 4 或第 5 肋间进胸，辨别双侧内乳动脉，游离结扎。也可保留内乳动脉，在胸骨旁将第 4 肋软骨切除 1cm，以便牵开时增加第 4 肋的移动性。从胸腔内分离肋间肌直到脊柱旁肌肉，可获得更大的移动性。不分离前锯肌，保留胸长神经。将其向后牵开，显露后侧肋间隙进路。从垂直方向再放置另一牵开器可获得理想的暴露。在切口内放置肋骨撑开器，打开胸腔暴露手术视野。根据手术操作可将手术床向左或右倾斜 30° 左右，利于解剖肺门、肺切除和肺移植吻合。对于多数患者，特别是胸膜粘连较少的阻塞性肺疾病患者，胸腔镜辅助下双侧采用此切口可不横断胸骨、不翻身即完成序贯式双肺移植。该切口可以防止胸骨愈合不良产生的并发症。

2）后外侧切口：采用此切口亦不横断胸骨，手术视野暴露充分，但胸壁肌肉、神经离断较多。双肺移植时需要翻身再次消毒。

3）蚌式切口：横断胸骨开胸使切口成"蛤壳状"，能更好暴露肺门结构、纵隔和双侧胸腔。撑开器于双侧胸壁撑开暴露手术视野。存在以下情况选择此切口更利于手术操作：①同时进行心脏手术，需体外循环辅助者；②严重肺动脉高压合并心脏异常扩大者；③对于限制性肺疾病和小胸腔者，采用双侧、前外侧切口开胸不能充分暴露手术视野时。

4）胸骨正中切口：胸骨正中切口不离断胸壁肌肉，有利于保护呼吸肌功能，疼痛更为轻微，亦可同时处理双侧肺部病变。但此切口对肺门的显露及操作不及上述 3 种切口。

（3）受者病肺切除：即胸腔镜辅助小切口肺移植。Fisher 等采用胸腔镜辅助小切口行肺移植，采用该技术可以使前外侧切口更小且视野良好。术中在预计放置下胸管的位置放置胸腔镜。如术中需要心肺转流，可以在术后放上胸管的位置插管转体外。

为减少术中 ECMO 和体外循环转流的使用，通过术前肺功能评估，可先切除肺功能较差的一侧病肺。切除病肺前需完全分离胸腔粘连，仔细解剖肺门，鉴别并保护膈神经和迷走神经。根据供肺到达移植医院的时间安排受者病肺切除手术，以缩短供肺冷缺血时间。供肺修剪与病肺切除可同时进行，以尽量减少肺动脉阻断时间。

离断肺动、静脉时要保留足够长度。肺动脉干在第一分支远端离断，静脉于各主要分支离断，以备进一步修剪处理，保证受者心房袖口缝合的长度。离断左、右主支气管时需保留足够长度，以备后期修剪和缝合。气管缝合处周围组织需尽量保留，利于吻合口周围包埋缝合，维持血供。

（4）单肺移植：受者肺门修剪后，依次吻合支气管、肺动脉和左心房袖口。支气管吻合时，可在支气管前壁中点缝牵引线，牵引支气管远离纵隔显露视野。供、受者支气管膜部多采用连续缝合，软骨部可连续缝合，也可间断缝合。缝线多采用可吸收线，也可采用非吸收线。支气管吻合完成后，支气管周围组织包埋吻合口。随后行肺动脉吻合，调整好供、受者肺动脉位置后，阻断受者肺动脉，注意避免误夹 Swan-Ganz 导管。修剪供、受者肺动脉至合适长度，多采用 5-0 或 4-0 Prolene 线连续缝合动脉。牵引上、下肺静脉干，钳夹受者左心房侧壁，阻断时应观察血流动力学变化和心律失常情况，必要时调整阻断位置。切断受者肺静脉干并分离两干之间的连接，形成房袖口。左心房袖吻合多采用 4-0 或 3-0 Prolene 线连续单纯缝合或连续水平褥式缝合，前壁最后数针放松，肺部分膨胀，控制性开放肺动脉，冲洗移植肺内残留的灌注液并排气，松开左心房阻断钳，收紧左心房缝线打结后撤除左心房阻断钳。恢复通气和灌注后，检查所有吻合口缝线处和心包切缘并止血。

一侧胸腔引流可留置 2 根胸管，一根直胸管留置于胸腔顶部，一根弯胸管置于肋膈角。常规关闭切口，使用无菌敷料覆盖。离开手术室前再次行纤维支气管镜检查，查看支气管吻合口并清除气道分泌物，手术室拔除气管插管的受者通常经鼻或经口气管插管状态下返回 ICU 术后监护，进入 ICU 后立即行胸部 X 线检查和动脉血气分析，了解移植肺缺血再灌注损伤情况。

（5）双肺移植：非体外循环下序贯式双肺移植，采用前外侧或后外侧切口完成一侧单肺移植后,需再次翻身行对侧肺移植;采用蚌式或胸骨正中切口者则不必再行翻身。

（6）ECMO 的应用:根据受者具体情况决定是否行 ECMO 辅助。根据置管位置不同可分为中心置管 ECMO 和外周置管 ECMO。根据转流方式不同可分为 V-V、V-A 和 V-A-V ECMO。若存在肺动脉高压,为减轻阻断肺动脉后的右心室负荷,多采用 V-A 或 V-A-V ECMO。V-A ECMO 适合于氧合较差且心功能欠佳、血流动力学不稳定的受者,对于仅氧合差而心功能良好、循环稳定的受者,可采用 V-V ECMO。术后 ECMO 撤除标准:达标受者及时撤除;若无法达到 ECMO 撤除标准,则带 ECMO 转入 ICU。

3. **供肺移植时的特殊情况处理**

（1）受者小胸腔:受者小胸腔常见于限制性肺疾病的患者,常导致暴露困难。为扩大操作空间,可在膈肌腱部缝一根牵引线,通过胸壁插入 14 号导管,用钩针导出牵引线,拉紧固定,降低膈肌。移植完成后,剪除牵引线。另一增加胸腔空间的方法是在前后肋间插入可伸缩牵开器,压低膈肌。

（2）受者房袖口不足,安置左心房钳后,由于心脏血流动力学变化,房袖口较小影响吻合口的缝合。在这种情况下,可选择保留供者房袖口完整,将供者静脉口与受者静脉分别吻合(保留供者静脉间的房连接),另外,也可分离供者房袖口,分别行静脉吻合。

Robert 等采用受者上下肺静脉联合成形,形成袖口,然后再用标准方法吻合。Massad 等采用供者房袖口与受者心耳吻合,Satinsky 钳夹在受者左心耳,并切开左心耳形成吻合袖口。仔细检查分离心耳的小梁,确保吻合口通畅。然后以标准吻合方法吻合。

（3）肺动脉尺寸不匹配:供受者肺动脉尺寸不匹配通常是可以调整的。吻合时仔细调整每针针距来矫正吻合口。此外,可以将大的受者动脉游离至已结扎的第一分支,从而与小的供者动脉匹配。反之,小的受者动脉可以向近心端游离以增大其周径。

4. **控制性再灌注**　为了进一步减少肺缺血再灌注损伤,可采用缓慢松开肺动脉钳超过数分钟,使新移植的肺缓慢再灌注。在实验研究的基础上,国外的移植组已经开始采用控制性再灌注

联合白细胞滤过技术。Lick 等报道,将该技术应用于少数合适的病例,无再灌注损伤发生。在行控制性再灌注前,收集 1 500ml 受者血液储存在容器内并加入营养液以备改良灌注。在肺动脉吻合口通过未打结处安置插管,Satinsky 钳仍然夹闭,左心房吻合口缝线暂不打结,放松可使改良灌注液流出。Satinsky 钳夹闭左心房,再灌注时,以白细胞滤过后的改良灌注液灌注移植肺,控制流速(200ml/min)和灌注压(<20mmHg),灌注时间约 10 分钟。从左心房吻合口流出的灌注液以细胞收集器收集再循环灌注。控制性再灌注完成后,分离灌注液红细胞回输。再灌注期间保持 50% 吸入气氧浓度通气。该技术的缺点是增加用血量,出现低血容量性低血压。

结　语

肺移植已发展成为治疗终末期肺部疾病的有效方法之一。供肺维护及获取技术水平的提高,转运绿色通道的提供,为肺移植手术的顺利完成尽可能地缩短了冷缺血时间,保证了供肺质量。另外,离体肺灌注(EVLP)技术的发展,为边缘性供肺的有效利用提供了可能。肺移植技术近几年快速发展,已成为一项成熟技术。根据手术具体情况,选择不同的手术方案,绝大多数患者可顺利完成肺移植手术。此外,其他措施包括不同阶段、不同转流方式的体外膜氧合的应用,为肺移植手术的开展提供了更加有力的保障措施。随着一系列相关肺移植流程和技术规范、专家共识的制定,将有利于肺移植技术的进一步发展。

（陈静瑜）

第四节　活体肺移植

肺移植供肺来源主要是尸体供肺,即脑死亡或者心脏死亡供肺,但是全球等待肺移植手术的患者逐年增多,目前的供肺已无法满足手术需求,许多患者在等待肺移植过程中死亡。在此基础上,活体肺移植在缓解供者短缺压力、挽救更多的生命中起了一定作用,尽管活体肺移植在手术和

术后管理方面与常规肺移植相似,但在供者的处理方面有其特殊之处。

一、活体肺移植供者评估

供者的选择首先需要满足活体供者的一般条件。此外,活体肺移植供者的选择有其特殊性,除了术前常规检查外,还需着重进行下列检查:

(1)血型鉴定:选择血型与受者相同或相容者。

(2)淋巴细胞毒试验:选择淋巴细胞毒试验阴性。

(3)群体反应抗体(PRA)。

(4)HLA 配型。

(5)影像学检查:心脏彩超、胸片、CT、右心导管检查、心脏核素扫描。

供者术前胸片和 CT 需排除任何可能的肺部疾病,包括良恶性肿瘤、肺部炎症、严重的胸膜疾病等,供者心肺功能良好,确保切除供肺后患者可恢复正常劳动能力。

活体肺移植应该将供者的身体、心理及社会适应性影响减少到最低点。供者评估的主要目的是确定合适、安全的和健康的候选供肺者,在完全知情同意的前提下再进行医学评估。医疗机构首先充分告知供受者及其家属摘取器官手术风险、术后注意事项、可能发生的并发症及预防措施等,在获得供受者签署知情同意书后,进行进一步筛查,告知内容详见第四章。筛查的重点应放在尽早筛查出不适合捐赠的供者,避免其他不必要的检查。首先排除有供肺禁忌证的候选者,再选择合适的可供进一步选择的供者。

供肺选择原则:几乎所有的活体供体肺移植技术均需要从两个单独的供体中取出一对下肺叶,选择原则如下:①一个供者捐献右下叶,另一个供者捐献左下叶;②较大的供者通常选用右下叶;③如果供者同样高,选择左侧有更完整肺裂的供者捐献左下叶;④如供者有胸部手术史、外伤或感染史,选择对侧肺脏捐献。

二、供肺获取

患者双腔气管插管全麻,体位同一般肺叶切除手术。手术切口与普通肺切除相同(经第 5 肋间前外侧或第 6 肋间前外侧切口)。供肺切除时应尽可能保留较长的供肺动、静脉和气管。手术操作通常在保留肺叶的侧边进行以尽可能减少漏气。

供者下肺叶切取,在上肺静脉前和上叶支气管起始部下面的后方解剖纵隔胸膜。肺动脉位于肺裂内,各分支应仔细确认,尤其是中叶。下叶上部动脉和中叶动脉之间的距离变化较大,要确认可获得的肺动脉袖长度,必要时可牺牲上叶后段或舌段动脉,高位无损伤钳夹后切断,近端 5-0 Prolene 线连续缝合。确认中叶的静脉回流以确保不是起源于下叶静脉。然后切除下肺静脉周围的心包,使用血管闭合器钳夹后切断。然后用 75mm GIA 切割缝合器分离肺裂并且电灼所有组织损伤的区域。上叶或中叶下切断支气管,移出供者肺叶,缝合支气管残端。在肺通气状态下经肺动脉及静脉灌注,要求同常规供肺获取。肺叶包于湿冷的棉巾中移走并在后台处理保存。供肺保存同常规肺移植供肺保存,特别需要注意的是,防止灌注保存液流入气道,造成通气功能障碍、肺不张等。

供者术后恢复同一般肺叶切除患者,患者出院后应对供者进行长期随访,建立随访登记系统。按照供者的意愿于当地或者在接受手术的医院进行。活体供肺术后随访重点观察供者远期肺功能和影像学变化。一旦出现相关并发症应予以积极治疗。

结　语

活体肺移植在缓解供者短缺压力、挽救更多的生命中起了一定作用。活体肺移植在国外已经成为一个成熟的技术。目前我国活体肺移植开展单位较少。活体肺移植与尸体肺移植相比,技术及伦理要求都更加严格。对于供者,切取肺叶后,术后恢复极其重要,患者出院后应对供者进行长期随访,建立随访登记系统,一旦出现相关并发症应予以积极治疗。活体肺移植手术技术类似尸体供肺移植,但完善的围手术期管理是肺移植成功的关键,需要我们在今后的工作中加以学习研究。

(陈静瑜)

第五节 肺移植术后管理

肺移植围手术期（0~30天）的监测与治疗是影响患者能否长期存活的关键。

一、术后早期管理

术后患者带气管插管持续监测下转送 ICU。一旦病情稳定，逐步脱离呼吸机，一般在 48 小时内脱机。术后早期血气分析只要 $PaO_2>70mmHg$ 和/或 $SaO_2>90\%$，就可逐渐降低吸氧浓度，及时监测动脉血气，减小氧中毒的风险。大多数没有再灌注肺水肿的患者，在移植后的第 1 个 24 小时内吸入气氧浓度（FiO_2）可降至 30% 甚至更低。术后常用肺灌注扫描的方法来评估移植肺的血流通畅程度。如果发现有一个肺叶或更大灌注的缺损，就应当用导管或手术的方法来明确其原因。

单肺移植治疗 COPD 的患者，运用 0 或最小的呼气末正压（PEEP），适当延长呼气时间，减少自体肺的气体潴留，可通过呼气暂停的方法来测定内源性 PEEP。限制液体输注防止移植肺水肿是非常重要的，通常在 48 小时内要尽量负平衡。联合输血、输胶体和利尿来维持适当的尿量。一般常用利尿药，但应用小剂量多巴胺 $2\sim3\mu g/（kg\cdot min）$仍存在争议。过度的利尿可导致肾灌注不足，而术后高 CsA 浓度和 Tac 浓度又可以损害肾功能，所以术后应立刻监测免疫抑制剂的浓度和肾功能。

拔管前，可用纤维支气管镜清除呼吸道内分泌物，拔管后，如果没有漏气，通常在术后 48 小时内就可拔除上胸管，术后肋胸膜反复有渗出，尤其是双肺移植者，所以下胸管通常 5~7 天拔除（引流量 <150ml/24h）。

胸部的理疗、体位引流、吸入支气管扩张药和气道清理都非常重要。较早并坚持理疗，确保患者早期下床活动，应尽早使用踏车和健身车，甚至对于气管插管但神志清醒的患者也应如此。对于早期移植肺功能恢复延迟的患者，气管插管时间应延长，此时早期行气管切开有利于患者术后恢复。

适当的镇痛可以预防由于胸廓运动减小而引起的肺不张，也可预防伤口疼痛引起的咳嗽抑制。硬膜外镇痛效果较好，且全身反应轻。有研究认为硬膜外插管镇痛与静脉内吗啡镇痛相比，能更快地拔管，减少患者在 ICU 停留时间。

术后早期应每天检测肝肾功能、电解质、血常规、血气分析、胸片、心电图等，每周 2 次检测细菌、真菌培养（痰、咽拭子、中段尿），每周 2 次测定免疫抑制剂血药浓度，直至药物浓度调整稳定。术后使用广谱抗生素预防细菌感染，根据细菌培养和药敏试验结果及时调整用药，对囊性纤维化的患者，抗生素的抗菌谱需包含抗假单胞菌，并应用更昔洛韦预防巨细胞病毒（CMV）感染，应用制霉菌素、氟康唑、伊曲康唑等防治真菌感染。

二、免疫抑制治疗

肺移植术后传统的免疫抑制维持方案包括 CNI、抗代谢药和糖皮质激素组成的三联方案，CNI 有 CsA 和 Tac，抗代谢药包括硫唑嘌呤和 MMF。三联免疫抑制方案的维持治疗能有效减少术后急慢性排斥反应的发生，近年来新型的免疫措施包括生物制剂免疫诱导、mTOR 等在临床上有较好的效果。常用的免疫诱导剂包括多克隆抗体：抗胸腺细胞球蛋白（ATG）、抗淋巴细胞球蛋白（ALG）；单克隆抗体：莫罗单抗 –CD3（OKT3）和阿仑珠单抗；IL–2 受体拮抗剂：达珠单抗和巴利昔单抗；mTOR 主要有西罗莫司和依维莫司。

（一）诱导期免疫抑制剂

1. 肾上腺皮质类固醇　术后早期使用激素仍有争议，大多数医疗中心选择中等剂量甲泼尼龙 $0.5\sim1mg/（kg\cdot d）$，逐渐过渡到口服泼尼松 $0.15mg/（kg\cdot d）$。

2. 抗体诱导治疗　对于可能存在高危和高致敏因素的患者，排斥反应发生的概率较高，比如高 PRA 水平、再次移植、移植物功能延迟恢复等，常建议应用抗体诱导治疗，可以显著地降低排斥反应的发生率，改善患者的预后。

（二）维持期治疗

维持期治疗是在预防急性排斥反应、慢性排斥反应和防治药物副作用之间取得平衡的个体化治疗过程。维持期治疗的任何时间均可以发生急性排斥反应，发生急性排斥反应的强度和频度是影响移植肺长期存活的重要因素。未被发现和治疗的亚临床急性排斥反应同样是影响移植肺长期存活的重要因素。

维持期的治疗方案是关系到提高长期存活率和提高受者生活质量的重要措施。目前国际上肺移植术后免疫抑制方案的选择没有统一的标准，在国内由于肺移植例数开展较少，2007 年以前，最常使用的免疫抑制方案为：CsA+MMF 或硫唑嘌呤 + 类固醇激素预防排斥反应，但随着 Tac 逐渐普及使用，目前最常用的方案为 Tac+MMF+ 类固醇激素的免疫抑制方案，以 Tac 为主的方案较其他方案有更好的效果。

术后一般采用甲泼尼龙 0.5mg/（kg·d），连用 3 天，随后改泼尼松 0.5mg/（kg·d），CsA 5mg/（kg·d），2 次 /d 或者 Tac 0.1~0.3mg/（kg·d）；口服 MMF 1g，2 次 /d。术后应监测全血药物浓度，药物浓度目标浓度详见表 17-5。

表 17-5 术后免疫抑制剂药物浓度监测 *

Tac（化学发光免疫分析法）	CsA（均相酶扩大免疫分析法）	
目标浓度 /（ng/ml）	目标浓度 /（ng/ml）	
8~15	C_0	130~350
	C_2	800~1 600

* 无锡市人民医院根据加拿大多伦多肺移植中心经验，结合我国患者情况总结单中心经验

如患者出现急性排斥反应，可用大剂量皮质类固醇冲击治疗，甲泼尼龙 10mg/（kg·d），连用 3 天，3 天后改口服泼尼松 0.5mg/（kg·d）。无效者可改用抗淋巴细胞制剂（如 ALG 或 OKT3），亦可调整基本的免疫抑制方案，如 CNI 和抗代谢药物剂量，也可试行将 CsA 和 Tac 互换或转换使用西罗莫司、加用 MMF 等。

三、长期随访

肺移植应该有严格的术后随访制度，要求患者自觉遵守。所有移植单位都应建立供、受者档案。出院前应给予肺移植受者术后康复、自我护理、合理用药、身体锻炼、饮食、生活习惯等指导，以及相关移植科普知识和依从性教育，交代出院后注意事项和随访计划，督促患者定期随访。并通过随访系统指导各种用药及生活、工作情况。

肺移植术后 1 年之内，随访时需要排除是否并发感染（病毒、细菌、真菌等）、急慢性排斥反

应、胃肠道并发症如胃食管反流等。一旦发现需及时处理，改善受者生活质量，行气管镜检查判断受者是否存在气道狭窄，一旦发现气道狭窄影响通气，及时行无创呼吸机辅助呼吸，气管镜下介入治疗。术后 1~3 年需要及时发现慢性排斥反应，大多表现为闭塞性细支气管炎（BO），临床表现不典型，较难鉴别，也需要排除感染的可能，代谢相关疾病如糖尿病、高脂血症需及时处理。术后存活 3 年及以上受者，发生 BO 概率较高，病理确诊后需及时对症处理，对于严重影响生活质量的患者可考虑再次肺移植。

结　语

肺移植的术后管理需要移植科、呼吸科、康复科、营养科、护理等多学科共同合作。早期成功的 ICU 治疗可减少术后并发症，提高肺移植后患者的存活率和生活质量。免疫抑制方案的合理使用是术后获得长期生存的关键，通过免疫抑制药物的使用，尽可能减少术后排斥反应的发生，并应及时处理各种因免疫抑制药物引起的不良反应。术后早期康复和营养治疗的跟进，是患者早期康复的关键点之一。此外，及时、完善的术后随访，可以掌握移植受者术后的转归，是患者获得长期存活的保障。

（陈静瑜）

第六节　肺移植术后并发症

肺移植术后各种并发症，包括原发性移植物功能障碍、急性排斥反应、慢性移植物失功和感染等，是限制肺移植受者术后早期和长期存活的主要障碍。此外，受者术后经常发生高血压、高脂血症、癌症、慢性肾病、骨质疏松症和糖尿病等并发症。肺移植术后并发症可分为外科和内科并发症，其中外科并发症包括胸腔内出血、气道吻合口并发症、血管吻合口狭窄、气胸、膈神经损伤和单肺移植后自体肺并发症等；内科并发症包括感染、原发性移植物失功（primary graft dysfunction，PGD）、心血管并发症、药物相关并发症、胃食管反流和移植后淋巴增殖性疾病（post transplant lymphoproliferative disorder, PTLD）等。术后随访对并发症防治非常重要。

一、外科相关并发症

气胸、血胸、胸腔积液、脓胸、持久或暂时性的漏气是术后早期常见并发症，发生率为22%左右，其中最常见的是气胸。此外，支气管吻合口和血管吻合口并发症在肺移植术后早期亦较为常见。

（一）气胸

肺移植术后气胸是一种常见的并发症，可发生在移植肺或者单肺移植的自体肺一侧。

1. **病因** 某些自体肺原发病（如肺气肿、肺纤维化和肺淋巴管平滑肌瘤）易引发术后气胸。术后早期呼吸机辅助通气会增加气胸发生率，但迟发性气胸也较为常见，甚至肺移植数年后也会发生，这和自体肺原发基础疾病的自然发展进程是一致的。对于肺气肿单肺移植受者而言，自体肺过度膨胀是影响其预后的严重并发症之一，可导致肺通气/血流比率失调、纵隔移位，进而影响循环和对侧移植肺功能。而引起肺薄壁损伤的因素均可引起移植肺气胸，如支气管吻合口瘘、感染、排斥反应以及支气管动脉循环缺失导致的缺血等。

2. **临床表现和诊断** 可有胸闷、胸痛、呼吸困难和刺激性干咳等症状。胸部X线检查是诊断气胸的常规手段。但肺移植术后移植肺气胸首先要排除支气管吻合口瘘，故支气管镜检查亦十分必要。

3. **治疗** ①出现自体肺气胸者，可行胸腔闭式引流保守治疗，必要时行胸腔镜下肺大疱切除及胸膜固定术；②术前尽可能选择尺寸适宜的供肺，甚至可选择尺寸稍大于预计肺容积的供肺，移植术中根据术侧胸腔容积大小裁剪供肺；③术中同期或术后行自体肺减容术；④积极控制感染，必要时行自体肺切除。

（二）胸腔内出血

1. **病因** 受者既往有开胸手术、气胸或胸膜粘连手术史，或肺/胸腔反复感染，均会导致肺胸膜广泛粘连并形成侧支循环；肺移植术中创面失血较多，导致凝血因子丢失过多、止血困难，后再次出现胸腔内出血。此外，体外循环和体外膜氧合（ECMO）的使用也会导致凝血功能障碍。

常见的出血来源包括：胸壁创面渗血、肋间血管或胸廓内动脉破裂出血、肺动静脉吻合口出血、无名动脉或主动脉破裂大出血，以及凝血机制异常导致的出血，其中最常见的是胸壁创面渗血和凝血机制异常导致的出血。

2. **临床表现和诊断** 血压进行性降低、脉搏持续加快，补充血容量后血压仍不稳定，出现低血容量休克症状；持续、大量的胸腔血性引流液（>200ml/h，连续2~3小时）；血红蛋白、红细胞计数和红细胞比容进行性降低，引流液血红蛋白和红细胞计数与外周血接近，且易凝固。出现低血容量休克症状但引流量不多，怀疑胸腔引流管阻塞时，可行胸部X线或彩色多普勒超声检查，以判断有无胸腔内积血。

3. **治疗** ①出血量少，可先采取保守治疗（如输注红细胞、新鲜血浆、纤维蛋白原或凝血酶原复合物等），减少或暂停肝素/低分子肝素的使用；②出现持续、大量的胸腔血性引流液或胸腔内大量积血，应在补充血容量的同时及早开胸探查，重点检查血管吻合区域和肺门组织；③如同时应用ECMO，可在补充血容量的同时评估能否撤除，撤除ECMO可在一定程度上减少创面渗血；如继续使用，则需进行充分的内科药物治疗或外科手术止血。

（三）气道吻合口并发症

肺移植术后常见的气道吻合口并发症包括缺血坏死、裂开、狭窄和软化，总发生率约15%。

1. **病因** 术后早期气道吻合口局部支气管缺血是造成气道吻合口并发症的一个重要原因。支气管血液供应通常来源于肺动脉和支气管动脉，肺移植术中支气管动脉切断后一般不予重建，因此气道血供只能依赖于低压、低氧肺动脉系统的逆行血流。供肺气道经受者支气管循环血运重建通常发生在肺移植术后2~4周。在新生血管形成之前，减少肺血流量或增加肺血管阻力的因素会加重供肺支气管缺血。这些因素包括供肺保存不良、肺缺血再灌注损伤、严重水肿、排斥反应、感染、炎症和长期正压通气。供肺气道缺血最初表现为黏膜改变，进行性缺血可导致支气管壁坏死，最终开裂。早期的缺血性改变还会促使纤维组织增生、肉芽组织形成和气道结构完整性受损，这些过程在临床上远期表现为狭窄和软化。

引起气道吻合口并发症的其他危险因素还包括：①供、受者身高、体型不匹配；②由于低心输出量或医源性因素引起的长期低灌注；③右侧气道吻合因支气管长度较左侧长,加重吻合口缺血,较左侧吻合更易发生气道并发症;④PGD;⑤西罗莫司的使用。

2. 临床表现和诊断 气道吻合口并发症的局部表现呈多样性和重叠性,可出现缺血坏死、裂开、狭窄和软化中的一种或多种表现。临床表现为不同程度的咳嗽、咯血、呼吸困难及肺部感染等;支气管裂开者可出现气胸、纵隔气肿及急性大咯血;严重者可发生急性呼吸衰竭。一般通过支气管镜检查确诊。

(1)吻合口裂开:发生率为1%~10%,是肺移植后1~6周内发生严重气道缺血的并发症。其结局取决于裂开的严重程度,大多数受者死于继发感染和脓毒症。支气管镜检查是诊断的"金标准"。胸部CT检查有助于检测和评估少量漏气,支气管周围空气征和支气管壁不规则、管壁缺损、动态或固定的支气管狭窄、纵隔气肿或其组合是吻合口裂开的影像学表现。

(2)支气管狭窄:是肺移植术后最常见的气道并发症,一般分为2种类型:①位于支气管吻合口或在吻合口2cm范围内,称为中央气道狭窄(central airway stricture, CAS);②位于吻合口远端或肺叶支气管的气道,称为远端气道狭窄(distal airway stricture, DAS),可伴或不伴CAS。最常见于中间段支气管,导致完全狭窄或支气管中间段综合征。胸部CT可同时判断狭窄的程度和范围,特别对于判断CAS是否合并DAS较支气管镜检查更为直观。

(3)气道软化:是指呼气时支气管管腔缩小超过50%。软化是由于气道内软骨支持的丧失,这些变化可能发生在吻合口甚至更广泛的气道。症状包括呼吸困难(尤其是卧位)、呼吸频率增加、分泌物清除困难、反复感染以及慢性咳嗽,常伴有哮鸣音。肺功能提示第1秒用力呼气容积、呼气峰流速和呼气中期流速减少25%~75%。动态吸气-呼气CT扫描可提示软化症,但支气管镜检查是诊断的"金标准"。

3. 分级 为了便于对支气管镜检查结果进行标准化描述,建议参考国际心肺移植协会(ISHLT)专家共识,主要根据累及气管支气管树的部位和严重程度对每种类型并发症进行分级(表17-6)。缺血表现为黏膜炎症浸润、充血和/

或黏膜形成假膜;当临床怀疑存在气管炎症时,必须区分轻度缺血和感染性改变。坏死表现为灰黑色失活斑块,累及支气管壁深层。缺血和坏死归在相同类型中,但以不同严重程度来区分。裂开是指吻合口处支气管壁的完全分离。狭窄被定义为气道直径的固定减少,根据远端气道直径来区分病理狭窄和单纯供、受者气道大小不匹配。软化症被定义为在呼气时气道直径>50%的动态降低,由于难以精确确定软化程度,该分级系统不能评估软化的严重程度。

表 17-6 肺移植术后气道吻合口并发症分级

缺血和坏死
　部位
　　a. 吻合口区(距吻合口≤1cm)
　　b. 吻合口至主支气管(包括右中间段和左主支气管远端,距吻合口>1cm)
　　c. 吻合口至叶、段支气管开口以下(距吻合口>1cm)
　程度
　　a. <50%支气管环长度的缺血
　　b. 50%~100%支气管环长度的缺血
　　c. <50%支气管环长度的坏死
　　d. 50%~100%支气管环长度的坏死

裂开
　部位
　　a. 软骨环部
　　b. 膜部
　　c. 软骨环部和膜部
　程度
　　a. 0~25%支气管环长度的裂开
　　b. >25%~50%支气管环长度的裂开
　　c. >50%~75%支气管环长度的裂开
　　d. >75%~100%支气管环长度的裂开

狭窄
　部位
　　a. 吻合口区
　　b. 吻合口及远端支气管
　　c. 仅远端叶、段支气管
　程度
　　a. 支气管直径减少0~25%
　　b. 支气管直径减少>25%~50%
　　c. 支气管直径减少>50%~<100%
　　d. 支气管完全闭塞

软化
　部位
　　a. 吻合口区(距吻合口<1cm)
　　b. 弥漫性(包括吻合口且距吻合口≥1cm)

4. 治疗

（1）一般治疗：改善受者一般状况，予以营养支持、康复训练。全身或联合局部应用抗生素控制气管吻合口局部及肺内炎症，局部治疗包括：妥布霉素、多黏菌素 E 雾化治疗阴性杆菌，两性霉素 B 雾化治疗真菌感染。存在呼吸道坏死的受者应同时给予全身和吸入性抗真菌药物进行预防。

（2）支气管镜介入治疗：保持支气管镜检查频率以评估呼吸道并发症的进展，及时诊断和治疗新的感染；尤其对于吻合口裂开的受者需根据情况提高支气管镜检查频率至 1~3 次 / 周。支气管镜下球囊扩张是治疗气道狭窄的首选方法，单次球囊扩张通常不会产生持久效果，必须间隔一定时间进行多次扩张。球囊扩张偶尔与支架植入同时进行，以保持扩张的直径，直至气道重塑。由于大量坏死增生组织引起气道狭窄或闭塞，可以选择经支气管镜氩等离子体凝固术恢复气道通畅；冷冻治疗也常应用于治疗气道狭窄，但须考虑其疗效延迟的特点。较严重的气管裂开可以考虑通过纤维或硬质支气管镜放置金属覆膜支架帮助封闭裂开区域，待坏死区域愈合后移除支架，但须注意避免放置时的应力加重裂开程度。由于支架放置和移除均存在潜在风险，不推荐支架植入作为常规治疗；当受者发生支气管软化严重症状或功能障碍严重，通过保守治疗无法得到改善时，可考虑行气道支架置入。

（3）无创正压通气（non-invasive positive venti-lation, NIPV）治疗：对于存在支气管软化的受者，NIPV 是首选治疗方法，可滴定 NIPV 所需压力值。NIPV 可在夜间使用，也可在白天间歇使用。此外，支气管狭窄受者在支气管镜介入治疗间歇期，也可通过 NIPV 改善症状。

（4）外科治疗：对于严重的裂开、软化以及不能采取其他保守治疗措施的受者，可考虑行外科修复或支气管再吻合术。术中需要用贲门周围、肋间肌或网膜瓣来支撑和加强吻合的修复。手术方法包括切除、重建和气管成形术。

（四）血管吻合口狭窄

1. 病因 目前尚不明确，可能与供、受者血管直径不匹配及吻合方法等有关。

2. 临床表现和诊断 可表现为呼吸困难、需

氧量增加、移植肺水肿、肺动脉高压以及机械通气时间延长。可通过核素灌注扫描、超声心动图和血管造影诊断。核素灌注扫描能发现移植肺低血流灌注，但这些结果仅作为判断血管狭窄的参考而不作为诊断依据。经胸腔超声心动图无法提供满意的血管吻合口附近肺动、静脉图像，而经食管超声心动图能精确判断血管吻合口形态及功能情况。血管造影是血管吻合口狭窄诊断的"金标准"，可精确测量吻合口压力梯度，从而指导其功能评估。

早期移植肺失功要考虑与血管吻合口狭窄进行鉴别，先行核素灌注扫描，怀疑有血管狭窄的可能则行肺血管造影。

3. 治疗 包括保守治疗、再次手术重建、血管成形术及支架置入。尽可能使供、受者血管直径相匹配，同时改进手术技术。

（五）膈神经损伤

1. 病因 分离粘连、术中冰屑、电凝等导致的神经损伤。

2. 临床表现和诊断 术后呼吸功能恢复延迟导致脱离呼吸机困难。可通过 X 线检查膈肌功能，超声或神经传导检查评估是否存在膈神经损伤。

3. 治疗 腹式呼吸锻炼，坐位呼吸。

二、原发性移植物失功

原发性移植物失功（PGD）是肺移植术后早期受者死亡的首要原因，通常发生于移植后24~72 小时，大部分受者在术后 1 周开始明显缓解。水肿可能会持续至术后 6 个月，但大多数在术后 2 个月左右完全缓解。

（一）病因

1. 供者因素 性别、种族和原发病等尚未证实影响供肺质量，吸烟、饮酒是 PGD 的危险因素，但与供者年龄无关。

2. 供肺获得性因素 长时间应用呼吸机、创伤、大量输血、炎症、肺挫伤和血流动力学不稳定等是 PGD 的危险因素。

3. 供肺管理 肺灌注液类型、温度、灌注方式、灌洗量、灌注压力以及供肺冷缺血时间等影响供肺质量。

4. 受者因素 原发病（特发性肺动脉高压、

结节病)、合并症(中、重度肺动脉高压、高体重指数以及既往行胸膜固定术等术后 PGD 发生风险高)。

5. 供、受者匹配度　供、受者器官体积匹配度差,在非慢性阻塞性肺疾病(chronic obstructive pulmonary disease, COPD)受者中供肺过小发生 PGD 风险大,出现新生供者特异性抗体(donor specific antibody, DSA)等。

6. 手术相关因素　单肺移植、术中体外循环支持、再灌注时高吸入气氧浓度(FiO₂)和术中大量输注血制品是 PGD 的独立危险因素。

(二)临床表现和诊断

肺移植术后 72 小时内出现:①严重低氧血症,动脉血氧分压(PaO₂)/FiO₂<300mmHg(1mmHg=0.133kPa,下同);肺水肿;②胸部 X 线检查表现为弥漫性、渗出性肺泡浸润;③排除超急性排斥反应、静脉吻合口梗阻、心源性肺水肿和严重感染等。

2016 年,ISHLT 按照胸部 X 线片表现及 PaO_2/FiO_2 将 PGD 分为 4 级(表 17-7):①对未接受有创机械通气的受者,若 FiO₂>40%,不能按这一标准进行分级;②若 PaO₂ 不能获得,则按照经皮动脉血氧饱和度(SpO₂)/FiO₂ 进行分级,分级临界值 200mmHg、300mmHg 分别改为 235mmHg、315mmHg;③若胸部 X 线检查表现为弥漫性、渗出性肺泡浸润,同时应用 ECMO 支持则为 PGD 3 级;④应在移植术后 72 小时内(0、24 小时、48 小时和 72 小时)进行 PGD 分级。

表 17-7　2016 年 ISHLT 原发性移植物失功分级

分级	影像学改变*	PaO₂/FiO₂/mmHg
0	无	–
1	有	>300
2	有	200~300
3	有	<200

注:–,无数据;*,胸部 X 线检查表现为弥漫性、渗出性肺泡浸润;PaO₂,动脉血氧分压;FiO₂,吸入气氧浓度;1mmHg=0.133kPa

(三)治疗

1. 一般原则　支持治疗;予保护性肺通气,FiO₂ 为 0.21~0.50,低潮气量通气,PEEP 为 5~8cmH₂O(1cmH₂O=0.098kPa),改善呼吸功能;加强液体管理,在保证重要脏器良好灌注的前提下限制液体入量,应用利尿剂。

2. 肺血管扩张剂　前列腺素 E1 和一氧化氮,不建议常规应用,可选择性应用于确诊为 PGD 3 级的受者。

3. ECMO　严重 PGD(3 级)为应用 ECMO 适应证,包括严重低氧血症(PaO₂/FiO₂<100mmHg)、对肺血管扩张剂无反应、酸中毒和右心功能障碍;V-V ECMO 可支持大多数严重 PGD 受者,但原发性肺动脉高压者术中应用 V-A 或 V-A-V ECMO 延长至术后早期,可保护左心室,减轻肺水肿。

4. 再移植　对于严重 PGD 治疗无效者,在支持治疗及 ECMO 辅助下过渡至再移植。

5. 可选择的预防性治疗　肺表面活性物质、补体抑制剂、血小板活化因子拮抗剂等。

(四)预防

谨慎选择供者,加强管理,必要时应用体外肺灌注系统改善供肺质量。受者原发病为特发性肺动脉高压、结节病或肺纤维化合并中重度肺动脉高压是发生 PGD 的高危因素,必要时应用体外生命支持系统或 ECMO 支持,降低 PDG 的发生率及严重程度。

三、排斥反应

肺移植在实体器官移植中较为特殊,因其与外界环境相通,持续受到环境中感染性或非感染性因素的刺激,这些因素可能改变受者免疫状态,使其更易发生排斥反应。排斥反应是受者对同种异体移植肺抗原发生的细胞和/或体液免疫反应,是导致移植肺失功的主要原因,按发生时间分为超急性、急性和慢性排斥反应,也可依据其发病机制分为细胞性排斥反应以及抗体介导的排斥反应。

1990 年,ISHLT 制定了肺移植活检排斥反应病理学分类分级,并于 1996 年和 2007 年分别进行了更新,目前仍延用此分类分级标准,详见表 17-8。

(一)急性细胞性排斥反应

急性细胞性排斥反应(acute cellular rejection, ACR)主要是由 T 细胞识别移植物 MHC 而产生,目前被认为是急性排斥反应的主要形式。ACR 可导致急性移植肺失功,也是慢性移植肺失功的高危因素。

表 17-8 移植肺活检排斥反应诊断与分级标准

分级		组织学表现
A	急性排斥反应	
	A0　无排斥反应	正常肺实质,未见单核细胞浸润、出血和坏死的证据
	A1　轻微排斥反应	肺实质内可见散在、少发的血管周围单个核细胞浸润,尤其是小静脉周围可见由 2~3 层小而圆的浆细胞样和转化的淋巴细胞围成的环形带,无嗜酸性粒细胞及内皮炎存在
	A2　轻度排斥反应	低倍镜下即可见多处小动、静脉周围单个核细胞围管状浸润,包括小淋巴细胞、活化淋巴细胞、浆细胞样淋巴细胞、巨噬细胞及嗜酸性粒细胞等,但邻近肺泡隔或肺泡腔未见明显浸润;常见血管内皮下炎症细胞浸润,形成血管内皮炎;血管内皮炎、嗜酸性粒细胞以及同时存在的气道炎症有利于诊断
	A3　中度排斥反应	小动、静脉周围可见密集的单个核细胞浸润,形成明显的血管内皮炎;嗜酸性粒细胞甚至中性粒细胞常见;炎症细胞常浸润至血管和细支气管周围的肺泡间隔及肺泡腔、间隔扩张,单个核细胞聚集,肺泡腔可出现少许纤维蛋白沉积及小的息肉状机化,但无透明膜形成
	A4　重度排斥反应	血管周围、肺间质及肺泡内可见弥漫性单个核细胞浸润,伴随显著的肺泡细胞损伤及血管内皮炎;肺泡腔内有较多坏死脱落的肺泡上皮细胞、巨噬细胞、透明膜形成及中性粒细胞浸润,同时常伴有肺实质坏死、梗死或坏死性血管炎
B	气道炎症	
	B0　无气道炎症	无细支气管炎症证据
	B1R　低级别小气道炎症	支气管黏膜下见少许散在的或形成环状带的单个核细胞浸润,偶可见嗜酸性粒细胞,无上皮损害或上皮内淋巴细胞浸润证据
	B2R　高级别小气道炎症	支气管黏膜下可见大量活化的单个核细胞、嗜酸性粒细胞及浆细胞样细胞;黏膜上皮可见坏死、化生或淋巴细胞浸润,甚至形成溃疡或脓性渗出
	BX　无法评估	由于取样问题、感染、切片和假象等原因,不能进行评估和分级
C	慢性气道排斥反应(闭塞性细支气管炎)	
	C0　无	
	C1　有	细支气管黏膜下见致密的嗜酸性透明变性纤维瘢痕组织,致管腔部分或全部闭塞(同心或偏心),可能与平滑肌和气道壁的弹力纤维破坏有关,可延伸至细支气管周围间质;远端肺泡腔中的胆固醇肉芽肿和 / 或泡沫状组织细胞通常与闭塞性细支气管炎有关
D	慢性血管性排斥反应	进行性加重的移植物血管硬化,肺组织内动、静脉内膜纤维性增生、肥厚致管腔狭窄,单个核细胞浸润,中膜平滑肌往往萎缩,可与闭塞性细支气管炎综合征同时存在;慢性血管性排斥反应经支气管镜肺活检较难发现,常于开胸肺活检中被发现

1. 发生时间　ACR 多见于肺移植术后早期,尤其是术后 3~12 个月。但在经支气管肺活检(transbronchial lung biopsy, TBLB)证实的排斥反应病例中,ACR 可发生于术后数年甚至 10 余年后。因此,不能将时间作为诊断 ACR 的绝对依据。

2. 临床表现　ACR 临床表现缺乏特异性,难以与感染鉴别。相对典型的临床表现为低氧血症,伴有不同程度的呼吸困难、焦虑及乏力等。

3. 辅助检查　①胸部 CT:相对特异的表现包括双肺磨玻璃影(下叶为主)以及小叶间隔增厚;影像学改变可以早于症状的出现和肺功能的改变,但诊断作用有限,不能代替 TBLB。②动脉血气分析:可表现为动脉血氧分压下降。③快速现场评价(rapid on-site evaluation, ROSE):通过 TBLB、防污染细胞刷等途径获取标本,以印片或刷片的方式制片,再进行染色和读片;如标本细胞学判读见较多活化的淋巴细胞,提示淋巴细参与的炎症反应，要警惕 ACR；ROSE 不能代替 TBLB，但能快速提供临床信息。

4. 病理检查 移植肺组织活检是诊断 ACR 的"金标准"，TBLB 是最常用的获取组织方式，诊断与分级标准详见表 17-8。

5. 治疗 ①ACR 的治疗方案主要为糖皮质激素，但剂量及疗程尚无统一标准；通常建议大剂量甲泼尼龙静脉冲击治疗［10mg/（kg·d），最大剂量 1g/d，连用 3 天］，之后改为泼尼松口服并逐渐减量至基础水平，级别较低的 ACR 亦可仅予泼尼松口服［0.5~1.0mg/（kg·d）］；糖皮质激素冲击治疗期间需注意预防感染。②调整免疫抑制方案：如将环孢素转换为他克莫司，将硫唑嘌呤转换为麦考酚酸类药物，加用 mTOR 抑制剂等。③重度或糖皮质激素抵抗的 ACR 应尽早给予 rATG 等淋巴细胞清除性抗体。④其他潜在治疗方案：阿仑珠单抗，可导致抗体依赖性淋巴细胞溶解；体外光化学疗法，通过调节 T 细胞免疫来减少排斥反应的发生。⑤建议治疗后 4~6 周再次行 TBLB 评估病情，如治疗效果不佳，要警惕急性 AMR 的可能。

（二）急性抗体介导的排斥反应

急性抗体介导的排斥反应（antibody-mediated rejection，AMR）是由于受者体内抗供者 HLA 和/或非 HLA 抗体导致的排斥反应，是急性排斥反应的另外一种表现形式，可以单独或与 ACR 同时发生，是导致慢性排斥反应和影响受者生存的主要因素之一。

1. 分型及诊断标准 根据是否存在移植肺功能障碍，将 AMR 分为临床型及亚临床型。临床型 AMR 诊断标准包括：①排除其他原因引起的移植肺功能障碍；②供者特异性抗体（DSA）阳性；③符合 AMR 的组织病理学标准；④组织 C4d 染色阳性。上述 4 项全部符合为确诊，符合 3 项为疑诊，符合 2 项为拟诊。亚临床型 AMR 受者无移植肺功能障碍表现，但存在其他 AMR 证据：①DSA 阳性；②符合 AMR 的组织病理学标准；③组织 C4d 染色阳性。上述 3 项全部符合为确诊，符合 2 项为疑诊，符合 1 项为拟诊。

2. 病理检查 中性粒细胞附壁、中性粒细胞性毛细血管炎、动脉炎和弥漫性肺泡损伤等病理表现提示 AMR。这些表现是非特异性的，也可能

出现于感染、缺血再灌注损伤和机化性肺炎，但组织 C4d 染色阳性则支持 AMR 诊断。

3. 治疗 AMR 的治疗缺乏足够的循证医学证据，目前的治疗策略主要是消耗和减少循环中的 DSA。①血浆置换：可清除循环中的 DSA；②静脉输注丙种球蛋白：可引起 B 细胞凋亡，中和抗体，并可能抑制补体激活；③利妥昔单抗：可溶解外周 B 细胞，但不影响淋巴组织中的成熟浆细胞或 B 细胞；④硼替佐米：通过消耗浆细胞并导致其凋亡，从而减少 DSA；⑤其他单克隆抗体：依库珠单抗和阿仑珠单抗，用于补救治疗。

（三）慢性排斥反应

慢性排斥反应是慢性移植肺失功的最主要原因。

1. 发生时间 慢性排斥反应多见于肺移植 1 年后，但在经 TBLB 证实的排斥反应病例中，慢性排斥反应病变可早在术后 3 个月出现。

2. 临床表现 目前认为，慢性排斥反应主要有两种表型：以慢性小气道阻塞性改变为特征的闭塞性细支气管炎综合征（bronchiolitis obliterans syndrome，BOS）和以限制性通气障碍、周边肺纤维化改变为特征的限制性移植物功能障碍综合征（restrictive allograft syndrome，RAS）。临床表现缺乏特异性，主要是逐渐或快速进展的呼吸困难。

3. 辅助检查 ①胸部 CT：BOS 可见细支气管空气潴留（马赛克灌注征）和支气管扩张（常见于病情进展者），RAS 可有间质改变和小叶间隔增厚；但影像学的诊断作用有限；②肺功能：BOS 主要表现为阻塞性通气功能障碍，第 1 秒用力呼气容积（FEV_1）相对基线下降 >20%，可见小气道功能障碍；RAS 主要表现为限制性通气功能障碍，如用力肺活量（FVC）相对基线下降 >20%，FEV_1/FVC>0.7，肺总量相对基线下降 >10%。

4. 病理检查 诊断与分级标准详见表 17-8。

5. 治疗 总体来说，慢性排斥反应的治疗效果不佳。尤其是 RAS，目前尚无推荐意见，建议采用个体化治疗方案。①不建议持续使用大剂量糖皮质激素。②调整免疫抑制方案，建议将环孢素转换为他克莫司。③应用阿奇霉素抑制炎症介质，疗程至少 3 个月，但其能否预防慢性排斥反应仍存在争议。④积极检测是否存在胃食管反流并进行治疗，如行胃底折叠术等。⑤环孢素雾化治

疗,证据级别低,目前存在争议。⑥体外光化学疗法作为二线治疗选择,可能对 FEV₁ 逐渐下降、肺泡灌洗液中中性粒细胞计数增多的 BOS 有一定疗效,但对 FEV₁ 快速下降、肺泡灌洗液中中性粒细胞计数正常的 BOS 以及 RAS 疗效不佳。⑦全淋巴照射作为补救性治疗,有研究表明其可以延缓 BOS 患者的肺功能下降,但仍需大样本研究进一步验证,且因其存在发生严重中性粒细胞减少和肺炎的风险,故应用存在争议。⑧如以上措施均疗效不佳,病情持续进展,则需进行再次肺移植的评估;但 RAS 患者再次移植后也可能在术后早期再次出现 RAS,生存情况较 BOS 患者差。

四、术后感染

肺移植术后感染发生率和病死率都高居首位,可发生于移植术后任何时间,但各种类型感染的好发时间不同。易患因素包括病原体定植、肺叶膨胀不全、纤毛运动功能受损、供肺去神经支配、淋巴回流中断以及免疫抑制治疗等。

(一)细菌感染

细菌感染是肺移植术后最常见的感染类型,术后第 1 个月是细菌感染发生的高峰期。肺移植术后细菌感染首先要判断是细菌感染还是定植;其次要区分感染部位,是血流、肺部感染,还是支气管、吻合口感染;最后要判断感染的严重程度,可根据受者症状、体征、炎症指标及细菌培养结果判断。

1. 病因　肺是与外界相通的器官,直接暴露于外界环境;手术造成淋巴回流中断;供肺去神经支配,缺乏神经保护机制和咳嗽反射机制,支气管黏膜上皮功能受损;移植术后免疫抑制剂使用;供者机械通气时间长、冷缺血时间长、动脉氧分压低、支气管有分泌物及边缘供者等;受者术前感染未控制、耐药细菌未清除、结构性肺病、高龄、长期大量吸烟、机械通气及急诊肺移植等。

2. 临床表现和诊断　典型的临床表现为发热、咳嗽、咳痰、胸闷、气短和乏力等。诊断:①典型症状、体征及痰液性状;②实验室检查,炎症指标(如白细胞、中性粒细胞、C 反应蛋白和血清降钙素原等)升高,血培养或痰培养检出细菌可明确病原体;③影像学检查,肺炎胸部 CT 或 X 线检查示新出现或进展性的浸润影、实变影或磨玻璃影,支气管炎影像学检查正常或胸部 X 线片表现为中等量间质渗出。

3. 治疗　术前存在细菌感染的受者应予抗感染治疗,感染控制后再行肺移植。术中抗感染方案根据供、受者已知的细菌种类和药敏试验结果选择;若暂无相关结果,常规术中预防性抗感染方案需经验性覆盖铜绿假单胞菌、耐甲氧西林金黄色葡萄球菌。术后应监测痰培养和血培养,提高细菌检出率;根据药敏试验结果选择药物,配合气道廓清、呼吸康复训练等综合治疗。

肺移植围手术期以院内获得性感染为主,致病菌以革兰氏阴性菌更为常见。常见的革兰氏阴性菌为肺炎克雷伯菌、鲍曼不动杆菌、铜绿假单胞菌和嗜麦芽窄食单胞菌,而黏质沙雷菌、大肠埃希菌、阴沟肠杆菌和洋葱伯克霍尔德菌等相对少见;常见的革兰氏阳性菌为金黄色葡萄球菌。肺移植6 个月后细菌感染风险下降,以社区获得性感染为主。我国不同地区和不同等级医院的病原学及其耐药性差别较大,因此治疗推荐仅是原则性的。由于术后早期细菌性肺炎主要来自供肺,因此术前评估供肺必须参考供者的细菌培养结果,且术中即刻送检供肺的细菌培养,以尽早获得供肺来源的细菌种类和药敏试验结果,指导术后治疗。在对供肺进行微生物学检查的同时进行术后预防性抗感染治疗,以改善预后。

细菌感染按照部位可分为血流、肺部、支气管和吻合口感染。病情最凶险、死亡率最高的是血流感染,主要包括导管相关性血流感染和肺部感染导致的血流感染。前者与围手术期置入深静脉导管、动脉导管、脉搏指数连续心输出量和 ECMO 等密切相关,治疗首先应拔除或更换导管;后者肺部感染致病细菌通过肺小血管或毛细血管入血,手术、支气管镜等操作不当也会增加细菌入血的风险,血培养可发现与痰培养相同的细菌,治疗要同时兼顾血流和肺部感染。无论是导管相关性血流感染还是肺部感染导致的血流感染,都会在短时间内出现感染性休克,导致受者死亡。

多重耐药肺炎克雷伯菌、鲍曼不动杆菌和铜绿假单胞菌是最常见的致病菌。除抗生素联合治疗外,还应加强支气管镜清理气道,注意谨慎操作,避免细菌入血导致血流感染。支气管感染受者症状相对较轻,细菌毒力相对较低,感染较局限,应定期应用支气管镜清理气道,避免痰液潴留导致肺不张。吻合口感染属于支气管感染的一种特殊类型,一般以真菌感染为主,但可合并细菌感染,受者症状较轻,但治疗周期较长,需要抗细菌联合抗真菌治疗。

(二)真菌感染

肺移植术后真菌感染以曲霉感染为主,是术后早期常见并发症,曲霉感染可分为支气管感染、吻合口感染、侵袭性肺部感染和全身播散性感染。曲霉感染高发期集中在移植后 3 个月内,75% 为支气管或吻合口感染,严重者可引起支气管吻合口瘘等,18% 为侵袭性肺部感染,7% 为全身播散性感染。烟曲霉感染最常见(占 91%),黄曲霉和黑曲霉感染发生率均为 2%,不同种类曲霉混合感染达 5%。

1. **病因** 受者术前存在曲霉感染;术后免疫抑制剂的使用;长期应用大剂量糖皮质激素和广谱抗生素;移植肺持续与外界相通,环境暴露;供者 ICU 住院和机械通气时间长,移植受者作为供者,溺水供者;曲霉定植;术中吻合口及气道黏膜缺血;病毒感染,特别是 CMV 感染;慢性排斥反应;使用抗体免疫诱导治疗;预防性抗真菌治疗未覆盖曲霉。

2. **临床表现和诊断** 临床表现为发热、咳嗽、咳拉丝样黏痰、胸闷和喘息等。根据支气管镜下表现,支气管曲霉感染分为浅表浸润型、全层浸润型、闭塞型和混合型。肺移植术后支气管曲霉感染以混合型为主。

诊断:①典型症状、体征及痰液性状;②实验室检查,真菌 β-D- 葡聚糖试验(G 试验)及半乳甘露聚糖抗原试验(GM 试验)阳性、肺泡灌洗液 GM 试验阳性可辅助诊断曲霉感染,也可与其他真菌感染相鉴别;痰培养检出丝状真菌;③影像学检查,典型的胸部 CT 表现包括结节影、实变、空洞和晕轮征等;④支气管镜检查可直接观察到吻合口曲霉感染病灶,并获取标本进行培养和组织学检查。宿主因素、临床特征和微生物学培养可以为曲霉感染的诊断提供依据,但确诊要依靠组织病理学证据。

3. **治疗** 肺移植前存在曲霉感染的受者应在术前开始治疗,药物首选伏立康唑,并在术中、术后继续治疗。

术前无曲霉感染的受者,无论是否有高危因素,建议采取普遍预防策略。棘白菌素类药物安全性高、不良反应少、肝肾毒性小,故一般以其作为初始方案,使用卡泊芬净或米卡芬净预防感染。受者术后出现侵袭性感染,则改为伏立康唑治疗;需要注意的是,三唑类药物肝肾毒性较大,且与 CNI 有相互作用,需调整 CNI 剂量。侵袭性感染应用伏立康唑治疗 2 周以上疗效不佳时,可转换为泊沙康唑抗感染。棘白菌素类药物联合三唑类药物治疗,效果并不优于单药治疗。在全身抗真菌治疗的基础上,建议联合雾化吸入两性霉素 B 进行局部治疗,疗程一般为 3 个月。

(三)病毒感染

肺移植术后病毒感染包括 CMV 感染、社区获得性呼吸道病毒感染等。

1. **CMV 感染** CMV 感染是肺移植术后最常见的病毒感染类型。与其他疱疹病毒一样,CMV 可终身潜伏于宿主体内,可反复感染。未经过预防的受者,典型 CMV 感染症状出现于肺移植术后第 1~4 个月。如采取预防措施,CMV 感染出现的时间更晚。

(1)病因:CMV 潜伏感染的肺移植受者存在术后发病风险,术后大剂量免疫抑制剂使用是诱发因素。不同供、受者 CMV 抗体状态提示感染风险不同:①低危风险,受者 CMV 抗体阴性,供者 CMV 抗体阴性;②中危风险,受者 CMV 抗体阳性,供者 CMV 抗体阴性或阳性;③高危风险,受者 CMV 抗体阴性,供者 CMV 抗体阳性。

(2)临床表现和诊断:直接器官损伤,CMV 综合征,表现为发热、乏力和骨髓抑制;组织侵袭性疾病,胃肠道疾病、肝炎、肺炎、视网膜炎、中枢神经系统疾病和心肌炎;间接效应,机会性感染增加(细菌、真菌和其他病毒感染);PTLD;心血管不良事件;移植后新发糖尿病;急、慢性排斥反应;肺移植后闭塞性细支气管炎。

诊断依据:出现上述典型症状、体征;胸部 CT 典型表现,示小叶中央型结节、小叶间隔增厚和磨玻璃阴影等。血清学检测:CMV 抗体阳性;CMV-PP65 抗原阳性。分子生物学检测:多重聚合酶链反应定性或定量检测 CMV DNA;细胞病理学可见巨大细胞以及核内、细胞质内嗜酸性包涵体。

(3)治疗:肺移植术后建议采取普遍预防策

略,受者常规使用更昔洛韦预防 CMV 感染(5mg/kg、1 次 /d),疗程 3~6 个月。在预防期间或结束后出现 CMV 感染的受者,使用更昔洛韦(5mg/kg、2 次 /d)抗病毒治疗;更昔洛韦耐药或不适用则应用膦甲酸钠抗病毒治疗。降低免疫抑制强度,静脉滴注丙种球蛋白。

2. 社区获得性呼吸道病毒感染

社区获得性呼吸道病毒感染病原体包括:小 RNA 病毒(鼻病毒、肠病毒),冠状病毒科(冠状病毒),副黏病毒科(呼吸道合胞病毒、副流感病毒和肺炎病毒),正黏病毒科(流行性感冒病毒 A、B),腺病毒科(腺病毒)等。

(1)病因:移植肺易接触环境中多种呼吸道病毒;术后大剂量免疫抑制剂使用。

(2)临床表现和诊断:肺移植术后社区获得性呼吸道病毒感染发病率较高,出现明显气道症状者占 57%。气道症状表现不一,可以从无症状到轻度上呼吸道感染,甚至重症肺炎。感染的严重程度与病毒类型有关,腺病毒感染病死率较高,继发细菌和真菌感染是其严重并发症。

诊断依据:典型症状、体征;胸部 CT 典型表现,示磨玻璃影和斑片状实变影等;血清学检测病毒特异性抗体;分子生物学检测病毒核酸;病毒分离培养。

(3)治疗:降低免疫抑制强度;对症治疗(控制呼吸道感染症状);抗病毒治疗。

(四)隐源性机化性肺炎

肺移植术后隐源性机化性肺炎发生率为 10%~28%,表现为小气道、肺泡腔内炎症和肉芽组织浸润。

1. 病因　反复细菌、真菌感染;CMV 感染;急性排斥反应;受者合并结缔组织病;术后免疫抑制剂使用。

2. 临床表现和诊断　主要表现为发热、咳嗽、乏力和呼吸困难,可出现低氧血症、肺功能下降。胸部 CT 主要表现为多发斑片状肺泡影、弥漫性间质影。根据移植肺活检确诊。

3. 治疗　对糖皮质激素治疗敏感,推荐初始剂量为 0.75~1.50mg/(kg·d),治疗有效则逐步减量至 0.50~0.75mg/(kg·d)维持,总疗程需要半年至 1 年。急性期可选择大剂量糖皮质激素冲击治疗,大环内酯类药物联合使用(如阿奇霉素等)。

五、其他并发症

随着生存时间的延长、老年患者的逐渐增多以及免疫抑制剂的大量使用,肺移植术后全身并发症的发病率也在增高,全身并发症对肺移植患者的预后影响较大,尽早处理全身并发症可改善患者的生存质量。全身并发症主要包括肾功能衰竭、糖尿病、骨质疏松症、缺血性坏死、血栓栓塞性疾病、胃肠道并发症、心血管并发症、血液系统并发症、神经系统并发症、恶性肿瘤以及淋巴增生障碍性疾病等。

结　语

肺移植术后并发症包括外科相关并发症、原发性移植物功能障碍、感染、急性排斥等,是影响肺移植成功的重要因素。肺移植手术难度大,包括气管、肺动脉、肺静脉等吻合,术中、后易发生缺血再灌注损伤、出血等;术后大剂量糖皮质激素及免疫抑制药物的使用易致支气管吻合口破裂,术后感染等。这些因素均可导致术后发生严重并发症,影响患者的生存率。虽然肺移植术后并发症在不同个体身上的表现可能存在差异,但及时发现、鉴别和处理相关并发症尤为重要。及时鉴别并采取积极措施,是降低术后死亡率的重要举措。

(陈静瑜)

第七节　心肺联合移植

心肺联合移植(heart-lung transplantation, HLT)是治疗终末期心肺疾病最重要的手段之一。首例临床心肺联合移植于 1968 年由 Cooley 等实施,1981 年,Reitz 等首先将 CsA 用于心肺联合移植,并获得良好的效果。根据国际心肺移植协会(ISHLT)的最新统计,截至 2011 年 6 月,全世界共完成 3 631 例心肺联合移植。随着心肺联合移植外科技术的进步,以及新型免疫抑制剂和抗感染药物的应用,术后 3 个月和 1 年总体生存率分别为 71% 和 61%,存活满 1 年的患者中位生存期为 10 年。然而由于供者短缺,目前世界范围内心肺联合移植的规模正逐年缩小。

一、心肺联合移植的手术适应证

HLT 为最初治疗原发性肺动脉高压、先心病伴艾森门格综合征的移植术式，HLT 主要用于合并左心或全心功能不全的患者，包括左室射血分数低于 40% 或伴行肺移植存在技术困难。

目前 HLT 的适应证为：①估计患者的存活时间不超过 12~18 个月；②纽约心脏学会心功能分级（NYHA）为Ⅲ或Ⅳ级；③除心肺疾病外，其他脏器没有严重病变；④患者的心理状态稳定；⑤先天性心脏病心内分流后继发性肺动脉高压引起艾森门格综合征；⑥原发性肺动脉高压（>6Wood 单位，且使用血管扩张剂无效）同时伴有不可逆的右心功能衰竭；⑦肺囊性纤维化、肺气肿或双侧支气管扩张所致肺脓毒性感染等；⑧其他应用药物治疗无效的肺实质性病变合并心功能不全，呈终末期心肺衰竭者。此外一部分不能成功修复的先天性心脏畸形患者可考虑行 HLT。

二、心肺联合移植供器官获取及保护

供者心肺的保护是 HLT 手术成功的关键因素之一，分别利用供者心脏和肺灌注保存液，可最大限度地保存心肺功能。

供者气管插管后，吸尽呼吸道分泌物，正压通气。给予甲泼尼龙 30mg/kg，静脉注射肝素 3mg/kg。经胸骨正中切口，切除心包，打开两侧胸膜腔，初步探查心肺无明显异常。向肺动脉主干内注射前列腺素 E1 100μg，阻断上腔静脉、下腔静脉及主动脉，主动脉、肺动脉主干插管，重力灌洗心脏及肺，心肌保护液 20ml/kg，心脏灌洗量约 1 500ml，肺保护液 60ml/kg，肺灌洗量约 4 000ml，灌洗液流量 300~400ml/min。肺灌洗压力不超过 20mmHg，灌洗时间不超过 10 分钟。灌洗以心跳停止、肺表面呈白色（无红色）、流出液清亮为止，右心房及左心耳切口，以排出灌洗液，切断气管前给予轻度膨肺，然后钳夹气管并切断，保持肺泡轻度膨胀。分离左、右下肺韧带，高位切断升主动脉，分离心后组织，取出心肺。用 4℃生理盐水冲洗，放入无菌袋中，浸泡于 1 500ml 4℃心肌保护液中，其外再套两层无菌袋包裹，放入置冰块的保温桶内运至受者手术室。

修整供器官时先用 4℃无菌生理盐水冲洗表面，再浸泡于 4℃保存液中进行修整，同时于主动脉根部及肺动脉插管，灌注 4℃心肌保护液和肺保护液各 2 000ml，吻合期每 20 分钟经冠状静脉窦逆行灌注冷晶体心肌保护液 1 次，每次 400ml，开放主动脉前逆灌无钾温血 200ml。

三、受者手术及术中循环支持

（一）受者手术

受者胸骨正中切开，肝素化，主动脉远端及上、下腔静脉远端插管建立体外循环。主动脉瓣上切断主动脉，肺总动脉中点切断肺动脉，沿房间隔切开右心房壁至上、下腔静脉。将心脏向右、前抬起，切除左心房外侧壁、左心房顶、房间隔，取出心脏。然后分离左肺静脉，距膈神经前、后 1cm 切开心包，上至左肺动脉，下至膈肌，切断左肺韧带，向前、右方牵拉左肺，游离左肺门，显露左支气管，结扎支气管动脉，横断左肺动脉，结扎或用闭合器切断左支气管，取出左肺；分离右肺静脉，按上述方法保护膈神经，去除右肺。向左牵拉主动脉远端，分离气管周围组织，在隆嵴上一个环状软骨处切断气管。

将供心置入心包内，于两侧膈神经前将左、右肺置入胸腔。于供肺隆嵴上 1~2 个软骨环处吻合气管，4-0 Prolene 线连续缝合气管膜部，4-0 ethobide 线"8"字间断缝合软骨部，证实无漏气后，机械通气（<30cmH_2O）。再依次吻合主动脉、上下腔静脉，开放阻断钳，恢复心脏血液供应，心脏自动复跳。体循环至窦性心律稳定，循环稳定，血气分析结果满意后停机，拆除体外循环。

（二）循环支持

目前移植中循环辅助装置主要包括心脏机械循环辅助和 ECMO 装置等。2006 年，Kirklin 报道了机械辅助循环支持统计资料，结果显示，2002—2005 年共有 1 228 例心室机械辅助植入，左心室辅助 969 例，右心室辅助 32 例，双心室辅助 227 例，其中作为心脏移植过渡 941 例，心功能恢复过渡 70 例，最终治疗 158 例。Wieselthaler 分析了欧洲的心脏移植过渡性机械辅助应用现状，指出只有一小部分机械辅助是用作心功能恢复的手段，对于大多数患者，是作为过渡到心脏移植辅助性手段。2007 年，Wigfield 报道了 ECMO 在术后早期移植物失功中的应用，1991 年 7 月至 2004 年

11月,该中心完成286例肺移植和11例心肺联合移植,其中有20例因严重的早期移植物失功而使用ECMO。ECMO对血流损伤小,不需全身肝素化可减少围手术期的出血风险,对炎症介质的影响小,转流效果较好,但是ECMO采用体外泵驱动,对血流动力学仍有一定影响,使用时间一般不超过两周,最近几年NovaLung装置在临床上取得较好的效果,Stefan Fischer等对12例患者应用此装置过渡到肺移植,其中10例患者接受肺移植,随访1年8例仍存活。M. Strueber等使用体外无泵的肺辅助系统,使4例肺动脉高压患者成功过渡到肺移植或者心肺联合移植,其中3例康复出院。NovaLung装置无需采用体外人工血泵,只需将体内部分血液引出体外氧合,其氧合效率高,二氧化碳清除完全,一般6小时内即可明显改善高碳酸血症,配合采用保护性肺通气策略,可以达到较满意效果。NovaLung较长时间的转流对移植患者的影响远比ECMO小,从而延长等待获得供者的时间,紧急情况下减少边缘供者的应用,术中和术后也有较好使用价值,为移植成功奠定良好的基础。虽然NovaLung装置价格与ECMO相比较昂贵,但其应用前景良好。

四、术后处理

(一)免疫抑制方案

心肺联合移植后的免疫抑制方案以往为CsA+硫唑嘌呤+皮质激素,近年来CsA的使用减少,Tac的应用增加,硫唑嘌呤逐渐被MMF代替。Tac和CsA均能抑制IL-2和其他多种细胞因子的合成,明显减少排斥反应的发生,均能改进心肺联合移植受者的预后。Taylor和Rinaldi报告了2个随机对照研究,结果显示645例心肺联合移植受者采用Tac和CsA为基础的免疫抑制方案,两组移植物存活率和受者存活率相似,但是Tac组的受者急性排斥反应更少,排斥反应的严重程度更低,Tac不增加感染和肿瘤的风险,迄今为止,尚不能证明Tac和CsA在慢性排斥反应的预防效果上的明显不同,急性排斥反应是慢性排斥反应最重要的危险因素,Tac可以更好地减少急性排斥反应。有一项超声检查的研究显示,在心肺联合移植后1年内CsA可以更好地保护心外膜的内皮细胞功能,而Tac能更好地减缓移植物冠状动脉内膜增厚。

(二)术后排斥和感染

及时鉴别移植排斥反应与感染,并采取正确的治疗措施,对减少并发症、提高受者存活率具有重要意义。但排斥反应与感染的临床表现无特异性,两者病情可能有重叠,鉴别较难,治疗上是完全悖逆的,若治疗失误将产生严重后果。

发生急性排斥反应时,肺部表现要先于心脏表现出现。术后定期复查胸部X线片具有重要意义;但在胸片上鉴别炎症渗出和移植排斥反应甚难,此时需要结合超声心动图观察心脏改变,常能作出诊断。术后1周内应每天复查血常规,肝、肾功能,免疫抑制药物血药浓度,行床旁心脏超声、胸部X线检查,并逐渐过渡到隔天复查,病情稳定后每周复查1次,观察血常规变化,心、肺、肝、肾功能,各心腔大小及室间隔、左心室后壁厚度,有无胸腔积液及肺部阴影等,必要时行胸部CT、纤维支气管镜及组织病理检查。结合临床表现及时发现排斥反应征象,并与感染相鉴别。一旦确诊为排斥反应,必须使用大剂量激素冲击治疗,并及时予以对症处理。

感染是移植术后死亡的主要原因之一,感染的主要原因包括移植肺去神经后丧失咳嗽反射、肺的淋巴回流中断、肺的纤毛自净和免疫功能失调(包括肺泡巨噬细胞功能受损)。术后常规使用广谱抗生素预防细菌感染,更昔洛韦预防CMV感染,制霉菌素、氟康唑、伊曲康唑等防治真菌感染。术后及时诊断感染,并根据药敏及时调整抗生素的使用。

(三)心肺功能的监测

1. **术后心功能的处理** 术后常规监测心率、心律、有创桡动脉压、中心静脉压,术后早期给予少量的多巴胺、多巴酚丁胺。术后第2天起视病情予床旁心脏彩超检查,测定的指标主要有射血分数、肺动脉压,三尖瓣反流情况以及各房室的大小,以评估供心的整体收缩功能和肺阻力变化。

2. **肺功能的监测和处理** 术后给予呼气末正压(PEEP)机械通气,呼吸模式为压力控制,PEEP为$5cmH_2O$,每4~6小时做1次血气分析,主要观察指标为氧合指数。术后第1周每天床边胸部X线检查1次,1周后改为隔天1次,2周后改为每周1~2次,胸部CT检查视病情而定。在术后第 1 周,每天常规行气管镜检查,观察吻合口愈合情况以及辅助吸痰,必要时行支气管肺泡灌洗,分泌物和灌洗液送病原学培养及免疫学检查。

—— 结 语 ——

近年来,肺移植发展迅速,尤其是我国一些移植开始开展中心内心肺联合移植手术。随着器官保存技术的改善、手术技术的提高、术后管理经验的丰富,心肺联合移植在终末期肺疾病的治疗中发挥越来越重要的作用。心肺联合移植虽然例数较少,但其对重度原发性肺动脉高压、先心病伴艾森门格综合征,同时合并左心或全心功能不全的患者具有较好的治疗作用。心肺联合移植不仅需要更多的供者,同时更需要娴熟的手术技巧和多团队、完善的术后管理。因此,心肺联合移植需要胸外科、心外科、移植科、呼吸科、麻醉科、体外循环科、重症医学科、康复科、护理等多学科协作配合。同时,为提高术后的生存率,也需要心肺联合移植发展过程基础与临床研究的相结合。

—— 章 结 语 ——

我国肺移植已进入快速发展阶段,年度肺移植数量增长率位于四大器官移植之首,部分肺移植中心的移植水平已达到或接近国际先进水平。肺移植手术的成功开展,需要移植科、胸外科、内科、麻醉科、护理、重症监护、康复科等专业团队的配合和协作。肺移植受者详细而严格的术前评估,明确适应证及禁忌证;注重供体的评估、维护及获取;提高手术的技巧和麻醉管理;加强和完善术后管理,及时鉴别和处理术后并发症,是提高手术成功率的关键。各肺移植中心应把握我国器官捐献事业蓬勃发展的历史机遇,努力构建和完善适合我国国情的肺移植质量管理体系,加强肺移植围手术期管理,要注重术后随访工作,完善数据登记系统、挖掘数据资源,在保持我国肺移植数量快速上升的同时,同步促进肺移植质量的提升,使各肺移植中心同质化提高。

(陈静瑜)

参 考 文 献

[1] Plantier L, Skhiri N, Biondi G, et al. Impact of previous cardiovascular disease on the outcome of lung transplantation. J Heart Lung Transplant, 2010, 29(11): 1270-1276.

[2] Valapour M, Skeans MA, Heubner BM, et al. OPTN/SRTR 2013 Annual Data Report: lung. Am J Transplant, 2015, 15(2): 1-28.

[3] 胡春晓, 李小杉, 钱共匋, 等. 基于多团队协作下的中国肺移植质控体系的构建. 中华器官移植杂志, 2018, 39(12): 707-710.

[4] Orens JB, Estenne M, Arcasoy S, et al. International guidelines for the selection of lung transplant candidates: 2006 update-a consensus report from the Pulmonary Scientific Council of the International Society for Heart and Lung Transplantation. J Heart Lung Transplant, 2006, 25(7): 745-755.

[5] Weill D, Benden C, Corris PA, et al. A consensus document for the selection of lung transplant candidates: 2014—an update from the pulmonary transplantation council of the international society for heart and lung transplantation. J Heart Lung Transplant, 2015, 34(1): 1-15.

[6] Yusen RD, Christie JD, Edwards LB, et al. The registry of the international society for heart and lung transplantation: thirtieth adult lung and heart-lung transplant report-2013; focus theme: age. J Heart Lung Transplant, 2013, 32(10): 965-978.

[7] Lahzami S, Bridevaux PO, Soccal PM, et al. Survival impact of lung transplantation for COPD. Eur Respir J, 2010, 36(1): 74-80.

[8] Abrams D, Brodie D, Arcasoy SM. Extracorporeal Life Support in Lung Transplantation. Clin Chest Med, 2017, 38(4): 655-666.

[9] Teman NR, Xiao JT, Tribble CG, et al. Median Sternotomy for Lung Transplantation: Techniques and Advantages. Heart Surg Forum, 2017, 20(3): E089-E091.

[10] Gust L, D'Journo XB, Brioude G, et al. Single-lung

and double-lung transplantation: technique and tips. J Thorac Dis, 2018, 10(4): 2508-2518.

[11] Mulvihill MS, Yerokun BA, Davis RP, et al. Extracorporeal membrane oxygenation following lung transplantation: indications and survival. J Heart Lung Transplant, 2017, S1053-2498(17): 31880-31886.

[12] Biswas Roy S, Panchanathan R, Walia R, et al. Lung retransplantation for chronic rejection: a single-center experience. Ann Thorac Surg, 2018, 105(1): 221-227.

[13] Hall DJ, Belli EV, Gregg JA, et al. Two decades of lung retransplantation: a single-center experience. Ann Thorac Surg, 2017, 103(4): 1076-1083.

[14] Sommer W, Ius F, Kühn C, et al. Technique and outcomes of less invasive lung retransplantation. Transplantation, 2018, 102(3): 530-537.

[15] Schumer EM, Rice JD, Kistler AM, et al. Single versus double lung retransplantation does not affect survival based on previous transplant type. Ann Thorac Surg, 2017, 103(1): 236-240.

[16] Furuya Y, Jayarajan SN, Taghavi S, et al. The impact of alemtuzumab and basiliximab induction on patient survival and time to bronchiolitis obliterans syndrome in double lung transplantation recipients. Am J Transplant, 2016, 16(8): 2334-2341.

[17] McDermott JK, Girgis RE. Individualizing immunosuppression in lung transplantation. Glob Cardiol Sci Pract, 2018, 2018(1): 5.

[18] Yeung MY, Gabardi S, Sayegh MH. Use of polyclonal/monoclonal antibody therapies in transplantation. Expert Opin Biol Ther, 2017, 17(3): 339-352.

[19] Welsh CH, Wang TS, Lyu DM, et al. An international ISHLT/ATS/ERS clinical practice guideline: summary for clinicians. Bronchiolitis obliterans syndrome complicating lung transplantation. Ann Am Thorac Soc, 2015, 12(1): 118-119.

[20] Benden C, Haughton M, Leonard S, et al. Therapy options for chronic lung allograft dysfunction-bronchiolitis obliterans syndrome following first-line immunosuppressive strategies: A systematic review. J Hear Lung Transplant, 2017, 36(9): 921-933.

[21] Ius F, Kuehn C, Tudorache I, et al. Lung transplantation on cardiopulmonary support: venoarterial extracorporeal membrane oxygenation outperformed cardiopulmonary bypass. J Thorac Cardiovasc Surg, 2012, 144(6): 1510-1516.

[22] Crespo MM, McCarthy DP, Hopkins PM, et al. ISHLT Consensus Statement on adult and pediatric airway complications after lung transplantation: Definitions, grading system, and therapeutics. J Heart Lung Transplant, 2018, 37(5): 548-563.

[23] Shiraishi T, Iwasaki A. Prevention and Treatment Strategy for Infectious Complication after Lung Transplantation. Kyobu Geka, 2016, 69(11): 900-905.

[24] Diamond JM, Arcasoy S, Kennedy CC, et al. Report of the International Society for Heart and Lung Transplantation Working Group on Primary Lung Graft Dysfunction, part II: Epidemiology, risk factors, and outcomes-A 2016 Consensus Group statement of the International Society for Heart and Lung Transplantation. J Heart Lung Transplant, 2017, 36(10): 1104-1113.

第十八章 胰腺移植

1966年,美国明尼苏达大学William Kelly和Richard Lilehei医生开展了首例胰肾联合移植。针对胰腺内、外分泌功能,胰腺移植有几种不同的手术方式。成功的胰腺移植可以有效调控血糖水平,完全停用胰岛素,还可以逆转/延缓糖尿病慢性并发症的发生发展。

胰岛移植经过了漫长的研究历程,近年来,随着胰岛分离技术的提高和免疫抑制剂的合理应用,胰岛移植有了长足的发展,已成为胰岛β细胞替代治疗的另外一种有效方式。

但是胰腺/胰岛移植尚有诸多问题需要解决。如何长期保持移植物/胰岛β细胞功能是胰腺/胰岛移植面临的最主要问题。

第一节 概 述

一、分类

因糖尿病患者很多合并糖尿病肾病,需要行肾移植,根据是否行肾移植以及移植的时间顺序,胰腺移植分单独胰腺移植(pancreas transplantation alone,PTA)、肾移植后胰腺移植(pancreas after kidney transplantation,PAK)和胰肾联合移植(simultaneous pancreas and kidney transplantation,SPK)3种类型。PAK即胰肾分期移植,指肾移植一段时间后施行胰

腺移植,移植胰腺和移植肾脏绝大多数来源于不同供者;SPK指同时植入胰腺和肾脏,一般情况下移植物来自同一供者。SPK是临床最常见的胰腺移植类型。

二、历史与现状

1889年,德国的Joseph von Mering和生理学家Oskar Minkowski在一次实验中切除了犬的全部胰腺,制作了犬糖尿病模型,这一意外发现使人们将糖尿病和胰腺联系起来。这一实验引发医学界对胰腺功能、结构以及糖尿病本质的联合深入探讨,也揭开了胰腺移植治疗糖尿病的研究序幕。1893年,英国的Watson Williams将3片绵羊的胰腺组织移植到一个濒临死亡的15岁糖尿病患儿皮下。虽然这次以失败告终的大胆尝试并不能被称为真正意义上的胰腺移植,但其种下了胰腺移植治疗糖尿病这一概念的种子。

1921年,加拿大的Federick Banting成功分离胰岛素,人们曾一度认为注射胰岛素可以完全治愈糖尿病而放弃了胰腺移植的研究。但长期临床应用发现注射胰岛素并不能阻止糖尿病慢性并发症的发生发展,如糖尿病肾病、肢体坏疽、失明等。经过近20年的停滞后,胰腺移植再次进入人们的视野,医学界认为彻底治愈糖尿病的出路可能仍在于此。同时20世纪50年代的血管吻合技术进

步、肾移植和肝移植手术的成功开展也促进了胰腺移植手术技术的发展。

1966 年 12 月，美国明尼苏达大学 William Kelly 和 Richard Lillehei 医生首先为一名糖尿病合并肾病的患者实施了胰肾联合移植手术，受者术后仅停用 6 天外源性胰岛素，发生严重外科并发症，并于术后 2 个月死于肺栓塞。首例手术失败的主要原因是对移植胰腺的外分泌处理不当。

扩展阅读

第一例胰肾联合移植

1966 年 12 月 17 日，明尼苏达大学的 Kelly 和 Lillehei 完成了首例胰肾联合移植。受者是一名 28 岁的 1 型糖尿病合并肾病的女性。节段胰腺（胰体和胰尾）移植在腹膜外左髂窝，移植物的腹腔干与受者的左髂总动脉吻合。保留移植物的脾静脉与门静脉和肠系膜上静脉的连接部，并将门静脉和肠系膜上静脉两端分别与受者的髂静脉行端侧吻合，同时将两吻合口之间的髂静脉结扎。移植术后的免疫抑制方案为：AZA 联合泼尼松。术中结扎了胰管，采用钴 -60 照射抑制外分泌功能，然而钴 -60 的照射没有取得预期效果，术后发生严重胰漏。再次开腹时发现移植胰腺水肿，病理活检符合胰腺炎特征。受者仅仅停用了 6 天外源性胰岛素，并于术后 2 个月切除移植物，最终死于肺栓塞。从第一个病例可以看到在随后 20 年里困扰胰腺移植的许多问题，如外科并发症、排斥反应等。

胰腺外分泌引流曾经是胰腺移植的"Achilles' heel"，胰腺移植的发展史也是术式的变迁史。首例移植失败后，Lillehei 教授改进了手术方法，采用全胰移植，并先后采用经皮十二指肠空肠造瘘、十二指肠空肠 Roux-en-Y 内引流、Vater 壶腹的乳头与受者的小肠吻合引流外分泌，效果均不理想。1971 年，Marvin Gliedman 等人改进节段胰腺移植，将胰管与输尿管吻合，随后 Groth GC 教授又采用节段胰腺与受者小肠 Roux-en-Y 吻合，但技术均不成熟，手术并发症多。节段胰腺移植的

最大改进是 1978 年 Dubernard JM 采用的胰管填塞法，填塞物为合成聚合物，手术简单，并发症少。20 世纪 80 年代，胰管填塞式节段胰腺移植一度是胰腺移植的主要手术术式。但长期随访发现胰管填塞物引起胰腺组织纤维化，严重影响胰岛功能，术后 1 年胰岛失功率很高。因而再次引起了外分泌处理方式的争论。

1982 年，Hans Sollinger 教授改进了 Gliedman 的节段胰腺移植膀胱引流方式，将节段胰腺直接与膀胱吻合，减少了并发症。随后 DD Nghiem 和 RJ Corry 实施了全胰十二指肠移植，采用十二指肠片与膀胱吻合，取得了良好效果。膀胱引流（bladder drainage，BD）成为标准术式之一。这一技术因可以通过尿液监测胰腺排斥反应，并发症较少，成为 20 世纪 80 年代后期至 90 年代中期的主流术式。但该术式不可避免地导致代谢性酸中毒和泌尿系统并发症。1984 年，Starzl 再次采用外分泌肠引流技术，由于外科技术的进步，该术式的外科并发症较 20 世纪 60 年代大大减少。20 世纪 90 年代后期，免疫抑制剂的进展使排斥反应发生明显下降，削减了膀胱引流在免疫监测方面的优势，人们开始注意胰腺外分泌肠引流的优势，该术式比例有所上升。

胰腺的血管重建在 20 世纪 90 年代以前采用移植胰腺的动静脉与受者的髂血管吻合，即经体循环回流（SVD）模式，这种方法虽手术简单，但不符合生理，可造成高胰岛素血症和代谢异常。1984 年，Calne 首先报道了通过受者脾静脉引流节段移植胰腺，1989 年，MÜhbacher F 报道了首例门静脉引流 - 膀胱引流全胰十二指肠移植术，1992 年，Rosenlof AK 和 Shokou-Amri H 报道了门静脉引流 - 肠引流式，Gaber AO 教授随后报道了大量病例，并指出门静脉引流式具有免疫学优势。

早期胰腺移植生存率低，截至 1977 年，全球共施行胰腺移植 57 例，1 年存活率仅为 3%，结果令人失望。除技术原因导致手术失败外，排斥反应也是导致胰腺移植生存率低下的重要原因。1978 年，CsA 的临床应用大大提高了胰腺移植的生存率，使其真正进入临床应用阶段。20 世纪 90 年代，Tac 和 MMF 的问世进一步提高了胰腺移植的生存率。

据国际胰腺移植登记中心（the International Pancreas Transplant Registry，IPTR）及 UNOS 统计，目前全球已经实施了近 40 000 例胰腺移植手术，其中 68% 为 SPK，24% 为 PAK，PTA 约为 8%。术后疗效得到较大提高，SPK 人 / 移植胰腺的 1 年生存率达到 95.5%/85.9%，5 年生存率达到 89.5%/70%。PAK 和 PTA 的生存率也有大幅度提高，1 年移植胰腺生存率超过 80%，5 年生存率超过 50%。总之，胰腺移植目前已经成为治疗糖尿病的有效手段。

我国开展胰腺移植较晚，例数也较少。1982 年，武汉医学院（现华中科大学同济医学院）开展了首例节段胰腺移植，采用胰管填塞式处理胰腺外分泌。此后，国内陆续有移植中心开展该技术，开展例数较多的单位包括华中科技大学同济医学院、中国医科大学附属第一医院和浙江大学医学院附属第一医院；至今共开展胰腺移植手术 200 余例。

结　语

在克服了重重困难后，胰腺移植治疗糖尿病的梦想终于成为现实。胰腺移植最显著的优点在于替换了内分泌细胞，保证血糖水平正常，不依赖胰岛素，防止 / 逆转糖尿病慢性并发症，延长患者生存时间，提高生活质量和减少经济负担。当然，胰腺移植也面临很多问题，包括供者的短缺、免疫抑制剂的毒副作用等，期待随着组织工程学、干细胞技术等相关技术的不断进步，糖尿病这一困扰人类的顽疾可以得到真正的治愈。

（刘永锋）

第二节　胰腺移植适应证及受者选择评估

根据 2012 年国际糖尿病联盟（International Diabetes Federation，IDF）公布的统计数据显示，全球估计有 3.71 亿糖尿病患者，预计到 2030 年这一数字将会增加至 5.65 亿。糖尿病的治疗手段包括内科治疗和胰腺 / 胰岛移植，外科医生和内科医生应共同对糖尿病患者进行综合评估，权衡利弊，为患者选择最佳治疗方案。

一、适应证

广义上说，依赖胰岛素治疗的糖尿病都适合施行胰腺移植，包括 1 型糖尿病、达到胰岛素依赖期的 2 型糖尿病、因慢性胰腺炎等原因全胰切除导致的外科性糖尿病。

从理论上讲，为了将糖尿病相关并发症的危害控制到最低，减轻长期治疗下的昂贵经济负担，所有 1 型糖尿病患者均适宜于胰腺移植。

胰腺移植治疗 2 型糖尿病曾存在较大争议。20 世纪 90 年代中期以前，国际普遍观点认为胰腺移植仅限于 1 型糖尿病患者，2 型糖尿病患者即使达到胰岛素依赖，也绝对不适合做移植。1999 年，中国医科大学附属第一医院为 1 例危重 2 型糖尿病合并肾功能不全患者实施了 SPK，术后患者完全脱离胰岛素，取得良好效果。依据 2 型糖尿病的发病机制和病理生理特点，术者明确提出 2 型糖尿病达到胰岛素依赖期也是胰腺移植适应证，并先后共为 19 例 2 型糖尿病合并肾功能衰竭患者实施 SPK，术后患者完全脱离外源性胰岛素，与同期实施的 1 型糖尿病患者术后效果无明显差异。并认为 2 型糖尿病患者术后血糖控制良好，可能与术后患者克服胰岛素抵抗现象、打破高血糖、高胰岛素血症的恶性循环有关。

之后，国际移植界也开始重视胰腺移植治疗 2 型糖尿病问题。Gruessner 和 Sutherland 总结 IPTR 2000—2004 年的数据显示，2 型糖尿病受者以及移植胰腺的生存率和 1 型糖尿病受者无明显差别，Orlando 通过对多个中心的数据分析显示，SPK 术后 2 型糖尿病和 1 型糖尿病预后相似，血糖控制良好。UNOS 2000—2007 年登记的 SPK 患者 2 型糖尿病所占比例不足 10%，但其 5 年受者、移植物生存率等主要预后指标与 1 型糖尿病无统计学差异。

二、禁忌证

胰腺移植的绝对禁忌证与其他移植一样，包括未治愈的恶性肿瘤、活动性感染和明显的依从性不良。随着学科的发展，禁忌证也在不断变化，很多以往认为的绝对禁忌证已经不再是禁忌证，或成为相对禁忌证。

三、受者选择与评估

外科医生应该和内科医生一同对糖尿病患者的各方面风险进行综合评估，在有利原则的前提下，衡量糖尿病并发症的风险与移植手术及免疫抑制的风险，最终选择最有效的治疗方案。

（一）受者选择

据 UNOS 数据，在 2011 年肾移植等待名单中有大约 32.2% 为糖尿病肾病患者。对于这类患者决定是否行胰腺移植手术并不困难。胰腺移植唯一增加的风险是与外科手术相关的风险。这样的患者可以行 SPK 或 PAK，选择何种方案应根据患者的状态、供者的状态决定。SPK 的供器官一般来源于同一尸体供者，抗原单一，与 PAK 相比具有免疫学优势，排斥反应发生率低于 PAK 和 PTA。通过一次手术，接受一次大剂量免疫抑制剂治疗可同时解决糖尿病和肾功能衰竭，而且可以通过移植肾脏观察移植胰腺的排斥反应，有利于更早的诊断和治疗。与 PAK 相比，SPK 的移植物长期生存率较高。对于有机会获得活体供肾的患者亦可选择 PAK，避免等待时间过长，先进行肾脏移植可改善患者的代谢状态和营养状态。若活体供者可同时提供肾脏和节段胰腺，活体 SPK 也是一个良好的选择，但供者的手术风险较大。

单纯胰腺移植的选择相对较难。胰腺移植与肝移植、心脏移植不同，不是以挽救生命为目的，而是以提高生命质量为主，应充分考虑胰腺移植的手术风险和术后长期服用免疫抑制剂的副作用。如果移植手术带来的病情改善要远远超过免疫抑制剂的副作用，则应该实行移植手术，例如糖尿病病情较重、血糖波动较大、经常发生致命的并发症如糖尿病酮症酸中毒或明显低血糖昏迷的患者，成功胰腺移植是挽救患者生命的有效措施。

内科治疗虽然能够控制血糖，但无法避免各种并发症的发生和发展。糖尿病中 5%~10% 的患者将因出现的糖尿病肾病、视网膜病变、微血管病变和神经末梢病变等并发症而直接影响生命。非手术治疗虽然能改善患者的血糖水平，但不能获得正常的糖化血红蛋白水平（<6%），而糖化血红蛋白的水平又与糖尿病患者低血糖的发生率间存在反比关系；有功能的移植胰腺可以实时调节血糖达到这一稳态。越来越多的临床观察发现，胰腺移植可以逆转肾脏肾小球和肾小管病变、改善黄斑水肿、明显改善移植后 10 年的外周神经病变。

（二）术前评估

详细的术前评估对患者的术后转归至关重要。很多患者会由于具有多个危险因素而被认为是高危人群或不理想受者，而这些危险因素是因为长期患糖尿病发展而来的。否定这部分人群行移植手术，可能会排除部分会因移植手术而受益的患者。术前评估的另一个重要的目标是调整候选者状态，降低术前存在的风险。

1. **心脏评估** 心脏疾病是胰腺移植术后患者死亡的主要原因。糖尿病患者通常患有潜在的冠状动脉疾病或在移植术前未能得到彻底治疗，由于外科手术应激导致围手术期发生心脏病的风险较高。心脏病的危险因素包括糖尿病本身、高血压、高血脂、吸烟和心血管疾病家族史。

对于年轻的、除了糖尿病外没有其他危险因素的候选者，非侵入性的心脏检查手段已经足够，但对于具有多个危险因素或明显心脏病症状的患者应该进行侵入性心脏检查——冠状动脉造影。经冠状动脉造影检查后，冠状动脉狭窄超过 75% 的患者都应该在移植术前进行外科搭桥术、血管成形术或者支架置入术。此外，还应该在术前采取措施降低或者消除高胆固醇血症、高血压和吸烟等危险因素。

对那些患有瓣膜病或者有临床证据的心肌病患者（如端坐呼吸、劳累时气短），需在术前行超声心动图检查。若收缩期射血分数明显降低，应查找有无心瓣膜疾病、缩窄性心包炎或者甲状腺功能异常。如果射血分数很低并且不可逆转，则不能进行移植手术。

2. **外周血管评估** 胰腺移植同肾移植一样，通过与受者髂血管吻合完成血管重建。考虑到糖尿病患者外周血管疾病的发生率较高，所以在移植手术前应进行全面的血管评估。病史和早期体格检查是评价血管疾病最重要的手段。跛行病史（特别是病变部位在臀部）可能提示髂血管阻塞性疾病。必要时应血管造影，若病变显著，则可以通过球囊血管成形或血管内支架进行处理。也应仔细评估远端动脉循环情况,同时处理与之相关的高危因素,如戒烟、治疗高血压和高脂血症。

3. 神经系统评估 因为糖尿病患者血管疾病的发病率很高,胰腺移植发生颈动脉阻塞性疾病的危险性较高。如果患者有神经系统事件病史或在体格检查时发现颈动脉血管杂音,应该对大脑血管循环系统做进一步的检查。首选检查方法是颈动脉的超声多普勒检查,亦可选择 MRA 检查。移植手术前对有症状的患者应予治疗,可能需行颈动脉内膜切除术。

4. 消化系统评估 在糖尿病患者中,最常见的胃肠道症状是胃轻瘫和慢性便秘。移植手术前评估这些症状的严重性是很重要的。通常情况下,移植术后早期,外科手术应激、腹部手术和免疫抑制剂的应用通常加重上述病情。如果患者有明显的溃疡症状或者最近有溃疡病史应该行上消化道内镜检查。有症状的胆石症在移植术前应该治疗。无症状的胆石症在移植术前不需要特殊的干预。移植术前胰腺炎病史应该给予充分重视,因为在移植术后胰腺炎可能由于应用 AZA 和激素等而出现并加重。

5. 呼吸系统评估 慢性肺部疾病在移植术后可能成为重要的问题,因为移植术后肺内感染和通气不足的危险性增加。患有严重肺功能不全的患者不能进行移植手术。肺功能检查有助于确定肺容量,有肺部症状或者有明显危险因素(比如长期吸烟)的移植候选者在移植手术前应该进行肺功能检查。

6. 泌尿系统评估 尤其是对于拟行膀胱引流式的患者应充分评估膀胱功能。神经源性膀胱是糖尿病患者的常见并发症。合并膀胱无功能的移植手术候选者应该通过膀胱内压力测定方法进行尿流动力学评估。移植术前也应该排除患者是否有慢性或反复发作的泌尿系统感染或输尿管尿液反流,必要时行尿路造影。

7. 代谢评估 胰腺移植患者在移植术后发生骨折的危险性显著增加。女性糖尿病患者发生骨质疏松和病理性骨折的危险性较高。对于高危患者移植术前应该行骨密度检查,以判断骨质丢失的情况。如果骨质丢失严重,应该给予补钙治疗。

在糖尿病移植候选者中肥胖并不少见。这部分人群在移植术后发生外科并发症(切口感染、切口裂开、再次手术和出血)和内科并发症(心血管并发症)的危险性较高。因此,应该鼓励所有肥胖移植候选者在移植手术前减肥。

结　语

相对于糖尿病患者的高死亡率和沉重的医疗负担,胰腺移植带来的免疫抑制剂副作用和手术风险是可以承受的。详细的术前评估对患者的术后转归至关重要。长期罹患糖尿病导致很多患者术前合并多个危险因素,经过详细术前评估和调整,逆转部分高危因素,可以避免漏掉可能从胰腺移植中受益的患者,同时减少高危患者的术后并发症,改善预后。

（刘永锋）

第三节　胰腺移植手术

一、供者手术

质量良好的供器官是器官移植取得成功的先决条件,因此需要对供者进行必要的筛选。供胰大部分取自尸体,包括脑死亡供者和心脏死亡供者。节段胰腺亦可取自活体供者。

（一）供者选择

对于尸体供者选择,应符合器官移植供者一般的选择标准,且无糖尿病病史,胰腺的形态功能正常,无胰腺畸形、胰腺肿瘤、胰腺囊肿和急、慢性胰腺炎。除此之外,还应注意一些与胰腺特异相关的因素以及可能影响供胰质量,影响移植效果的因素(活体移植的供者选择标准参见本章第四节)。

1. 一般标准

（1）无全身性感染和局部化脓性感染,包括一般细菌、特殊细菌如结核分枝杆菌、真菌感染。HIV 感染是绝对禁忌证。梅毒抗体阳性并非供者选择的禁忌证,但建议受者术后接受 2 周的氨苄西林治疗。HBV 和 HCV 可能通过供器官感染移植受者,因此在评估供者时应进行筛查。胰腺移植是以提高生命质量为目的的移植手术，即使在紧急状态下，HBsAg（+）者也不适合作为胰腺移植的供者，如果胰腺受者为 HBsAg（+），则可接受 HBsAg（-），而 HBcAb（+），抗体类型为 IgG 的供者胰腺。HCV 血清学阳性者也不适合作为胰腺移植的供者。

（2）无酒精或其他药物依赖。

（3）无恶性肿瘤病史，但治愈的脑肿瘤和皮肤恶性肿瘤（黑色素瘤除外）除外。

（4）ABO 血型相符，或至少符合输血原则。

（5）淋巴细胞毒试验≤0.05。

2. 与供胰相关的特异性因素

（1）年龄：胰腺移植对供者的年龄要求相对严格。年龄太小的供者胰腺体积较小，血管较细，术后易发生血管并发症。目前认为，供者的体重应超过 30kg。至于年龄的上限还存在争议，高龄并不是绝对的禁忌证，但对于年龄超过 45 岁的供者应结合其他条件，对胰腺进行整体评估。

（2）死亡原因：曾有报道指出供者死因为心血管疾病是术后血栓形成的独立危险因素。但由于多数死因为心血管疾病的供者年龄偏大，难以区分年龄因素和死亡原因对手术效果的影响。但可以肯定的是，高龄供者若死亡原因为心血管疾病，对供胰的选择应慎重。

（3）冷缺血时间：尽管有人曾报道 UW 液可以保存胰腺 30 小时，在此时限内，冷缺血时间延长并不增加术后并发症的发生率。但更多的报道证实随着冷缺血时间延长，术后血栓形成、腹腔内感染、再次开腹的发生率高。

（4）心脏停搏和应用血管收缩药物：目前认为曾经发生过心脏停搏并不是供者的禁忌证。而应用血管收缩药物还没有明确的规定，应用大剂量强效药物如去甲肾上腺素和肾上腺素可能导致术后移植物长期功能不良。

（5）急性和慢性胰腺损伤：单纯的高血糖或淀粉酶升高并不是供胰的禁忌证，可能是脑死亡供者的应激反应。胰腺有直接损伤不适合作为供胰。但胰腺水肿是否是供胰的禁忌证还存在争议，明显水肿的胰腺应谨慎使用。

（6）肥胖：肥胖是供者的相对禁忌证，供胰脂肪变性与术后胰腺炎、血栓形成和感染相关。如果供者明显超重，则不适合进行胰腺移植。

（二）供者手术

供胰切取技术已经在第六章中详述。由于胰腺组织非常娇嫩，在切取及修剪过程中应注意避免广泛粗暴地触摸、直接握捏及碾挫，以减少胰腺组织水肿，并可有效预防由此所致的移植胰腺的急性胰腺炎。

如不联合切取肝脏，胰腺修剪后，备吻合的供者胰腺动脉为包括腹腔动脉和肠系膜上动脉共同开口的腹主动脉袖片，静脉为门静脉主干。若肝胰联合切取，分离时重点保护肝脏血供。由于必须首先满足肝动脉重建的需要，一般肝总动脉归肝脏所有，脾动脉和肠系膜上动脉为胰腺所有。胰腺血管可用供者髂动、静脉延长。

应保留足够长度的十二指肠节段，一般为 15~20cm，这样可有效避免损伤胰头的血运。因为十二指肠内生长有大量的厌氧菌、需氧菌和真菌，必须应用抗生素液冲洗十二指肠。

二、受者手术

（一）术前准备

活体供者以及受者均应：明确疾病史，进行详细全面的身体检查。血生化检查：血常规、血型、凝血三项、D-二聚体、心肌酶谱、肌钙蛋白、肝肾功能、血糖、血脂、肝炎、HIV、快速血浆反应素试验（RPR）、病毒抗体和肿瘤标志物；物理检查：心电图、心功能及心彩超、胸片、肺功能、血气、腹立位平片、肝胆脾彩超和胰腺的计算机断层扫描血管造影和静脉造影（CTAV）等。

反复的术前谈话增加患者对手术风险的理解，提高医生及患者的信心。

（二）手术方式

胰腺移植需要同时处理内分泌和外分泌引流，手术相对较复杂。胰腺移植的发展史主要是移植手术发展变迁史。每种手术都存在优缺点，应根据供受者的个体情况决定手术方式。

1. **胰腺外分泌处理方式** 目前临床上应用的胰腺外分泌引流术式主要为膀胱引流（bladder drainage，BD）和肠内引流（enteric drainage，ED）两种，目前以肠内引流术式为多。一般认为 BD 术式操作方便，近期并发症少，其最明显的优点在于可随时测定尿液淀粉酶的变化而早期诊断排斥反应。然而，BD 术式的远期并发症较多，如泌尿系感染、出血、胰液的丢失造成代谢性酸中毒及脱水。部分患者无法耐受这些泌尿系统和代谢问题的困扰而再次手术改行 ED。BD 术后平均 15.7 个月内改行 ED 者占 15.4%。随着外科手术技术的成熟，ED 术式操作并无困难，术后早期并发症并不高于 BD 术式。尤其在 SPK 术后，可通过血清肌酐的上升等指标监测排斥反应，胰腺外分泌能力的变化并非是不可缺的指标，因而近年来，多数中心以 ED 术式作为胰腺外分泌引流的主要方式。表 18-1 总结了两种术式的优缺点。

2. 胰腺内分泌处理方式　静脉回流的处理方法主要有经门静脉回流（portal venous drainage, PVD）和经体循环回流（systemic venous drainage,

SVD）两种术式，目前国际上使用较多的是 SVD 术式，但该术式是胰岛素直接回流入体循环，未经肝脏代谢，可造成高胰岛素血症，长期高胰岛素血症可引起高脂血症和高胆固醇血症，并可造成动脉硬化。因 PVD 的方式更符合生理，近年来引起了较多的重视。一项回顾性分析显示，PVD 组移植胰腺的生存率高于传统的 SVD 组，而急性排斥反应发生率则低于后者。然而，最近对 UNOS 登记的 6 629 例 SPK 术的回顾性分析显示，胰腺内分泌 PVD 并无任何潜在的免疫学方面的优势。这些争议提示，对胰腺内分泌的引流方式仍需要进行严格的前瞻性随机对照研究。表 18-2 总结了两种术式的优缺点。

表 18-1　膀胱引流与肠内引流的比较

	膀胱引流（BD）	肠内引流（ED）
优点	可监测尿淀粉酶作为排斥反应标志 并发症总的发生率及严重并发症发生率较少	符合生理 无技术相关的代谢或泌尿系统并发症
缺点	非生理性吻合 代谢并发症：代谢性酸中毒和脱水 泌尿系统的并发症：泌尿道感染、血尿、泌尿生殖器的激惹 10%~25% 反流性胰腺炎的患者需转化为肠内引流	无法监测胰腺外分泌 并发症发生率较高且较严重 不便于经皮活检（因为移植物放置于中腹部）

表 18-2　经体循环回流与经门静脉回流的比较

	经体循环回流（SVD）	经门静脉回流（PVD）
优点	血栓发生率低 可采用膀胱或肠内引流来引流胰腺外分泌液 更易于经皮活检	胰岛素水平正常（基础和应激后） 改善脂类和蛋白质代谢（对比 SVD） 可能存在免疫受益（排斥反应率更低）
缺点	非正常内分泌生理，导致外周高胰岛素血症、门脉低胰岛素血症和胰岛素抵抗 影响脂类和蛋白质代谢，增加促进动脉粥样硬化形成的危险	血栓发生率更高 不便于经皮活检（因为移植物位于中腹部） 不能使用肠内引流式

（三）胰腺移植常用术式

1. 经体循环回流加膀胱引流全胰移植　如图 18-1A 经正中线切口入腹，游离盲肠和升结肠的远端。为全胰十二指肠移植物的体尾部创造一个良好的腹膜后空间。

游离从主动脉分叉处到腹股沟近端水平的右侧髂总、髂外和髂内动脉。游离右侧髂总、髂外和髂内静脉。横跨髂血管的大淋巴管和淋巴结分别予以结扎。通常，性腺或卵巢静脉也有予以结扎，以防影响移植物的吻合。结扎、切断所有的髂内（下腹部）静脉的属支，必要时包括第一腰静脉。

游离膀胱：分离膀胱侧壁的连接，包括女性的圆韧带，但是要保护男性的精索。应仅限在膀胱的上 1/3 进行分离，以防止损伤神经。即使膀胱前、侧部的分离有限，也可以进行无张力的十二指肠膀胱吻合。

完成受者的分离和供胰的修整后，将修整好的移植胰腺置入手术野。将门静脉和 Y- 移植物修剪到适合的长度。门静脉应稍短一些以防扭曲打折。一般采用端侧吻合，先行吻合静脉。使用 Satinski 钳钳夹阻断髂外静脉，按供胰静脉大小纵行切开髂外静脉，使用肝素水冲洗静脉内血栓，使用 5-0 或 6-0 Prolene 线三点固定上下两端及后侧壁,先连续缝合前侧壁,注意上下两端重叠1~2针防止渗血,保持针距、缘距均匀(1mm),前侧壁缝完后再翻转缝合后侧壁,缝合后侧壁前检查前侧壁缝合,防止与后侧壁缝合导致吻合口狭窄闭锁。吻合口完全闭合前向其内注入肝素水,既可以冲洗内膜血栓,又可以防止通血后局部血栓形成,还可以检查缝合是否密实。缝合结束后于吻合口胰腺侧置静脉阻断夹,开放髂外静脉 Satinski 钳观察吻合口是否渗血,如有漏血应局部缝合止血,如有渗血可局部压迫,待胰腺血管完全开放后即能好转。动脉吻合亦使用三点固定法,在供者髂外动脉远近端各置1把动脉阻断钳;其余可同静脉吻合一样使用连续缝合,也可以使用1/2法间断缝合。切记吻合最后向管腔内注入肝素水。同样阻断胰腺侧动脉,依次松开远、近端血管钳,观察吻合口,必要时补充缝合止血。大多数出血来自肠系膜根部、脾门、或胰头上部。在动脉吻合开始后,即滴注甘露醇以减少受者的再灌注水肿。

　　最后十二指肠节段与膀胱吻合,采用吻合器或手法吻合均可。通常用吻合器对十二指肠膀胱进行吻合,需要用4-0可吸收线在内部连续缝合加固,以促进止血和减少吻合口瘘的危险。如果用手法吻合,在膀胱后壁水平切开2~4cm。膀胱和十二指肠之间分两层吻合。先用4-0不可吸收线间断缝合后壁全层。在平乳头水平的肠系膜对侧,水平切开移植十二指肠适当的长度,然后用4-0或3-0可吸收线连续缝合内层彻底止血。最后用4-0不可吸收线间断缝合前壁外层,完成吻合。用闭合器关闭十二指肠远端开口。

　　2. 经体循环回流加肠内引流全胰移植　取耻骨联合中点至脐上3~5cm的正中切口入腹,牵开器拉开切口,将小肠向上推开固定。游离显露预定吻合所用的髂血管,表面淋巴管仔细确切结扎以减少淋巴漏,游离血管长度约6cm,避开分支、属支或静脉瓣。将胰腺移植物植入预定吻合处。血管吻合方式同上。肠吻合一般选择与空肠直接进行侧侧吻合,尽量靠近空肠起始部,保证胰腺血管无张力,不扭曲,先行后壁浆膜层间断缝合,纵行切开肠壁,连续锁边缝合肠侧侧吻合口,最后缝合前侧壁浆膜层。或者使用 Roux-en-Y 吻合,距 Treitz 韧带约50cm切断空肠,远端空肠断端闭锁缝合,与移植胰腺十二指肠侧侧吻合,吻合方式同前,最后将近端空肠断端与远端空肠端侧吻合。可在移植物十二指肠内放置胶管并由受者空肠肠管穿出引出体外,即可减压肠腔,防止胰管逆行感染和胰腺炎,还可以监测胰腺外分泌功能(图18-1B)。

　　3. 肠内引流加经门静脉回流全胰移植　经门静脉回流可能导致供胰动脉长度相对不够而需要延长处理。经门静脉回流要求供胰门静脉与受者肠系膜上静脉端侧吻合,吻合方式同上,注意肠系膜静脉肝素化,缩短肠系膜静脉阻断时间,减少血栓形成。肠吻合同前。

　　胰肾联合移植是最多被采用的术式。通常取下腹部正中切口,将移植肾脏置于左侧、将移植胰腺置于右侧。胰腺移植术式同前,肾脏移植参考第十四章肾移植。

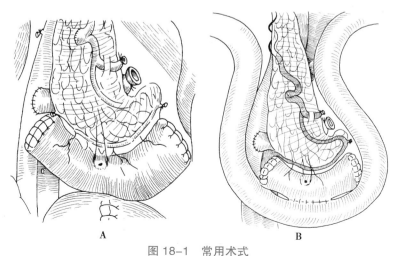

图18-1　常用术式

A. 胰腺外分泌膀胱引流;B. 胰腺外分泌肠内引流

---结　语---

　　胰腺移植手术相对复杂,术后并发症较多。根据供受者的个体情况决定合理的术式、在手术的各个环节细致、精细的手术操作是减少术后并发症的有效措施。

（刘永锋）

第四节　活体胰腺移植

　　活体胰腺移植（living donor pancreas transplantation, LDPT）是继肾脏之后应用于临床的活体供者器官移植。在硫唑嘌呤（AZA）时代,由于尸体胰腺移植的排斥所致移植物丧失率高（23%）,人们便尝试 LDPT。Sutherland 等 1981 年首次报告同卵双生子间的胰腺节段移植取得成功。LDPT可缓解供胰不足的问题,具有组织配型好、冷缺血时间短和移植物长期存活率高等优点,但外科技术复杂,供、受者手术风险高（33%）,术后供、受者胰腺内分泌储备功能降低等是其缺点。施行活体器官移植的主要目的在于解决供者来源缺乏问题,但目前我国胰腺移植数量有限,尸体器官捐献的供胰利用率低,尚未开展活体胰腺移植。

一、供者选择与评估

（一）活体胰腺捐赠意愿评估

　　详见第四章第四节。

　　1. 确认符合法律、法规、医学伦理学原则。

　　2. 确认活体器官捐献者本人真实的意愿。

　　3. 告知手术风险　在获取捐献者部分胰腺前,应向供、受者及其家属充分告知接受活体部分胰腺切取手术可能造成的医疗风险,除了可能的死亡、外科并发症、健康状况及器官功能的改变,还包括受雇就业能力、保险及无意中对家庭和社会生活的影响;受者移植手术后有可能出现的各种不良事件（移植胰无功能、胰腺炎、排斥反应、严重感染,甚至切除移植胰或死亡）;受者可以选择等待尸体器官或者胰岛素替代治疗;供者在胰腺切取手术前,可以随时提出中止捐献意愿。

　　4. 供、受者签署知情同意书。

（二）活体胰腺供者选择的标准

　　1. 活体胰腺供者选择的一般标准

　　（1）年龄 18~50 岁。

　　（2）完全自愿、无偿捐献部分胰腺,且不受到任何压力、强迫或利诱。

　　（3）应当具有完全民事行为能力,无医疗、社会、心理等方面的问题。

　　（4）必须完全知情,完全清楚部分胰腺切取后可能遇到的风险。

　　（5）无急、慢性胰腺病史、全身血管性疾病史、自身免疫疾病,不嗜酒,不嗜药物。

　　（6）供、受者 ABO 血型相同或符合输血原则。

　　（7）淋巴细胞毒试验≤10%,HLA 配型相符,DR 位点符合者更佳。

　　（8）其他常规检查如 AFP、HIV 抗体、肝炎病毒和重要脏器功能检查未见异常。

　　2. 活体胰腺供者选择的特殊标准

　　（1）供者捐献胰腺时的年龄,超过受者糖尿病发病年龄至少 10 年以上（即所谓“10 年规则”）。除受者外,近亲中无 1 型糖尿病患者。

　　（2）BMI 指数 $<27kg/m^2$。

　　（3）内分泌功能检查:空腹胰岛素水平 $<20\mu mol/L$,糖或精氨酸刺激的最大胰岛素分泌量应超过空腹水平 3 倍以上,口服葡萄糖耐量试验（OGTT）全程血糖 $<8.325mmol/L$,静脉葡萄糖耐量试验（IVGTT）血糖利用率 $>1\%$,糖化血红蛋白 $<6\%$。

　　（4）同意术后定期随访,检查 OGTT 和糖化血红蛋白。

　　（5）胰岛细胞和胰岛素自身抗体阴性。

　　（6）肝、胆、胰形态正常,影像学检查胰腺血管符合重建要求。

　　（7）排除有胰岛素抵抗史者（如高血压并多囊卵巢综合征）、妊娠期糖耐量异常者。

（三）活体胰腺移植供者医疗评估

　　首先排除有供胰禁忌证的候选者,再确定可供进一步选择的合适供者。

　　1. 绝对禁忌证

　　（1）严重认识障碍,无能力表达是否同意其意愿。

（2）有被胁迫的证据。

（3）有明显精神疾患。

（4）高血压导致器官损害。

（5）体重指数 >35kg/m^2。

（6）恶性肿瘤。

（7）妊娠。

（8）吸毒或酗酒。

（9）HIV 或人类嗜 T 细胞病毒（HTLV）感染。

（10）严重呼吸系统或心血管系统疾病。

（11）高凝有血栓形成倾向，需要抗凝治疗的疾病。

（12）糖尿病。

2. 相对禁忌证

（1）年龄 <18 岁或 >50 岁。

（2）HBV 感染。

（3）轻度或中度高血压。

（4）肥胖，体重指数 >30kg/m^2。

（5）轻度尿路畸形。

3. 活体胰腺移植供者医疗评估的程序　在评估过程中因血型、阳性交叉配型、组织不相容性、禁忌证和其他医学危险因素等而不适合捐献的供者占较大比例。筛查的重点应放在尽早筛查出不适合捐献的供者，一旦发现不符合捐献标准时，即终止检查。推荐按计划依次进行下列检查、筛选。

（1）ABO、Rh 血型鉴定。

（2）胰腺内分泌功能：①糖耐量测定；②胰岛素释放试验；③C 肽释放试验；④糖化血红蛋白测定。

（3）胰腺外分泌功能：血淀粉酶、脂肪酶。

（4）全面的内科疾病筛查（采集详细病史、体格检查，实验室检查如血液、尿液，胸部 X 线检查和心电图）。

（5）胰腺解剖结构检查（B 超检查包括形态大小、排除畸形、胰管结石、胰腺组织钙化、囊肿和肿瘤等）。

（6）腹部 CT 或磁共振：排除腹部器官实质性病变。

（7）供、受者 HLA 分型以及淋巴细胞毒试验。

（8）胰腺血管 CT 或 MRI 三维成像检查。

（9）施行亲属活体胰腺与肾脏联合移植时，肾脏相关检查参见第十四章第四节。

二、活体供胰切取

可采用开放式供胰切取术、手辅助腹腔镜。手术人员分为两组，第一组为供胰切取组，第二组为供胰灌洗组。

（一）开放式供胰切取术

平卧位，持续硬膜外麻醉或全麻。同时切取胰体尾部和单侧肾脏时采用腹部正中切口，仅切取胰体尾部时采用双肋缘下切口。一般先切取肾脏，由于左肾与胰腺下缘近邻，且左肾静脉较长，应尽可能选择左肾。

切取胰腺节段时，先在脾门处游离并切断脾动、静脉，自胰床分离胰体尾部，在汇入脾静脉处断离肠系膜下静脉，在汇入门静脉处游离脾静脉，在发自腹腔干的起始部游离脾动脉。在门静脉前方，于胰腺双重结扎线之间切断胰腺并分离出胰管，缝合胰腺断面（图 18-2）。

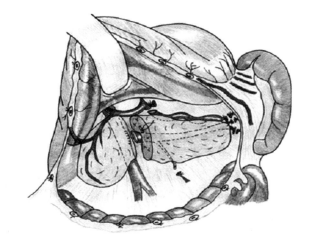

图 18-2　保留脾脏活体胰腺节段切取术

胰腺完全游离后，灌注人员应在供胰切取前完成各项准备工作，静脉注射肝素 70U/kg，随即依次钳夹、切断脾动、静脉，取出胰腺备用。立即静脉注射鱼精蛋白（1ml/1 000U 肝素）中和肝素。

将供胰放入盛有 0~4℃保存液的容器中，经脾动脉插管作冷灌注，灌注量一般为 200~300ml，直至脾静脉流出液清澈即可，避免过度灌洗。

供胰取出后，依次并仔细缝合供者的脾动、静脉残端和胰腺导管断面，U 形缝合胰腺断面。脾门处放置引流管。

（二）手辅助腹腔镜活体供胰切取术

腹腔镜手术具有创伤小、供者痛苦轻、康复

快和住院时间缩短等优点。但单纯腹腔镜供胰切取在触觉、解剖、暴露、止血以及供胰取出等方面受到限制，而且比较难掌握，因此，活体供胰切取中未予采用。手辅助腹腔镜供胰切取是手术者的一只手通过特殊装置进入手术区域，这样手术时更容易暴露，手术操作更简单、止血效果佳、可明显缩短热缺血时间、提高供胰质量，手术安全性更高。

全麻后，供者仰卧位，按经腹腔镜活体供肾切除术常规方式置入 Trocar 通道。脐下腹部正中切口，手辅助入口的大小根据术者的左手确定，通常在 6~8cm（术者 1 只手能进入即可），在其切口上安装手辅助装置。建立手辅助入口后，在辅助手（通常为左手）的帮助下，将 3~4 个 12mm 套管分别置于脐下（导入 30° 腹腔镜摄像）、左中腹腋前线和腋后线肋缘下 2cm 处。

应用超声刀游离胰腺，先在汇入脾静脉处断离肠系膜下静脉。在胰腺尾部分离脾动、静脉，分别用血管夹阻断、断离，切断胰腺尾部和脾脏之间的组织。在脾动脉起始部和脾静脉汇入门静脉处分别游离脾动脉和脾静脉及此处的胰腺。分别靠近腹腔干和门静脉用双重结扎并切断脾动、静脉，随即用 45mm 的断离器自胰颈处横断胰腺，经切口手辅助取出胰腺。立即置入 4℃ UW 液中，经脾动脉插管低压灌注 UW 液约 200ml。肝素和鱼精蛋白应用与开放式供胰切取术相同。

仔细检查出血点后，分别缝合近端胰管和胰腺断面，以免发生胰漏或胰瘘。胰床充分止血。常规缝合取肾切口，重新灌注 CO_2 气体形成气腹，插入腹腔镜器械仔细检查创面有无活动性出血，确定无出血后于脾脏右侧放置引流放出 CO_2 气体，退出 Trocar，缝合皮肤切口。

三、活体胰腺移植手术

（一）切口

右下腹腹直肌旁切口。胰腺和肾脏联合移植时，取双侧右下腹腹直肌旁切口或双侧右下腹 L 形切口，亦可做中下腹正中切口。

（二）供胰植入

活体胰肾联合移植时，一般先行肾移植，移植肾植入左侧髂窝（参见第十四章肾移植）。胰腺一般植入右侧髂窝，在腹膜外或腹腔内显露、游离髂总动脉、髂总静脉或髂外动脉、髂外静脉，以备血管吻合。

（三）胰管处理或胰液引流方式

外分泌处理方法主要有膀胱引流和肠内引流两种，活体胰肾联合移植多采用肠内引流术式。单纯胰腺移植，如果供、受者 HLA 配型较佳，首选空肠引流，否则，首选膀胱引流，可利用尿淀粉酶和 pH 值的变化监测排斥反应。

1. 胰液膀胱引流术式　供胰植入腹膜外或腹腔内，将胰腺断面朝向膀胱，脾动脉与受者髂外动脉端侧吻合，脾静脉与受者髂外静脉端侧吻合。

膀胱引流术式供胰断面与膀胱吻合有两种方法：①胰管膀胱吻合，胰管内放置支架管后直接与膀胱黏膜吻合，膀胱浆肌层与胰腺边缘表面间断缝合加固；②胰腺膀胱双层吻合法，胰管内亦放置支架管，胰腺断面套入膀胱，膀胱黏膜和膀胱浆肌层分别与胰腺表面缝合。胰管内支架管可自行脱落或在术后 4 周用膀胱镜取出。

2. 胰液空肠引流术式　供胰植入腹腔内，将胰腺断面朝向头侧，供胰脾动脉与受者髂总动脉或髂外动脉端侧吻合，或与髂内动脉端端吻合，脾静脉与受者髂总静脉或髂外静脉端侧吻合。一般先按常规法作空肠 Roux-en-Y 手术，将供胰断面套入空肠短襻，空肠浆肌层分别与胰腺表面双层缝合。亦可不作 Roux-en-Y 吻合。用双层吻合法将胰腺断面与受者空肠作端侧吻合。

（明长生）

第五节　胰腺移植术后管理

一、术后早期管理

由于糖尿病患者易感性及全身血管病变、手术创伤大、移植胰腺外分泌处理的难点、术后应用较强免疫抑制剂等因素，活体胰腺移植，尤其是胰肾联合移植术后的外科并发症发生率较高，术后早期严密的监护和有效的管理及免疫抑制治疗至关重要，有助于改善预后、降低并发症和死亡率。

（一）术后常规监护

1. 一般观察　观察体温、呼吸、血压及血氧饱和度变化，记录 24 小时出入水量、尿量。

2. 心电监测　糖尿病患者均伴有不同程度

的全身血管病变和心脏疾病,术后需进行床边连续监测心率和心律,必要时做床边十二导联心电图。

3. 血压与中心静脉压 术后早期一般保留有创动脉压监测,随时了解动脉压变化。同时可供采集血标本送化验检查。动脉测压管一般放置3~5天,血压稳定后改用无创血压监测。中心静脉压有助于了解有效循环血容量和心功能,可作为补液速度和补液量的指标。

4. 引流管 标明各引流管名称,保持通畅,并记录引流物的性质及引流量。

(二)术后实验室检查

1. 内环境监测 ①术后每天查血常规、血生化,注意电解质的变化,血钾升高时,应及时处理,血钾低于4.0mmol/L即可开始补钾。术中输血量大者,容易出现低血钙,应及时补充。②酸碱平衡,胰液膀胱引流术式,尤其是胰肾联合移植术后多尿期,容易发生代谢性酸中毒,应在补充血容量的基础上,及时纠正酸中毒。

2. 凝血功能监测 术后需立即监测凝血功能,包括凝血酶原时间(PT)、活化部分凝血活酶时间(APTT)、纤维蛋白原数值、凝血酶时间、血小板计数、全血红细胞计数、纤维蛋白降解产物及D-二聚体。一周内每天3~4次,以后每天1~2次,必要时立即检查。用血栓弹力图来观察血液凝固的动脉和纤维蛋白形成过程的动力学变化,有助于判断血液凝固性增高或减低。

3. 移植肾功能监测 胰肾联合移植术后应密切监测移植肾功能恢复情况(参见第十四章肾移植)。

4. 移植胰功能监测

(1)移植胰外分泌功能:术后每天检测1~2次血淀粉酶和脂肪酶、尿淀粉酶、腹腔引流液淀粉酶、十二指肠减压管引流液淀粉酶(肠内引流术式)、尿pH值(膀胱引流术式)。尿淀粉酶:术后1周内每天4次,以后每天1次。疑有排斥反应时,酌情增加检测次数。

(2)移植胰内分泌功能:一方面,受者患有糖尿病,加上术后应激状态、大剂量皮质激素及免疫抑制剂的共同作用,术后早期容易出现高血糖。另一方面,部分1型糖尿病受者对胰岛素敏感性好,如果移植胰内分泌功能恢复良好,内源性胰岛素持续分泌,但胰岛素负反馈调节功能尚未恢复,亦可能发生低血糖。因此,术后早期必须严密监测血糖,每1~4小时检测1次。血糖水平应维持在6~10mmol/L,出现低血糖或血糖过高,均应及时处理。恢复饮食后,测三餐前空腹血糖及餐后2小时血糖。疑有排斥反应时,酌情增加检测次数。

术后第3~4周,移植胰功能恢复良好时检查口服糖耐量试验、血清胰岛素和C肽释放试验及糖化血红蛋白,全面评估移植胰内分泌功能。

5. 移植胰影像检查

(1)B超:每天床边彩色多普勒超声检查移植胰大小及回声、血流情况,胰管是否扩张,有无胰周积液或积血、血栓形成等。必要时随时检查。

(2)多排螺旋CT:扫描速度快、分辨率高、无损伤,可明确移植胰组织水肿状况,胰腺周围有无积血、积液,利用数字化成像技术,可进行移植物血管三维成像。术后可酌情选择此项检查。

(三)术后一般处理

1. 监护 受者术后置于监护病房,待麻醉苏醒、呼吸平稳、意识清楚,试脱机1~2小时后,生命体征稳定,方可拔除气管插管,拔管前后注意吸痰,并鼓励患者咳出痰液,防止误吸。

2. 维持有效血压 术后早期血压的平稳对移植胰的恢复尤为重要,血压过高时,应及时处理,预防患者心血管意外、伤口内渗血或出血;血压过低时,排除原发无功能或出血等原因后,可适当补充液体、输血和升压药,保证移植肾和移植胰有效血液灌注。

3. 维持水、电解质与酸碱平衡 胰肾联合移植术后多尿期,应注意维持水、电解质与酸碱平衡,尤其是胰液膀胱引流术式,应补充足量碳酸氢钠,防止随胰液丢失的大量碳酸氢盐引起代谢性酸中毒。

4. 维持血糖稳定 术后早期血糖水平常常较高,而且波动幅度较大。但是,移植胰功能对血糖的反馈抑制尚未完全建立,部分1型糖尿病患者可能发生低血糖。因此,必须严密监测血糖,在移植胰功能未恢复前应给予适量胰岛素,控制血糖水平,使血糖水平维持在6~10mmol/L。输注葡萄糖时应按1:4的比例加入胰岛素,必要时,使用静脉持续泵注射胰岛素,至血糖恢复正常后停用外源性胰岛素。2 型糖尿病受者由于机体对胰岛素的敏感性降低，可能血糖恢复较慢，胰岛素释放试验常常显示高胰岛素血症，胰岛素峰值明显高于正常水平，可酌情应用糖苷酶抑制剂（如阿卡波糖）和胰岛素增敏剂（如盐酸二甲双胍）等。

5. 抗生素 术后常规给予广谱抗生素预防感染，并根据供者血管组织、器官保存液、受者伤口引流液等培养和药敏结果调整抗生素用药和剂量。血肌酐水平恢复正常和接近正常后，静脉注射更昔洛韦，250~500mg/d，10~14 天后改口服 2~3 个月，预防 CMV 感染。

6. 抗凝治疗 一般不用抗凝治疗或止血药。如果存在高凝状态、严重血管病变、热缺血 – 再灌注损伤较重、移植胰胰腺炎，以及排斥反应等凝血高危因素，为了防治移植胰血栓形成，常需要抗凝治疗。临床可根据凝血功能检测结果及出血情况，决定治疗措施。

常用抗凝方法：①静脉点滴前列腺素 E1（前列地尔）5~10μg/d+20ml 生理盐水缓慢静注，5~7 天，后改用口服阿司匹林 50~100mg/d；②移植胰 / 肾功能恢复良好、无明显出血倾向者，可酌情选用肝素抗凝治疗 1~2 周。在监护室期间，通常静脉泵入阿加曲班，每分钟 2μg/kg，此后根据 APTT 值调整剂量，最大不超过每分钟 10μg/kg，转入普通病房后为方便患者下床活动改为皮下注射低分子肝素 200IU/kg，皮下注射每天 1 次，总量不可超过 18 000IU/d。

7. 预防胰腺炎 选用胰酶分泌抑制剂——生长抑素（somatostatin）持续静脉注射，6mg/d，5~7 天；或奥曲肽（octreotide），0.1~0.2mg，每 6~8 小时皮下注射 1 次，5~7 天。血淀粉酶恢复缓慢时，可延长胰酶抑制剂的应用时间。

8. 饮食与营养支持 胰肾联合移植的患者，术前长期营养摄入不足、大量丢失蛋白，机体处于慢性消耗状态，呈负氮平衡。移植手术的创伤、术后较长时间的禁食、常规应用免疫抑制剂，使机体处于高分解状态，加重了氮的丢失。因此，胰肾联合移植术后给予足够的营养支持，对于改善患者的营养状况和对手术创伤的耐受能力、促进机体康复、减少或避免术后并发症、降低死亡率，均十分有益。

值得注意的是，胰腺移植术后，移植胰的胰液分泌过多，由于胰酶的消化作用，可能影响移植物十二指肠 – 空肠（或膀胱）吻合口的愈合导致出血或胰漏的发生。过早进食会刺激胰腺外分泌增加，不仅不利于吻合口的愈合，还可能延迟移植胰的功能恢复，甚至引起或加重移植胰胰腺炎。因此，胰腺移植，尤其是胰肾联合移植术后病情复杂，营养支持的途径应根据患者的具体情况决定。应根据术后不同时期的代谢特点，分阶段进行。

术后最初几天处于禁食期，肾功能尚未恢复，患者体内有较多尿素氮及肌酐等潴留，此期以调节水电解质平衡为主，能源物质主要为葡萄糖。术后 3~4 天后，以静脉营养为主，肠内营养为辅，除继续输注第一阶段液体外，加用氨基酸、脂肪乳、木糖醇。肠内营养开始前，先用米汤试餐，如可以耐受，则从低脂流质逐渐过渡到低脂半流质。术后 2 周开始以肠内营养为主，静脉营养为辅，肠内营养原则为低脂、高蛋白、高维生素。术后 3~4 周开始，完全由肠道供给营养，饮食原则为低脂、低胆固醇、高蛋白为主。

输入蛋白质虽不能纠正应急期的负氮平衡，但是，术后早期大量蛋白质随引流物丢失。对贫血和低蛋白血症者，必须多次输注新鲜血液及白蛋白，以改善移植器官营养状态，减轻组织水肿，有利于改善全身状况及移植器官的恢复。

9. 引流管处理 肾周引流管术后 48~72 小时拔除，胃管术后第 3~4 天拔除，胰周引流管术后 4~5 天，视引流量酌情拔除；肠吻合口旁的"安全"引流管一般放置 7~10 天。

引流物增多与伤口渗出、出血、胰漏、淋巴漏、腹水外渗和尿漏等相关，根据症状、体征、引流物的量与性质和一般常规检测易于鉴别和处理，严重时需外科处理。

二、免疫抑制治疗

胰腺移植的免疫抑制治疗与肾移植基本相同。由于糖尿病病变的特殊性、移植胰排斥反应发生率和移植物丢失率高，以及术后免疫抑制剂引起的副作用，如：高血压、高脂血症和移植后糖尿病（PTDM）等因素，胰腺与胰肾联合移植术后免疫抑制剂的选择与应用比单纯肾移植更复杂。其免疫抑制剂应用要点如下：

1. 常用抗体诱导治疗 由于胰腺是高免疫

原性器官,易于发生排斥反应。因此,胰腺和胰肾联合移植常需早期诱导治疗。用于诱导治疗的抗体分两大类:①清除 T 细胞的多克隆抗体,抗胸腺细胞球蛋白(antithymocyte globulin, ATG);②非清除 T 细胞的单克隆抗体,即抗 CD52 单抗(阿仑珠单抗,alemtuzumab),抗 CD25 单抗(巴利昔单抗,basiliximab)。目前应用抗体诱导治疗的病例超过 80%,其中最常用的是兔抗胸腺细胞球蛋白(rATG),约占半数,其次为巴利昔单抗,再次为阿仑珠单抗。

2. **维持治疗**　最常用的维持治疗方案为皮质激素、吗替麦考酚酯(MMF)、他克莫司(Tac)三联用药。20 世纪 80 年代至 90 年代中期,几乎所有胰肾联合移植受者均应用环孢素 A(CsA)。Tac 问世后,由于其疗效优于 CsA,越来越多的移植中心在胰肾联合移植后常规使用 Tac+MMF 方案。Tac 用于 SPK 的优势在于:①免疫抑制作用强,排斥反应发生率低;②Tac 与 MMF 合用协同作用更强,并可减少 MMF 的用量;③能降低移植后血栓形成发生率;④具有拟激素样作用,可节省激素用量或停用激素,有利于预防 PTDM。因此,Tac 和 MMF 联合应用使胰腺移植术后早期不用抗 T 细胞制剂诱导、远期撤除激素成为可能,是目前胰腺移植术后最常用的免疫抑制方案,尤其是在肾移植后胰腺移植和单独胰腺移植。

3. **早期停用激素或小剂量激素维持**　由于长期使用激素引起的肥胖、高血压、高脂血症及胰岛素抵抗、白内障、骨质疏松症、无菌性骨坏死等副作用,是影响移植物长期存活的危险因素,胰腺与胰肾联合移植后减少激素的用量或撤除激素尤为重要。

4. **免疫抑制治疗方法**

(1)巴利昔单抗 20mg,分别于术前 24 小时、术后第 4 天静脉注射。

(2)术中用甲泼尼龙 500mg,术后第 1~2 天 250~500mg/d,以后 1~2mg/(kg·d),每天递减 40~80mg,术后 1 周减至 20~30mg/d,改为口服,每天 1 次,根据血糖情况 2~3 天递减 5mg,减至 5~10mg/d 维持。如果血糖控制不理想时,肾上腺皮质激素的用量可以更小或停用。

(3)术后第 1~2 天开始口服 MMF,1.5~2.0g/d,分 2 次服用。注意术后早期质子泵抑制剂(PPI),

如奥美拉唑等对 MPA-AUC 的影响,当激素减至维持量时,可停用 PPI,1~2 周后及时检测 MPA-AUC,并酌情调整 MMF 剂量。

(4)术后第 3 天开始口服 FK506,0.05~0.1mg/(kg·d),与 MMF 合用时,术后 1 个月内,FK506 血浓度维持在 10~12ng/ml,以后为 8~10ng/ml。CsA 口服起始剂量为 4~6mg/(kg·d),并根据 CsA 血浓度调整用量。必须强调的是,CsA 吸收、代谢和排泄的个体内差异和个体间差异较大,应根据受者年龄、性别、体重及身体状况等,选择个体化免疫抑制治疗方案。

5. **转换治疗**　参见第十四章肾移植。

三、长期随访

长期随访是保证受者和移植物长期存活的重要措施。胰腺移植或胰肾联合移植术后受者的恢复期存在许多不确定因素,一些患者术后 1 个月左右即可出院;而另一些患者,术后可能发生各种并发症,延长住院治疗的时间,并影响预后。对于大部分受者,术后 1~3 个月都能获得较好的恢复。出院后的焦点问题是在供体来源紧缺的情况下,如何最大限度地延长受者和移植物的生存时间。因此,应对受者进行长期临床随访,及时了解受者生活、工作恢复情况和移植胰腺的功能状态,密切关注和及时发现移植胰潜在的问题和相关药物的毒副作用,并尽可能及早处理。

(一)术后随访系统的建立与完善

1. 胰腺移植术后随访系统的参与者应包括移植医务人员、其他相关学科的医务人员、受者及其家属。

2. 建立受者随访资料档案,有条件的单位,应建立移植资料数据库,专人负责随访资料的登记、录入及保存。

3. 出院前应给胰腺移植受者予以术后康复、自我护理、合理用药、身体锻炼、饮食、生活习惯等方面的建议,交代出院后注意事项和随访计划。

4. 加强移植受者教育,普及移植科普知识,提高移植受者的依从性。

5. 切实落实、保证移植专科门诊,方便受者就医。

6. 对刚开始从事器官移植临床工作的医务人员进行培训,提高业务水平,避免遗漏随访或不必要的随访。

（二）随访方式

1. 门诊随访 门诊随访可按随访要求进行完整的随访检查，医生可以与受者进行当面交流，同时也方便资料的采集和记录。

2. 电话随访 电话随访可以随时进行，尤其适合紧急情况下的快速联系。

3. 网络随访 适合不能经常来移植医院复查的外地受者，受者在当地检查后，可通过网络将复查结果上传至移植中心，医患双方可进行相应交流。

（三）随访时间及随访内容

1. 术后随访的次数及间隔时间对每个受者都很重要。一般术后 3 个月内，每周 1 次；3 个月后，每 2 周 1 次；半年后，每 2~3 周 1 次；1 年后，每月 1 次。

2. 每次进行临床随访应收集和记录病史，包括受者的基本健康情况，如体重、血压、尿量，有无脚踝或眼睑浮肿等。关注与胰腺移植远期并发症有关的相关问题。记录药物的使用情况，如服药情况，包括非处方药的剂量和用法，警惕药物之间的任何一种相互作用。移植后 3 个月，多已停用抗感染药物，要注意患者是否服用不必要的药物。此外，对于受者潜在的心理和社会问题也应予以重视。

3. 定期复查血常规、尿常规、空腹血糖、肝功能、肾功能、血淀粉酶和脂肪酶、尿淀粉酶等一系列指标，必要时要检查血电解质，尤其注意血钾和碳酸氢盐。移植胰内分泌功能检查，口服糖耐量、胰岛素释放、C 肽释放和糖化血红蛋白术后半年、1 年时各检查 1 次，以后每年查 1~2 次。抗排斥药物浓度检测包括他克莫司谷值或西罗莫司谷值、CsA 谷值和峰值，吗替麦考酚酯一般检测 AUC，需服药前、服药后半小时和 2 小时分别抽血检测，再计算 AUC 值。随访医生必须根据上述检测结果，及时调整用药剂量。

4. 由于目前缺乏特异性、敏感性高的诊断胰腺移植排斥的有效方法，有些检测指标，如血糖、血淀粉酶或尿淀粉酶异常，疑为排斥时，需进行相关影像学检查，必要时需进行移植胰穿刺或小剖腹获取移植胰组织病理学的证据。

5. 由于移植受者经常受到感染和其他疾病的威胁，且移植术后并发症较多，因此，通过随访及时发现和处理这些问题非常重要。由于糖尿病患者往往伴有心脑血管疾病、微循环障碍及相关器官功能异常，术后心肌梗死、脑出血和脑梗死发生率较高，是胰腺移植术后受者死亡的主要原因。因此，术后随访除常规检查外，还必须密切关注血脂、心电图及心脏彩超的变化，控制高血压、高血脂，并给予抗血小板和改善微循环治疗。

（四）活体胰腺供者随访

对于活体胰腺移植，活体胰腺供者捐献体尾部胰腺后早期，胰腺功能可能会受到一定程度影响。因此，供者安全问题不容忽视，应密切关注器官捐献对供者身心健康及生活质量的影响，关注供者空腹血糖、餐后血糖、糖化血红蛋白及血尿淀粉酶的变化，鼓励供者保持健康的饮食习惯，积极参与体育锻炼，维持良好健康状态，通过随访及时发现和处理不利于健康的危险因素。

按照供者的意愿可于当地或者在接受手术的医院进行随访。

活体供胰术后随访的重点为供者远期体重、血压、血糖、血脂、肾功能、血和尿淀粉酶等，必要时检测糖耐量、胰岛素释放、C 肽释放曲线及糖化血红蛋白，一旦出现相关并发症应予以积极治疗。

（明长生）

第六节 胰腺移植术后并发症

一、原发性移植物无功能和移植胰腺功能延迟恢复

移植胰原发性移植物无功能（primary graft non-function，PNF）是指移植后移植胰缺乏功能，并且排除了导致术后早期移植胰功能丧失的原因，如移植胰血管栓塞、超急性排斥反应等。PNF 发生率为 0.5%~1%。其危险因素为供者年龄过大、保存时间过长或保存温度过低或过高、免疫反应等。PNF 常常被同期发生的外科并发症所掩盖，诊断较为困难，很大程度上是排他性诊断，没有实用的诊断标准。如果怀疑 PNF 发生，首先要排除其他原因。术前加强供体选择、供胰质量评估，移植前零点活检病理检查有助于了解供胰原发病、手术损伤及热缺血再灌注损伤程度，术后多普勒

扫描和 CT 血管成像可用于评价移植胰血管的通畅状态。预防 PNF 很困难，主要是避免其危险因素。一旦明确 PNF 发生后，除再次移植，其他措施的作用有限，切除移植胰不可避免。

移植胰腺功能延迟恢复（delayed pancreatic graft function，DPGF）是指胰腺移植成功后受者出院时仍需要补充外源性胰岛素，胰岛素用量 10U/d，但小于移植前用量，不包括偶尔应用小量胰岛素及因技术失败完全恢复应用胰岛素者。

由于胰腺移植后影响血糖的因素很多，DPGF 较为常见，目前没有统一的诊断标准，因此，文献报告的发生率差异很大，为 3%~69%。危险因素包括：移植前受者体重 >80kg、供者年龄 >45 岁、供者死因为心脑血管意外和非外伤因素等。DPGF 不增加排斥反应的发生率，一般不导致移植胰丢失，对移植胰长期存活影响小。

防治 DPGF 主要是尽可能避免影响移植胰内分泌功能的不利因素，选择供者年龄 <45 岁，受者 BMI<25kg/m^2，尽可能最大限度缩短供胰缺血时间（<15 小时），术后皮质激素尽早减量或停用，有效预防排斥反应，避免 CNI 浓度过高，并酌情选用刺激胰岛素分泌的药物和胰岛素增敏剂。

二、外科相关并发症

由于糖尿病合并尿毒症患者的易感性及全身血管病变、手术创伤大、胰腺外分泌处理的难点、术后应用较强免疫抑制剂等因素，胰肾联合移植术后的外科并发症明显高于肾、肝、心脏等脏器移植。外科并发症发生率达 33%~57%，是胰腺移植和胰肾联合移植失败的主要原因。需行再次手术的主要外科并发症主要为胰腺炎与腹腔感染（15.3%）、吻合口漏（6%）和血栓形成（7%）。胰肾联合移植后需再次手术的病例，约 80% 需切除移植胰，明显降低移植胰 1 年生存率。因此，提高胰肾联合移植的成功率，关键在于预防术后早期与胰腺外分泌相关并发症，避免移植后的再次手术。

（一）术后出血

胰腺移植术后出血很常见，可能直接导致移植胰丧失或受者死亡，后果非常严重。

出血主要原因为：①受者凝血功能障碍（如术前长期服用抗凝或抗血小板药物、凝血因子缺乏等）、严重血管病变、术后血压过高、剧烈咳嗽或大便时腹压骤然升高等可能为诱因；②术中止血不彻底、结（缝）扎线脱落；③抗凝治疗过量导致凝血功能障碍；④移植胰胰腺炎；⑤局部感染引起吻合口或血管破裂等。出血部位可发生在移植胰表面、胰十二指肠与肠道（膀胱）吻合口内（外）、十二指肠节段闭合端和血管吻合口等。

术后早期出血时，可见引流管内血性液体流出量突然增多，伤口内积血时可能出现移植胰腺区疼痛、肿胀感。如果移植胰位于腹腔内（胰液肠内引流），下腹部、膀胱直肠区有便意和下坠感。急性大出血，移植胰腺区可突然隆起并伴肌紧张和压痛、反跳痛等急腹症表现，随着出血量的增多，患者逐渐出现全身发冷、烦躁不安、血压下降、脉搏细数等失血性休克征象。B 超或 CT 检查可见移植胰周有大量积液。

预防术后出血应注意：①对于有出血高危因素的受者，手术前应及时停用所有抗凝及抗血小板药物；②术中精心操作，仔细止血；③术后抗凝治疗应严密监测凝血机制、血凝流变学指标并及时调整抗凝用药方案；④维持循环稳定，避免血压过高；⑤术后早期导泻通便、软化大便，避免排便时腹压过高；⑥加强抗感染防治。并发腹腔内出血时，应立即调整或停用抗凝剂，及时输血、控制高血压。为防止血栓形成，一般不主张使用止血药，但凝血功能异常时，可适量输入冷沉淀、凝血酶原复合物、血小板或新鲜血浆等，及时纠正凝血功能紊乱。如出血量大或经输血等保守治疗无效，应急诊手术探查，及时处理。

一般需要紧急手术探查，查找出血原因，及时修补缝扎出血点。对于一些伴有严重感染导致动脉破裂的患者，必要时应行移植胰切除手术，保证患者的生命安全。血量较少，移植胰周或腹腔内小血肿，如出血停止，血红蛋白保持稳定，可保守治疗、密切观察，可逐渐吸收。

（二）移植胰胰腺炎

胰腺炎是术后最常见的并发症之一，主要与手术损伤、缺血再灌注损伤、肠液或尿液反流、排斥反应、感染、进食不当等因素有关。多为水肿性，但也可发展为出血、坏死以致移植胰丧失。临床表现为移植部位腹壁区疼痛、腹胀、压痛、血、尿淀粉酶显著升高。如果高水平的血淀粉酶突然下降，要警惕移植胰大面积坏死或并发移植胰血栓形成，及时进行移植胰影像学检查。预防方法在于胰腺切取时采用无损伤技术、缩短缺血时间、应用 UW 保存液、保持胰周引流通畅。治疗为：①移植术后禁食，采用全胃肠外营养，进食后需限制蛋白和脂肪饮食；②选用胰外分泌抑制剂如生长抑素持续静脉注射，6mg/d，5~7 天，或奥曲肽0.1~0.2mg，每 6 小时皮下注射 1 次，5~7 天，在血淀粉酶恢复正常 3~4 天后逐渐减量、停用；③治疗腹腔感染；④怀疑坏死性胰腺炎时，应及早手术，清除移植胰及周围坏死组织并充分引流。

（三）移植胰血栓形成

移植胰血栓形成是术后早期移植胰丧失的主要原因之一。引起移植胰血栓形成的原因是：①糖尿病患者因血小板功能亢进，许多凝血因子增高，内源性抗凝物质减少而处于高凝状态；②胰腺是血供低压力区，加上脾切除后，脾动脉血流量大幅减少，其残端结扎后，脾动、静脉血流易于淤滞；③胰腺缺血和再灌注损伤激活凝血系统并消耗抗凝血酶（AT）；④手术损伤加重胰组织水肿，进一步减少胰血流量；⑤移植胰胰腺炎；⑥移植胰排斥反应；⑦血管扭曲、受压；⑧外科血管缝合技术等。

防治方法：①静脉点滴前列腺素 E1（前列地尔）5~10μg/d+20ml 生理盐水缓慢静注，5~7 天，后改用口服阿司匹林 50~100mg/d。②移植胰/肾功能恢复良好、无明显出血倾向者，可酌情选用肝素抗凝治疗 1~2 周。在监护室期间，通常静脉泵入阿加曲班 2μg/（kg·mim），或普通肝素 300~500U/h，转入普通病房后为方便患者下床活动改为皮下注射低分子肝素 200IU/kg，每天一次，总量不可超过 18 000IU/d。③一旦发生血栓形成，保守治疗难以奏效，如果血栓尚未完全堵塞血管，急诊行取栓术，可使部分患者恢复移植胰功能。如血管完全栓塞，移植胰很快缺血坏死，应该尽快切除移植胰，如有新的供胰，应争取在切除移植胰时再次移植胰腺。

（四）胰漏与胰瘘

胰腺移植后胰漏较少见，主要原因为：①供胰切取、修整时胰腺实质损伤；②移植胰胰腺炎；③排斥反应；④胰腺或十二指肠节段血供障碍导致组织坏死；⑤十二指肠节段吻合口张力过大；⑥十二指肠节段吻合口远侧端受者小肠梗阻；⑦移植胰周围感染；⑧十二指肠残端与十二指肠膀胱吻合口瘘均可引起胰漏，胰漏局限后可形成假性胰腺囊肿或胰瘘。

根据胰漏发生的部位、时间以及引起胰漏的原因和漏口大小等因素的不同，胰漏的临床表现不一。常见的临床表现有：发热、局部胀痛和压痛、白细胞和血淀粉酶升高等。检测引流物淀粉酶含量有助于诊断，超声或 CT 显示移植胰周围积液。膀胱引流术式可采用经静脉膀胱尿道造影协助诊断。

胰漏发生后，应及时引流移植胰周围积液、积极控制局部感染，选用如生长抑素或奥曲肽，膀胱引流术式时留置 Foley 导尿管，以减少漏出量。如胰周引流通畅，一般几周后胰漏可自行闭合。长期不愈者，应做瘘道逆行造影或膀胱造影详细了解瘘口的位置，作瘘道的根治性切除并作瘘口修补术。

三、其他并发症

代谢性酸中毒是胰液膀胱引流术式最常见的并发症，发生率大于 60%。胰腺腺泡细胞分泌的胰液中含大量碳酸氢盐和电解质，不断从膀胱排出，可引起代谢性酸中毒、脱水和电解质紊乱。代谢紊乱虽然常见，但随着时间的延长，患者的代偿能力增强，口服补充碳酸氢钠（小苏打）片，代谢紊乱即可得以缓解，一般不会导致移植胰功能丧失，对受者和移植胰存活无显著影响。对保守治疗难以纠正的顽固性严重代谢紊乱，需再次手术改为胰液肠内引流术式。

由于胰腺移植术后免疫抑制剂用量较大，且术后常并发胰腺炎、胰周炎、胰漏等，极易引起腹腔感染，导致胰周围积液、脓肿、腹膜炎等，严重感染可能导致移植胰丧失。此外，肠梗阻（11%）、肠穿孔（2%）等并发症较少见。

（明长生）

第七节　胰腺移植排斥反应

目前，由于外科技术的进步和围手术期处理经验的积累，胰肾联合移植术后早期外科并发症明显降低。胰腺移植物排斥反应的诊断和治疗成为影响移植胰长期存活的主要障碍。

由于胰腺器官和组织的特异性,排斥反应的早期诊断是该器官移植领域中尚未解决的难题之一,目前缺乏一种既敏感又具有特异性的指标。临床上诊断急性排斥反应的主要方法包括临床症状表现、血液指标检测、免疫病理学、基因组学、影像学辅助检查等,其中诊断的"金标准"仍然依靠创伤性的移植器官穿刺病理检查。

一、超急性排斥反应

超急性排斥反应(hyperacute rejection)指移植胰血液循环恢复后数分钟至数小时内发生的排斥反应。该反应是由于受者体内预先存在抗供者组织抗原的抗体,与移植胰抗原结合后,介导补体依赖的细胞毒作用。当供胰重新恢复血供时,移植胰最初充盈饱满、色泽红润,胰管开口处或节段十二指肠内有胰液分泌。但数分钟至1小时内,移植胰突然肿胀、充血、呈异常的花斑状,供胰脾静脉明显鼓胀,进而呈暗红色乃至紫褐色并失去光泽,移植胰变软、体积缩小,动脉吻合口处远端动脉搏动消失、脾静脉和肠系膜上静脉塌陷、胰液分泌停止。

超急性排斥反应发生急骤、发展迅猛而特异,临床诊断并不难。但需要与是否存在外科因素如血管扭曲或受压、吻合口狭窄、血栓形成等引起移植胰血流障碍的情况鉴别。病理学检查可见小血管内广泛纤维素样血栓栓塞,胰腺间质明显出血、水肿,移植胰腺内动脉以及静脉血管分支管壁呈明显的纤维样坏死,间质内广泛的中性粒细胞浸润,以及大片实质缺血性坏死。

目前,超急性排斥反应仍为不可逆的排斥反应,尚无有效治疗方法,一旦确诊只能尽早切除移植胰,防止强烈的反应及其引发的其他严重并发症,危及受者生命。

二、急性排斥反应

临床上急性排斥反应最为常见,常发生在术后1周~3个月,也可发生在移植术后的任何时间。

(一)临床表现

客观而言,由于胰腺移植排斥反应的表现缺乏特异性或表现隐匿,单独胰腺移植时常常没有自觉症状,仅有5%~20%的移植受者出现较为明显的临床症状与体征,其早期诊断往往较为困难。典型的临床表现为发热、白细胞增多、移植胰腺部位肿胀以及压痛,也可以伴有腹部疼痛,其中移植胰腺肿胀是最常见的表现,但与移植胰腺的胰腺炎难以区别。而CsA、Tac等强效免疫抑制药物应用后,发热已少见。因此,单纯的临床观察以及体格检查几乎无法识别移植术后的并发症,在此情况下,可以进行血糖、尿淀粉酶、血清淀粉酶、血清C肽水平等血生化指标检测以及影像学检查,必要时进行移植胰腺的活检以最终确立诊断。

在胰肾同期联合移植者中,可出现尿量减少,体重增加,发热,血压升高,移植肾肿大、质硬、压痛,常伴有不同程度的乏力、关节酸痛、畏寒、寒战、腹胀、头痛、心悸、纳差、情绪不稳定、烦躁不安等全身反应。

(二)实验室检查

可有血糖或血淀粉酶升高,糖耐量试验提示餐后血糖曲线抬高,胰岛素和C肽曲线下降,移植胰组织内放射性核素 ^{11}C 蛋氨酸硒明显减少。

膀胱引流式胰腺移植者,检测尿淀粉酶和尿pH的变化有助于诊断,发生排斥时,尿淀粉酶下降早于血糖值的升高,如尿淀粉酶较基础水平下降25%以上、尿pH<7.0,应怀疑有可能发生排斥反应。但上述指标变化并无特异性。

胰肾同期联合移植者,血肌酐、尿素氮升高,出现蛋白尿、尿比重下降等,免疫抑制剂药物浓度如低于治疗窗水平,亦有助于临床诊断。

(三)影像学检查

B超诊断移植胰排斥反应的价值不大,严重排斥时显示移植胰体积增大,胰腺血流阻力指数增加(>0.7)。胰肾同期联合移植者,B超显示移植肾体积增大,肾皮质增厚,回声增强,肾实质内可出现局限性无回声区血流减少、移植肾各级动脉血流阻力指数增加。

(四)移植胰病理学检查

病理学检查是目前确诊急性排斥反应可靠的手段,1997年,美国Maryland大学的Drachenberg等在移植胰腺经皮穿刺活检病理学研究的基础上提出了移植胰腺急性排斥反应的病理组织学诊断与分级体系。2007年,Banff移植病理研讨会对移植胰腺排斥反应进行了重新分类,并根据排斥反应的机制制定了细胞介导的排斥反应和抗体介导的排斥反应的诊断标准。

（五）急性排斥反应的治疗

1. **皮质类固醇冲击治疗**　治疗胰腺移植急性排斥反应首选的方法是大剂量皮质类固醇冲击，常用方法为甲泼尼龙（MP）0.5~1.0g/d，静脉滴注，连用 3 天，并可根据排斥反应的程度适量增减剂量。对于较轻的排斥反应也可使用较小剂量冲击治疗，如 MP 150~300mg/d，连续 3~5 天。对于较重的急性排斥反应，亦可先用 MP 0.5/d，连续3 天，再用较小剂量治疗 3~5 天。对于单次急性排斥反应而言，MP 总剂量不宜超过 3g，否则容易引起严重感染或糖代谢紊乱，在 MP 治疗期间，受者的血糖可能会有所升高，可在治疗期间加用适量胰岛素，必要时，可加用糖苷酶抑制剂、胰岛素增敏剂等口服降糖药。

2. **抗体治疗**　对皮质类固醇冲击治疗无效的耐激素型急性排斥反应，应给予清除 T 细胞的抗体治疗。强烈的急性排斥反应，甚至可首选抗体治疗。ATG 的治疗剂量为 3~5mg/（kg·d），加入 250~500ml 的 0.9% 氯化钠溶液中大静脉缓慢滴注，时间不少于 4 小时，连用 7~14 天。应用前也应做皮肤过敏试验，并使用日需要量的皮质类固醇和抗组胺类药物。

在抗体治疗期间，为避免过度免疫抑制，应将 CNI 减量 1/3 或停止使用。对于皮质类固醇和抗体治疗均无效的难治性排斥反应，在抗体治疗后期，也可考虑加大 CsA 或 Tac 用量，或增加 MMF 剂量等方法，有时可以取得一定的疗效。

对于急性体液性排斥反应，还可应用血浆置换、免疫吸附、静脉注射免疫球蛋白、抗 B 细胞或浆细胞单克隆抗体及局部放疗等措施。

三、慢性排斥反应

慢性排斥反应是指由免疫因素所介导的慢性进行性移植胰腺功能减退，多发生在术后 3 个月以后。

（一）临床表现

缺少特异性症状，随着生化指标的改变，如血清淀粉酶、肌酐升高（SPK 受者），机体对血糖的调控能力逐渐丧失，胰岛素分泌功能逐渐减退，出现 C 肽水平下降、血糖缓慢升高，最后移植胰功能丧失，需要外源性胰岛素治疗。

（二）影像检查

CT 可表现为移植物变小、组织萎缩、血流灌注差。超声图像上可表现为移植物回声增强、体积变小或不能探及。多普勒超声显示动脉血流阻力指数增高，灌注减少。磁共振图像上可表现为移植胰腺体积缩小，T$_1$ 加权像和 T$_2$ 加权像信号减低，强化程度小。

（三）病理学诊断

细胞介导的慢性排斥反应的移植胰血管病表现为纤维增生性动脉内膜炎、内膜和中膜弹力层纤维性或纤维细胞性增厚、向心性动脉管腔狭窄或闭塞，偶见内膜下的泡沫状细胞。在胰腺动脉血管病的基础上，因持续缺血等因素，逐渐导致胰腺腺泡和胰岛进行性纤维化，相应的腺泡消失，小叶从外周开始逐渐变成碎片状。同时可有不同程度的单核细胞浸润。抗体介导的慢性移植胰排斥反应除上述特征外，免疫组化检测 C4d 呈阳性，外周血供者特异性抗体滴度升高。

（四）慢性排斥反应的治疗

胰腺慢性排斥反应的病变不可逆，对治疗的反应差，关键是减少危险因素，预防其发生。必要时需调整免疫抑制方案，减少免疫抑制剂对糖代谢的影响，移植胰腺失功时，需要继续应用胰岛素。移植肾失功时，恢复透析，等待再次移植。

四、移植胰腺的活检诊断

（一）移植胰腺活检的必要性

目前尚缺乏一种既敏感又具有特异性的非创伤方法诊断移植胰腺早期排斥反应。虽然胰腺移植后可以通过生化以及影像学检查判断胰腺功能以及诊断各种并发症，但并不能明确诊断移植胰腺排斥反应。对移植胰腺进行活检取材后的组织形态学观察，仍然是诊断排斥反应及鉴别诊断其他并发症的最直接、最有效的方法，活检取材后的病理学诊断仍然被公认是目前诊断移植胰排斥反应的"金标准"。

（二）移植胰腺排斥反应病理诊断的特殊性

1. 详细了解胰腺移植的术式以及外分泌不同的处理方式（胰液肠内引流、胰液膀胱引流、胰管阻塞），对于认识胰腺移植后的并发症及选择不同的活检组织学诊断手段都非常重要，只有确切地了解胰腺移植的基本过程或不同术式，才能准确地对术后的相关并发症予以明确诊断,是胰腺移植病理学诊断的基本前提。

2. 除具有肾、肝、心脏等实体器官移植类似的排斥反应病理表现外,还可能出现以各种不同的外分泌处理方式导致的移植胰胰腺炎、纤维化及胰岛炎等多种特殊变化,而这些变化常常与急性和慢性排斥反应的组织学变化混合出现,给移植胰排斥反应的诊断带来困难。准确诊断与鉴别诊断胰腺移植后多种并发症,对保证胰腺移植的成功具有重要意义。

3. **胰肾同期联合移植移植肾活检的作用** 胰肾同期联合移植的供胰与供肾来自同一供者,两者往往同时发生排斥反应。临床上通过测定血清肌酐水平或者借助移植肾活检可间接反映移植胰腺的排斥反应。因此,移植肾是否存在排斥反应通常是判断移植胰腺排斥反应的有效标志。当然,移植胰腺也可以单独发生排斥反应,但较少。一旦出现胰腺内、外分泌功能变化,而血清肌酐水平变化不明显,则必须对移植胰腺进行组织学检查。而对于单纯胰腺移植或肾移植后胰腺移植,移植肾血清肌酐水平以及移植肾组织学检查无法作为胰腺排斥反应的参照,则必须尽快活检获取移植胰腺组织,进行病理学诊断。

(三)移植胰腺活检方法的选择

由于胰腺移植后存在胰腺炎、胰瘘、内脏损伤及出血等诸多潜在的并发症,以往移植胰腺的组织学活检只有在不得已的情况下进行,影响了组织学检查的尽早实施。在特殊的经皮穿刺活检技术及新型影像学技术(超声、CT、MRI)发展前,移植胰腺组织学检查通常需要进行剖腹手术取移植物,但容易发生并发症。

移植胰腺的活检方法包括经皮穿刺活检、膀胱镜经十二指肠活检、腹腔镜活检以及开放式(小剖腹)活检。最常用的是经皮穿刺活检和膀胱镜活检,仅极少数进行剖腹手术活检。

1. **经皮穿刺活检** 是目前最常用的移植胰腺活检方法,可选择 CT 或超声引导下进行经皮活检,能满足诊断需要的穿刺标本合格率近90%,合格的标本组织内应含有外分泌腺泡和包含血管及导管的小叶结构。穿刺活检的并发症主要包括出血、胰漏或误穿小肠等,其发生率不足3%,与移植肾穿刺活检并发症的发生率接近,而

且,临床表现均较轻。因此,经皮穿刺活检是一项非常安全、有效的移植胰腺排斥反应诊断方法。

2. **膀胱镜经十二指肠活检** 在胰液膀胱引流术式的胰腺移植受者中,移植胰腺体尾部节段或移植胰腺所带十二指肠节段与受者膀胱吻合,可以通过膀胱镜进入膀胱利用活检钳获取十二指肠组织或胰腺组织,进行移植胰腺排斥反应的病理学诊断,是胰液膀胱引流术式的主要优点之一。成功率可达 90% 以上,并且十二指肠较胰腺更易于发生排斥反应,可在很大程度上反映移植胰腺排斥反应的状况。膀胱镜活检的并发症发生率较低,低于 10%,主要为镜下或肉眼血尿,偶见移植胰胰腺炎,但仅仅表现为一过性血淀粉酶增高。

3. **腹腔镜活检** 目前微创外科技术应用极为普遍。对于经皮穿刺活检或膀胱镜活检未获取合格标本者,可进行经腹腔镜移植胰活检。腹腔镜活检具有安全、视野清楚、取材从容、准确等优点。生化指标诊断排斥反应更为可靠。

4. **开放式活检** 包括小切口剖腹后切取小块胰腺组织和直视下穿刺针穿刺活检两种方式。此种方法缺点是:创伤较大、费用较高、难以连续多次应用。目前已极少应用,只有在其他活检方法失败的情况下才选择使用。

目前,多数移植中心都采取局部麻醉下超声引导的经皮穿刺移植胰腺活组织检查。如果移植胰腺组织难以取得,或被肠道包被无法准确获取,则可以对胰液膀胱引流的移植受者采取经膀胱镜取活组织检查。如果肠内引流和膀胱引流难以通过上述两种方法获得活检组织,则需要考虑通过腹腔镜或者剖腹手术活检。移植胰腺活检诊断方法的选择流程见图 18-3。

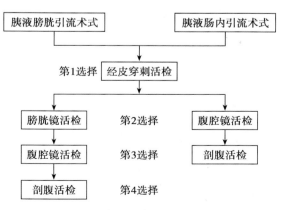

图 18-3 移植胰腺活检诊断方法选择示意图

（四）移植胰腺的细胞学诊断方法

移植胰腺的活检还可以采用细针抽吸活检（FNAB）、胰液细胞学检查，胰液膀胱引流者可以采用尿沉渣细胞学检查，这些均属于细胞学检查的范畴。

（明长生）

第八节　胰腺移植长期疗效

虽然胰腺移植与肝、心脏等肾外器官移植同时期应用于临床，但是，由于胰腺外分泌处理、移植胰腺排斥反应难以诊断的特殊性，以及受者糖尿病状态引起的全身血管病变，胰腺移植在移植总数和移植效果上曾远远落后于肾、心脏和肝等器官移植。自20世纪90年代中期以来，随着新型强效免疫抑制剂的临床应用、器官保存技术的改进和移植手术方式的日趋成熟，胰腺移植受者和移植胰腺的存活率均显著提高，胰腺移植跨入了肝移植、心脏移植的同等行列。胰腺移植的焦点问题已由外科技术的改进、并发症的防治转向如何提高受者和移植胰的长期存活、降低免疫学风险、免疫抑制剂的合理应用及防治术后感染等方面。

胰岛素剂型和注射方式的改进可获得良好的血糖控制，但为了避免低血糖引起的并发症，胰岛素治疗难以持续维持正常血糖水平。胰腺移植是目前治疗1型和部分2型糖尿病最有效的方法，成功的胰腺移植可以将血糖维持在正常水平。胰腺移植的长期效果主要体现在提高生存质量，改善糖尿病血管病变，部分逆转或阻止糖尿病肾病、心脏疾病、脑血管和周围血管疾病等并发症的进一步发生、发展。

一、胰腺移植对糖尿病慢性并发症的影响

胰腺移植后可以生理性维持血糖瞬间正常水平，其长期效果可明显改善糖尿病肾病、心脏疾病、周围血管疾病等并发症，甚至可以逆转部分糖尿病并发症。

（一）胰腺移植对糖尿病大血管病变的影响

糖尿病大血管病是指明确有冠心病、脑梗死、脑出血病史或超声证实有双下肢动脉粥样硬化及斑块。

心血管事件包括心肌梗死、心律失常及不明原因的心脏意外是糖尿病合并尿毒症患者的主要死亡原因。糖尿病引发的心脏疾病主要是冠状动脉疾病、自主神经病变和糖尿病心肌病。糖尿病并发心脏疾病，特别是易发生充血性心力衰竭的情况，实施胰肾联合移植可明显改善心功能和自主神经病变，降低急性心肌梗死、急性肺水肿和高血压的发生率，以及心血管疾病的死亡率。

在血压正常、无症状、合并肾功能衰竭的糖尿病患者中，术前普遍存在心脏功能障碍，其中30%的患者伴有舒张期功能障碍。一般来说，胰腺移植可以明显改善糖尿病患者的心功能衰竭或心肌缺血情况，左心室舒张期各种功能指标可逐渐恢复到正常范围，舒张期功能障碍得以逆转，左心射血分数显著升高；对伴有高血压的情况，实施胰肾联合移植后血压明显降低，急性心力衰竭和心肌梗死的发生率也随之降低，因而提高受者存活率。

胰腺移植对大血管病变的改善作用并不明显。有研究提示，糖尿病患者接受胰肾联合移植或单纯肾移植后，大血管病变仍然不断发展。虽然胰肾联合移植后患者的糖化血红蛋白和甘油三酯明显低于单纯肾移植患者，但只能降低大血管疾病发生的危险因素，不能阻止大血管疾病的进一步发展。接受胰肾联合移植者较单纯肾移植者外周血管疾病的发生率有所降低，但对改善外周血管病变的作用亦不显著。

血管疾病的发生与多种因素有关，动脉粥样硬化斑块通常由动脉壁的局部因素引起，这些因素在大血管疾病的发生中起重要作用。研究发现，胰腺移植后患者血糖控制在正常范围，血压和血脂亦有一定的改善，可以减少动脉硬化的危险因素、改善血管内皮细胞的功能障碍和防止动脉内膜增厚。但随着受者年龄的增长、免疫抑制剂的动脉血管副作用，可能会掩盖胰腺移植对血管的改善作用。

（二）胰腺移植对糖尿病微血管病变的影响

所谓微血管是指微小动脉和微小静脉之间，管腔直径在100μm以下的毛细血管及微血管网，是输送氧气和能量极为重要的血管。微循环障碍、微血管瘤形成和微血管基底膜增厚是糖尿病

微血管病变的典型改变。微血管病变主要表现在视网膜、肾、神经、心肌组织。临床最常见的糖尿病微血管并发症是糖尿病肾病、糖尿病视网膜病变（眼底摄片及检眼镜证实）和糖尿病神经病变（感觉和运动神经传导速度减慢）。

胰腺移植对糖尿病微血管病变有明显的改善作用。通常采用测量皮肤的营养状况和血流量来反映糖尿病微血管病变的情况。与单纯肾移植患者相比，接受胰肾联合移植的患者其微血管的反应性以及对温度的调节能力出现明显好转，同时毛细血管内的氧张力、再次氧合时间、红细胞的流动速度和皮肤温度均得以改善。

1. 胰腺移植对糖尿病肾病的影响 大约有30%的1型及20%的2型糖尿病患者并发糖尿病肾病，糖尿病肾病是引起终末期肾功能衰竭最常见的原因之一，一旦出现糖尿病肾病的临床症状，控制血糖可以延缓肾功能衰竭发生的速度，但控制血糖并不能够阻止疾病的发展。

胰腺移植后是否可以逆转糖尿病肾病引起的实质性病变？对未并发尿毒症的1型糖尿病患者施行单独胰腺移植，分别在移植前、移植后5年和移植后10年检测肾功能，并进行肾活检。随着胰腺移植后良好的血糖控制，移植后5年、10年时，尿白蛋白逐渐下降至正常水平，肾功能改善，增厚的肾小球和肾小管基底膜，以及系膜体积分数都有不同程度的好转，但逆转肾小球病变一般需要血糖代谢恢复正常至少5年以上。

由于糖尿病常常继发广泛的动脉血管疾病，同时伴有多器官的功能障碍，这些患者并不适于长期的血液透析。但是，1型糖尿病合并尿毒症患者如果仅仅接受肾移植，术后2年移植肾可以出现明显的糖尿病肾病的形态学改变。临床研究表明，1型糖尿病合并尿毒症患者，肾移植1~7年后施行胰腺移植，胰腺移植前、移植后至少1.9年后移植肾活检，并与没有接受胰腺移植的肾移植患者对照，胰腺移植前移植肾肾小球系膜体积分数正常或中度增加，基底膜中度增厚，肾小球结构改变不明显。胰腺移植后移植肾肾小球系膜体积分数显著减小。肾移植数年之后成功的胰腺移植能维持正常血糖水平，并可阻止早期糖尿病肾小球病变的进展。

与单纯肾移植相比，接受胰肾联合移植患者，由于血糖代谢的持续改善，10年死亡率明显降低。对于年龄小于50岁、并发糖尿病肾病的患者实施胰肾同期联合移植，其糖尿病肾病的改善效果明显优于接受血液透析和单独肾移植的患者。成功的胰肾联合移植完全可以避免移植肾发生糖尿病肾病，术后定期进行移植肾活检，光镜及电镜观察均未见肾小球基底膜增厚等早期糖尿病肾病特征性形态学改变。有学者在胰肾联合移植后10年，检测移植肾的形态和功能情况。如果移植胰功能丧失，患者尿蛋白明显增多，肾小球和肾小管基底膜进行性增厚，肾小球和系膜体积增大，出现糖尿病肾病的早期表现，而移植胰功能良好的患者，肾脏无明显的形态学改变。表明通过胰腺移植维持稳定血糖代谢，可以防止移植肾糖尿病肾病的发生、发展。

2. 胰腺移植防治糖尿病视网膜病变 大约2/3的糖尿病患者在10年中发生不同程度的糖尿病视网膜病变。目前关于胰腺移植后视网膜病变的研究结果存在一些差异。有报告称，胰肾联合移植和单纯肾移植2年后视网膜病变以及视力变化无明显差异，而且视网膜病变继续发展，视力进一步减退。另有研究者在胰腺移植后3~5年后观察患者视网膜病变，其中32%的患者视力有了明显改善，46%的患者玻璃体积血的次数明显减少、出血程度也显著减轻。因此，胰腺移植是否能改善糖尿病视网膜病变取决于病变的程度，处于早期的视网膜病变，胰腺移植才有改善作用；而对于较重的视网膜病变，胰腺移植的改善作用可能有限，而且需要很长时间才能在一定程度上改善；对不可逆的视网膜病变，胰腺移植将无济于事。

尽管胰腺移植对糖尿病视网膜病变具有改善作用，仍然需要注意两个方面：首先，10%~35%的胰腺移植受者已有不稳定的眼部疾患，在胰腺移植后可出现视网膜病变的恶化，必须在移植前通过光凝固治疗法稳定视网膜病变；其次，胰腺移植术后应该检测和治疗青光眼和白内障，在激素和CNI类药物的作用下可以引起这些病变，并影响视力。

3. 胰腺移植对糖尿病神经病变的影响 终末期糖尿病患者大多伴有进行性的多发神经病变。外周神经病变包括感觉异常、感觉减退、肌肉无力和肌肉痉挛；自主神经功能障碍包括胃肠功能紊乱、性功能障碍、多汗和心血管功能障碍等。一般采用测量神经传导速度、感觉和运动神经的分布范围来研究外周神经病变的程度。无论是单独胰腺移植还是胰肾联合移植，都可明显改善糖尿病神经病变。但胰腺移植术后早期神经病变依然存在，只是部分好转，长期的周围神经病变往往较难逆转，需要很长时间才恢复。如果在神经病变早期进行移植，疗效较为明显。糖尿病肾病患者如果只接受单纯肾移植，受者糖尿病神经病变将继续发展，只有成功的胰肾联合移植患者才出现稳定持续的多神经病变的改善。

胰腺移植也可明显改善糖尿病自主神经病变引起的内脏功能紊乱。接受胰肾联合移植的患者术后1年毛细血管对体位的反应、Valsalva比率、胃动电流描记、全胃肠道症状评分明显优于接受单纯肾移植的患者，说明胰肾联合移植可显著改善糖尿病自主神经病变，使心功能、毛细血管收缩功能和胃肠功能得以恢复。

二、胰腺移植受者的生存质量

糖尿病是一组由遗传和环境因素相互作用，因胰岛素分泌绝对或相对不足以及组织细胞对胰岛素敏感性降低，引起糖、蛋白质、脂肪、水和电解质等一系列代谢紊乱的临床综合征。糖尿病病程长，病情控制不良易致多种并发症，甚至危及生命，严重影响人们的身心健康。糖尿病患者在躯体健康、躯体角色功能、躯体疼痛、总体健康、精力、社会功能、情绪角色功能、心理健康八个维度评分与生存质量总评分均低于正常人。主要表现在：①糖尿病是一种慢性终生性疾病，疾病本身带来的痛苦及长期严格的饮食控制和降糖药物的使用导致患者生理功能下降、易疲乏和精力不济。②糖尿病又是一种身心疾病，而且其病程长、病情反复，每天监测血糖、口服或注射降糖药物，给患者造成很大的精神负担和心理压力，损害他们的心理健康，患者易产生恐惧、焦虑、抑郁等负性情感，影响其与家人及同事的情感交流、社会交往及休闲活动。③糖尿病患者长期患病，对药物及医疗服务的依赖性强，不仅获取各类医疗信息的欲望强，而且更看重家庭的支持和同事的关心，若家人无法持久照顾、居住条件差，再加上经济负担重，患者自卑、抑郁的心理状态无法自我调整，也

会加重他们社会心理功能的损害，导致他们对自我生活现状的不满。同时，心理功能障碍与躯体功能的减退又进一步导致患者家庭、社会角色功能的下降，从而使糖尿病患者生存质量全面下降。④长期持续性的高血糖会引起心脏病、肾病、视力下降等多种严重并发症，糖尿病并发症使患者劳动能力下降，日常活动功能受到损害，此外，并发症治疗效果差，治疗费用高，增加了患者的经济负担，导致患者心理压力进一步增大，尤其是严重的并发症还会致残、致死，这些都严重影响到患者的生存质量。多种因素导致糖尿病患者生存质量全面下降，在开始血液透析后达到极限程度。

胰腺移植手术成功后胰腺功能逐渐恢复正常，一般术后10余天C肽恢复正常，并可停用胰岛素。胰肾联合移植的大部分患者肾脏功能表现为肌酐在1周内降至正常范围之内，停止透析。随着全身情况的逐渐恢复，患者出院时自我感觉良好，战胜折磨自己多年的病魔后对未来的生活充满憧憬和希望。

成功的胰腺移植能维持正常的糖代谢功能并可以阻止或逆转糖尿病血管并发症的进展，胰肾联合移植则能同时治疗糖尿病及糖尿病性肾功能衰竭，可明显延长患者存活率。已列入肾移植等待名单，但依然透析的糖尿病患者，平均生存时间为8年，而接受肾移植者为22年。透析4年的糖尿病患者死亡率为40%，接受胰肾联合移植的患者4年死亡率仅为10%。

胰腺移植不仅延长了糖尿病患者的生命，而且还提高生活质量。一般在术后2~3年后随访、再次测评，胰腺移植，尤其是胰肾联合移植对于糖尿病患者的躯体健康、躯体角色功能、躯体疼痛、总体健康、精力、情绪角色功能、社会功能、心理健康8个维度均有显著性改善性的效果。甚至在除社会功能外，其他7个维度的评分类似于中国正常人群的生命质量。

值得提醒的是，即使术后移植物功能完全正常，胰腺移植或胰肾联合移植受者并非完全"治愈"。在某种程度上说，他们是在以一种对正常生活的"带病生存"来摆脱糖尿病生活质量差而且预后不良的疾病。受者术后需终生维持免疫抑制治疗、定期检测、防治可能的并发症及药物本身的不良反应。尽管总的来说许多受者移植术后获得

良好的生活质量,但绝不能说受者获得完全正常的生活。由于胰腺移植不是抢救生命所必须的治疗方法,因此,术前应当对长期的治疗优势与移植手术、可能的并发症、免疫抑制剂的毒副作用等进行利益/风险的综合评估。

三、常见胰腺移植类型术后疗效比较

不同类型的胰腺移植对患者预后的影响和移植的效果不尽相同。对于不伴尿毒症的1型糖尿病患者,虽然胰腺移植可以恢复糖代谢而维持正常生理的血糖水平,从而减轻甚至逆转糖尿病的肾损伤,但是,单独胰腺移植(PTA)后免疫抑制剂的肾毒性,使移植后肾脏的损伤情况出现复杂化,部分患者移植若干年后因慢性肾功能衰竭需接受肾移植。另一方面,PTA后缺乏有效的免疫学监测手段,排斥反应的发生率较高,移植胰长期存活率明显低于胰肾同期移植。

近年来,术后早期选择安全性较高的生物制剂(rATG、抗CD25单抗等)诱导,应用高选择性强效免疫抑制剂如吗替麦考酚酯(MMF)和Tac,以及首选胰液膀胱引流术式,使免疫学因素导致的移植胰失功显著减少,大大提高了移植胰的存活率,单独胰腺移植后移植胰1年存活率达80%~90%,取得了与胰肾联合移植同等的效果。美国明尼苏达大学施行的亲属活体胰腺移植,患者和移植胰1年存活率均为100%,移植胰年存活率为83%,5年存活率为69%,移植效果显著。

对于1型糖尿病和部分2型糖尿病患者,可选择SPK或PAK。如果仅施行单独肾移植,既不能改善心血管和外周血管病变,也不能防止移植肾发生糖尿病肾病,患者10年生存率比非糖尿病者低。

PTA和SPK各有利弊。尽管分期移植在肾移植后应用免疫抑制剂使受者免疫反应性降低,但胰肾来自不同供体,移植肾排斥征象不能作为胰腺排斥的标志,因而,移植胰存活率较同期移植低,而同期移植可以一次纠正原发性糖尿病和继发性尿毒症;胰肾可取自同一供体,抗原性单一,移植肾比移植胰易于发生排斥反应或肾排斥反应出现较早,且肾排斥反应易于观察、诊断,在治疗肾排斥反应的同时常常也预防了胰腺排斥反应,其移植效果明显好于分期移植。因此,目前绝大多数中心主张施行同期胰肾联合移植。同期胰肾联合移植约占75%,肾移植后胰腺移植占18%,单独胰腺移植仅为7%。

1966年12月至2010年12月,全球胰腺移植和胰肾联合移植已超过37 000例。患者1年存活率超过95%,SPK患者5年存活率达87%,PAK为83%,PTA为89%。1987—1993年与2006—2010年比较,SPK移植胰1年存活率由77.2%上升至85.5%,移植肾1年存活率由85.0%上升至93.4%;PAK移植胰1年存活率由53%升至79.9%;PTA移植胰1年存活率由51.3%升至77.8%。SPK移植胰5年、10年和20年存活率分别为80%、68%和45%,PAK分别为62%、46%和16%,PTA分别为59%、39%和12%。

胰液肠内引流和膀胱引流对受者和移植胰总存活率无任何影响,胰液空肠引流术式的技术失败率已降至10%以下,非常接近膀胱引流术式(6%~8%)。经体循环回流和经门静脉回流两种术式的糖代谢、脂代谢、受者和移植物的存活率、排斥反应和外科并发症发生率,亦没有显著差异。

(明长生)

第九节 胰岛移植

1967年,美国的Paul Lacy和Kostianovsky M首次成功分离啮齿类动物胰岛。1972年,Ballinger W和Lacy教授成功证明胰岛移植可改善糖尿病大鼠高血糖状态。1974年,明尼苏达大学实施首例临床胰岛移植,至2000年,全球共施行了445例胰岛移植,效果并不理想,仅11%的受者胰岛素不依赖超过1年。2000年,Edmonton中心公布新的方案,取得突破性进展,胰岛1年生存率超过85%,掀起了胰岛移植的第二个高潮。

经过近10余年的发展,研究者在Edmonton方案的基础上进行了改良,并且胰岛分离纯化、移植技术以及移植后管理均取得了长足的进步,使得胰岛移植的疗效得到进一步提高。目前在一些经验丰富的胰岛移植中心,胰岛移植5年后脱离外源性胰岛素治疗的比例接近60%,胰岛移植的中、长期疗效已经相当于胰腺移植,提示胰岛移植已经从实验性治疗阶段过渡到临床治疗难治性糖尿病的有效治疗手段。

我国临床胰岛移植发展较晚，但近年来多家中心已经或正在积极筹备开展临床胰岛移植工作，迄今中国已经成功开展临床胰岛移植的单位有原福州总医院、上海市第一人民医院、中国医科大学附属第一医院、四川省人民医院、天津市第一中心医院、中日友好医院、中国人民解放军第181医院、江苏省人民医院、上海长征医院、中南大学湘雅三医院、中山大学附属第一医院等单位。2017年初，我国国家卫生和计划生育委员会正式出台《同种胰岛移植技术管理规范》及《临床应用质量控制指标》，正式将胰岛移植纳入临床诊疗项目。

一、胰岛移植受者选择

胰岛移植有3种类型，胰岛肾联合移植（simultaneous islet and kidney transplantation），肾移植后胰岛移植（islet transplantation after kidney，IAK）和单纯胰岛移植（islet transplantation alone）。

目前，单纯胰岛移植的普遍适应证是1型糖尿病，病史5年以上，在严格的胰岛素治疗情况下仍存在以下1种情况：①代谢不稳定，至少出现2次或以上的低血糖症（出现低血糖症的症状并需要其他辅助治疗，血糖低于2.8mmol/L或在口服碳水化合物、静推葡萄糖和胰高血糖素后迅速恢复）或过去的12个月中因糖尿病酮症酸中毒住院2次或以上者；②对低血糖症反应性下降（低血糖症问卷评估≥4级）或出现低血糖症相关的自主神经功能衰竭的临床表现；③进行性的并发症（ETDRS评分标准判定为3级，或经有经验的眼科医生确认为3级；有症状的自主神经病变：如胃轻瘫、体位性低血压、药物治疗无效的长时间进行性神经性疼痛；进行性肾病，不论是否使用ACEI，2年内尿微量蛋白至少为50μg/min并持续超过3个月）。对于同时或已经接受肾移植的患者，由于术后不增加免疫抑制剂负担，胰岛移植的适应证应适当放宽。对于那些符合胰腺移植标准，但由于全身状态较差不能实施胰腺移植的患者，应考虑行胰岛移植。

目前国外尚无胰岛移植治疗2型糖尿病的报道，中国医科大学附属第一医院在成功开展SPK治疗2型糖尿病合并肾功能不全的临床研究基础上，又进一步开展了3例4次胰岛肾联合移植治疗2型糖尿病，取得良好效果。更进一步证明

2型糖尿病合并肾功能不全亦是胰岛肾联合移植的适应证。

从节约供者的角度出发，目前规定胰岛移植的受者体重指数（body mass index，BMI）女性≤26kg/m²，男性≤27kg/m²，胰岛素需要量≤0.7IU/（kg·d），或≤50IU/d。不过，随着胰岛分离技术的提高，这一限制也在逐渐放宽。

二、胰岛的制备

（一）供胰获取与保存

供胰的选择标准与胰腺移植相似，但BMI较高对胰岛分离并无不良影响。如果施行单个供者胰岛移植，则供胰的选择标准相对比较严格，应尽量选用年轻（<50岁）的供者。供者与受者应满足血型相容原则，一般无需考虑HLA配型。胰岛移植的供胰切取技术与胰腺移植的供者切取基本相同。与胰腺移植一样，胰岛移植的供胰切取同样需要遵守"不接触"原则，但不必保留血管。由于在接下来的胰岛分离过程中，导管内注射胶原酶膨胀胰腺是十分关键的步骤。任何胰腺被膜的微小破损都将导致膨胀不全，应尽量避免。在原位灌洗过程中，应尽快建立流出道，避免静脉内高压。最后需强调的是，应先切断胆总管再冲洗胆囊，否则将导致胆汁逆流，污染并损伤胰管。胰腺切取后应尽快送到胰岛分离纯化实验室进行分离。

（二）胰岛制备

首先进行胰腺修整，尽量去除脂肪等非胰腺组织。经胰管插管进行逆行灌注，灌注液采用冷的含有胶原酶的缓冲液。而后将胰腺放入Ricordi消化器中进行自动消化分离。消化分为2期，1期消化是封闭式循环消化，温度不能超过37~38℃。定期取样本，观察胰腺消化的碎片。当消化器中消化的组织量增加、大多数胰岛与胰腺腺泡分离，出现完整的胰岛时，即可转换为2期消化。一旦进入2期消化，去除1期消化中的再循环系统和加热系统，冷却系统温度，收集消化产物。分离后消化产物包括胰腺外分泌组织以及胰岛，通常采用连续梯度密度离心技术，利用COBE-2991细胞分离机纯化胰腺的消化产物，介质一般采用Ficoll。收集纯度较高的胰岛备用。移植前可进行短期培养。移植前收集胰岛，将胰

岛重新悬浮于50~200ml组织培养液中，同时加入肝素（35~70U/kg）。如果最终胰岛的体积超过5ml，组织培养液的量应增加到100~400ml。

胰岛分离纯化过程中以及最终产物需进行胰岛安全性实验，包括检测细菌、致热原、内毒素、支原体和外来物质等。还需确定胰岛的性质、数量、纯度、活性和分泌胰岛素的能力。

胰岛移植可以一次使用多个（2~4个）供胰，也可以反复多次进行移植。

三、胰岛移植手术

胰岛门静脉内注射技术是目前最常用的胰岛移植技术，经皮经肝插管是临床胰岛移植的常用路径。其他进入门静脉的路径包括腹腔镜、大网膜及肠系膜静脉、开放脐静脉，经颈静脉肝内门体分流术（TIPS）。

术中应注意监测门静脉压力，如果门静脉压力小于20mmHg，无其他异常，则使用标准静脉注射器将胰岛注入袋连接到门静脉插管。利用重力将胰岛在15~60分钟内注入门静脉。如果门静脉压力超过22mmHg，应暂停输注，如果门静脉压力持续升高，则应终止输注。

四、胰岛移植术后管理与评估

（一）术后管理

1. **免疫抑制治疗** Shapiro等提出的无糖皮质激素的免疫抑制方案明显改善了胰岛移植的预后。该方案采取IL-2受体阻断剂作为免疫诱导，联合应用SIR和小剂量Tac作为免疫抑制维持方案。目前胰岛移植免疫抑制治疗以Edmonton方案为基础，不使用激素类药物，使用ATG或巴利昔单抗作为诱导治疗，低剂量他克莫司联合西罗莫司或吗替麦考酚酯作为免疫抑制维持治疗。

（1）首次胰岛移植：应用ATG诱导，在移植前、移植后1天、2天、3天分别给予ATG（总剂量为6mg/kg，静脉滴注），维持治疗给予口服低剂量他克莫司（药物浓度4~6ng/ml）联合西罗莫司（药物浓度8~12ng/ml）或吗替麦考酚酯（750mg，2次/d）。

（2）再次胰岛移植：应用巴利昔单抗（移植前、移植后第4天分别给予20mg，静脉滴注），如果第三次胰岛移植在第二次移植后的30~70天内，则不额外给予巴利昔单抗治疗，如果第三次移植在第二次移植后的70天以后，则给予双倍剂量巴利昔单抗治疗。维持治疗给予口服低剂量他克莫司（药物浓度4~6ng/ml）联合西罗莫司（药物浓度8~12ng/ml）或吗替麦考酚酯（750mg，2次/d）。

监测胰岛功能的同时进行免疫学检测是十分必要的。分子生物学和细胞学方法可以尽可能早地诊断胰岛同种异体排斥反应，并及时干预。高血糖是一种迟发事件，80%~90%移植胰岛失功后会出现高血糖，提示排斥反应。此时进行抗排斥治疗已不能有效地恢复移植物功能。在评估移植物功能时，尤其是在怀疑排斥反应发生或者是自身免疫疾病复发时需进行以下检测：异体反应和自身反应T细胞群、T细胞调节的功能、间接途径激活的标志物——供者特异性肽、外周血中白细胞的分子转录效应器。

2. **其他治疗** 胰岛移植并发症较少，主要包括门静脉血栓形成、肝脏酶学指标一过性升高、手术相关并发症（肝被膜出血等），以及与免疫抑制相关的并发症。移植胰岛移植后由于不能立即建立微循环系统，功能恢复较移植胰腺慢，因此围手术期应严密监测血糖，根据需要应用外源性胰岛素，保证血糖水平正常，以利于移植胰岛恢复功能。同时应给予预防性抗凝治疗，其目的是避免弥散性血管内凝血、门脉血栓形成、移植术后早期非特异性炎症反应。经门静脉肝素用量为35~70U/kg。在移植术后1~2天应连续给予肝素，达到并维持部分凝血活酶时间在50~60秒。在移植术后7天内，应用低分子肝素30mg皮下注射，每天2次。移植术后24小时即开始口服阿司匹林。胰岛移植术后预防感染的治疗方案参考实体器官移植的方案。

（二）术后评估

主要针对移植物功能进行评估，包括胰岛素的需要量、糖化血红蛋白水平、在首次胰岛移植和未胰岛移植之前和之间发生严重低血糖的次数。停用胰岛素后，患者的空腹血糖低于7.0mmol/L，餐后2小时血糖低于10mmol/L，可以认为达到胰岛素不依赖。

胰岛移植受者的代谢性检测包括持续血糖检测、稳态模型评估（HOMA）、口服糖耐量试验、混合餐试验、经静脉精氨酸刺激试验、经静脉糖耐量试验（IVGTT）。空腹血糖和口服葡萄糖 2 小时血糖水平不仅可以用于糖尿病的诊断和分型，也可以用于评估胰岛移植受者血糖代谢。混合餐试验（保证高蛋白）经常用来评估血糖水平和 C 肽反应。IVGTT 通过计算胰岛素对葡萄糖的反应、胰岛素和 C 肽的曲线下面积，评估胰岛移植物功能。以上评估试验还需在胰岛移植受者中进一步验证。

评估胰岛移植术后效果的关键是微血管和大血管并发症的发生、发展和逆转情况，生活质量，医疗费用和预期生存期。最早的关于胰岛移植受者健康相关的生活质量的研究是通过电话调查进行的，调查问卷包括健康状况评价、健康生活状况调查问卷、低血糖恐惧调查表和糖尿病相关生存质量评价（audit of diabetes dependent quality of life，ADDQoL）等。

五、胰岛移植存在问题与展望

（一）提高胰岛细胞移植的效果

尽管 Edmonton 经验被认为是胰岛移植历史上的一个转折，但是仍然存在很多挑战。应用目前的技术，胰腺制备胰岛细胞的合格率仅有 50%。临床上需要 2 个或更多供胰才能成功逆转糖尿病，术后长期效果不佳，移植胰岛慢性失功。应该从 3 个不同方向进行研究：①提高胰岛细胞的分离、纯化率；②提高移植胰岛的定植率；③优化免疫抑制方案，以期提高胰岛移植效果。

1. 提高胰岛细胞分离、纯化率　在胰岛分离期间，胶原酶消化和抗凋亡治疗十分重要，尸体供胰的缺血性损伤也不容忽视，有效地防止缺血性损伤可提高胰岛细胞的存活率和胰岛移植的成功率。在胰岛提取、纯化、培养、移植过程中，胰岛细胞受到很多外在因素影响，包括：缺氧、突然及反复的温度变化、碾挫、细胞团破裂、生长因子缺失、反应性氧中间物及诸多炎症因子均可导致移植物损伤。上述因素与冷缺血刺激结合起来对胰岛造成的损伤要比胰腺移植中再灌注对胰岛造成的损伤严重得多。提高冷保存技术，减少损伤，甚或进行体外修复都是提高胰岛分离、纯化率的有效措施。双层胰腺保存法（过氟化合物和保存液）可以在胰腺保存过程中为其提供足够氧，以便保证胰腺组织产生足够的三磷酸腺苷（ATP），维持组织的完整性。有实验表明采用双层法保存的供

胰，胰岛移植术后效果良好。但临床应用尚需大样本临床长期观察。低温机械灌注也是减轻胰腺损伤的有益尝试。

此外，临床已应用 TNF-α 拮抗剂依那西普和 IL-1 受体拮抗剂阿那白滞素，可减轻分离造成的炎性损伤。

胰腺消化过程是胰岛制备的核心步骤，目前仍然依赖经验性操作。提高消化酶的稳定性，根据供体特征（年龄、体重指数等）、胰腺的组织形态等信息，标化消化时间或给出操作建议对于提高整体胰岛分离效果、消除中心间差距非常重要。

胰岛纯化是为了获得高纯度的胰岛，减少移植物输入体积，降低门静脉血栓形成风险，但也是导致胰岛丢失的环节。纯化胰岛移植效果不佳的另一个可能原因是纯化步骤剔除了被包裹的胰岛，即被细胞外基质（ECM）或腺泡细胞包围的胰岛。而被包裹的胰岛在体内可能在血管形成等方面比"纯净"的胰岛更有优势。如能在消化结束后，根据消化的状态，预估胰岛和腺泡组织的密度，定制梯度范围，用于实际纯化，可能使胰岛产量增加，且有利于胰岛定植及功能恢复。

2. 提高移植胰岛的定植率　目前已经深刻认识到在胰岛移植的初期，胰岛定植并不稳定，许多研究致力于促进移植胰岛细胞的定植。如针对炎症介质加强胰岛细胞防御机制、保持血糖正常水平、胰岛素调节、控制胰岛细胞的定植位置、调整抗凋亡因子、针对 T 细胞诱导对异体抗原耐受、恢复对自身抗原的耐受性，以及诱导 β 细胞再生。越来越多的证据显示，在自身免疫环境中定植的胰岛更易被破坏。因此，在围手术期消除自身反应性 T 细胞可增加胰岛细胞定植，亦可增加 1 型糖尿病患者移植胰岛的存活率。

尽管肝脏是目前临床胰岛移植利用最广泛的位置，但肝脏并非最理想的位置，如植入过程中有引发栓塞的风险、直接与血液接触引起血液介导的即刻炎性反应致使胰岛数量减少、术后移植物活检困难等。理想的植入部位应同时具备与血液不直接接触、便于植入与活检、利于移植胰岛再血管化等优势。"天然的"部位，如皮下、肾被膜下、脾脏、大网膜、腹腔等都不完全满足胰岛移植的需求，对这些部位进行改建，使其符合要求可能是提高胰岛定植率的有效手段。

大网膜高度血管化，易于接近，并且回流进入门静脉系统。最近有研究在糖尿病大鼠和非人灵长类动物（NHP）模型中评估在大网膜使用生物支架植入胰岛的效果，并进行了同种异体胰岛的Ⅰ/Ⅱ期临床移植试验，报告了一例胰岛素不依赖的病例。

皮下具有接受性更好、移植物可移除、更安全等优点，但由于血管化不良、氧合作用低，移植物存活率极低。在皮下植入含有促进血管生成的支架、使皮下预先血管化，造成适合胰岛生存的环境可能是增加移植物存活的有效途径。预先血管化还可能导致局部肉芽肿组织形成，其中包含抑制移植物免疫反应的调节性T细胞，这对减轻免疫损伤也是有益处的。

3. **优化免疫抑制方案** 胰岛移植的免疫抑制方案需要能够控制异体和自身免疫反应，以及与抗原无关的炎症反应，但不能影响胰岛的分泌和活性。另外，这些患者严格要求免疫抑制药物无肾脏毒副作用。Edmonton无激素免疫抑制方案是免疫抑制维持方案的一个巨大飞越，该方案的致糖尿病性和肾毒性较小。在无糖皮质激素应用的情况下，逆转糖尿病所需的胰岛数量仍明显大于自体胰岛移植（未接受任何免疫抑制治疗）需求量，其原因尚需进一步研究。

为成功开展单个供者的胰岛移植，急需寻找一种无任何致糖尿病副作用的抗排斥反应治疗方案。在用或不用T细胞抗体的情况下，以下药物可以与SIR或依维莫司（抑制旁路增殖信号）联合应用进行免疫诱导，包括MMF、抗CD154单克隆抗体、CTLA4-Ig或LEA29Y（贝拉西普）。在应用耗竭型T细胞抗体为免疫诱导的移植受者中，SIR联合MMF的作用较为突出。共刺激阻断是一种具有发展前景的免疫治疗方案。CD28拮抗剂和能够选择性阻断CD40:CD154共刺激途径的药物和预先激活的自身反应性T细胞，可能限制共刺激阻断药物的临床应用。这些结果提示，阻断共刺激途径是一个有力的免疫抑制方法，能够有效取代Edmonton方案中的钙调磷酸酶抑制剂，在无激素情况下预防排斥反应。

（二）胰岛移植展望

1. **诱导耐受** 免疫耐受将避免胰岛异体排斥反应和自身免疫功能破坏，同时也可避免由长期非特异性免疫抑制治疗带来的副作用、不便和经济负担。尽管人们对耐受问题给予很大关注，并且在胰岛移植实验模型中反复进行相关研究，但是将这些研究结果应用于临床前期和临床阶段还存在一定困难。供受者间混合的造血嵌合体的稳定存在将会诱导中枢缺失耐受，其优点在于强效、稳定、可测（混合嵌合体是中枢耐受的可靠指标），以及适合瞬时免疫抑制，因此适用于临床。值得注意的是，中枢缺失耐受也可使免疫功能紊乱的患者恢复自身耐受。因此，这方面的研究尤其适合临床胰岛移植后的耐受诱导。

2. **免疫隔离** 自从1980年Lim和Sun报道用藻酸盐使胰岛微囊化，在半透膜内进行胰岛的免疫隔离已引起了人们的广泛关注，这样可以防止它们遭受免疫排斥反应而不需要长期的免疫抑制治疗。免疫隔离装置包括纳米微囊、微囊、巨囊等。这些免疫屏障装置的原理都是利用半透膜进行营养素、葡萄糖和胰岛素的交换，但对免疫球蛋白、补体、可溶性传递介质和免疫活性细胞没有通透性。包裹材料和技术的持续进步将促进免疫隔离成功应用于临床。

3. **胰岛异种移植** 猪是胰岛异种移植理想的来源。猪的异种移植排斥反应的发生机制现已明确。胰岛异种排斥反应过程包括Th1相关细胞介导的效应器功能激活和后来的以非Gal异种反应性抗体水平增高为特点的Th2相关反应的激活。细胞反应的特点是快速高渗透性，初期主要由CD4$^+$T细胞构成，最后巨噬细胞增多提示延迟的超敏反应。尤其在灵长类动物中，细胞反应包括CD8$^+$T细胞聚积，这样可直接识别猪白细胞Ⅰ类抗原。活化的CD4$^+$T细胞和巨噬细胞通过分泌介质（如促炎性细胞因子）介导移植物破坏，CD8$^+$T细胞介导的细胞毒性与穿孔蛋白和颗粒酶B系统的激活有关。

α-1,3-半乳糖基转移酶基因敲除（GTKO）猪克服了异种移植的第一道屏障，使移植成为可能。而针对胰岛移植特点的多基因改造可能会制造出合格的供猪。Bottino R等人进行了4项基因改造，包括GTKO、表达hCD46、表达组织因子途径抑制物（hTFPI）、CTLA4-Ig，以达到抗炎、预防血栓形成和抑制细胞免疫反应的目的，取得了初步效果，在猪-猴的胰岛移植模型中，胰岛存活超过 1 年。CRISPR/Cas9 基因组编辑技术的最新进展可能在不久的将来成为改造异种移植供体的主要解决方案。

术后免疫抑制剂无疑是保证异种移植物存活的关键因素,抗 CD154 单抗尽管效果较好,但可引起血栓形成,无法应用于临床。抗 CD40 抗体(共刺激通路阻滞剂)的应用又为异种移植带来了新的希望。联合应用新技术,包括基因工程、细胞包被技术可能给异种移植带来新的思路。在大洋洲和南美洲进行了使用微囊进行腹膜内猪胰岛移植的临床试验。微囊为异种胰岛提供了一个相对免疫隔离的环境,而其半透膜的属性又允许胰岛素和营养物质的交换,使得异种胰岛得以生存。

异种动物之间疾病的传播,尤其是猪内源性逆转录病毒(PERVA)的传播阻碍了临床上异种移植的发展。最近的研究证实,近亲交配的小型猪不能产生亲人类的 PERV 复制产物,这大大降低了猪胰岛异种移植 PEVR 传播产生的危险。

未来几年,胰岛异种移植还不太可能进入临床阶段。我们仍然需要在临床前期的模型实验中进一步完善相关理论。最终,胰岛的异种移植将会应用于糖尿病患者。

4. 干细胞 起源于干细胞或祖细胞的胰岛 β 细胞或胰岛可成为不受来源限制的合适组织,用于糖尿病的内分泌细胞替代治疗。最近有报道,来源于鼠和人胚胎干细胞中那些能产生胰岛素并对葡萄糖敏感的细胞已经引起人们的注意。胰岛干细胞的识别、膨胀和分化等方面的研究已取得一定进展。由于不同阶段的干细胞或祖细胞共存于成人胰腺,所以成人胰腺干细胞的识别仍存在困难。来源于骨髓的多能成人前体细胞是胰岛 β 细胞的又一来源。干细胞诱导分化联合应用胰岛包被技术,有望成为提供大量有功能胰岛素分泌细胞的新方法。采用宏观封装装置将诱导分化的干细胞植入皮下,可减轻肿瘤形成的风险,并保护细胞免受同种异体免疫和自身免疫。此外,有研究已经开发了能够促进胚胎干细胞(ESC)来源的 β 细胞血管生成的第二代装置,并已经开始临床试验。

胰岛移植已经成为治疗糖尿病的有效手段。随着胰岛分离技术的发展、胰岛植入方法的改进和免疫抑制治疗的完善,预计在不久的将来胰岛

移植的效果会有进一步的改善。此外,随着替代移植部位的发展和新的细胞来源,包括猪胰岛细胞和胚胎干细胞/诱导多能干细胞(ESC/iPSC)来源的胰腺 β 细胞,以及生物材料在胰岛移植中的应用,最终将建立糖尿病的"按需"和"无限制"细胞疗法。

扩展阅读

胰岛自体移植

因慢性胰腺炎或其他胰腺良性疾病行全胰切除或次全切除的患者,患者将会发展成为难治性糖尿病,且由于缺乏胰高血糖素之类的葡萄糖调节激素,对胰岛素异常敏感,极易发生低血糖,长期并发症的发生率很高。自体胰岛移植是最佳的治疗手段,即将手术切除的自体胰腺进行消化,分离胰岛,经门静脉将纯化或未纯化的胰岛输注到肝脏。自体胰岛移植手术安全,术后不需免疫抑制剂,不增加患者额外负担,术后部分患者可以预防糖尿病发生,即使术后移植胰岛仅保留部分功能,但对于缓解糖尿病病情、稳定血糖、减少低血糖无感知发生和糖尿病其他慢性并发症发生也是十分重要的。对于慢性胰腺炎患者,胰腺纤维化程度和引流手术均可能引起胰岛分离量减少,因此应密切观察胰腺纤维化程度,施行手术时,尤其行引流术时应慎重,以免使患者丧失行自体胰岛移植的机会。

结　语

经过数十年的不懈努力,胰岛细胞移植已经成为治疗糖尿病的有效手段。与胰腺移植相比,胰岛移植手术简单、安全,可多次重复,但供胰需求量大、移植胰岛术后早期大量死亡/凋亡、移植胰岛长期疗效不确切,这些因素限制了胰岛移植的临床应用。通过提高胰岛细胞的分离纯化率、提高移植胰岛的定植率、优化免疫抑制方案等手段有望改善胰岛移植效果。

(程　颖)

参 考 文 献

［1］刘永锋,刘树荣,梁健,等.胰肾联合移植3例报告.中国实用外科杂志,2000,20(2):102-103.

［2］Orlando G,Stratta RJ,Light J. Pancreas transplantation for type 2 diabetes mellitus. Curr Opin Organ Transplant,2011,16(1):110-115.

［3］Sampaio MS,Kuo HT,Bunnapradist S. Outcomes of simultaneous pancreas-kidney transplantation in type 2 diabetic recipients. Clin J Am Soc Nephrol,2011,6(5):1198-1206.

［4］Sutherland EDR. 2012 Pushing the envelope-living donor pancreas transplantation. Curr Opin Organ Transplant,2012,17:106-115.

［5］明长生.终末期糖尿病肾病病人的移植术前评估与处理.中华器官移植杂志,2008,29:47-48.

［6］Shapiro AM,Lakey JR,Ryan EA,et al. Islet transplantation in seven patients with type 1 diabetes mellitus using a glucocorticoid-free immunosuppressive regimen. N Engl J Med,2000,343(4):230-238.

［7］刘永锋,程颖,孟一曼,等.成人胰岛移植治疗2型糖尿病三例.中华器官移植杂志,2011,32(3):156-158.

［8］Liu YF,Cheng Y. Simultaneous pancreas-kidney transplant for patients with Type 2 DM and ESRD:19 case report. International Pancreas/Islet Transplant Association-International Xenotransplantation Association Congress,2009.

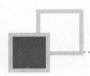

第十九章　小肠移植

学习目标

1. 初步掌握小肠移植的分类与适应证
2. 了解小肠移植的供受者标准与围手术期处理
3. 了解小肠移植受者并发症及处理方法

小肠移植已成为不可逆肠衰竭患者的最终而有效的治疗方式。自 1964 年人类实施首例小肠移植至今已近 50 年，随着免疫抑制剂的发展、手术技术的完善、围手术期管理的进步，小肠移植受者预后得到改善，特别是在成本效益方面已经超越全肠外营养（total parenteral nutrition, TPN）治疗。1 年生存率已达到其他实体器官移植的水平，但长期生存率还有待进一步提高。但小肠移植还存在诸多不同于其他实质性器官移植的问题，如排斥反应发生率高且严重、移植物抗宿主病、受者及移植物易感染、供者器官对缺血敏感且有效保存时间较短等。

第一节　概　述

一、小肠移植分类

目前的研究将小肠移植分为三类，包括单独小肠移植（isolated small intestine transplantation, IITx）、肝肠联合移植（combined liver and intestine transplantation, LITx）和腹腔器官簇移植（multivisceral transplantation, MVTx）。IITx 指移植器官仅有小肠不含胃和肝脏；LITx 的移植器官包括小肠与肝，多用于小肠衰竭而长期使用肠外营养导致肝衰竭的患者。MVTx 又可分为全腹腔器官簇（FMVTx）和改良腹腔器官簇移植（MMVTx）。前者包括胃、十二指肠、胰腺、小肠和肝脏，后者不含肝脏（图 19-1）。胰腺包括在移植器官簇中主要是技术原因而不是适应证。

二、小肠移植发展与现状

自 1959 年 Lillehei 首次报道动物小肠移植研究，1964 年 Detterling 首次开展小肠移植的临床研究，但是术后因小肠坏死而失败。20 世纪 80 年代以前共进行了 7 例，其中仅 20 世纪 70 年代 Fortner 实行的同胞姐妹间的小肠移植存活超过 1 个月，术后 76 天死于败血症。之后临床小肠移植一直处于停滞状态，直到 CsA 的问世才有了突破性的进展。Pittsburgh 大学 Thomas Starzl 将 CsA 作为免疫抑制剂进行了腹腔多脏器联合移植（包括胃、十二指肠、胰腺、小肠、结肠和肝脏），术后移植器官带功能存活了 6 个月。1988 年德国 Deltz 等报道亲姐妹间阶段小肠移植受者存活 61 个月，同年加拿大 Grant 报道了世界首例小肠与肝脏联合移植。

我国肠移植的动物实验研究工作开展于 20 世纪 80 年代中期，南京军区南京总医院于 1994 年成功施行了亚洲首例临床异体肠移植，开创了我国小肠移植的新纪元，受者存活了 310 天，死于霉菌感染，该院于 2003 年又成功施行了国内首例肝小肠联合移植。第四军医大学西京医院于 1999 年完成国内首例亲缘性活体小肠部分移植术。目前我国已有南京、西安、北京、广州、武汉、

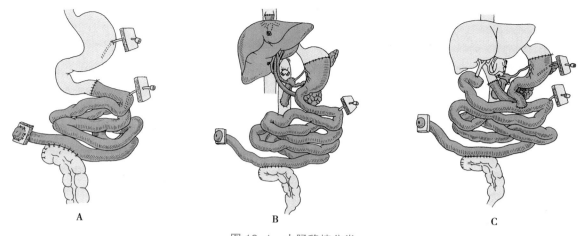

图 19-1 小肠移植分类
A. 单独小肠移植（IITx）；B. 肝肠联合移植（LITx）；C. 腹腔器官簇移植（MVTx）

天津、上海、哈尔滨、杭州、内蒙古等多家移植中心，全国实施的小肠移植（包括单独小肠移植、肝肠联合移植与腹腔器官簇移植）手术达 44 例，最长存活时间已达 15 年余。

根据全球小肠移植登记中心（ITR）的数据显示，截至 2015 年 6 月，全球 84 个移植中心共完成了 3 067 次小肠移植，截至 2015 年 6 月时尚存活的移植受者数为 1 631 人。

目前，儿童小肠移植（ITx）和 LITx 所占比例有所下降。2001 年后 LITx 比例下降的主要原因包括：①目前已形成共识，肠衰竭患者应在肝脏出现不可逆损害以前实施移植；②近期的研究表明存在持续肝脏疾病的潜在 ITx 候选者，IITx 可治疗肝脏损害，较 LITx 效果好；③肠衰竭患者在等待 ITx 期间需要肠外营养（PN）维持机体营养需求，长期 PN 会因肝损害而必须接受肝肠联合移植，但在 PN 时补充不饱和脂肪酸可延缓或逆转 PN 导致的肝脏损害，此类患者可以有更长的时间等待小肠移植，推迟出现肝损害的时间，降低 LITx 的必要性。

ITx 的短期生存率和其他实质性器官移植未见显著差异，但是长期生存率除个别中心外还没有达到肝脏、肾脏移植的水平。2000 年后完成小肠移植的患者实际 1 年、5 年、10 年存活率分别为 77%、58%、47%，移植物 1 年、5 年、10 年存活率分别为 71%、50%、41%。

近年来 ITx 的进展不仅表现为生存率的提高，而且移植物功能恢复情况较前也有了很大的改善。通过对小肠移植受者生活质量的各项指标，如忧虑、睡眠、认知情感、压力、消化功能、肾功能、冲动行为的控制、麻醉药品的依赖性、社会交际以及娱乐等评价，68% 的受者移植后生活质量评分（Karnofsky 评分）达 90%~100%，另有超过 10% 的患者评分超过 60%，术后 1 年 67% 的受者脱离 PN。Nebraska 大学的研究表明，大部分患者在移植术后经口营养管行肠内营养（EN）治疗，仅当营养不足或 EN 无法实施时行 PN 治疗，且术后 1 年能够维持良好的生长速度、低入院率及并发症发生率。大部分受者能够重返工作岗位或学校，仅部分患者需要接受治疗以恢复正常。Pittshurgh 大学的研究指出，在生存期长于 6 个月的 272 例受者（121 例儿童和 151 例成人）中，245 例（90%）获得完全的抑制肠功能并彻底摆脱 PN，17 例儿童受者虽然摆脱了 PN，但仍需要静脉输液补充液体和电解质。84% 的成人受者可完全独立正常生活，31% 的受者成为全日制学生或雇员，38% 的受者在家主持家务，10% 的受者进入社会上层，21% 的受者由于害怕失去医疗和社会保险的利益而没有外出工作。

相较于 TPN，小肠移植具有安全、高效、存活率高等优势。通过对美国小肠移植和 TPN 费用比较，发现小肠移植的成本效益优于 TPN。根据不同的小肠移植类型，第一年移植费用为 13 万 ~25 万美元，加上后期再入院治疗的费用平均为 0.979 2 万 ~2.3 万美元 /a。免疫抑制剂费用为 1.2 万美元 /a 右，小肠移植两年内总费用为 15.1 万 ~28.5 万美元，以后每年总费用为 2.1 万 ~3.5 万美元；而 TPN 两年内年总费用平均为 15 万 ~30 万美元，以后每年总费用为 7.5 万 ~15 万美元，另外家庭护理费、器械费、材料费等为 0~14 万美元。由此可见，TPN 的费用较小肠移植后再入院和免疫抑制剂的费用多很多。移植术 2~3 年后，如果移植肠功能恢复，小肠移植的花费可不断降低，和肾移植一样，小肠移植的成本效益优势更加显著。

结　语

自 1964 年首例小肠移植至今，全球已完成近 3 000 例小肠移植。小肠移植分为单独小肠移植、肝肠联合移植与腹腔器官簇移植。近 10 年来肝肠联合移植比例显著降低。小肠移植物与受者 1 年生存率已达到其他实质性器官移植水平，但 5 年以上生存率不尽如人意。

（李幼生）

第二节　小肠移植的适应证、禁忌证

一、肠衰竭的定义

肠衰竭（intestinal failure，IF）定义为肠道消化与吸收营养、液体和电解质的能力不足以满足成年人机体需求或儿童生长需要。IF 分为 3 类：

1. **肠道解剖学上的缺失**　如短肠综合征（short bowel syndrome，SBS），是 IF 的最常见原因。

2. **运动功能障碍**　即神经疾病（如肠道无神经节细胞症）或肌病（如慢性假性肠梗阻综合征）。

3. **肠黏膜上皮先天性疾病**　如微绒毛包含病（microvillous inclusion disease）、肠黏膜发育异常（intestinal epithelial dysplasia）、先天性簇绒肠病（congenital tufting enteropathy，CTE）。

二、小肠移植的适应证

（一）小肠移植的适应证

小肠移植的主要适应证是不可逆的肠功能衰竭患者在全肠外营养（TPN）治疗过程中，发生反复感染、肝脏损害和失去静脉输液途径。近年的研究认为，一旦患者出现以上并发症，应尽早进行小肠移植手术。美国匹兹堡大学医疗中心的资料

显示，对于单纯小肠移植而言，接受 TPN 治疗时间少于 12 个月的患者，长期生存率远远高于接受 TPN 治疗大于 12 个月的患者。成人小肠移植的适应证应结合患者的临床表现、疾病严重程度、小肠外器官受累情况以及其他治疗手段的疗效来综合判断。表 19-1 和表 19-2 分别列出了成人和儿童小肠移植的适应证。

表 19-1　成人小肠移植的适应证

1. 无法耐受肠外营养
   （1）即将发生或已经发生的肝损害［总胆红素大于 3~6mg/dl（54~108μmol/l）］、进展性的血小板减少症、进行性脾大），或肝功能衰竭（出现门静脉高压、脾功能亢进、肝硬化）
   （2）≥2 个部位的中心静脉血栓
   （3）每年 2 次或 2 次以上全身脓毒症需要住院治疗，一次导管相关的真菌血症，脓毒症休克或出现急性呼吸窘迫综合征（ARDS）
   （4）家庭肠外营养（HPN）后仍经常出现脱水

2. 由于下述疾病，死亡风险很高
   （1）腹腔内侵袭性硬纤维瘤
   （2）先天性黏膜疾病
   （3）超短肠综合征

3. 病死率较高的肠衰竭，不耐受 HPN
   （1）频繁住院，依赖麻醉剂，无法回归社会
   （2）不愿接受长期 HPN

4. 其他
   （1）完全的门静脉 - 肠系膜静脉血栓
   （2）冰冻腹腔

表 19-2　儿童小肠移植的适应证

（1）短肠综合征
（2）肠扭转
（3）腹裂
（4）坏死性小肠结肠炎
（5）肠闭锁
（6）缺血
（7）外伤
（8）运动障碍
（9）原发性假性梗阻
（10）空洞性内脏肌病
（11）微绒毛包含病
（12）先天性巨结肠（Hirschsprung 病）
（13）其他迹象
（14）神经病变与胃肠系统广泛累及的胃肠道肿瘤疾病
（15）肠息肉病
（16）肠再移植

LITx 适应证：除了上述的小肠移植适应证外还同时存在肝功能衰竭，主要包括淤胆、明显的门静脉高压、不可逆肝损害、肠系膜及门静脉血栓。

MVTx 适应证：主要是不可逆肝衰竭和肠衰竭，导致肠衰竭的原因为脾静脉栓塞、广泛胃肠道息肉病、空洞性内脏肌病或广泛性内脏神经病，即同时存在胃病的患者。

（二）小肠衰竭的常见病因

ITx 适应证是不可逆肠衰竭患者需要长期 PN，导致肠衰竭的因素包括：

1. **短肠综合征** SBS 是导致肠衰竭最常见的原因，一般是指小肠长度不足原小肠 70%，但确切剩余多少小肠可诊断为短肠仍存在争议。东部战区总医院根据剩余小肠长期随访的结果将短肠综合征又分为短肠综合征和超短肠综合征。只有超短肠综合征才是小肠移植的指征。导致成人 SBS 的原因主要是小肠粘连多次手术切除、腹部创伤、肠系膜血管血栓形成或栓塞、克罗恩病反复手术切除病变肠管；而儿童 SBS 的主要原因包括腹裂、肠扭转、坏死性肠炎、肠闭锁等。

2. **肠运动功能障碍（假性肠梗阻）** 导致肠道运动障碍的原因包括空洞性内脏肌病（hollow visceral myopathy）、全小肠神经节缺如、广泛内脏神经病等。

3. **肠道吸收功能障碍** 导致肠道吸收功能障碍的疾病包括微绒毛包含病、选择性自主免疫性肠病、放射性肠炎、广泛肠道息肉病等。

三、小肠移植的优缺点

随着医学技术的发展，长期 TPN 的应用有了保证并成为肠衰竭患者的标准治疗，但 TPN 严重并发症（如静脉导管栓塞、导管相关性感染、骨骼代谢性疾病、TPN 相关性肝损害）仍未能完全避免。ITx 的安全性和有效性可使患者从中获益，当然手术的并发症与免疫抑制剂的副作用是其主要缺点。

同时，小肠移植候选者在等待小肠移植时死亡率远高于其他器官移植等候者，IF 患者成为 LITx 候选者后死亡率为 30%~50%，儿童死亡率更高。UNOS 的资料显示 1997—2001 年等待 LITx 的候选者死亡率为 36%，而同期等待肝移植的候选者死亡率为 14%。LITx 候选者死亡的主要原因为感染。导致小肠移植候选者感染的危险因素包括存在中心静脉导管、肠腔细菌过度生长和易位、肠造口、肠内营养管、腹泻等。另外为了尽可能多地保存 SBS 患者的肠袢，在行肠切除时由于切除肠袢不够，剩余的小肠由于缺血等原因导致肠黏膜缺血坏死，未能再生，使此段肠袢的屏障功能完全丧失，继而发生严重的细菌易位。

四、小肠移植的禁忌证

小肠移植的禁忌证可分为绝对禁忌证和相对禁忌证。其中绝对禁忌证包括：①伴有严重的神经系统疾病；②严重的心、肺功能障碍；③严重的腹腔感染或全身脓毒症；④先天性或获得性免疫缺陷病；⑤侵袭性恶性肿瘤；⑥伴有多系统的自身免疫性疾病；⑦静脉通道丧失，无法保证移植术后 6 个月静脉通道通畅。相对禁忌证包括：①无法建立静脉通道；②年龄大于 65 岁；③癌前病变或过去 5 年内有癌症病史；④极度营养不良；⑤酗酒、药瘾，治疗不足 6 个月或治疗 6 个月以上无缓解；⑥缺少家庭支持（术后依从性差）。

结 语

小肠移植是肠衰竭患者有效的治疗措施，早期小肠移植适应证随意性较大，目前已经有了规范性小肠移植的适应证。

（李幼生）

第三节 小肠移植手术

一、术前准备

小肠移植术前需要对受者进行全面评估（表 19-3），包括剩余肠袢和机体其他器官功能的评估。

表 19-3 全面评估所需检查项目

1. 营养状态指标
   身高、体重、体重指数（BMI）
2. 检验项目
   （1）常规项目：血型、血常规、C 反应蛋白、肝肾功能、血电解质、空腹血糖、凝血功能、血降钙素原、尿常规、大便/造口液常规及隐血、真菌 G 试验
   （2）免疫学项目：HLA、群体反应性抗体（PRA）、供者特异性抗体（DSA）、补体依赖的细胞毒性（CDC）试验
   （3）血清病毒学指标：抗巨细胞病毒（CMV）抗体（IgG 及 IgM）、CMV DNA、抗 EB 病毒（EBV）抗体（IgG 及 IgM）、EBV DNA、乙肝病毒表面抗原、抗丙肝病毒抗体、抗 HIV 抗体、快速血浆反应素（RPR）试验
3. 影像学检查
   心电图、胸部 X 线正位片
   腹部 CT 及 CTA
   全消化道钡餐造影
4. 静脉导管　包括导管的种类、磁共振检查评估大血管栓塞情形、既往中心静脉导管穿刺部位、感染次数及感染菌种
5. 其他检查　肝脏活检
6. 原发疾病相关的特殊检查
7. 特殊的医疗情况相关检查

（一）胃肠道（GI）评估

1. 解剖性肠衰竭评估　SBS 患者最重要的评估目标是是否出现 PN 导致的并发症，如肝功能衰竭与静脉通路丧失，评估经过肠康复治疗后 SBS 有无机会终止 PN 治疗。评估剩余小肠长度、剩余部位、有无结肠等。通常通过参阅相关手术记录，但需注意原手术记录的剩余小肠长度可能短于实际长度。同时，术中直接测量固然是小肠长度测量的标准，但是麻醉状态下测量的长度并不能代表清醒状态下小肠的实际长度。如果剩余肠道没有梗阻、造口等，可通过肠道 CT 成像技术评估剩余小肠长度，而肠造口患者则可以通过消化道钡餐造影技术评估。临床上对肠内营养的耐受也有助于评估小肠长度。

肠道影像学检查可以了解肠道扩张情况，有助于实施非手术抑制的外科手术来治疗 SBS。电子肠镜活检显示黏膜结构正常且肠管不扩张则表明结肠适应已完成，肠功能已经最大化，反之，如果剩余小肠存在慢性炎症表明剩余小肠需要抗炎治疗，如果合并肠扩张与淤积则表示可能存在肠梗阻，需要外科治疗肠梗阻或肠成形术等。

评估 SBS 小肠移植候选者 GI 需要确定以下问题：

（1）确定患者是否需要无限期的 PN，获得解剖方面的信息（手术记录、X 线）与 EN 的实际吸收情况。

（2）是否可以通过内科或外科治疗改善小肠移植候选者 EN 耐受，从而避免 ITx。

（3）患者原有的胃与十二指肠功能能否满足 ITx 要求。

（4）患者原有的结肠功能是否满足 ITx 的要求。

2. 功能性肠衰竭评估　评估功能性肠衰竭远比解剖性肠衰竭更为复杂和困难，决定是否需要接受 ITx 主要是基于是否存在危及生命的并发症。评估内容包括肝功能、逐渐减少的静脉通道和 PN 依赖情况等；了解 EN 史、上消化道影像学、既往胃窦十二指肠测压结果，确定是否保留原有胃，即确定是施行 LITx 还是 MVTx。

（二）肝脏评估

在儿童小肠移植候选者中评估肠外营养相关性肝脏疾病（PN-associated liver disease，PNALD）和肝衰竭更为重要，因为近 50% 儿童小肠移植受者的移植物中包括肝脏。但临床中清楚区别肝功能损害是否可逆极为困难，需要结合病史、体格检查、常规的实验室检验与影像学检查，可能还需要确定肝细胞合成功能障碍和门静脉高压的严重程度。

从病史的角度评估，首先考虑高胆红素血症持续时间和严重程度，对于儿童和青少年，出生以来长期应用 PN 引起的高胆红素血症需要特别关注。其次考虑剩余肠道状况，因为剩余肠道很短，对 EN 耐受差，提示预后不良且很容易形成不可逆肝损伤。初次肠切除时是否有严重腹腔感染同样也很重要，是肝衰竭预后不良的独立风险因素，可能导致导管反复感染。消化道造口如胃造口术、肠吻合口和肠造口散在出血可能预示严重门静脉高压及肝功能进一步恶化。

出现下列情况时需要行 LITx：

1. 尽管应用 EN，儿童患者仍存在黄疸（胆红素 >51.3~102.6μmol/L）且不断加重，长时间 PN

儿童突然出现黄疸。

2. 黄疸儿童可能需要长期依赖 PN。

3. 肠造口长时间没有临床症状后出血。

4. 患者有明显的肝脾肿大。

5. 近期感染时血小板下降 $[<(100\sim150)\times10^9/L]$。

（三）其他器官评估

1. **血管解剖** ITx 候选者由于长期依赖 PN 需要反复放置静脉导管引起中心静脉栓塞、反复出现导管相关感染。逐渐消失的血管通路威胁到此类患者长期的 PN，成为 IITx 的常见适应证之一，大约 50% 的 IITx 候选者中心静脉通路减少，儿童 ITx 候选者多见于颈内静脉和锁骨下静脉堵塞，青少年 ITx 候选者多见于颈内静脉、锁骨下静脉和股静脉堵塞。维持良好的血管通路是小肠移植成功的保障，并且需要维持至术后数月。因此，小肠移植候选者的术前静脉保护必不可少。部分患者由于缺乏标准 PN 通路，常选择其他纤细血管。所以，术前对受者的血管评估应包括输液静脉通道和移植物植入需要的血管。CT 与 MR 血管成像均可避免 B 超的不足，部分患者需行 DSA，甚至高选择性血管造影以显示细小血管情况。

2. **肺功能** 肠衰竭儿童呼吸功能不全的常见原因包括早产儿支气管发育不良、先天性畸形等。肺相关的小肠移植禁忌证为氧依赖、反应性呼吸疾病、影像学检查显示纤维化和慢性肺不张等。ITx 患者术前需要常规行胸部 X 线、CT、肺功能和超声心动图检查。

3. **心功能** 长期的中心静脉置管会导致导管栓塞及反复发作的导管相关性血行感染，后者会增加潜在的甚至有明显临床症状的瓣膜病，因此儿童 ITx 候选者需要常规评估心功能。早产儿可能存在持续动脉导管未闭，需要术前对其进行修补。严重的肝损害也会影响心功能，术前需鉴别高动力循环和心室肥厚，因为移植术后激素与 Tac 的应用均会导致肥大型心肌病。

4. **肾功能** 导致 ITx 候选者肾功能不全的原因包括反复使用肾毒性药物（如氨基糖苷类抗生素）和肠衰竭患者的长期慢性脱水。由于儿童对尿素氮和肌酐相对不敏感，儿童肾功能不全的发现更加困难。而手术导致的 SBS 多存在腹腔感染，严重感染也影响对肾功能的诊断。超声和 CT 是评估肾脏功能的最基本方法，能够诊断肾萎缩、肾钙质沉着症、肾盂积水或其他肾脏疾病。

5. **神经发育** 因为极早产和合并慢性产后疾病，神经发育迟缓在 ITx 候选者中并不少见。同时，少见的先天性疾病（肠神经节缺如和代谢性疾病）均可导致神经和 GI 功能障碍，如顽固性腹泻、假性肠梗阻等应考虑行 ITx。另外，严重的发育迟缓与神经异常又是 ITx 的禁忌证。因此，对于可能存在遗传或代谢性疾病的 ITx 候选者应行 CT 或 MRI 检查。

6. **心理状态** 肠衰竭患者家庭社会功能一般较差，因此 ITx 团队中必须包括社会工作者，其作用主要是评估 ITx 候选者家庭照顾受者的能力。

二、小肠移植手术

（一）供肠获取与修整

供肠的获取与评估详见第五章第六节。与肝脏、肾脏等实质性器官移植相比，小肠移植物修整更为复杂。特别是肠系膜上动脉、肠系膜上静脉小的分支修整时均需逐一结扎或缝扎，否则在血管开放时因多处出血而导致移植小肠灌注不良。首先于肠系膜上动脉置管，持续灌注 0~4℃的灌洗液约 500ml。保留肠系膜上动脉开口周围的部分腹主动脉壁，清除肠系膜上动脉周围的结缔组织，游离出肠系膜上动脉长度 1.5~2.0cm，分离胰腺头部，逐一结扎肠系膜上静脉的属支，游离门静脉近端约 2.0cm。

获取小肠的同时需获取架桥血管。ITx 的架桥血管一般为髂血管和颈总（内）血管。ITx 的架桥血管首选髂血管（包括髂总、髂内、髂外血管）。若同时移植胰腺，髂血管应分配给胰腺移植，而颈总动脉与颈内静脉作为小肠移植的架桥血管。血管修整应遵循以下原则：①分别自血管的近远端注入保存液检查是否存在渗漏，若有渗漏以 9-0 缝合线进行修补；②修整前需鉴别与标记静脉近远端，确保血管吻合后静脉回流方向与原方向一致，避免因静脉瓣导致的静脉回流障碍。

（二）受者手术

1. **血管通路建立** 因 ITx 患者一般有长期中心静脉置管病史，血管情况较差，术前需要通过 MR 静脉成像检查确定手术时的血管通路。最好在膈肌上下分别建立大口径的静脉通路，而成人小肠移植时可使用 Swan-Ganz 导管检测右心功能。

2. 腹腔进入与粘连松解 ITx 手术切口常选用腹部正中切口，对于肥胖的患者可用"十"字形切口，这种切口有利于门静脉回流建立与肠道连续性建立。由于多数小肠移植患者有多次手术史，腹腔粘连严重，同时 ITx 需要广泛显露手术视野，因此，需要广泛分离腹腔，小肠移植患者腹腔内由于没有很重要的小肠，因此分离腹腔时一般不会导致重要脏器损伤，但需要注意的是腹腔分离时不能失血太多，会导致移植术后凝血功能障碍。

3. 器官切除 需要行 IITx 患者要切除近端空肠与大部分结肠，保留远端结肠与移植小肠侧侧吻合。但在脏器切除时仍需要注意尽可能减少失血。

4. 血管吻合 虽然小肠移植有多种类型，但血管吻合技术基本相同，与肝脏、肾脏、心脏移植所需的外科技术相比较，小肠移植的血管吻合在技术操作上并无特殊要求。

（1）动脉吻合：动脉的主要吻合方式为移植肠系膜上动脉（SMA）与腹主动脉端侧吻合，再次移植的患者亦可选用髂内动脉吻合。

（2）静脉吻合：根据移植肠静脉回流方式分为腔静脉回流与门静脉回流，前者是指移植物肠系膜上静脉（SMV）与受者下腔静脉吻合，后者是指 SMV 与受者门静脉或 SMV 吻合。腔静脉回流为部分门体分流，理论上讲肠道吸收的物质不经过肝脏代谢直接进入体循环，可能会导致部分门体分流，后者更接近生理，但在临床长期随访中发现腔静脉回流的小肠移植并不影响代谢。

对于部分下腔静脉或门静脉均不适合吻合的患者亦可选用其他静脉，如髂内静脉或左肾静脉。移植物的 SMA、SMV 可直接与受者血管吻合，也可以通过供者血管搭桥与受者相应的血管吻合。

5. 肠道连续性建立 移植小肠近端与受者小肠端侧或侧侧吻合，移植小肠的远端与受者的回肠或结肠端侧吻合，再将末端提出腹壁造口作为观察窗用。用于观察移植肠黏膜色泽变化，记录肠液流出量，也可以经此造口行内镜检查对移植小肠进行动态监测。选用吻合器还是手工缝合

根据外科医生的经验决定，但最好是侧侧吻合。

6. 胃空肠插管造口 部分 ITx 患者需要较长时间的肠内营养（EN），因此不鼓励放置鼻胃/肠管，最好分别行胃、空肠插管造口，空肠插管造口应选择移植小肠。

7. 腹腔关闭 ITx 最后、最重要是腹腔关闭。由于小肠移植患者需要复杂的切口、原有切口瘢痕、放置 EN 管、肠造口及腹壁缺失等因素，使小肠移植患者关腹复杂，甚至不能一期关腹。除了选择与受者相配的供者（供者略小）外，还可以切除部分小肠以减少供者体积，但仍有很多 ITx 受者不关闭腹腔，可以选择以下方法：

（1）缝合皮肤，不缝合筋膜。

（2）采用可吸收补片或不可吸收补片关闭腹腔，待日后内脏水肿消退后延期关闭腹腔。

（3）腹壁移植，如果小肠移植患者同时存在大范围的腹壁缺损，可同时移植腹壁。

— 结 语 —

小肠移植术前需要对剩余小肠解剖与功能进行评估。来自心脏死亡供者的小肠需进行复杂的修整。与其他实质器官移植相比，多数小肠移植受者不能一期关腹，常采用延期关腹或腹壁移植以避免腹腔间室综合征的发生。

（李幼生）

第四节 活体小肠移植

活体器官移植广泛应用于肝脏、肾移植，活体肾移植的移植物与受者生存率优于尸体肾移植。活体小肠移植理论上有较多的优势，比如等待移植时间相对较短、供受者之间组织配型较为匹配、器官缺血时间相对较短，还有就是更容易选择最佳手术时期，术前准备更为充分，另外，活体小肠移植的器官来源更加充足。但活体小肠移植（LDITx）由于数量有限，因此总体的临床预后尚有待进一步评估。

一、活体小肠移植适应证与优缺点

LDITx 适应证与禁忌证与尸体供肠相同。与

尸体小肠移植相比,LDITx 有其优点(表 19-4),但最大的缺点是供者风险,需要使供受者达到平衡。儿童小肠移植候选者中缩短等待时间特别重要,据 UNOS 报道 173 例等待小肠移植候选者中,131 例(76%)为儿童,65% 需要 LITx,而需要 LITx 候选者在等待期间死亡率特别高(25%~30%),匹兹堡一组数据显示 257 例小肠移植候选者中,120 例在等待移植期间死亡。而内布拉斯加大学 47 例等待 IITx 的儿童中,在等待移植期间从 IITx 候选者变成了 LITx 候选者。因此,在儿童中缩短移植时间特别重要,可以减少死亡率与避免逐渐形成肝衰竭。在美国,儿童供者数量有限,特别是小肠移植中心追求质量优的供者,如年龄与体积相配、血流动力学稳定、CMV 阴性,继而导致等待时间延长及相对高的死亡率。

表 19-4 活体与尸体小肠移植优缺点比较

	活体小肠移植	尸体小肠移植
优点	减少等待供者时间 最佳 HLA 配型 冷缺血时间短 供肠质量好 能够肠道去污 择期手术	供者无风险 全小肠移植 良好的架桥血管
缺点	供者有风险 供者或受者短肠综合征 无法提供架桥血管	等待供者时间长 HLA 配型差 冷缺血时间长 供肠质量不如活体 不能肠道去污 急诊手术

二、供者评估

活体供肠移植应该将供者的身体、心理及社会适应性影响减小到最低。供者评估的主要目的是确定合适、安全和健康的候选供肠者,在完全知情同意的前提下进行医学评估。捐赠意愿评估,确认活体器官捐赠者本人真实的意愿。确认符合法律、法规、医学伦理学和医学原则。医疗机构应当充分告知供者、受者及其家属摘取器官手术风险、术后注意事项、可能发生的并发症及预防措施等。供者、受者签署知情同意书。

对于活体小肠移植供者术前评估时,首先需要确定血型和组织配型。理想的供者和受者之间要求血型相同或相容,并且具有理想的 HLA 匹配。供者的年龄一般要求低于 65 岁,无传染性疾病和重要器官疾病。移植肠段的长度要求既可满足受者正常的消化吸收功能,又能最大限度地降低对供者肠功能的损害。目前普遍采用回肠作为移植肠管,保留供者末端回肠 20~25cm 和完整的回盲瓣,从而保证供者能够正常吸收维生素 B_{12},同时避免产生腹泻症状。移植肠管的长度应根据受者的年龄和供者小肠的长度来定,通常以 150~200cm 为宜,确保供者至少有 60% 的剩余小肠。

活体小肠移植医学评估的程序推荐按设定程序依次进行检查,进行筛选,一旦发现禁忌证即不符合捐赠条件,即终止其他检查,避免创伤性检查并合理降低医疗费用(表 19-5)。

表 19-5 活体小肠移植供者评估

ABO 血型
受者淋巴细胞毒试验
全面的内科疾病筛查[采集详细病史,体格检查,实验室检查(血液、尿液检查),X 线片和 ECG,必要时头颅部 CT]
抽血查肿瘤标志物,如 AFP、CEA、CA199、CA153、CA125 等
HLA 配型
腹部 CT 或超声检查
全消化道钡餐造影
血管造影或 CT 血管成像。必要时供者行肠系膜上动脉造影,涉及切除回肠中远段及相应供血的动、静脉主干

三、供肠获取

麻醉处理无特殊,做腹正中切口,精确测量从屈氏韧带到回盲部的全部小肠长度,显露回肠血管弓,保留末端回肠 20cm,量取远端回肠 150cm(儿童)或 200cm(成人)小肠,再次测量残余小肠长度,确保残留小肠长度大于总长度的 60%。根据术前肠系膜血管造影设计的供肠切取方案,仔细解剖游离回肠中远段的动脉及静脉主干,V 形修剪拟供肠段系膜,用无损伤血管夹试行阻断血管预定主干切断线,观察 20 分钟,对预留肠管血供无影响,静脉注射肝素 5 000U。切割缝合器在近、远端切断小肠,肝素化后将供肠移出至冰水中,以 UW 液灌注至流出液清亮。完成供者消化道重建后关腹。近年来腹腔镜技术发展迅速，上述操作均可在腹腔镜下完成。

四、受者手术

做腹正中切口，松解腹腔粘连，找到残留小肠的近端和远端残端，肾下腹主动脉和下腔静脉与供肠的回肠动脉和静脉分别行端侧吻合，其余操作无特殊。

结　语

活体小肠移植适应证和禁忌证与尸体小肠移植相同。活体小肠移植具有减少受者等待时间、最佳 HLA 配型、供肠冷缺血时间短、更好的受者准备等优点。但活体小肠移植手术相对困难，移植小肠较短，其吸收功能可能不足以满足成年受者机体营养需求。

（李幼生）

第五节　小肠移植术后管理

一、术后早期管理

小肠移植术后早期管理可分为受者器官/系统功能管理、移植器官监测，根据器官移植的要求可以是小肠，也可能包括胃、肝脏、胰腺、肾脏或结肠。

（一）心血管系统

小肠移植术后早期最大的挑战是移植器官的灌注，可以采用彩超监测肠造口，有助于维持血流动力学稳定与液体治疗。对于 ITx 受者而言，维持血流动力学稳定性的重要作用在于促进小肠活力与功能。其主要功能是维持适当的红细胞比容、氧合与液体平衡以保证良好的心输出量与灌注压，如果需要血管收缩药或心肌收缩药，最好不使用 α 受体激动剂。氧输送量（DO_2）按照公式（$DO_2=[(Hb \times 1.3 \times SaO_2)+(PaO_2 \times 0.003)] \times$ 心输出量）进行计算。红细胞压力维持在 27%~30% 以保持氧供并达到运氧能力和心输出量的平衡。同时，术后早期应维持血液呈相对低凝状态。患者 INR 维持在 2.5~3.5，血小板低至

20×10^9/L。PaO_2>95%，心输出量在正常以上，液体足量，避免循环后负荷增加。

（二）呼吸功能

小肠移植患者存在明显的呼吸功能障碍或慢性肺功能性疾病，特别是先天性肠衰竭患者可合并先天性肺功能障碍。ITx 受者多数可在术后 24~48 小时拔除气管插管，MVTx 受者有时需要维持气管插管数天。大体积的移植物导致延迟关腹，术后第 1 周内需要多次手术，对呼吸功能监测提出了更高的要求。

小肠移植后为了有效维持移植物微循环，需要输注较多液体，并可能导致肺水肿。MVTx 受者可出现瞬态膈功能障碍，多经保守治疗缓解。另外，在 ITx 特别是 MVTx 患者中，腹腔高压甚至腹腔间室综合征的发生率较其他器官移植高。因此，需注意膀胱压的变化，并及时行腹腔开放。

（三）肾脏

器官移植术后肾功能障碍较常见，10%~25% 的小肠移植患者需暂时透析，相关危险因素包括术前肾功能不全、短暂低血压、钙调磷酸酶抑制剂的使用及肾毒性抗体的应用等。小剂量多巴胺 [2.5~5.0μg/（kg·min）] 或非诺多泮 [0.03~0.1μg/（kg·min）] 可使部分患者得到缓解。若受者需要行肾脏替代治疗，最好选择连续血透或净化以避免快速血容量转移而影响器官功能。对于代偿性肾衰竭患者，深处的毛细血管与低蛋白血症、高静脉压可能引起全身水肿并加重第三间隙的液体丢失；腹壁水肿可以延迟关腹，或行腹腔开放技术，并利用利尿剂等减轻组织水肿，然后分阶段关腹。

（四）电解质

因为大量液体自肠造口丢失，移植小肠可能出现镁、钙吸收不良，水、钠与碳酸氢盐也经常丢失，上述情况在术后数天经常出现，并导致代谢性酸中毒，而镁缺乏可增加 Tac 血药浓度和肾毒性。ITx 受者术后高血糖较为常见，需要严密监测，并最好能够控制在 4.4~8.3mmol/L。

（五）血红蛋白

血红蛋白异常在贫血、低蛋白血症、凝血功能障碍，特别是肝功能不全的受者中更为常见。

（六）肠造口管理

影响肠造口流量的因素包括：移植物吸收功

能、粪便成分、运动功能与运输时间。水样泻可应用洛哌丁胺,肠内营养中加入止痛药与果胶等容易堵塞肠内营养导管,脂肪吸收不良可使用胰酶或PN,利胆药物引起的腹泻可使用考来烯胺,可使用生长抑素抑制消化液分泌以减少肠造口流量并有助于造口管理。另外,排斥反应同样表现为肠造口流量增加,因此腹泻均需与排斥反应鉴别。

(七)感染

见第六节小肠移植并发症。

(八)排斥反应

见第六节小肠移植并发症。

二、免疫抑制治疗

由于小肠移植物免疫负荷与组织相容性抗原高表达,早期认为ITx较肾脏、肝脏和心脏移植需要更多的免疫抑制剂以预防频发和顽固的排斥反应。因此,在20世纪90年代中期,免疫抑制剂应用剂量较大,称为过度免疫抑制时代,其结果是感染与PTLD发生率高。近年来免疫抑制方案在Tac基础上增加了免疫诱导,使小肠移植免疫方案更加合理与细化,其抑制排斥反应、GVDH和PTLD达到较为合理的程度。

(一)免疫诱导

20世纪90年代早期应用的免疫诱导剂为OKT3,90年代后期多使用抗白介素-2受体(IL-2R),近来应用较多的是阿仑珠单抗(campath-1H)、抗胸腺细胞球蛋白(ATG)。初步结果表明,应用campath-1H诱导+单用低剂量Tac方案,小肠移植术后患者及移植肠的存活率高于以往其他方案,且术后感染发生率无显著增加。小肠移植常用诱导方案见表19-6。

表 19-6 小肠移植常用的免疫诱导药物与剂量

使用单位	诱导	CIN	MMF	SIR
Nebraska 大学	抗 IL-2R 或胸腺细胞球蛋白(6mg/kg,分次给)	术后前 3 个月 Tac 浓度:15ng/dl	保护肾功能时使用	顽固性排斥或保护肾功能时使用
Pittsburgh 大学	抗胸腺细胞球蛋白(6mg/kg,单剂)或阿仑珠单抗	术后前 3 个月 Tac 浓度:8~12ng/dl	无	
Miami 大学	阿仑珠单抗 30mg,分别在手术当天或术后第 3 天	术后前 3 个月 Tac 浓度:10ng/dl	无	
巴黎 Hospotal Necker 大学	抗 IL-2R	术后前 4 周 Tac 浓度:IITx 25ng/dl,LITx 20ng/ml	无	严重或慢性排斥反应使用
Birmingham 大学	抗 IL-2R	术后前 4 周 Tac 浓度:15~20ng/dl	无	排斥反应时使用

(二)免疫抑制维持

CsA 时代,ITx 的结果并不理想,但自 20 世纪 90 年代开始,Tac 进入临床后明显改善了 ITx 预后。90 年代后期的结果显示,IITx、LITx、MVTx 移植物 1 年生存率由 CsA 时代的 17%、44%、41% 提高至 Tac 时代的 65%、64%、51%。近来的结果显示,Tac 不仅提高了移植物与受者 1 年生存率,而且也显著改善了长期生存率。ITR 的结果显示,2000 年以后 ITx 的 1 年、5 年、10 年受者/移植物生存率分别为 76%/71%、58%/50%、44%/40%,再抑制率为 7.9%,再次移植后移植物 1 年、5 年生存率分别为 64%、46%。

Tac 可以口服也可以静脉给药。由于免疫诱导药物的使用,移植后早期可以不静脉使用 Tac 以避免静脉使用 Tac 的副作用。大多数小肠移植中心 Tac 血药浓度前 3 个月维持在 15~20ng/ml,3 个月后维持在 8~15ng/ml。

小肠移植现基本不使用 CsA,除非有 Tac 的绝对禁忌证(肾功能恶化、血尿综合征、糖尿病等)。若出现 Tac 副作用(主要肾毒性),一般优先选择 SIR。研究显示,在肌酐升高的儿童小肠移植受者中联合使用 Tac 和 SIR,SIR 血药浓度维持在 8~10ng/ml,Tac 剂量可减少一半,肾功能显著改善。

Tac 是小肠移植免疫抑制的最佳药物,90% 的器官移植中心使用 Tac 与激素联合使用的方案,但近 10 年来有向 Tac 单药维持的倾向。

儿童在应用免疫抑制剂时根据体重和血药浓度来调节(表 19-7)。

表 19-7　儿童小肠移植常规免疫抑制方案

	诱导	维持
激素 (甲强龙)	20mg/kg,iv,或 25mg,iv,q6h 20mg,iv,q6h 15mg,iv,q6h 10mg,iv,q6h 25mg,iv,q12h 25mg,iv/PO,q24h	术后 6~12 个月如果临床症状稳定可停用激素
Tac	0.02~0.05mg/kg,iv,维持24 小时 肠功能恢复后 0.05mg/kg,口服,q12h,维持血药浓度 8~12ng/ml	
阿仑珠单抗	20mg×2 剂	

注:q6h,1 次 /6h;q12h,1 次 /12h;q24h,1 次 /24h;PO,口服;iv,静脉注射

三、营养支持

小肠移植的最终目标是恢复患者的肠道功能,并最终摆脱全肠外营养(total parenteral nutrition,TPN),从而恢复肠内营养(enteral nutrition,EN)和普通饮食。但是移植小肠经历了缺血再灌注、去神经、淋巴回流中断以及排斥反应,其功能恢复是一个漫长、渐进的过程。

1. 在移植肠的功能恢复前,TPN 是肠移植受者的主要能量营养来源。

2. 术中移植肠近端行插管造口为术后早期肠内营养及肠道给药建立了良好的通路。

3. 移植肠功能逐渐恢复的过程中,随着移植小肠功能逐渐恢复可缓慢逐步过渡到肠内营养。

4. 在过渡过程中应用 PN+EN 的方式,监测木糖吸收试验、氮平衡、粪脂、口服 Tac 后血药浓度,有助于了解移植肠对糖、脂肪、蛋白质吸收功能的恢复状况,调整肠内营养的配方和用量。

5. 监测营养状态指标(如体格测量、免疫功能、血清白蛋白、基础能量代谢等)和肠内营养耐受性,以指导营养支持并观察其疗效。

6. 一旦消化道动力恢复且无吻合口瘘的发生,便开始口服低脂饮食,在受者耐受和有效维持营养状态的前提下,逐步过渡至完全口服普通饮食。

四、长期随访

小肠移植术后的排斥反应、感染、药物的毒副作用等并发症仍然严重影响患者的生存率。为了解决这一难题,最大限度地降低并发症发生率,需要进行严密监测和规律随访。包括建立一个合理的小肠移植随访系统,以及按照规定的指标和频率对患者定期随访和监测,其中术后的免疫抑制治疗及其疗效是小肠移植随访和监测的主要内容。

(一)小肠移植随访系统的建立

根据我国小肠移植的现状对建立小肠移植随访系统进行初步探索,通过借鉴国际小肠移植登记中心(ITR)、美国器官获取和移植网络(OPTN)、美国受者科学注册系统(SRTR)、美国器官分配联合网络(UNOS)以及中国肾移植科学登记系统(CSRKT)、中国肝移植注册中心(CLTR)等建立小肠移植随访登记系统,制订随访计划、监测指标和频率,并根据实际情况对系统进行调整和改进。该系统包括小肠移植领域的重大事件、候选人、受者、供者人口学特征,术中、术后及随访情况,以及生存分析等内容(图 19-2)。

建立小肠移植随访系统要求:一方面,随访和监测内容不能过于简单,需要包含有效指标,观察记录病程变化及主要过程,及时发现问题,指导治疗,如能早期发现急性排斥反应,在未出现临床症状时就开始抗排斥治疗,大大降低排斥死亡率,缩短排斥反应病程,防止移植物失功;另一方面,也不能过于烦琐,在临床上难以实施,不具有可操作性,失去了随访的意义和可操作性。制定规范化表格用于收集数据,通过统计学分析,以了解全国小肠移植的现状和发展趋势,并对各地小肠移植中心的工作进行实时科学评估与汇总,为建立公正的小肠移植机制和政策制定提供科学依据。

(二)免疫抑制治疗的随访与监测指标、频率

目前,排斥反应和感染仍然是小肠移植术后

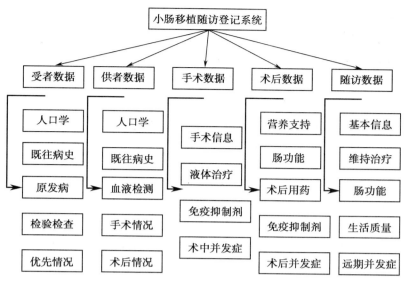

图 19-2 小肠移植随访登记系统

危及移植肠和患者生存的主要并发症,而这些患者可能受益于严密的随访监测以及个性化的免疫抑制治疗和预防措施。通过密切监测和随访免疫抑制治疗的各项指标,可以了解受者一般情况及移植肠的状况,有效调整免疫抑制剂的用药,并进行有效的心理疏导、缓解心理压力,及时发现排斥反应、感染及药物的不良反应,如肝肾功能异常、粒细胞减少等,从而尽早予以治疗,避免延误病情或发生不可逆后果,进而提高小肠移植患者整体的存活率、生活质量以及远期疗效。

1. 排斥反应监测

(1)观察患者的临床征象。

(2)实验室检测血淋巴细胞计数及比例、T 细胞亚群、瓜氨酸水平、外周免疫细胞群的细胞荧光分析、细胞因子、生物标志物(biomarker)、粪便钙防卫蛋白测定。

(3)他克莫司(Tac)血药浓度:在应用 Tac 3 天后开始,监测用药后 12 小时的谷值浓度(C_0)。前 2 周检测频率为 2 次 / 周,3~4 周检测 1 次 / 周,2~6 个月检测 1 次 /2 周,7 个月后检测 1 次 / 月。Tac 目标浓度为:前 3 个月内为 10~15ng/ml,3 个月后如病情及血药浓度平稳,减为 5~10ng/ml。如在围手术期、Tac 的给药方式或剂量改变、应用影响 Tac 血药浓度的药物(干扰 P450 酶代谢的药物如抗真菌药物、抑酸剂等)、抗排斥及抗感染治疗期间、严重腹泻等情况下,应适当调整检测频率为 2 次 / 周。

(4)内镜下移植肠黏膜活检及病理学检查:术后 3~4 天经肠造口观察窗进行首次肠镜检查及有计划的肠黏膜活检,前 2 次床边行肠镜检查并且不过吻合口,此后检查频率为 2~3 次 / 周,2~3 个月减为 1 次 / 周,4~6 个月为 1 次 /2 周,7~12 个月如无并发症 1 次 / 月。术后如若出现腹痛、腹胀、发热、造口肠液突然增多或减少、肠道出血和移植肠腹壁造口颜色改变等情况时急诊行内镜及肠黏膜病理检查,抗排斥反应治疗后 3 天复查肠镜及病理,此后频率为 2~3 次 / 周,观察治疗效果并指导下一步治疗,待病情好转后逐渐减少侵入性内镜检查及活检频次。

内镜下活检及病理学检查仍然是术后监测移植肠的"金标准",其敏感性及特异性分别达到 52% 和 93%,一旦怀疑排斥反应发作,应多点取材。排斥反应根据病理学诊断标准分为:0 级无排斥反应、IND 级排斥反应(不确定)、1 级排斥反应(轻度)、2 级排斥反应(中度)、3 级排斥反应(重度)。1 次排斥反应定义为首次发现排斥活检日开始,至第 1 次转为正常时为止,如在病程中,病理诊断有不同级别,以评级最高的诊断为主。记录肠镜及黏膜病理活检的时间、次数及结果,排斥反应发生的时间、次数和级别,经抗排斥治疗后的逆转情况。

2. 微生物学调查 定期检测体液和引流液的病原体微生物,包括细菌、真菌及巨细胞病毒(CMV)、EB 病毒(EBV)等,根据培养及抗菌药物敏感试验结果并结合临床情况调整用药方案。

术后1~3个月,常规进行微生物学调查(取咽拭子、腹腔引流液、肠液、尿液、胆汁、痰、大便标本进行培养和涂片),频率为2次/周,行抗CMV、抗EBV-IgG、IgM定性检测,实时PCR技术对CMV DNA、EBV DNA定量检测,频率为1次/周;3个月后减为1次/2周,6个月后病情稳定或出院变为1次/月。如有发热,体温超过38.0℃,伴有咳嗽咳痰,肠造口液量变化等,急诊行微生物学调查以及CMV和EBV检测,频率为1次/周;在急性排斥反应治疗后需要严密监测感染并发症。

3. **药物毒副作用监测**　万古霉素、两性霉素B脂质体及Tac等药物具有肝肾毒性、移植后糖尿病、高脂血症、高血压等副作用。需要严密监测外周血胆红素、谷丙转氨酶、谷草转氨酶、尿素、肌酐、血糖血脂、血压等指标的变化。术后1个月内2次/周,2~3个月1次/周,病情平稳后1次/月。

---- 结　语 ----

小肠移植术后早期管理同其他器官移植,但更重视PN与EN,且持续时间较长。免疫诱导方案在小肠移植中得到官方应用,降低了Tac单药维持浓度,减少了其所导致的并发症。

（李幼生）

第六节　小肠移植并发症

随着外科技术的日臻完善和免疫抑制剂的不断发展。小肠移植已成为慢性肠衰竭最终而有效的治疗措施。伴随临床小肠移植病例数量的累加,小肠移植的并发症也逐渐增加。小肠移植常见的并发症有:血管并发症(血管栓塞、狭窄、渗漏)、肠道并发症(肠穿孔、出血、吻合口瘘)、免疫并发症(排斥反应、移植物抗宿主病)和恶性肿瘤(移植术后淋巴组织增生病)等。

一、外科相关并发症

（一）动脉血栓形成

动脉血栓形成或栓塞多数出现在术后1~2周内,但也可以发生在术后数周。

1. **原因**　导致动脉动脉血栓形成主要原因为灌注供肠时,因插管致动脉内膜损伤;血管吻合技术不佳;吻合口两动脉的口径大小相差较大;供者年龄过大,年龄超过45岁或近1年来有过心血管病史的供者,术后血栓的发生率明显增加;排斥反应;感染,特别是巨细胞病毒(CMV)和带状疱疹病毒感染均可损伤血管内皮细胞,促使白细胞和血小板黏附,形成血栓。

2. **临床表现**　动脉血栓形成主要有以下两种表现:术后早期动脉血栓形成表现为移植小肠坏死、同时合并有肠道坏疽、中毒性休克、发热;术后晚期出现的动脉血栓形成表现为移植小肠缺血坏死、肠道造口有血性分泌物流出,移植小肠造口处肠黏膜苍白、坏死,腹腔冲洗液呈血性。

3. **诊断**　术后早期动脉血栓形成在术中即可发现,如果移植小肠色泽的改变及动脉搏动减弱或消失应考虑动脉血栓形成和栓塞;术后晚期出现的动脉血栓形成需要与移植小肠缺血再灌注损伤、排斥反应鉴别,有时诊断并不容易。血管多普勒超声、CT(血管增强)扫描及血管造影是敏感而有效的诊断方法。

4. **治疗**　术后早期动脉血栓形成可以在术中纠正不佳的血管吻合,如果有血栓形成或栓塞则可以考虑行血栓摘除术。术中摘除血栓可挽救70%的移植小肠。术后晚期出现的动脉血栓形成和栓塞,切除移植小肠是唯一能够挽救患者生命的治疗方法。

5. **预防**

（1）供者的年龄不宜超过45岁。

（2）选择CMV和带状疱疹病毒阴性的供者。

（3）插管灌注供肠时应尽可能减少动脉内膜损伤。

（4）如果移植小肠来自尸体,应尽量保留肠系膜上动脉周围的腹主动脉壁。在移植小肠动脉吻合时,避免吻合口两动脉的口径大小相差较大。

（5）如果动脉吻合张力过大应采用动脉架桥方法,多因素分析证实采用动脉架桥方法尽管多行一处血管吻合,但由于降低了血管张力,术后动脉血栓的发生率明显降低。

（二）静脉血栓形成

1. 原因

（1）小肠移植的静脉回流方式如上所述，部分小肠移植患者的 SMA、SMV 曾罹患疾病或栓塞，因此，移植小肠的静脉不能与已有病变的受者 SMV 吻合。移植小肠的静脉与受者的下腔静脉吻合是一种部分肠腔分流，腔静脉回流对代谢的长期影响了解较少。由于供肠的 SMV 长度不够，与受者的门静脉或下腔静脉吻合张力较大，因而，供肠应保留 SMV 及门静脉，供肠的门静脉与受者的门静脉端侧吻合，这样势必延长移植小肠的静脉长度。术后易发生静脉扭曲，致血流不畅，进而发生静脉血栓。

（2）血管吻合技术不佳是导致静脉血栓形成和静脉栓塞的另一重要原因。

（3）继发于其他并发症，如吻合口周围感染、血肿压迫或血肿机化。

（4）排斥反应。

（5）供肠保存不佳，静脉血回流不畅，易发生血栓形成。

（6）供者静脉，特别是门静脉缺血，易造成静脉损伤，形成血栓。

2. 临床表现　移植小肠淤血、张力高，肠壁呈青紫色，肠腔内有大量血性渗出液。术中出现静脉血栓形成和静脉栓塞根据临床表现能够及时作出诊断。术后形成的静脉血栓和静脉栓塞有时容易与移植物失活或缺血再灌注损伤混淆，根据临床表现也不难诊断。多普勒超声、CT 和血管造影均有助于诊断。如果高度怀疑静脉血栓形成，应尽早剖腹探查，既可以早期诊断，又可以尽早治疗，切除无功能的移植小肠以挽救受者生命。

3. 治疗　术中发现静脉血栓形成或静脉扭曲应术中取栓或纠正扭曲静脉。术后晚期出现的静脉血栓形成多数需要切除移植物以保全受者生命。

4. 预防　同动脉血栓形成。

（三）腹腔出血

1. 原因　出血是小肠移植最早出现的并发症。其原因也是多方面的：①供肠两端结扎不妥善致出血；②受者剥离广泛，剖面渗血；③移植小肠自发性破裂，造成移植小肠自发性破裂的原因主要是急性排斥、供肠严重缺血性损伤、静脉完全阻塞；④动静脉破裂，多继发于感染、吻合口缝合不严密等；⑤移植小肠吻合口出血。

2. 临床表现　小肠移植术后出血量较小时仅表现为引流管引流出血性液体增加，严重者出现腹痛、腹胀或腹膜刺激症状；更严重者则表现为急性失血性休克征象。

3. 诊断　依据病史和临床表现不难诊断。

4. 治疗　术后早期出血多数需要紧急手术探查，根据出血病因治疗。

5. 预防　①良好的血管吻合技术能显著减少血管吻合口的渗血；②由于供肠修整有遗漏，血管再通后会出现供肠和创面的止血，修整完供肠后要仔细检查是否还有出血点，妥善止血；③充分引流并保持引流通畅，腹腔主动引流能有效地预防感染，继而减少感染导致的出血；④积极预防排斥反应。

（四）肠道吻合口漏 / 肠瘘

1. 原因　小肠移植时需要移植小肠与受者小肠及结肠至少有两处吻合。移植小肠缺血性损伤，使移植小肠肠道吻合后愈合能力差，再灌注损伤时进一步加重移植小肠和原小肠的组织损伤，影响肠道愈合能力。移植小肠肠袢两端血供较差，特别是伴有结肠移植时，结肠血供更差，因此，移植小肠或结肠与原肠道吻合处容易发生吻合口漏 / 肠瘘。

2. 临床表现　小肠移植患者的肠瘘由于受者应用免疫抑制剂使其临床表现不典型。腹腔感染的症状不明显，腹腔引流管有肠液或胆汁流出应高度怀疑肠道吻合口漏 / 肠瘘的出现。

3. 治疗　与外科肠瘘的治疗无明显差异，但需要注意的是小肠移植患者应用免疫抑制剂可影响肠道吻合口的愈合。更易形成广泛的腹腔感染，不易局限，因此，一旦出现肠肠道吻合口漏 / 肠瘘需要更重视腹腔引流，特别是主动引流。

4. 预防　尽可能地缩短移植小肠的保存时间，减轻供肠缺血性损伤，小肠移植要求冷缺血时间最好不超过 9 小时。采用合适的器官保存液（如 UW 液）、在保存液中添加某些药物（如前列腺素 E、钙离子拮抗剂、丹参等）减轻移植小肠的缺血再灌注损伤。移植小肠的两端，特别是回肠末端或结肠,血供较差,移植物修整时应切除血供不佳的肠袢,保证移植小肠吻合时血供良好;术后肠外营养支持时添加谷氨酰胺等,促进肠黏膜再生。增强肠吻合的愈合能力。

二、排斥反应

小肠移植后的主要免疫问题为移植物抗宿主病(GVHD)和宿主抗移植物病(HVGD),即移植物排斥(graft rejection)。排斥反应又分为急性排斥和慢性排斥反应。排斥反应是小肠移植的主要并发症,也是小肠移植失败的主要原因。Miami 大学总结 11 年内完成的 209 例小肠移植患者资料,共发生 290 次病理证实并需临床治疗的排斥反应,其中分别经历 1 次、2 次、3 次排斥反应的患者分别占 34.9%、17.7% 和 15.3%,首次排斥反应发生的时间为术后 18 天,首次排斥反应反生在术后第 1 个月占 63.4%,术后前 3 个月的占 82.4%。所有发生的排斥反应中,轻度排斥占 44.8%、中度排斥占 38.3%、重度排斥占 16.9%。

(一)急性排斥反应

1. 病因 与其他实质性器官相比,小肠移植的排斥反应严重且发生率高,主要因为:①肠道固有大量的淋巴组织,包活肠系膜淋巴结、Peyer 集合淋巴结、固有层淋巴组织;②肠系膜上皮细胞表达主要组织相容性抗原(MHCⅡ);③小肠对缺血敏感,缺血再灌注损伤严重,组织损伤程度与术后排斥密切相关。

2. 临床表现 小肠移植中急性排斥反应临床表现为突然出现的发热、腹胀、腹痛、恶心、呕吐。肠造口的肠液流出量突然增加,全身感染中毒症状。严重急性排斥反应表现为发热、大量腹泻、腹痛、腹胀、酸中毒,肠造口有大量血性液体或脱落的肠黏膜流出,甚至出现 ARDS。局部体征表现为,移植肠造口处由粉红色变为紫红色,亦可表现为苍白;腹部可触及包块,为梗阻肠袢或肿大的淋巴结;肠造口缩小甚至闭塞。

3. 诊断 与其他器官移植一样,病理学是诊断小肠移植排斥反应的"金标准"。2003 年第 8 届国际小肠移植会议上确立了小肠移植急性排斥诊断的病理学标准,将移植小肠活检的黏膜组织病理学改变按排斥反应的轻重程度分为 5 级:无

急性排斥反应(0 级)、不确定急性排斥反应(IND 级)、轻度急性细胞性排斥反应(1 级)、中度急性细胞性排斥反应(2 级)、重度急性细胞性排斥反应(3 级)。

细胞凋亡在排斥反应诊断中的价值已受到广泛重视,动物实验结果表明发生排斥时,隐窝上皮细胞出现细胞凋亡早于组织学改变。Pittsburgh 器官移植中心总结 2 807 份肠黏膜活检标本,发现排斥反应期隐窝上皮细胞凋亡数明显高于正常及非特异性改变的肠黏膜,虽然隐窝细胞凋亡不是小肠移植排斥反应的特异的绝对指标,但可在排斥反应不显著时提示排斥反应的发生。

4. 监测

(1)内镜:内镜在小肠排斥反应中具有监测和诊断作用。Garau 等对 15 例小肠移植患者进行了 222 次内镜检查,并将结果分为正常、炎症和溃疡 3 类。其中炎性型黏膜表现为充血、水肿、肠壁变脆、黏膜皱襞丧失;溃疡型黏膜表现为糜烂、溃疡、渗出和假膜形成。

内镜指导下的肠黏膜组织病理学检查是小肠移植术后最主要的监测手段。内镜指导下的肠黏膜取材作用十分重要,这是因为早期排斥反应病变并非发生于全小肠,而是成斑点状或小片状,且病变轻重程度的部位也不一致。在内镜指导下的取材可取到典型病变,从而提高病理诊断的准确率。目前临床小肠移植术后的排斥监测主要依据临床观察与内镜指导下的移植小肠黏膜活检相结合的方法。术后不同时间小肠移植后内镜检测频率见表 19-8。

表 19-8 术后不同时间小肠移植后内镜检测频率

术后时间	频率
0~4 周	每 2~4 天 1 次
5~12 周	每周 1 次
4~6 个月或至造口关闭	每月 1 次
排斥期间	每 2~4 天 1 次

放大肠镜可以放大肠黏膜 100 倍,这种新技术可以快速分析肠黏膜绒毛结构,有助于早期诊断排斥。Miami 器官移植中心放大肠镜诊断小肠移植排斥评分系统见表 19-9。

表 19-9 Miami 器官移植中心放大
肠镜小肠移植排斥评分系统

项目	评分
绒毛高度	
正常	0
轻微缩短	1
中度缩短	2
扁平	3
绒毛钝化	
正常	0
轻微钝化	1
中度钝化	2
扁平	3
绒毛充血	
正常血管分布	0
轻度充血	1
中度充血	2
严重充血	3
黏膜红斑	
无红斑	0
轻度红斑	1
中度红斑	2
严重红斑	3
黏膜脆性	
正常	0
活检范围内易出血	1
视野范围内易出血	2
持续渗血	3

评分 0~15	
0	无排斥
1~5	不确定的排斥（1 级排斥）
6~10	轻度排斥（2 级排斥）
>10	中到重度排斥（3~4 级排斥）

（2）免疫学指标监测：外周血免疫监测，外周血的某些特定细胞可能因转移至移植物内参与排斥反应而导致外周血中该亚群细胞减少。该项监测已用于肾、心、心肺移植患者术后的检测，一项多中心的调查结果表明该项监测敏感性达 95%，特异性可达 74%。

（3）移植肠功能学监测

1）肽类激素监测：胃肠道是人体内最大的内分泌器官，已知能分泌 10 多种多肽类激素。排斥会引起激素分泌量的减少，而且这种变化早于组织学改变。P 物质、降钙素、生长抑素、胃泌素

释放肽、胃动素、神经降压素、胰多肽等在排斥时均呈现不同程度的降低。

2）吸收功能测定：随着移植小肠排斥反应的发生，肠道功能亦受到损害。通过监测移植小肠的功能可同时反映移植小肠是否发生排斥反应。乳糖酶、蔗糖酶、麦芽糖酶、氨肽酶、碱性磷酸酶位于小肠上皮刷状缘，移植小肠排斥时，肠黏膜上述酶的含量明显降低。

3）肠道通透性：肠道壁变薄、通透性增加、屏障功能降低是小肠移植急性排斥反应的基本病理特征之一。肠道黏膜屏障功能也可作为排斥反应早期的诊断指标。移植术后早期移植肠通透性明显增加，可达正常小肠的 20 倍左右，此时移植小肠通透性增加是由于缺血再灌注损伤，而并非是排斥反应所致。术后 4 天以后肠道屏障功能逐渐恢复正常。发生排斥反应时移植小肠的通透性会再次明显增加，因此，通过对移植小肠通透性的动态监测，可以及早发现移植小肠的排斥反应。测定肠道通透性常用的探针有 Tc-DTPA、Cr-EDTA、聚乙二醇、乳果糖/甘露醇等。

（4）血液学指标

1）血氨基己糖苷酶活性：氨基己糖苷酶是溶酶体内的一种酸性水解酶，能水解蛋白多糖中多糖链的 β-1，4 糖苷键。肠组织缺血时，此酶可释放入血，活性增加反映了移植小肠排斥时的组织损伤。

2）血单核细胞前凝血质活性：单核细胞分泌物前凝血质是评价细胞免疫功能的指标。随着排斥反应免疫功能的改变，血单核细胞前凝血质活性增加。

无论是移植小肠的免疫学指标还是肠道吸收功能及运动、屏障功能，均不是小肠移植的特异性改变，到目前为止，尚没有一种方法可以替代内镜指导下的病理学检查，其他各种方法仅仅是丰富了小肠移植排斥诊断的方法。这些非创伤性检查患者痛苦小、可以动态观察是其主要优点，一旦这些指标有变化，提示应及时行内镜检查以明确是否存在排斥。

5. 预防

（1）免疫抑制方案：目前被普遍接受的小肠移植免疫抑制方案是以他克莫司为基础的方案。20 世纪 90 年代中期开始以他克莫司、激

素为基础，并联合应用硫唑嘌呤、吗替麦考酚酯（MMF）、环磷酰胺、西罗莫司（sirolimus）方案，90年代后期进入 IL-2 受体抗体诱导时代，其方案以 IL-2 受体抗体 + 他克莫司 + 激素 + 辅助药物（硫唑嘌呤、吗替麦考酚酯、西罗莫司等）为主，术后早期他克莫司血药浓度要求达到 20~25ng/ml，并在术后缓慢递减，目前国际上仍有中心延用该方案。21 世纪初，进入兔抗胸腺细胞球蛋白（thymoglobulin）和 CD52 单克隆抗体（阿仑珠单抗，alemtuzumab，campath-1H）诱导时代，尤其是近年来阿仑珠单抗诱导、单用低剂量他克莫司、无激素维持方案已被全球最主要小肠移植中心（Pittsburgh 大学、Miami 大学）所采用，而这一方案的术后早期他克莫司血药浓度仅要求达到 10~15ng/ml，并无需使用激素维持，尤为重要的是这一免疫抑制方案目的是提高移植物被受者接受的可能性，诱导部分免疫耐受即所谓的 "prope tolerance"，而不通过强大的免疫抑制剂过度抑制受者的免疫功能。

全球小肠移植登记中心（Intestinal Transplant Registry，ITR）收集了自 1985 年以来全球已完成的绝大多数小肠移植病例，并对全球小肠移植疗效和相关影响因素进行统计分析。ITR 资料显示 2009 年以后，72% 小肠移植患者接受白细胞介素（IL）-2 受体阻断剂、抗淋巴细胞抗体或阿仑珠单抗（campath，抗 CD52 单抗）免疫诱导方案，目前存活的小肠移植患者中，92% 应用他克莫司作为免疫抑制维持药物，仅 15% 患者应用哺乳动物雷帕霉素靶蛋白（mTOR）抑制剂维持。由于美国完成了全球小肠移植的绝大部分工作，因此，美国的经验最具参考价值。美国器官获取和移植网络/移植受者科学注册系统（OPTN/SRTR）提供了美国完成的小肠移植相关统计数据。OPTN/SRTR 最近 1 次年度报告资料公布在 2015 年度《美国移植杂志》及 OPTN/SRTR 官方网页上。2013 年全美完成的小肠移植中，54% 应用清除 T 细胞药物（抗淋巴细胞抗体或阿仑珠单抗）诱导方案，11% 接受 IL-2 受体阻断剂诱导方案，38% 无诱导方案；术后免疫抑制剂维持药物中他克莫司占 95.0%，肾上腺皮质激素（激素）占 73.0%，吗替麦考酚酯（MMF）占 35.0%，西罗莫司（sirolimus）占 15.0%；移植术后 1 年，仍有 70% 受者使用激素。

然而，由于全球最主要的 2 个小肠移植中心——Pittsburgh 大学和 Miami 大学应用阿仑珠单抗诱导方案，因此，阿仑珠单抗格外引人关注。Abu-Elmagd 教授（2009 年）总结 Pittsburgh 大学医学中心 453 例接受的 500 次单独小肠移植和腹腔多器官簇移植的患者资料，这是目前全球最大的一组小肠移植的临床资料。这 500 次小肠移植根据免疫抑制方案分成 3 个阶段：第一阶段（1990—1994 年），他克莫司 + 激素传统方案 62 例；第二阶段（1995—2001 年），环磷酰胺或赛尼哌（IL-2 受体单抗）诱导方案 106 例；第三阶段（2001—2008 年），兔抗胸腺细胞球蛋白或阿仑珠单抗诱导、术后单用他克莫司维持方案 285 例，其中在 2003 年后将阿仑珠单抗取代兔抗胸腺细胞球蛋白。在 2001 年后第三阶段，应用兔抗胸腺细胞球蛋白或阿仑珠单抗诱导，患者的生存率显著高于前 2 个阶段。在第 3 阶段的患者中，如果符合移植术后 90~180 天，并在最近 60 天内无排斥反应发生的患者，可尝试对维持术后免疫抑制状态的唯一用药——他克莫司用药剂量进行递减，减药成功患者他克莫司的给药次数可减为每天 1 次或隔天 1 次或每周 3 次，甚至最少为每周 2 次。他克莫司减药成功患者生存率显著高于尝试减药失败和不符合减药条件的患者，而且没有慢性排斥反应的发生，免疫抑制剂的药物毒性和 PTLD 的发生显著下降。Pittsburgh 大学最近又报道了第 3 阶段应用兔抗胸腺细胞球蛋白与阿仑珠单抗诱导两者间远期疗效比较的结果：到 2010 年 11 月 30 日，首次小肠移植后 175 例长期生存受者，阿仑珠单抗诱导组的移植物 1 年、3 年和 5 年生存率分别为 97%、75% 和 67%，显著高于兔抗胸腺细胞球蛋白诱导组的 77%、55% 和 46%；移植后病理学检查证实并需治疗的排斥反应发生率阿仑珠单抗诱导组显著低于兔抗胸腺细胞球蛋白诱导组。

一些其他的免疫抑制方案如来自已完成 300 多例小肠移植的 Nebraska 大学的 Grant 等（2009 年）总结该中心 19 年来的 282 例小肠移植经验，其免疫抑制剂方案的应用可分为 3 个不同阶段：第 1 阶段（1990—1999 年），无诱导、大剂量他克莫司 + 激素方案 87 例；第 2 阶段（1999—2002 年），巴利昔单抗（basiliximab）诱导、大剂量他克莫司（术后第 1 个月 20~25ng/ml）+ 激素方案 34 例；第 3 阶段（2002 年至今），巴利昔单抗（basiliximab）诱导、低剂量他克莫司（术后第 1 个月 15~20ng/ml）+ 激素方案 161 例。第 3 阶段的患者生存率显著高于第 1 阶段和第 2 阶段，1 年、3 年和 5 年生存率分别达 76%、64% 和 59%。英国的 Birmingham 儿童医院于 2002 年开始应用巴利昔单抗诱导方案，2006 年以来完成的 24 例小肠移植患者其 2 年生存率显著提高到 80%。意大利共完成 43 次小肠移植，早期的移植应用抗 Tac 单抗（zenapax）诱导方案（占 28.5%），后期应用阿仑珠单抗诱导方案（占 66.7%）。

需强调的是免疫抑制剂方案个体化尤为重要，应根据受者本身的免疫状态、PRA 水平、与供者的淋巴细胞毒试验结果、再次移植、机体是否有残余感染和既往抗感染治疗史、移植前病原学调查结果（包括 CMV 病毒等）、凝血功能状态、肝肾功能状态等受者全身情况制定个体化方案。

（2）免疫抑制剂的用药原则

1）免疫抑制剂的基本用药原则是在有效预防排斥反应的前提下，尽量减少给药剂量，以减少药物的毒副作用。

2）一般采用免疫抑制剂联合用药方法，选用免疫抑制药物之间的协同作用，增强药物的免疫抑制效果，同时减少各种药物的剂量，降低其毒副作用。

3）遵循个体化的用药原则，制定个体化的用药方案，即根据不同的个体状态（如免疫状态、感染的风险、肝肾功能、凝血功能等），或同一个体不同时段以及个体对药物的顺应性和毒副作用调整用药的种类和剂量。

4）由于存在个体内和个体间的药代动力学差异，某些药物如他克莫司、西罗莫司需要通过监测血药浓度及时调整免疫抑制剂的用量。

5）避免过度使用免疫抑制剂以减少免疫功能而导致感染和肿瘤的发生，同时密切监测免疫抑制剂的药物毒副作用。

一些免疫抑制剂量在免疫抑制方案中的作用十分重要，但其治疗窗非常窄，剂量不足可导致排斥反应的发生，剂量过量可导致药物毒副作用、严重感染甚至肿瘤的发生，值得注意的是，小肠移植不同于其他大器官移植，小肠移植术后早期他克莫司应通过静脉给予，当胃肠功能恢复后，他克莫司的给药途径逐渐由静脉输注改为经胃肠道给予。

6. 治疗　轻度排斥反应应用激素冲击治疗，遂后逐渐递减激素量，并增加 Tac 血药浓度。中度或重度排斥反应应使用 OKT3（表 19-10）。

表 19-10　小肠移植急性排斥反应治疗

	轻度	中度	重度
激素（甲强龙）	20mg/kg，IV，然后 25mg，IV，q6h 20mg，IV，q6h 15mg，IV，q6h 10mg，IV，q6h 10mg，IV，q12h 10mg，IV/PO，q24h	20mg/kg，IV，然后 10mg，IV/PO，q24h	20mg/kg，IV，然后 10mg，IV/PO，q24h
Tac	增加 Tac 剂量，浓度维持在 15~20ng/ml	增加 Tac 剂量，浓度维持在 15~20ng/ml	增加 Tac 剂量，浓度维持在 15~20ng/ml
OKT3		2.5~5mg，IV，q24h，连续 7~14 天	2.5~5mg，IV，q24h，连续 14 天

注：q6h，1 次 /6h；q12h，1 次 /12h；q24h，1 次 /24h；IV，静脉注射；PO，口服

（二）慢性排斥反应

慢性排斥反应是小肠移植后期的主要并发症，也是小肠移植失败的主要原因。据 ITR 报道 ITx 的慢性排斥反应发生率为 15% 左右。

1. 病因　小肠移植慢性排斥反应的原因既有免疫因素也有非免疫因素。免疫因素主要是因为免疫抑制剂不足和 / 或更换免疫抑制药物，供受者的组织相容性差也是其重要因素，据报道尸

体供者的移植后慢性排斥反应的发生率是亲属供者的 4 倍。有急性排斥反应史的患者更易发生慢性排斥反应。非免疫因素导致移植小肠慢性排斥的因素为缺血性损伤、再灌注损伤、脂质代谢紊乱、CsA 毒性等。

2. 病理　小肠移植慢性排斥反应的形态学表现为肠壁肿胀，肠系膜粘连、增厚及纤维化，浆膜层苍白，血管闭塞，移植肠肠系膜淋巴结早期肿大，后期则表现为挛缩、纤维化，严重者可形成瘢痕。

慢性排斥反应的早期组织表现为以单核细胞/巨噬细胞为主的炎性细胞浸润。病理学特征为 T 细胞侵犯血管内膜细胞，移植肠表达 IL-1、IL-2R、IFN-β、TNF-α 增加，单核细胞趋化蛋白-1（monocyte chemotactic protein-1）、ICAM-1 的表达也明显增加；慢性排斥反应后期移植物的细胞浸润以巨噬细胞为主，T 细胞较少。此期典型的病理表现为血管平滑肌细胞增生，内膜增厚致管腔狭窄；末期慢性排斥反应则表现为血管平滑肌广泛增生，内膜增厚可致血管完全阻塞。此期移植物 Th2 细胞因子（IL-4、IL-10、TGF-β）和生长因子（PDGF、表皮生长因子）表达增加，上述细胞因子促进了血管平滑肌细胞增生。此期血管平滑肌细胞表达多种生长因子的受体，如 IGF-1、PDGF-α、PDGF-β，上述生长因子的受体为平滑肌细胞增生和各种生长因子移行至内膜所必需。

3. 临床表现　慢性排斥反应的临床表现为移植物功能不良的表现。常见临床症状是慢性腹泻、腹痛、吸收功能不良及进行性体重下降。

4. 诊断　依据临床表现结合内镜指导下的病理组织学检查慢性排斥反应不难诊断（表 19-11）。但有时与其他原因导致的移植小肠功能不全难以区别。

表 19-11　小肠移植慢性排斥黏膜活检病理学诊断标准

早期改变（非特异性炎症）
黏膜固有层不固定轻度纤维化
利氏肠腺窝局灶性丧失
利氏肠腺窝深部不能到达黏膜肌层
后期改变（血管/缺血改变）
绒毛结构丧失
慢性溃疡伴渗出物和肉芽组织
利氏肠腺窝广泛丧失
利氏肠腺窝表现为幽门腺化生
黏膜纤维化

5. 治疗　目前尚无确定而有效的治疗措施。可恢复或增加免疫抑制剂的剂量，小剂量 MP 冲击，0.25~0.5g/d×3 天。血管造影显示系膜血管弓有节段性狭窄，提示移植肠段应切除。

6. 预防　小肠移植慢性排斥反应病理特征是向心性纤维化内膜增生，类似动脉粥样硬化。近年来东部战区总医院应用 n-3 多不饱和脂肪酸预防小肠移植的慢性排斥得到了意想不到的效果。n-3 多不饱和脂肪酸（n-3 PUFA），包括二十碳五烯酸（EPA）和二十二碳六烯酸（DHA）两种活性成分，以往研究已经证明其能抑脂 CAV，延长移植物存活时间，但机制尚不完全清楚。n-3 PUFA 能够明显改善慢性排斥反应病理改变，显著延长受者生存时间，其作用机制也极为复杂。

（三）移植物抗宿主病

移植小肠含有大量的淋巴组织，血管再通后移植肠内的成熟淋巴细胞进入受者体内，导致靶器官如消化道，皮肤、肝脏的损害，出现临床症状，此即移植物抗宿主病（GVHD）。一般将 GVHD 分为急性和慢性。小肠移植中以急性 GVHD 多见。小肠移植的 GVHD 发生率远低于排斥反应，但 GVHD 是小肠移植患者少数的致命并发症。

1. 病因　移植小肠内含有大量的淋巴组织是导致小肠移植术后发生 GVHD 的原因。动物实验中通过选择供受者的基因可诱导出单向的 GVHD 或排斥模型。杂交大、小鼠的子代继承了双亲主要组织相容性抗原的遗传特性，不会将双亲移植的组织或器官视为异物，如果杂交的子代为供者，双亲为受者，则只会发生排斥反应而不会出现 GVHD；如果双亲为供者，杂交的子代为受者，则只出现 GVHD 而不会出现排斥反应。大动物或人小肠移植时并不会出现如此典型的 GVHD 或排斥，而且小肠移植术后 GVHD 的发生率也远低于排斥反应。即使发生 GVHD 大多数也能较好地控制。Tzakis 等报道 56 例小肠移植发生排斥反应 96 次，6 例患者出现 8 次 GVHD，6 例患者中除 1 例给予抗 IgG 单克隆抗体外，其余 5 例均采用 MP 治疗而痊愈。

2. 病理　组织学检查示受者肠道绒毛变短、顶端脱落、腺体坏死，黏膜固有层浸润大量免疫母细胞和有活性的淋巴细胞，移植小肠组织学检查示正常。GVHD 最重要的病变是淋巴组织，GVHD 早期移植小肠淋巴组织（肠系膜淋巴结、Peyer 集合淋巴小结）和受者淋巴结及脾脏均出现免疫母细胞增生，严重 GVHD 淋巴生发中心消失，皮髓之间界限不确切，部分纤维化。GVHD 的皮肤病变为角化不良，基底层空泡形成，皮肤有单核或多核白细胞浸润，角化层脱落。胸腺则表现为皮髓质界限不清，Hasell 小体减少或消失，整个胸腺有时会充满免疫母细胞。小肠移植 GVHD 时肠道、肝脏、阴囊、皮肤和肾脏均有病变。

3. 临床表现 GVHD 和排斥反应的临床表现很相似，临床中有时难以区分。GVHD 早期皮肤出现红斑、腹痛、发热、肠梗阻，肠黏膜脱落，晚期 GVHD 患者则表现为严重腹泻，部分患者出现脾肿大和皮炎。有助于和排斥反应区别。

4. 诊断 由于早期 GVHD 的临床表现无特异性，因此早期诊断较为困难。如果小肠移植患者出现原因不明的发热、红皮病和腹泻。需要考虑到 GVHD。如果体检时发现脾肿大，行脾脏扫描有助于早期诊断 GVHD。出现明显的皮肤病变时应行皮肤活检，皮肤角化细胞表达 DR 抗原或 ICAM-1。发生 GVHD 时血清 TNF-α 升高和 CD4/CD8 比值降低。

5. 治疗 一旦发生急性 GVHD，糖皮质激素是首选的治疗药物。ATG 能使部分对激素治疗无效的急性 GVHD 得以缓解。单克隆抗体（OKT3）能更有效地逆转已出现的 GVHD。

6. 预防

（1）供者预处理：获取供肠前供者给予 OKT3、ATG 或 campath-1H 能减轻小肠移植的 GVHD。

（2）受者预处理：小肠移植供者给予抗淋巴血浆能有效减少 GVHD 的发生。小肠移植前输注骨髓细胞骨髓干细胞使其产生细胞移行和嵌合，诱导免疫耐受，动物实验结果较好，但临床应用尚不理想。

三、术后感染

感染是 IITx 术后极为常见的并发症，也是小肠移植失败及死亡最主要的原因。至 2000 年 5 月全球共施行了 446 例小肠移植。死亡 215 例，其中 55% 的患者死于感染。

（一）小肠移植感染特点与预防

1. 流行病学 Starzl 等报道 29 例小肠移植患者。平均随访 643 天（21 天～7 年），97% 的患者至少有 1 次感染，每个患者平均感染 5（1~11）次。其中细菌感染 93%、病毒感染 69%、霉菌感染 59%。72% 的患者至少有 1 次细菌感染，平均感染 2 次。细菌来源为：静脉导管 43%，腹腔 19%，其他 11%，不知来源 28%。

根据移植术后流行病学资料可大致分为 3 个时间阶段，即术后 1 个月内，术后 1~6 个月及 6 个月以上。

术后第 1 个月内的感染，多源于移植供者的潜在感染或与其他外科患者相似的感染。术后出现感染的概率大小与下列因素有关：血管内留置导管及引流管放置的时间长短、气管插管时间长短、有无放置内支撑管或其他异物、有无坏死组织或积液等。术后 1 个月内不应出现一些机会感染如卡氏肺孢菌及星型奴卡菌感染，否则提示患者在移植前即存在严重的免疫功能低下、小肠移植供者或受者本身存在这些病原体或有特殊的接触史。

而术后 1~6 个月多数为机会感染。主要与应用大量的免疫抑制剂有关。具有免疫调节功能的病毒感染成为此期感染的主要矛盾。持续的免疫抑制加上病毒感染使患者易出现机会性感染，如卡氏肺孢菌、曲菌和产气单孢李氏菌等。

术后 6 个月至 1 年，主要为细菌感染，如慢性霉菌感染和分枝杆菌感染，此期应用免疫抑制剂剂量较小。

6 个月以后小肠移植患者可分为 3 类：80% 的患者器官移植后临床效果较好，仅使用少量的免疫抑制剂，移植物功能良好，感染性疾病与常见的外科感染疾病相似，机会性感染并不常见。大约 10% 的患者存在慢性感染，如 HBV、HCV、CMV、EBV 或乳头状瘤病毒。这些病毒可以导致感染器官的损害或诱发癌症。5%~10% 的患者出现慢性感染或感染复发。此类患者出现机会感染的机会相当大，需要长期预防性应用磺胺甲噁唑，注意周围环境，必要时预防性应用抗真菌药物。

2. 病因 正常肠腔内含有大量的细菌用于食物吸收与药物解毒，肠黏膜屏障具有防止肠道细菌跨过屏障进入血液或其他器官的功能，由于肠屏障功能损伤,使肠腔内细菌和/或毒素易位而进入无菌的其他器官或系统。导致肠屏障功能损伤的因素包括缺血再灌注、抗生素使用、细菌过量生长、移植肠运动功能紊乱、肝功能障碍、长期的 TPN、排斥及免疫抑制剂等因素。如果血/肝脏活检标本与粪标本中同时出现同一种微生物,则定义为细菌易位,则 44%IITx 患者术后出现细菌易位,其中 40% 患者发生过急性排斥。缺血是导致细菌易位另一重要原因,移植肠冷缺血时间在 7 小时以内,细菌易位的发生率为 14%,而冷缺血时间超过 9 小时,细菌易位的发生率高达 76%。

首先,小肠含有大量 MHC Ⅱ抗原,小肠移植的排斥反应多发且严重,需要长期应用免疫抑制剂,而且剂量也较其他器官移植大。大量的免疫抑制剂导致机体免疫力下降,易造成全身感染。其次,移植小肠为一空腔脏器,含有大量的细菌和毒素。缺血再灌注损伤、排斥反应、长时间的肠外营养等使移植小肠的屏障功能下降,而免疫抑制剂改变肠腔菌群分布,使致病菌过量生长,因此,小肠移植患者极易发生细菌和毒素的易位,导致全身感染;最后,小肠移植患者术前和术后长时间内需要中心静脉营养,静脉导管是小肠移植患者感染的重要来源。

3. 小肠移植感染特点　与其他移植器官相比,小肠移植感染有以下特点:

(1)发生率高:小肠移植患者中至少 97% 的患者出现 1 次细菌、病毒的感染。

(2)危害性大:小肠移植患者中约 85.7% 的死亡与感染有直接或间接关联。

(3)持续时间长:小肠移植的感染既有术后短期感染,也可见于术后半年以后。Starzl 等统计了 140 例小肠移植的感染,其中 1~3 个月、4~6 个月、>6 个月的感染发生率分别为 10%、16%、44%。

4. 感染分类

见表 19-12。

表 19-12　小肠移植常见的感染种类

细菌感染	病毒感染	真菌感染	其他
导管感染	巨细胞病毒	念珠菌	弓形体病
切口感染	EB 病毒	曲霉菌	
腹腔感染	带状疱疹病毒	球孢子菌病	
肺部感染	肝炎病毒		
肠道感染(梭状芽胞杆菌感染)			

5. 预防　预防小肠移植的感染应从术前开始,对供者、受者状况进行综合评估,有针对性地采用预防措施,能够达到显著减少感染并发症的目的。

(1)受者评估:小肠移植容易发生感染并发症,术前评估小肠移植的受者有助于了解移植术后的感染发生。因此,术前需要全面了解患者易感因素并给予全面的物理检查。如结核分枝杆菌接触史和 PPD 皮试情况,乙肝、水痘及其他细菌接触史。常用的皮试及意义见表 19-13。

(2)供者评估:与受者一样,术前对供者也要进行评估,各项指标监测意义见表 19-14。

表 19-13　受者评估病毒学指标与意义

感染	试验	意义
免疫缺陷病毒(HIV)	HIV IFA	HIV(+)为小肠移植禁忌证
巨细胞病毒(CMV)	CMV IFA	受者 CMV(+)、供者 CMV(-)或受者 CMV(-)、供者 CMV(+)术后 CMV 感染的危险性明显增加
EB 病毒(EBV)	EBV VCA	受者 EB 血清学试验(-),术后如果应用 ALG/ATG、OKT3 等单克隆抗体治疗,出现 PTLD 危险性较大
单纯疱疹病毒(HSV)	HSV VCA	HSV VCA(+)存在再次感染 HSV 的危险性
乙肝	HBsAg	HBsAg(+)有发生慢性肝脏疾病和乙型肝炎的危险性
丙肝	抗 -HCV	抗 -HCV(+)有发生慢性肝炎的危险性

注:IFA,免疫荧光试验;VCA,病毒衣壳抗原

表 19-14　供者评估病毒学指标与意义

感染	试验	意义
免疫缺陷病毒（HIV）	HIF IFA	HIV（+）为小肠移植禁忌证
巨细胞病毒（CMV）	CMV IFA	供者 CMV（+）术后 CMV 感染的危险性明显增加
EB 病毒（EBV）	EBV VCA	供者 EB 血清学试验（+），术后如果应用 ALG/ATG、OKT3 等单克隆抗体治疗，增加受者 EB 血清学试验（-）出现 PTLD 危险性
乙肝	HBsAg	除非受者 HBsAg（+），否则有发生乙肝的危险性
丙肝	抗 -HCV	供者抗 -HCV（+）有发生慢性肝炎的危险性

注：IFA，免疫荧光试验；VCA，病毒衣壳抗原

（3）预防措施　由于小肠移植感染的特殊性，小肠移植术后预防感染的抗生素选择比较广谱，既要针对细菌还要覆盖真菌、病毒等。表 19-15 为东部战区总医院小肠移植围手术期抗生素应用方案。

表 19-15　东部战区总医院小肠移植围
手术期抗生素应用方案

药物	应用方法
氨曲南	1g，q8h，IV
万古霉素	0.5g，q6h，IV
两性霉素 B 脂质体	0.5mg/（kg·d），IV
甲硝唑	0.5g，q8h，IV
更昔洛韦	10mg/（kg·d），IV
选择性肠道去污	黏菌素、庆大毒素、制霉菌素

注：q8h，1 次 /8h；q6h，1 次 /6h；IV，静脉注射

（二）细菌感染

细菌感染是小肠移植最常见的感染并发症，小肠移植术后 1 个月的感染并发症主要是细菌感染。导致细菌感染的原因包括：外科操作、静脉置管、其他医源性感染、移植小肠已存在细菌。小肠移植的细菌感染主要包括：导管感染、腹腔感染、伤口感染、肺部感染及其他细菌感染。

（三）病毒感染

病毒感染是小肠移植的主要并发症和死因。病毒感染既可以是原发感染，也可以是潜在感染的复发。其临床表现也是多种多样，可以没有任何临床症状，也可以呈现暴发性症状。常见的感染病毒见表 19-16。DNA 病毒导致的感染多较严重，与其他器官移植一样，CMV 是小肠移植最常见的感染病毒。

表 19-16　小肠移植常见的感染病毒

RNA 病毒	DNA 病毒
流感病毒 A、B	带状疱疹病毒Ⅰ、Ⅱ
副流感病毒	EBV
呼吸道合胞病毒	CMV
甲肝病毒	水痘病毒
肠病毒	腺病毒
疟疾	乙肝病毒
轮状病毒	人乳头状瘤病毒
丙肝病毒	细小病毒 B19

1. 巨细胞病毒（CMV）感染　CMV 感染是小肠移植术后 1 个月内最常见的感染并发症，发生率为 30%~70%，其中 10%~30% 的患者有明显的临床症状。Pittsburgh 器官移植中心报道，72 例小肠移植患者中 24 例（83%）发生 52 次（1~8 次 / 例）CMV 感染。CMV 感染可以是原发感染，也可以是潜在的病毒复发。移植受者从未感染 CMV，接受 CMV-IgG 阳性的供肠或血液而感染者称为原发性感染，约 60% 的患者出现症状。另一种情况是受者在移植前有过 CMV 感染，体内亦有病毒潜伏，在免疫抑制剂的作用下，潜伏的 CMV 重新激活、繁殖或感染新的病毒株，称为继发性感染。儿童以原发性 CMV 感染为主，成年人主要是再次复发。原发性感染症状较重，而潜伏的 CMV 病毒复发则症状较轻。

（1）原因：影响 CMV 感染次数和严重程度的因素众多。包括受者免疫状态、供肠情况等，例如未感染 CMV 的受者接受血清学阳性的供肠或血液；长期接受大剂量抗淋巴细胞球蛋白 / 抗胸腺细胞球蛋白（ALG/ATG）或单克隆抗体（如 OKT3）治疗；CsA 中毒或硫唑嘌呤导致粒细胞减少、免疫功能低下等。不同免疫抑制剂可通过不

同环节影响病毒感染的发生,抗淋巴细胞抗体及细胞毒性药物可激活病毒;而糖皮质激素、CsA则通过抑制宿主抗病毒免疫反应促进病毒的扩散,免疫抑制剂通过阻断细胞因子的表达,影响宿主抗CMV感染的防御机制。

供者CMV血清学与小肠移植术后CMV的感染密切相关。供者CMV血清学阳性,则受者、移植肠生存率明显低于CMV血清学阴性的供者,但受者CMV血清学是否阳性对移植肠及受者生存无影响(表19-17)。

表19-17 供受者CMV血清学状况与CMV感染及移植、受者生存关系

供者	受者	CMV 感染率/%	4年生存率	
			受者 /%	移植物 /%
-	-	0	62	53
-	+	56	43	37
+	-	58	32	20
+	+	44	16	15
合计 -		20	57	49
+		54	27	17

小肠移植术后第1次感染CMV的危险因素包括供/受者血清学状况、Tac每日平均浓度和冲击疗法时激素的剂量;CMV复发危险因子为供/受者血清学状况和冲击疗法时激素的剂量。

(2)病理:CMV对机体造成的危害不仅表现为直接的组织损伤,还可产生许多间接作用(表19-18)。CMV与排斥反应是双向性的,一方面CMV感染可以导致排斥;另一方面,排斥反应引起的炎症促进了病毒复制。

CMV可以导致各个器官的感染,但肠道更容易感染CMV。肠道是CMV的趋向性脏器。肾脏或肝脏移植患者肠黏膜表面活检标本的CMV培养阳性率可高达30%~50%。免疫缺陷患者胃肠道和角膜是CMV最易感染的器官。移植小肠含有大量的供者淋巴细胞、单核细胞和多核白细胞,这些细胞中存在潜在的致病CMV,使小肠成为CMV侵袭的靶器官。缺血再灌注损伤、排斥导致的肠黏膜损伤使移植小肠成为CMV理想的寄居地,移植小肠发生炎症及黏膜再生时特别容易感染CMV。

(3)临床表现:CMV感染可以无任何临床症状,仅表现为白细胞、血小板减少。也可能在CMV感染时表现为突然出现的发热、腹胀、腹痛、恶心、呕吐,肠造口的肠液流出量突然增加。严重时可表现为发热、大量腹泻、腹痛、腹胀、酸中毒,肠造口有大量血性液体流出或脱落的肠黏膜。移植小肠较原小肠更易受CMV的侵害。据Pittsburgh器官移植中心报道,小肠移植术后CMV感染的发生率为33%,第1次出现CMV感染平均为54天(21~274天),第2次出现CMV感染为116天(70~277天),第3次出现感染为173天(159~186天)。CMV可侵袭任何器官,其中CMV肠炎最为常见(81%),其次为肝炎、肺炎和病毒感染症状。

(4)诊断:Pittsburgh器官移植中心将不同类型的CMV感染对其分类并定义(表19-19)。

传统的CMV感染其诊断包活血清学和组织学诊断:移植术后血清CMV抗体增加4倍以上或组织标本中证实有CMV包涵体。CMV病毒血症仍是CMV感染可靠而又敏感的诊断方法,但实验室工作量甚大,且至少需要6周的时间才能得到结果。近年来采用的快速离心衣壳可以缩短诊断时间至48~72小时,有时组织标本中含病毒较少妨碍了此技术的广泛应用。现代医学的发展为早期快速诊断CMV感染提供了有效的方法,其中最常用的是PCR,采用PCR法测定血液中CMV DNA是极其敏感和快速的方法。定量PCR诊断CMV感染的敏感性和特异性分别达到了100%、89%左右,而且4小时内即可得到结果。

表19-18 CMV对机体的影响

直接作用(急性)	间接作用(慢性)
无症状病毒释放、血清学转化或两者兼而有之	移植小肠排斥或损伤
急性症状:流感或单核细胞减少症状(发热、疟疾样临床表现)	表浅细菌感染
白细胞减少或血小板减少	免疫抑制作用:机会性感染
肺炎:无分泌物的干咳(肺间质渗出)	PTLD
移植小肠感染	移植肠炎
受者其他组织感染:包括角膜、胃肠道、胰腺或脑膜等	

表 19-19 CMV 感染分类并定义

分类	定义
无症状 CMV 感染	无临床症状的血清学转化或 CMV 培养阳性
有症状 CMV 感染	实验室标准：无其他原因的体温 >38℃超过 2 天,并伴随如下临床表现
CMV 病毒症状	非典型性淋巴细胞减少 >3%
	白细胞数 $<4 \times 10^9$/L 或血小板 $<100 \times 10^9$/L
侵袭性 CMV 病	组织病理学证实或自组织中分离出 CMV
CMV 肠炎	检测到 CMV 包涵体
	明确的免疫过氧化酶法病毒染色和 / 或脱落病毒培养技术或标准培养技术 CMV 培养阳性
	肠道活检证实有单核细胞浸润

（5）治疗：CMV 感染的预防和治疗要有 3 个不同概念,即预防、预防性治疗及治疗。

首次感染静脉应用更昔洛韦 10mg/（kg·d）,用 21 天；第 2 次感染给予更昔洛韦 10mg/（kg·d）或膦甲酸 180mg/（kg·d）,用 28 天。复发感染的治疗则采用更昔洛韦 10mg/（kg·d）或膦甲酸 180mg/（kg·d）,用 3 个月,维持剂量更昔洛韦 5mg/（kg·d）或膦甲酸 90~120mg/（kg·d）,需要根据肾功能调整更昔洛韦和膦甲酸的剂量。

（6）预防：预防 CMV 感染包括常规预防和预防性治疗。常规预防措施包括：选择 CMV 血清学阴性的供者、选用 CMV 血清学阴性的血液制品、慎用抗淋巴细胞抗体,无论是单克隆抗体还是多克隆抗体,均是导致 CMV 感染增加的危险因素。目前已经证实,免疫抑制剂、抗淋巴细胞产品（OKT3、ALG）能激化潜在的 CMV。

预防 CMV 感染的另一重要措施是预防性治疗。预防性治疗前应首先明确患者是否为 CMV 感染的高危患者,诱发 CMV 感染的高危因素是：CMV 血清型阳性供者 / 血清型阴性受者（D+/R−）患者、使用了 ALG、急性排斥发作时。此类患者需接受分子生物学监测,如果检测到 CMV,则应立即应用更昔洛韦；其次在增加免疫抑制剂量时应采取预防性治疗,在应用 ALG 前给予更昔洛韦,耐更昔洛韦的 CMV 可采用泛昔洛韦,后者较更昔洛韦有更好的生物利用度（表 19-20）。

表 19-20 小肠移植预防 CMV 方案

	术后前 4 周	4 周 ~6 个月
更昔洛韦	5mg/kg, IV, q12h 耐受口服后改为缬更昔洛韦 10~15mg/kg, 口服, q24h	缬更昔洛韦 10~15mg/kg, 口服, q24h
CMV 免疫球蛋白	100mg/kg, IV, q48h	150mg/kg, IV, q2 周 ×2 个月,然后 100mg/kg, IV, q4 周 ×2 个月

注：q12h, 1 次 /12h；q24h, 1 次 /24h；q48h, 1 次 /48h；q2 周, 1 次 /2 周；q4 周, 1 次 /4 周；IV, 静脉注射

2. EBV 感染　EBV 感染是小肠移植的另一严重并发症,其严重性不仅表现为 EBV 直接作用,更在于 EBV 可导致小肠移植患者发生致命性 PTLD。

（1）病因：小肠移植感染 EBV 与感染其他病毒一样,免疫抑制剂是导致免疫功能低下患者感染 EBV 的主要原因。强有力的免疫抑制剂（如 Tac）的问世,使急性排斥的发生率明显下降,但 EBV 感染的并发症也呈现出增加的趋势。Pittsbutgh 器官移植中心在一组研究中报道以 CsA 为主要免疫抑制剂时儿童肾移植 EBV 感染的发生率为 1.3%,而 Tac 作为主要免疫抑制剂后,EBV 感染率增加至 12.3%。

（2）临床表现：EBV 的临床表现为多样性,轻重不等。轻者仅表现为血清抗体滴度增加而无临床症状,也可以是肝炎、单核细胞减少症的临床表现,重者表现为器官移植后淋巴增殖性疾病,后者可威胁患者生命,多见于接受 OKT3 治疗的患者。

（3）诊断：原发性 EBV 感染多见于儿童,而成年人由于在儿童期已有 EBV 接触史,因此,多

为潜在的 EBV 感染复发。EBV 诊断取决于血清学和组织学,血清学表现为 EBV 核抗原阳性、抗病毒衣壳抗原的 IgM 抗体阳性或恢复期抗病毒衣壳抗原的 IgG 抗体增加 4 倍。组织学则表现为免疫母细胞、淋巴细胞和浆细胞 EBV 核抗原染色阳性。临床中应将 EBV 感染、单核细胞减少症和 PTLD 区别开来,后者的治疗与 EBV 感染有很大的区别(表 19-21)。

(4)治疗:EBV 相关疾病治疗、诊断 EBV 相关性疾病标准(表 19-22)。

(5)预防:EBV 相关疾病的预防措施(表 19-23)。

表 19-21 EBV 相关疾病临床、免疫学和病理学诊断标准

Ⅰ. 临床标准	
Ⅰa	长期(>2 周)持续存在 EBV 感染的症状和体征,包括:长期低热、疟疾样症状、恶心、腹痛,或不适伴随或不伴随呕吐或腹泻、淋巴结病、皮肤红斑、白细胞减少、血小板减少或不典型淋巴细胞减少。但需排除其他疾病
Ⅰb	儿童患者表现为无全身性感染征象的扁桃体或淋巴结肿大,或扁桃体肿大的轻微症状,如打鼾、讲话方式改变等
Ⅰc	放射学、内镜、脑脊液细胞学证实 EBV 侵犯淋巴结外器官,如胃肠道、肝脏、肾脏、脾脏、肺脏、中枢神经系统等
Ⅱ. 免疫学指标	
Ⅱa	血清学转化,以前血清学阴性患者抗 EBV 衣壳 IgM、抗 EBV 早期抗原 IgG 以及抗 EBV 核抗原抗体增加
Ⅱb	儿童患者术前 EBV 血清学阳性,术后抗 EBV 衣壳 IgG 浓度增加 50% 以上
Ⅱc	术后 6 周时 EBV 浓度增加或 ≥200 基因组 /10^5 周围淋巴细胞(PBL),不考虑以前 EBV 血清学情况
Ⅲ. 病理学诊断标准	
Ⅲa	感染性单核细胞减少的临床症状,包括淋巴组织、扁桃体、腺体肿大或淋巴结肿大
Ⅲb	PTLD 指多克隆或单克隆淋巴外组织浸润,或抑制正常淋巴组织的连拱状形成
Ⅲc	恶性淋巴瘤是指单核细胞淋巴组织增生

表 19-22 EBV 相关疾病治疗、诊断标准

疾病	诊断标准	治疗及监测
感染性单核细胞减少症	Ia+Ⅱa 或Ⅱb,+/-Ⅱc,+/-Ⅲa	口服更昔洛韦 1 500mg/(kg·d),症状消失后及血清抗病毒衣壳 IgM 下降至基础值或 EBV<200 基因组 /10^5PBL
	Ib+Ⅱa,Ⅱb,+/-Ⅱc,+/-Ⅲa	静脉注射更昔洛韦,10mg/(kg·d),2/d,2 周后改为 6mg/(kg·d),1/d,2 周后改为口服上述剂量的更昔洛韦。GFR<70ml/(min·m²)则更昔洛韦剂量减少 50% 并联合应用 CMV 免疫球蛋白,如果中性粒细胞 <1×10^9/L,给予 CMV 免疫球蛋白,150mg/kg,每 2 周 1 次,直至免疫学或放射学 / 内镜表现正常
PTLD	Ia 和 Ic,+Ⅱa Ⅱb 和Ⅲc,+Ⅲb	治疗同上 减少或停止已使用的免疫抑制剂,严密监测急性排斥,一旦 EBV 感染的症状和体征全部消失,重新应用免疫抑制剂。有关 PTLD 的其他治疗见第六节移植后淋巴增殖性疾病
恶性淋巴瘤	Ia 和 Ic,+Ⅱa Ⅱb 和Ⅱc,+Ⅲc	同 PTLD 治疗和联合化疗

表 19-23　EBV 相关疾病的预防措施

1. 儿童小肠移植的供者必须行 EBV 测定,有助于临床和免疫学态监测
2. EBV 对机体免疫功能的影响长久,一旦感染则长期存在,特别是术后 12 周对 B 细胞的功能影响更为明显,因此,更昔洛韦一般用至术后 6~12 个月
3. 评估 EBV 感染的系统症状和体征:术后第 1 年应每月监测 EBV 血清学指标,明确血清学转化的时间
4a 无症状的血清转化则给予更昔洛韦 1 个月(应用方案见表 19-21)
4b 有症状的血清转化及 qPCR 测定 ≥5 000 基因组 / 10^5 PBL,或腹部 X 线、胃肠道内镜、CT 和病理学证实淋巴结、扁桃体大或存在其他肿块;或脑脊液细胞学证实 EBV 感染,治疗见表 19-21

(四)真菌感染

真菌感染是小肠移植的主要并发症,也是小肠移植失败的主要原因。国内首例小肠移植即死于真菌(曲霉菌)感染,其中 80% 的真菌感染为念珠菌和曲霉菌,小肠移植患者感染真菌的病死率可高达 30%~100%。归其原因不外乎感染早期难以认识、缺乏有效的治疗措施、预防抗真菌感染的经验和资料有限及抗菌感染药物的不良反应限制了其应用。

1. **念珠菌感染**　念珠菌感染最常见于口腔黏膜。制霉菌素能有效预防口腔黏膜的念珠菌感染,应在术后即开始应用。念珠菌性食管炎可使用氟康唑或两性霉素 B 预防。念球菌血症多见于长期应用导管或应用广谱抗生素的患者。念珠菌肺炎并不多见,可能与诊断困难有关。治疗应用氟康唑或两性霉素 B。

2. **曲霉菌感染**　曲霉菌感染主要见于肺和肠道,特别是移植小肠极易感染曲霉菌。曲霉菌感染患者细胞免疫功能降低、存在长期的低白细胞血症。曲霉菌感染常常是致命的,两性霉素 B 的作用有限。

---结　语---

与其他器官移植相比,小肠移植排斥及感染等并发症严重、发生率高,而且移植物小肠易受巨细胞病毒、EB 病毒及真菌感染,严重影响移植物与受者的生存与移植物质量。

(李幼生)

第七节　移植后淋巴增殖性疾病

器官移植术后发生恶性肿瘤的危险性明显增加,移植后淋巴增殖性疾病(post transplant lymphoproliferative disorder,PTLD)是最常见的一种恶性肿瘤,轻者可以是反应性多克隆淋巴样增生,而严重者可表现为单克隆恶性淋巴瘤。成年人肾移植 PTLD 的发生率为 1.4%~2.5%,肝移植为 2.1%~2.8%,心脏移植为 1.8%~6.3%,肺移植为 4.5%~10%,心肺联合移植 PTLD 的发生率高达 33%。儿童器官移植术后 PTLD 的发生率高于成年人。据 ITR 报道 260 例(273 次)小肠移植,PTLD 的发生率为 9.5%。Pittsburgh 器官移植中心小肠移植患者 PTLD 的发生率高达 19%,成年人和儿童小肠移植后 PTLD 的发生率分别为 9.3%、26.8%,平均为术后 9 个月(24 天 ~5 年)出现症状。单独小肠移植、肝肠联合移植、腹腔多器官联合移植 PTLD 发生率分别为 10.7%、20%、40%。

一、病因

小肠移植术后长期应用免疫抑制剂,机体内 T 细胞调节功能受到破坏,不能控制 B 细胞的增生和受到病毒感染(尤其是 EBV 感染)的 T 细胞增生。Swerdalow 等采用流行病学方法研究证实,免疫抑制剂是导致器官移植 PTLD 发生的主要原因。免疫抑制剂干扰了宿主的免疫防御功能,增加了恶性肿瘤的危险性。据 ITR 报道,在 CsA 应用前器官移植后发生肿瘤的危险性为 6%,是正常人的 100 倍,其中 22% 为淋巴瘤,免疫母细胞肉瘤是最常见的非 Hodgkin 淋巴瘤。应用免疫抑制剂(包括 CsA)后的癌症患者 41% 为非 Hodgkin 淋巴瘤,而采用传统免疫抑制剂(包活 AZA、激素有 / 无 ATG)治疗的患者 12% 为非 Hodgkin 淋巴瘤。多种免疫抑制剂联合应用、术后应用 ALG、OKT3 均是导致 PTLD 发生增加的危险因素。

移植器官的数量对 PTLD 的发生有一定的影响。多个器官联合移植 PTLD 的发生率明显高于单一器官移植。如肝肠联合移植 PTLD 的发生率高于单独小肠移植(20% *vs* 10.7%),而 MVTx 的 PTLD 发生率(40%)又高于肝肠联合移植。

EBV 在导致 PTLD 的发生中有重要作用。器

官移植前 EBV 血清学阳性率为 19%，阴性率为 81%，而出现 PTLD 时再次复查 EBV 血清学发现阳性率上升至 62%，阴性率仅为 34%。采用 PCR 检测肿瘤组织 EBV 发现 91% 的患者肿瘤表达 EBV 阳性。

二、病理

1997 年，血液病学工作协会从形态学、免疫表现型和克隆型方面总结了 PTLD 的病理学改变（表 19-24），这一分类方案由 WHO 予以公布。PTLD 的临床分期取决于发病部位与病变扩散程度。目前，仍参照恶性淋巴瘤的临床分期执行（表 19-25）。

表 19-24　血液病学工作协会 PTLD 分类

1. 早期损害
   反应性浆细胞过度增生
   传染性单核细胞增多症样
2. PTLD——多态性
   多克隆性（罕见）
   单克隆性
3. PTLD——单态性（按照淋巴瘤分类方案分类）
   B 细胞淋巴瘤
   弥漫大 B 细胞淋巴瘤
   Burkitt 淋巴瘤 /Burkitt 样淋巴瘤
   浆细胞骨髓瘤
   T 细胞淋巴瘤
   外周 T 细胞淋巴瘤，不另外分类
   其他类型
4. 其他（罕见）
   霍奇金样损害（与甲氨蝶呤治疗有关）
   浆细胞瘤样损害

表 19-25　恶性淋巴瘤的临床分期

Ⅰ	单个淋巴结区累及
ⅠE	局限于单个结外器官或部位累及
Ⅱ	横膈同侧的 2 个或更多淋巴结区累及
ⅡE	局限于单结外器官或部位及所属淋巴结，有或无横膈同侧的其他淋巴结累及
Ⅲ	横膈两侧的多组淋巴结区累及
ⅢE	横膈两侧的多组淋巴结区伴结外器官累及
ⅢS	横膈两侧的多组淋巴结区伴脾脏累及
ⅢE+S	横膈两侧的多组淋巴结区累及，同时伴结外器官与脾脏累及
Ⅳ	播散性（多灶性）结外器官及其所属淋巴结累及
ⅣE	结外器官并远处淋巴结（非所属区域）累及

三、临床表现

Cohen 等总结了国际上以英文发表的有关文章，发现最常见的症状和体征为发热（57%）、淋巴结肿大（38%）、胃肠道症状（27%）、扁桃体炎和咽喉炎（19%）、肺部症状（15%）、中枢神经系统症状（13%）和体重降低（9%）。

常见的侵犯器官是淋巴结（59%）、肝脏（31%）、肺脏（29%）、肾脏（25%）、骨髓（25%）、小肠（22%）、脾脏（21%）、中枢神经系统（19%）、大肠（14%）、扁桃体（10%）、肾上腺（9%）、皮肤和软组织（7%）、血液（7%）、心脏（5%）和性腺（4%）。需注意的是不同器官移植所受累的器官有所不同。

四、诊断

PTLD 的诊断依赖于活检或尸检组织学检查。采用斑点杂交或 PCR 技术测定免疫球蛋白重链（JH）基因或 T 细胞受体链基因有助于 PTLD 的诊断。血清学在诊断中的作用较小。

五、治疗

PTLD 的治疗方案如下：减少免疫抑制剂剂量、化疗、生物治疗和单克隆抗体及以细胞为基础的治疗。

（一）美国移植学会 / 美国移植医师协会（AST/ASTP）推荐方案

1. 局限性病变　外科根治性切除或局部放疗，免疫抑制剂减少 25%。

2. 广泛性疾病

（1）危重患者：停用免疫抑制剂，泼尼松 7.5~10mg/d，为避免排斥反应，应经常活检。必要时给予激素冲击治疗。

（2）非危重患者：减少免疫抑制剂剂量 50%，停用硫唑嘌呤 / 吗替麦考酚酯，维持泼尼松 7.5~10mg/d。

（3）改变 / 补充治疗：IFN-α 与其他药物联合应用（不能单独应用）$3 \times 10^6 U/(m^2 \cdot d)$，连续应用 3 个月。如果治疗后 3 个月达到完全缓解，则继续应用 6 个月，剂量为 3 次 / 周。

以前治疗失败的病例则考虑采用化疗，以蒽环霉素为基础的 CHOP 方案（环磷酰胺 + 多柔比星 + 长春新碱 + 泼尼松），完全缓解后再采用

ProMACE-CytaBOM（泼尼松、多柔比星、环磷酰胺、依托泊苷、阿糖胞苷、平阳霉素、长春新碱、甲氨蝶呤）治疗 2 个疗程。

（二）研究中的治疗方法

包括：①抗 IL-6 抗体；②输注 HIA 相配的抗 EBV 细胞毒活性的周围单核细胞；③树突状细胞治疗；④抗 CD20、CD21、CD40 抗体治疗。

PTLD 的治疗首先是减少免疫抑制剂的剂量，尽管减少免疫抑制剂的剂量能逆转淋巴细胞增生，但有增加排斥反应的危险性。在减少免疫抑制剂的同时需应用阿昔洛韦或更昔洛韦，但其疗效尚难以确定。有人推荐静脉应用免疫球蛋白（IVIg）和 CMV 超免疫球蛋白（CMVIg）治疗 PTLD 能够达到完全缓解，这是由于 CMVIg（如 CytoGam）含有高浓度的抗 EBV 抗体，Dror 认为疗效优于 IVIg，采用 CMVIg 与 IFN-α 联合治疗 20 例 PTLD，6 例达到完全缓解（CR）。

如有可能则切除肿瘤达到完全治愈，对不能完全切除的肿瘤施行减瘤手术，但达不到 CR。因此，PTLD 手术治疗强调对肿瘤完全切除。对于巨大扁桃体肿瘤可选用肿瘤部分切除达到缓解气道梗阻的目的。

大剂量化疗也是 PTLD 常用的治疗手段，20 世纪 80 年代，化疗后的生存率不足 20%，但近年来研究证实，以蒽环霉素为基础的化疗（如 CHOP 或 ProMACE-CytaBOM）缓解率达到 69%。

多中心前瞻性的研究证实，抗 CD21 和抗 CD24 单克隆抗体治疗的有效率为 61%，另一组研究证实此方法可使 70% 的患者得到缓解。

中枢神经系统的 PTLD 需要特殊的治疗，可选用局部放疗，但成功的经验并不多。

六、预防

预防小肠移植后 PTLD 发生的措施包括降低 PTLD 诱发因素、移植术后立即应用抗生素抗病毒治疗，以及应用可以提高免疫力的治疗。

（一）减少 PTLD 发生的危险因素

1. 术前 EBV 血清学阴性，①接种疫苗；②评估自 EBV⁺ 个体或自血液制品感染的可能性。

2. EBV 病和 / 或 CMV D+R（CMV 感染的供体受体）需采取预防 EBV 的有效治疗。

3. 发生 PTLD 高危患者　①停止或减少抗淋巴细胞抗体（ALA）的应用；②应用新的免疫抑制剂替代原有的免疫抑制剂（如抗体等）。

（二）预防性应用抗病毒药

免疫佐剂。

（三）提高免疫力

药物或行为治疗。

结　语

由于小肠移植的免疫抑制药物剂量较大，受者发生移植后淋巴细胞增殖性疾病（PTLD）的机会较高，治疗更为困难，是影响移植小肠长期生存的重要原因。

（李幼生）

参 考 文 献

［1］中华医学会器官移植学分会,中国医师协会器官移植医师分会 . 中国成人小肠移植临床诊疗指南（2016版）.中华器官移植杂志,2017,38（1）:45-49.

［2］Celik N, Mazariegos GV, Soltys K, et al. Pediatric intestinal transplantation. Gastroenterol Clin North Am, 2018, 47（2）:355-368.

［3］Rees MA, Amesur NB, Cruz RJ, et al. Imaging of intestinal and multivisceral transplantation. Radiographics, 2018, 38（2）:413-432.

［4］Matsumoto CS, Subramanian S, Fishbein TM. Adult intestinal transplantation. Gastroenterol Clin North Am, 2018, 47（2）:341-354.

第二十章 多器官移植

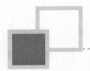

学习目标

1. 了解多器官移植和器官簇移植发展史与概念
2. 了解器官簇移植手术特点
3. 了解器官联合移植和器官簇移植免疫抑制剂用药方案

第一节 概 述

多器官移植（multiple organ transplantation，MOT/multiple visceral transplantation，MVT）是指三个以上器官保持原有解剖和功能相互关系的整块移植。而器官联合移植（combined organ transplantation）是指将两个器官移植给同一个受者，多数情况下同期进行，亦可分期进行。其概念不同于多器官移植，其明显的外科特点是需分开、独立地吻合两个脏器的动、静脉血管主干，源于单个器官移植成功的基础之上。显然，多器官移植和器官联合移植均建立在单个器官移植技术上，而且大多数移植先驱都预见性地在研究单个器官移植同时探讨了多器官移植和器官联合移植相关理论和技术，使得它们的发展历史与单个器官移植的发展历程紧密交织在一起。

一、动物实验

1960年，在成功建立肝移植动物模型的基础上，Starzl等为了研究包括肝在内的大块多器官移植物的生物学行为，第一次完成了犬的多器官移植动物实验。移植器官包括肝、胰、脾、网膜、胃、小肠和结肠。术中吻合了肝上下腔静脉、肝下下腔静脉及包含腹腔干和肠系膜上动脉的腹主动脉袖片，恢复移植物血供时需快速输入至少1 000ml

全血才能维持正常血压。关腹后受者发生了严重腹泻，多数为血性，术后24小时甚至12小时内需输入至少2 000ml全血和约1 000ml生理盐水。多数动物术后即死于胃肠道大出血，39个受者中仅有5个存活时间超过5天，而且存活时间仅为5.5~9天。大部分死于胃肠道淤血和出血，尸检发现了广泛的移植物抗宿主病病灶存在。此次实验虽然使研究者倍感挫折，但却为多器官移植确立了许多基本原则，如保留主干血管的整块切取、移植，术中移植物再通血时需大量输血等。研究者认为高死亡率的一个主要原因是该动物实验没有使用任何免疫抑制剂。

在1987年实施第一例临床多器官移植前，Starzl等建立了猪的标准多器官移植模型。存活超过2天的受者有22只，其中8只发现皮肤移植物抗宿主病病灶，1例存活时间长达104天，属于应用泼尼松加CsA组，术后2个月空肠、肝、脾活检均正常，虽怀疑移植物抗宿主病致死，但尸检未发现明确死因。实验显示移植物抗宿主病和感染是多器官移植失败的主要死亡原因，其中小肠移植是制约多器官移植成功的"关键器官"，而CsA的使用有助于延长受者的存活时间。

同样，在开展临床联合器官移植（包括胰肾联合移植、肝肾联合移植、心肺联合移植等）前，移植界积累了大量动物实验的研究经验。

二、临床研究

1983 年，Starzl 实施了第一例临床多器官移植手术，受者为短肠综合征继发肝功能衰竭并心、肾功能衰竭的儿童，已行多次手术。移植器官基本同上述动物实验，但包括 1 个肾脏并切除了脾脏。术中受者手术时一直有活动性出血，输血共 61 750ml。移植物恢复血供时外观表现正常，但几分钟后发生了 2 次心脏停搏，随后出现顽固性低血压，送入 ICU 后半小时死亡。

1987 年，Starzl 成功实施了 1 例临床多器官移植，使用 CsA 作为免疫抑制剂，存活时间达 192 天。患者为短肠综合征继发肝功能衰竭的儿童，移植前已行多次手术，术中出血达 5 050ml，移植物再通血时未引起心血管系统失衡和出血。术后通过监测右心充盈压和尿量、尿浓度来指导补充晶体和胶体。术后 5 天再次进腹发现胃吻合口、结肠吻合口均有穿孔，结肠吻合口改为结肠造瘘。术后逐渐恢复了肠内营养。最后患者死于复发性淋巴增生性疾病，尸检未发现排斥反应和移植物抗宿主病。Williams 等也报道了 2 例多器官移植，1 例死于术后 4 天腹主动脉吻合口处出血，病理检查示吻合口处受者主动脉局灶性坏死；第 2 例存活了 109 天，死因与 Starzl 报告相同，也没发现排斥反应。两位作者均提出了淋巴增生性疾病治疗的经验和多器官移植中可能存在免疫耐受现象。Moore 评论上述 2 例相对长期存活的病例，认为最有意义的是小肠均有功能，通过这种多器官移植的手术方式可以使移植小肠有功能存活。在使用 CsA 作为免疫抑制剂的 20 世纪 80 年代，单独小肠移植移植物很难存活，但多器官移植使其取得了成功，作者推测移植肝可能对移植小肠有某种保护作用。

Margreiter 于 1989 年 11 月施行的 1 例多器官移植，患者出院后能够正常生活，不依赖任何肠外营养，存活 10 个月后死于胰腺癌转移。这是 1 例成功包含小肠的多器官移植，死因为非移植相关因素而是肿瘤复发。

上述多器官移植均是以短肠综合征伴肝功能衰竭为适应证，而 1989 年 Starzl 报告了一种适用于肿瘤根治治疗的新的多器官移植手术方式，即上腹部器官簇移植术。切除胚胎期源于前肠的多数器官（包括肝、胃、脾、胰、十二指肠、近端空肠、末端回肠和升结肠、横结肠）以达到根治效果，然后移植胚胎期源于前肠的多个解剖相关联的器官，包括肝、胰、十二指肠和部分近端空肠。该术式用于治疗既往认为不能切除的，在上述前肠区域内发生广泛侵犯或转移的肿瘤。

整个 20 世纪 80 年代，全球共施行多器官移植 15 例，其中 12 例由 Starzl 团队完成。免疫抑制剂 CsA 的应用使多器官移植获得了成功，同时临床上发现多器官移植能减轻免疫排斥反应，使一些不易成功的器官如小肠易于移植成功，启动了免疫耐受的研究。在此期间多器官移植的技术问题逐渐得到解决，包括外科技术、术中血容量的维持、凝血支持等，但存活时间仍较短。

器官联合移植与多器官移植比较，其难度相对稍低，因此开展临床研究较早，也多已应用于临床（表 20-1）。

表 20-1　各类器官联合移植全球首例临床尝试

年份	种类	人物	受者预后
1966	胰肾	Kelly	血糖正常，无需外源性胰岛素，存活 2 个月
1968	心肺	Cooley	术后 14 小时死于肺实变
1983	肝肾	Margreiter	受者存活 9 年余
1988	肝小肠	Grant	完全经口饮食维持正常体重达 2 年

三、我国多器官移植和器官联合移植的发展简史

（一）多器官移植

1989 年以前，我国尚未开展多器官移植的实验研究。1989 年，同济医科大学器官移植研究所借鉴国外经验，先后开展了大、小动物异位和原位腹部多器官移植的实验研究。在此基础上，该研究组于 1995 年进行了体外静脉转流下的腹部多器官移植的首次尝试，但由于我国当时的移植外科技术和免疫抑制剂的限制，并未取得成功，但证实了其可行性。其后中山大学附属第一

医院在 2004 年 5 月实施了亚洲首例成功的腹部多器官移植术，移植器官包括肝脏、胰腺和十二指肠，医院至今共为 30 余例患者施行器官簇移植术。这标志着我国腹部多器官移植技术取得了重大突破，并推动腹部多器官移植形成一个热潮。2004 年 12 月，上海交通大学医学院附属瑞金医院实施了 1 例全腹腔脏器移植。此外，华中科技大学同济医学院附属同济医院、南方医科大学南方医院亦先后报道过成功的腹部多器官移植病例。

早期开展的上腹部多器官移植手术的适应证主要是上腹部器官的恶性肿瘤，该术式可以彻底切除病变器官，并进行腹膜后淋巴结清扫，增加了手术的根治性，但肿瘤一旦有转移，已属晚期，所以即使局部可以彻底清除肿瘤，并不能保证无远处转移的可能，已有报道的病例往往因肿瘤复发而影响远期疗效；而且术中需切除的病变器官较多，出血量大，重建阶段需行多次消化道吻合，导致术后并发症明显偏多，影响预后。中山大学附属第一医院何晓顺教授团队在此基础上进行受体的重新选择及手术方式的改良，针对终末期肝病伴糖尿病患者实施改良上腹部多器官移植术式。术中无需切除患者的胰腺及部分消化道，并使用供者髂内外动脉分叉部将腹腔干和肠系膜上动脉修整为一个髂总动脉开口，通过该开口与受者肝总动脉行端端吻合以降低手术难度，缩短手术时间。目前已完成 30 余例该类手术，预后良好。这种手术方式在同时解决肝脏疾病和糖尿病的基础上并不增加术后并发症，也未出现手术相关死亡，并能获得长期稳定的胰腺内分泌功能，是治疗终末期肝病合并 2 型糖尿病的有效方法。

（二）器官联合移植

1. 胰肾联合移植　胰肾联合移植是指将胰腺和肾脏移植给同一个受者，多数情况下同期进行。同济医科大学 1989 年施行了我国首例胰肾同期移植。第一阶段（1989—1999 年）共施行了68 例，移植胰腺 1 年存活率不足 5%。第二阶段（2000—2005 年）施行 90 余例，成功率有了显著提高，部分单位移植胰腺 1 年内存活率达 90% 以上，并出现一批长期存活病例。现全国已有 20 个单位施行了 200 余例胰肾联合移植。

2. 肝肾联合移植　肝肾联合移植是指将肝脏和肾脏移植给同一个受者，多数情况下同期进行。1996 年 7 月，中山大学附属第一医院在亚洲率先成功开展了同种异体肝肾联合移植，至今国内已报道百余例。中山大学附属第一医院 2005年报告了 13 例，上海交通大学附属第一人民医院 2005 年报告了 15 例，南方医科大学南方医院2007 年报告了 18 例等。中国医科大学附属第一医院 2004 年 7 月完成的 1 例肝肾联合移植，已存活 9 年余，移植物功能良好。

3. 心肺联合移植　心肺联合移植是指心脏和肺移植给同一个受者，多数情况下同期进行。1992 年 12 月，我国完成了亚洲第 1 例心肺移植，术后第 4 天受者死于呼吸衰竭。同济大学附属东方医院 2003 年以来连续行 5 例心肺联合移植手术，最长生存时间达 46 个月。福建医科大学附属协和医院心脏外科 2004 年 12 月以来完成了 4 例心肺联合移植。复旦大学附属中山医院已开展 9例心肺联合移植手术，已有生存超过 3 年余的患者，而且目前仍健康生活。目前全国有 10 余家医院开展了心肺联合移植，共约 20 余例，但总体上存活率仍较低。

4. 肝小肠联合移植　肝小肠联合移植是指将肝脏和小肠移植给同一个受者，多数情况下同期进行。1994 年，同济医科大学施行了国内首例辅助减体积肝、小肠联合移植术，受者存活 30天。2003 年 4 月，东部战区总医院和中山大学附属第一医院协作完成了国内首例肝小肠联合移植（非器官簇移植）。术后 3 个月时受者已摆脱全肠外营养，依靠肠内营养维持营养状态。2004 年10 月，上海交通大学医学院附属瑞金医院实施了1 例肝小肠联合移植（器官簇移植）。术后 1 个月余开始流质饮食，恢复良好。

（何晓顺）

第二节　器官簇移植手术特点

一、上腹部器官簇（肝胰十二指肠）移植

（一）供者手术

1. 器官簇切取　多器官切取多采用原位灌注、整块切取法，可简化术式，避免损伤血管。移

植时只需吻合共用的大血管即可,可保持原有器官间的相互联系和依赖关系,利于各移植器官协调发挥功能。开腹后首先行腹主动脉及肠系膜下静脉插管双重低温灌注,灌注前不游离任何器官,达到最快速的降温,减少热缺血时间,并经下腔静脉引流灌注液。灌注液0~4℃,灌注高度100cm,灌注总量2 000ml,完整切取器官簇或全腹脏器及相连的腹主动脉和下腔静脉,并留取双侧髂血管备用。器官取下后置于4℃ UW液中保存和修剪,用保存液和甲硝唑液冲洗胆道和肠道。

2. **器官簇修整** 用甲硝唑液冲洗十二指肠内容物,冲洗干净后关闭十二指肠两端。供器官的质量好坏是手术成败的重要因素之一,在供器官修整过程中应注意:门静脉尽量留长,一般多在左右支分叉处切断,使其呈喇叭口状,尽量解剖腹腔动脉及肠系膜上动脉干,使其留有足够长度,以利吻合;以腹腔动脉和肠系膜上动脉为中心剪取腹主动脉袖片,一般为1.5cm×1.0cm,以备吻合用。最后,经肠系膜上静脉灌注UW液,妥善结扎胰腺周围细小血管,4℃保存。

(二)受者手术

1. **器官切除** 进腹后探查腹腔,手术切除范围包括肝脏、胰腺、十二指肠、全胃、脾脏、全部网膜,并清扫腔静脉旁、腹主动脉旁、胰头后、结肠中动脉、肠系膜上动脉、肝总动脉、脾动脉、胃左动脉旁淋巴结。

2. **器官簇移植** 手术创面彻底止血,将移植物置入原位,供肝植入采用改良背驮式。先行肝上下腔静脉吻合。供者腹腔动脉和肠系膜上动脉与受者肾动脉开口以上的腹主动脉行端侧吻合,供者肠系膜上静脉与受者肠系膜上静脉行端端吻合。同时开放肠系膜上静脉和腹主动脉血流,无肝期控制在50分钟左右,此时因无肝期较短,可不做体外静脉转流。开放血流后见血管搏动良好,移植肝脏红润,胰腺、十二指肠色泽鲜亮。封闭包埋供者十二指肠残端,受者食管断端与空肠行端侧吻合(空肠断端双层封闭),距该吻合口约40cm行供者十二指肠水平部与受者空肠端侧吻合(Roux-en-Y吻合),在该吻合间置20cm受者空肠。经受者空肠置入"薖"状管至供者十二指肠降部减压,于Roux-en-Y吻合

口远端约15cm处行空肠造瘘以备术后肠内营养和药物注入。放置4枚腹腔引流管于右膈下、文氏孔(网膜孔)、胰头后和食管空肠吻合口处(图20-1)。

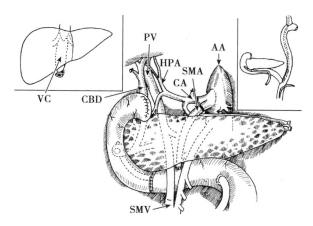

图20-1 上腹部器官簇(肝胰十二指肠)移植
VC,下腔静脉;AA,腹主动脉;SMA,肠系膜上动脉;SMV,肠系膜上静脉;CA,腹腔干;PV,门静脉;HPA,肝固有动脉;CBD,胆总管

二、全腹器官簇移植

除上腹部器官簇移植外,各种原因导致的小肠功能衰竭进而影响其他器官功能,如长期静脉营养导致的肝功能衰竭等,必须行包含肝、胰、十二指肠、小肠的全腹器官簇移植。供者切取手术与上腹部器官簇(肝胰十二指肠)移植相同,将器官簇整块切取,供者修整时应保留足够的小肠,并注意保护肠系膜上动脉和肠系膜上静脉的完整性。受者手术方面:因患者此时一般为良性疾病,并考虑到术后正常生理功能恢复的需要,切除器官范围应尽可能减少。一般仅切除受累的器官如肝脏,而保留受者的胃、胰腺、十二指肠和结肠,如存在恶性肿瘤等情况时,则将后者所列多种器官一并切除。全腹器官簇移植的动脉静脉吻合方式与上腹部器官簇(肝胰十二指肠)移植基本相同,而消化道重建则因受者切除器官范围的不同而有所差异。保留受者胃胰十二指肠的全腹器官簇移植消化道重建方式:供者十二指肠近端和受者十二指肠末端封闭,供者空肠近端与受者残余的十二指肠末端行侧侧吻合,供者小肠末端与受者残存的结肠近端行端侧吻合,并将末端开口于腹壁造瘘。受者因肝脏切除而残留的门静脉断

端与下腔静脉行端侧吻合（图20-2）。不保留受者胃胰十二指肠的全腹器官簇移植消化道重建方式：将供者器官簇的小肠距空肠起始部20cm处离断，其远端上提并与食管行端端吻合，并与近端部分行Roux-en-Y吻合，小肠末端开口于腹壁造瘘。

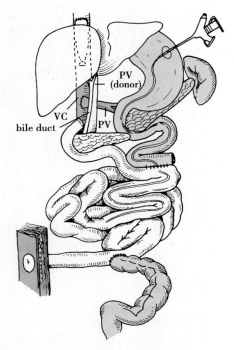

图20-2 全腹器官簇（肝胰十二指肠小肠）移植
VC，下腔静脉；PV（donor），供者门静脉；PV，受者门静脉；bile duct，胆管

（何晓顺）

第三节 多器官移植和器官联合移植的免疫学特点

一、排斥反应特点

（一）胰肾联合移植后的免疫排斥反应

临床资料结果显示，胰肾联合移植后，对肾脏的排斥反应显著增加，而对胰腺的排斥反应明显减少。猪胰肾联合移植模型也证实了临床观察结果，说明肾脏能对同期移植的胰腺起免疫保护作用。虽然胰肾联合移植后肾脏排斥反应发生率增加，但多为可逆性，经治疗并不会导致肾脏失功的增加。

对这种现象有许多不同的解释：术前尿毒症可能会削弱机体免疫功能；术后发生肾脏排斥后抑制了免疫系统，使之对胰腺的排斥减少；肾脏血供丰富，参与肾脏排斥的免疫细胞数量较多，而对胰腺的排斥反应则减弱；胰腺的排斥反应不易被发现，而肾脏的排斥反应能进行较好的监护。

（二）心肺联合移植后的免疫排斥反应

早期的观点认为心肺联合移植后，机体对心肺的排斥反应是等同的。然而对多例临床心肺联合移植的回顾性分析发现，对肺脏的排斥明显多于对心脏的排斥，并且心肺的排斥反应不总是同时发生。

（三）联合小肠移植的免疫排斥反应

小肠移植是治疗终末期小肠功能衰竭，尤其是治疗短肠综合征的理想方法。由于小肠是体内最大的淋巴库，在集合淋巴结、板层小体、肠系膜淋巴结中存在大量淋巴细胞，所以移植后比其他器官更易诱导剧烈的排斥反应，限制了小肠移植的推广。有实验及临床研究提示移植肝对移植小肠有保护作用，肝肠联合移植能减轻对小肠的排斥反应。分析肝肠联合移植术后患者的血清学变化发现，细胞间黏附分子、选择素、IL-2R及HLA I类抗原等的浓度较低，降低了受者的免疫功能。肝诱导的免疫抑制还可能与T、B细胞的功能受抑制、IL-2产生减少和抗体滴度降低有关。也有观点认为肝小肠联合移植后的排斥反应发生程度较轻可能是移植物抗宿主反应（GVHR）和移植肝的免疫抑制共同作用的结果。

最近有许多文献持相反看法，认为联合肝脏的移植并不具有保护移植小肠的作用。因此，目前多数人认为，只有当肝功能严重受损时才考虑作肝小肠联合移植。

（四）联合脾移植的免疫排斥反应

近年来有关联合脾移植的研究颇引人注意，有证据表明，联合脾移植可诱导同期其他移植物的免疫耐受。在MHC不相配的情况下，同一供者脾脏可使同时移植的皮肤、胰腺、肾移植、小肠等易排斥的组织器官存活率明显提高。脾脏联合移植时能诱导免疫耐受的特点在动物模型中得到证实。脾脏不仅可以诱导啮齿类小动物而且可以诱导狗、猪、狒狒等大动物的移植免疫耐受。Cooper研究组将猪脾异位移植给受者狒狒后，受者血液中出现大量造血细胞嵌合体；对猪同种异体脾移植时，受者细胞持续进入移植脾而移植脾保持组织正常形态，同时移植脾中的大量造血干细胞进入受者的骨髓和胸腺，亦无移植物抗宿主反应的发生。他们认为，移植脾诱导受者免疫耐受的原因可能与宿主抗移植物反应和移植物抗宿主反应间平衡的形成有关。

二、常用免疫抑制剂方案

关于腹部多器官移植和器官联合移植的免疫抑制剂的应用目前尚无标准的可推荐方案，多采用以CsA或Tac为主的二联或三联用药，辅助用药有激素、AZA、MMF等。CsA或Tac的具体用药剂量应根据血药浓度进行调整。具体方案是：

1. **二联用药**　CsA+激素，CsA+AZA，CsA+MMF。

2. **三联用药**　CsA+激素+AZA。如果患者不能耐受AZA，则可以用环磷酰胺或MMF替代，如：CsA+环磷酰胺+激素，CsA+MMF+激素。

（何晓顺）

第四节　多器官移植和器官联合移植面临的问题

一、供者短缺

各类器官移植技术的不断进步和疗效的提高使得移植指征不断扩大，使适合移植的患者数量急剧增加，但供者数量并没有相应增加，世界性供者短缺问题日益显现，并严重制约着器官移植的发展。器官联合移植和多器官移植一次需使用2个以上供者器官，减少了单个器官移植供者器官的数目，因而带来了一些伦理学上的争论。有学者认为多器官移植和器官联合移植的开展会降低本已稀缺的器官资源的利用率。但实际上由于单独胰腺移植和小肠移植的患者远少于单独肝移植和肾移植患者，这两项技术的开展并不会明显减少移植总数量，只是增加了原来认为无法

手术患者的移植比例，如果从"众生平等"的角度看，随着疗效的不断提高，多器官移植和器官联合移植的开展并不会降低稀缺器官资源的利用率。

二、移植排斥与免疫耐受

移植排斥是影响多器官移植和器官联合移植受者长期存活的重要原因之一。Tac等高效免疫抑制剂的研发、使用是多器官移植和器官联合器官移植发展的最有效保障。但目前免疫抑制方案尚无统一标准，理想的方案应既能防止移植物被排斥，又能减少免疫抑制剂带来的副作用。免疫抑制方案的一个明显趋势是利用抗IL-2受体单抗诱导减少CNI的用量，早期撤除甚至不用激素，以减少CNI和激素的副作用。然而，慢性移植排斥仍然严重影响移植受者的长期预后，新型高效、安全的免疫抑制剂研发仍然刻不容缓。此外，目前监测移植物排斥反应主要基于临床观察、功能指标监测、穿刺活检、内镜引导活检等，基因组学和蛋白组学研究为阐明排斥反应的分子机制提供可能，紧随其后的代谢组学研究有望为我们提供简便、特异性高的监测排斥反应的实验指标，使移植医生在面对排斥反应上拥有更多的主动性。

免疫抑制和感染是移植后需面对和协调处理的一对矛盾，排斥控制后感染成为主要的并发症，而感染又可以诱发排斥反应。移植免疫耐受的研究是解决这对矛盾的最重要方向。多种诱导免疫耐受的方法已经在大、小动物移植模型中取得成功，但临床研究尚少。在 *The New England Journal of Medicine* 发表的研究成果称，分别在肝、肾和骨髓移植手术时给受者输注供者造血干细胞，成功诱导临床免疫耐受，术后可长期不应用免疫抑制剂，并且不引起明显并发症，目前该研究组正扩大这项研究的规模以进一步评估该疗法的疗效和安全性。可以预见，移植免疫耐受的基础和临床研究的深入必将带来多器官移植和器官联合移植远期疗效的飞跃。

三、多器官间的相互关系和作用

与单器官移植相比，多器官移植和器官联合移植为研究人类不同器官之间相互关系和作用提

供最佳的条件和视角,包括肝脏移植对小肠移植物的保护作用等多种生理现象的观察和研究都是其他临床研究无法提供的。上腹部器官簇移植治疗腹部恶性肿瘤是基于上腹部器官在胚胎发育过程中的密切关系的认识,而疗效的提高必须依靠对肿瘤发生、转移以及在这个过程各个器官之间关系认识的提高。在制定手术方案、围手术期处理等方面,必须从"器官功能单位"的整体观而不是孤立器官观来考虑,才能作出合理的医疗选择,提高多器官移植和器官联合移植受者远期预后。

—— 结 语 ——

综上所述,多器官移植和器官联合移植已经步入临床应用阶段,在我国也进入了起步阶段,心肺、胰肾和上腹部器官簇移植已接近或达到国际先进国家水平。在提高远期疗效的过程中,仍然面对诸多困难和挑战,包括克服供者短缺、早期诊断和有效控制排斥反应、诱导移植免疫耐受减少感染发生率、提高对各个器官之间相互关系和作用的认识等。

(何晓顺)

参 考 文 献

[1] Starzl TE. Immunosuppressive therapy and tolerance of organ allografts. N Engl J Med, 2008, 358(4): 407–411.

[2] Pomfret EA, Fryer JP, Sima CS, et al. Liver and intestine transplantation in the United States, 1996–2005. Am J Transplant, 2007, 7(5 Pt 2): 1376–1389.

[3] Ruiz P, Kato T, Tzakis A. Current status of transplantation of the small intestine. Transplantation, 2007, 83(1): 1–6.

[4] Starzl TE, Rowe MI, Todo S, et al. Transplantation of multiple abdominal viscera. JAMA, 1989, 261(10): 1449–1457.

中英文名词对照索引

H

J

K

L

M